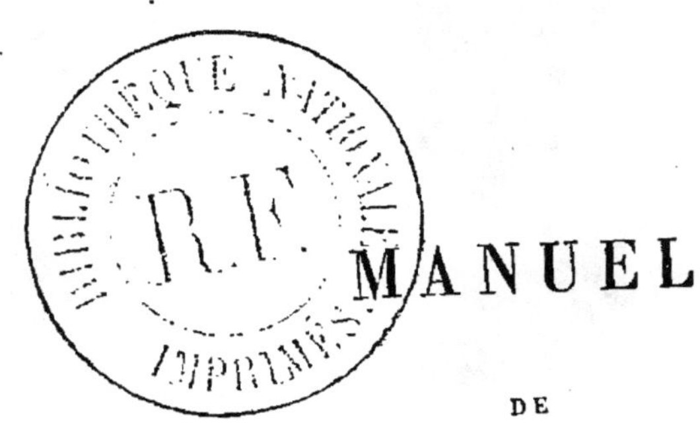

MANUEL

DE

PETITE CHIRURGIE

A LA MÊME LIBRAIRIE :

OUVRAGES DE M. A. JAMAIN

NOUVEAU TRAITÉ ÉLÉMENTAIRE D'ANATOMIE DESCRIPTIVE ET DE PRÉPARATIONS ANATOMIQUES. 3e édition. 1867, 1 vol. grand in-18 avec 223 figures intercalées dans le texte. 12 fr.

DE L'EXSTROPHIE OU EXTROVERSION DE LA VESSIE (thèse inaugurale). 1845, in-4. 1 fr. 50

DE L'HÉMATOCÈLE DU SCROTUM (thèse d'agrégation). 1853, in-8. 2 fr. 50

ARCHIVES D'OPHTALMOLOGIE, comprenant les travaux les plus importants sur l'anatomie, la physiologie, la pathologie, la thérapeutique et l'hygiène de l'appareil de la vision. 1854-1856, 6 volumes in-8, figures. 20 fr.

DES PLAIES DU COEUR (thèse d'agrégation). 1857, in-8. 2 fr.

JAMAIN ET TERRIER. MANUEL DE PATHOLOGIE ET DE CLINIQUE CHIRURGICALES. 3e édition.
Tome I, 1 vol. in-18 (1876). 8 fr.
Tome II, 1er fascicule, 1 vol. in-18 (1878). 4 fr.

JAMAIN ET WAHU. ANNUAIRE DE MÉDECINE ET DE CHIRURGIE PRATIQUES, de 1846 à 1862, résumé des travaux pratiques les plus importants publiés en France et à l'étranger de 1845 à 1863. 19 vol. gr. in-32. *Cet annuaire est continué par M. le docteur Garnier.*
Prix de chaque volume. 50 c.

OUVRAGES DE M. F. TERRIER

DE L'ŒSOPHAGOTOMIE EXTERNE (thèse inaugurale). 1870, in-8. 3 fr. 50

DES ANÉVRISMES CIRSOÏDES (thèse d'agrégation). 1872, in-8. 3 fr.

PARIS. — IMPRIMERIE ÉMILE MARTINET, RUE MIGNON, 2.

MANUEL

DE

PETITE CHIRURGIE

DE

M. A. JAMAIN

Chirurgien des hôpitaux de Paris
Membre de la Société anatomique, membre correspondant
de l'Académie de chirurgie de Madrid, etc.

SIXIÈME ÉDITION

Illustrée de 521 figures intercalées dans le texte

PAR

M. FÉLIX TERRIER

Professeur agrégé à la Faculté de médecine
Chirurgien des Hôpitaux
Membre de la Société de chirurgie et de la Société d'anthropologie

---

PARIS

LIBRAIRIE GERMER BAILLIÈRE ET Cie

108, BOULEVARD SAINT-GERMAIN

1880

MANUEL

DE

PETITE CHIRURGIE

PREMIÈRE PARTIE

DES PANSEMENTS

CHAPITRE PREMIER

CONSIDÉRATIONS GÉNÉRALES

On entend par *pansement* toute application de topiques ou de moyens mécaniques sur une partie malade ayant pour but d'en amener la guérison. A moins qu'elle n'ait été faite pour une lésion dont la guérison est rapide, cette application doit se répéter d'une manière périodique, régulière ou irrégulière.

Les pansements sont une des parties les plus importantes de la chirurgie; faits avec soin, ils diminuent les douleurs et hâtent la guérison. Le plus habile opérateur ne pourra devenir un bon chirurgien, s'il ne sait parfaitement faire un pansement; en effet, la plupart des affections chirurgicales exigent un pansement méthodique, et l'opération pratiquée avec la plus grande dextérité peut être suivie des résultats les plus fâcheux, si les pansements qu'elle nécessite ont été négligés.

Les pansements doivent remplir un assez grand nombre d'indications; les unes leur sont communes, les autres sont particulières à quelques-uns d'entre eux.

De toutes les indications, la plus générale est de mettre la plaie à l'abri du contact de l'air. Personne n'ignore l'action irritante que ce fluide exerce sur les plaies; exposées à l'air, les plaies deviennent extrêmement douloureuses quand elles sont un peu étendues, elles se dessèchent, rougissent et saignent souvent au moindre mouvement que fait le malade.

Il ne faut pas croire cependant que la dessiccation des plaies soit toujours une condition fâcheuse, et nous verrons plus loin, en traitant des pansements des plaies, que Bouisson a obtenu un bon résultat d'un mode de traitement qu'il a décrit sous le nom de *ventilation*.

D'autre part, dans ces dernières années, on a préconisé l'exposition des plaies à l'air libre, le *pansement* dit *à découvert*, conseillé, il y a déjà longtemps (1809) par V. von Kern, Jüngken et Ph. von Walther[1].

Les pansements ont encore pour but de mettre les plaies à l'abri du contact des corps qui pourraient les froisser, les déchirer. La pression méthodique exercée sur certains points permet de chasser le pus hors des anfractuosités où il séjourne. Les pièces d'appareil servent moins à absorber le pus qu'à en prévenir l'altération, l'irritation que son contact pourrait exercer sur les parties saines environnantes, enfin les souillures que la matière purulente abondamment sécrétée ne manquerait pas d'imprimer au lit ou aux vêtements des malades.

Ajoutons que les pansements servent encore à mettre en contact avec les parties malades des topiques destinés, soit à accélérer la guérison, soit à transporter dans l'économie, par voie d'absorption, des médicaments destinés à guérir les maladies.

Pour faire les pansements, le chirurgien doit toujours avoir à sa disposition un certain nombre d'objets : ce sont les *instruments*, les *pièces d'appareil* et les *topiques*.

CHAPITRE II

DES INSTRUMENTS

Les instruments dont on a le plus souvent besoin sont renermés dans un portefeuille appelé *trousse*. La trousse doit contenir : 1° deux paires de ciseaux à pointes mousses, une droite, l'autre courbée sur le plat ; 2° une pince à anneaux ; 3° une spatule ; 4° un stylet aiguillé ; 5° un stylet cannelé ;

1. E. Schwartz, *Du pansement à découvert*, in *Revue mensuelle de médecine et de chirurgie*, t. I, p. 272, 1877.

6° un porte-mèche; 7° une pince à disséquer; 8° une sonde cannelée; 9° une sonde d'homme et de femme; 10° trois bistouris, un droit, un convexe, un boutonné; 11° un ténaculum; 12° un porte-pierre garni de nitrate d'argent fondu; 13° un rasoir; 14° des lancettes pour pratiquer la saignée ou pour vacciner.

Nous recommandons encore aux chirurgiens d'avoir toujours dans les poches de leur trousse du fil, quelques aiguilles, des épingles, du fil ciré, du taffetas d'Angleterre, des aiguilles à suture.

1° Ciseaux. — Les *ciseaux* sont trop connus pour qu'il soit nécessaire d'en donner une description. On se sert de ciseaux de formes diverses; les seuls employés dans les pansements sont les ciseaux droits (fig. 1) et les ciseaux courbes sur le plat; tous deux doivent être mousses à leur extrémité.

J. Charrière a modifié très-heureusement le mode d'articulation des ciseaux; il a remplacé la vis par un tenon rivé sur une des branches; l'autre branche présente une perforation elliptique dans la dépression de laquelle se place la tête du tenon. Cette perforation est dirigée de telle sorte qu'elle ne peut recevoir le tenon ou l'abandonner que dans le plus grand écartement possible des ciseaux. Cet écartement n'étant jamais utile, ni même possible dans les diverses opérations que l'on doit pratiquer avec les ciseaux, il en résulte que les deux branches sont aussi solidement fixées que par l'ancien système.

Cette modification présente plusieurs avantages : 1° Les branches sont toujours parfaitement unies, ce qui n'existait pas jadis, car au bout d'un certain temps la vis se desserrait et les ciseaux ne pouvaient plus fonctionner. 2° La possibilité de désarticuler les branches permet de les nettoyer dans leur articulation et de prévenir ainsi la formation de la rouille, qui altère les lames et le jeu de l'articulation. 3° Grâce à la suppression des entablures, on peut superposer les lames des ciseaux droits, qui de cette manière tiennent beaucoup moins de place dans la trousse.

La même modification a été apportée au mode d'articulation des pinces à anneaux dont nous avons représenté, dans la figure 2, les deux branches superposées.

La figure 1 *bis* représente une lame de ciseaux isolée.

2° Pinces a anneaux (fig. 2). — Les *pinces à anneaux* sont

formées par deux branches croisées comme des ciseaux; ces deux branches sont semblables : planes sur les deux faces qui doivent être en contact l'une avec l'autre, elles sont arrondies sur leurs trois autres faces; une des extrémités présente de petites dentelures qui doivent s'engrener lorsque les pinces sont fermées; à l'autre extrémité se trouve un anneau pour chaque branche de la pince : ces anneaux doivent recevoir le pouce et le médius; le doigt indicateur, étendu sur les branches, sert à les diriger. Ces pinces sont destinées à enlever les pièces de pansement salies par le pus ou le sang, à porter sur les plaies des boulettes de charpie afin de les nettoyer, à faire pénétrer des topiques dans les trajets fistuleux; enfin, à extraire les corps étrangers introduits dans les tissus.

Explication de la planche représentant les figures des instruments qui entrent dans la composition d'une trousse complète d'élève.

1. Une paire de ciseaux droits montés, prêts à servir.
1 *bis*. Une branche isolée de ciseaux droits.
2. Pince à anneaux à branches superposées.
2 *bis*. Pince à anneaux : le point d'arrêt est engagé dans le trou des anneaux; la pince porte une aiguille à suture demi-courbe (18 *bis*).
3. Spatule plate pouvant se fixer sur un manche de bistouri.
4. Stylet aiguillé.
5. Stylet cannelé.
6. Porte-mèche.
7. Pince à disséquer.
8. Sonde cannelée.
9. Bistouri droit.
10. Bistouri convexe.
11. Bistouri boutonné ou mousse.
12. Lame de ténaculum pouvant servir sans manche ou se montant sur un manche de bistouri.
13. Porte-nitrate monté sur l'extrémité d'une pince à verrou (21).
14. Rasoir.
15. Lancette à grain d'orge.
16. Lancette à grain d'avoine.
17. Lancette à vacciner.
18. Aiguille courbe à suture.

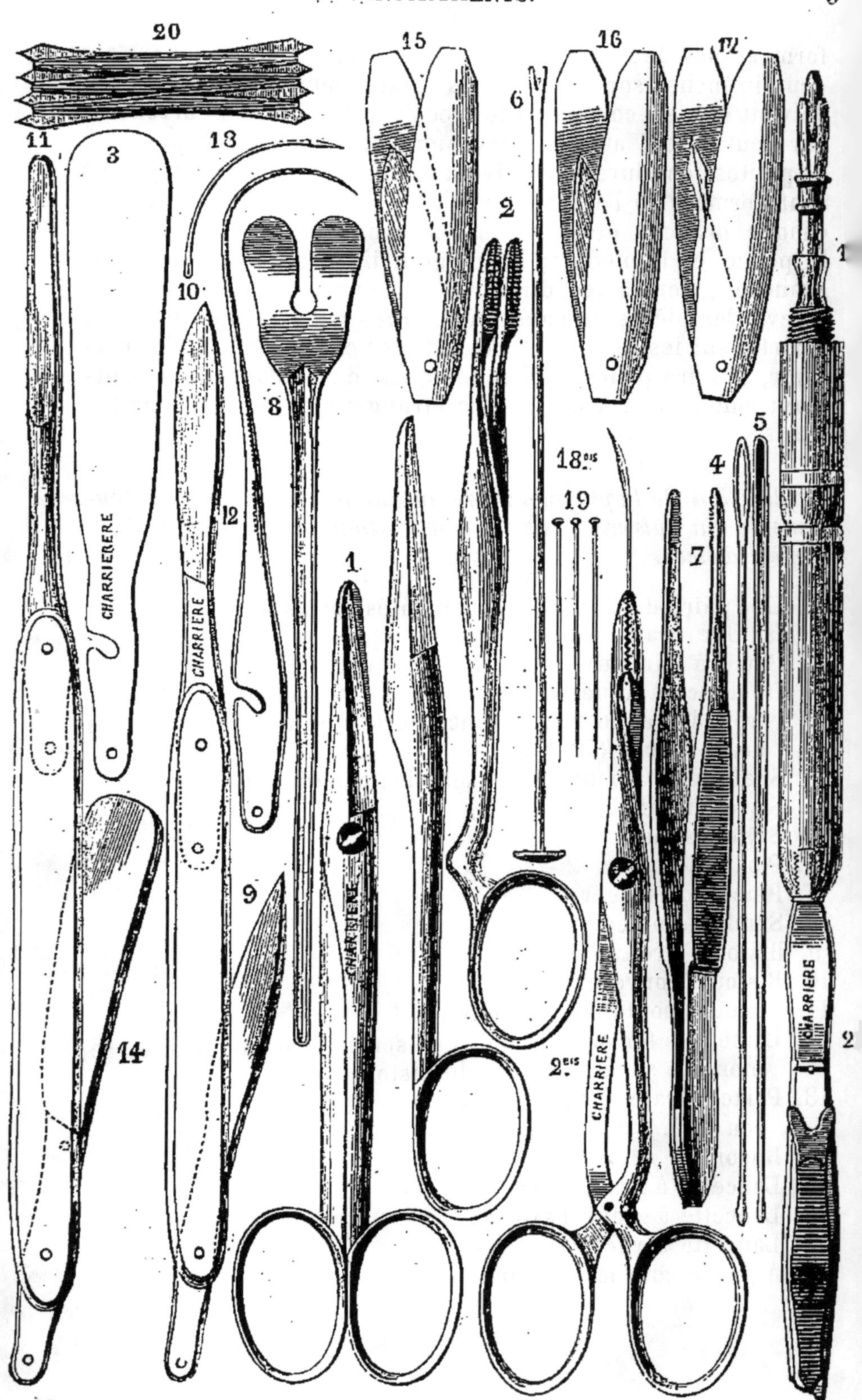
20
11
3
13
10
8
15
2
6
16
17
1
CHARRIERE
12
CHARRIERE
1
CHARRIERE
9
14
18 bis
19
4
5
7
2 bis
CHARRIERE
CHARRIERE
2
BOUHET DEL
A. JOURDAIN

18 *bis*. Aiguille demi-courbe entre les mors de la pince à anneaux.
19. Épingles pour suture.
20. Pelote de buffle porte-fil.
21. Partie supérieure d'une pince à verrou, servant à allonger le manche du porte-nitrate.

J. Charrière a apporté dans la disposition des pinces à anneaux une modification importante : sur une des branches, près des anneaux, il a rivé un petit clou, sur la branche opposée il a percé un trou pour recevoir ce petit clou ; de sorte que, quand la pince est fermée et que le clou est engagé dans le trou destiné à le recevoir, les deux mors sont dans un contact parfait et la pince à anneaux est changée en une pince à pression continue. On peut alors saisir très-fortement les vaisseaux, les séquestres, les balles ou tout autre corps étranger dont on veut faire l'extraction ; cet instrument peut encore servir à porter profondément des aiguilles à suture. La figure 2 *bis* représente cette pince fermée et portant une aiguille à suture demi-courbe (18 *bis*).

Pour fixer les deux branches, il suffit d'engager très-peu le pouce et le doigt médius dans les anneaux, et de luxer légèrement les deux branches, comme on le fait pour les ciseaux, lorsqu'on veut les faire mieux couper quand la vis est desserrée ; par cette manœuvre on croise les deux anneaux, on les écarte et l'on engage le point d'arrêt dans le trou.

Pour rendre les branches libres, la manœuvre est analogue, mais se fait en sens inverse.

M. Mathieu a aussi modifié la pince à anneaux, toujours pour pouvoir la transformer en pince à pression continue. Il a ajouté à chaque branche, près des anneaux, des crochets qui, disposés en sens inverse, s'engrènent dès qu'on vient à rapprocher les deux branches. Un léger mouvement de latéralité luxe les deux branches de la pince et les rend libres.

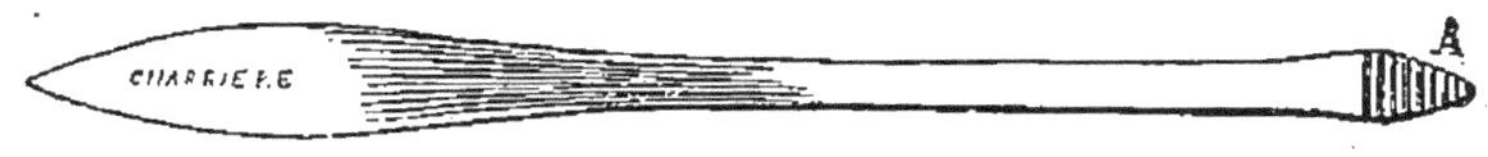

FIG. 22. — Spatule.

3° SPATULE. — La *spatule* (fig. 22) est une lame métallique dont les deux extrémités sont légèrement relevées en sens contraire. L'une de ces extrémités est élargie, et présente sur le côté convexe une face plane qui sert à étaler certains topiques ; l'autre face, concave, offre au milieu une arête, de chaque côté de laquelle sont deux faces planes : les deux bords, légèrement tranchants, servent à enlever les pus ou les topiques desséchés autour des plaies; la pointe est un peu mousse. L'autre extrémité est plus étroite, plus épaisse, présente des dentelures sur la concavité, et sert, comme levier, à soulever des parties osseuses, enfoncées, etc.

Charrière a fabriqué des spatules tout à fait plates et arrondies à leur extrémité supérieure (fig. 3). L'extrémité qui sert de levier dans l'instrument que nous venons de décrire n'est plus indispensable au chirurgien, puisque chacune des branches démontées de la pince à pansement peut servir de levier. Cette spatule, montée sur un manche de bistouri, sert encore d'abaisse-langue.

4° STYLET. — Le *stylet* est une petite tige de métal, longue de 15 à 18 centimètres, arrondie, assez flexible pour prendre facilement la forme des trajets que l'on veut explorer ; le stylet d'argent, plus flexible que le style d'acier, est préférable. Il est terminé à l'une de ses extrémités par une petite tête arrondie : c'est le *stylet boutonné* (fig. 4). L'autre extrémité présente, ou bien un large chas, dans lequel on peut introduire la mèche de linge que l'on veut porter à travers les plaies, c'est le *stylet aiguillé* (fig. 4) ; ou bien sur la moitié de la longueur on trouve une rainure, avec ou sans cul-de-sac, dans laquelle on peut glisser un bistouri : c'est le *stylet cannelé* (fig. 5), le *stylet à panaris*.

Il arrive quelquefois que le stylet n'est pas assez long, mais on peut le remplacer par un instrument composé de deux parties qui se vissent bout à bout ; sa longueur est alors de 30 centimètres environ : c'est la *sonde de poitrine*.

5° PORTE-MÈCHE. — Le *porte-mèche* (fig. 6) est une tige de même grosseur que le stylet. Elle offre à l'une de ses extrémités une bifurcation sur laquelle on place la partie moyenne de la mèche, dont on rabat les deux bouts de chaque côté; à l'autre extrémité existe une petite plaque arrondie dont l'axe est perpendiculaire à la tige.

6° PINCES A DISSÉQUER, RASOIR. — Je crois inutile de décrire les rasoirs et les pinces à disséquer ou pinces à ressort. Ces deux espèces d'instruments sont d'un fréquent usage dans les pansements. Les pinces à disséquer (fig. 7) servent à saisir les objets très-petits ou trop délicats pour qu'on puisse employer les pinces à pansement. L'usage du rasoir (fig. 14) est d'enlever les poils aux environs des plaies et sur tous les points où l'on veut pratiquer une opération. Cet instrument sert quelquefois à faire des scarifications (voy. *Ventouses scarifiées.*)

7° SONDE CANNELÉE. — La *sonde cannelée* (fig. 11) est une tige métallique, longue de 15 à 18 centimètres, ayant l'une de ses extrémités terminée par une plaque assez large, fendue sur sa longueur; la tige est arrondie d'un côté; de l'autre elle présente une rainure comme le stylet cannelé, terminée ou non en cul-de-sac. La sonde cannelée sert d'instrument explorateur, mais le plus souvent de conducteur au bistouri et aux ciseaux.

8° PORTE-PIERRE. — Le *porte-pierre* (fig. 12) est un instrument destiné à faciliter l'application de l'azotate d'argent et à le préserver de l'humidité; il se compose : 1° d'un petit porte-crayon d'argent ou mieux de platine fixé sur un manche ordinairement d'ébène, garni d'un pas de vis; 2° d'un étui se vissant sur le manche, et dans lequel entre le porte-crayon avec son nitrate. Dans l'épaisseur du manche se trouve un autre petit étui également à vis et pouvant contenir un crayon de rechange.

Charrière a disposé l'extrémité de l'étui du porte-pierre de manière à lui permettre de se visser sur l'extrémité de la pince à verrou : on obtient ainsi une longueur suffisante pour cautériser dans les cavités les plus profondes, sans avoir un instrument trop long pour prendre place dans une trousse (fig. 13 et 21).

Nous décrirons les lancettes avec la *saignée* et la *vaccination*, les sondes avec le *cathétérisme*, les bistouris avec les *incisions*.

Les divers instruments dont nous venons de parler sont ordinairement d'acier ou de fer. Cependant, pour les stylets, les porte-mèches, les sondes cannelées, on emploie aussi l'argent et le platine. MM. Robert et Collin, de Paris, et M. Leiser, de Vienne (Autriche), ont eu simultanément l'idée de fabriquer des instruments avec le bronze d'aluminium. D'après Morel-Lavallée[1], cet alliage remplacerait parfaitement l'argent, et même le fer, dans la construction d'un certain nombre d'in-

1. *Société de chirurgie*, 22 juillet 1863.

struments : les stylets, les sondes cannelées, les sondes de Belloc, les sondes uréthrales, etc. Les tubes fabriqués avec le bronze d'aluminium seraient préférables aux tubes d'argent pour faire des injections sulfureuses ; ils pourraient même servir pour les injections iodées, d'après Giraldès.

CHAPITRE III

DES LINGES

Les linges qui servent aux pansements doivent être de toile, de chanvre ou de lin, et même de coton, demi-usés et blancs de lessive ; nous parlerons aussi de quelques autres substances, brutes ou tissées, utilisées pour les pansements.

Les linges sont employés à l'état de charpie, de compresses, de bandes et de larges pièces, telles que : alèzes, draps fanons, bandages de corps, mouchoirs, etc. ; ces derniers seront décrits avec les bandages pleins.

§ 1. — **Charpie.**

La *charpie* est une substance spongieuse et souple préparée avec le linge demi-usé, tantôt à l'état de filaments : c'est la *charpie brute ;* d'autres fois à l'état de duvet pulvérulent : c'est la *charpie râpée.*

1° Charpie brute. — La charpie brute est formée de filaments retirés du linge qu'on a effilé. Lorsqu'elle est belle et fraîche, elle est souple, douce au toucher, élastique ; chaque brin présente des ondulations très-variables dues à la pression que les fils de la toile tissée exercent les uns sur les autres ; elle est hérissée dans tous les sens d'un duvet cotonneux. La bonne charpie est exempte de nœuds, longue de 6 à 10 centimètres ; trop courte, elle devient dure au toucher, noueuse. Elle doit encore être récente, car en vieillissant elle s'affaisse, devient plus compacte, jaunit et prend une mauvaise odeur.

Les propriétés de la charpie sont d'exciter légèrement les plaies sans les irriter, de les échauffer, de les maintenir à une température constante, de les garantir du contact des agents extérieurs. Une autre propriété de la charpie serait d'absorber les liquides, par conséquent le pus sécrété à la

1.

surface des plaies. D'après les expériences de Gerdy, la charpie absorberait facilement l'eau et le vin, et difficilement l'huile ; la charpie préparée avec le linge neuf aurait une propriété absorbante plus considérable que celle préparée avec le vieux linge.

En somme, l'absorption du pus par la charpie est difficile et cette substance ne s'imbibe guère que du sérum de ce liquide ; on voit en effet les plumasseaux rester secs à l'extérieur, quoique la face opposée soit en contact avec une plaie inondée de pus.

La charpie peut être employée sèche ou enduite de substances médicamenteuses grasses : alors elle ne s'attache pas aux plaies, elle ne les excite pas par elle-même, mais elle absorbe très-difficilement les fluides.

Percy a employé la charpie imprégnée de gaz ou de vapeurs et paraît en avoir retiré quelque avantage.

La charpie sert de remplissage, soit pour combler les vides, soit comme moyen compressif ; dans ces deux circonstances on peut employer une charpie même grossière. On conçoit que, dans ces derniers cas, les succédanés de la charpie puissent souvent lui être substitués sans inconvénient.

Pour préparer la charpie, on prend du linge demi-usé, blanc de lessive, autant que possible non blanchi à l'eau de javelle ou à la chaux ; on le déchire par petits morceaux de quatre à cinq travers de doigt, puis on les effile brin à brin. Lorsque le linge est trop usé, et qu'au lieu d'un seul brin on en prend deux, ceux-ci se cassent et forment, à la partie inférieure du linge, des nœuds qui rendent la charpie peu homogène : cette dernière doit être rejetée lorsque ces nœuds sont en quantité notable.

2° Charpie râpée. — La charpie râpée est beaucoup plus fine que la brute ; elle adhère plus fortement aux plaies, les irrite davantage. La charpie brute doit toujours lui être préférée, à moins qu'on ne veuille exciter la surface d'une plaie dont la vitalité est trop faible.

Cette charpie râpée se prépare en grattant avec un couteau un linge convenablement tendu.

La charpie doit être conservée dans un endroit sec, parfaitement aéré ; elle ne doit pas être entassée. Il faut surtout se garder de la déposer dans des endroits d'où émaneraient des miasmes putrides, qui seraient absorbés par elle et lui feraient contracter des qualités nuisibles.

L'usage des linges de coton a rendu les linges de toile beaucoup plus rares, de plus la charpie exige beaucoup de temps pour être fabriquée ; aussi est-elle d'un prix assez élevé. On a donc cherché à la remplacer par d'autres substances qui sont désignées sous le nom de *succédanés de la charpie*. Tels sont :

A. *Tissu-charpie, lint.* — Les chirurgiens du nord de l'Europe se servent souvent d'un tissu particulier, *tissu-charpie*, inventé par les Anglais : une de ses faces est gommée, sur l'autre face le tissu est à nu et filamenteux ; quelquefois les deux faces sont villeuses. Ce tissu est disposé en longues pièces roulées qu'on taille suivant le besoin. Il absorbe encore plus difficilement le pus que la charpie.

B. *Coton.* — Comme le coton est à très-bas prix, et qu'il est très-répandu, on s'est demandé s'il ne pouvait pas remplacer la charpie, et plusieurs fois les praticiens ont tenté de le faire entrer complétement dans la pratique usuelle.

Depuis longtemps Anderson l'a employé à l'hôpital de Glascow pour le pansement des brûlures un peu étendues ; Larrey l'a également utilisé dans quelques autres pansements ; mais personne plus que Mayor n'a insisté sur les avantages que cette matière a sur la charpie. Je ne m'arrêterai pas à reproduire les arguments de Mayor[1] en faveur du coton, ni ceux de Gerdy[2] tendant à démontrer que Mayor en a un peu exagéré les avantages ; je dirai seulement que le coton peut souvent remplacer la charpie, surtout comme moyen de remplissage ; qu'il peut être employé avec avantage dans le pansement des ulcères atoniques ; que dans les brûlures superficielles et étendues il doit être préféré à la charpie ; mais que dans les plaies il ne doit être utilisé qu'avec une certaine circonspection, car il peut les irriter. Toutefois M. A. Guérin préconise ce mode de pansement dans les plaies consécutives aux fractures compliquées et aux amputations[3]. En somme nous croyons que le coton est très-utile dans certaines circonstances, mais qu'il est loin de pouvoir remplacer la charpie dans tous les cas.

C. *Oakum.* — Les chirurgiens anglais et américains ont

1. *Bandages et appareils à pansements*, 2e édit., 1838. 2 vol. in-8 et atlas in-4 de 16 planches, p. 71.
2. *Traité des bandages*, 2e édit., t. II, p. 18.
3. Nous reviendrons plus loin sur ce mode de pansement.

utilisé, dans ces dernières années, l'étoupe provenant de vieux cordages : c'est à ce produit qu'on a donné les noms d'*oakum*, de *marine lint*, selon sa finesse et sa pureté[1]. D'ailleurs, d'après M. le professeur Guyon, on aurait à peu près renoncé à l'emploi de ce succédané de la charpie, au moins dans les hôpitaux de Londres[2].

D. *Filasse.* — La filasse, brute ou blanchie au chlore, a été employée encore au lieu de charpie, mais elle a été bientôt abandonnée ; elle ne saurait être utilisée tout au plus que comme remplissage.

E. *Coton-charpie.* — Les chirurgiens qui ont cherché à substituer l'emploi de l'ouate à celui de la charpie se sont efforcés, dans ce but, de modifier par des préparations diverses les propriétés de l'ouate telle qu'on la trouve dans le commerce.

L'ouate, en effet, ne se mouille que très-difficilement, aussi ne peut-elle absorber les liquides qui s'exhalent des plaies ; c'est là un grave inconvénient auquel on a cherché remède, et on est arrivé à fabriquer une sorte de *coton-charpie*, hygrométrique, absorbant, *hydrophile*, suivant l'expression de M. Tourainne.

Déjà, pendant la guerre de 1870-1871, M. le professeur Gubler avait fait employer le coton cardé imbibé de glycérine, ce qui le rendait perméable. D'un autre côté, M. von Bruns, de Tubingue, utilisait un *coton-charpie* préparé en plongeant l'ouate dans une solution chaude de carbonate de soude du commerce.

Mais les recherches les plus complètes et les plus anciennes faites sur ce sujet appartiennent à M. le docteur Tourainne. Celui-ci, en effet, chercha à substituer l'ouate à la charpie dès 1855, et en 1861 son mode de préparation de l'*ouate hydrophile* fut publié dans le *Recueil des mémoires de médecine et de chirurgie militaires*[3].

La préparation du *coton hydrophile* est assez simple ; il suffit, en effet, de plonger le coton dans une solution de lessive ordinaire résultant de la cuisson de cendres de bois, ou bien encore, comme nous l'avons dit, de faire cuire l'ouate dans une solution de soude du commerce renfermant 4 à 5 p. 100 de sel, d'après M. von Bruns.

1. Readfern Davis, *On Oakum*, in *the Lancet*, t. I, p. 629, 1863.
2. *Eléments de chirurgie clinique*, p. 578, 1873.
3. 3e série, t. V, p. 325, août 1861.

Pour M. Tourainne, cette manière de faire est insuffisante et le produit ainsi obtenu ne jouit pas de propriétés suffisamment absorbantes. Aussi ce chirurgien conseille-t-il de renouveler un certain nombre de fois le contact du coton avec la lessive et d'essayer les produits successivement lavés et séchés. D'ailleurs, le coton hydrophile peut se préparer plus rapidement en utilisant, comme M. von Bruns, une solution de soude du commerce, mais renfermant 25 ou 30 p. 100 de sel. Le coton est plongé dans le liquide, on le fait bouillir un peu et on le laisse séjourner une heure environ. Puis l'ouate est lavée à grande eau et séchée en ayant soin de ne pas la tasser; du reste, pour l'utiliser, il est très-bon de lui faire subir un petit cardage, afin de rendre le produit plus beau et plus absorbant.

En résumé, le *coton hydrophile*, préparé suivant les règles prescrites par M. Tourainne, jouit des propriétés de la charpie et peut facilement la remplacer dans les pansements des plaies qui suppurent; il aurait même sur cette substance une notable supériorité, en ce sens que le coton hydrophile pourrait être lavé, nettoyé, etc., ressource précieuse en temps de guerre, mais dont il ne faut user qu'à la dernière extrémité [1].

Notons encore que depuis quelques années M. le professeur Guyon utilise l'ouate comme éponge ou comme charpie, en se contentant de la tremper au préalable dans de l'eau ou mieux dans une solution phéniquée au 100e. Des carrés d'ouate sont plongés et comprimés dans le liquide pendant cinq à six minutes; puis l'ouate est exprimée, roulée en bande et renfermée dans un bocal. Tant qu'elle reste humide, elle peut parfaitement servir d'éponge ou bien être employée comme charpie [2].

Enfin, plus récemment, M. Dupouy proposa l'emploi du *coton* dit *médical*, qui se prépare en plongeant pendant un certain temps l'ouate dans un bain acide; celle-ci est alors lavée jusqu'à ce que toute réaction acide ait disparu. Le coton est ensuite séché à l'étuve, coupé en bandes et conservé dans des boîtes métalliques [3].

1. Paulet, Rapport sur un mémoire de M. le docteur Tourainne, in *Bull. et mém. de la Soc. de chirurgie;* nouv. série, t. II, p. 799, 1876.

2. *Journal de thérapeutique*, n° 3, p. 81, 1876.

3. E. Bauduin, *Thèse de Paris*, 1878, n° 287.

F. *Typha.* — Le typha a été conseillé dans le pansement des brûlures, mais il est d'un emploi fort difficile à cause de la légèreté des aigrettes; de plus il se colle sur la plaie et il est souvent très-difficile de l'enlever.

Modes d'emploi de la charpie. — On emploie la charpie sous les formes les plus variées :

A. *Plumasseaux.* — On donne ce nom à des gâteaux de charpie dont la configuration et la grandeur doivent être en rapport avec la forme et l'étendue de la plaie, et qui sont formés par des brins parallèles disposés longitudinalement. Ils doivent toujours dépasser la plaie sur toute sa circonférence.

Pour faire un plumasseau, on prend de la charpie brute de la main droite, et avec le pouce et l'indicateur de la main gauche on saisit tous les brins qui dépassent, et ainsi de suite jusqu'à ce que l'on ait fait un plumasseau d'une grandeur et d'une épaisseur convenables ; la partie moyenne doit être plus épaisse que les bords. On obtient ainsi une masse molle, souple, aérée, pour absorber les liquides. Les fils qui dépassent les bords des plumasseaux doivent être ébarbés avec des ciseaux, ou mieux repliés sur la face du plumasseau qui ne doit pas être mise en contact avec la plaie. Il faut encore faire attention à ce qu'il n'y ait pas de nœuds, surtout sur les bords et sur la face interne.

Le plumasseau peut être appliqué à nu sur une plaie : dans ce cas, il absorbe assez bien le pus sécrété ; ou bien on l'enduit de cérat ou d'autres substances médicamenteuses, alors il n'absorbe presque pas.

Le *gâteau de charpie* n'est autre chose qu'un grand plumasseau. Comme il est beaucoup trop grand pour être tenu dans la main, on le prépare de la manière suivante :

On prend de la main droite une poignée de charpie brute, on approche la charpie d'une table ou d'une planchette à pansement, et avec la face palmaire des doigts de la main gauche on arrête les brins qui dépassent la poignée de charpie; on retire la main droite et on laisse sur la planchette les brins de charpie, dont l'accumulation successive constitue le gâteau.

B. *Boulettes, rouleaux.* — Pour faire des boulettes ou des rouleaux de charpie, on roule de la charpie dans la paume de la main, de manière à obtenir une masse allongée dans le rouleau, arrondie dans la boulette. Si l'on veut absorber les liquides sécrétés, la charpie doit être très-peu serrée; si, au contraire, on veut établir un certain degré de compression, il faut la serrer davantage. Les boulettes comme les rouleaux peuvent être employés pour écarter les bords d'une solution de continuité.

C. *Bourdonnets.* — Les bourdonnets ne sont autre chose que des boulettes ou des rouleaux plus serrés, que l'on met dans les plaies dont on veut empêcher la réunion ou bien dans quelques cavités naturelles. On les introduit à l'aide d'un porte-mèche ou d'une pince à anneaux, après les avoir enduits d'un corps gras. Lorsqu'ils doivent pénétrer profondément, on attache à leur partie moyenne un ou plusieurs fils, afin de pouvoir les retirer facilement; ce fil doit être souvent fixé au dehors, afin que le bourdonnet ne disparaisse pas. Lorsque plusieurs bourdonnets sont fixés de distance en distance sur un même fil, on fait ce qu'on appelle une *queue de cerf-volant.*

Le bourdonnet, peu employé dans le pansement des plaies, parce qu'il s'oppose à l'écoulement du pus, est plus souvent mis en usage dans les cas d'hémorrhagie. Il prend alors le nom de *tampon*.

D. *Tente.* — La tente n'est qu'un bourdonnet arrondi et dont le fil est attaché à l'extrémité. Elle est peu employée aujourd'hui.

E. *Mèche.* — La mèche est un amas de longs fils parallèles que l'on introduit entre les lèvres des solutions de continuité pour en empêcher la réunion ou pour faciliter la marche de la cicatrisation des parties profondes vers les parties superficielles. Les longs brins de charpie qui composent la mèche sont arrêtés à leur partie moyenne par un fil circulaire.

Pour introduire une mèche dans un trajet fistuleux, placez-la sur le porte-mèche de manière que le fil circulaire soit compris entre les branches de la fourche de l'instrument. Faites attention, en l'appliquant sur la fourche, à ce que les deux bouts de celle-ci ne traversent pas la mèche. Ramenez les deux extrémités de la mèche contre la tige de l'instrument; tenez-les parfaitement tendues à l'aide du doigt indicateur et du doigt médius de la main droite, le bouton du porte-mèche étant placé sur la face palmaire de la seconde phalange du pouce. Plongez l'extrémité du porte-mèche ainsi garni dans un pot rempli d'un corps gras; étendez le topique sur les deux faces de la mèche à l'aide du doigt indicateur de la main gauche; présentez-la alors à l'orifice du trajet fistuleux, et introduisez-la doucement en suivant la direction du trajet.

F. *Pelote*. — La pelote est un amas de charpie que l'on amoncèle dans un linge dont on noue les bords de manière à en former une espèce de sac. La pelote se prépare quelquefois à l'avance, mais souvent aussi on place préalablement le linge, on introduit la charpie brin à brin, et, lorsqu'il y en a une quantité suffisante, on noue les bords du linge comme il a été dit plus haut.

Quand on veut retirer la pelote, on procède d'une manière inverse, c'est-à-dire on retire brin à brin toute la charpie, puis on enlève le linge. Par ce moyen, on peut facilement exercer une compression dans une cavité à orifice étroit et retirer la pelote sans faire souffrir le malade et sans causer des ébranlements qui pourraient rappeler une hémorrhagie.

On se sert encore de pelote pour exercer une compression sur le trajet des vaisseaux, quand on n'a pas à sa disposition de meilleur moyen.

§ 2. — **Pièces de linge.**

Les linges de toile sont préférables aux autres ; ils doivent être assez fins et demi-usés. Si la toile était trop grosse ou trop neuve, elle serait dure, s'appliquerait mal sur les parties que l'on veut recouvrir et irriterait les plaies. Les linges blancs de lessive sont les meilleurs : nettoyés par l'action des sels que l'on a employés pour les laver, ils absorbent plus facilement les liquides. Les linges de coton peuvent être également mis en usage, surtout quand ils doivent servir de bandes ou d'enveloppes aux pièces de pansement, en un mot quand ils ne sont pas appliqués immédiatement sur les plaies.

Les linges qu'on emploie dans les pansements sont des *compresses*, des *linges pleins* et *fenêtrés*, des *bandelettes découpées*, *effilées* et *à séton*.

1° Compresses.

Les *compresses* sont des pièces de linge destinées à recouvrir les plaies et surtout à maintenir les premières pièces d'appareil, les plumasseaux, par exemple. Dans ce cas, elles doivent être mises en place sans être traînées, sous peine de voir déranger tout le pansement. On les applique encore à nu pour empêcher le frottement entre deux surfaces dont on craint l'excoriation.

Elles sont de plusieurs espèces: les unes sont constituées par une simple pièce de linge ; dans les autres, la pièce de linge subit des modifications en rapport avec l'usage auquel elle est destinée.

1° Compresses proprement dites. — Elles doivent être unies sans plis et sans ourlets; elles peuvent être simples ou pliées en plusieurs doubles. En général, les compresses sont repliées; on leur donne diverses formes : elles sont longues, carrées ou triangulaires. Lorsque la longueur de la compresse pliée est trois ou quatre fois plus grande que sa largeur, c'est une *compresse longuette*.

Les compresses sont employées sèches ou mouillées. L'application des compresses sèches ne présente aucune indication spéciale. Nous n'avons qu'une seule recommandation à faire dans l'application des compresses mouillées : c'est de les serrer légèrement entre les mains pour empêcher le liquide de traverser les autres pièces de pansement et pour protéger le lit ou les vêtements du malade.

2° Compresses graduées. — On donne le nom de *compresse graduée* à une compresse repliée plusieurs fois sur elle-même, de manière à obtenir une pyramide tronquée.

Pour faire une compresse graduée, on prend une compresse longuette assez fine ; on fait un premier pli, qui doit être la base de la pyramide, puis un second plus petit, puis un troisième plus petit encore, jusqu'à ce que la largeur de la compresse soit épuisée. Le dernier pli est le plus étroit et forme le sommet de la pyramide ; la base doit avoir une largeur en rapport avec l'usage qu'on veut retirer de la compresse ; il en est de même de la hauteur. Pour maintenir en place les plis qui constituent cette pyramide, il faut la mouiller immédiatement, ou, ce qui est mieux, passer un fil d'espace en espace, de la base au sommet, sur toute la longueur de la compresse.

On peut faire encore une compresse graduée en superposant de petites compresses étroites. Il est bien entendu que celles-ci doivent être d'autant plus étroites que l'on approche davantage du sommet de la pyramide, et qu'elles doivent toujours être maintenues par un fil.

On emploie les compresses graduées pour rapprocher les bords des solutions de continuité, comprimer les vaisseaux dans une certaine étendue de leur trajet, refouler les chairs dans un espace interosseux, par exemple lorsque l'avant-bras est fracturé, chasser le pus des clapiers, etc.

3° Compresses fendues. — Les compresses fendues sont :

a. La *croix de Malte*, compresse carrée, simple, divisée à ses quatre angles de manière à laisser au centre un espace entier de 2 ou 3 centimètres. Elle sert pour faire des pansements sur des parties saillantes, au sommet desquelles on applique le centre de la compresse (fig. 23).

b. La *demi-croix de Malte* est celle dont on n'a fendu que deux angles du même côté (fig. 24).

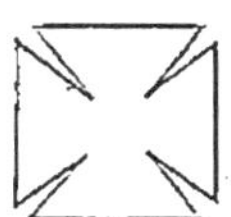

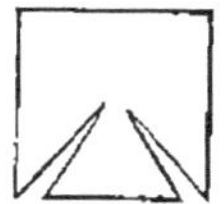

Fig. 23 et 24. — Croix de Malte.

c. La *compresse fendue* proprement dite est une compresse longuette divisée parallèlement à ses bords jusqu'au tiers ou à la moitié de sa longueur. Elle peut être fendue à deux ou trois chefs ; elle sert pour relever les chairs dans les amputations, pour former les bandages invaginés (voy. *Bandages*). Si la compresse est très-longue, très-étroite, fendue à ses deux extrémités de manière à ne laisser au milieu que quelques centimètres sans être coupés, on lui donne le nom de *fronde*. Cette compresse est souvent percée d'un trou à son milieu.

4° Compresse fenêtrée. — La compresse fenêtrée est celle qui se trouve percée d'une grande quantité de petits trous faits, soit à l'emporte-pièce, soit avec des ciseaux, soit en tirant dans les deux sens de la compresse un certain nombre de fils parallèles. On a réservé à cette espèce de compresse le nom de *linge troué*, et l'on donne plutôt le nom de *compresse fenêtrée* à une compresse percée d'un trou ou de plusieurs trous dont la forme et la grandeur sont en rapport avec la plaie dont on veut garantir les bords.

Ces compresses s'emploient le plus souvent enduites de cérat ou d'une autre pommade ou onguent.

5° Bandelette découpée. — On a fait encore usage dans les pansements de bandelettes de linge étroites dont on a coupé les bords par de petites incisions perpendiculaires ou obliques à la longueur de la bandelette. C'est ce que l'on appelle des *bandelettes découpées* (fig. 25). Cette bandelette doit être enduite de cérat et placée à plat circulairement autour de la plaie, le bord dentelé en dehors et le bord entier en dedans. Celui-ci doit dépasser les bords de la plaie de quelques millimètres. Elle sert à empêcher les brins de charpie d'adhérer aux bords de la plaie, par conséquent à prévenir les déchirures qui pourraient s'opérer en enlevant le pansement. Cette bandelette est peu employée aujourd'hui.

6° Bandelettes a séton. — Si de chaque côté d'une longue bandelette étroite on enlève des fils parallèles à sa longueur, on aura la *bandelette effilée* ou *mèche à séton* (fig. 26). Celle-ci, dont les deux bords sont comme frangés, est enduite de cé-

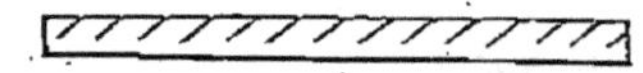

Fig. 25. — Bandelette découpée.

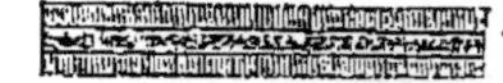

Fig. 26. — Bandelette à séton.

rat et introduite dans un trajet fistuleux, afin d'empêcher l'accolement des parois du trajet.

2° Bandes.

Les *bandes* sont des pièces de linge étroites et dont la longueur surpasse de beaucoup la largeur.

Chaque bande a deux extrémités que l'on nomme *chefs*. La partie intermédiaire est appelée *plein*. Les bandes doivent être de toile rendue souple par l'usage ; les bandes de linge neuf, trop dures, trop glissantes, difficiles à appliquer, ne peuvent former un bandage d'une solidité convenable. Il faut éviter la présence d'ourlets qui nuisent à l'application du bandage et qui surtout blessent les tissus sous-jacents. Les bandes doivent être coupées en droit fil et surfilées autant que possible ; lorsqu'on veut ajouter une bande à une autre, il faut faire la couture de telle manière qu'il n'existe pas d'ourlets.

Une bande ne doit pas être trop longue, car son application serait fatigante pour le malade ; une bande trop large s'applique mal, surtout quand les parties n'ont pas partout le même volume.

La largeur que l'on doit donner aux bandes varie avec l'usage que l'on veut en faire. Ainsi, large d'un travers de doigt pour les lèvres, les doigts, elles peuvent avoir quatre travers de doigt quand on les applique sur le tronc; toutefois la largeur ordinaire des bandes est de 4 à 5 centimètres. Leur longueur est aussi très-variable ; cependant on ne doit jamais employer de bandes plus longues que 15 mètres, encore celles-ci ne doivent-elles être que rarement usitées.

Si les bandes n'étaient pas préalablement roulées, il serait impossible de les appliquer. Les bandes roulées sont dites *à un* ou *à deux globes*. Dans le premier cas, un des chefs se trouve libre; l'autre est au centre du rouleau appelé *globe* (fig. 27). Dans le second cas, les deux chefs sont au centre des deux rouleaux réunis par le plein de la bande (fig. 28).

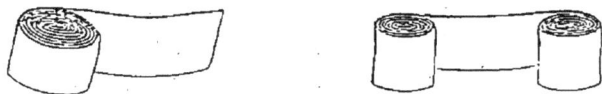

Fig. 27 et 28. — Bandes.

Pour rouler une bande, le chirurgien replie plusieurs fois sur lui-même un des chefs de la bande, de manière à en faire un petit cylindre. Il saisit entre le pouce et l'index de la main droite l'axe du cylindre; le plein de la bande est appuyé sur le bord radial du doigt indicateur de la main gauche et y est maintenu fixé par le pouce du même côté; l'annulaire et le petit doigt de la même main maintiennent solidement la bande dans la paume de la main. Alors les deux doigts de la main droite font rouler la bande sur son axe de droite à gauche, de telle sorte que le plein de la bande s'enroule successivement sur le pivot initial, et l'on continue ainsi jusqu'à ce que la bande soit épuisée (fig. 29). Si l'on veut rouler la bande à deux globes, on agit de la même manière, les deux chefs de la bande servant de pivot initial, et l'on termine le premier globe quand on lui a donné une longueur suffisante. En général, il y a toujours dans ces dernières bandes un globe plus petit que l'autre.

Ainsi roulées, les bandes sont employées sèches ou mouillées, soit avec de l'eau, soit avec des substances médicamenteuses, résolutives, narcotiques, etc. Les bandes mouillées s'appliquent mieux que les bandes sèches, mais elles ont l'inconvénient assez grave de se resserrer après leur application ; de plus, elles s'effilent davantage.

On recouvre souvent les bandes d'une substance, dextrine, amidon, etc., propre à coller les différents tours de bande et à laire ainsi un bandage d'une seule pièce. Nous parlerons plus foin de ces appareils, dits *appareils inamovibles*.

Outre les bandes de toile, on peut encore se servir de bandes de coton, de percale; mais elles sont peu résistantes. Les bandes de laine sont trop épaisses, trop extensibles, échauffent

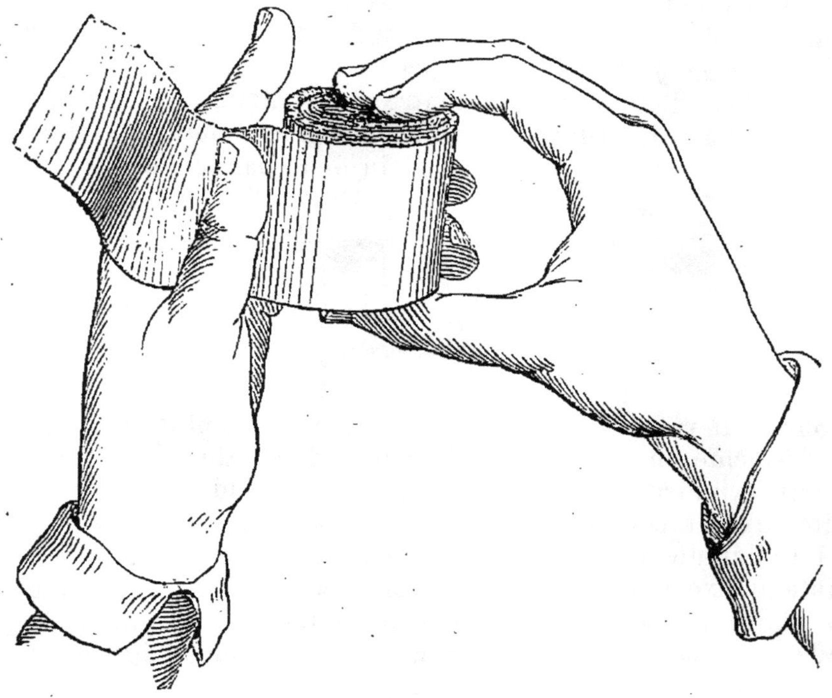

FIG. 29. — Manière de rouler une bande.

inégalement la peau, toutefois elles s'appliquent mieux sur les parties. Ce qui rend leur usage peu fréquent, c'est qu'elles sont d'un prix élevé, qu'elles se salissent très-vite et absorbent très-facilement les miasmes putrides. Les bandes de flanelle sont cependant conseillées par quelques chirurgiens, surtout lorsqu'il s'agit d'appliquer un appareil chez les enfants.

On a encore utilisé des bandes de caoutchouc; mais outre qu'elles sont d'un prix très-élevé, elles se distendent par la chaleur, se resserrent par le froid, et exercent sur les tissus une pression très-inégale. Les bandes de caoutchouc vulcanisé paraissent s'appliquer plus facilement que ces dernières et exercer une constriction plus régulière. Nous verrons plus loin qu'elles sont utilisées pour obtenir l'hémostase temporaire.

Les bandes de ruban de fil ou de coton sont mauvaises : elles glissent facilement ; elles ont surtout l'inconvénient de blesser par leurs bords tranchants et inextensibles. En Allemagne, on a remédié à cet inconvénient en faisant le ruban destiné à faire des bandes avec un fil plus fin, plus poreux, et passant, entre les anses de fil qui vont d'un bord de la bande à l'autre, une petite soie de sanglier qu'on retire lorsque la bande est terminée ; ces rubans ont, au lieu d'une lisière dure, peu extensible, une série de petites boucles qui laissent au tissu toute son élasticité (*Bandes bouclées* de Percy).

§ 3. — **Des liens, des lacs, des nœuds.**

1° LIENS. — On donne le nom de *liens* aux pièces d'appareil destinées à fixer et à maintenir les pansements, à immobiliser certaines parties, les membres fracturés par exemple, à prévenir les mouvements du malade dans une opération, comme celle de la taille périnéale par exemple.

On comprend que la résistance, le volume et la longueur des liens soient en rapport avec l'usage auquel ils sont destinés. Ainsi, pour soutenir les pièces de pansement appliquées sur un doigt, il suffit d'un bout de fil qui fait plusieurs fois le tour du doigt et dont les deux extrémités sont arrêtées par un nœud. S'agit-il de maintenir en place les pièces d'un appareil de fracture, on se sert, comme nous le verrons plus tard, de rubans de fil. D'autres fois, enfin, les liens sont constitués par une cravate, une serviette, une alèze, un drap replié sur lui-même, soit dans le sens de la longueur, soit dans le sens de la diagonale. C'est ainsi qu'après le pansement d'une fracture de jambe on maintient le membre sur le coussin en l'assujettissant avec un drap plié en cravate dont le plein s'applique sur la face antérieure du membre et dont les deux extrémités sont fixées sur les bords latéraux du lit. C'est de la même manière que l'on fixe le membre inférieur sur la pyramide de coussins qui forme le double plan incliné employé quelquefois pour le traitement des fractures de la cuisse. Nous reviendrons d'ailleurs sur les moyens de fixité des appareils de fractures.

2° LACS. — On donne le nom de *lacs* à un lien transformé en anneau ; l'une de ses extrémités forme une boutonnière dans laquelle on fait passer l'autre extrémité du fil. Ce lac prend aussi le nom de *nœud coulant* (fig. 38 et 39). On a encore appelé *lacs* tout lien destiné à embrasser un organe pour exercer sur lui une traction plus ou moins forte : tels sont les lacs extensifs et contre-extensifs, employés quelquefois pour la réduction des fractures et si souvent pour celle des luxations.

Dès 1861, MM. Legros et Th. Anger eurent l'idée d'employer la traction exercée par le caoutchouc distendu pour obtenir la réduction des luxations traumatiques. Toutefois, ce ne fut que plus tard (vers 1866) qu'ils mirent cette idée à exécution.

« Les lacs extenseurs et contre-extenseurs, disent ces au- » teurs, sont disposés autour du membre luxé comme l'in- » diquent tous les traités de chirurgie ; alors, au lieu de » pratiquer l'extension avec des aides ou des moufles, on la » pratique avec 5 ou 6 tubes de caoutchouc. Ces tubes sont » distendus progressivement et graduellement jusqu'à ce qu'on » ait doublé leur longueur, ou encore jusqu'à ce que la trac- » tion ait acquis une force égale à 10 ou 15 kilogr. Cette disten- » sion obtenue, pour la maintenir on fixe des tubes élastiques » à un anneau scellé au mur ou à tout autre point immobile. » L'appareil appliqué doit rester en place 20 à 30 minutes. Ce » laps de temps est ordinairement suffisant pour que la con- » tractilité musculaire soit épuisée et que les muscles soient » relâchés... C'est ce moment qu'il faut choisir pour opérer la » coaptation[1]. »

Les tubes de caoutchouc, de longueur variable, employés jusqu'ici, ont ordinairement la grosseur du petit doigt. Exceptionnellement, on peut leur substituer une bande de caoutchouc analogue à celle que M. Maisonneuve préconise pour la réduction des hernies.

Les tractions élastiques, peu douloureuses, mais fatigantes, paralysent par leur action continue la contraction musculaire inconsciente et permettent de supprimer l'anesthésie, fait important, en particulier dans les luxations de l'épaule. Enfin, elles substituent à des moyens violents un procédé de douceur, selon l'expression si heureuse de Malgaigne.

3° Nœuds. — Les liens et les lacs sont fixés au moyen de nœuds. Les plus fréquemment employés sont : le *nœud simple* (fig. 30), le *nœud double* (fig. 31), la *simple rosette* (fig. 32), le *nœud simple* et la *simple rosette superposés* (fig. 33), le *nœud simple* et la *double rosette* (fig. 34), le *nœud du chirurgien* (fig. 35),

1. *Archives générales de médecine*, t. I, p. 56, 1868.

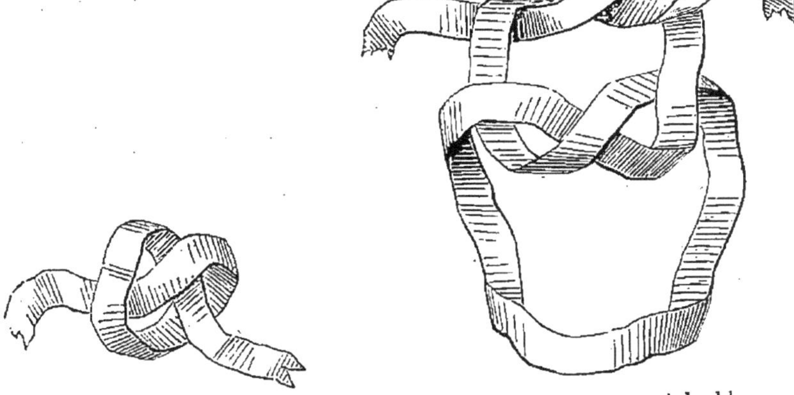

FIG. 30. — Nœud simple.

FIG. 31. — Nœud double.

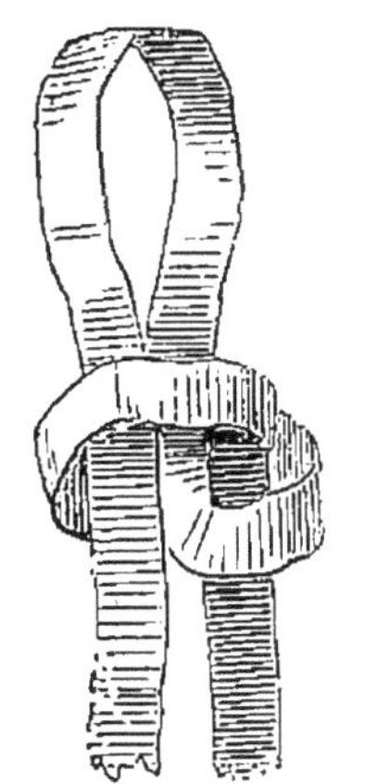

FIG. 32. — Rosette.

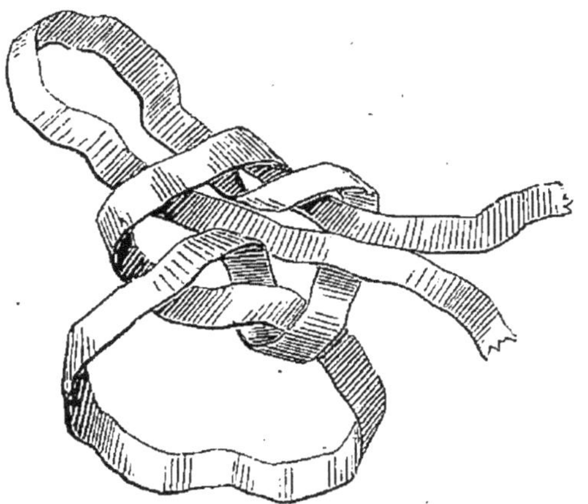

FIG. 33. — Nœud simple et rosette superposés.

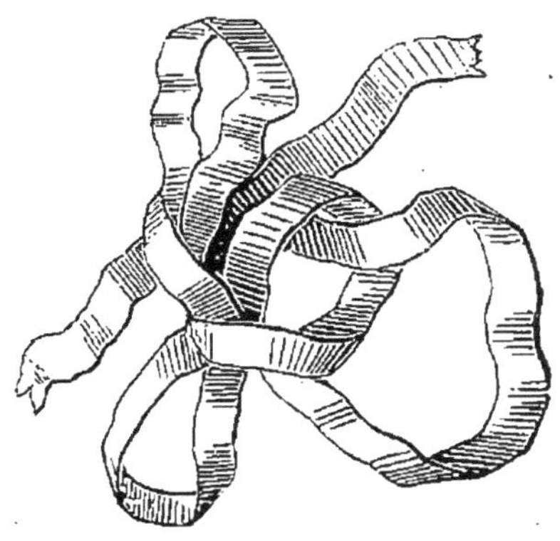

FIG. 34. — Nœud simple et double rosette.

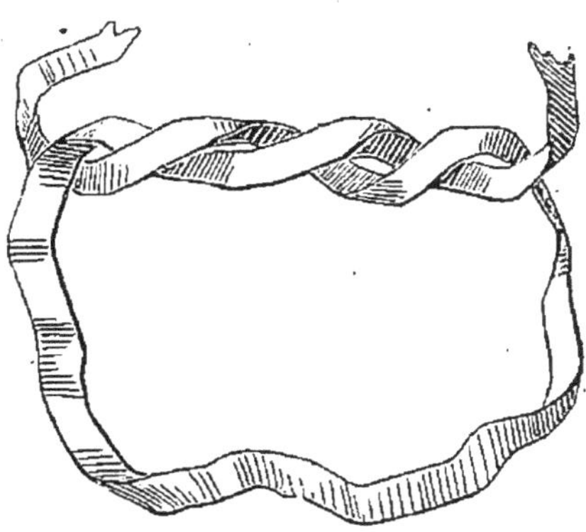

FIG. 35. — Nœud du chirurgien.

le *nœud d'emballeur* (fig. 36), le *nœud de tisserand* (fig. 37), constitué par une simple rosette faite sur l'un des chefs du

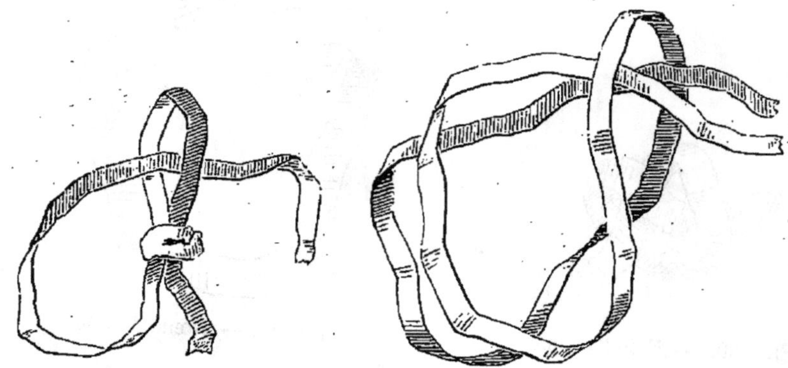

Fig. 36. — Nœud d'emballeur.

Fig. 37. — Nœud de tisserand.

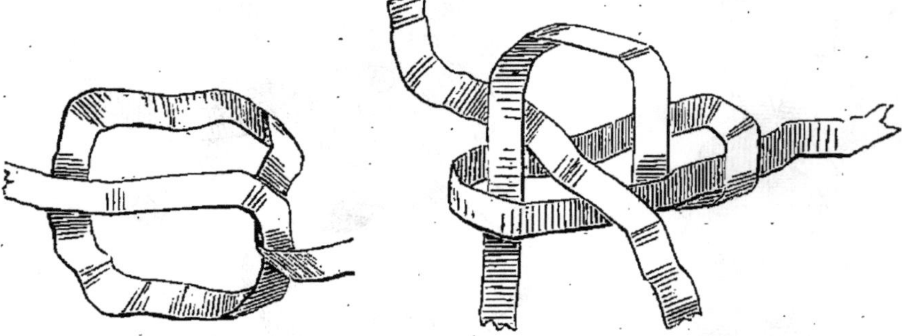

Fig. 38. — Nœud coulant simple.

Fig. 39. — Nœud coulant double.

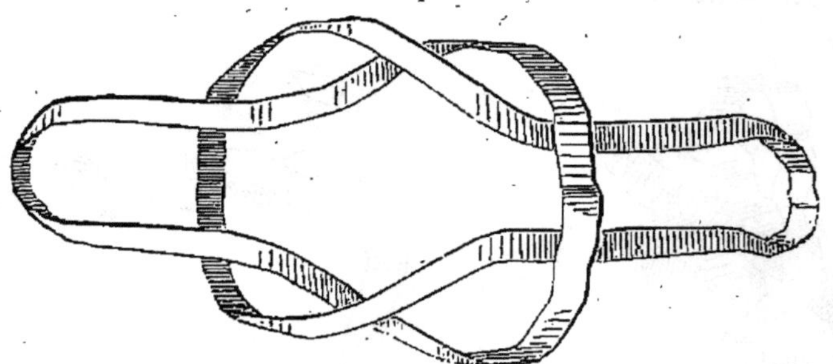

Fig. 40. — Nœud d'allonge.

ien et dans l'anse duquel on passe l'autre chef; le *nœud coulant simple* ou *double* (fig. 38 et 39), le *nœud d'allonge* (fig. 40).

CHAPITRE IV

DES MÉDICAMENTS TOPIQUES.

Les *topiques* sont des médicaments que l'on applique à la surface de la peau, ou seulement à l'entrée des cavités naturelles, mais qui ne traversent jamais l'appareil digestif.

D'après leur consistance, on peut diviser les topiques en *solides*, *liquides* et *gazeux*. Les topiques mous, qui tiennent le milieu entre les solides et les liquides, sont en général composés d'une partie liquide et d'une partie solide.

D'après leur action sur l'organisme, ces médicaments agissent, soit localement, ce sont les *topiques* proprement dits, soit par absorption, ce sont les topiques *absorbables*.

L'action des topiques proprement dits, quoique bornée à l'étendue de la peau sur laquelle ils sont appliqués, se fait ressentir souvent dans tout l'organisme: ainsi ils sont *dérivatifs* quand ils doivent déterminer une inflammation plus ou moins intense pour en détourner une autre qui est plus grave. Tels sont : la farine de moutarde employée comme sinapisme, les vésicatoires, les cautères, etc,

Le mode d'action des topiques est aussi très-variable; ils peuvent être caustiques, irritants, émollients, narcotiques, etc.; enfin quelques topiques agissent d'une manière spéciale : tels sont le quinquina, l'onguent mercuriel, etc.

L'emploi des topiques détermine quelquefois des lésions qui exigent des soins consécutifs, lorsque, par exemple, ils laissent après eux, soit des eschares, comme dans les cautères, soit des phlyctènes, comme dans les vésicatoires, etc.

Il ne sera question dans cette *première partie* que des topiques qui ne nécessitent après leur application aucun soin consécutif; nous ne décrirons les autres que dans la *seconde partie*.

Les topiques s'appliquent ordinairement sur la peau recouverte son épiderme; d'autres fois cependant l'épiderme est soulevé par un vésicatoire, et l'on met en contact avec le derme les substances destinées à être absorbées: ce dernier mode d'administration s'appelle *endermie*. Dans cette méthode on emploie le plus souvent des substances solides réduites à l'état de poudre très-fine et assez actives pour pouvoir agir sous un petit volume.

Les topiques dont on se sert à l'état solide sont les *caustiques*; nous les décrirons plus loin avec les *cautères*, les poudres de *quinquina*, de *camphre*, de *tannin*, et enfin l'*iodoforme*. A l'état mou, ce sont: les *cérats*, *onguents*, *emplâtres*, etc., les différeutes espèces de *cataplasmes*, etc. Enfin, à l'état liquide, ce sont: les *frictions*, les *onctions*, les *bains généraux* et *locaux*, les *lavements*, les *gargarismes*, etc.; à l'état de gaz ou de vapeur, les *bains de vapeur*, les *fumigations*, etc.

§ 1. — Topiques solides.

Ils sont employés à l'état pulvérulent, tantôt comme absorbants, tantôt comme désinfectants (poudre de charbon), le plus souvent comme astringents (poudre de quinquina, de tannin, de tan, de ratanhia, etc.). Le pansement des plaies qui résultent des eschares dues au décubitus prolongé se fait souvent avec de la poudre de quinquina, qui agirait dans ce cas comme tonique et astringente.

Le *camphre* en poudre a été préconisé par M. Netter dans le traitement des plaies atteintes de pourriture d'hôpital et aurait donné d'excellents résultats.

L'*iodoforme*, découvert par Serullas, est un corps solide, cristallisé en lamelles, d'une couleur jaune citrin, d'une odeur pénétrante qui se rapproche un peu de celle de l'iode. Cette substance, étudiée par MM. Bouchardat et Moretin, fut utilisée en chirurgie par Demarquay, qui l'associait au beurre de cacao, puis préconisée dans le pansement des plaies et des ulcères par MM. Lallier, Besnier et Féréol. Depuis les travaux de ces médecins, l'iodoforme est entré dans la pratique médico-chirurgicale et a généralement donné d'excellents résultats en excitant la cicatrisation des plaies de mauvaise nature, des ulcères scrofuleux et syphilitiques.

Outre cette action, l'iodoforme agirait encore comme anesthésique, et les plaies pansées avec la poudre d'iodoforme deviendraient indolores.

Le mode d'emploi de ce médicament est des plus simples: il suffit de répandre à la surface de la plaie une certaine quantité de poudre d'iodoforme. Au-dessus de cette poudre on place un pansement ordinaire, ou bien on peut établir un pansement par occlusion, dans le but d'atténuer autant que possible l'odeur que répand ce médicament (F. Guyon).

§ 2. — Cérats.

Les *cérats* sont des composés de cire, d'huile et d'eau, ayant la consistance du miel.

Les cérats sont *simples*, blancs ou jaunes, selon qu'ils sont préparés avec de la cire blanche ou jaune. Les cérats sont *composés*, lorsqu'au cérat simple on ajoute divers médicaments, de manière à lui donner des propriétés qu'exigent les indications. C'est ainsi qu'on fait le *cérat de Goulard*, en ajoutant au cérat simple de l'extrait de Saturne (sous-acétate de plomb); du cérat *opiacé* ou *narcotique*, en y ajoutant du laudanum; du *cérat soufré*, du *cérat mercuriel*, etc. On compose encore avec l'extrait de belladone, de l'eau distillée et du cérat, une pommade appelé *cérat belladonné* ou *pommade de belladone*.

Le *cérat iodé*, ou mieux *hydriodaté*, c'est-à-dire constitué par la dissolution de l'iodure de potassium dans le cérat simple, est préférable à la pommade composée d'iodure de potassium et d'axonge; cette préparation se conserve beaucoup plus longtemps sans altération.

Le cérat est un topique dont on a fait jadis un grand usage dans les pansements. Simple ou composé, il s'emploie de la même manière.

Pour le pansement des plaies, des ulcères, etc., le cérat est étalé sur un linge percé d'un grand nombre de petits trous, que nous avons désigné sous le nom de *linge criblé*, ou bien sur une bandelette découpée, ou enfin sur des plumasseaux.

N'étant destinée qu'à empêcher les pièces d'appareil d'adhérer aux bords des plaies, la couche de cérat que l'on étend sur le linge criblé ou sur la bandelette découpée *doit être très-mince*; trop épaisse, elle serait nuisible, car le cérat, salissant la peau aux environs de la plaie, formerait des croûtes qu'il faut toujours enlever. Or cette petite opération devient assez difficile lorsque les croûtes existent depuis quelque temps, et il n'est pas rare de trouver au-dessous d'elles des excoriations qui peuvent être la cause d'accidents sérieux.

Si l'on applique un plumasseau de charpie par-dessus le linge cératé, il ne faut pas le couvrir de cérat: ce topique empêcherait le pus qui passe par les petits trous du linge criblé d'être absorbé par la charpie.

Le pansement avec le cérat constitue ce que les chirurgiens ont longtemps appelé le *pansement simple*.

Pour faire ce pansement, on enduit un linge criblé, de

grandeur convenable, d'une couche mince de cérat, on l'applique sur la plaie, on ajoute par-dessus une couche de charpie proportionnée à l'abondance du pus sécrété; une ou plusieurs compresses sont posées par-dessus la charpie, et tout l'appareil est maintenu au moyen d'un bandage approprié, circulaire ou spiral.

Si l'on veut exciter légèrement la plaie, on couvre les bords de la solution de continuité d'une bandelette découpée, préalablement enduite de cérat; cette bandelette ne doit pas dépasser les bords de la plaie de plus de 3 à 4 millimètres; puis, au centre, on place un plumasseau. La bandelette empêche la charpie d'adhérer aux bords de la solution de continuité; le pus qui est interposé entre la surface de la plaie et la charpie empêche celle-ci d'adhérer. Ajoutons que l'usage de la bandelette découpée est devenu exceptionnel, et qu'on se contente d'appliquer directement le plumasseau sur la plaie à exciter.

Le cérat s'étale encore sur des linges destinés, soit à recouvrir des surfaces excoriées, soit à prévenir l'excoriation de parties exposées à une pression permanente ou considérable: au siége, par exemple, lorsque les malades doivent rester longtemps au lit ; autour des articulations sur lesquelles on applique les liens extensifs, lorsqu'on veut réduire une luxation. Enfin on l'emploie sur des parties couvertes de croûtes que l'on veut ramollir, ou sur les parties du corps que l'on veut raser.

Les cérats composés s'appliquent, d'après les mêmes règles. sur les solutions de continuité, mais on les étale de préférence sur des plumasseaux; ils sont plus souvent mis en usage pour frictions que le cérat simple.

§ 3. — Glycérine.

Découverte par Scheele en 1779, la glycérine n'a été employée en médecine que beaucoup plus tard (1844) par les chirurgiens anglais et américains. En 1851, Dallas, d'Odessa, l'utilisait en bains, en frictions et pour le pansement des plaies de mauvaise nature; toutefois, ce n'est qu'en 1854 que l'histoire de ce corps fut bien exposée dans un intéressant mémoire lu par Cap à l'Académie de médecine.

Depuis cette époque, et après la publication d'un autre travail dû à Cap et Garot, la glycérine a été employée dans les hôpitaux; Denonvilliers et Demarquay communiquèrent à la

Société de chirurgie[1] des faits nombreux en faveur de l'utilisation de ce nouveau médicament. Cette communication a été l'objet d'une discussion très-intéressante.

En 1856, Deschamps, d'Avallon, publia[2] un mémoire très-important sur cette substance: il fit connaître sa composition, ses propriétés chimiques et physiques; il démontra que la composition de la glycérine n'était pas toujours identique, et que l'on pouvait expliquer par là la diversité des résultats obtenus par son emploi.

Depuis cette époque les recherches sur les propriétés thérapeutiques et physiologiques de la glycérine furent continuées par Demarquay, Cap, Garot et Surun, et les résultats obtenus par ces divers observateurs ont été consignés dans une excellente monographie à laquelle nous avons emprunté presque tout ce qui a trait à l'histoire et à l'emploi de ce médicament[3].

Cette substance est produite en grande quantité dans les fabriques de bougies stéariques et dans les savonneries, mais elle est alors mélangée à une énorme quantité d'eau, puisque les résidus glycériques livrés par les fabricants de bougies ne marquent que 2 degrés à l'aréomètre, et qu'il faut par l'évaporation les ramener à 28 degrés. Nous ferons remarquer en outre que l'acide chlorhydrique ne peut être séparé économiquement de la glycérine impure, de sorte que ce corps est d'un prix de revient assez élevé.

Deschamps a montré qu'il existait dans le commerce cinq espèces de glycérines, contenant toutes une plus ou moins grande quantité d'acide sulfurique, de chaux et d'acide chlorhydrique; que trois espèces étaient manifestement acides, rougissaient très-vivement le papier de tournesol et renfermaient une assez grande proportion d'acide butyrique; qu'une quatrième était beaucoup moins acide, les acides ayant été saturés par la chaux; enfin, que la dernière était alcaline et contenait des acides gras volatils, du carbonate de soude, des chlorures et beaucoup de chaux.

La glycérine anglaise de Wilson ou de Price, préparée par le dédoublement des corps gras sous l'influence de l'eau, de la chaleur et d'une certaine pression, est incolore, d'une lim-

1. *Soc. de chirurgie*, 24 novembre 1854.

2. *Répertoire de pharmacie*, t. XII, p. 506, 1856.

3. Demarquay, *De la glycérine, de ses applications à la chirurgie et à la médecine*, 3e édit. Paris, 1867.

pidité parfaite; elle a sur le papier de tournesol une réaction très-légèrement acide, mais ne contient ni chaux, ni acide sulfurique, ni acide chlorhydrique. Elle doit être considérée comme la glycérine presque pure, bien que celle-ci soit tout à fait neutre.

Cette question de l'acidité de la glycérine est très-importante, car il résulte d'expériences de Deschamps: 1° que la glycérine acide détermine des douleurs vives, irrite les plaies simples et retarde leur guérison ; 2° que la glycérine acide produit de très-bons effets sur les plaies de mauvaise nature, modifie la surface sécrétante et provoque le développement des bourgeons charnus; elle paraît agir, suivant la remarque de Léger, comme le jus de citron. Il n'est donc pas surprenant que Demarquay ait obtenu de bons résultats de l'application de cette substance sur des plaies qui présentaient l'aspect de la pourriture d'hôpital.

La glycérine neutre ou très-légèrement acide nous semble donc devoir être appliquée dans le pansement des plaies récentes ou de bonne nature, et la glycérine acide devoir être réservée pour les plaies blafardes, pour les ulcères atoniques, etc.

Ajoutons, toutefois, qu'il résulte de nombreuses expériences dues à Demarquay, Luton (note lue à la Société de biologie, le 21 décembre 1855), Van Vetter[1], Duchemin, de Boulogne, et Surun[2], que la glycérine possède une propriété antiseptique incontestable qui la rapproche de l'alcool, et que cette propriété doit entrer aussi en ligne de compte dans les heureux résultats qu'elle fournit lorsqu'on l'applique sur des plaies de mauvaise nature.

La glycérine a été substituée avec avantage au cérat pour les pansements simples. Voici comment on l'emploie: la glycérine est versée en plus ou moins grande quantité dans un plat creux et l'on y trempe pendant quelques instants le linge fenêtré. Au moment de faire le pansement, le linge fenêtré qui baignait dans la glycérine est retiré et on le laisse égoutter avant de l'appliquer sur la plaie. Au-dessus du linge se met le gâteau de charpie imbibé ou non de glycérine, selon que la plaie est récente ou en pleine suppuration. Plus tard, lorsque la solution de continuité est presque cicatrisée, on supprime le linge fenêtré et l'on se contente d'appliquer de

1. *Gazette des hôpitaux*, 1864, n° 84.
2. Thèse de pharmacie. Paris, 1862.

la charpie imbibée de glycérine. Dans tous les cas ce pansement est très-propre et ne salit ni les doigts du chirurgien, ni les bords de la plaie, comme le fait le cérat ordinaire.

Lorsqu'on veut enlever l'appareil, les pièces n'adhèrent pas plus à la plaie que lorsque celle-ci est pansée avec le linge cératé. La plaie et ses environs restent nets, et au bout d'un pansement quotidien continué pendant un mois, les bords de la solution de continuité sont aussi propres que le premier jour.

La guérison des plaies est-elle plus rapide par ce mode de pansement? Denonviliers en est convaincu. Dans tous les cas, les plaies ont un bien meilleur aspect, et cela est d'autant plus frappant que ce chirurgien observait les résultats du pansement à la glycérine dans son service de l'hôpital Saint-Louis, où les plaies avaient en général une apparence assez mauvaise.

Nous avons déjà dit que Demarquay a essayé la glycérine non-seulement dans les plaies simples, mais encore dans les plaies compliquées de pourriture d'hôpital, et après avoir épuisé en vain les moyens les plus énergiques, il a obtenu par cet agent des résultats très-avantageux. Il a eu également à s'en louer dans le traitement des plaies gangréneuses, des anthrax, des brûlures, des ulcères simples ou spécifiques, par exemple dans les chancres du gland, du prépuce et du frein; quelques brins de charpie trempés dans la glycérine constituaient tout le pansement. Enfin des injections de glycérine dans des trajets fistuleux, des tampons appliqués sur la surface du col de l'utérus dans les cas d'ulcération, ont été regardés aussi comme fort utiles.

M. Cap a encore conseillé l'usage de la glycérine à propos de quelques affections cutanées, pour la cure desquelles elle avait été déjà préconisée par Trousseau et M. Bazin. Il a également démontré qu'on pouvait tirer parti de la propriété qu'a ce corps de dissoudre en toutes proportions le tannin, l'iodure de potassium, etc.

De là un grand nombre de préparations connues sous les noms de glycérés, glycérolés et glycérats; à cet égard, M. Dorvault propose de désigner sous les noms de glycérés et glycérats les préparations molles ou solides de la glycérine, réservant le nom de glycérolés aux préparations liquides.

Parmi les glycérés, on doit citer en première ligne le glycéré simple (*glycerinum amyli*) qui contient:

Amidon pulvérisé........	10	grammes.
Glycérine................	150	—

On mêle et l'on chauffe doucement jusqu'à ce que le tout se prenne en gelée. Cette préparation, dont la consistance est analogue à celle du cérat, a été employée avec beaucoup de succès par M. Désormeaux[1].

On se sert encore de la glycérine pour le traitement des maladies des yeux ; les glycérolés de sulfate de zinc et de cuivre, ou le mélange de glycérine et de laudanum, auraient donné d'excellents résultats à M. W. Abbots Smith, de Londres, et à Foucher.

Quand M. Bowman veut cautériser la cornée, tout en protégeant le reste de cette membrane contre l'action du nitrate d'argent, il la recouvre de glycérine. Cette substance a encore été utilisée dans la xérophthalmie. Enfin Debout a cherché à substituer aux pommades anti-ophthalmiques des glycérés solides ou mous.

Le glycérine ou ses composés ont été aussi employés avec succès dans les stomatites, les affections des fosses nasales, du pharynx et du larynx, par Demarquay, Blache, G. Sée, Bouillon-Lagrange, Debout, etc.[2].

On l'a encore utilisée dans le traitement de certaines affections du conduit auditif externe, en particulier pour dissoudre les concrétions cérumineuses.

Parmi les affections des organes génito-urinaires dans lesquelles Demarquay propose l'emploi de la glycérine ou du glycérolé de tannin, nous citerons chez l'homme la balano-posthite et chez la femme la vaginite aiguë et chronique. Dans ces dernières affections, le médicament est maintenu en contact avec les parois vaginales à l'aide de tampons d'ouate. Malheureusement, ce procédé est dispendieux, comme du reste l'emploi de la glycérine dans le pansement des plaies.

§ 4. — Pommades.

Les *pommades* sont des médicaments composés, ayant pour base des corps gras, principalement la graisse de porc ou axonge et quelquefois le beurre, l'huile et même le cérat simple. Il entre toujours dans la composition des pommades un principe médicamenteux.

La consistance des pommades est exactement la même que celle des cérats ; la différence ne consiste que dans leur composition d'ailleurs très-variable. Les unes ne renferment avec

1. *Soc. de chirurgie*, 12 juin 1851.
2. Pour plus de détails, consultez le Traité de Demarquay.

la matière grasse que des huiles essentielles aromatiques : ce sont les *cosmétiques ;* les autres contiennent des substances plus actives, s'emploient de diverses manières et à des doses très-différentes ; dans la plupart des cas, cependant, on mêle à peu près un huitième de substance active à sept huitièmes d'excipient.

Nous allons nous occuper des espèces de pommades les plus importantes, et nous indiquerons la manière de les employer.

La dénomination des différentes espèces de pommades est du reste très-irrégulière ; il en est de même des onguents : elle est tirée tantôt de leur composition, tantôt des maladies dans lesquelles on les emploie, tantôt enfin du résultat qu'on veut en obtenir, etc. C'est ainsi que l'on dit *pommade mercurielle, pommade antiophthalmique, pommade vésicante*, etc.

Les *pommades antiophthalmiques* sont très-nombreuses ; elles doivent agir directement sur les paupières ou sur le globe de l'œil. Pour les employer, on prend gros comme une lentille de la pommade dont on veut faire usage et on l'applique sur la partie malade : telles sont les *pommades au précipité rouge, au nitrate d'argent, au calomel*, etc. Pour que ces pommades puissent agir, il faut qu'elles soient en contact avec les parties malades. D'autres fois, la pommade doit agir à distance ; alors il faut faire des frictions sur les paupières, sur les tempes, sur le front : telles sont les *pommades mercurielles, opiacées, belladonées ;* dans ces cas elles sont employées à plus forte dose que les précédentes. Dans les diverses pommades dites *antiophthalmiques*, M. Keffer a proposé de substituer à l'axonge l'huile de ricin contenant un huitième de son poids de cire ; les pommades ainsi préparées auraient le grand avantage de se conserver sans rancir, fait vérifié par M. Amédée Vée.

La *pommade d'Autenrieth*, composée d'axonge et d'un huitième et quelquefois d'un quart de tartre stibié, est utilisée en frictions sur la peau et détermine une éruption qui pourrait être comparée à celle de la petite vérole. Les frictions doivent être faites plusieurs fois par jour, jusqu'à ce que l'éruption soit assez confluente.

La *pommade mercurielle double*, ou *onguent napolitain*, est quelquefois conseillée pour graisser le linge, les plumasseaux, comme dans les pansements ordinaires ; mais on l'utilise le plus souvent en onctions ou en frictions. Lorsqu'on veut agir sur l'économie tout entière, elle s'emploie à faible dose de 2 à 8 grammes en frictions deux fois par jour. Quand on veut agir d'une manière toute locale, dans la péritonite, dans les phlegmons, il faut en prendre de 8 à 12 grammes pour une friction toutes les deux heures. On doit surveiller attentivement l'usage de cette pommade, qui peut déterminer très-rapidement la salivation.

La *pommade à l'iodure de plomb* peut exposer aux accidents des préparations de plomb, tels que des coliques, des paralysies saturnines : aussi doit-elle être également surveillée avec soin, comme d'ailleurs toutes les pommades qui contiennent des substances toxiques.

La *pommade épispastique*, ayant pour principe actif les cantharides, sert à exciter les vésicatoires. Nous verrons plus tard comment cette pommade doit être employée; toutefois ayant remarqué que l'action des cantharides sur les voies urinaires pouvait déterminer des accidents, on a conseillé d'ajouter un peu de camphre à cette préparation. Dans les cas, cependant, où cette addition ne suffirait pas pour empêcher l'inflammation de la vessie, il faudrait choisir une autre pommade, la *pommade au garou*, également épispastique, à la vérité moins active, mais qui n'agit pas sur l'appareil urinaire.

Les pommades employées en frictions adhérent toujours à la peau; aussi, lorsqu'on veut en cesser l'usage ou qu'on veut faire de nouvelles frictions, doit-on avoir soin de nettoyer les téguments. Pour cela, il faut les laver avec un peu d'huile, de glycérine, ou simplement avec de l'eau de savon légère.

§ 5. — **Onguents.**

On nomme *onguents* des composés de consistance molle, pouvant se liquéfier à la température du corps, et qui contiennent des résines ou des huiles essentielles. Ils se distinguent des pommades, en ce que celles-ci ne renferment pas de résine, et des emplâtres en ce que ceux-ci contiennent des sels métalliques qu'on ne retrouve pas dans les onguents.

La composition des onguents est extrêmement variable. Quoi qu'il en soit, ils possèdent en général des propriétés irritantes.

Très-employés autrefois, leur usage est presque complétement abandonné aujourd'hui; on ne s'en sert plus guère que pour activer les plaies dont la suppuration marche mal : tels sont *l'onguent styrax*, l'*onguent digestif*, le *baume d'Arcéus*, etc. A cet effet, on étale une couche plus ou moins épaisse de l'onguent sur un plumasseau qui est appliqué directement sur la plaie.

L'*onguent basilicum*, l'*onguent de la mère*, l'*onguent Canet*, sont encore employés comme maturatifs. Le premier sert souvent de base aux autres onguents.

§ 6. — Emplâtres.

Les *emplâtres* diffèrent des onguents en ce qu'ils contiennent des oxydes métalliques ; ils sont plus consistants et se ramollissent beaucoup plus difficilement. Solides à la température ordinaire, ils doivent être préparés de telle manière, que la chaleur des parties sur lesquelles on les applique puisse les ramollir suffisamment pour leur faire contracter avec ces parties une certaine adhérence, sans cependant leur permettre de les liquéfier assez pour couler.

En général irritants, ils doivent cette propriété non-seulement à leur composition, mais encore à leur solidité. En effet, appliqués sur la peau, ils la ramollissent en empêchant la sueur de s'évaporer : aussi causent-ils de fréquents érythèmes. C'est ce que nous verrons plus tard à propos des bandelettes agglutinatives.

L'oxyde métallique le plus souvent employé dans la composition des emplâtres est la litharge ; c'est celui qui se combine le mieux avec la graisse.

M. N. Guéneau de Mussy a proposé de remplacer le diachylon à base de plomb par du *diachylon à base de zinc*. M. Boileau fils, de Luchon, mit une solution de savon blanc en contact avec une solution de sulfate de zinc, et obtint un précipité d'oléo-margarate de zinc qui, lavé et séché, fut combiné avec les gommes-résines et les autres substances qui entrent dans la composition du diachylon ; seulement, connaissant les propriétés très-siccatives des sels de zinc, M. Boileau augmenta les proportions de l'huile et de la cire pour conserver à l'emplâtre une consistance convenable. Ce diachylon a été d'un excellent usage et s'est très-bien conservé, et, outre l'utilité toute locale qu'il offre dans les établissements d'eaux sulfureuses, il possèderait des propriétés qui semblent devoir en généraliser l'emploi. D'après M. N. Guéneau, la suppuration des plaies pansées avec ce diachylon serait moins abondante et la cicatrisation plus rapide qu'avec le diachylon ordinaire.

Pour conserver les emplâtres, on les roule de manière à en faire des cylindres assez volumineux. De cette manière, l'air, n'agissant qu'à leur surface, laisse intacte la plus grande partie de la masse emplastique ; autrement ils se dessécheraient, deviendraient cassants et ne pourraient plus servir.

Quand on veut faire usage d'un emplâtre, on le ramollit tel

on l'étale sur une pièce de linge ou un morceau de peau de mouton. Cette dernière préparation a reçu des pharmaciens le nom d'*écusson*. Cette dénomination a été, du reste, appliquée à toutes les préparations pharmaceutiques : emplâtres, extraits, matières résineuses, électuaires, étendus en couche mince sur de la peau, de la toile, etc.

Les écussons sont de forme et de grandeur variables, en rapport d'ailleurs avec la forme et l'étendue de la partie qu'ils sont destinés à couvrir. La consistance de la substance doit être telle, que la température du corps ne puisse assez la liquéfier pour la faire couler.

Pour faire ces écussons, on procède de la manière suivante : On taille dans une feuille de papier un moule dont l'intérieur représente exactement la forme de l'écusson ; ce moule est appliqué sur le morceau de peau, et au centre on place la substance que l'on doit étendre. Lorsque l'emplâtre est d'une consistance assez grande, on le ramollit avec un fer, dit *fer à écusson ;* on mélange les parties intérieures et les parties extérieures, afin d'avoir une teinte uniforme ; on peut même, si l'emplâtre est un peu sec, ajouter quelques gouttes d'huile pour le rendre plus adhésif.

Quand la teinte de l'emplâtre est uniforme, on prend un peu d'emplâtre avec le fer, on pose le fer sur les bords du moule et l'on étend l'emplâtre en le dirigeant de la circonférence au centre. Lorsque l'écusson est achevé, c'est-à-dire lorsque la masse emplastique est uniformément étendue, on la lisse en passant légèrement le fer chaud sur la surface de l'écusson ; on retire le moule et l'on taille le bord de la peau.

Dans les cas où l'on n'a pas à sa disposition de fer à écusson, on peut ramollir l'emplâtre avec les doigts, poser la masse emplastique sur la peau et l'étendre avec le pouce, que l'on mouille de temps en temps. Pour avoir, par ce procédé, un écusson bien fait, il est nécessaire de tracer sur la peau la forme de l'écusson et d'étendre l'emplâtre du centre à la circonférence, en conservant devant le pouce un bourrelet emplastique. Si le pouce glissait sur la masse emplastique et faisait disparaître le bourrelet, il serait plus difficile d'obtenir un écusson régulier. Lorsque la masse emplastique est étendue, il est utile, pour avoir un bourrelet uniforme, de repousser avec l'ongle de l'index la masse emplastique qui dépasse le diamètre de l'écusson [1].

1. Deschamps, *Manuel de pharmacie*, p. 306, 1855.

Un reproche que l'on fait avec raison aux emplâtres confectionnés à l'aide du doigt, c'est qu'ils sont irréguliers, c'est-à-dire qu'ils présentent des saillies et des dépressions qui s'opposent à un contact parfait. M. Sourisseau a communiqué au cercle pharmaceutique du Haut-Rhin un moyen aussi simple qu'ingénieux pour rendre l'emplâtre très-lisse et égal dans toute son étendue : il consiste à rouler rapidement sur la surface de l'emplâtre un tube de verre rempli d'eau fraîche; la fraîcheur de l'eau empêche le verre de s'échauffer et l'emplâtre d'adhérer.

Pour préparer les écussons avec des électuaires ou des masses emplastiques très-molles, on étend la composition avec une spatule et on lisse l'écusson avec le même instrument préalablement mouillé s'il s'agit d'un électuaire, ou légèrement échauffé s'il s'agit de matière emplastique.

Les emplâtres sont beaucoup plus adhérents que les onguents; ils restent plus longtemps appliqués, ordinairement de huit à quinze jours.

Il est quelques onguents qui présentent une consistance aussi grande que celle des emplâtres. On leur a donné le nom d'*onguents emplastiques*, ils diffèrent de ceux-ci en ce qu'il n'entre pas d'oxyde métallique dans leur composition ; ils s'emploient de la même manière que les emplâtres : tels sont la *poix de Bourgogne*, l'*emplâtre d'André de la Croix*, l'*onguent solide de blanc de baleine*.

L'usage des emplâtres est presque entièrement abandonné; cependant on prescrit encore assez souvent l'*emplâtre de poix de Bourgogne simple* ou *saupoudré avec du tartre stibié*. Pour étendre cette poudre sur les écussons, il faut la chauffer légèrement ou la mouiller avec un peu d'alcool. Ce dernier emplâtre agit de la même manière que la pommade d'Autenrieth. Enfin Mialhe a préconisé l'emploi d'un *sparadrap stibié*, qui aurait l'avantage de produire une éruption plus discrète et plus égale que celle obtenue à l'aide des moyens précédents. On se sert encore de l'*emplâtre narcotique* : c'est un emplâtre simple auquel on ajoute de l'*extrait de ciguë*. Mais ceux dont on fait le plus fréquemment usage sont l'*emplâtre de Vigo cum mercurio*, l'*emplâtre de diachylon* ou *sparadrap de diachylon*, dont on fait les bandelettes agglutinatives.

L'*emplâtre de Vigo* est employé comme résolutif; il s'applique sur les engorgements ganglionnaires, scrofuleux ou syphilitiques; il sert aussi à faire des bandelettes que l'on met sur certains ulcères. Il a été utilisé avec succès pour faire avorter la variole à la face, et empêcher ces cicatrices qui défigurent quelquefois les malades d'une manière si horrible.

§ 7. — Agglutinatifs.

Lorsque les emplâtres sont étendus d'une manière uniforme sur un tissu de toile ou de coton, etc., on leur a donné le nom de *sparadraps*. Ces topiques sont employés comme agglutinatifs.

Pour qu'un sparadrap soit bon, il faut que l'emplâtre ne se détache pas par écailles, qu'il soit suffisamment souple pour pouvoir se mouler sur les parties, qu'il se ramollisse assez à la température du corps pour se coller parfaitement sur les téguments, enfin qu'il puisse s'enlever en totalité sans laisser sur la peau des parcelles qui la salissent.

Les sparadraps sont employés en morceaux de formes diverses ou découpés en bandelettes.

Les morceaux de sparadrap sont d'un usage fréquent pour les pansements des cautères et de toutes les plaies ou ulcérations peu étendues; on s'en sert encore pour empêcher la peau qui recouvre le sacrum de s'excorier, quand les malades restent longtemps au lit. Lorsque les morceaux de sparadrap doivent avoir une certaine étendue, il faut, afin que l'emplâtre s'applique d'une manière plus exacte, faire des incisions sur les angles, ainsi qu'il a été dit pour le linge plein taillé en croix de Malte.

Mais c'est sous la forme de bandelettes agglutinatives que les sparadraps sont le plus souvent employés.

Les bandelettes sont des lanières de sparadrap larges de 1 à 2 centimètres environ et d'une longueur proportionnée au volume de la partie que l'on doit couvrir; par exemple, si ces bandelettes doivent servir à panser une plaie ou un ulcère d'un membre, elles doivent être assez longues pour faire une fois et demie le tour de ce membre. Cette condition n'est cependant pas absolue.

Les bandelettes doivent être taillées dans les rouleaux de sparadrap tels qu'on les trouve dans le commerce : ce sont de longues bandes, larges de 30 centimètres environ, recouvertes d'une couche assez mince d'emplâtre, soit de diachylon, soit de Vigo, les seuls emplâtres employés maintenant en bandelettes. L'emplâtre doit être étalé d'une manière uniforme, et l'on y arrive facilement en faisant passer la pièce de linge et l'emplâtre à travers une espèce de laminoir horizontal qui ne permet le passage que de la lame de linge parfaitement tendue et d'une mince couche de matière emplastique. Cet instrument a reçu le nom de *sparadrapier*. La pièce de linge sur laquelle on étend l'emplâtre doit être peu épaisse et présenter sur une de ses faces, celle qui doit être en contact avec l'emplâtre, des villosités, afin que celui-ci puisse mieux adhérer.

Pour tailler les bandelettes, on prend un de ces rouleaux, on déroule le sparadrap dans une longueur égale à celle que l'on doit donner aux bandelettes, on coupe les deux lisières, qui présentent sur leurs bords des couches d'emplâtre plus épaisses et inégalement étendues. On saisit de la main gauche l'extrémité libre de la bande, pendant qu'un aide maintient toute la lame de sparadrap déroulée, convenablement tendue, en tirant légèrement sur le rouleau lui-même. De la main droite le chirurgien tient des ciseaux qu'il dirige rapidement et à droit fil vers l'aide. Les ciseaux ne doivent pas être conduits en coupant; la simple pression de leurs deux bords tranchants suffit pour diviser le sparadrap. Si l'on ne procédait pas de cette façon, les bandelettes ne présenteraient pas toujours la régularité désirable.

Il faut bien se garder de déchirer les bandelettes de leur extrémité libre vers leur extrémité adhérente, car l'emplâtre, n'étant pas coupé, tomberait par écailles, laisserait les bords des bandelettes dégarnis, et ceux-ci ne pourraient plus adhérer convenablement.

Pour employer ces bandelettes, il suffit le plus souvent de les appliquer sur la peau sans aucune préparation; mais il est quelquefois besoin de les chauffer. Il faut avoir soin, dans ce dernier cas, de ne pas les exposer à une chaleur trop vive ou trop longtemps prolongée, car le linge absorberait l'emplâtre, et celui-ci ne pourrait plus adhérer aux parties sous-jacentes.

Les bandelettes ainsi taillées servent : 1° à fixer les pièces de pansement, et, dans ce cas, elles sont dirigées dans tous les sens en se croisant sur le milieu des premières pièces d'appareil; 2° à rapprocher les bords des solutions de continuité; 3° à agir comme topiques sur les ulcères, et à les comprimer, etc. Nous décrirons plus loin la manière d'appliquer les bandelettes.

Lorsque les plaies siègent à la face, aux doigts, qu'elles sont peu étendues, on se sert d'une autre espèce d'agglutinatif: c'est le *taffetas d'Angleterre*. Ce n'est autre que du taffetas noir, rose ou blanc, recouvert d'ichthyocolle dissoute d'abord dans l'eau, que l'on fait chauffer ensuite avec de l'alcool. Ce taffetas est extrêmement adhérent, on l'applique sur les plaies en mouillant légèrement la surface recouverte par le mélange. Pour l'enlever, il suffit de l'humecter de nouveau jusqu'à ce qu'il soit complètement ramolli.

On peut rapprocher du taffetas d'Angleterre le *taffetas français*, dans lequel la soie est remplacée par de la baudruche ; cet agglutinatif, dû à J. Marinier, est souple, imperméable et un peu élastique ; on l'applique sec en ayant soin d'humecter très-légèrement les parties qu'il doit recouvrir.

La *baudruche gommée* constitue une espèce de sparadrap mince et léger qui n'a guère d'autre utilité que de mettre les parties lésées à l'abri du contact de l'air.

On l'emploie avec assez d'avantage dans le traitement des plaies peu étendues, des excoriations des mains et du visage, et il suffit que les parties soient légèrement mouillées pour y faire adhérer la baudruche.

Laugier a encore conseillé l'usage de la baudruche gommée dans le traitement des brûlures au troisième degré ; elle constitue alors une sorte d'épiderme nouveau et transparent, qui adhère aux parties qui se cicatrisent et peut facilement être sectionné pour donner issue au pus qui s'accumule au-dessous de lui. Ce mode de pansement, appliqué aussi au traitement du phlegmon diffus, de l'érysipèle, des angioleucites, n'aurait qu'un inconvénient, c'est d'adhérer facilement aux linges ou aux compresses qui peuvent être placés sur les parties malades ; aussi faut-il autant que possible éviter ce contact[1].

§ 8. — Collodion.

Le *collodion*, découvert par J. P. Maynard, de Boston, est un produit d'un blanc jaunâtre, de consistance sirupeuse, insoluble dans l'eau, et qu'on obtient par la dissolution de la *poudre-coton*, *fulmi-coton*, *xyloïdine*, dans l'éther sulfurique alcoolisé.

Pour préparer le collodion, Mialhe conseille le procédé suivant : on prend 8 grammes de xyloïdine qui contient un petit excès d'acide sulfurique, on l'introduit dans 125 grammes d'éther sulfurique rectifié, et l'on agite le tout pendant quelques minutes ; puis on ajoute 8 grammes d'alcool rectifié et l'on continue à agiter le mélange jusqu'à ce qu'il forme un

1. *Nouv. Dict. de méd.*, art. BRÛLURES, t. IV, 1866.

liquide homogène de consistance sirupeuse ; le tout est passé à travers un linge avec une forte expression, et le produit est conservé dans un vase hermétiquement fermé.

Le collodion adopté par les hôpitaux aurait pour formule :

Pyroxyline.	5
Éther à 0,720	75
Alcool à 90°	20

Il contient 1/20° de son poids de fulmi-coton, est très-fluide, ce qui permet de le manier plus facilement[1].

Le collodion est fortement adhésif, sèche en quelques secondes par l'évaporation de l'éther et peut être employé seul sur des solutions de continuité peu étendues. Le chirurgien tient les lèvres de la plaie rapprochées jusqu'à ce que le collodion, étendu sur les tissus à l'aide d'un pinceau, se soit desséché ; de cette manière la plaie est parfaitement réunie. Malheureusement le collodion offre le grave inconvénient de se rétracter et d'exercer des tiraillements parfois fort douloureux. Pour éviter cet inconvénient, il faut utiliser de préférence le collodion *élastique*.

Plus fréquemment on trempe dans le collodion simple des bandelettes de linge, que l'on applique immédiatement comme on le ferait pour des bandelettes de diachylon ; il est évident que pour empêcher la dessiccation de ces petites bandes le pansement doit être fait très-vite. Le collodion étant insoluble dans l'eau, il en résulte que si ces bandelettes sont appliquées de manière à laisser un certain passage au pus, l'appareil peut rester longtemps en place ; de plus, si l'on juge les cataplasmes nécessaires, ceux-ci peuvent être mis en usage ; on peut même faire prendre des bains aux malades sans que le pansement soit ramolli ou décollé.

Cet appareil, dont la solidité paraît due au feutrage des fibrilles de coton non dissoutes dans l'éther, peut être assez facilement enlevé si on le mouille avec de l'éther.

Collodion élastique. — Robert de Latour, ayant remarqué que le collodion devenait cassant et qu'alors il ne garantissait qu'imparfaitement les surfaces traumatiques du contact de l'air, a cherché à le rendre souple et y ajouta d'abord du

1. Pour plus de détails sur les préparations de collodion, consultez les articles du *Nouv. Dict. de méd. et de chirurg.*, t. VIII, p. 726, 1868, et du *Dictionnaire encyclopédique des Sciences médicales*, 1re série, t. XIX, p. 13 et 16, 1877.

caoutchouc ; plus tard, après les recherches de M. Rogé, il y introduisit l'huile de ricin, qui est parfaitement soluble dans le collodion.

Dans les cas d'érysipèle, Guersant conseillait un collodion contenant de l'huile de ricin dans la proportion de 2 grammes pour 30 grammes. Enfin, d'autres formules plus compliquées ont encore été données pour la fabrication du collodion élastique par MM. E. Lauras [1] et Lemoine [2].

En somme, toutes les fois qu'on aura affaire à une plaie peu étendue, dont il est possible d'obtenir la réunion immédiate, il faudra employer le collodion, soit seul, soit sous forme de bandelettes. Cette substance peut encore être utilisée lorsqu'il faut soustraire une solution de continuité petite, mais profonde, au contact de l'air ; comme par exemple dans certaines plaies pénétrantes des cavités articulaires ou viscérales. Les chirurgiens utilisent beaucoup le collodion dans les fractures avec plaie, pour préserver le foyer de la fracture de l'action nuisible de l'air et transformer ainsi la fracture ouverte en fracture fermée.

Dans le but d'obtenir cette occlusion, on peut employer : la baudruche, dont on superpose un certain nombre de couches qu'on enduit de collodion (Valette) ; des bandelettes de linge imbriquées et imbibées de collodion ; de l'ouate déposée en très-minces couches successives sur les tissus préalablement enduits de collodion, et incorporée intimement avec cette substance (Guyon). Nous croyons cette dernière méthode des plus faciles à utiliser et elle nous a presque toujours donné d'excellents résultats.

Ajoutons que depuis longtemps déjà nous avons pu apprécier la valeur du collodion, et en particulier du collodion riciné, pour l'occlusion des petites plaies auxquelles sont exposés les étudiants en médecine, soit en disséquant, soit en faisant des autopsies ou de la médecine opératoire.

Il est un point, cependant, sur lequel on n'a pas assez insisté jusqu'ici, c'est que les applications du collodion sont parfois mal supportées et qu'elles déterminent de la rougeur et des phlyctènes. C'est pour éviter cet inconvénient, qui peut être grave, que l'on a conseillé d'utiliser de préférence le collodion dit élastique, beaucoup moins irritant. Dans les cas où le collodion doit agir par sa rétractilité, on pourra recouvrir les tégu-

1. *Répertoire de pharmacie*, 1852, t. IX, p. 31.

2. *Nouveau Dict. de méd. et de chir.*, 1864, t. I, p. 429 (AGGLUTINATIFS).

ments d'une première couche de collodion élastique, puis faire usage du collodion ordinaire[1].

L'emploi du collodion n'a pas été seulement limité au traitement des plaies; son action légèrement réfrigérante, compressive et protectrice a été utilisée dans un certain nombre d'affections médicales ou chirurgicales. Vers 1850, Piorry, Legrand, Goyrand (d'Aix), en proposèrent l'usage dans les eschares au sacrum; Fuster l'employa pour le traitement des fissures du sein et de l'anus, Wilson, en Angleterre, conseilla l'occlusion collodionnée dans certaines affections cutanées.

Plus tard (1859) Robert de Latour crut trouver, dans l'emploi du collodion déposé en couche mince à la surface de l'abdomen, un remède presque infaillible contre la péritonite et la métropéritonite. Bonnefont (1854) mit à profit la propriété rétractile du collodion pour résoudre les engorgements glandulaires et en particulier ceux de l'épididyme.

Swain, Vallette, Bonnet, l'utilisèrent contre les brûlures au deuxième degré; Rouget (th. de Strasb., 1854) et le professeur Broca[2] en conseillèrent l'emploi dans le traitement de l'érysipèle. Dans ce dernier cas l'action du collodion tiendrait surtout à la compression qu'il exerce sur les tissus, d'où l'indication de ne pas se servir de collodion élastique.

Enfin, parmi les dernières applications du collodion, nous devons signaler l'emploi qu'en fait Voillemier dans la cautérisation au fer rouge, afin de limiter l'action du calorique sur les tissus[3].

Nous n'avons pas voulu passer sous silence la plupart des modes d'emploi de cette substance singulière; cependant il en est encore d'autres qui tiennent plus particulièrement à notre sujet, nous voulons parler : 1° des sutures sèches; 2° des appareils inamovibles, dans lesquels le collodion a été substitué aux blancs d'œufs, à la dextrine et à l'amidon; 3° du collodion cantharidé (Hirch). Nous reviendrons sur ces applications en décrivant les sutures, les appareils de fractures et les vésicatoires.

1. A. Le Cam, *thèse de doctorat*, Paris, 1878, n° 98, p. 10.
2. M. J. Petit, *thèse de doctorat*, Paris, 1868, n° 159.
3. *Gazette des hôpit.*, 1868, p. 244.

§ 9. — Cataplasmes.

Les *cataplasmes*, ou *épithèmes*, sont des topiques mous et humides, formés de poudres ou de farines délayées de manière à en faire une bouillie épaisse, et que l'on étale sur un linge, afin qu'ils puissent être appliqués à la surface des parties malades.

Les cataplasmes sont *simples* ou *composés*: les premiers sont ordinairement formés d'un liquide et de farine, etc.; les seconds sont le plus souvent des cataplasmes simples, auxquels on ajoute différentes substances plus actives, telles que des poudres, des solutions médicamenteuses, etc.

Le liquide est le *véhicule;* la substance qui doit donner au cataplasme sa consistance est l'*excipient;* les médicaments sur-ajoutés sont dits *accessoires*: ces dernières substances n'appartiennent qu'aux cataplasmes composés.

Le véhicule le plus communément employé est l'eau, soit simple, froide ou chaude; soit chargée de principes médicamenteux: gélatineux, toniques, astringents, narcotiques, etc. On emploie encore, mais très-rarement, comme véhicule le lait, le sérum, le vin, les huiles, etc.

L'excipient est, en général, composé de matières féculentes: telles sont les farines de graine de lin, de riz, d'orge, de moutarde, la fécule de pomme de terre. On fait encore usage, soit de racines, cuites et réduites en pulpe ou bien crues et râpées: telles sont les racines de carotte, de guimauve, les rhizomes de pomme de terre, les bulbes d'ail, d'oignon, de lis, etc,; soit de feuilles ou de tiges, écrasées ou cuites: tels sont le beccabunga, la ciguë, etc.; enfin, on emploie aussi des pulpes de fruits; la pomme de reinette cuite, par exemple.

Les cataplasmes sont d'autant meilleurs qu'ils conservent plus longtemps l'eau qu'ils ont absorbée. Le liquide retenu par la viscosité de la pâte agit à la surface de la peau comme le ferait un bain continu, et l'effet du remède est d'autant plus efficace que cet état d'humidité dure plus longtemps.

Si certains cataplasmes ont besoin d'être préparés au feu, il en est quelques-uns auxquels le feu enlève leurs propriétés, par exemple ceux dans lesquels il entre des substances volatiles ou bien ceux qui contiennent des principes altérables par la chaleur. Dans tous les cas, il est toujours inutile de prolonger l'ébullition des cataplames; lorsque les substances qui les composent sont suffisamment cuites, elles doivent être retirées du feu, sauf plus tard à les réchauffer, s'il est nécessaire.

Les médicaments accessoires qu'on ajoute aux cataplasmes sont destinés à en augmenter l'activité ; souvent même ils donnent seuls la propriété au cataplasme. Ces subtances sont trés-variables, nous en parlerons en décrivant les différentes espèces de cataplasmes ; nous ferons remarquer seulement qu'on doit faire attention à ne pas employer des médicaments qui, en contact avec l'excipient, le neutraliseraient et n'agiraient plus eux-mêmes.

Les cataplasmes composés ont une action spéciale due aux médicaments qu'on y ajoute; mais en outre, comme les cataplasmes simples, ils agissent par leur humidité, qui ramollit la peau et tend à rendre plus facile l'absorption du médicament.

La température ordinaire des cataplasmes doit être de 30 à 35 degrés centigrades: presque constante pendant tout le temps qu'ils restent appliqués, elle maintient la partie qu'ils recouvrent à une température égale.

Les cataplasmes froids sont employés, soit comme répercussifs, et ils cessent d'agir lorsque le cataplasme est élevé à la température de la peau, soit comme astringents ou résolutifs. L'action de ces derniers est, à la vérité, moins grande, lorsqu'ils se sont échauffés ; néanmoins ils peuvent rester plus longtemps appliqués que lorsqu'ils sont conseillés comme répercussifs.

Les cataplasmes très-chauds, à 40 ou 45 degrés centigrades, sont employés comme dérivatifs; on les applique sur les extrémités : ils rougissent la peau, causent de la douleur et cessent d'agir lorsque leur température s'est abaissée.

La durée de l'application d'un cataplasme varie suivant l'action qu'on veut produire et suivant sa composition. Quelquefois, un cataplasme appliqué pendant quelques heures seulement ne doit plus être remplacé; d'autres fois, il doit être renouvelé toutes les six ou douze heures. Si le cataplasme est maintenu plus longtemps en place, il s'aigrit, ses propriétés changent : il devient dur, irrite la peau, sur laquelle il forme des sillons rouges, douloureux, contenant la pâte du cataplasme desséché, qu'il est parfois difficile d'enlever.

Les cataplasmes médicamenteux doivent être renouvelés plus souvent que les cataplasmes émollients, surtout quand ils renferment des substances susceptibles de s'altérer par la chaleur.

Le mode d'emploi des cataplasmes varie; ils peuvent être

appliqués à nu ou entre deux linges. La manière de confectionner un cataplasme est très-simple. On choisit une pièce de linge un peu plus grande que le cataplasme que l'on veut faire; le linge étant étalé sur une table, on verse sur le milieu la pâte du cataplasme, on replie le linge sur lui-même et sur la pâte, puis avec les mains on fait glisser la pâte entre les deux lames de linge, et, lorsqu'elle commence à s'étendre, on tire la lame de linge supérieure de manière à entraîner la pâte avec elle. Cette petite opération répétée pour chacun des côtés du cataplasme et la pâte régulièrement étalée, on obtient une couche uniforme, qui doit avoir 2 centimètres d'épaisseur environ. On replie alors les quatre bords du cataplasme dans une étendue de 6 à 8 centimètres, et même davantage, surtout si la pâte est trop molle ou le cataplasme trop grand : de cette manière on fait une espèce d'encadrement qui empêche le cataplasme de fuser de tous côtés.

Si l'on veut faire usage d'un cataplasme entre deux linges, on recouvre la partie restée à nu d'un linge fin, ou mieux d'une mousseline ou d'une gaze très-claire. Dans tous les cas, il faut faire attention à ce que le linge correspondant à la face du cataplasme qui doit être mise en contact avec la peau ne présente ni ourlets, ni coutures qui puissent déterminer des pressions douloureuses.

Pour appliquer un cataplasme, il faut en prendre les deux bords opposés, le tenir horizontalement, de peur que la pâte ne coule vers les parties déclives ; puis le renverser et l'appliquer promptement sur la partie malade, en ayant soin de ne pas le traîner sur la région qu'on veut couvrir.

Lorsque le cataplasme est trop grand, on le fait glisser sur la paume des deux mains, étendant les doigts aussi près que possible des bords; on le redresse ensuite en le maintenant fixé à l'une de ses extrémités par une main, tandis que l'autre avance peu à peu vers l'extrémité opposée. Il ne faut pas replier le cataplasme sur lui-même, car la pâte, en se touchant d'un côté à l'autre, pourrait se séparer inégalement lorsqu'on vient à le déployer. Si le cataplasme a besoin d'être fixé, quelques tours de bande faiblement serrés suffisent pour l'empêcher de se déplacer.

L'application du cataplasme entre deux linges est beaucoup plus facile, car, n'ayant pas à craindre le contact immédiat de la pâte, on peut le plier sur lui-même.

On lève aisément un cataplasme en le saisissant par un de ses bords et en le soulevant doucement. Si l'on voulait le rouler sur lui-même ou le ramasser par sa face externe, une portion de la pâte resterait sur les téguments. Dans tous les cas, si cet accident survenait, il faudrait enlever le reste du cataplasme avec une spatule.

Lorsqu'on a enlevé un cataplasme, il faut avoir soin que la partie sur laquelle il était appliqué et qui reste humide, ne soit pas brusquement refroidie, aussi faut-il l'essuyer avec un linge sec.

Afin d'éviter leur dessiccation trop rapide et de maintenir plus longtemps leur chaleur, on entoure les cataplasmes d'un large morceau de taffetas ciré qu'on maintient par quelques tours de bande. On a employé dans le même but l'étoffe de gutta-percha, la toile de caoutchouc; enfin, MM. Mac-Ghie et V. Gauthier ont proposé l'usage d'un papier huilé imperméable.

1° Cataplasmes émollients. — L'excipient de ces cataplasmes est en général composé de fécules ou de farines cuites, de racines ou de feuilles de plantes mucilagineuses, de bulbes de lis, etc.; le véhicule est l'eau, le lait, les bouillons gélatineux ou émollients. On n'y met point d'accessoire, à moins qu'on ne considère comme tels le beurre, l'axonge, que l'on étale parfois sur leur surface pour les empêcher d'adhérer aux parties sur lesquelles on les applique.

Les cataplasmes émollients sont presque toujours employés chauds ou tièdes; il n'y a d'exceptions que pour quelques maladies de la peau ou certains érysipèles, dans lesquels la moindre sensation de chaleur augmenterait la douleur.

L'effet de ces épithèmes est de relâcher la peau et les organes sous-jacents, de manière à faciliter la circulation capillaire. Ils agissent : par leur humidité, en formant une espèce de bain local; par leur chaleur, en maintenant à une température uniforme la partie sur laquelle on les applique.

Ils conviennent dans les diverses inflammations profondes et superficielles, soit qu'on cherche à en déterminer la résolution, soit qu'on veuille en accélérer le travail de suppuration. Ils sont donc résolutifs ou maturatifs, suivant les circonstances et suivant le degré de maladie. On les emploie surtout dans les affections phlegmoneuses, avant que la suppuration ne soit formée, ou même lorsque le bistouri a donné issue à la matière purulente et qu'il reste encore un peu d'engorgement dans les parties qui environnent le foyer. Dans le premier cas, ils modèrent l'inflammation et peuvent prévenir la suppuration; dans le second, ils facilitent le dégorgement des parties.

On fait encore usage de cataplasmes émollients dans les affections inflammatoires des cavités splanchniques en les appliquant sur les parois de ces cavités, au niveau des points douloureux. Les cataplasmes émollients sont aussi employés sur les plaies, dont ils modifient la surface en faisant tomber les croûtes au-dessous desquelles le pus s'accumule, ou bien en diminuant l'irritation, qui, dans certaines circonstances, est assez grande pour arrêter la suppuration.

Les cataplasmes émollients sont quelquefois conseillés comme dérivatifs, lorsque, chez des personnes très-irritables, les sinapismes agissent avec trop de violence, ou bien lorsque la peau est enflammée, par exemple dans la variole.

Mais les cataplasmes émollients, quand leur application est trop prolongée, ont l'inconvénient d'affaiblir et d'œdématier les parties avec lesquelles ils sont en contact : aussi faut-il en cesser l'usage lorsque, appliqués sur les plaies, les ulcères, la surface de ceux-ci devient pâle et blafarde.

Les cataplasmes employés trop chauds déterminent souvent de petits boutons coniques, rouges à la base et suppurés à leur sommet. L'apparition de ces petits boutons est précédée et suivie d'une démangeaison parfois insupportable. Les mêmes phénomènes se manifestent lorsque l'on prolonge l'usage des cataplasmes, ou bien lorsque ceux-ci restent appliqués pendant un long espace de temps. On explique, dans ce dernier cas, la formation de ces petits boutons par l'irritation que cause la graine de lin devenue rance sous l'influence de la chaleur et du contact de la sueur ou du pus. Ce n'est pas à l'huile de lin, dit Deschamps[1], que l'on doit attribuer ces éruptions, car l'huile de lin n'a pas la propriété de se rancir ; elle absorbe une grande quantité d'oxygène, perd sa fluidité et ne devient pas soluble. Mais comme la farine de lin contient des substances qui peuvent s'altérer sous l'influence de l'air humide, il est probable que l'huile, qui absorbe une grande quantité d'oxygène, met les matières albuminoïdes et les autres substances dans des conditions favorables à leur érémacausie, et que c'est pendant cette modification que les substances irritantes se forment. On observe encore ces petits boutons lorsqu'on se sert de farine de graine de lin trop ancienne ou qui a été avariée par son contact avec l'air. Pour éviter cet inconvénient, il faut donc avoir soin de ne pas appliquer de cataplasmes trop chauds, et de les renouveler assez

1. Deschamps, *loc. cit.*, p. 320.

souvent pour qu'ils ne s'altèrent pas par leur contact avec la peau ou les plaies.

Les cataplasmes appliqués sur une surface très-étendue ont encore l'inconvénient de fatiguer par leur poids : aussi faut-il quelquefois les remplacer par des fomentations émollientes.

2° CATAPLASMES ASTRINGENTS ET TONIQUES. — Toutes les poudres toniques et astringentes peuvent être mises en usage pour faire ces cataplasmes. Celles qui sont le plus souvent conseillées sont les poudres de racine de tormentille, de bistorte, de tan, de quinquina, de noix de galle, de feuilles de roses de Provins, et la poudre d'alun.

Ces diverses substances sont employées le plus ordinairement comme accessoires sur les cataplasmes simples ; mais souvent aussi on les mélange avec une certaine quantité d'eau, et l'on en fait une espèce de pâte. Dans cet état, les cataplasmes sont beaucoup plus actifs ; on peut même augmenter leurs propriétés en se servant comme véhicule d'un liquide astringent, tel que la solution d'alun, de sulfate de fer, de sulfate de zinc. Il est évident que des cataplasmes simples, arrosés d'une solution astringente, doivent aussi devenir astringents.

On fait usage de ces cataplasmes quand on veut produire un effet local, pour enrayer les progrès de la gangrène, pour arrêter une légère hémorrhagie, pour réagir sur le tissu cellulaire sous-cutané, devenu œdémateux. On s'en sert également pour produire un effet général ; on les emploie alors comme toniques ou fébrifuges : telle est, dans ce cas, l'action de la poudre de quinquina, de celle de gentiane jaune, etc. On ne fait usage de cette espèce de médication que chez les individus qui ne peuvent supporter le sulfate de quinine ou la gentiane à l'intérieur.

Nous croyons devoir rappeler que les poudres astringentes, au lieu d'être humectées par un liquide, peuvent être renfermées dans un sachet, et agissent de la même manière que les cataplasmes astringents, mais avec moins d'énergie.

Les cataplasmes astringents doivent être employés froids, à moins de circonstances exceptionnelles. Si l'on saupoudre un cataplasme simple de poudres astringentes, ce cataplasme doit être également froid. Il est nécessaire de renouveler ces cataplasmes lorsqu'ils sont desséchés, ou bien lorsque, devant agir en partie par leur température, ils se sont échauffés par le fait de leur contact avec les téguments.

3° CATAPLASMES EXCITANTS. — Les cataplasmes excitants

doivent leurs propriétés à des principes aromatiques, âcres, résineux, alcooliques, acides, ammoniacaux ou alcalins.

Ils agissent localement en favorisant la résolution ou la suppuration de tumeurs indolentes, en hâtant la résorption des larges ecchymoses à la suite d'épanchement de sang, en excitant certains ulcères atoniques, etc. ; ils ont encore un effet sur l'ensemble de l'organisme en produisant une excitation plus ou moins étendue, par exemple lorsqu'on les emploie comme anthelminthiques. Cette dernière propriété appartient surtout aux cataplasmes contenant des substances volatiles.

Les *cataplasmes excitants aromatiques* sont préparés avec les feuilles de plantes aromatiques, telles que la sauge, le romarin, la rue, l'absinthe ; ils sont destinés à ranimer l'énergie vitale. Ceux de tanaisie, immédiatement appliqués sur l'abdomen, agissent comme vermifuges, et peuvent remplacer avec avantage les purgatifs toniques et stimulants employés pour combattre les vers, quand l'irritation gastro-intestinale est assez grande pour que les malades ne puissent supporter ces derniers.

Lorsqu'on fait un cataplasme avec des plantes odorantes, il est préférable de les employer en poudre, car toutes ces substances perdent peu par la dessication. Si l'on jugeait que la chaleur fût nécessaire, on ferait digérer le véhicule et la poudre à la température du bain-marie.

Les racines de raifort, les feuilles de cresson, de beccabunga, de cochléaria, forment des *cataplasmes excitants âcres*, qui agissent sur l'économie comme antiscorbutiques. Appliqués sur certains ulcères atoniques, ils augmentent leur vitalité et provoquent le développement rapide des bourgeons charnus.

Les *cataplasmes résineux* se font en étalant des résines molles sur de l'étoupe ou de la charpie, ou en saupoudrant un cataplasme simple de résine en poudre. On en fait usage dans les ulcères atoniques, mais ces substances sont plus souvent employées sous forme d'emplâtre.

Les *cataplasmes acides* sont préparés, soit avec des bouillies arrosées d'acide citrique, acétique, ou mélangés avec des feuilles d'oseille, d'oxalis, etc. Ils stimulent la peau, l'irritent, favorisent la suppuration. On emploie avec avantage, dans la pourriture d'hôpital et pour raviver certains ulcères atoniques ou gangréneux, du *citron* coupé par tranches et appliqué directement sur la plaie.

Les *cataplasmes excitants alcooliques* sont faits avec un

excipient cuit dans du vin ou arrosé des teintures alcooliques de cannelle, de muscade, de quinquina, ou bien seulement de vin chaud. Ces cataplasmes sont très-utiles dans les cas d'inflammation avec des symptômes d'adynamie ; leur action est très-prompte, mais elle ne tarde pas à s'épuiser : aussi doivent-ils être souvent renouvelés.

Enfin, les *cataplasmes excitants ammoniacaux* doivent leur propriété à des matières animales décomposées par la chaleur du corps : ce sont des vers de terre, etc. Nous ne nous arrêterons pas à décrire ces épithèmes dégoûtants, dont l'action a été exaltée par l'ignorance et la crédulité.

4° CATAPLASMES IRRITANTS, OU SINAPISMES. — L'histoire des sinapismes sera traitée complétement au chapitre de la *Rubéfaction*.

5° CATAPLASMES RÉSOLUTIFS. — Les cataplasmes résolutifs sont ceux qui produisent une légère irritation suffisante pour faciliter la résorption, mais pas assez intense pour exciter la partie sur laquelle on les applique. L'eau-de-vie camphrée, le sous-acétate de plomb étendu d'eau, sont les résolutifs le plus généralement employés ; ils servent à arroser les cataplasmes. Si la dose de ces médicaments est plus forte, et s'ils sont appliqués sur une tumeur indolente, ils sont désignés sous le nom de *fondants*. Le savon officinal est également employé dans ce but.

Récemment le Dr Lelièvre, a utilisé la substance extraite du *Fucus crispus*, pour en fabriquer des *cataplasmes* dits *instantanés*. Ceux-ci constituent des feuilles sèches qui trempées dans une petite quantité d'eau bouillante se ramollissent, se gonflent et peuvent être facilement appliquées sur les parties malades. Pour éviter la dessiccation du cataplasme Lelièvre, il faut le recouvrir d'une mince feuille de gutta-percha.

Notons que ce cataplasme accepte et retient les substances médicamenteuses comme le laudanum, l'extrait de Saturne, l'acide phénique, etc. Enfin, il jouit d'un grand avantage, c'est qu'il peut rester appliqué plusieurs jours sans subir la moindre altération et par conséquent sans irriter les téguments.

La *toile cataplasme* d'Hamilton peut encore être utilisée avec avantages et remplacer les cataplasmes ordinaires. Elle s'applique comme le cataplasme Lelièvre après immersion de quelques minutes dans l'eau chaude ou bouillante et on la recouvre de taffetas imperméable.

§ 10. — Des topiques liquides.

Nous venons de voir que sur l'excipient des cataplasmes on versait souvent quelques gouttes de liquide ou qu'on y étendait quelques poudres, de manière à le rendre plus actif. Il arrive très-fréquemment aussi que c'est une pièce de linge, de la charpie qui sert d'excipient. On a donné différents noms à ce mode de pansement, suivant la manière dont il est fait : si l'on imbibe des linges ou de la charpie de liquide, et si ces linges ou cette charpie sont appliqués sur la plaie, c'est un pansement par *imbibition* ; si un courant de liquide est incessamment versé sur la partie malade, c'est un pansement par *irrigation*, etc. Nous allons décrire successivement ces différents modes pansement.

I. — Des topiques liquides employés a l'extérieur.

Les pansements par *imbibition* sont ceux que l'on fait avec des linges, de la charpie, imbibés de liquides tels que de l'eau pure, ou des liquides chargés de principes actifs, comme l'alcool, l'eau-de-vie camphrée, l'eau blanche, etc.

Eau. — Depuis longtemps déjà [1] les chirurgiens ont donné le conseil d'appliquer sur certaines plaies des compresses mouillées, mais, ces compresses ne tardant pas à s'échauffer, l'eau s'évaporait ; aussi était-on obligé de remplacer le pansement ou de verser sur la compresse laissée en place une nouvelle quantité de liquide. Ce mode de pansement nécessitait donc une surveillance extrêmement grande, souvent même impossible, en particulier pendant la nuit ; de plus, cette méthode pouvait entraîner le brusque passage du froid au chaud ou du chaud au froid. Les chirurgiens ont cherché, il est vrai, à diminuer ces inconvénients en employant des pièces d'appareil qui conservaient l'eau pendant longtemps : le molleton de laine, par exemple. Percy a même recouvert ce molleton de tissus capables d'empêcher l'évaporation du liquide.

A. Bérard (1835), Malgaigne (1841), préconisèrent l'emploi de l'eau en chirurgie; mais c'est à Amussat fils qu'on doit la plupart des perfectionnements apportés dans ce mode de pansement. Pour que le *pansement à l'eau* soit efficace et exempt des inconvénients reprochés avec raison aux compresses mouillées, il doit remplir les conditions suivantes :

1. Lombard, *Précis sur les propriétés de l'eau simple employée comme topique dans la cure des maladies chirurgicales*, in *Opuscules de chirurgie*, 1786.

« 1° Laisser passer librement le pus à mesure qu'il se forme, et faire qu'il soit absorbé par l'appareil ;

« 2° Rendre l'humectation constante ;

» 3° Empêcher l'évaporation du liquide, afin qu'il n'y ait pas de refroidissement; ou, en d'autres termes, entretenir une température toujours égale. »

L'auteur ajoute : « Nous croyons avoir rempli ces indications par le pansement de l'eau que nous avons beaucoup expérimenté avec mon père, et qui se compose de quatre pièces différentes superposées, et auxquelles on pourrait donner le nom de *crible*, d'*absorbant*, d'*humectant* et d'*inévaporant*[1].

» Le *crible* est un morceau de tulle commun à larges mailles, ou bien un morceau de linge fenêtré à trous plus larges et plus rapprochés que celui dont on fait usage habituellement.

» L'*absorbant* est un morceau de vieux linge de toile ou de coton imbibé d'eau ; il est placé par-dessus le crible.

» L'*humectant*, un morceau d'amadou préparé sans nitrate de potasse: cette substance absorberait beaucoup plus d'eau que le linge ou le molleton, et la céderait plus facilement au crible et à l'absorbant.

» L'*inévaporant* est constitué par un tissu imperméable, comme par exemple le taffetas gommé, une vessie de porc malaxée dans l'huile, etc. Il doit être plus étendu que les autres pièces de l'appareil, afin d'empêcher l'évaporation sur les bords. »

L'effet émollient étant généralement celui que l'on veut produire, c'est ordinairement l'eau douce à 18 ou 25 degrés que que l'on emploie dans ces cas. Quant à la durée du pansement, elle varie suivant les effets que l'on veut obtenir ou l'état des parties. Si l'inflammation est vive, si la sécrétion purulente est très-abondante, l'appareil doit être renouvelé souvent ; dans les cas simples, au contraire, on se contente de changer le pansement toutes les quatre ou six heures.

Un détail important à noter, c'est que ce mode de pansement ne doit pas être changé ou supprimé brusquement; il faut commencer par diminuer la quantité d'eau qui sert à entretenir l'humidité des pièces de l'appareil, puis faire le pansement d'une façon intermittente, enfin le supprimer.

Chose singulière, le pansement à l'eau, presque abandonné en France, a été surtout adopté en Angleterre[2], jusqu'au

1. Amussat fils, *De l'emploi de l'eau en chirurgie*, thèse de Paris, 1850.

2. Topinard, *Quelques aperçus sur la chirurgie anglaise*, thèse de Paris, 1860.

moment où se généralisa l'emploi des solutions alcooliques et phéniquées.

Dans les *plaies récentes*, dans celles qui succèdent aux amputations, comme les chirurgiens anglais cherchent toujours à obtenir la réunion par première intention, le pansement est très-retardé pour éviter les hémorrhagies, et très-simple afin de pouvoir l'enlever avec une extrême facilité.

« Tantôt [1] la surface béante demeure exposée au contact immédiat de l'air dans toute son étendue ; tantôt on interpose entre ses lèvres un petit morceau de *lint* (tissu-charpie) plié en double, imbibé d'eau froide renouvelée en égouttant au-dessus une éponge ; d'autres fois on jette sur le tout un large morceau de *lint* mouillé. L'intention est de soumettre la plaie à l'influence du froid. »

Dans quelques cas, l'eau pure peut être remplacée par une solution légèrement astringente ; toujours est-il qu'on attend ainsi le retour de la circulation à son état normal, et pour l'activer, on doit administrer quelques réconfortants au malade, qui revient peu à peu, et de l'émotion inséparable d'une opération, et de la sédation due au chloroforme.

Si alors une hémorrhagie apparaît, on comprend que rien ne soit plus facile que de l'arrêter : il n'y a ni pansement à défaire, ni à chercher au fond d'une plaie toujours remplie de caillots sanguins.

Avant de réunir la plaie, on doit avoir bien soin d'enlever les caillots pouvant entraver l'adhésion des parties ; puis on affronte soigneusement les bords et les surfaces de la solution de continuité. « Les sutures, les bandelettes et la position sont uniquement mises en réquisition. Les bandes, la charpie, les compresses, sont des accessoires exceptionnels, pour lesquels les Anglais ont une forte répugnance. Je n'ai pas rencontré de serres-fines [2]. »

« Nous arrivons au pansement... Il est d'une extrême simplicité ; trois éléments y concourent : l'eau simple, le lint et une étoffe imperméable [3]. »

1° L'eau remplace le cérat ordinaire, elle doit avoir 12 ou 15 degrés centigrades.

2° Le lint (tissu-charpie) doit être bien imbibé de liquide et déborder plus ou moins la plaie selon les chirurgiens.

1. Topinard, *loc. cit.*, p. 36.
2. Topinard, *loc. cit.*, p. 39.
3. Topinard, *loc. cit.*, p. 42.

3° Une étoffe imperméable recouvre le tout. Ce tissu peut être de taffetas gommé, de gutta-percha; on emploie aussi une compresse ordinaire imprégnée d'huile bouillie, et enfin le papier verni du docteur Mac Ghie (de Glascow).

Divers accidents peuvent suivre ce mode de pansement; nous allons examiner rapidement les moyens locaux employés pour les conjurer. Tout d'abord, s'il y a hypérémie intense, on refroidit un peu l'eau du pansement et on l'imbibe plus souvent. Si les phénomènes ne s'amendent pas, on pratique l'irrigation continue, à l'aide « d'un vase plein d'eau froide recevant l'extrémité d'une mèche dont l'autre extrémité est en contact avec le *lint* ». Enfin, dans certaines circonstances exceptionnelles, on se sert de la vessie pleine de glace pilée, soit qu'on la suspende près de la plaie, soit qu'on l'applique directement à sa surface ou sur le *lint*.

D'autres fois l'inflammation est combattue par l'eau tiède et même portée jusqu'à la température des surfaces où l'on applique le pansement. Les liquides médicamenteux qui peuvent être ajoutés à l'eau pour imbiber le pansement augmentent son action, soit astringente, soit antiphlogistique, etc.

Si, par une cause quelconque et surtout à la suite d'une inflammation vive, la réunion par première intention vient à manquer, les chirurgiens anglais pansent la plaie pendant quelque temps avec le lint imbibé d'eau tiède ou avec des cataplasmes ordinaires de farine de lin. Ils cherchent ainsi à faire tomber l'inflammation et à faciliter la formation de la membrane des bourgeons charnus. Ces résultats obtenus, ils essayent la *réunion immédiate secondaire*, c'est-à-dire qu'ils affrontent les deux côtés de la solution de continuité et mettent les surfaces bourgeonnantes en contact. Pour obtenir ce mode de réunion et favoriser le contact des parties, ils n'emploient pas les sutures, mais bien les bandelettes agglutinatives; le tout recouvert du pansement à l'eau.

Le mode de pansement des *plaies en suppuration* n'est pas moins simple que celui des plaies récentes.

Un carré de *lint* imbibé d'eau à 15 degrés environ, de la grandeur de la plaie, et un morceau d'étoffe imperméable: tel est le pansement. On peut assujettir le tout avec quelques tours de bande.

« Ce pansement est renouvelé rarement, tous les deux, trois ou quatre jours, selon la saison et l'abondance de la suppuration. On reconnaît celle-ci en soulevant avec précaution la bande et le taffetas gommé, et inspectant le *lint*, ses bords, sa couleur et son odeur. A moins d'incertitude, il est inutile de pousser plus loin l'examen. On exprime au-dessus et doucement une éponge mouillée, et les choses sont remises en place ; ou bien on retire le *lint* et l'on procède à un nouveau pansement [1].

Le pus, ordinairement sécrété en assez grande quantité, s'oppose aux adhérences du tissu-charpie avec les bords de la solution de continuité. D'ailleurs, quelques adhérences existent-elles, rien n'est plus facile que de les détruire avec un peu d'eau tiède.

Le taffetas gommé qui recouvre le pansement a le grand avantage d'empêcher l'évaporation du liquide en contact avec la plaie, et surtout la putridité du pus. Aussi les pansements peuvent-ils être renouvelés plus rarement, au moins d'une manière relative.

Quand on panse les plaies, on doit essuyer doucement les bords de la solution de continuité, soit avec une éponge, soit, ce qui est préférable, avec du linge usé. Les chirurgiens anglais recommandent aussi de ne pas inonder d'eau la plaie, afin d'éviter toute modification nuisible au travail de cicatrisation.

Si la suppuration est très-abondante, le pansement est souvent renouvelé, ou bien on place sous la plaie une large toile cirée ; le pus qui s'écoule sur les téguments et sur la toile est essuyé fréquemment. En outre on peut ajouter à l'eau quelques principes styptiques ou astringents.

Du reste, d'après les auteurs anglais, ce mode de pansement à l'eau (*water dressing*) empêcherait ces suppurations considérables qui épuisent les malades et les font rapidement succomber.

L'atonie des surfaces bourgeonnantes, les fongosités grisâtres, sont combattues, comme en France, par l'usage des stimulants ; seulement ils sont ajoutés à l'eau qui sert au pansement ordinaire. Enfin, si la plaie s'enflamme, on utilise le pansement à l'eau tiède ou bien les cataplasmes ordinaires.

Alcool. — Teintures alcooliques. — Eau-de-vie camphrée. — Employées dans le traitement des plaies par la plupart des anciens chirurgiens, les substances alcooliques tombèrent dans l'oubli vers la fin du siècle dernier et furent presque complétement abandonnées pendant la première moitié du XIXe siècle. Cependant, il faut bien le dire, les vétérinaires avaient

1. Topinard, *loc. cit.*, p. 61.

conservé presque intactes les traditions des anciens chirurgiens, tout en simplifiant très-notablement leurs formules, et les teintures alcooliques, en particulier la teinture d'aloès, jouaient un grand rôle dans la thérapeutique des plaies chez les animaux.

En 1859, Batailhé et Guillet rappelèrent l'attention des chirurgiens sur l'usage externe des alcooliques et publièrent successivement trois mémoires, résumés plus tard en un seul [1]. Ces travaux firent naître les recherches expérimentales de Nélaton, recherches consignées dans les travaux de ses deux élèves MM. Chédevergne et de Gaulejac (1864). Depuis, les pansements par l'alcool ou les composés alcooliques ont été expérimentés par presque tous les chirurgiens, et l'on peut ajouter qu'ils ont été accueillis favorablement par la majorité des praticiens.

Le liquide employé pour ces pansements a varié quelque peu. Batailhé recommandait l'alcool pur ou très-légèrement étendu d'eau, d'autres ont préconisé l'eau-de-vie ordinaire, et dans les hôpitaux on s'est surtout servi de l'eau-de-vie camphrée marquant 18° à 20°. Quelques chirurgiens, imitant les vétérinaires, ont conseillé l'usage des teintures de myrrhe, d'aloès (Lecœur, Delioux de Savignac).

La manière de faire le pansement à l'alcool est des plus simples : comme pour le pansement à l'eau, elle varie un peu selon que la plaie est récente et doit être réunie par des sutures, ou bien qu'elle est ancienne et vouée fatalement à la réunion par seconde intention.

Dans les plaies récentes, comme dans les plaies d'amputation qu'on a l'intention de réunir primitivement, on doit laver la surface saignante avec de l'alcool coagulant avec rapidité les substances albuminoïdes. Dans quelques cas ce lavage est assez douloureux, surtout si le liquide employé est de l'alcool concentré. L'arrêt du sang obtenu, la plaie est réunie selon les règles, soit par des sutures superficielles, soit par des sutures profondes ; un léger plumasseau de charpie imbibée préalablement de liquide alcoolique est placé sur la solution de continuité, et on le maintient par des bandes ; le plus souvent, comme pour le pansement à l'eau, on recouvre le tout d'une enveloppe imperméable empêchant l'évaporation du liquide.

1. *De l'alcool et des composés alcooliques en chirurgie, etc.*, mémoire lu à la Société médicale du Panthéon, le 10 août 1859.

Pour les plaies qui suppurent, le pansement est aussi des plus simples. Le lavage de la solution de continuité avec le liquide alcoolique est indiqué ; puis les plumasseaux imbibés d'alcool sont placés méthodiquement, on les recouvre de compresses, d'une toile imperméable, et l'on maintient tout l'appareil par des tours de bande.

Lorqu'une plaie récente et exposée à l'air est pansée avec l'alcool, sa surface se recouvre d'un enduit glutineux, vernissé, qui, dès le début, lui donne un aspect d'autant plus propre que tout écoulement sanguin est entièrement supprimé par l'action coagulante du pansement. Quelques jours après apparaissent la sérosité et le pus, toujours sécrété en petite quantité ; les globules de ce pus sont détruits, décomposés par l'alcool, et forment, avec la sérosité albumineuse exhalée de la surface traumatique, une sorte de croûte blanchâtre dans laquelle on peut rencontrer des globules sanguins. Soit que cette croûte reste très-mince, soit qu'elle se combine avec la partie la plus ténue de la charpie appliquée sur la plaie, elle forme une sorte d'enduit protecteur qui abrite les parties exposées et facilite leur cicatrisation. C'est alors, comme le fait remarquer M. Dubreuil, une véritable cicatrisation sous-crustacée, c'est-à-dire à l'abri du contact de l'air, ce qui est d'une importance capitale au point de vue des accidents qui peuvent venir compliquer les plaies.

Les bourgeons charnus qui recouvrent la solution de continuité sont petits, serrés, très-vasculaires, et n'offrent jamais ce développement anormal et cet aspect fongueux qu'on observe trop souvent. Le pus est, comme nous l'avons dit, sécrété en petite quantité, ce qui épuise bien moins les malades ; toutefois, cette diminution dans la sécrétion peut être telle que la plaie, tout en présentant un bon aspect, ne tende plus vers la cicatrisation. C'est là un écueil facile à éviter, et il suffit ordinairement d'étendre d'eau le liquide alcoolique pour que tout rentre dans l'ordre.

Grâce à ce mode de pansement, la réunion primitive des plaies serait plus fréquente, et d'autre part les accidents qui viennent si souvent compliquer la marche des plaies exposées seraient plus exceptionnels ; telle est du moins l'opinion des chirurgiens qui ont préconisé l'emploi du pansement à l'alcool.

Il est évident que son usage donne d'excellents résultats, surtout lorsqu'on vient à l'associer avec celui des antiseptiques, et en particulier des solutions phéniquées, comme nous le verrons ultérieurement ; mais croire que les anciens n'ont pas observé les accidents terribles qui peuvent suivre les plaies étendues, simplement parce qu'ils les pansaient à l'alcool [1], nous paraît singulièrement exagérer les propriétés thérapeutiques de cet agent et vouloir en faire une panacée chirurgicale.

L'alcool a été encore employé à l'extérieur comme révulsif et résolutif, par exemple dans les entorses, dans les tumeurs synoviales du poignet (Houzelot et Nélaton), dans l'hypertrophie de la mamelle (Brodie, Ibre), contre les épanchements des articulations, les contusions, etc.

Nélaton a préconisé l'emploi continu de compresses imbibées d'alcool à 40° pour prévenir ou arrêter le développement et l'inflammation des furoncles.

2° Irrigation.

Un autre mode de pansement et de traitement des plaies est l'*irrigation*, méthode qui consiste à faire couler sur la solution de continuité une certaine quantité d'eau.

Ne voulant ni décrire, ni même passer en revue les nombreux appareils qui ont été imaginés pour faire les irrigations, nous nous contenterons de poser les principes à l'aide desquels on pourra toujours faire une irrigation.

Le lit du malade, les parties saines, doivent être garantis de l'humidité, aussi le lit sera-t-il préservé par une toile cirée ou une peau d'animal (Josse). Autant que possible on placera la partie malade dans une gouttière métallique ; un corps mou et susceptible de s'humecter doit recouvrir le fond de cette gouttière, et soutenir le segment du membre blessé. Dans tous les cas, l'appareil sera disposé de telle sorte que l'eau ne s'y acccumule pas, ne filtre pas à travers et ne dépasse pas les bords de la gouttière pour aller inonder le lit. Il faut noter dès à présent que cette dernière condition est toujours difficile à remplir, aussi l'irrigation continue n'estelle applicable que pour les parties déjà assez éloignées de la racine des membres.

Lorsque la partie malade aura été ainsi disposée dans la position qui lui est le plus convenable, elle sera couverte d'une compresse destinée à amortir la chute de l'eau et à la disperser une plus grande surface.

1. De Gaulejac, *thèse de Paris*, n° 160 (Conclusions 1°).

L'appareil à irrigation se composera d'un vase qui doit contenir l'eau que l'on veut verser sur la plaie, d'un tube qui amène l'eau jusqu'au voisinage de la partie blessée, d'un second vase pour recevoir l'eau qui aura baigné la partie malade. Quel que soit le vase que l'on emploie, un seau de zinc ou de bois, une fontaine à robinet, que le seau soit percé d'un trou à sa base ou sur ses parties latérales, que l'eau sorte du seau par un siphon, peu nous importe ; les modifications apportées aux appareils d'irrigation ne présentent pas assez d'importance pour que nous nous y arrêtions, d'autant plus que dans la pratique ordinaire on se sert des ustensiles que l'on a sous la main.

Je dirai la même chose pour la manière de fixer le vase qui sert de réservoir : ainsi on peut le mettre sur une chaise placée sur un meuble à côté du lit du malade, l'accrocher à un clou implanté dans le mur, le fixer aux traverses du lit comme on le fait d'ordinaire dans les hôpitaux ; enfin on l'a mis sur une planche supportée par deux tréteaux. Quel que soit le procédé usité, il faut avoir soin de ne pas trop élever le vase, afin que l'eau ne se refroidisse pas pendant qu'elle tombe, et que le poids de la colonne de liquide ne soit pas trop considérable.

Quant au volume du jet d'eau, il est important de le déterminer : il doit être très-fin. Aussi conseille-t-on de faire passer le liquide à travers un tube effilé à la lampe, de boucher l'une des extrémités du tube qui amène le liquide avec un petit morceau d'éponge. Le moyen de conduire l'eau qui nous a le mieux réussi, moyen d'ailleurs conseillé par Mathias Mayor, consiste à se servir d'une ficelle un peu plus fine que l'orifice du tube qui conduit l'eau ; celle-ci, filtrant le long de la ficelle, peut-être facilement dirigée sur les divers points de la région malade. Si nous nous servions d'une fontaine à robinet, nous donnions au robinet une ouverture suffisante pour laisser écouler la quantité d'eau nécessaire, et nous recevions le filet d'eau sur une bande qui conduisait le liquide jusque sur le membre.

Pour faire des irrigations, on emploie généralement un *tube-siphon* (fig. 41), constitué par un tuyau de caoutchouc offrant à l'une de ses extrémités un entonnoir de plomb destiné à plonger au fond du vase qui contient le liquide de l'irrigation, et à l'autre extrémité une sorte de canule percée d'une ou de plusieurs ouvertures. Un robinet sert à régler l'écoulement du liquide.

M. le professeur Le Fort a fait construire un *seau à irriga-*

tion à jet continu représenté dans la figure ci-contre (fig. 42); cet appareil est surtout destiné au lavage des plaies et aurait rendu de grands services pendant la guerre de 1870-71.

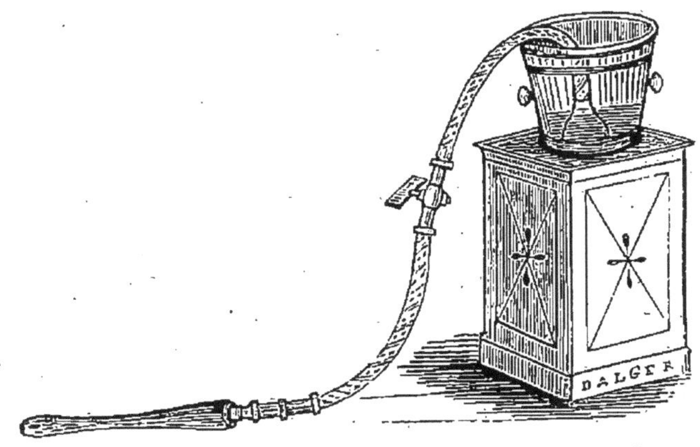

FIG. 41. — Siphon à irrigation.

A quelle température doit être l'eau qui sert aux irrigations? Est-il convenable, dans certains cas, d'employer de

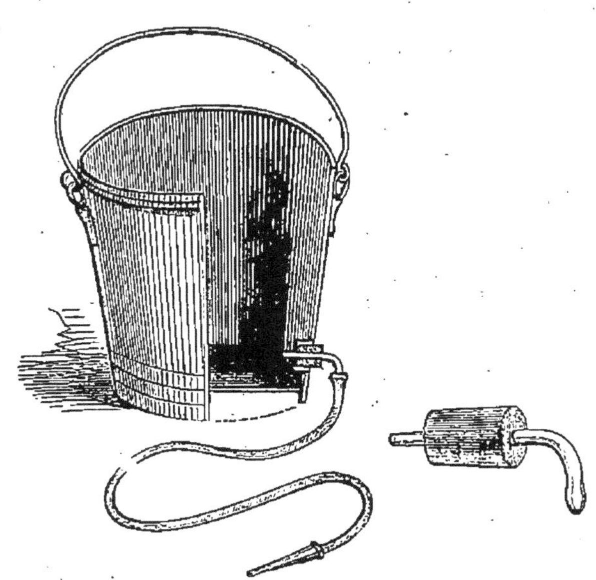

FIG. 42. — Seau à irrigation à jet continu du Dr Le Fort.

l'eau additionnée de quelque substance médicamenteuse? A la seconde question, nous répondrons de suite que l'eau pure, l'eau de fontaine, suffit dans tous les cas pour le but qu'on se propose dans les irrigations. On a conseillé l'addition d'eau-de-vie camphrée, afin de rendre l'évaporation plus rapide; or ce liquide ne nous paraît pas avoir ici d'avantage réel; il serait employé plus utilement si la plaie avait un mauvais aspect et sécrétait un pus fétide. Nous proscrivons complétement l'emploi de l'acétate de plomb, qui durcit rapidement les linges et les rend imperméables.

Quant à la première question, elle ne présenterait pas plus de difficulté que la seconde, si les cliniciens ne s'étaient pas prononcés d'une manière absolue, les uns pour les irrigations froides, les autres pour les irrigations avec l'eau tiède. Nous pensons que, suivant les indications, on doit varier la température de l'eau et ne pas employer exclusivement un procédé.

Beaucoup de chirurgiens ont cité de nombreux cas de guérisons de contusions violentes, de plaies contuses, de plaies par armes à feu, obtenues par l'emploi des *irrigations froides*, mais les auteurs eux-mêmes qui en ont préconisé l'usage en signalent les inconvénients. Tous les blessés ne supportent pas également le froid; parfois cet agent détermine chez eux des frissons et un malaise qui oblige à supprimer l'irrigation; Sanson a vu se produire des douleurs intolérables, voire même le tétanos. Dans certains cas, les irrigations, d'abord bien supportées, deviennent incommodes, douloureuses. « Quelquefois, dit Sanson, elles empêchent tout à fait l'inflammation de se développer, au point qu'après douze ou quinze jours la plaie se trouve à peu près dans le même état qu'au moment de l'accident. » Gerdy, Velpeau, reprochaient à ce moyen de masquer souvent l'inflammation plutôt que de la prévenir et de l'éteindre, de rendre la suppuration fluide et de mauvais aspect, de ne pas même empêcher des fusées purulentes.

En résumé, l'irrigation froide peut rendre de grands services dans certains cas, mais elle n'a pas répondu aux avantages que l'on en espérait; Velpeau en borne l'emploi aux inflammations de la peau ou sous-cutanées, et avant l'époque de la suppuration. Nélaton[1] s'exprime ainsi : « L'irrigation avec l'eau froide ne peut être employée comme une méthode générale de traitement. Tous les praticiens qui l'emploient la considèrent comme une méthode exceptionnelle spécialement applicable aux plaies contuses, et surtout aux plaies compliquées d'écrasement qui, pour le membre supérieur, ne s'élèvent pas au-dessus du coude, et au-dessus du genou pour le membre abdominal. »

L'*eau tiède* a été également mise en usage pour les irriga-

1. *Traité de pathologie chirurgicale*, t. I, p 234, 2e édit.

tions; elle a trouvé, ainsi que l'eau froide, ses partisans exclusifs. L'irrigation faite avec l'eau tiède n'a pas l'inconvénient de causer des frissons; elle n'est pas douloureuse, et les malades en éprouvent presque constamment un sentiment de bien-être.

« L'eau tiède, dit Sanson, jouit surtout de la propriété émolliente au plus haut degré. »

La plupart des chirurgiens qui ont préconisé l'eau pour combattre les inflammations ont eu en vue de soustraire le calorique morbide. « Si l'on réfléchit que l'on peut soustraire le calorique morbide et l'inflammation avec une petite quantité d'eau froide, ou avec une quantité suffisante d'eau à une température moyenne, agréable au malade, en ne s'éloignant pas trop de celle du corps, à laquelle elle devra presque toujours être inférieure, on sera, je l'espère, plus disposé à admettre d'une manière générale que l'eau froide ne doit être employée qu'exceptionnellement [1]. » Du reste, on comprend tout de suite que l'emploi de l'eau à cette température moyenne, qui varie généralement de 18 à 25 degrés, dépend de l'état du malade, de la saison, du climat, etc. On doit autant que possible se guider sur les sensations perçues par le patient, et d'ailleurs il faut varier le degré de température suivant les indications; on pourra ainsi profiter des avantages des irrigations, sans en avoir les inconvénients.

Combien de temps faut-il pour entretenir l'irrigation? C'est là une question dont la solution est du plus haut intérêt pour la pratique. Josse conseillait l'irrigation pendant quelques jours seulement; dans certains cas, toutefois, il la continuait pendant trente ou quarante jours. A. Bérard en préconisait l'usage pendant six à quinze jours [2]; en général, on peut dire qu'on la prolonge jusqu'à ce que toute crainte d'inflammation ait disparu. Breschet continuait les irrigations jusqu'à cicatrisation avancée de la plaie, mais souvent on est obligé de les abandonner à cause des douleurs qu'elles occasionnent aux malades; ce serait même, pour Josse, un signe que l'action de l'eau cesse d'être nécessaire. Cependant il ne faut pas se hâter de supprimer les irrigations, car Josse nous apprend que « trop souvent il a eu occasion de constater que la phlogose peut reprendre toute son intensité ». Il serait alors conve-

1. Amussat, *loc. cit.*

2. A. Bérard, *De l'eau froide comme antiphlogistique dans le traitement des maladies chirurgicales*. In-8°, 1834.

nable, non pas d'abandonner entièrement l'emploi de ce moyen, mais d'élever graduellement la température du liquide jusqu'à ce que le malade n'éprouve aucune sensation désagréable.

Les irrigations d'eau tiède seront faites pendant plus longtemps que les irrigations d'eau froide; quand il les supprime, Amussat leur substitue le pansement à l'eau, qu'il renouvelle souvent, pour entretenir la plaie dans un état d'humidité constante.

Les irrigations continues peuvent encore être employées pour combattre les affections internes, celles de la vessie et de l'urèthre, etc.

Les irrigations continues ont été préconisées dans le traitement des affections chroniques de l'utérus.

Aran se servait d'un appareil assez analogue à la sonde à double courant; M. Maisonneuve a imaginé un *irrigateur du vagin* fort ingénieux, et qui remplit parfaitement toutes les indications, dont les plus importantes sont de faire arriver sur le col de l'utérus une quantité suffisante de liquide, et de permettre au liquide qui a baigné le col utérin de sortir facilement, afin d'éviter que le lit et les vêtements de la malade ne soient mouillés. Aussi les malades peuvent-elles faire ces injections dans leur lit, sur un canapé, sur une chaise longue; elles peuvent encore les prolonger aussi longtemps qu'elles le désirent et sans aucun aide.

L'appareil se compose : d'un cylindre *a* (fig. 43), centre commun auquel viennent aboutir trois tubes de caoutchouc vulcanisé. Le premier de ces tubes *b* est destiné à amener l'eau des injections jusqu'au milieu *c* du cylindre, formant tête d'arrosoir: il présente un robinet dans un point de son étendue et un entonnoir de cristal à son extrémité libre. Le deuxième de ces tubes, *d*, qui commence au point *e*, reçoit l'eau qui a servi à l'injection et la conduit dans un réservoir inférieur.

Pour bien faire comprendre l'emploi du troisième tube *f*, il faut décrire avec quelques détails le cylindre *a* et l'enveloppe dont il est garni.

Ce cylindre, d'un diamètre de 15 millimètres, est recouvert d'une ampoule de caoutchouc vulcanisé qui ne change rien à ses proportions dans l'état de vacuité, mais qui, par l'insufflation, peut acquérir un volume considérable, ainsi que le représente la figure 43, 2.

L'insufflation se pratique au moyen de l'insufflateur de caoutchouc vulcanisé *g*; le robinet *h* a pour but de maintenir l'air, soit dans l'ampoule, soit dans l'insufflateur, suivant que l'appareil est ou n'est pas en place. Par cette disposition de dilatabilité et de retrait facultatifs de l'ampoule de caoutchouc vulcanisé, le cylindre s'introduit avec la plus grande facilité; une fois placé, il peut acquérir un diamètre de 6 à 7 centimètres, et reprendre son premier volume au moment du retrait.

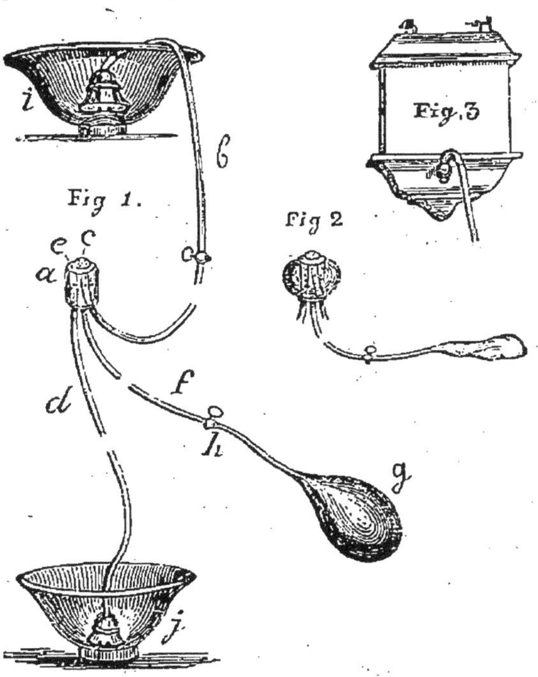

FIG. 43. — Irrigateur du vagin.

Pour faire fonctionner l'instrument, on prend les dispositions suivantes : Un réservoir *i*, rempli du liquide destiné à l'irrigation, est disposé à la hauteur d'un demi-mètre environ au-dessus du lit de la malade ; un second vase *j* vide est placé par terre auprès du lit. L'air de l'ampoule de caoutchouc vulcanisé est expulsé en comprimant celle-ci avec la main, et quand elle est vide on ferme le robinet *h* du tuyau insufflateur. On prend de la main gauche le cylindre et l'entonnoir; on ouvre le robinet du tuyau d'arrivée. On verse ensuite de l'eau dans l'entonnoir jusqu'à ce qu'elle sorte par la tête d'arrosoir du cylindre, on ferme le robinet et on plonge l'entonnoir (siphon) dans le réservoir qui contient l'eau destinée à l'irrigation. Ouvrant alors le robinet du tuyau d'arrivée, on s'assure que l'instrument fonctionne bien. Le cylindre *a* et son ampoule sont alors trempés dans de l'eau pure, ou, mieux encore, dans une décoction de guimauve ou de graine de lin pour faciliter leur introduction, qui peut être faite par la malade elle-même, couchée sur le dos. Le tuyau de départ est ensuite dirigé dans le vase inférieur, où le maintient le plomb fixé à son extrémité libre.

Ceci étant fait, on gonfle l'ampoule en pressant sur le réservoir d'air, après avoir ouvert le robinet du tuyau insufflateur que l'on ferme ensuite pour maintenir l'ampoule distendue; il ne reste plus alors qu'à ouvrir le robinet du grand tuyau d'arrivée: l'eau coule, remplit le vagin, et, trouvant un obstacle à sa sortie dans l'ampoule distendue, elle passe par le tuyau de départ et tombe dans le récipient.

Lorsqu'au lieu d'une cuvette, d'un seau, etc., on emploie une fontaine d'office en guise de réservoir supérieur (fig. 43, 3), on supprime l'entonnoir de cristal, et l'on adapte directement l'extrémité du tube de caoutchouc vulcanisé au robinet de la fontaine.

Il va sans dire que, dans ces divers cas, on peut faire des irrigations avec un liquide chargé de principes médicamenteux.

Pour faire des irrigations dans la *vessie*, on se sert d'une sonde métallique à double courant: cette sonde est creusée de deux canaux parallèles, l'un sert à l'entrée du liquide qu'on introduit dans la vessie, l'autre sert à sa sortie.

Récemment MM. Vergne et Chose ont construit des sondes en gomme à double courant, présentant un conduit d'aller petit et un conduit de retour très large[1].

M. Reliquet a fait construire par MM. Robert et Collin un instrument destiné à faire des irrigations continues dans le canal de l'urèthre et dans la vessie.

L'appareil se compose: 1° D'une sonde de gomme (fig. 44, 3), ayant un diamètre de 3 millimètres, des parois très-minces, et présentant à son extrémité externe un petit entonnoir métallique (fig. 44, 1, B) qui sert à la mettre en communication avec un siphon (fig. 44, 1, F);

2° D'un pavillon conique (fig. 44, 4) creux, traversé suivant son axe par la sonde, sur laquelle il glisse librement. La base du cône présente un rebord saillant destiné à retenir une rondelle de caoutchouc dont la partie libre se rétracte sur la sonde et comble ainsi l'intervalle qui existe entre celle-ci et l'orifice du pavillon. La face convexe du cône offre dans les deux tiers de sa hauteur de larges ouvertures. Enfin la circonférence de

1. *Bull. et mém. de la Soc. de chirurgie*, t. II, p. 250, 1876.

la base du cône se continue sur le côté avec un tube (fig. 44, 1, D) chargé de faire communiquer la cavité du pavillon avec un tuyau de caoutchouc (fig. 44, 1, E) destiné à conduire le liquide dans un vase.

On introduit la sonde dans l'urèthre, à une profondeur va-

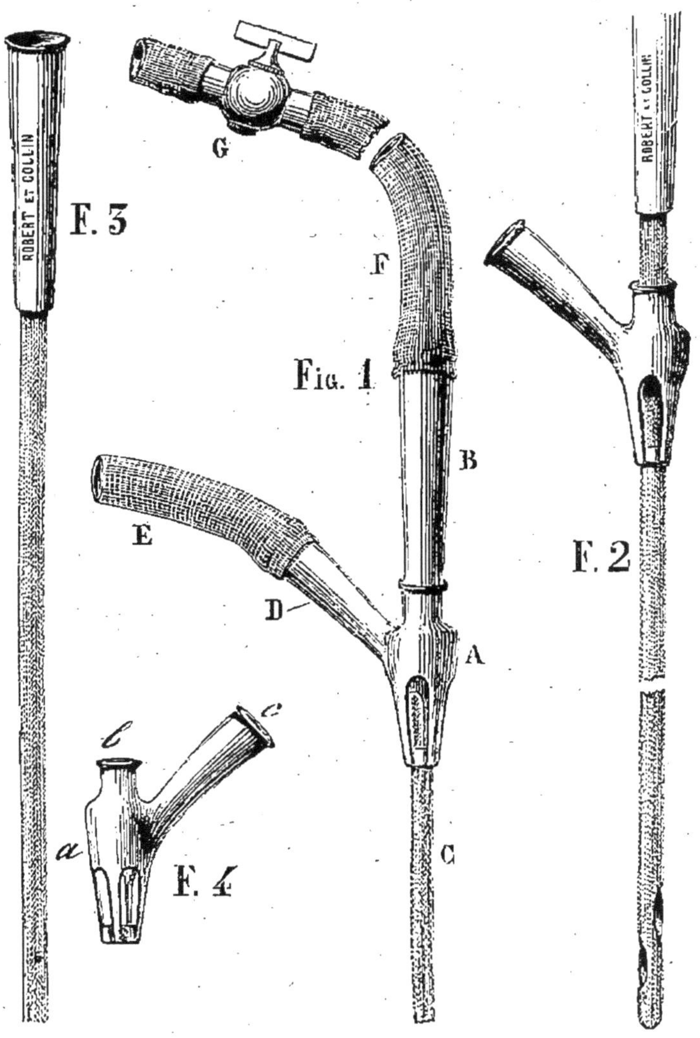

Fig. 44. — Irrigateur de l'urèthre.

riable selon le besoin, puis on pousse le pavillon dans l'ouverture de l'urèthre jusqu'à ce qu'il soit recouvert par les lèvres du méat. Le courant liquide établi en ouvrant le robinet G (fig. 44, 1), l'eau simple ou médicamenteuse sort par les yeux de la sonde, s'engage dans le canal, remonte jusqu'au pavillon, puis s'écoule par les orifices du cône obturateur et par le tube abducteur E (fig. 44, 1).

Si la sonde est introduite dans la vessie, l'irrigation n'est plus continue, et il faut fermer le robinet du tube G pour permettre au malade d'uriner périodiquement; le liquide chassé entre la sonde et le canal arrive au pavillon et s'écoule toujours par le tube E. D'autres précautions doivent être encore prises pour l'irrigation des portions membraneuse et prostatique de l'urèthre, mais nous ne pouvons y insister ici [1].

Les irrigations ont encore été préconisées dans le traitement des affections oculaires, et, en particulier, dans l'ophthalmie purulente. On peut les faire d'après le système employé pour irriguer les membres : M. Chassaignac se servait alors d'un entonnoir pouvant contenir deux litres de liquide et se terminant par un bec fin muni d'un robinet. Le malade était couché sur le dos, l'entonnoir fixé aux barres transversales du lit; on a soin d'abriter celui-ci en plaçant sous les épaules et la tête du malade une large toile cirée. Dans le cas où l'on devait irriguer les deux yeux, on faisait tomber le courant sur le dos du nez, de façon qu'il se partage en deux autres petits courants correspondant à chaque œil.

D'ailleurs on peut, au lieu de se servir d'un entonnoir, employer un irrigateur ordinaire, comme l'a préconisé M. R. Marjolin. Ces moyens simples doivent être généralement préférés à tous ceux qui nécessitent l'usage d'appareils spéciaux comme ceux de Margoulliès [2], de Follin, etc.

Les irrigations, dans le conduit auditif externe, dans la bouche, dans le pharynx, n'offrent rien de particulier, et se font, soit avec une seringue ordinaire, soit avec un irrigateur. Toutefois, nous devons signaler un appareil employé par Guersant pour irriguer le pharynx des enfants.

Cet appareil (fig. 45), qui sert aussi à écarter les mâchoires, est construit en bronze d'aluminium et a la forme de l'extrémité d'un manche de cuiller légèrement recourbé. L'extrémité destinée à abaisser la langue (C, B) offre sur sa circonférence et sur sa convexité un certain nombre de petits trous; l'autre extrémité A peut s'ajuster au conduit d'un irrigateur ordinaire ou d'une seringue.

1. Voyez Reliquet, *Traité des opérations des voies urinaires*, 1re partie, p. 194, Paris, 1869.

2. *Bull. de l'Acad. de médecine*, 1854, t. XX, p. 54.

L'appareil, plein de liquide, est introduit dans la bouche comme si l'on voulait abaisser la langue, et l'on fait jaillir le liquide, qui est projeté sur les parois pharyngiennes ; une cuvette placée sous le menton reçoit l'eau simple ou médicamenteuse qui s'écoule de la bouche.

Les irrigations dans l'intérieur des cavités nasales et naso-pharyngienne doivent, vu leur importance thérapeutique, nous arrêter un instant.

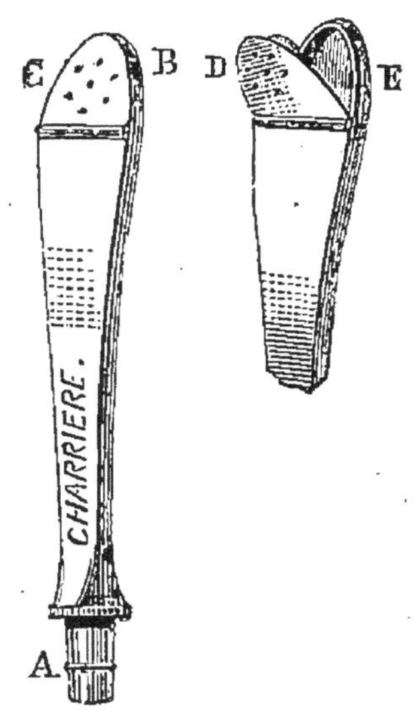

Fig. 45. — Irrigateur du pharynx.

Si dans quelques cas ces irrigations peuvent être faites soit avec une seringue ordinaire, soit, ce qui est préférable, avec un irrigateur auquel on adapte une canule particulière, dans beaucoup d'autres circonstances, il vaut mieux utiliser des appareils spéciaux dont l'emploi est plus simple et souvent aussi plus facile, surtout lorsque le traitement doit durer longtemps.

MM. Maisonneuve [1] et Gailleton [2] préconisèrent les injections faites à l'aide de seringues d'une capacité variable; toutefois le premier se servait plus spécialement de la seringue à hydrocèle. Cette pratique est aujourd'hui à peu près abandonnée, sauf dans les cas où on a à combattre une légère hémorrhagie, comme celle qui suit l'ablation des polypes muqueux des fosses nasales.

1. Académie de médecine, 10 janvier 1854.

2. *Note sur l'irrigation nasale*, par Constantin Paul, in *Bull. de thérapeutique*, t. 89, p. 157, 1875.

M. Gailleton ne tarda pas à substituer à l'usage de la seringue l'emploi de l'irrigateur, procédé qui fut adopté par MM. S. Duplay et Constantin Paul, etc., et que nous conseillons très-fréquemment.

Le malade debout ou assis, la tête penchée en avant au-dessus d'une cuvette, on introduit la canule de l'irrigateur dans la narine en la dirigeant de telle façon que le courant de liquide soit lancé du côté de l'arrière cavité pharyngienne. Pour oblitérer plus facilement la narine dans laquelle on place la canule de l'irrigateur, on peut garnir celle-ci soit de linge, soit de caoutchouc, ce qui permet d'appuyer plus facilement sur l'aile de la narine sans éprouver la moindre douleur. Lorsque la canule est placée, on ouvre à moitié le robinet de l'irrigateur et le liquide, lancé dans la cavité nasale, pénètre dans l'arrière-cavité, pour revenir par la narine du côté opposé. Tout d'abord le liquide passe un peu dans le pharynx; mais après une certaine habitude, et en recommandant au malade de respirer par la bouche, le voile du palais oblitère complétement la partie supérieure du pharynx et permet au jet de liquide de s'écouler entièrement par la narine laissée libre.

E. H. Weber de Liepzig, puis Th. Weber de Halle, se servirent, surtout le second, d'un véritable siphon terminé par une olive en corne qu'on introduisait dans l'une des narines. Le liquide, placé dans un vase plus ou moins élevé, s'écoulait à l'aide de ce siphon dans les cavités nasales et les nettoyait assez bien. Cette méthode a été modifiée par le Dr Alvin[1]. Son appareil se compose d'un réservoir cylindrique pouvant contenir jusqu'à 30 litres, réservoir soutenu par une corde s'enroulant sur des poulies et un treuil. Le tout est supporté par un bâti triangulaire formé de trois tiges de fer. A la partie inférieure de ce réservoir sont disposées trois tubulures d'où naissent trois tubes de caöuchouc qui descendent au niveau des malades et se terminent chacun par une olive percée dont la forme correspond au moulage de la narine. Enfin un petit appareil, sorte de piston, permet au patient d'ouvrir et de fermer le courant du liquide. Notons que l'appareil du Dr Alvin est surtout applicable dans les stations thermales, où les malades sont nombreux.

Nous lui préférons de beaucoup le système plus simple construit sur les indications de M. S. Duplay et représenté ci-contre. Il se compose d'un vase en verre offrant à sa partie

1. *Irrigation naso-pharyngienne*, Paris, 1875.

inférieure une tubulure; un tube en caoutchouc, sur le trajet duquel est disposé un robinet et qui se termine par une canule appropriée, permet de conduire le liquide jusque dans la na-

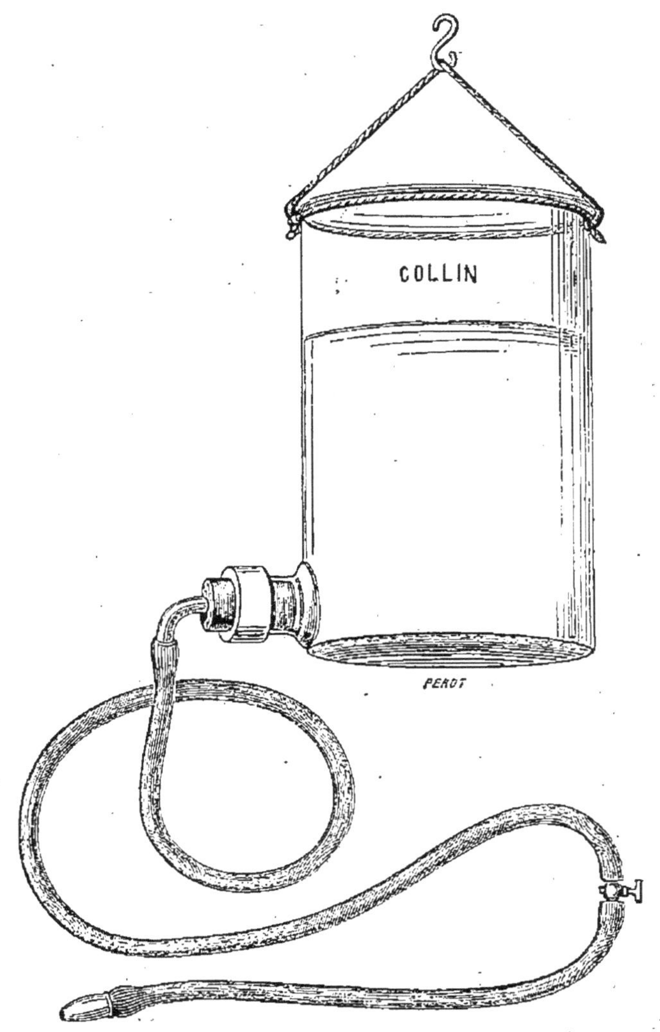

Fig. 46. — Appareil de M. S. Duplay.

rine. On conçoit que, selon la hauteur à laquelle on place le vase, on obtient un courant de force variable; d'ailleurs, cet écoulement peut être encore modéré par le jeu du robinet placé sur le trajet du tube en caoutchouc et à la portée du malade qui prend son irrigation.

3° Immersion.

Dans un mémoire (1841) sur la *localisation des bains* sur les diverses parties du corps humain, Mayor fils[1] a cherché à attirer l'attention des chirurgiens sur les avantages que l'on peut retirer de l'emploi de l'eau en immersion. (Voy. plus loin : *Bains locaux.*)

Les immersions sont surtout applicables aux extrémités des membres. Le vase qui contient le liquide doit être assez grand pour que la température de celui-ci soit constamment la même ; il serait d'ailleurs indiqué de le réchauffer, si un refroidissement manifeste se faisait sentir.

La durée des immersions doit varier selon le degré et l'étendue de l'inflammation ; en général, elles doivent être prolongées pendant un temps assez long, et quand on veut les cesser il ne faut pas le faire brusquement, afin de prévenir une réaction qui pourrait devenir funeste. Aussi conseille-t-on de continuer à maintenir les parties humectées, soit avec des compresses d'eau, soit même en employant l'irrigation.

4° Glace pilée.

Il arrive souvent que le froid obtenu au moyen des irrigations n'est pas assez intense, ou n'est pas assez localement appliqué. Dans ces cas, on se sert de glace pilée.

La glace pilée est un excellent répercussif qu'on utilise dans un grand nombre de circonstances. Mais ce moyen très-énergique doit être surveillé avec un soin extrême, car le froid longtemps prolongé sur une partie pourrait en déterminer la gangrène par congélation.

La glace pilée est placée dans une vessie de cochon ; de cette manière son action est toute locale et les parties environnantes sont préservées de l'humidité. On emploie aussi de petits sacs de baudruche ou mieux de caoutchouc, en particulier lorsque l'application de la glace doit être faite sur les yeux.

Aujourd'hui, on remplace la vessie de porc par un sac de caoutchouc qui prévient l'humidité que laissent toujours transsuder les vessies animales et l'odeur infecte que celles-ci développent après quelques heures de service. Malheureusement le caoutchouc est mauvais conducteur de la chaleur; aussi l'action des réfrigérants n'est-elle peut-être pas aussi énergique que quand ceux-ci sont contenus dans une vessie animale.

1. *De la localisation des bains, etc.* Lausanne, 1844.

Le *bonnet à glace* en caoutchouc vulcanisé de Gariel (fig. 47) est imperméable et complétement inodore, quelle que soit la durée de son application. Il est constitué par un double sac *a* contenant une cavité où doit être reçue l'eau glacée ou la glace en fragments. A la partie supérieure de ce sac existe une ouverture circulaire *b* qui laisse les téguments du crâne en contact avec l'air extérieur. Une seconde ouverture *c*, qui communique

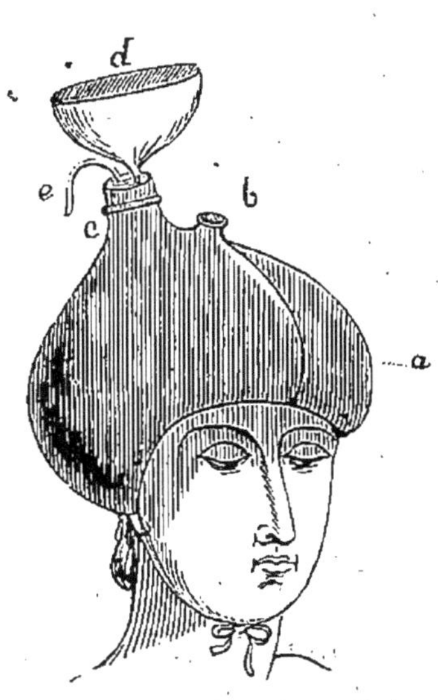

Fig. 47. — Bonnet à glace.

avec l'intérieur du bonnet, reçoit un bouchon de liége percé de deux trous pour le passage de deux tubes, dont l'un communique avec le réservoir *d*, placé au-dessus du niveau de la tête du malade, et dont l'autre *e* se rend dans un récipient inférieur. Cette disposition permet de remplacer constamment l'eau glacée qui s'échauffe par son contact avec la tête. Quand on se sert de glace, ce double courant devient inutile: on ferme l'ouverture *c* avec un bouchon ordinaire. Latéralement sont deux attaches qui servent à fixer cet appareil au-dessous de la mâchoire inférieure.

Lorsqu'on veut refroidir un segment peu étendu d'un membre, on peut remplacer l'irrigation continue, toujours difficile à bien installer, par un long tube de caoutchouc qu'on enroule autour de la partie malade et dans lequel on fait circuler un courant d'eau froide. Ce procédé de réfrigération, conseillé par M. Petitgand, et décrit par M. F. Esmarck[1] sous le nom de

1. *Manuel de pansements et d'opérations* (trad. par Rouge), p. 9, Paris 1879.

tube spiral réfrigérant a été particulièrement employé dans le traitement des entorses (fig. 48).

5° Fomentations.

On appelle *fomentations* des applications sèches ou humides que l'on fait à la surface des parties, pour les réchauffer et pour les maintenir à une température douce et constante.

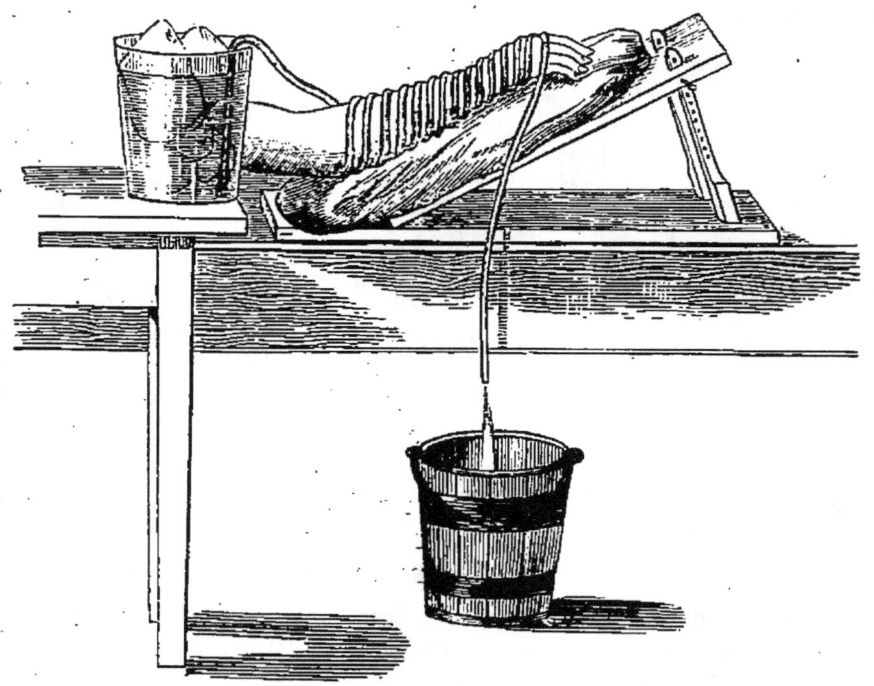

Fig. 48. — Tube spiral réfrigérant.

Les fomentations diffèrent des imbibitions en ce que celles-ci sont faites dans le but de refroidir la partie sur laquelle elles sont appliquées, tandis que les fomentations doivent la réchauffer.

Les fomentations et les imbibitions diffèrent du cataplasme, en ce que dans ce dernier c'est une pâte ou une bouillie qui doit agir, tandis que dans les premières c'est une pièce de linge ou de laine qui, imprégnée d'un liquide, est destinée à mettre des topiques en contact avec les parties malades.

De même que nous avons vu les imbibitions être faites avec des liquides médicamenteux, mais qui, en raison de leur température, étaient résolutifs, astringents; de même nous verrons les fomentations être faites avec un liquide émollient, narcotique, tonique, etc. En résumé, tous les principes liquides

des cataplasmes employés chauds peuvent également être appliqués sous la forme de fomentation; dans les cas, au contraire, où les cataplasmes seraient employés froids, ces principes peuvent être appliqués sous la forme d'imbibition.

Les fomentations sont utilisées de préférence aux cataplasmes, lorsque ceux-ci doivent recouvrir une partie très-étendue et très-douloureuse: dans la péritonite, par exemple, où le poids du cataplasme est très-pénible pour le malade. Mais il faut faire attention à les renouveler souvent, car elles se refroidissent rapidement; on doit encore prendre garde de ne point découvrir le malade, si cela est possible, car la peau, étant très-humide, se refroidirait très-vite; enfin, il ne faut pas non plus les employer trop chaudes. Une pièce de taffetas gommé appliquée par-dessus la fomentation est souvent utile pour en maintenir la chaleur.

Les *fomentations sèches* sont faites uniquement dans le but de réchauffer une partie; elles sont par conséquent tout à fait opposées aux irrigations. On se sert, pour les faire, de serviettes de flanelle chauffées, que l'on place sur la partie refroidie; aux pieds on applique des briques, des fers à repasser chauds, des boules d'étain, des bouteilles de grès remplies d'eau chaude. Ces dernières sont extrêmement commodes, car on peut facilement renouveler l'eau qu'elles contiennent. Cependant nous devons faire une recommandation; lorsqu'on se sert d'une bouteille de grès remplie d'eau chaude, la bouteille doit être hermétiquement fermée avec un bouchon de liége qui ne doit jamais dépasser l'extrémité du goulot; car, dans le cas contraire, les malades pourraient ébranler le bouchon, le faire sortir, et l'eau s'écoulerait dans le lit.

On emploie encore les fomentations sèches quand on veut maintenir une partie à une température élevée, dans le rhumatisme, dans le pansement des amputations par la chaleur, par exemple. Nous allons donner quelques détails sur ce dernier genre de pansement.

6° Appareil à incubation.

Un mode de pansement qui se rapproche beaucoup des fomentations sèches est le pansement par la chaleur, à l'aide de l'*appareil à incubation* de Jules Guyot.

Frappé des observations faites par quelques chirurgiens qui avaient remarqué que les plaies guérissaient beaucoup plus rapidement dans les pays chauds que dans les pays tempérés ou froids, Jules Guyot a songé à construire un appareil dans l'intérieur duquel il fût possible de placer la partie blessée, et dans lequel on pût échauffer l'air jusqu'à une température de 36 degrés centigrades environ.

Cet appareil se compose essentiellement d'une boîte dont la forme et les dimensions ont dû être modifiées suivant les parties du corps où on l'appliquait. Nous décrirons ici l'appareil incubateur employé pour le membre inférieur.

Il se compose d'une boîte en forme de parallélipipède, longue de 33 centimètres, haute de 33 centimètres, large de 28 centimètres au moins; elle doit être construite en bois très-sec et très-vieux, et ses diverses parties doivent être assemblées avec force et de façon à n'être pas tourmentées par la chaleur. Les parois latérales sont de bois plein; la paroi inférieure est double, c'est-à-dire formée de deux planchers. C'est dans l'intervalle de ces deux planchers que l'air chaud arrive par une ouverture ou cheminée placée sur une des parties latérales de la boîte; l'air chaud pénètre dans la caisse par deux rainures pratiquées dans le plancher supérieur. Au pourtour des extrémités de la boîte sont cloués deux sarraus de toile de coton, longs de 40 à 48 centimètres. Ces sarraus se resserrent à leur extrémité libre au moyen de fronces formées par un cordon parcourant circulairement une coulisse qui les borde.

La paroi supérieure est fermée par une porte vitrée, afin de permettre de voir dans l'appareil sans déranger les parties malades. Cette porte doit s'ouvrir du côté de la cheminée. Sur un des côtés de la boîte est pratiqué un trou garni d'une gouttière de cuivre dans laquelle on place un thermomètre que l'on peut consulter à chaque instant en le retirant de la gouttière.

Entre les deux planchers de la boîte, sur une des parties latérales, est l'ouverture de la cheminée; au-dessus de la cheminée est un crochet qui empêche les draps et les couvertures de recevoir trop de chaleur.

L'appareil est échauffé à l'aide d'une petite lampe à esprit-de-vin; une mèche de six fils de coton (coton à mèches) fournit une flamme plus que suffisante pour entretenir à 36 degrés un espace d'un pied cube.

Le membre est placé dans cet appareil de telle sorte que le poids du corps soit porté vers la boîte. Cette disposition est nécessaire pour la cuisse, parce que, le moignon étant très-court et ayant toujours de la tendance à se relever, le moindre glissement du malade vers la tête du lit ferait sortir le moignon de l'appareil.

La toile qui forme les sarraus n'a pas besoin d'être d'un tissu très-serré; les fronces des sarraus ne doivent pas non plus étreindre les membres; la chaleur peut s'échapper par quelques ouvertures sans le moindre inconvénient, puisqu'un tirage opéré lentement est au contraire nécessaire[1].

J. Guyot publie dans son mémoire cinquante-huit observations de plaies, de tumeurs blanches, de rhumatismes, fractures, etc., traités par l'appareil à incubation avec des résultats très-divers. Voici ce qu'en disait M. le professeur Richet[2] en 1847 :

« Ayant consulté M. Robert, qui a longtemps employé l'appareil de M. Guyot et qui l'emploie encore..., j'ai appris avec étonnement que depuis longtemps déjà il ne poussait plus la température au delà de 28 à 30 degrés centigrades, parce que l'expérience clinique, sur laquelle se fondait cependant aussi M. Guyot, lui avait appris qu'en dépassant ce degré on s'exposait à des accidents sérieux.

» D'autre part, M. Guyot, lorsqu'il s'agit de plaies récentes, applique son appareil tout de suite. M. Robert a reconnu que cette pratique avait des inconvénients, et il attend douze heures et même plus avant d'y avoir recours... J'ajouterai, comme complément, que l'emploi de l'appareil incubateur n'exclut pas les pansements ordinaires : le membre repose sur un double fond coussiné, et l'on peut le couvrir, s'il en est besoin, d'un cataplasme ou de tout autre topique. »

L'appareil de Guyot, accueilli d'abord avec une grande faveur, est presque entièrement abandonné aujourd'hui : aussi n'insisterons-nous pas plus longtemps sur son emploi.

7° Liniments et embrocations.

Les liniments sont composés d'un véhicule, qui est l'huile, et d'une partie active, variable, telle que le camphre, l'ammoniaque, le savon, le laudanum, l'extrait de belladone, de jusquiame, le phosphore, etc. D'autres fois les liniments ne sont composés que d'huile, telle que l'huile d'amandes douces, l'huile d'olive, de lis. Enfin, dans quelques-uns il n'entre point d'huile : tels sont les liniments composés d'onguent d'althéa, de camphre et de laudanum, ou bien formés par la dis-

1. Jules Guyot, *De l'emploi de la chaleur dans le traitement des plaies, des ulcères, etc.*, 1842, 1 vol. in-8 avec 18 figures.

2. Richet, *De l'emploi du froid et de la chaleur dans le traitement des affections chirurgicales*, thèse pour l'agrégation, Paris, 1847.

solution de camphre ou d'ammoniaque dans un jaune d'œuf.

Les liniments s'appliquent en onctions ou en frictions sur la partie malade, au moyen d'un morceau de toile, de flanelle ou d'une brosse *ad hoc*. Il est bon de laisser toute la partie frictionnée recouverte par le linge imprégné de liquide.

Les *embrocations* ne sont autre chose que des liniments étendus sur une plus grande surface. Les liquides qui servent aux embrocations sont absolument les mêmes que ceux qui servent aux liniments.

Lorsque les liniments sont simplement étalés sur la peau, ils prennent le nom d'*onctions*; lorsque l'onction est accompagnée de frottement, on l'appelle *friction*.

Les autres médicaments employés en onctions et en frictions ont été signalés en décrivant les pommades et les onguents.

II. Des topiques liquides employés a l'intérieur, mais regardés comme médicaments externes parce qu'ils ne traversent pas le tube digestif.

1° Collutoires.

On donne le nom de *collutoires* à des médicaments destinés aux maladies de la bouche et du pharynx.

Ils sont portés sur les parties malades à l'aide de pinceaux, de charpie, de linge, d'éponges, etc. Le plus souvent on les emploie à l'état liquide, quelquefois à l'état mou : telle est, par exemple, la pâte de Bretonneau, faite avec de la poudre d'alun. Plus rarement enfin, ils sont prescrits à l'état pulvérulent : l'alun, le borate de soude.

Les collutoires à l'état liquide sont appliqués froids.

2° Dentifrices.

On donne ce nom à toutes les préparations destinées à entretenir la propreté des dents.

Les dentifrices sont très-nombreux. Les uns sont à l'état liquide, tels que l'eau de menthe, l'eau-de-vie de gaïac, les diverses teintures étendues d'eau; d'autres sont pulvérulents, comme la poudre de charbon, de quinquina, de corail, de carbonate de magnésie, l'os dorsal de sèche pulvérisé, etc. Ces poudres agissent mécaniquement. Quelques dentifrices, tels que la crême de tartre, sont acides et agissent chimiquement. Si on laisse des substances acides en contact trop longtemps avec l'émail des dents, celui-ci peut être altéré, surtout lorsqu'une parcelle de poudre acide reste entre une dent et la gencive. Aussi ne saurait-on trop recommander de se rincer la bouche avec soin, surtout après l'emploi des dentifrices acides; on peut même employer alors une solution alcaline.

Pour faciliter la toilette de la bouche, on se sert de petites brosses dites *brosses à dents.* Quelles sont les meilleures, les brosses molles ou les brosses dures? Les brosses dures paraissent avoir l'avantage de stimuler les gencives frappées d'atonie.

3° Gargarismes.

Les *gargarismes* sont des liquides simples ou médicamenteux dont on se sert soit pour laver la bouche et le pharynx, soit pour agir sur la muqueuse de ces cavités.

Quand on veut se gargariser, on prend dans sa bouche une petite quantité de liquide et l'on renverse la tête en arrière; la base de la langue, venant s'appliquer sur la paroi postérieure du pharynx, empêche le liquide d'être avalé ; puis on chasse lentement l'air qu'une longue inspiration avait accumulé dans les poumons. Cette expiration imprime de légères secousses au liquide et détermine un bruit particulier de glouglou. De cette manière, l'isthme du gosier et la partie moyenne du pharynx se trouvent humectés par le liquide du gargarisme. Comme il est impossible de faire une inspiration pendant qu'on se gargarise, on ne peut prolonger longtemps cet exercice ; d'ailleurs les muscles, étant dans un état de contraction permanente, ne tarderaient pas à se fatiguer considérablement.

Le gargarisme se compose en général de 150 grammes de liquide; le malade doit se gargariser de six à huit fois par jour, selon les indications.

On peut donner aux gargarismes toutes les propriétés médicamenteuses que l'on désire : ainsi ils peuvent être émollients, astringents, excitants, narcotiques, antisyphilitiques, etc.

Dans les inflammations des piliers du voile du palais, des tonsilles, on prescrit souvent des gargarismes; mais il faut faire attention que la contraction musculaire exigée par l'emploi de ces médicaments cause souvent au malade des douleurs très-vives : aussi vaut-il mieux ne pas les ordonner, l'avantage qu'on pourrait en retirer ne compensant pas la douleur qu'ils produisent. Il est bien préférable de conseiller au malade d'accumuler dans sa bouche une certaine quantité de liquide émollient, d'eau de guimauve par exemple, de laisser ce liquide baigner les parties enflammées, et de le rejeter lorsque le besoin de respirer se fait sentir. On a ainsi un bain local qui offre tous les avantages du gargarisme sans en avoir les inconvénients.

D'après M. Guinier[1], le liquide des gargarismes pourrait pénétrer non-seulement dans la bouche et le pharynx, mais arriver aussi jusqu'à la partie sus-glottique du larynx : d'où l'indication d'utiliser les gargarismes dans les affections de cet organe. Toutefois, cette pénétration du liquide nécessiterait un certain exercice, d'ailleurs assez facile : « Il faut, dit-il, relever légèrement la tête, ouvrir modérément la bouche, avancer la mâchoire inférieure en élevant le menton, se mettre en position d'émettre ou chercher à émettre réellement le son de la double voyelle *œ*, enfin de régler sa respiration de manière à n'effectuer qu'une lente expiration.

Grâce à ces diverses précautions, le voile du palais est relevé, la base de la langue s'éloigne de la paroi postérieure du pharynx, et celui-ci, dilaté, permet au liquide de s'introduire jusque dans la cavité sus-glottique du larynx.

C'est à l'aide du laryngoscope que l'auteur aurait pu étudier avec soin les divers temps de ce mode d'emploi des gargarismes?

4° Errhins.

On désigne sous ce nom les poudres irritantes que l'on fait pénétrer dans les fosses nasales pour exciter la membrane pituitaire et provoquer l'éternuement. Telles sont les poudres d'euphorbe, de muguet, d'asarum, etc. Les errhins sont introduits par les malades eux-mêmes absolument comme le tabac à priser, qui d'ailleurs est un errhin quelquefois conseillé comme médicament.

On peut encore se servir d'appareils insufflateurs (voy. page 83).

5° Collyres.

Les *collyres* sont des substances médicamenteuses spécialement employées pour le traitement des maladies des yeux; ne sont pas comprises dans cette définition toutes les substances qui peuvent être appliquées sur les yeux et sur les diverses parties du corps.

1. *Etude du gargarisme laryngien.* Paris et Montpellier, 1868.

Les collyres sont d'un fréquent usage, et, sagement administrés, ils ont une grande utilité dans les maladies des yeux. Ils deviennent dangereux, au contraire, lorsqu'ils sont ordonnés intempestivement et lorsqu'ils sont mal administrés, car ils peuvent augmenter l'irritation et aggraver l'affection contre laquelle on les emploie, ou bien déterminer des ulcérations qui ne se guérissent qu'en laissant à leur place des taies qu'il est impossible de faire disparaître.

L'administration des collyres ne doit donc être confiée qu'à une personne intelligente; de plus, ces médicaments doivent être fréquemment renouvelés, car il ne faut jamais se servir d'un collyre altéré.

Les collyres sont tantôt instillés dans l'œil, tantôt utilisés en lotions pour décoller et laver les bords des paupières, pour faciliter l'écoulement du pus, dont le contact prolongé avec la cornée pourrait déterminer des accidents; enfin, ils servent encore à donner à l'œil des bains locaux dans un petit vase de forme particulière appelé *œillère*. Il est évident que, dans ces deux derniers cas, il pénètre toujours quelques gouttes de collyre entre les paupières.

Les collyres sont employés à l'état *pulvérulent*, à l'état *liquide*, à l'état de *gaz* ou de *vapeurs*.

A. *Collyres pulvérulents*. — Les collyres pulvérulents, ou *collyres secs*, sont en général des sels ou des oxydes métalliques, du sucre candi en poudre, etc.; on les introduit par insufflation entre les paupières. Pour cela, on place, soit dans la gouttière que fait une carte pliée en deux, soit dans un tuyau de plume ou dans tout autre tube, la portion de collyre qu'on veut projeter sur la conjonctive ou sur la cornée. On écarte avec les deux doigts de la main gauche les paupières de l'œil malade, puis, le tube étant tenu de la main droite sur les bords des lèvres, on fait passer la poudre entre les paupières écartées en soufflant légèrement. Si l'on soufflait trop fort, une partie du collyre, celle que l'humidité de la conjonctive ne maintiendrait pas, serait chassée hors des paupières.

Gariel a imaginé, pour insuffler les poudres médicamenteuses sur les organes que leur profondeur ou leur position ne permet d'atteindre qu'imparfaitement, un petit instrument qu'il nomme *pyxide*.

Il y a deux espèces de pyxides.

La première est constituée pas une petite vessie de caoutchouc vulcanisé, fixée sur un tube flexible de gomme élastique, et dont la moitié libre doit être repliée dans la moitié fixée sur le tube. On place la poudre dans le godet que présente la vessie ainsi repliée, et l'on approche l'instrument à un pouce environ de l'organe qu'on veut atteindre. En soufflant alors par l'extrémité du tube de gomme élastique, on gonfle la petite vessie, et la poudre se trouve projetée avec énergie sur la partie malade.

La seconde, dite *pyxide à réservoir d'air*, diffère de la première en ce que l'extrémité du tube de gomme élastique opposée à la pyxide, au lieu d'être libre, reçoit une autre petite vessie semblable à la première, mais qui ne doit pas être repliée. Avant de la fixer en place, on la distend avec de l'air. La pression exercée sur cette petite vessie remplace l'insufflation pulmonaire, et suffit pour projeter la poudre à une distance assez grande.

On peut substituer aux pyxides l'insufflateur inventé par M. Morand, de Pithiviers. Cet appareil (fig. 49) se compose: 1° d'une poire de caoutchouc servant de soufflet et de réservoir pour les poudres à insuffler; 2° d'une série de canules de grandeur et de forme variées, qu'on adapte au col du réservoir précédent.

Quand on veut se servir de l'appareil, on introduit la poudre dans la poire de caoutchouc, dont on retire le bouchon B, et l'on fixe une canule convenable à son col. Par des pressions brusques et répétées sur le réservoir de caoutchouc, l'air qu'il contient se mêle aux substances pulvérulentes, et le mélange d'air et de poudre est projeté au dehors en passant par la canule de l'appareil. Les deux demi-anneaux A, A, servent à maintenir l'instrument entre l'index et le médius, tandis que le pouce exerce des pressions saccadées sur le fond de la poire en caoutchouc.

Les collyres pulvérulents causent une douleur plus ou moins vive, augmentent la sécrétion des larmes et déterminent une injection plus forte de la conjonctive. Il est évident que les collyres secs n'agissent point tous de la même manière; mais l'étude de leurs indications entraînerait de trop longs détails, qui, du reste, sortent du cadre que nous nous sommes tracé. En général, les collyres secs sont rangés parmi les collyres irritants.

B. *Collyres liquides.* — Les collyres liquides sont d'un usage plus fréquent que les précédents; ils sont tièdes ou froids, suivant les indications. Lorsqu'ils sont employés dans le but de donner une sorte de bain local, on les administre le plus souvent à l'aide de l'œillère; cependant on peut aussi faire usage de quelques appareils spéciaux, en particulier de celui de Margoulliès, déjà mentionné à propos des irrigations.

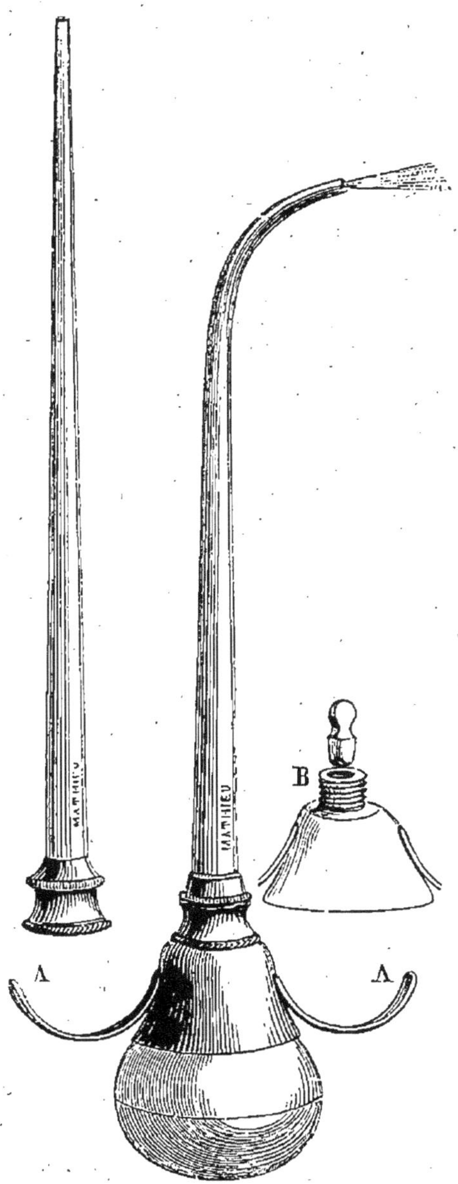

Fig. 49. — Insufflateur de M. Morand.

Dans d'autres circonstances, on place sur l'œil malade une ou plusieurs compresses imbibées de liquide médicamenteux, et il faut avoir le soin de changer ces compresses dès qu'elles sont souillées de pus ou de mucus. Dans ces dernières années, ces applications de collyres en lotions sur les paupières ont été très-fréquemment ordonnées; on suit en cela les préceptes de A. von Græfe, qui a surtout préconisé le fréquent emploi de lotions avec de l'eau chaude (40° au plus) simple ou contenant une légère infusion excitante, comme du thé, de la camomille, etc. Nous avons observé un assez grand nombre de fois l'excellence de cette thérapeutique, surtout dans le traitement des kérato-conjonctivites d'origine strumeuse.

Le plus souvent enfin les collyres doivent être instillés entre les paupières, soit pour agir à la surface de la conjonctive et de la cornée, soit pour être absorbés et provoquer la dilatation ou la contraction de l'iris. Dans ce dernier cas, leur emploi doit être surveillé, en ce sens que l'absorption du médicament a donné lieu quelquefois à des phénomènes d'intoxication, surtout chez les enfants.

Pour instiller un collyre, le malade étant couché ou assis, on lui renverse la tête en arrière, on écarte les paupières en se servant de la main gauche, et l'on fait tomber quelques gouttes du collyre sur la surface du globe de l'œil, le pouce de la main droite étant appliqué sur l'ouverture de la fiole qui contient le médicament et empêchant ainsi le liquide de s'écouler en grande quantité.

Plusieurs modifications peuvent être apportées à cette manière de faire. Tout d'abord, lorsqu'il est difficile d'ouvrir l'œil malade, comme cela s'observe chez les enfants, on peut déposer quelques gouttes du collyre vers le grand angle de l'œil, et en maintenant la tête renversée pendant quelque temps, il pénètre toujours un peu de liquide entre les paupières. Cette manière de faire s'applique surtout au cas où le collyre n'est pas destiné à agir localement, mais bien à être absorbé par la conjonctive (collyres à l'atropine).

Au lieu de verser directement le collyre en tenant le goulot de la bouteille oblitéré avec le pouce, on peut utiliser un tuyau de plume ou même d'un chalumeau de paille. On plonge le tuyau dans le collyre, et on bouche son extrémité libre avec le doigt; la colonne de liquide est ainsi maintenue par la pression atmosphérique. Tout se passe alors comme précédemment; au moment où l'œil du malade est ouvert, on débouche brusquement le tube en enlevant son doigt et le liquide tombe dans la cavité conjonctivale.

Enfin, on peut se servir d'un certain nombre d'appareils dits *compte-gouttes*. Le plus simple de tous, et en même temps le plus commode, consiste en un tube de verre effilé à l'une de ses extrémités et entouré ou, pour mieux dire, prolongé à son extrémité opposée par un tube de cautchouc fermé. On comprime le tube de caoutchouc entre deux doigts pour expulser un peu d'air de l'appareil, puis on plonge l'extrémité effilée du tube de verre dans le collyre, en ayant soin de cesser aussitôt la compression du tube de caoutchouc. Le calibre de ce dernier revenant à son état normal, il se fait un vide, et le liquide monte dans l'appareil.

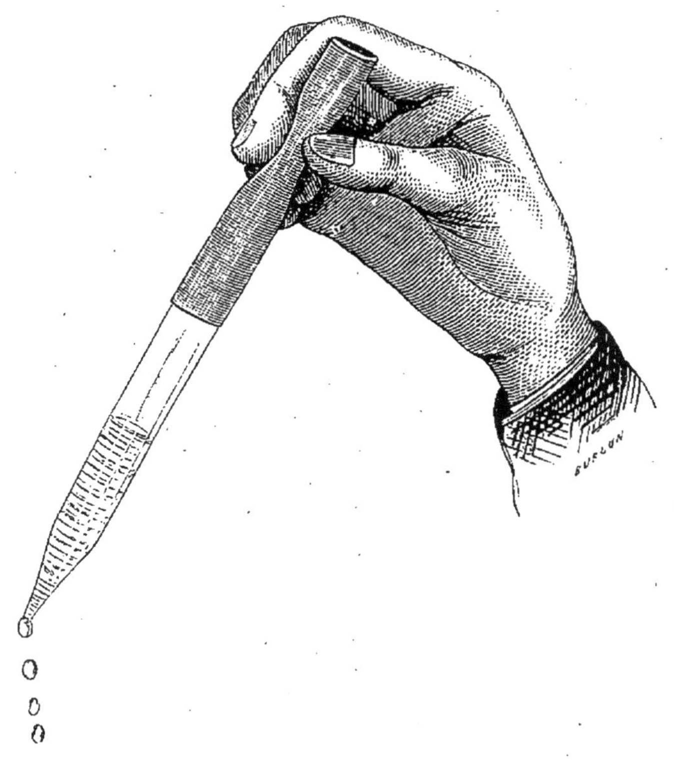

Fig. 50. — Compte-gouttes.

Veut-on maintenant instiller quelques gouttes de collyre entre les paupières : il suffit, après les avoir écartées à l'aide de la main gauche, de presser quelque peu sur le tube de caoutchouc, comme le représente la figure ci-contre (fig. 50).

L'appareil représenté fig. 51 est un peu plus compliqué, mais son mode d'emploi est le même. Le tube de verre, qui sert de bouchon au flacon renfermant le collyre, est évasé en un entonnoir dont le pavillon est recouvert d'une mince membrane de caoutchouc. En appliquant le doigt sur cette membrane, on la déprime, on chasse quelque peu d'air, et dès qu'on cesse la pression, cet air est remplacé par le liquide contenu dans le flacon. Il suffit donc de renouveler cette pression pour faire sortir le collyre du tube de verre, et, en agissant avec prudence, on peut compter les gouttes qu'on instille entre les paupières.

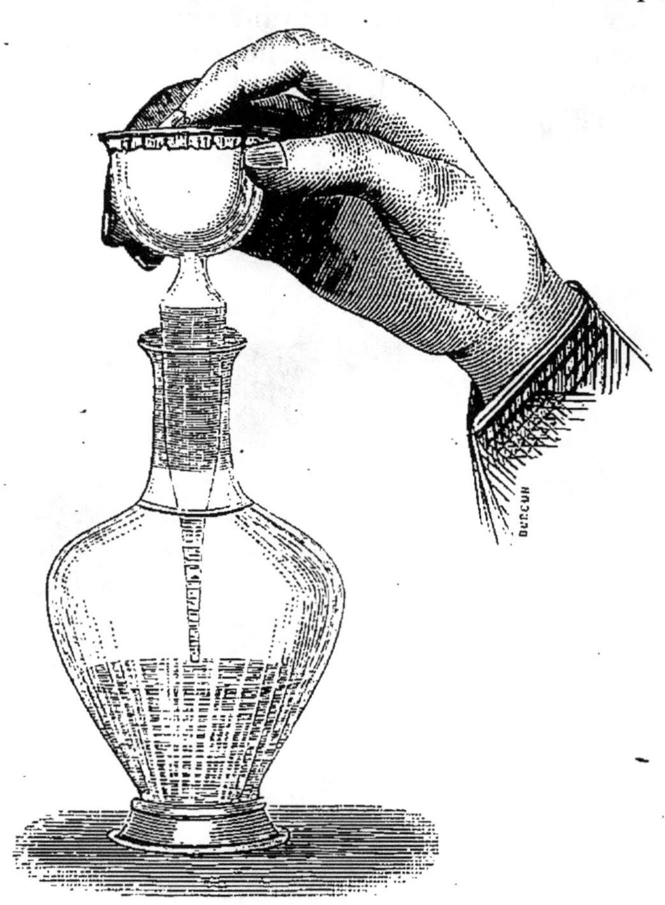

FIG. 51. — Compte-gouttes

On aura soin, dans les prescriptions de collyre, d'éviter d'associer le laudanum ou l'opium aux sels de plomb ou d'argent ; car il se formerait un méconate *insoluble* de plomb ou d'argent. Quand le collyre est agité avant les instillations, le méconate en suspension est mis en contact avec l'œil, et, s'il existe une ulcération de la cornée, il se fixe dans cette membrane. Ainsi se sont formés de toutes pièces un grand nombre de nuages, de prétendus albugos que l'on aurait pu prévenir. Quant aux collyres de sulfate de cadmium, de cuivre ou de zinc, le laudanum peut ne pas en être exclu.

Dans quelques cas, lorsqu'on ne veut introduire dans l'œil qu'une très-petite quantité de liquide, ou bien lorsqu'on ne veut excercer d'action que sur une partie déterminée du globe oculaire, on trempe dans le liquide un petit pinceau de charpie, que l'on va porter sur la partie en écartant les paupières. Le laudanum, le nitrate d'argent en solution plus ou moins concentrée, l'acétate neutre de plomb dissous peuvent être employés de cette manière; mais le plus souvent on touche très-légèrement le point malade avec l'extrémité d'un crayon de nitrate taillé comme un crayon ordinaire.

Puisqu'il est ici question de nitrate d'argent, nous croyons qu'il est bon de dire quelques mots sur la manière de tailler un crayon de nitrate d'argent. On peut employer un instrument tranchant et agir comme on le ferait pour un crayon à dessin; mais alors on fait sauter des parcelles de nitrate d'argent, qui, en tombant sur les mains, les noircissent; de plus, on risque souvent de casser le crayon. Le meilleur moyen, pour parvenir au but que l'on veut atteindre, exige à la vérité un temps assez long, mais il est beaucoup plus sûr: il consiste à frotter le crayon sur une compresse mouillée, jusqu'à ce qu'il ait la forme qu'on veut lui donner. Il faut se servir d'une compresse pliée en plusieurs doubles, car le nitrate d'argent, en fondant, traverserait la compresse et pourrait tacher les doigts.

Il ne faut pas oublier d'essuyer son crayon de nitrate d'argent toutes les fois qu'il aura été en contact avec un liquide, car l'humidité pourrait le faire fondre.

Dans ces derniers temps, au lieu d'employer des crayons formés de nitrate d'argent pur, on s'est servi de crayons mitigés (de Barral), constitués par un mélange d'azotate d'argent et d'azotate de potasse. Le mélange varie fatalement, selon que l'action caustique du nitrate d'argent doit être plus ou moins affaiblie.

C. *Collyres en vapeur.* — Ces collyres, moins souvent employés que les précédents, consistent en des vapeurs de différente nature que l'on dirige sur l'œil malade. (Voyez *Douches de vapeur.*)

Parmi ces appareils nous devons signaler le vaporisateur du docteur Lourenço (de Bahia), très vanté par quelques ophthalmologistes et représenté figure 52.

6°. Injections.

L'*injection* a pour but d'introduire, à l'aide d'une seringue ou d'un appareil analogue, un liquide dans une cavité naturelle ou accidentelle. Le nom de *lavement* est réservé aux injections faites par l'anus. On donne encore le nom d'*injection* au liquide que l'on injecte.

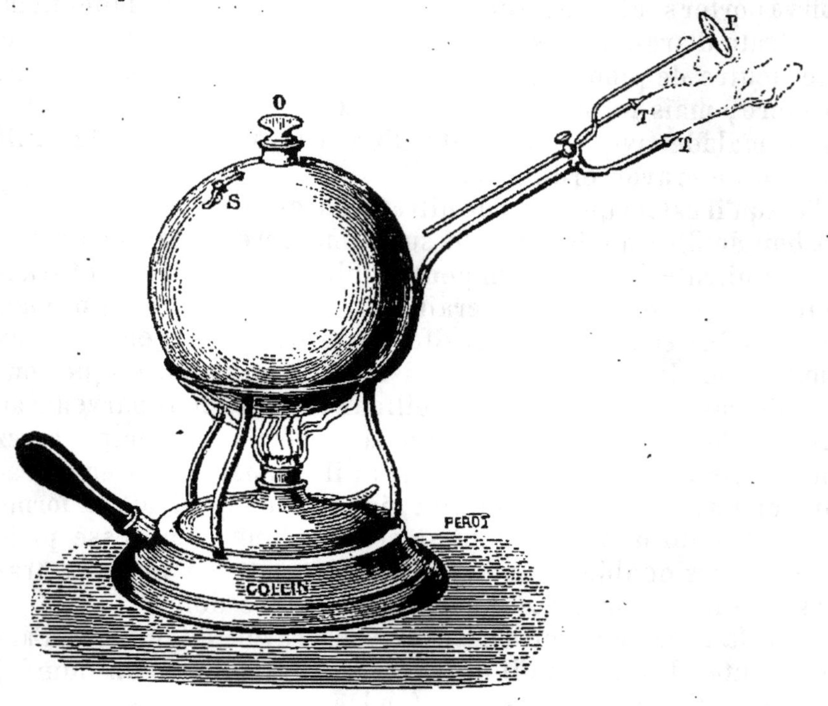

FIG. 52. — Vaporisateur du Dr Lourenço.

Les substances qui peuvent servir d'injections sont extrêmement nombreuses. Le plus souvent on emploie l'eau pure ou chargé de principes médicamenteux, émollients, narcotiques, excitants, irritants, etc., selon le but qu'on se propose.

Les injections d'eau simple tiède servent, soit à distendre les parties, soit à les laver. On s'en sert aussi pour faire pénétrer des fils dans un trajet fistuleux, de manière à établir un séton qui n'aurait pu l'être qu'avec de grandes difficultés par le procédé ordinaire, à cause des sinuosités de la fistule.

Les injections simples sont encore fréquemment en usage pour laver les plaies dont le pus s'écoule difficilemment et croupit dans des clapiers. Lorsque le pus a contracté une odeur fétide, on pratique des *injections antiputrides* ; on ajoute alors au liquide une substance antiseptique, comme le chlorure de chaux, l'alcool, l'acide phénique, le permanganate de potasse, etc. ; substance qui irrite légèrement la plaie, lui fait sécréter un pus de meilleure nature et enlève à la suppuration son odeur infecte. Les *injections de teinture d'iode* peuvent être aussi conseillées.

La quantité de liquide employée dans les injections varie nécessairement avec les indications.

L'eau froide, utilisée en injections, est légèrement astringente, on s'en sert avec succès dans les écoulements chroniques du canal de l'urèthre; mais on y ajoute le plus souvent un médicament astringent, tel que le sulfate de zinc, le tannin, le cachou, l'azotate d'argent.

Nous allons examiner successivement les différents organes dans lesquels on fait des injections.

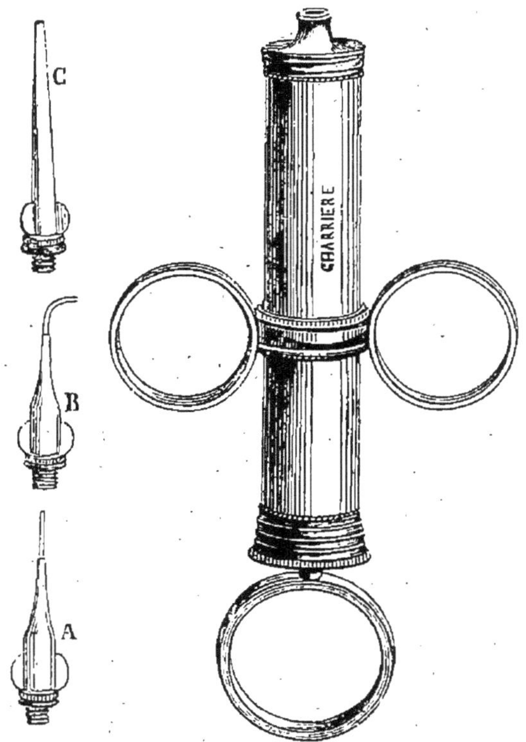

FIG. 53. — Seringue d'Anel.

Les *injections des conduits lacrymaux* doivent être faites avec une seringue particulière, dite *seringue d'Anel* (fig. 53) : c'est une petite seringue qui contient 18 grammes environ de liquide, et dont la canule droite ou courbe A, B, est terminée par un tube presque capillaire. Pour faire ces injections, on introduit l'extrémité de la canule dans un des points lacrymaux et l'on pousse doucement le liquide. Ces injections demandent beaucoup de soin et un peu d'habitude.

J. Charrière a présenté à l'Académie de médecine (6 août 1861) une seringue d'Anel modifiée. Cette petite seringue, dont le corps de pompe est de verre, offre une face aplatie et graduée sur laquelle glisse un écrou curseur. De cette façon on peut mesurer exactement la quantité de liquide injectée. Une canule courbée à angle droit, et terminée par un tube capillaire complète l'appareil, au moins pour les injections dans les conduits lacrymaux. On peut remplacer cette canule par une autre terminée par un trocart, pour faire des injections sous-cutanées.

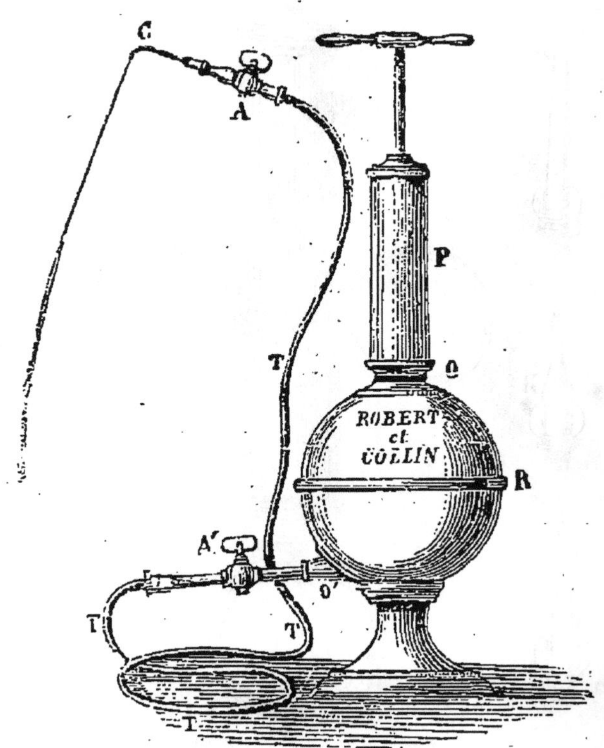

Fig. 54. — Appareil de M. Fano.

Enfin, M. Fano a fait construire par MM. Robert et Collin un appareil pour les injections en général, et qui lui sert pour les conduits lacrymaux (fig. 51). Il se compose d'une pompe foulante, d'un réservoir et d'un tube flexible de caoutchouc qui porte à son extrémité, soit une canule ordinaire, soit un tube capillaire courbé à angle droit pour introduire dans les points lacrymaux. On peut ainsi injecter une quantité assez considérable de liquide sans être obligé de changer d'appareil.

Les *injections entre les paupières et l'œil* sont très-simples et se font au moyen d'une seringue à siphon un peu conique.

Pour les *injections de l'oreille*, on se sert d'une seringue dont le siphon est terminé en olive percée d'un seul trou à son sommet. Souvent, ces injections doivent être faites avec un irrigateur ordinaire; en particulier quand il s'agit d'expulser un bouchon de cérumen. M. Galante, a inventé une canule conique en caoutchouc simple, creusé d'une rigole; cette canule (fig. 55) peut être adaptée à une seringue ou à un irrigateur.

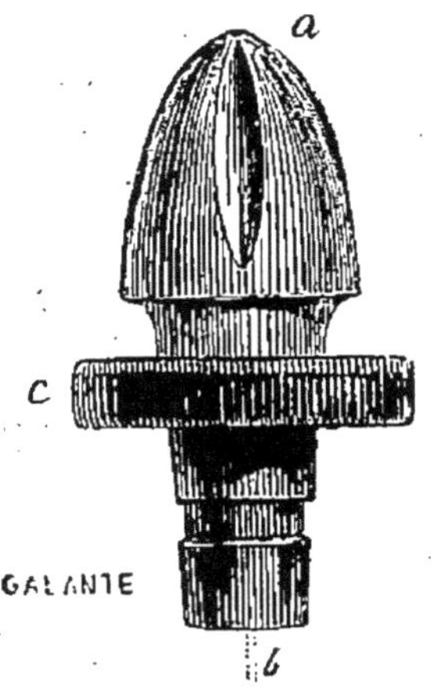

Fig. 55. — Canule de M. Galante.

Les *injections dans la caisse du tympan* exigent l'introduction préalable, dans la trompe d'Eustache, d'une sonde d'argent légèrement recourbée à son sommet. Les injections que l'on pratique dans la caisse sont le plus souvent des injections d'air; au lieu d'une seringue, on se sert d'une poire de caoutchouc, terminée par une canule s'adaptant au pavillon de la sonde introduite dans la trompe. Itard a modifié un peu cet appareil en y ajoutant un robinet qui a pour but de s'opposer à l'issue des vapeurs d'éther dont il faisait grand usage pour traiter les maladies de la caisse (fig. 56).

S'il est nécessaire de pratiquer des injections liquides dans l'intérieur de la caisse, on peut à la rigueur utiliser une petite seringue qu'on introduit dans le pavillon de la sonde préalablement placée dans la trompe. Tel n'est cependant pas le procédé que nous utilisons de préférence, et à l'exemple de M. S. Duplay nous nous servons à cet effet de l'insufflateur d'Itard. La sonde en argent étant placée dans le pavillon de la trompe d'Eustache, on se sert d'un compte-gouttes, pour instiller dans la cavité de la sonde une petite quantité du liquide à injecter; puis, à l'aide de la poire à insufflation, on fait pénétrer la colonne de liquide jusque dans la cavité de la caisse, en la poussant brusquement avec de l'air.

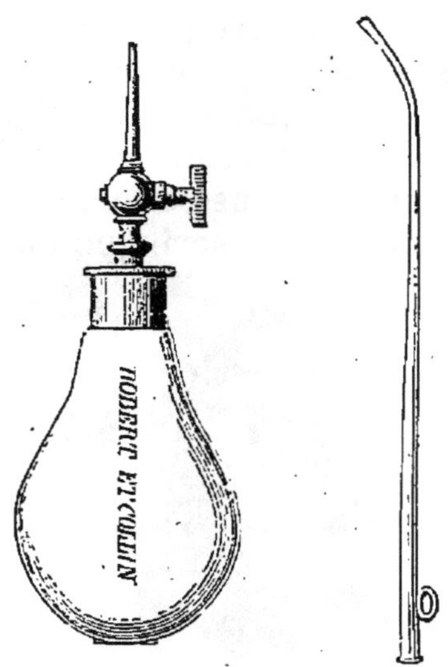

Fig. 56. — Insufflateur d'Itard.

Les *injections dans le canal de l'urèthre* se font au moyen d'une seringue qui contient environ 20 grammes de liquide; le siphon de la seringue est légèrement conique. On introduit le siphon tout entier dans le canal, puis, avec les doigts d'une main, on le maintient en place en appliquant les parois de l'urèthre au-dessus de la canule; l'autre main tient la seringue et presse sur le piston. L'injection ainsi poussée doit être gardée pendant une ou deux minutes, ce qu'on obtient en appliquant la pulpe d'un doigt sur le méat urinaire; il est bon de renouveler l'injection deux ou trois fois par séance, surtout si elle n'est pas très-active. Ces injections ne pénètrent presque jamais dans la vessie; si cependant on le craignait, il faudrait appliquer le périnée sur un corps dur, l'angle d'une chaise par exemple, ou bien y faire placer le doigt d'un aide, qui comprimerait fortement l'urèthre. Quand on emploie des médicaments qui peuvent attaquer la seringue, le nitrate d'argent par exemple, il faut se servir d'un instrument en verre ou en caoutchouc durci.

On voit que ces injections peuvent être facilement faites par les malades eux-mêmes.

Il est quelquefois nécessaire de faire arriver le liquide de l'injection jusque dans la portion membraneuse de l'urèthre; or il est fort difficile de pénétrer jusqu'à cette région, si l'on se borne à placer le bout de la seringue au méat. Pour cela. il faut que le bout de la canule dépasse le bulbe et entre dans la région membraneuse; elle doit donc arriver au delà de l'éperon formé par l'union du bulbe avec la portion membraneuse: car, autrement, le liquide reviendrait entre la sonde et les parois de l'urèthre sans avoir atteint les parties malades. Phillips conseille d'introduire dans le canal une sonde à courbure fixe, terminée en olive et percée d'un trou central. L'injection poussée dans ces conditions baigne la portion membraneuse, ne peut revenir latéralement, les parois du canal étant distendues par la pression exercée par l'olive et se trouvant fortement appliquées sur cette dernière.

S'il est nécessaire de faire porter l'injection sur toute la longueur du canal, après être entré dans la portion membraneuse et y avoir poussé une certaine quantité de liquide, on ramène l'olive en avant du bulbe, en retirant la sonde vers soi et en continuant à pousser le piston de la seringue. De cette façon, l'injection, étant projetée contre le bulbe et ne pouvant pas aller au delà, revient par le méat urinaire en passant entre la sonde et les parois du canal[1].

Dans certaines circonstances et particulièrement dans la blennorrhagie, les injections uréthrales doivent être faites d'arrière en avant, surtout lorsqu'elles ont pour but de faire avorter l'inflammation. M. Langlebert[2] a inventé dans ce but une seringue à jet récurrent, dont l'usage offre de réels avantages. Le corps de pompe et le piston sont en corne, et la canule en ivoire; cette dernière se termine par un renflement en cul-de-sac offrant vers sa base, c'est-à-dire du côté de la seringue, deux orifices. Le liquide, lancé dans la canule, s'arrête au niveau du cul-de-sac qui la termine, et sort d'arrière en avant par les petits orifices mentionnés plus haut. Il en résulte donc un jet rétrograde et dirigé vers le méat urinaire.

Pour faire des *injections dans le vagin*, on se sert d'une se-

1. *Supplément au Dictionnaire des dictionnaires de médecine*, p. 839, Paris, 1831. — *Maladies des voies urinaires*, par M. Phillips, 1860, 1 vol. in-8, fig.

2. *Traité théor. et prat. des mal. vénériennes*, Paris, 1864, p. 65.

ringue pouvant contenir 100 grammes environ de liquide, ayant un siphon terminé en olive et percé d'un grand nombre de petits trous, comme une pomme d'arrosoir. Ces seringues doivent être de verre si l'injection contient du nitrate d'argent.

Le siphon est droit quand l'injection est faite par une autre personne que la malade; recourbé à angle droit, lorsqu'elle est faite par la malade elle-même.

La malade couchée sur son lit, le bassin plus élevé que l'épigastre, on fait d'abord une ou deux injections pour laver le vagin et le col utérin; celles-ci doivent être rejetées immédiatement. L'injection qui doit agir par ses propriétés médicamenteuses doit être au contraire conservée pendant quelque temps, et afin de prolonger le contact du liquide avec les parois vaginales, la malade devra rester couchée, le bassin élevé de telle sorte que le fond du vagin soit dans une position déclive.

Dans beaucoup de cas, les injections vaginales sont faites à l'aide d'un simple irrigateur; ce sont surtout des injections émollientes, narcotiques ou astringentes.

M. Delioux de Savignac a récemment proposé une nouvelle canule pour pratiquer les injections vaginales. Cette canule est droite, en gomme souple et flexible; le tube de la canule a 15 centimètres, l'olive 5 centimètres de longueur. Le canal central de la canule a environ 1 centimètre de diamètre; l'olive est percée de 24 canalicules de 1 millimètre de diamètre et dont la direction est oblique de dedans en dehors et de bas en haut. L'extrémité de l'olive est mousse, arrondie et imperforée.

D'après l'auteur, cette canule permettrait une irrigation plus complète et plus longue de la cavité vaginale et de ses culs-de-sacs[1].

Les *injections dans la vessie* exigent l'introduction préalable d'une sonde comme dans le cathétérisme (voy. *Cathétérisme du canal de l'urèthre chez l'homme et chez la femme*). On adapte le siphon de la seringue à l'extrémité libre de la sonde, et l'on pousse l'injection.

Les injections faites dans la vessie ont pour but de distendre cet organe, d'agir sur sa muqueuse, de nettoyer sa cavité: dans ce dernier cas, il est indiqué de se servir d'une sonde à double courant, comme celle de M. Jules Cloquet, par

1. *Bull. de thérapeutique*, vol. 85, p. 159, 1873.

exemple. Si l'on veut que le liquide séjourne pendant quelque temps dans la cavité vésicale, il ne faut en injecter qu'une quantité insuffisante pour la distendre, et retirer la sonde; si, au contraire, on veut faire sortir le liquide immédiatement, on n'a qu'à laisser la sonde à demeure dans l'urèthre.

Les *injections dans la matrice* se font également au moyen d'une sonde que l'on introduit dans la cavité utérine, en la glissant sur le doigt indicateur placé sur le col près de son orifice. Elles ont été très-employées dans ces derniers temps, après les accouchements, soit comme excitantes, soit comme hémostatiques, soit enfin pour déterger la cavité utérine [1].

Quant aux *injections dans les vaisseaux* sains ou variqueux, elles ne sont pas du ressort de la petite chirurgie.

Enfin, on pratique souvent des injections dans les cavités naturelles ou accidentelles, afin d'en irriter les parois et d'en déterminer l'adhérence, dans l'hydrocèle, par exemple: nous n'avons pas à nous en occuper ici.

7° Lavements.

Les *lavements* ne sont autre chose que des injections faites dans l'intestin par l'anus; on leur donne encore le nom de *clystères*. Lorsque les liquides sont introduits dans le rectum jusqu'à une certaine hauteur, on leur a donné le nom de *douches ascendantes;* nous y reviendrons en décrivant les douches.

On donne les lavements avec des seringues d'une capacité variable depuis 500 jusqu'à 125 grammes. Le lavement de 500 grammes est un lavement entier; celui de 250 grammes est un demi-lavement; celui de 125 grammes est un quart de lavement.

Quelques auteurs les divisent en lavements *simples*, lavements *médicamenteux*, enfin lavements *nutritifs*, selon leur composition et le but qu'on s'efforce d'atteindre par leur administration.

Pour solliciter simplement les garde-robes, il faut donner un lavement entier; ce sont en général des lavements émollients ou laxatifs.

Toutefois cette règle n'est pas absolue, et dans bien des

1. Fontaine, *Etude sur les injections utérines*, thèse de Paris, 1869. — Komorowski. *Des inject. intra-utérines*, thèse de Paris, 1876.

cas de constipation il est préférable d'administrer un quart ou un demi-lavement *froid*, qui fait contracter l'intestin avec rapidité.

Les demi-lavements sont surtout indiqués dans l'administration des lavements médicamenteux; dans quelques cas, ce sont encore des lavements émollients ou purgatifs, mais plus actifs; d'autres fois, on prescrit cette sorte de lavement avec de l'eau d'amidon additionnée de quelques gouttes de laudanum, pour arrêter la diarrhée.

Si les liquides introduits dans le rectum doivent être absorbés, on donne un quart de lavement; l'intestin n'étant pas distendu, le malade peut le garder, et de cette manière le liquide passe dans l'économie aussi facilement que s'il était ingéré dans l'estomac. Ce sont ces lavements qui sont chargés de principes médicamenteux actifs, tels que le laudanum, le camphre, le musc, le quinquina, etc. Enfin, on prescrit encore, sous la forme de quarts de lavement, des lavements *nutritifs* toutes les fois qu'une altération organique de l'œsophage ou de l'estomac empêche les aliments de pénétrer dans le tube digestif par sa partie supérieure. Il est bien certain que cette espèce d'alimentation est loin de produire les mêmes résultats que si les aliments étaient introduits par la bouche; mais néanmoins il faut en user toutes les fois que l'alimentation est impossible d'une autre manière.

Il est à remarquer que certaines substances administrées en lavement, et parmi elles l'opium, sont portées plus directement et même plus rapidement dans le torrent circulatoire que lorsqu'elles sont administrées par la bouche.

La canule des seringues à lavements est conique, droite, ou recourbée à angle droit. Quand les malades veulent se donner des lavements eux-mêmes, le siphon est très-long et présente deux courbures. La première branche, celle qui s'adapte à la seringue, est courte; la seconde, plus longue, est horizontale et présente à sa face inférieure et dans toute son étendue un support assez large pour maintenir l'instrument dans la même position. La troisième branche, celle qui doit être introduite dans le rectum est conique, et d'une longueur égale à la première.

Outre les seringues, on se sert d'instruments appelés *clysoirs*, *clyso-pompes*. Ces appareils, inventés de nos jours, remplacent avantageusement les seringues; ils se composent d'une pompe foulante, d'un réservoir et d'un siphon flexible terminé à son sommet par une petite canule d'ivoire: avec cet instrument les malades peuvent facilement se donner eux-mêmes toute espèce de lavements ou se faire toute espèce d'injections. *L'irrigateur Eguisier* est certainement un des meilleurs instruments de ce genre (fig. 57).

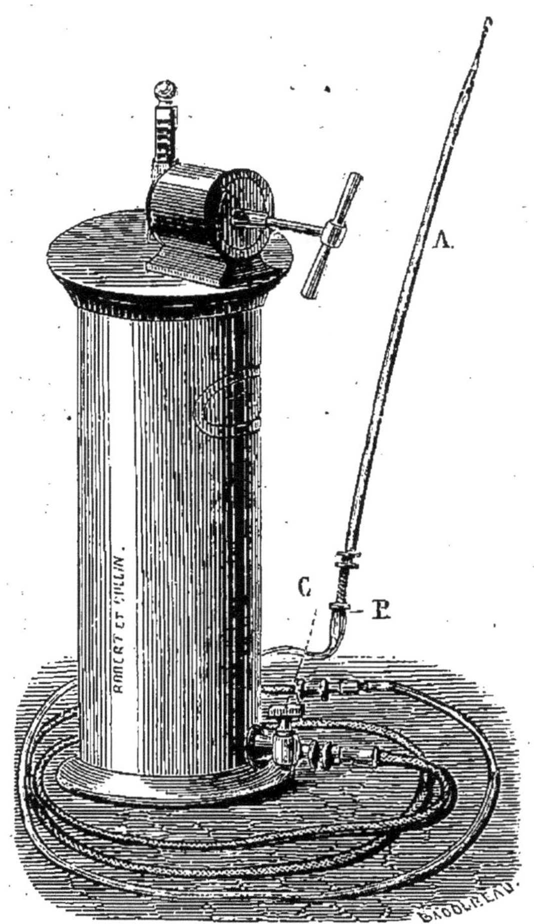

FIG. 57. — Irrigateur Eguisier.

La manière de donner les lavements est assez simple; toutefois elle nécessite quelques précautions importantes, puisqu'il est arrivé plusieurs fois que des malades ont succombé à la suite d'accidents tenant à ce que les lavements avaient été mal administrés.

Pour donner convenablement un lavement, le malade doit être couché sur le côté droit, le bassin un peu plus élevé que le tronc, le corps plié légèrement en arc, afin de relâcher les muscles abdominaux. La canule, dirigée un peu en avant comme pour aller du périnée à l'ombilic, doit être introduite dans l'étendue de 2 à 3 centimètres environ; puis on porte la canule légèrement en arrière, car le rectum suit la courbure du sacrum et se dirige en arrière au-dessus du sphincter, et l'on pénètre ainsi jusqu'à 6 à 7 centimètres. Nous allons voir qu'il faut quelquefois aller plus loin, mais, dans ce cas, on se sert de canules flexibles.

Lorsque la canule n'a pas été conduite au delà des sphincters, son bec venant arc-bouter contre les parois de la vessie ou du vagin, le liquide, au lieu de pénétrer dans le rectum, sort à mesure qu'il est chassé de la seringue. Si la canule de la seringue arc-boute de manière à ne pas laisser sortir le liquide de l'instrument, et qu'on veuille pousser la seringue pour vaincre cette résistance, si surtout on ne la pousse pas dans la direction qui a été indiquée plus haut, la canule peut déchirer les parois de l'intestin, le péritoine, les parois du vagin. Le liquide du lavement pénètre dans les parties molles du bassin et il survient : soit une péritonite rapidement mortelle, soit un phlegmon du bassin qui ne guérit que très-rarement et après une suppuration interminable.

La canule étant introduite convenablement, on pousse doucement le piston de la seringue, en recommandant au malade de ne point faire de grands efforts d'expiration, de ne point tousser, ni éternuer; le liquide traverse le gros intestin, et arrive jusqu'à la valvule iléo-cæcale.

Il arrive qelquefois qu'il est impossible de faire pénétrer un lavement dans le gros intestin, soit parce que le rectum, trop irritable, repousse le liquide à mesure qu'il sort de la seringue, soit parce que des matières stercorales endurcies, ou des tumeurs hémorrhoïdales volumineuses, empêchent le liquide de passer. Dans ce cas, il faut extraire les matières fécales, ou introduire profondément dans les parties supérieures du rectum une canule flexible de gomme élastique, à laquelle on adapte le siphon de la seringue ou l'extrémité du conduit de l'irrigateur. Enfin, il peut exister des dégénérescences du gros intestin : il faut alors introduire aussi profondément que possible une sonde flexible, et l'on donne le lavement en adaptant l'irrigateur (fig. 57) ou le siphon de la seringue au pavillon de la sonde.

Dans quelques cas, et surtout chez les enfants, les lavements administrés en trop grande abondance ne sont pas rendus; ce phénomène tient à ce que l'intestin, fortement distendu, perd sa contractilité; il faut alors introduire une sonde dans le rectum, afin que le liquide contenu dans l'intestin s'écoule facilement au dehors.

§ 10. — **Bains.**

On donne le nom de *bain* à l'immersion plus ou moins pro longée du corps tout entier ou d'une de ses parties dans un milieu liquide, solide ou gazeux[1].

Une première question doit être posée dans l'étude des bains, à savoir, si le liquide mis en contact avec la surface des téguments est absorbé et agit sur l'économie précisément par suite de cette absorption. Or cette question, du ressort de la physiologie pure, ne peut être discutée ici, et nous renverrons le lecteur soit aux traités classiques de physiologie (Béclard, Longet), soit aux articles des dictionnaires et en particulier à celui de M. Oré[2]. Pour cet auteur, comme pour la plupart des expérimentateurs, l'absorption cutanée de l'eau est douteuse, celle des médicaments qu'elle contient est parfois nulle, de sorte que les bains agiraient surtout par leur action extérieure, et non par suite de l'absorption des principes neutres ou actifs qu'ils peuvent renfermer.

Parmi les liquides les plus souvent utilisés pour les bains, il faut citer l'eau soit simple, soit minérale, soit médicamenteuse.

La vapeur d'eau, quelques gaz ont été aussi employés pour l'administration des bains, et surtout des bains localisés[3]. Enfin, autrefois surtout, on conseillait des bains secs, tels que les bains de sable, de son, etc.

Les bains sont distingués en *bains généraux* et en *bains locaux* : dans les premiers on plonge le corps en entier, dans les seconds on n'en plonge qu'une partie.

1° Bains généraux. — Les bains généraux sont divisés en *bains simples* et en *bains médicamenteux*.

Les bains simples sont *froids*, *frais* ou *chauds*.

Les *bains froids* sont ceux dont la température est au-dessous de 18 degrés centigrades; ils sont peu employés. En effet, ils

1. E. O. Henry.

2. Oré. *Nouveau Diction. de méd. et chir. pratiques*, t. IV, p. 411, 1866.

3. Voyez, plus loin, l'étude des *Topiques employés à l'état de gaz ou de vapeur*, p. 108 et suivantes.

refroidissent trop fortement les parties plongées dans le liquide, refoulent le sang vers le centre circulatroire et peuvent déterminer des congestions graves. Cependant ils sont indiqués dans quelques circonstances : ainsi on peut plonger dans l'eau froide un membre congelé, et le rappeler à la vie en chauffant peu à peu le liquide ; dans ce cas, en effet, un changement trop brusque de température pourrait causer des accidents fâcheux. En pareille circonstance, ce qu'il y a de mieux, ce sont les bains de neige que l'on fait fondre lentement.

Les bains froids, à la température de 18 à 20 degrés, sont utilisés quelquefois comme toniques et excitants. Dans quelques affections cérébrales, dans certaines formes d'aliénation, dans la fièvre typhoïde on emploie l'eau, à la même température, sous forme d'affusion sur la tête, le corps étant plongé dans un bain à une température plus élevée.

Les *bains frais*, à une température de 20 à 25 degrés centigrades, sont souvent indiqués, surtout au point de vue hygiénique ; il vaut mieux les prendre dans une eau courante. Ces bains sont encore utilisés comme fortifiants.

Les *bains chauds* sont ceux que l'on emploie le plus souvent en thérapeutique ; on les prescrit simples ou chargés de principes médicamenteux. Ces bains émollients et relâchants assouplissent la peau, en dilatent les pores, favorisent la sécrétion sudorale et calment l'état nerveux ; ils agissent en un mot comme antiphlogistiques et calmants.

Les *bains médicamenteux* sont très-nombreux ; outre les eaux minérales, qui en fournissent un grand nombre d'espèces, il y en a beaucoup que l'on prépare artificiellement. Ce sont les bains de son, de gélatine, si fréquemment employés dans les affections cutanées aiguës ; les bains sulfureux et alcalins, que l'on conseille aussi dans les affections syphilitiques de la peau. Nous ne pouvons entrer dans tous les détails que comporte ce sujet, cela nous entraînerait trop loin.

Les appareils destinés à prendre des bains généraux ont été appelés *baignoires* ; connus de tous, nous n'avons qu'à les mentionner ; toutefois, il est une espèce de baignoire sur laquelle nous appelons vivement l'attention ; c'est la *baignoire* dite *à cylindre*. L'eau du bain y est chauffée sur place à l'aide d'un cylindre dans lequel on fait brûler du charbon de bois. Or, on a eu à déplorer des accidents graves avec un semblable appareil. Le dégagement d'acide carbonique et d'oxyde de carbone résultant de la combustion du charbon détermine rapidement un état de malaise, et peut asphyxier le malade plongé dans le bain, et à l'asphyxie par le charbon se joint trop souvent l'asphyxie par submersion. Nous proscrivons donc d'une manière absolue la baignoire à cylindre, nous la proscrivons même lorsqu'une personne surveille celle qui prend le bain; car, nous l'avons dit, la combustion du charbon provoque un malaise que l'on doit toujours éviter.

Nous devons signaler encore, mais alors pour le louer, l'appareil inventé par Mme Julienne pour donner des bains aux enfants. Nous en emprunterons la description et l'appréciation au rapport de Bouvier[1].

« L'invention de Mme Julienne a pour but de fixer dans le bain les malades et surtout les enfants trop jeunes et trop indociles pour s'y tenir d'eux-mêmes.

» A cet effet, une pièce métallique recourbée s'accroche sur le bord de la baignoire, où elle est fixée par des vis. Cette pièce porte un arc également métallique qui se trouve derrière l'enfant. Une ceinture qui entoure celui-ci est retenue par des coulants dans la concavité de cet arc. Au besoin, les épaules sont assujetties par deux bretelles attachées à la ceinture comme le scapulaire de nos bandages de corps. On peut fixer sur les extrémités de l'arc métallique une tablette placée devant l'enfant, ou d'autres objets propres à le distraire.

» On voit que, par cette disposition, le sujet, la baignoire et l'appareil forment un tout inséparable. L'enfant indocile, l'enfant craintif, se sentent retenus par une puissance fixe, qui en impose au premier et qui rassure le second. Nous avons vu l'emploi de ce moyen calmer promptement une agitation difficile à vaincre lorsqu'on se contentait de tenir l'enfant avec les mains. »

Cet appareil est très-utile dans les hôpitaux d'enfants.

2° BAINS LOCAUX. — Les bains locaux sont d'un usage fréquent en thérapeutique : ce sont des bains de pieds ou *pédiluves*, des bains de mains ou *manuluves*, des *bains de siége*, enfin quelques autres moins importants et généralement moins utilisés.

A. *Pédiluves*. — Les pédiluves sont conseillés comme dérivatifs : dans ce cas, on les emploie à une température telle que le malade ne puisse y porter le pied sans ressentir un peu

1. *Académie de médecine.*

de douleur; souvent même on augmente l'activité des bains de pieds en y ajoutant une substance irritante soluble, par exemple du carbonate de potasse ou de soude, du savon, du sel marin, du vinaigre. L'irritation que cause le bain de pieds doit être assez intense pour rougir fortement la peau et déterminer le gonflement des veines saphènes. Le bain de pieds révulsif doit durer de dix à vingt minutes; au delà de ce temps il devient inutile, tout l'effet qu'il doit faire étant produit.

Pour prendre un bain de pieds, on se sert d'un seau ordinaire ou d'un récipient spécial, dans lequel on verse de l'eau en assez grande quantité pour que les deux pieds plongent au moins jusqu'au dessus des malléoles; il vaut même mieux qu'il y ait assez d'eau pour que le liquide arrive jusqu'au milieu du mollet.

On ajoute souvent aux bains de pieds simples de la farine de moutarde, qui irrite la peau et détermine une dérivation assez énergique; mais il faut, dans ce cas, employer de l'eau portée à une température peu élevée. Comme nous le verrons en décrivant les *sinapismes*, la trop grande chaleur décompose la farine de moutarde et neutralise son principe actif; cette remarque, à laquelle on doit faire attention, explique pourquoi, dans un bain de pieds trop chaud, la farine n'agirait plus.

On donne encore des bains de pieds simples avant la saignée du pied; dans cette circonstance, le bain doit être à la température de 40 à 45 degrés centigrades, c'est-à-dire moins chaud que lorsqu'il s'agit d'un bain simple purement révulsif. Enfin, lorsqu'on donne un bain de pieds émollient, comme dans les inflammations locales, la température du liquide doit être encore abaissée; de plus, l'immersion dans le bain doit être très-prolongée.

B. *Manuluves*. — Les manuluves sont également employés comme dérivatifs et comme antiphlogistiques. Tandis que les manuluves sont conseillés comme dérivatifs, principalement dans les maladies de la poitrine ou du cœur, les pédiluves sont plutôt conseillés dans les affections de la tête ou de la gorge. Les manuluves se donnent exactement de la même manière que les pédiluves : simples, composés ou sinapisés.

Les bains de mains antiphlogistiques sont très-fréquemment employés dans les affections chirurgicales des doigts ou de la main.

C. *Bains de siége.* — Les bains de siége sont souvent conseillés dans les inflammations des organes contenus dans le bassin : dans la cystite, l'uréthrite ; dans les inflammations de l'utérus et de ses annexes; pour rappeler les menstrues arrêtées, etc. La température de ces bains est celle que nous avons indiquée pour les bains chauds généraux; ils sont presque toujours simples, rarement chargés de principes médicamenteux : encore ceux-ci ne sont-ils que des principes émollients.

Pour donner un bain de siége, on se sert d'un baquet ordinaire, ou bien d'une espèce de baignoire faite exprès, à laquelle on a donné le nom de *bain de siége* ; on y verse de l'eau à la température voulue. On fait asseoir le malade dans la baignoire ; le corps est presque entièrement hors de l'eau; les jambes sont pendantes hors de la baignoire. Il faut, comme dans les bains de pieds, envelopper complétement le malade et la baignoire pour qu'il n'y ait pas de refroidissement.

D. — On appelle *demi-bains* des bains dans lesquels les extrémités inférieures et le tronc jusqu'à l'ombilic sont seulement plongés dans l'eau. Ces bains sont peu en usage.

Enfin, il y a d'autres bains locaux qui sont prescrits suivant les diverses circonstances : tels sont les bains de bras et de l'avant-bras dans les phlegmons de ces organes, les bains de verge dans les blennorrhagies; tous ces bains remplacent d'une manière avantageuse les fomentations.

E. *Appareils de Mayor.* — Les bains locaux ont été plus particulièrement préconisés dans les affections chirurgicales, soit comme antiphlogistiques, soit dans le but de remplacer les irrigations tièdes et continues.

Mayor de Lausanne [1] fit construire des appareils destinés précisément à donner des bains partiels, surtout aux membres. Ces appareils ne sont autres que de grands tubes métalliques en forme de manchon, offrant à leurs deux extrémités une toile de caoutchouc qu'on maintient serrée autour du membre, dont une partie est ainsi plongée dans le liquide renfermé dans le manchon métallique. Malgré les avantages de cette méthode, la constriction exercée par les manchons devant être suffisamment forte, il en résulte une gêne assez grande pour que l'appareil soit difficilement supporté plus d'une heure.

1. *De la localisation des bains, etc.* ; Lausanne, 1844.

F. *Appareils de Fock et de Langenbeck.*—Plus tard, en 1855, Langenbeck[1] conseilla de plonger dans un bain local, jusqu'à guérison complète, les plaies récentes dues au traumatisme ou à l'intervention du chirurgien, les plaies d'amputation, par exemple. L'eau du bain est maintenue à la température de 25 à 30° centigrades. Voici quels seraient les avantages de cette méthode :

1° Le bain chaud apaise la douleur, diminue la tension des parties, calme les nerfs irrités et leur épargne l'excitation produite par la pression inégale d'un bandage.

2° L'inflammation locale diminue, la réaction générale perd de son intensité. On n'observe jamais de frissons.

3° La plaie change entièrement de nature. Les granulations s'accroissent rapidement, marchent avec rapidité et sont même exubérantes.

4° Enfin, en rendant le refroidissement du membre et le contact de l'air extérieur impossibles, le bain chaud semble, mieux que tout autre moyen, préserver l'opéré de la pyohémie. En pénétrant dans tous les recoins de la plaie, l'eau empêche l'accumulation du pus, nettoie la blessure, permet au chirurgien de suivre les progrès de la cicatrisation, sans que le membre soit remué, sans que la nature soit dérangée dans son travail réorganisateur. L'odeur répandue par l'appareil est nulle. L'application est aisée et prompte, le renouvellement n'a lieu que deux fois par jour et sans dérangements pour le patient. Dans le cas où la suppuration serait trop abondante, on entretiendrait un courant constant d'eau tiède. La propreté des draps est respectée, et l'immobilité du patient peut être complète.

Langenbeck assure n'avoir jamais eu d'hémorrhagies, malgré cette présence continue d'eau tiède autour des plaies.

Une des grandes difficultés était de généraliser cette méthode, c'est-à-dire de localiser l'action du bain; dans ce but, M. Fock[2] construisit une série d'appareils qui permirent d'appliquer cette espèce de bain à presque tous les cas. Ce sont des caisses de zinc proportionnées aux membres malades et pouvant prendre divers degrés d'inclinaison. Quand il s'agit de la jambe et qu'on doit baigner le genou, l'emploi de deux manchettes de caoutchouc est nécessaire. Des ouvertures pra-

1. *Gazette hebdomadaire*, 1855, p, 872.
2. Voyez G. Gaujot, *Arsenal de la chirurgie contemporaine, etc.*, t. I, p. 69, et fig. 42 et 43 ; Paris, 1867.

tiquées dans le couvercle de la boîte permettent d'introduire de l'eau chaude et un thermomètre. Le membre est fixé par des bandes de toile forte s'attachant à des crochets intérieurs et extérieurs. Un robinet sert à vider l'appareil sans déranger le malade.

Les manchettes employées par M. Fock présentent quelques inconvénients, surtout quand c'est un moignon de cuisse ou le genou qui doivent être plongés dans le bain. Tantôt les manchettes ferment trop bien, et la compression cause de l'œdème, de la douleur, etc., ou bien elles ferment mal, et l'eau s'échappe entre elles et la peau. On a proposé des manchettes longues et fines, et, autant que possible, on a conseillé de les faire construire exprès pour le malade; enfin, le résultat serait excellent en utilisant deux de ces manchettes : l'une renversée en dedans, l'autre en dehors. Un bourrelet à air, qu'on gonflerait à volonté, pourrait encore remplacer avantageusement ces manchettes : la pression serait facultative, et la compression, se faisant sur une surface plus étendue, serait moins douloureuse.

Après quelques jours d'immersion, la face plantaire du pied, la paume de la main deviennent très-douloureuses, ce qui tient à la séparation en masse de l'épiderme. On obviera à cet inconvénient en recouvrant la main ou le pied d'une couche épaisse de graisse et en enveloppant le tout d'un gros gant sans doigts ou d'un bas de laine. Du reste, ces douleurs momentanées varient suivant les individus et ne sont intenses que lorsqu'on retire le membre de l'eau.

La figure 58 ci-contre représente l'appareil de Langenbeck, tel qu'il a été construit par Charrière, pour s'appliquer aux moignons des amputés. Le vase B contient l'eau tiède qui doit renouveler celle de l'appareil; la lampe à alcool D sert à chauffer l'eau du vase B. La boîte C, renfermant le moignon, présente une paroi supérieure mobile, H, de verre; le manchon E est destiné à entourer le membre et à éviter l'inondation du lit du malade; I, est l'ouverture d'entrée du liquide échauffé; G, l'ouverture de sortie, d'où naît un tube conduisant le liquide dans un réservoir inférieur, J.

Au moment où le procédé de Langenbeck fut connu en France, Valette (de Lyon) avait recours à un appareil semblable, au moins en principe, à ceux qui furent successivement inventés par Fock[1], Mathieu[2] et Charrière. C'était pour éviter la dé-

1 Gaujot, t. I, *loc. cit.*, fig. 42 et 43.
2. Gaujot, t. I, *loc. cit.*, fig. 41.

composition du pus à la surface des plaies en supprimant le contact de l'air, que Valette plongeait les moignons dans des bains pendant quinze à vingt jours. Au lieu d'eau chaude, il préconisait de l'eau tiède ou froide, alcoolisée ou contenant du perchlorure de fer, c'est-à-dire des substances évidemment antiseptiques [1].

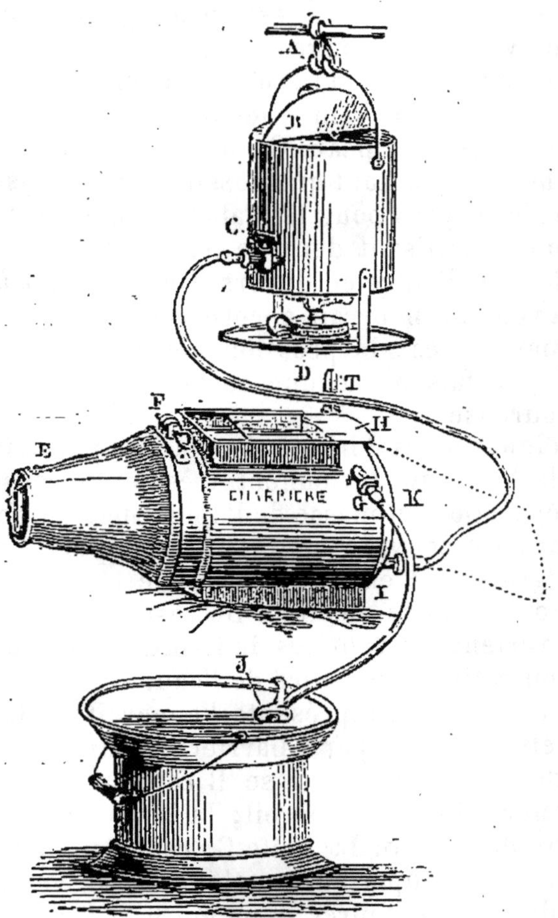

Fig. 58. — Appareil de Langenbeck.

D'ailleurs ces bains prolongés n'ont pas été employés seulement dans les lésions chirurgicales. M. Hebra (de Vienne) les a utilisés dans le traitement des affections cutanées, mais il s'agit ici de bains généraux, nécessitant des baignoires spéciales [2]. Les brûlures à tous les degrés, l'éruption variolique, le pem-

1. *Gaz. hebd.*, 1856, p. 38, et Popier, *Thèse de Paris*, 1853.
2. Oré, *loc. cit.*, p. 448.

phigus, le psoriasis, le prurigo, ont été traités avec succès par les bains prolongés.

3° Bains secs. — Les bains secs sont ceux qu'on fait avec de la cendre, du sable, du son, chauffés et renfermés dans des sachets de toile. Ces bains, qui ne sont presque plus employés aujourd'hui, étaient autrefois conseillés dans le traitement des hydropisies, et pour rappeler la circulation dans des parties gangrenées.

Toutefois, les bains de sable sont encore fréquemment utilisés sur les côtes de la Méditerranée, le soleil séchant rapidement le sable et l'échauffant d'une façon suffisante. Ces bains ne doivent pas durer plus de dix à quinze minutes ; ils sont locaux ou généraux, et on les conseille de préférence aux sujets débilités ou atteints de rhumatisme chronique.

Nous ne ferons que signaler l'emploi des bains de fumier, abandonnés aujourd'hui.

4° Bains électriques et hydro-électriques. — Les premiers bains électriques s'administraient en faisant monter le malade sur un appareil isolant et en le mettant en communication avec une machine électrique ordinaire. Aujourd'hui, les divers médecins qui ont préconisé ces bains se servent d'un bain véritable et du courant continu ou intermittent produit par une pile de Wollaston, de Bunsen, etc., ou par une machine d'induction.

L'appareil se compose donc, en général, d'une baignoire métallique, d'ordinaire en cuivre rouge, isolée autant que possible du sol et renfermant de l'eau rendue conductrice de l'électricité par l'addition de sel ordinaire ou d'acide chlorhydrique (Caplin). Le malade est placé dans un cadre en bois et en toile qui l'isole des parois de la baignoire, aussi le courant ne peut-il s'établir qu'en traversant le liquide du bain. Le pôle négatif est mis en rapport avec l'appareil, tandis que le patient tient dans sa main le pôle positif.

Dans le cas où l'on fait usage de l'électricité induite, on peut placer les deux rhéophores de l'appareil d'induction dans le bain[1] ; dans des expériences faites à l'hôpital Saint-Louis[2], on s'est servi d'un appareil Potin, composé « d'une baignoire en

1. Voyez Bouchardat, *Manuel de mat. méd. et de thérapeut.*, t. I, p. 501, 4e édit., 1864 (App. de Moretin).

2. Bouillon Lagrange, *thèse de Paris*, 1867, n° 74, et R. Nivelet, *ibid.*, 1867, n° 204.

» ciment romain munie d'un appareil électrique à courant in-
» terrompu et formé de deux couples de Bunsen, moyen modèle,
» dont le vase externe poreux fait corps avec la baignoire, que
» l'humidité transforme en une masse unique d'une conducti-
» bilité uniforme. Une bobine à gros fil produit un extra-cou-
» rant au moyen d'un flotteur de charbon qui établit une déri-
» vation en quelque point qu'on le place. »

Pendant le bain, des bulles de gaz se détachent de la surface de la peau, le malade ressent des picotements, des démangeaisons et éprouve des contractions musculaires si le courant est trop intense. La chaleur cutanée, les contractions seraient plus pénibles lorsqu'on emploie le courant continu.

Ces bains, qui réveillent la circulation cutanée et accélèrent la circulation, ont-ils en outre la propriété de provoquer l'apparition à la surface de la peau des substances métalliques introduites à titre de médicament dans l'économie (Caplin)? Cette assertion mérite encore une démonstration expérimentale, comme le fait remarquer M. Oré [1].

5° Bains a l'hydrofère. — Mathieu (de la Drôme) a utilisé la pulvérisation des liquides, non plus seulement pour le traitement des affections des voies respiratoires, mais encore pour donner des bains généraux. Son appareil permettant de n'employer que quelques litres d'eau pulvérisée pour un bain, on comprend immédiatement le grand avantage qu'on peut en retirer, quand il faut faire usage d'une eau minérale ou médicamenteuse. Cet appareil, présenté à l'Académie de médecine, a été l'objet d'un rapport de M. le professeur Gavarret [2] Nous ne pouvons mieux faire que de reproduire en partie la description et l'appréciation du savant professeur,

» M. Mathieu (de la Drôme) est parti de cette idée que, dans un bain d'eau stagnante, la portion de liquide en contact immédiat avec le corps du baigneur est la seule qui exerce une action topique et fournisse des matériaux à l'absorption. Cela posé, il a cherché à entretenir à la surface de la peau une couche très-mince et incessamment renouvelée de liquide actif. L'appareil imaginé pour résoudre ce problème est très-simple et fonctionne avec une grande régularité.

» Le liquide, enfermé dans une boîte de cuivre, est très-finement divisé par un courant d'air fourni par une soufflerie fonc-

1. *Loc. cit.*, p. 471-472.
2. Séance du 1er mai 1860.

tionnant sous une pression de 5 à 6 centimètres de mercure. Le baigneur étant assis dans une boîte à bain, analogue à celle dont on se sert pour les fumigations, le jet de gaz et de liquide divisé s'échappe par un orifice d'écoulement situé au niveau des genoux, s'élève obliquement en s'étalant, et se résout en une pluie d'une excessive ténuité qui arrose incessamment de haut en bas le corps du malade. Ajoutons que la tête peut, à volonté, être tenue en dehors de la boîte ou rester exposée à l'action de la pluie, dont il est facile de régler la température selon les indications.

» Des expériences multipliées permettent d'affirmer qu'avec trois ou quatre litres de liquide l'*hydrofère* de M. Mathieu (de la Drôme) permet d'entretenir, pendant une heure, une couche de liquide incessamment renouvelée à la surface d'un homme. Avec ce système de balnéation, il sera donc possible d'administrer, à très-peu de frais, des bains composés dans lesquels entrent des substances d'un prix élevé, telles que l'iode, le mercure, ou des essences aromatiques; le médecin pourra, en tout lieu et en toute saison, soumettre les malades au traitement par les bains de mer et d'eaux minérales naturelles. Il reste cependant une question à examiner : l'action des bains à l'hydrofère est-elle la même que celle des bains ordinaires? »

M. Gavarret rend alors compte des résultats obtenus par M. le professeur Hardy, résultats consignés par ce dernier dans un mémoire à l'Académie de médecine.

Les effets physiologiques des bains à l'hydrofère ne semblent pas différer beaucoup des effets des bains ordinaires. Le premier mode de balnéation aurait même l'avantage d'entraîner avec plus de facilité les matières étrangères et les squames adhérentes à la surface cutanée. Au point de vue pathologique, M. Hardy a administré avec succès des bains médicamenteux à l'amidon, au bichlorure de mercure, à l'iodure de potassium, des bains d'eaux minérales naturelles et d'eau de mer. Les diverses affections cutanées qui ont cédé à ce mode de traitement ont été: l'eczéma, le psoriasis, le pityriasis versicolor et le prurigo. Des engorgements, des ulcérations de nature scrofuleuse ont été guéris par les bains d'eau de mer à l'hydrofère. Aussi, depuis cette époque, ce mode de balnéation est-il utilisé à l'hôpital Saint-Louis.

6° Bains fournis par des matières animales. — Parmi ces matières, nous pouvons citer le lait, le petit-lait, la gélatine et le sang.

Le *bain de lait* n'est plus guère employé, vu son prix élevé et son peu de valeur; mais il n'en est plus de même du *petit-lait*. Ces bains font en effet partie d'une médication toute spéciale, dite *cure de petit-lait*, qui consiste dans l'emploi *intus et extra* de la partie non coagulable du lait de vache, de chèvre ou de brebis.

L'étude de cette *cure de petit-lait*, cure préconisée surtout en Suisse et en Allemagne, ne peut nous occuper ici; aussi ne faisons-nous que la signaler en passant.

Les *bains de gélatine*, qui se préparent en faisant dissoudre un kilogramme de gélatine dans l'eau chaude, solution qu'on ajoute au bain ordinaire, sont indiqués surtout dans des affections cutanées.

Quant aux *bains de sang*, malgré leur abandon général, on pourrait en retirer quelques avantages d'après un certain nombre de médecins. Il en serait de même des bains de tripes, ou de ceux dans lesquels on emploie le contenu de la panse des ruminants dès que ceux-ci ont été abattus pour la boucherie?

Les bains de vapeur, d'air chaud, d'oxygène, d'acide carbonique seront étudiés plus loin.

§ 11. — Douches

On appelle *douche* le courant d'une vapeur ou d'un liquide qui vient frapper une partie quelconque du corps.

1° Douches liquides. — L'appareil qui sert à donner les douches est construit de telle sorte que le liquide se meut par son propre poids. Il se compose d'un réservoir plus ou moins élevé, de 1 à 4 mètres, et d'un tube dont le diamètre est très-variable, de 5 millimètres à 3 centimètres. Ce tuyau est terminé par un ajutage à orifice tantôt simple, tantôt percé d'un grand nombre de trous comme une pomme d'arrosoir; un robinet ferme le tube à la partie inférieure.

Les douches sont *descendantes*, lorsque le tube descend perpendiculairement du réservoir sur l'organe qui doit être frappé par le liquide; *latérales*, lorsque le tube se recourbe à la partie inférieure en formant un angle qui se rapproche de l'angle droit; *ascendantes*, lorsque le tube se recourbe deux fois de manière à faire remonter l'eau contre son propre poids. Dans les douches descendantes et latérales, le réservoir est assez élevé et le diamètre du tuyau est assez considérable;

dans les douches ascendantes, au contraire, le diamètre du tuyau est étroit et le réservoir peu élevé.

L'eau qu'on emploie pour les douches est froide ou chaude, simple ou chargée de principes médicamenteux, sulfureux ou salins.

Les douches, chaudes ou froides, déterminent sur la partie où elles sont projetées une dépression subordonnée à la hauteur du liquide et au volume de la colonne d'eau: bientôt cette partie rougit rapidement. Lorsque la douche est chaude, cette rubéfaction est produite par l'effet d'une stimulation directe; elle est au contraire la conséquence de la réaction, lorsque la douche est froide.

Les douches sont employées fréquemment dans le traitement de l'aliénation mentale; mais elles doivent être regardées comme un moyen de répression plutôt que comme un moyen curatif. On les a encore conseillées dans le traitement des engorgements chroniques des articulations, les fausses ankyloses, etc. Dans tous les cas, il ne faut s'en servir qu'avec beaucoup de précautions et surveiller leur emploi avec la plus grande attention, car l'action très-énergique de cette médication pourrait déterminer un état aigu qui deviendrait funeste pour le malade.

Les douches ascendantes ou à faible courant, en raison de la faiblesse de la colonne de liquide, n'agissent que très-lentement et peuvent être prolongées davantage. On les dirige sur l'extrémité inférieure du canal intestinal en introduisant le tube dans l'anus pour vaincre certaines constipations opiniâtres; on les emploie aussi pour déterger certains abcès du périnée, pour évacuer le pus contenu dans l'intérieur du rectum lorsqu'un abcès est ouvert dans l'intestin; dans le vagin et sur le col de l'utérus, pour dissiper les engorgements de la matrice, etc.[1]

L'appareil à douches que nous avons rapidement décrit au commencement de ce paragraphe ne se rencontre guère que dans les grands établissements hospitaliers ou dans ceux où l'on applique spécialement une méthode de traitement désignée sous le nom d'*hydrothérapie*.

Toutefois, la vulgarisation de cette méthode de traitement a fait inventer un certain nombre d'*appareils hydrothérapiques portatifs*, dans lesquels, la pression du liquide est obtenue à

1. Pour plus de détails, voyez l'article de M. Siredey, in *Nouv. Dict. de méd. et de chir. pratiques*, t. XI, p. 671, 1869.

l'aide d'un réservoir où l'on peut comprimer de l'air; tels sont les appareils Walter, Iverneau, etc.

L'usage si varié des douches locales, les résultats avantageux obtenus par cette médication dans les affections de l'anus et du rectum, dans celles des organes génitaux de la femme; les applications récentes qui en ont été faites dans l'art obstétrical, ont dû nécessairement provoquer l'invention d'appareils portatifs, d'une manœuvre facile, et non susceptibles de se déranger. A la vérité, l'irrigateur Éguisier, déjà décrit, pouvait rendre des services; mais il était insuffisant dans un grand nombre de cas.

Les appareils à douches imaginés dans ces dernières années sont donc extrêmement nombreux. Nous en signalerons deux dont l'invention est due à Charrière, et un troisième construit par Mathieu.

Le premier est l'appareil désigné sous le nom de *pompe à levier*. Cette pompe, pourvue d'un réservoir d'air, est à jet continu; elle se fixe sur une table au moyen d'un étau.

Toutefois, le prix élevé de cet instrument l'a fait remplacer par l'appareil désigné sous le nom d'*appareil à douches portatif*. Il se compose :

D'un récipient d'eau et d'air, muni de deux soupapes; d'un tuyau irrigateur, monté à vis ou à frottement sur le récipient; d'une seringue à trois anneaux, ou à poignée, vissée dans l'ouverture placée au sommet du récipient; enfin, d'un tuyau plongeur, que l'on adapte à la partie inférieure du récipient; il est terminé par une boule de plomb.

Ce dernier appareil, comme celui de Mathieu, représenté dans la figure 59, est plus spécialement employé pour l'administration des douches utérines.

Sur les indications de M. A. Fournier, M. Galante a construit un appareil à douches périnéales et vaginales représenté dans la figure 60.

Il se compose d'une sorte de seau ovalaire en métal évasé à sa partie supérieure, et présentant ici la forme d'une cuvette. Au centre de celle-ci existe un ajutage pouvant recevoir soit une pomme d'arrosoir (douches périnéales), soit un tube flexible terminé par une canule (douches vaginales). Cette cuvette est indépendante du corps de l'appareil pour en rendre le nettoyage plus facile.

Une pompe, fixée à la partie antérieure du seau métallique, est manœuvrée par la personne assise sur l'appareil qui peut ainsi régler l'ensemble du jet de liquide.

Cet appareil, qui peut contenir 10 litres d'eau, peut être mis en action avec une très-petite quantité de liquide, car celui-ci, élevé d'abord par la pompe, retombe à la partie inférieure du seau, où elle est de nouveau aspirée par la pompe.

Parmi les appareils inventés pour donner des douches localisées, nous croyons devoir signaler celui de Follin, utilisé

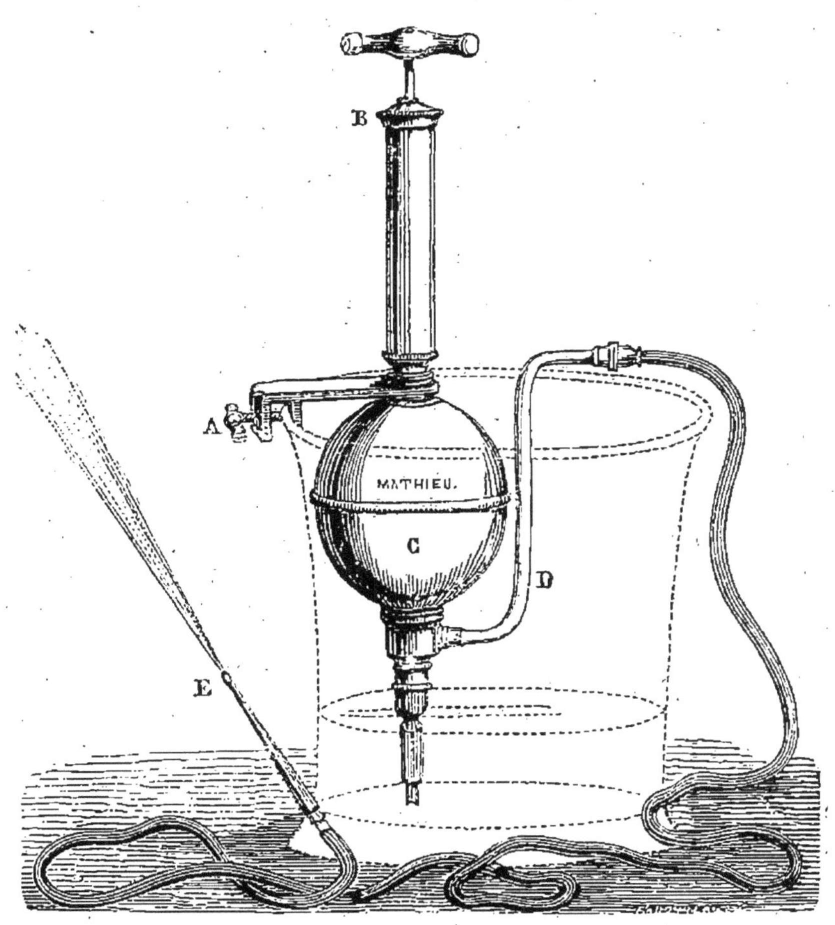

FIG. 59. — Appareil à douches de M. Mathieu.

surtout pour les douches oculaires (fig. 61). Il se compose d'un récipient A d'étain, qu'on place dans une cuvette et qui est surmonté d'une boule de caoutchouc qu'on peut remplacer par une pompe I, H. En pressant d'une façon intermittente la boule de caoutchouc, ou en faisant agir la petite pompe, l'eau pénètre dans le récipient, et de là dans le tuyau conducteur, dont l'extrémité se termine par un embout en forme d'arrosoir D.

Du reste, d'autres canules D, D, se montent sur l'appareil. qui peut alors être employé pour administrer les douches utérines et rectales.

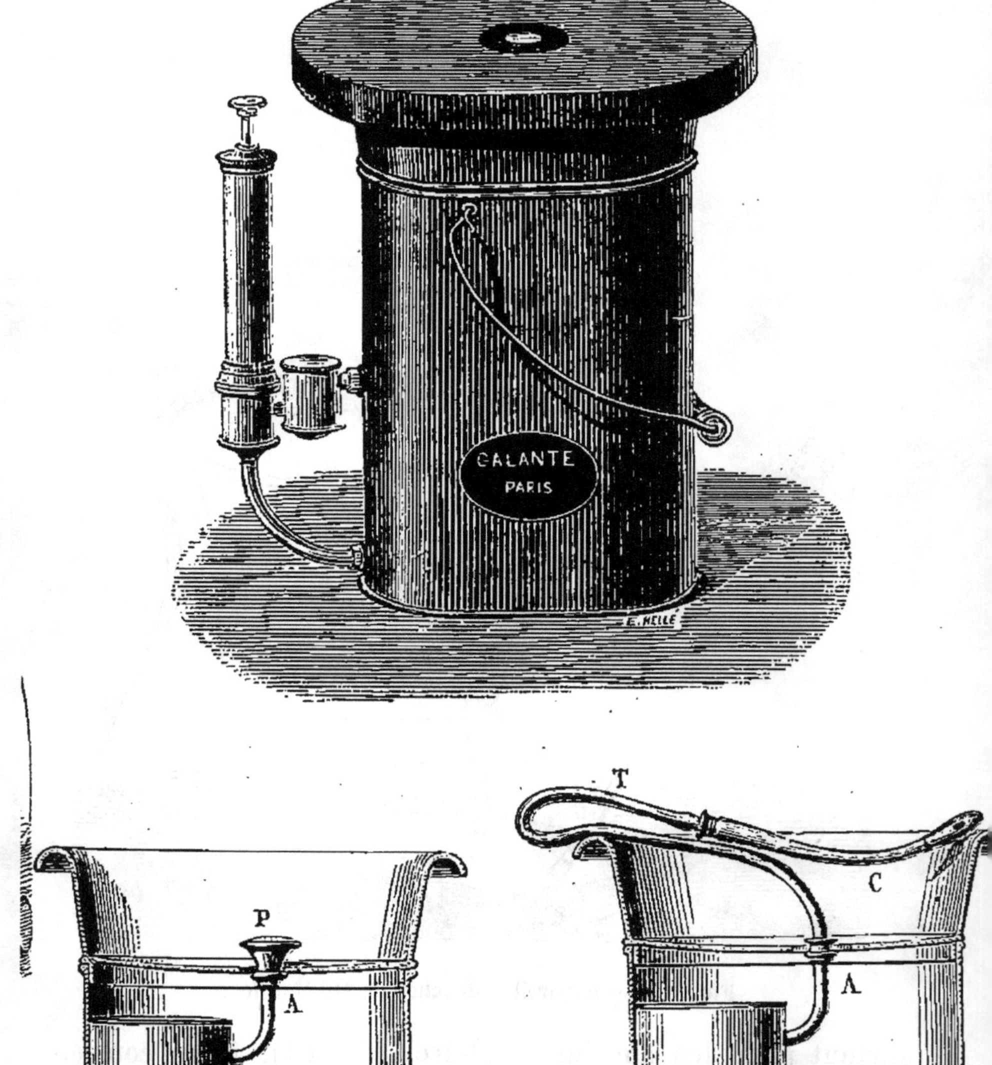

FIG. 60. — Appareil à douches périnéales et vaginales de M. A. Fournier.

MM. Mathieu et Guéride construisirent aussi des appareils à douches oculaires projetant alternativement de l'eau chaude et de l'eau froide.

De tous les appareils à douches oculaires nous préférons de beaucoup, à cause de sa simplicité et de sa facile manœuvre, celui que nous représentons ici (fig. 62) et qui est construit par M. Mariaud.

Il se compose d'une pompe aspirante et foulante en caoutchouc vulcanisé R, pompe qu'on fait facilement mouvoir en pressant ses parois d'une façon intermittente. Le liquide est puisé dans un vase à l'aide d'un tube de caoutchouc, et il est

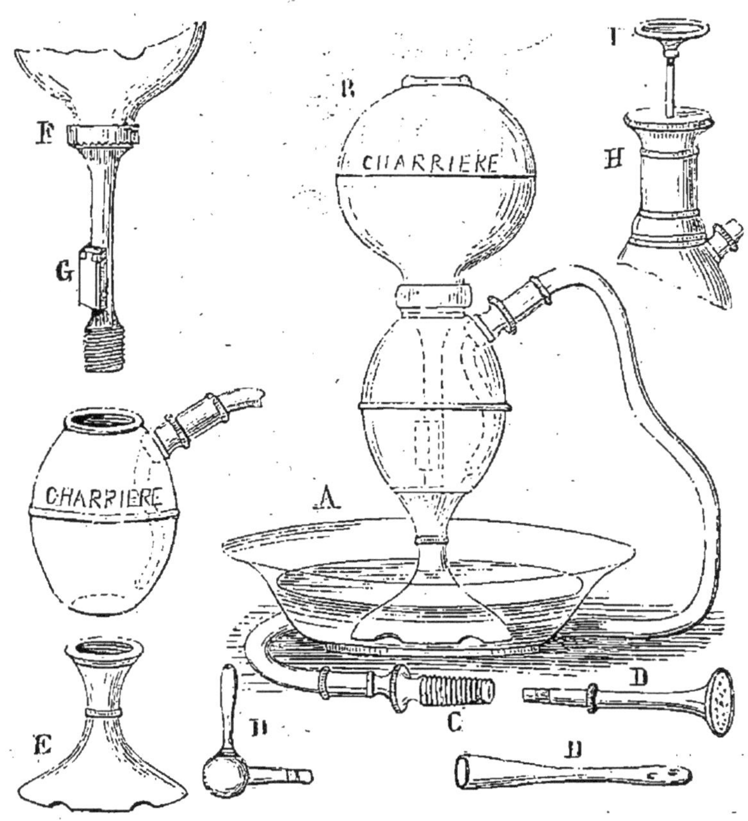

Fig. 61. — Appareil à douches de Follin.

projeté sur les yeux à l'aide d'une canule A qui termine une autre tube de caoutchouc sur le trajet duquel se trouve une dilatation, véritable réservoir destiné à régulariser l'écoulement de l'appareil.

Les douches de liquides pulvérisés seront étudiées plus loin avec les appareils pulvérisateurs.

2° Douches de vapeur. — Les douches de vapeur s'administrent au moyen d'un long tuyau adapté à un générateur de vapeur (Voy. le paragraphe suivant) et disposé de manière à pouvoir être dirigé dans tous les sens.

La vapeur est simple, ou chargée de principes médicamenteux, émollients, aromatiques, etc.

Le volume du tuyau, la force du courant, la température de

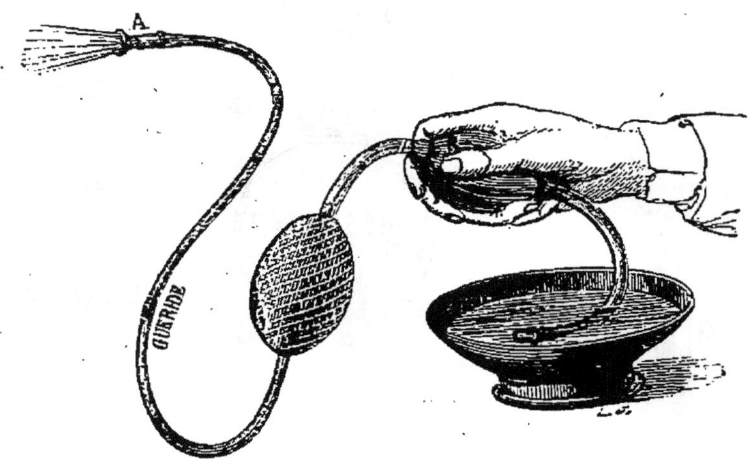

Fig. 62. — Appareil à douches oculaires de M. Mariaud.

la vapeur, la durée de la douche, sont subordonnés au genre d'affection que l'on veut traiter. Ces douches sont surtout employées dans les engorgements articulaires et dans les maladies cutanées ; elles ne doivent pas être trop prolongées, car elles détermineraient la rubéfaction, la vésication et même la cautérisation de la peau. En général, la durée de la douche est de dix à quinze minutes [1].

§ 12 — Des topiques employés à l'état de gaz ou de vapeur

1° Bains d'étuves. — « Les étuves sont constituées par des » espaces clos renfermant de l'air ou de la vapeur d'eau dont la » température est élevée au point de provoquer la transpiration » cutanée [2]. »

Lorsque l'étuve ne contient que de l'air chaud, elle est dite *sèche ;* renferme-t-elle de la vapeur d'eau, l'étuve est dite *humide*.

1. Parmi les appareils à douches de vapeur nous devons signaler celui du docteur Lefebvre (du Nord).

2. Tartivel, in *Dict. encycl. des sc. méd.*, t. VIII, p. 180, 1868.

A. *Étuve sèche.* — Les appareils destinés à donner des bains d'air chaud varient beaucoup. En général, il est préférable que le malade ait la tête hors de l'étuve, de façon que la haute température du milieu dans lequel plonge le reste du corps n'influence pas directement la respiration et la circulation.

On peut employer un fauteuil *ad hoc* où s'assied le patient, et au-dessous duquel on met une lampe à alcool à deux, trois ou quatre becs. Le siége du fauteuil doit être suffisamment garni pour empêcher l'action trop vive et trop directe de la lampe. Des couvertures de laine tombant jusqu'à terre, et soutenues par des cerceaux, enveloppent le malade, dont les pieds reposent sur un escabeau en bois percé de trous.

On pourrait encore se servir d'une baignoire vide dans laquelle on disposerait un cadre pour coucher le malade et une lampe à alcool. Le tout serait recouvert d'une couverture de laine.

Lorsque le sujet ne peut se lever, on soulève les couvertures de son lit au moyen de cerceaux et on fait arriver l'air chaud dans cet espace vide. Dans ce cas, le lit fait l'office d'étuve. Toujours est-il qu'il faut avoir soin de garantir les couvertures par des toiles cirées, pour éviter qu'elles ne s'imprègnentd'humidité. De plus, lorsque la température de l'air chaud est assez élevée, il faut placer le tube conducteur dans un autre tube plus large, de façon que le premier de ces conduits ne soit pas en rapport direct avec les draps. Le tube conducteur se termine au dehors par une sorte d'entonnoir au-dessous duquel on fait brûler une lampe à alcool. Cette manière d'administrer les bains d'air chaud est généralement usitée dans les hôpitaux.

Plus exceptionnellement, l'appareil n'est autre qu'une boîte de bois offrant à sa partie supérieure un trou qui laisse passer la tête, et à sa partie inférieure un autre trou donnant passage au tube qui conduit dans la boîte l'air préalablement échauffé par la lampe.

Ajoutons que ces divers moyens d'administrer des bains d'air chaud s'emploient aussi pour les bains de vapeur et pour les fumigations de matières médicamenteuses. Dans ces cas, le tube conducteur amène soit de la vapeur d'eau, soit des vapeurs térébenthinées, alcooliques, mercurielles, etc.

La température des bains d'air chaud peut varier de 35 à 75 degrés; toutefois, il paraît prudent de ne pas dépasser 45 degrés centigrades (Tartivel). La durée de ces bains varie d'une demi-heure à trois quarts d'heure, rarement une heure.

Dans quelques cas, après le bain, on administre au malade une douche générale en pluie, à la température de 10 à 12 degrés. Celle-ci a l'avantage d'enlever l'excès de calorique et d'abaisser la température animale au-dessous de son

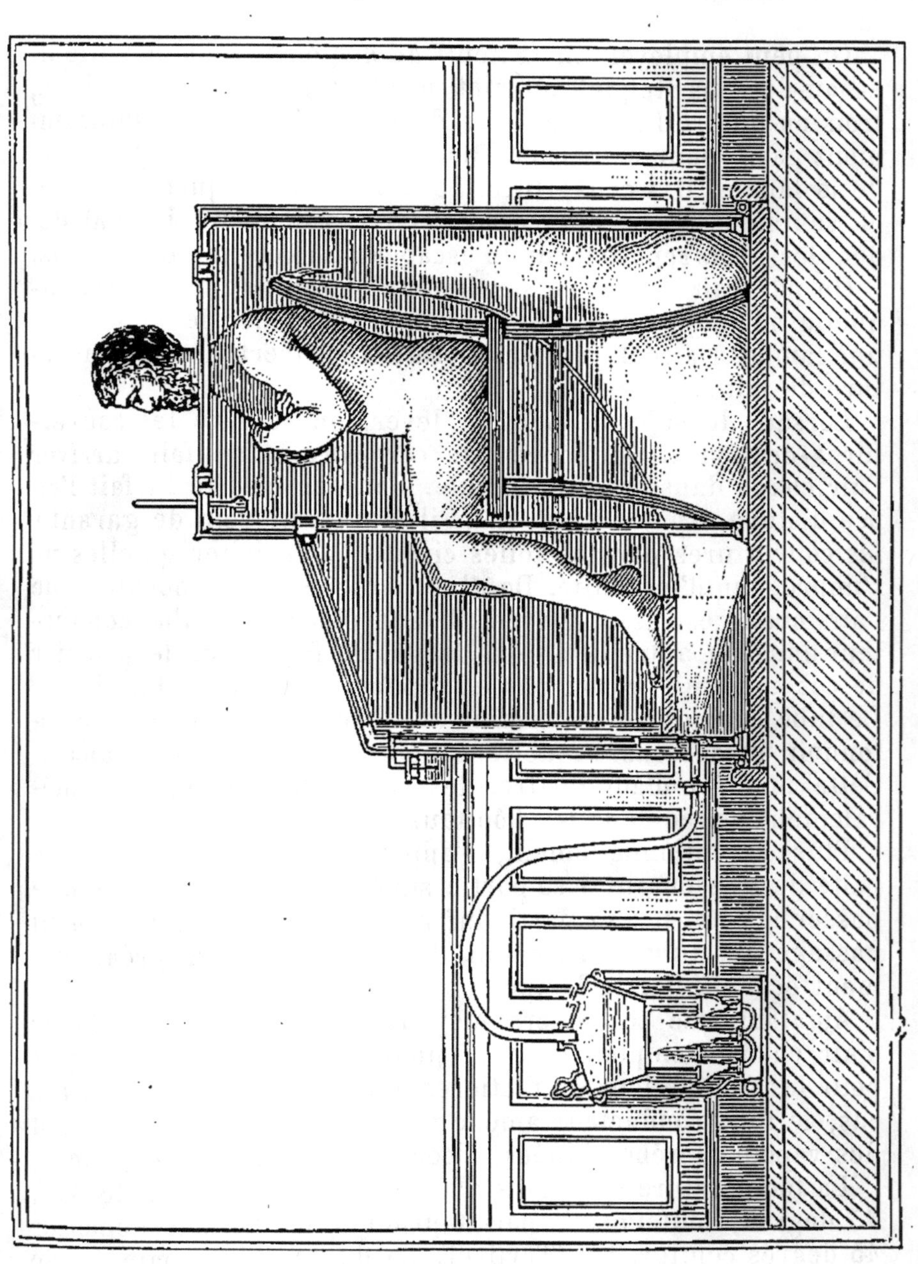

FIG. 63. — Appareil à bain de vapeur, du Dr Brémond.

état normal, et si la température de l'étuve n'a pas été portée trop haut, la douche froide ou l'immersion dans un bain froid produit au patient une sensation extrêmement agréable.

Pendant le bain d'air chaud, on peut faciliter la transpiration en buvant toutes les dix minutes, par exemple, un demi-verre d'eau fraîche.

Ces bains sont utiles dans le rhumatisme chronique, dans le rhumatisme articulaire aigu, dans les affections chroniques des organes thoraciques et abdominaux, dans le tétanos, etc., en résumé, toutes les fois qu'il y a indication d'exciter une sécrétion abondante de la sueur.

B. *Étuve humide. Bains de vapeur.* — Ces bains peuvent être locaux ou généraux, et dans ce dernier cas il faut en distinguer deux formes principales : le *bain d'étuve*, dans lequel le corps est plongé tout entier dans la vapeur d'eau, et le bain par *encaissement*, ainsi appelé parce que le corps seul est mis en contact avec la vapeur, la tête pouvant être maintenue au dehors (Tartivel).

Les appareils destinés à administrer les bains de vapeur ne sont autres que ceux qui ont été décrits à propos des bains d'air chaud. Le tube conducteur est en rapport avec un générateur de vapeur et présente un robinet destiné à en régler le débit (fig. 63). L'espace dans lequel on plonge le malade peut être une chambre, une caisse, un lit, etc. ; toutefois, il faut encore ajouter un tube destiné à l'écoulement de la vapeur condensée, et se servir d'un thermomètre pour connaître la température du bain.

La température du bain de vapeur ne peut être aussi élevée que celle du bain d'air chaud, l'évaporation de la sueur se faisant très difficilement dans un milieu saturé d'humidité, d'où une élévation rapide et parfois insupportable de la chaleur du corps : aussi ne faut-il pas dépasser 45 degrés centigrades, et souvent il est plus utile de rester en deçà.

D'ailleurs, les effets du bain de vapeur, comme ceux du bain d'air chaud, varient avec la température. Celle-ci est-elle modérée, ce sont surtout des effets sudorifiques qu'on observe; la chaleur est-elle excessive, il apparaît des phénomènes d'excitation locale et générale pouvant amener des accidents, et en particulier la syncope.

On conçoit que la durée du bain soit variable selon les sujets, selon le but qu'on se propose d'atteindre, et surtout selon la température du milieu. Dans tous les cas, elle ne doit guère dépasser trois quarts d'heure.

Ces bains peuvent être suivis de l'administration de

douches froides, de frictions, de massage, etc. Nous ne pouvons qu'indiquer ici ces diverses pratiques, en réalité accessoires aux bains de vapeur.

Les indications des bains de vapeur sont à peu près celles des bains d'air chaud. Employés d'une façon hygiénique, surtout par les peuples du Nord, ils facilitent la résistance de l'organisme à un climat rigoureux en activant la circulation périphérique et en rétablissant les fonctions cutanées.

2° Fumigations. — A proprement parler, les bains d'air chaud ou de vapeur ne sont autres que des fumigations; toutefois, celles-ci se rapportent plus spécialement à l'emploi de vapeurs médicamenteuses, dans lesquelles, il est vrai, l'eau peut jouer le rôle de véhicule.

L'alcool, l'éther, servent encore de véhicule pour les fumigations; d'autres substances, solides à la température ordinaire, n'ont pas besoin d'excipient; dans certains cas enfin, la substance solide, mise en contact avec des réactifs, donne naissance aux vapeurs destinées aux fumigations (fumigations de chlore.)

Les fumigations agissent par leur température, l'état de sécheresse ou d'humidité du produit vaporisé, enfin surtout par la nature même de ce produit.

Les fumigations peuvent être locales ou générales. Quoi qu'il en soit, la tête est toujours en dehors de l'appareil dans lequel on doit prendre la fumigation.

Nous n'insisterons pas sur les propriétés de chacun des médicaments employés dans les fumigations : nous ferons remarquer que rarement ces fumigations sont émollientes. Quand toutes les parties du corps sont en contact avec la vapeur, ce sont le plus souvent des principes excitants, irritants même, dont on fait usage; ces espèces de fumigations sont fort souvent employées dans les affections chroniques de la peau. Les fumigations aromatiques sont utilisées dans les inflammations chroniques des articulations, les fumigations mercurielles dans les affections cutanées syphilitiques. Il arrive fréquemment, surtout lorsque la substance employée pour les fumigations est très-énergique, qu'un membre ou même une partie de membre soit seule exposée à l'action de la fumigation, par exemple dans les fumigations mercurielles; c'est qu'en effet il est dangereux de mettre en contact avec une large surface un médicament qui peut causer des accidents très-graves. Enfin, on peut combattre les névralgies par des fumigations narcotiques, que l'on fait en brûlant des feuilles de jusquiame, de belladone, ou en faisant vaporiser la décoction de ces feuilles.

Nous n'avons pas à revenir sur les divers appareils qui peuvent être employés pour faire les fumigations, et qui diffèrent à peine de ceux qu'on utilise pour les bains d'air chaud ou de vapeur.

Il suffit de se rappeler que la cavité dans laquelle se répand le produit volatilisé ne doit avoir aucune communication avec l'air extérieur, que le malade doit être placé au centre de cette cavité, et qu'il faut toujours ménager une ouverture à travers laquelle on puisse faire arriver la vapeur.

Les fumigations partielles des membres se donnent exactement de la même manière ; la grandeur de la boîte doit, autant

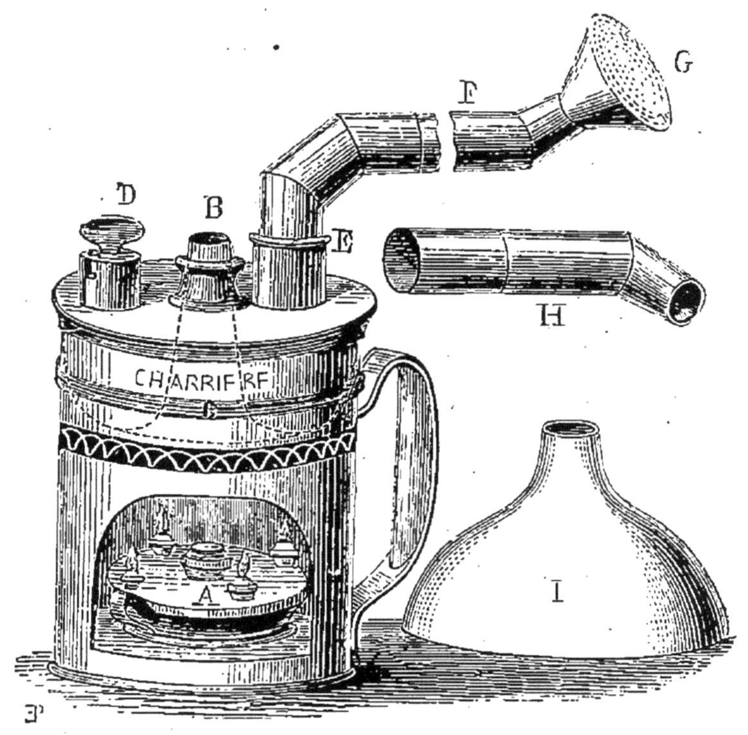

Fig. 64. — Appareil de M. Duval.

que possible, être proportionnée au volume du membre sur lequel on agit.

Parmi les nombreux appareils destinés à l'administration des bains d'air chaud, de vapeur, et employés pour les fumigations, nous signalerons celui de M. Duval, dont l'usage est adopté dans les hôpitaux.

Il se compose : 1° d'une lampe à esprit-de-vin A (fig. 64)

munie de quatre mèches; 2° d'un fourneau dont l'étage inférieur renferme la lampe, tandis que la partie supérieure contient un réservoir en cuivre dont les bords se posent sur un bourrelet saillant dans l'intérieur du fourneau. Ce petit vase contient l'eau à vaporiser, et au-dessus de lui se trouve un autre réservoir en fer-blanc à parois criblées de trous, où l'on place les substances que doit traverser la vapeur d'eau, s'il s'agit d'une fumigation ou d'une douche composée. Le couvercle ou chapiteau recouvre le tout, il est traversé de trois tubes, l'un central B qui forme une cheminée d'appel pour la lampe, l'autre latéral D destiné à introduire l'eau dans la bassine, enfin le troisième E qui sert au dégagement de la vapeur. Sur ce dernier tube viennent s'en ajouter d'autres, qui se terminent soit par une tête d'arrosoir FG, soit par une surface étroite H. Lorsque l'appareil est affecté à l'usage des bains d'air chaud, on enlève le chapiteau et on le remplace par l'entonnoir I.

Fumigations dans les cavités intérieures. — Les fumigations locales dans les cavités intérieures se donnent très-facilement au moyen d'un flacon à trois tubulures : l'une sert à introduire les substances qui doivent servir à la fumigation ; une autre, à laquelle on adapte un tube en S, sert de tube de sûreté ; à la troisième, enfin, on adapte un tube qui conduit la vapeur sur la partie malade. De cette manière, on fait arriver des principes émollients, astringents et narcotiques, dans les fosses nasales, dans l'oreille, dans le vagin, dans les voies respiratoires, etc.

On peut disposer l'appareil fumigatoire d'une manière plus simple en plaçant au-dessus du vase où se trouve la matière qui doit fournir les vapeurs de la fumigation, un cornet dont la partie élargie recouvre complétement ce vase, et dont la partie rétrécie, percée d'un trou et munie d'un tube d'ajutage, permet à la vapeur de pénétrer dans la cavité malade.

Nous signalerons l'appareil à fumigation de Charrière. Il se compose : d'un fourneau muni d'une lampe à alcool ; d'un récipient, auquel on ajoute un large conduit élastique offrant une ouverture que l'on ne peut appliquer que sur la bouche.

La figure 65 représente l'appareil prêt à fonctionner ; la figure 66, l'appareil complet renfermé dans une boîte.

A est la lampe d'alcool destinée à chauffer ou entretenir la chaleur du liquide contenu dans le réservoir ; B, un cercle fenêtré par lequel on peut éteindre la lampe si la température du liquide devient trop élevée ; C, le réservoir dans lequel est contenu le liquide destiné à la fumigation ; D, un gros conduit de tissu élastique ; EF, l'embouchure destinée à couvrir les voies respiratoires.

Mentionnons encore le fumigateur de S. Duplay pour les fosses nasales et leur arrière-cavité.

Il se compose d'un ballon en verre A, renfermant le liquide

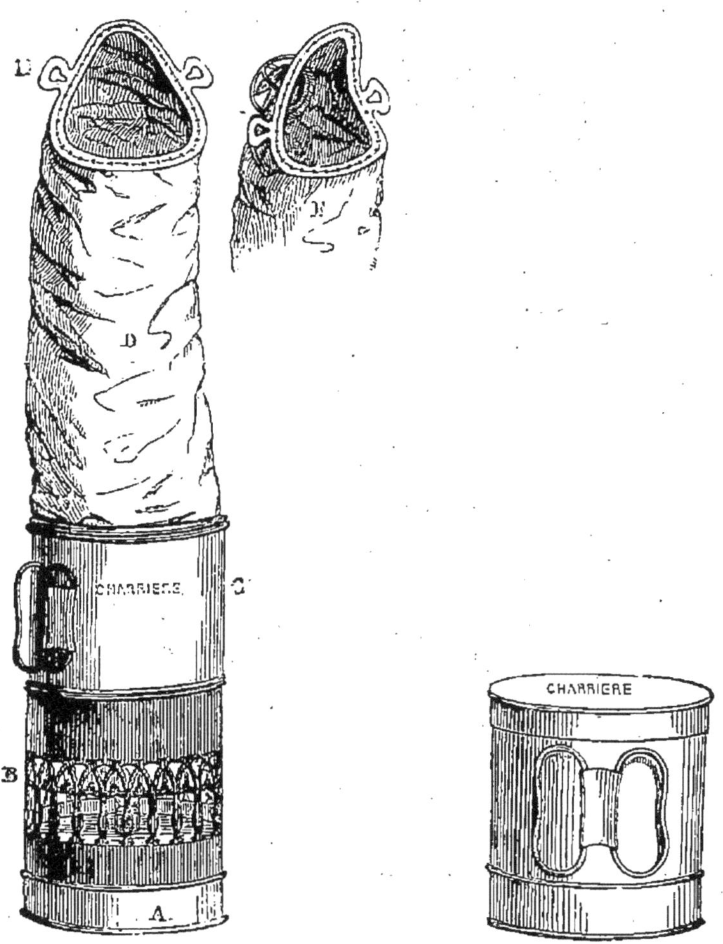

Fig. 65 et 66. — Appareil à fumigation de Charrière.

à vaporiser et contenu lui-même dans un bain-marie K, chauffé par la lampe à alcool L. Lorsque les vapeurs commencent à se produire, elles sont chassées, à l'aide de la pompe en caoutchouc G, du réservoir qui y est annexé H et du tube qui s'ouvre en D, dans le tube C, terminé par la canule O, qu'on introduit dans l'une des narines, l'autre narine étant comprimée avec le pouce (fig. 67).

Depuis quelqus années on a conseillé aux asthmatiques de respirer de l'air chargé de vapeurs nitreuses : cette médication rentre dans la classe des fumigations. Il suffit, pour

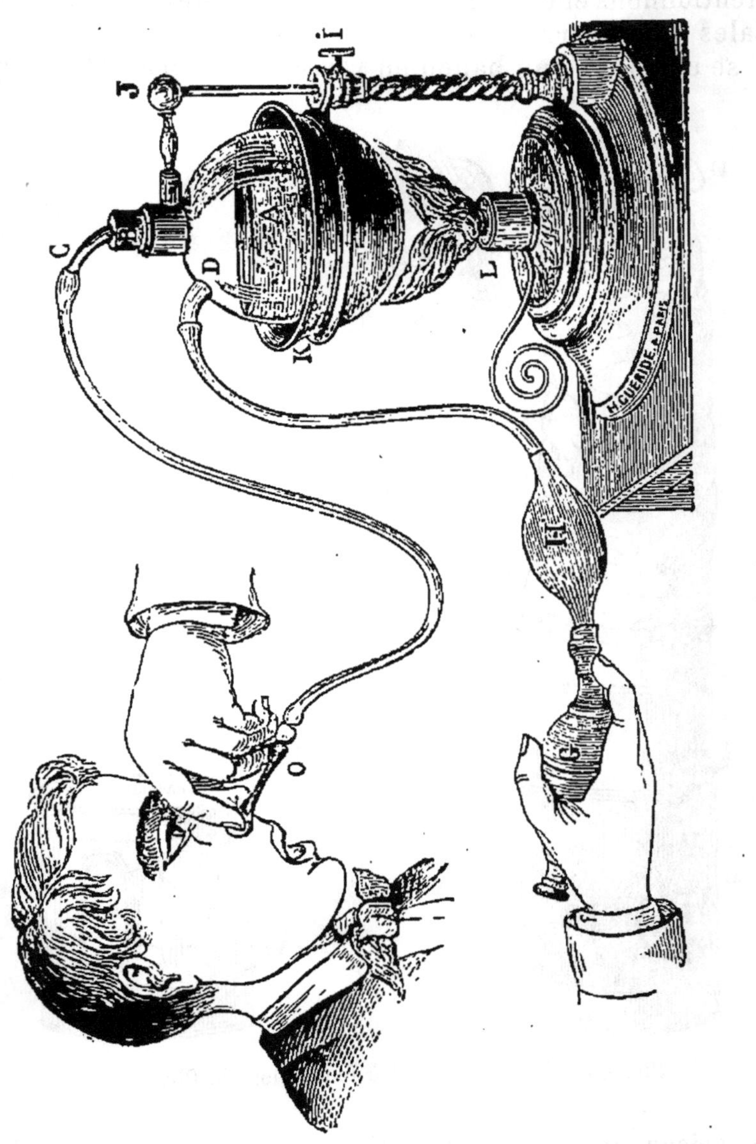

Fig. 67. — Appareil à fumigation des fosses nasales.

obtenir un résultat satisfaisant, de brûler, dans la pièce où se tient le malade, du papier préalablement imbibé d'une solution concentrée de nitrate de potasse, et que l'on a fait sécher.

Enfin, on fait quelquefois fumer aux malades affectés

d'asthme des feuilles de *datura stramonium*, soit en roulant ces feuilles en cigarette, soit en les mettant dans une pipe.

3° BAINS D'OXYGÈNE. — Ils ont été préconisés par S. Laugier, dans les cas où il y a imminence de gangrène sèche des extré-

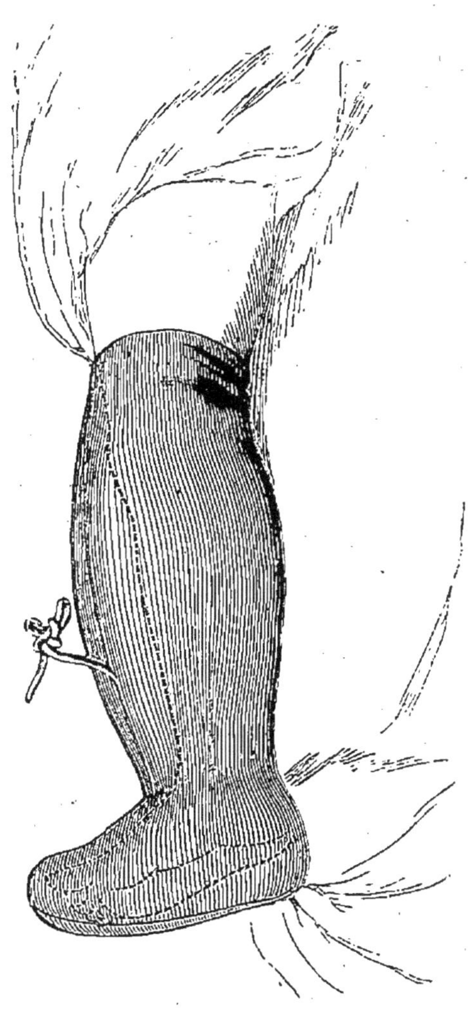

FIG. 68. — Botte en caoutchouc de Gariel.

mités, et à la condition qu'il n'y ait pas d'oblitération des vaisseaux artériels du membre, comme dans les faits de Demarquay, de Pellarin, etc.

Pour plonger l'extrémité malade dans l'oxygène, S. Laugier

se servit d'un sac de caoutchouc, analogue à celui qu'a fait construire Demarquay pour les bains d'acide carbonique.

4° Bains d'acide carbonique. — Ces bains sont administrés dans un certain nombre d'établissements thermaux de l'Allemagne, et l'acide carbonique y est employé pur ou mélangé d'air, selon qu'il sert aux douches ou seulement aux bains proprement dits.

Les effets physiologiques déterminés par ces bains seraient : une sensation de chaleur, des picotements, de la cuisson ; la peau rougit, les sécrétions de la sueur et de l'urine augmentent beaucoup, la circulation est accélérée. Si le bain est continué, il peut survenir de la céphalalgie, de l'oppression, véritables phénomènes asphyxiques.

Dès 1859, Demarquay[1] préconisa l'emploi de l'acide carbonique dans le traitement des plaies de mauvaise nature.

Pour maintenir les parties malades plongées dans le gaz carbonique, Gariel a fabriqué des sacs de caoutchouc à une seule ouverture, ressemblant à un manchon pour le membre inférieur (fig. 68). Un petit tube de caoutchouc muni d'un robinet amène le gaz, développé dans un appareil spécial sur lequel nous reviendrons à propos de l'étude de l'anesthésie locale.

La durée de ces bains est variable, elle peut être prolongée pendant cinq à six heures sans inconvénients pour le malade. Il est malheureux qu'ils nécessitent des appareils spéciaux, car les résultats obtenus par leur emploi méritent d'attirer l'attention des chirurgiens.

5° Bains d'air comprimé. Aérothérapie. — Cette méthode thérapeutique, préconisée par Pravaz, Milliet, Tabarié, Jourdanet, Fontaine, qui ont créé des établissements spéciaux pour son emploi, est encore trop peu entrée dans la pratique médicale, et donne cependant d'excellents résultats.

Les appareils dont on fait usage pour ces bains sont assez compliqués, en ce sens qu'ils nécessitent une chambre d'une capacité variable, à parois résistantes, afin d'y pouvoir comprimer une certaine quantité d'air à l'aide d'une pompe foulante ; un tuyau d'échappement doit être adapté à la chambre pour que l'air vicié puisse s'échapper à l'extérieur. Il faut donc, en résumé, régler le renouvellement de l'air de façon que la pres-

1. *Essai de pneumatologie médicale*, p. 515, Paris, 1866.

sion ne soit pas diminuée et que le milieu confiné où sont placés les malades ne s'altère pas par suite de la combustion respiratoire. Un manomètre indique la pression qu'on développe dans l'appareil; des glaces résistantes permettent l'entrée du jour dans la chambre où s'installent les malades.

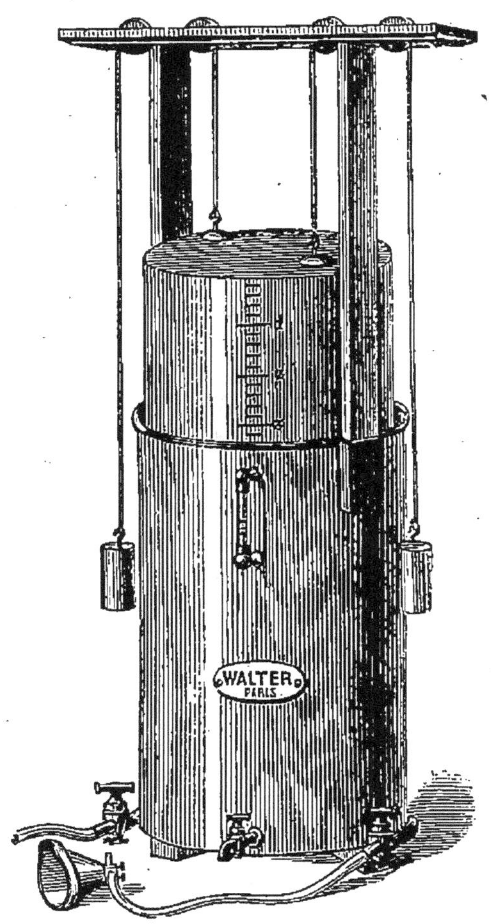

Fig. 69. — Appareil du Dr Belot.

Les affections de poitrine, comme la phthisie, la bronchite chronique, l'emphysème, seraient améliorées par les bains d'air comprimé; les affections strumeuses, la chlorose, le rachitisme, etc., pourraient encore être traitées par ce moyen assez puissant; toutefois, l'action thérapeutique de ces bains est encore peu connue et mérite cependant une sérieuse attention[1].

1. Tardieu, *Nouv. Dict. de méd. et de chir.*, t. I, p. 471, 1864.

Dans ces dernières années, surtout en Allemagne, l'on s'est efforcé d'utiliser l'air comprimé ou l'air raréfié, soit dans l'inspiration, soit dans l'expiration; c'est ce qu'on a appelé le traitement *pneumo-thérapique*. Divers appareils dus à I. Hauke (de Vienne), à Waldenburg (de Berlin), etc., ont été construits; nous ne ferons que les signaler pour appeler l'attention sur celui du Dr Belot, qui permet de mélanger l'air inspiré avec des gaz ou des substances volatiles (fig. 69).

6° Pulvérisation des liquides. Pulvérisateur. — On peut, dans une certaine limite toutefois, rapprocher de l'emploi des topiques à l'état de vapeur ou de gaz l'usage des liquides simples ou médicamenteux réduits à l'état de poudre très-fine. Grâce à cette division excessive, ces liquides pourraient plus facilement pénétrer dans les cavités de l'économie, et en particulier dans l'intérieur des bronches, car tel était le but que Sales-Girons s'était plus spécialement proposé en s'occupant de l'intéressante question de la *pulvérisation*.

Cette modification dans l'état des liquides : eaux sulfureuses, chlorurées-sodiques, de mer, de goudron, etc., s'obtient à l'aide d'un appareil que l'on peut ainsi décrire : un vase complexe, d'où un liquide comprimé s'échappe en jet filiforme, lequel, rencontrant à distance convenable un disque résistant, s'éclabousse ou se brise dessus, de manière à produire une poussière d'autant plus abondante et plus fine que la compression intérieure est plus grande. Cette compression s'effectue à la surface du liquide par une accumulation forcée d'air au moyen d'une pompe foulante, et est marquée en atmosphères sur le manomètre (fig. 70).

Cela dit, ajoute Sales-Girons, prenons un appareil vide et mettons-le en état de fonctionner pour l'usage auquel il est destiné. Cette opération se fait en trois temps :

1° Remplir aux trois quarts le vase A, avec le liquide ordonné par le médecin.

2° Produire la compression intérieure, en faisant de bas en haut jouer le piston B, jusqu'à ce que le liquide soit monté dans le manomètre C, au chiffre 3 ou 4 au plus.

3° Ouvrir le robinet H, et, la poussière se produisant par la grande ouverture du tambour G, se placer de manière à en recevoir le torrent sur les lèvres et le nez.

Pour mettre le liquide médicamenteux dans l'appareil, on tourne dans le sens d'ouvrir la vis I, et la branche IF se sépare du vase A. Cela fait, on couche l'appareil sur le côté opposé, on met un entonnoir dans l'ouverture laissée libre, et l'on verse le liquide. Après quoi, la branche IF est remise à sa place en l'adaptant et en tournant la vis dans le sens de fermer;

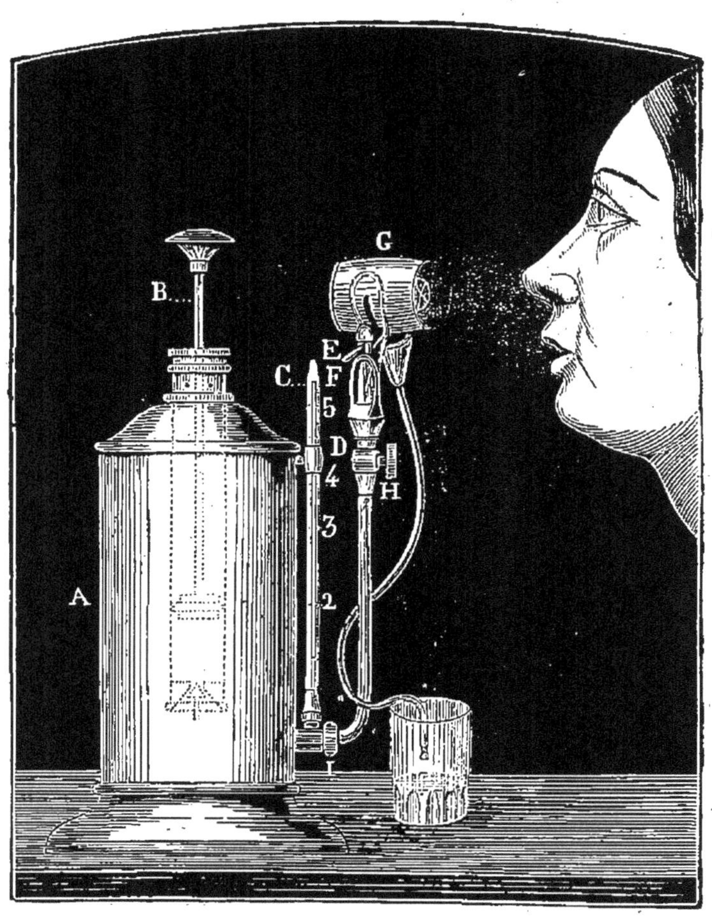

FIG. 70. — Pulvérisateur de Sales-Girons.

on serre assez fortement pour que la jonction soit complète.

Pour produire la compression lorsque le vase est muni du liquide, il faut prendre la poignée B du piston, et faire monter et descendre de toute sa longueur la tige de ce piston. A chaque coup de bas, on doit voir, après les premiers coups, l'ascension du liquide dans le tube du manomètre. Or, il ne faut jamais dépasser le chiffre 4 de l'échelle. Il suffit de dire qu'il y aurait danger.

E est la clef d'eau capillaire; G, le tambour qui dirige la poussière liquide vers la bouche du malade; H, le robinet qui donne passage au liquide à pulvériser et qui doit être fermé pendant qu'on comprime l'air dans le réservoir A.

Lorsque, dans le cours de l'inhalation, le manomètre est descendu au-dessous du chiffre 2, on peut, sans fermer le robinet H, donner quelques coups de piston pour renouveler la compression et activer la pulvérisation; mais on doit toujours se souvenir de s'arrêter lorsque le liquide est arrivé entre les chiffres 3 et 4 de l'échelle du manomètre.

Le robinet H, qui donne lieu à la pulvérisation liquide, étant ouvert, il faut faire attention au point où le filet d'eau rencontre le petit disque sur lequel il se brise; et comme il importe que la poussière ne se produise que d'un seul côté du tambour G, il faut diriger ce petit disque de manière que le filet liquide le rencontre, non sur son milieu, mais presque à sa circonférence et du côté où la poussière doit sortir du tambour pour être reçue sur les lèvres du malade. Du reste, le disque porte un coup de lime en onglet, à la place même sur laquelle le filet doit s'éclabousser.

La poudre d'eau se produisant, le malade doit se placer de manière à la recevoir sur les lèvres et *en face*. La distance de la bouche aux bords du tambour est relative à la quantité de poussière qu'il est nécessaire de faire pénétrer dans la poitrine. Lorqu'on voudra agir avec ménagement, il faudra se tenir à une certaine distance, et se rapprocher à mesure que le malade acquerra de l'habitude et de la tolérance. Nous en dirons autant de la durée des séances.

Le malade doit respirer *par la bouche* et *naturellement*. Toute façon de respirer qui le forcerait à s'étudier serait factice et partant fatigante; toutefois, par intervalle, le malade fera une inspiration plus profonde dans le but de faire pénétrer la poudre d'eau plus avant dans les bronches. La respiration doit se faire par la bouche, et non pas seulement par le nez, comme on en a l'habitude, parce que l'expérience démontre que la voie buccale est la plus directe, la plus large, en un mot la plus assurée pour faire arriver le liquide dans les premières voies respiratoires.

L'appareil pulvérisateur, à cause des pièces de précision qu'il contient, exige quelques soins lorsqu'on veut s'en servir, comme lorsqu'on en a fait usage.

Il faut que le liquide ne contienne aucun petit corps qui puisse venir boucher ou obstruer le canal qui produit le filet d'eau capillaire. Il importe donc que l'appareil soit bien nettoyé à l'intérieur, et que les liquides que l'on y introduit soient filtrés ou pour le moins décantés.

Le manomètre est une des pièces qu'il faut soigner le plus particulièrement. On ne doit pas y voir de gouttes ou gouttelettes d'eau avant de pomper.

La pompe elle-même peut se détériorer par l'usage et encore plus par le repos. Comme le piston a besoin de frotter exactement contre les parois de la pompe, il peut arriver que le cuir de ce piston s'use, s'aplatisse ou se dessèche. Alors

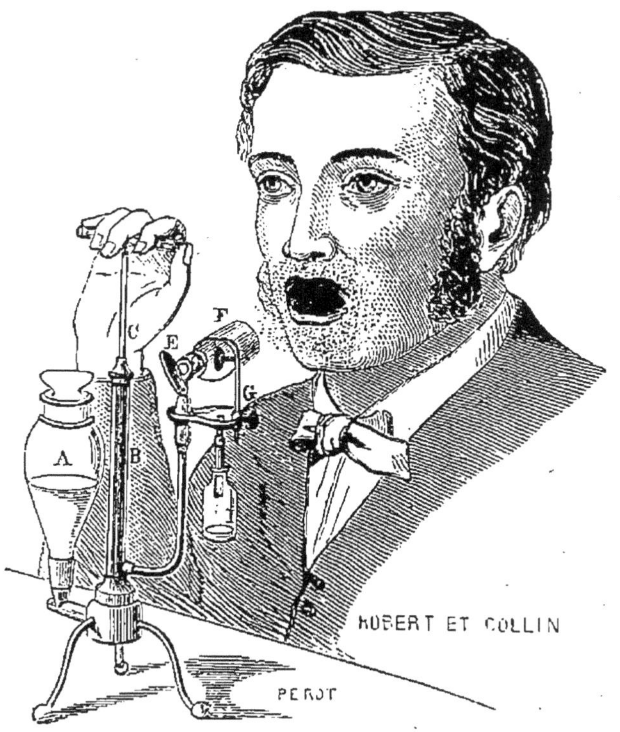

FIG. 71. — Pulvérisateur de MM. Robert et Collin.

il faut retirer ce piston, relever le cuir, le graisser avec de l'axonge et le remettre à sa place.

Lorsqu'en pleine pression du liquide la séance de respiration est finie ou qu'on l'interrompt, il faut avoir soin de décharger l'appareil ou de faire sortir l'air comprimé. Pour cela on incline l'appareil, comme on fait pour le remplir de liquide, et l'on tourne la vis de jonction de manière à l'ouvrir un peu. Dès le premier tour, l'air s'échappe, et la pression intérieure cesse.

Si l'on se sert de liquides chauffés, il faut que leur température ne s'élève pas au-dessus de 30 degrés centigrades.

L'appareil pulvérisateur décrit ci-dessus a été modifié et simplifié d'abord par Charrière, puis par MM. Robert et Collin (fig. 71) ; le liquide à pulvériser est contenu dans le réservoir A, le corps de pompe B est soutenu par un trépied, le liquide à pulvériser sort par le robinet E et se pulvérise dans le petit

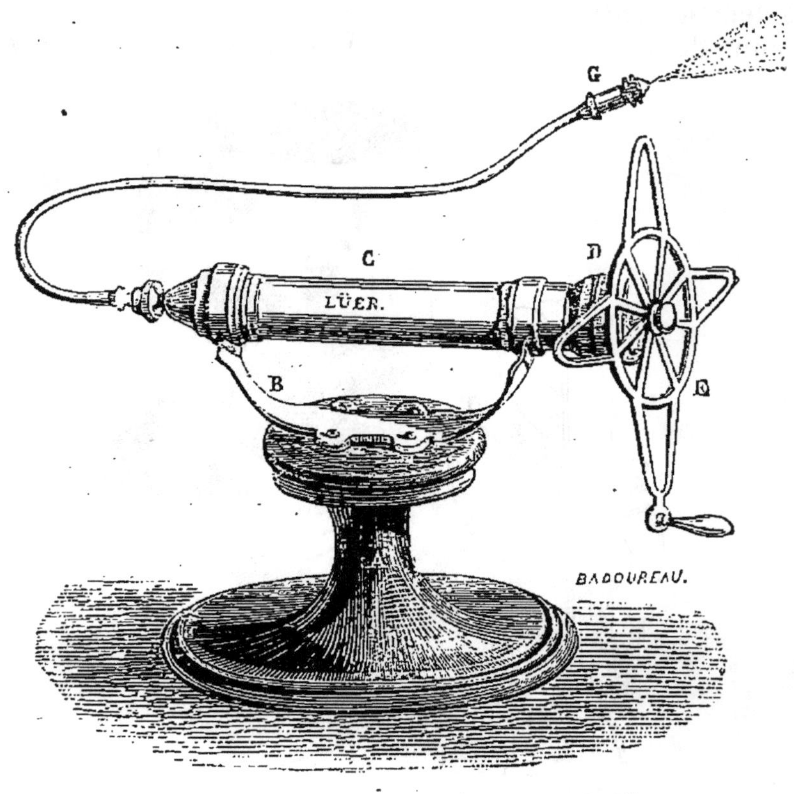

FIG. 72. — Appareil pulvérisateur de M. Lüer.

tambour F ; un vase I reçoit le liquide qui n'est pas réduit en poudre.

M. Luër a présenté à la Société de chirurgie [1] un appareil pulvérisateur modifié (fig. 72). Il a remplacé la pompe aspirante et foulante par une seringue C, dont le piston est mû par une manivelle E. A cette seringue s'adapte un tube flexible d'étain, de 50 centimètres de long, terminé par un ajutage de melchior G, percé d'ouvertures capillaires. Le liquide se trouve

1. 12 novembre 1862.

ainsi réduit en fines gouttelettes. Pour obtenir un jet plus longtemps continu, le même fabricant a construit peu après un appareil à deux corps de pompe, dont le mécanisme peut être comparé à celui de la machine pneumatique[1].

Nous ne pouvons décrire ici tous les pulvérisateurs plus ou moins modifiés par les divers fabricants d'instruments de chirurgie, et qui tous sont analogues à ceux que nous venons de décrire ci-dessus. Cependant, il nous faut indiquer un autre

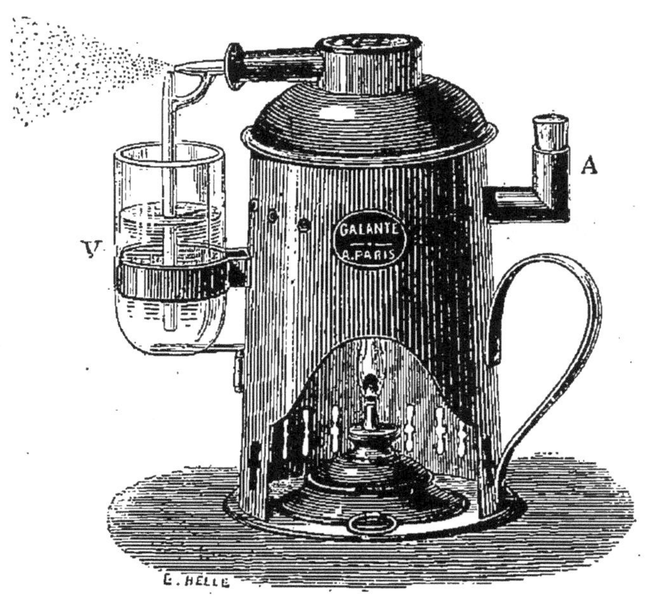

FIG. 73. — Pulvérisateur de Siegle.

mode de pulvérisation des liquides utilisé par le Dr Siegle, de Stuttgart, et par Richardson.

Dans l'appareil de Siegle, la pulvérisation du liquide se produit automatiquement et à l'aide d'un jet de vapeur. Ce jet, projeté par un tube capillaire auquel répond un autre tube vertical qui plonge dans le liquide à pulvériser V, aspire en quelque sorte ce dernier et le réduit en poudre fine.

Le mode d'emploi de cet appareil est fort simple : la chaudière est remplie d'eau à l'aide du tube A ; on allume la lampe à alcool, enfin le liquide à pulvériser est placé dans le vase en verre V. On comprend que le liquide ainsi pulvérisé puisse

1. *Société de Chirurgie*, décembre 1862.

être reçu à une température de 15 à 30 degrés, selon la distance à laquelle on se place de l'appareil.

C'est à ce type de pulvérisateur qu'on doit rapporter les appareils de MM. Krishaber et Mathieu. Pyrère et Mariaud.

Le pulvérisateur à vapeur de M. Collin représenté ci-contre

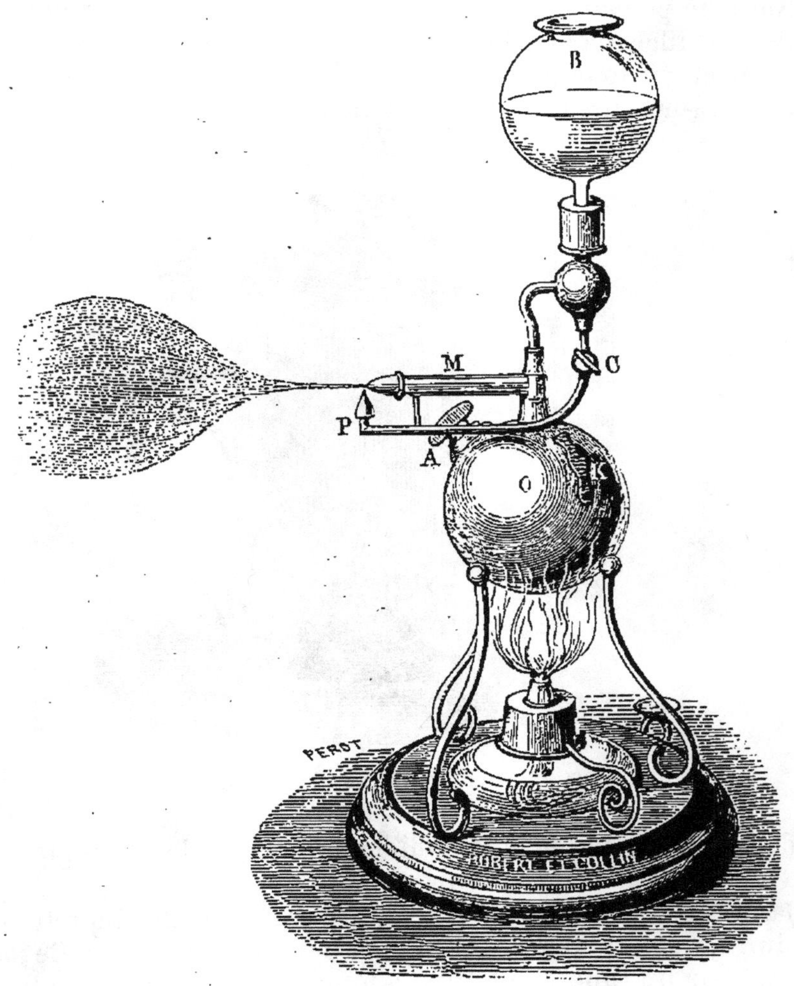

FIG. 74. — Pulvérisateur à vapeur de M. Collin.

(fig. 74) se compose : 1° d'un générateur de vapeur O, présentant une soupape de sûreté K et pouvant s'emplir par l'ouverture A. 2° D'un réservoir supérieur B, dans lequel on met le liquide à pulvériser. Dès que le jet de vapeur fait irruption par le tube M, on ouvre le robinet C et le liquide vient par son propre poids se présenter à l'extrémité du tube P. Là le liquide est aspiré et finalement pulvérisé.

Comme pour le précédent appareil, la pulvérisation sera d'autant plus chaude qu'on sera plus rapproché de l'appareil.

La pulvérisation des liquides se fait encore, non plus à l'aide d'un courant de vapeur d'eau, mais grâce à un jet d'air comprimé. L'appareil de Richardson destiné à produire l'anesthésie locale est construit d'après ces principes; nous y reviendrons au chapitre consacré à l'étude de l'anesthésie.

De tous les pulvérisateurs, l'appareil représenté ci-dessous (fig. 75), construit d'après les mêmes principes que celui de

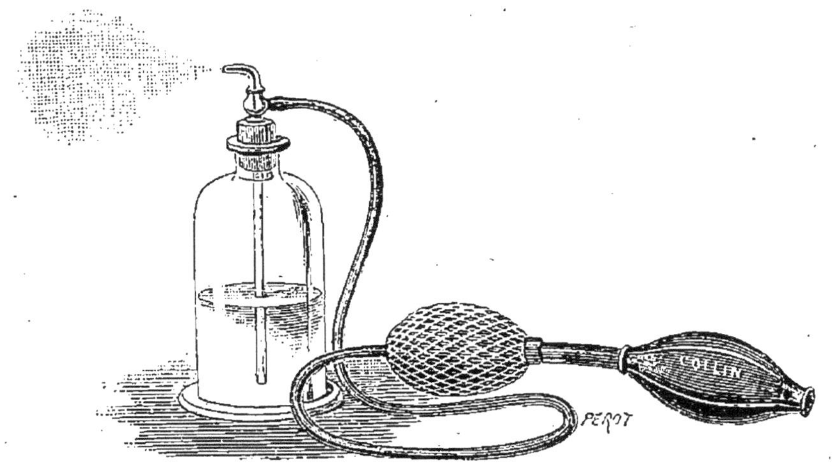

FIG. 75. — Pulvérisateur à air comprimé.

Richardson, est le plus simple et le plus employé. Toutefois, la pulvérisation n'est pas très-fine et de plus le liquide pulvérisé a toujours une basse température, ce qui peut être un grave inconvénient.

Ce pulvérisateur se compose : 1° d'une bouteille en verre dans laquelle on place le liquide médicamenteux; 2° d'un tube de verre simple à la partie inférieure, percé d'un trou à sa partie moyenne, double à sa partie supérieure et terminé en pointe. L'air, comprimé dans la boule de caoutchouc à l'aide de la poire, pénètre dans le flacon par le tube en verre ; il en résulte une augmentation de pression à la surface du liquide et l'ascension de celui-ci dans le tube capillaire effilé placé au centre du tube en verre. L'air et le liquide sont donc projetés ensemble au dehors et ce dernier est réduit en fines gouttelettes, en un mot est pulvérisé, comme cela arrive à l'aide d'un jet de vapeur.

D'une façon générale, tous ces appareils sont destinés à pulvériser les liquides médicamenteux ou les eaux minérales utilisées dans le traitement des affections du pharynx, du larynx et des bronches. Le liquide pulvérisé doit être aspiré par le malade qui se place comme cela est indiqué dans les figures 70 et 71.

Quelques pulvérisateurs ont été plus spécialement construits dans le but de porter des liquides jusque dans les cavités naturelles : tel est l'appareil de Foucher [1] pour les irrigations d'eau pulvérisée dans la vessie (fig. 76).

L'instrument se compose d'une sonde à double courant ayant deux conduits à son extrémité manuelle, dont un, B,

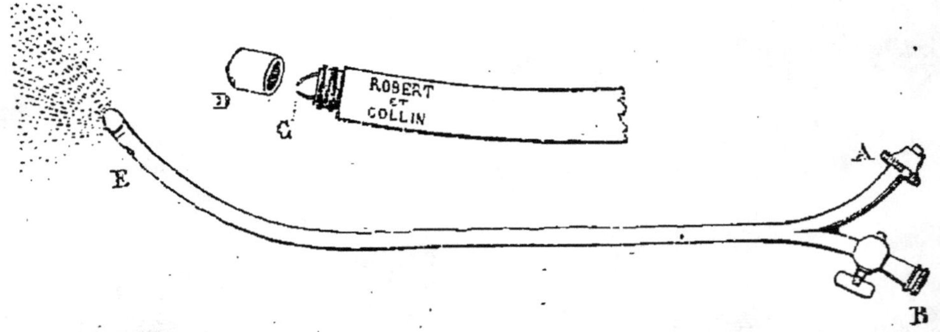

Fig. 76. — Appareil de Foucher, pour les irrigations d'eau pulvérisée dans la vessie.

muni d'un robinet, est disposé pour recevoir une poire en caoutchouc servant à insuffler de l'air dans la vessie. L'autre conduit est muni d'un écrou A qui sert à fixer la sonde au tuyau flexible d'un irrigateur quelconque.

L'extrémité vésicale de la sonde se termine par deux tubes capillaires produisant deux jets de liquide qui, se brisant l'un contre l'autre, déterminent une pulvérisation qui s'irradie sur toute la surface muqueuse de la vessie. Un capuchon D à ouverture latérale protége les deux tubes capillaires.

Foucher crut d'abord qu'il était nécessaire d'insuffler de l'air dans la vessie avant d'y faire arriver le liquide pulvérisé; il cessa bientôt cette manœuvre préparatoire, le jet du liquide étant assez intense pour agir sur les parois muqueuses, même en traversant l'urine contenue dans la vessie.

1. *Acad. de médecine*, 17 janvier 1865.

Signalons encore le *pulvérisateur laryngien* de M. Lüer, destiné surtout à projeter des solutions caustiques sur l'orifice supérieur du larynx. Il n'est autre qu'une seringue offrant un corps de pompe en verre ou en cuivre doré, munie de crochets afin d'être facilement maniable d'une seule main. La tige du piston est graduée par un curseur, ce qui permet de doser le

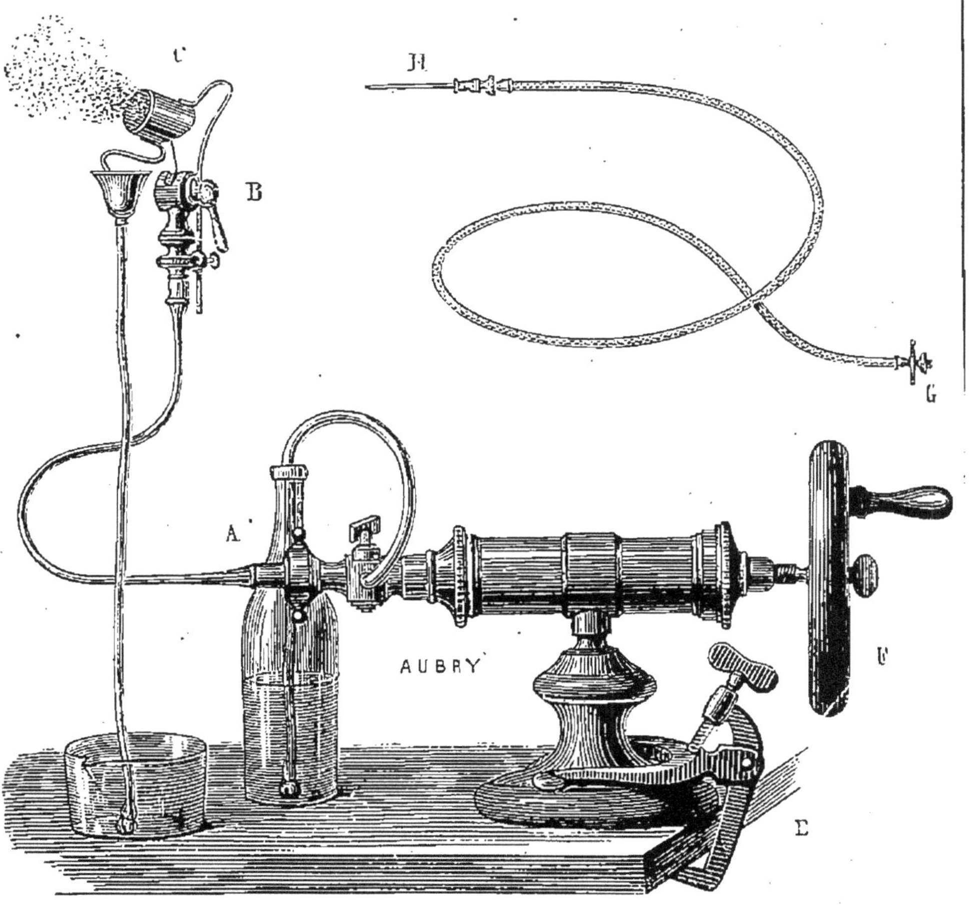

FIG. 77. — Pulvérisateur oculaire du Dr Tillot.

liquide qu'on veut employer. L'appareil étant rempli, on y visse une canule courte ou un petit ajutage en platine, à orifice capillaire, selon qu'on veut porter la solution caustique plus ou moins profondément.

Récemment M. Aubry a construit sur les indications de M. le docteur Tillot, deux pulvérisateurs, l'un pour le traitement des maladies des yeux, l'autre pour porter le liquide réduit en poussière jusque dans les cavités des fosses nasales.

Le *pulvérisateur oculaire*, utilisé dans les ophthalmies chroniques, peut aussi servir pour pratiquer des injections dans les voies lacrymales (fig. 77). Il se compose d'un corps de pompe horizontal fixé à une table par la presse E. Un robinet à double effet aspire le liquide placé dans la bouteille et le renvoie dans le tube A.

Un écrou brisé placé sur le trajet du piston permet de remplir l'instrument d'un seul coup. On se sert d'un piston à vis pour obtenir une marche uniforme et forcer le liquide remplissant le corps de pompe à sortir par le tube A. En B se trouve un *robinet à rainure* (système Sales-Girons) par lequel s'échappe un jet liquide animé d'un degré de force suffisant pour se briser contre la voûte du *tambour* où se produit la pulvérisation, qu'on voit s'échapper sous forme de poussière. G représente le tube destiné à *l'injection dans les voies lacrymales;* ce tube est en caoutchouc recouvert d'un triple tissu de fil; il se visse sur le corps de pompe à la place du tube A. H figure la petite canule destinée à être introduite dans les conduits lacrymaux. L'appareil étant rempli, on imprime au volant B un degré de vitesse proportionné au degré de force que l'on veut donner à l'injection; le liquide pénètre soit très-énergiquement, soit avec la plus grande douceur, conditions très-importantes dans le traitement des voies lacrymales.

Le *pulvérisateur des fosses nasales* (fig. 78) se compose d'un corps de pompe H et d'un ajutage destiné à porter la pulvérisation jusque dans les cavités des fosses nasales (*spéculum nasal pulvérisateur*).

L'instrument est représenté fonctionnant. Du corps de pompe partent deux tubes : le tube A, en caoutchouc, servant à aspirer le liquide dans la petite cuvette, et le tube d'étain C, qui est relié au corps de pompe par le robinet B, au moyen duquel on peut interrompre la communication entre l'appareil et le tube d'étain.

La pulvérisation s'obtient en faisant arriver le jet fourni par le robinet D sur le centre de l'ajutage qu'on introduit dans les narines; cet ajutage est représenté simple au n° 5. Le même appareil, double, destiné aux deux narines, se voit sur la figure ci-dessus, fixé au robinet D; il est constitué par deux tubes coniques en cuivre nickelé, soudés ensemble à leur base et présentant au niveau de leur tiers antérieur une articulation en caoutchouc, disposition qui permet d'introduire l'ajutage dans les narines des enfants aussi bien que dans celles des adultes. Le trop-plein de la pulvérisation descend par un tube de caoutchouc et se déverse dans le verre à pied représenté sur la figure ci-contre.

La valeur du mode de traitement des affections des voies respiratoires par les liquides pulvérisés a été vivement dis-

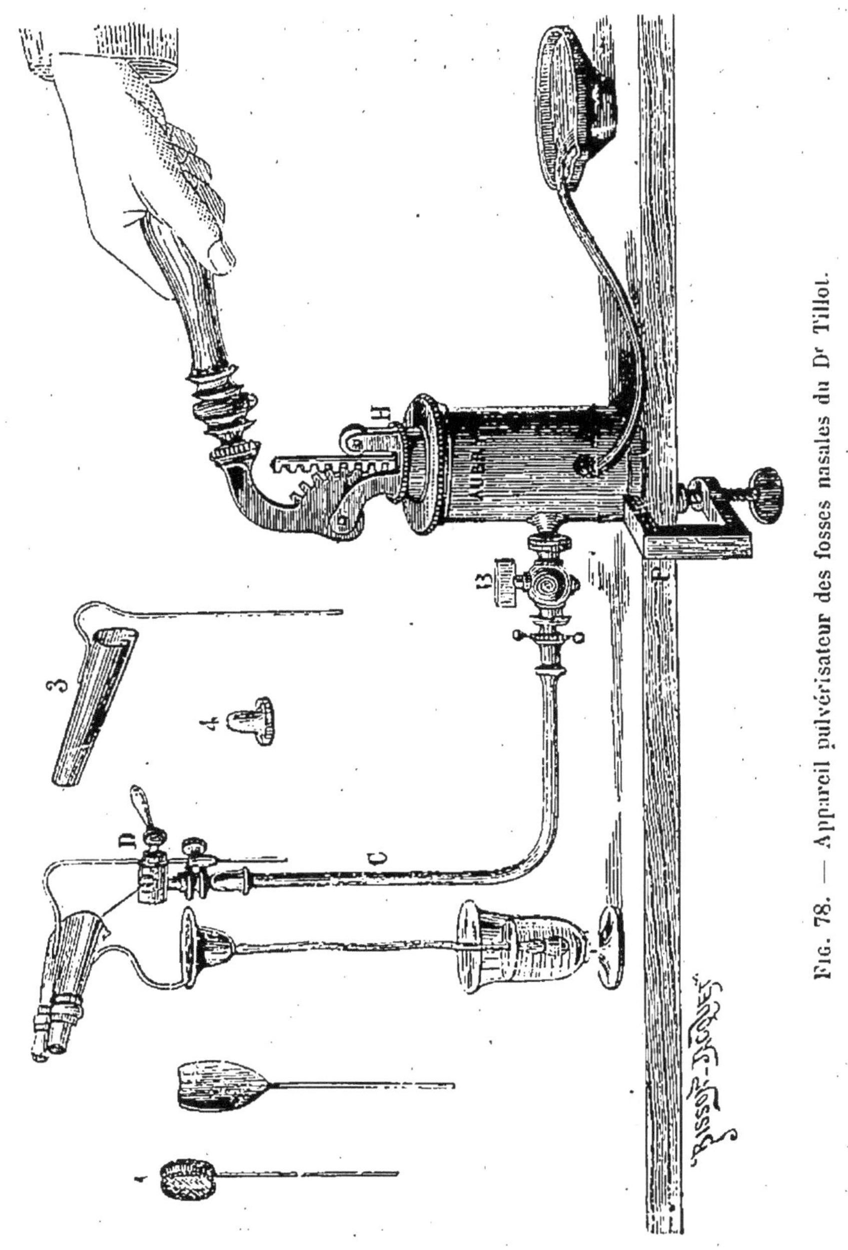

Fig. 78. — Appareil pulvérisateur des fosses nasales du Dr Tillot.

cutée et même regardée comme nulle par quelques auteurs.

Pour Sales-Girons, les liquides ainsi pulvérisés pénétreraient non-seulement dans le larynx, mais encore dans la trachée, et jusqu'aux divisions bronchiques. On comprend toute l'importance d'une semblable pénétration, permettant de porter directement des médicaments sur la muqueuse des voies respiratoires.

Mais cette opinion a été combattue par beaucoup d'auteurs, les uns admettant une pénétration incomplète, d'autres la rejetant tout à fait. On a aussi reproché à ce mode d'administration des eaux minérales de modifier leur composition chimique et leurs propriétés thérapeutiques. La pulvérisation aurait encore le grave inconvénient d'abaisser notablement la température des liquides soumis à son action. Ce fait a été constaté par Demarquay et M. Giraud-Teulon, et c'est pour y remédier qu'on a utilisé les pulvérisateurs à vapeur et le thermo-pulvérisateur, appareil assez compliqué dû à M. Portefaix [1].

Ces opinions si diverses sur la pulvérisation des liquides ont donné lieu à un grand nombre de communications à l'Académie de médecine. Une commission fut chargée de les apprécier, et le rapporteur, M. Poggiale, a fait connaître les résultats de son examen et de ses expériences dans la séance du 7 janvier 1862.

Les nombreuses questions à résoudre pouvaient se ramener aux quatre suivantes :

1° Les liquides pulvérisés pénètrent-ils dans le voies respiratoires?

2° Éprouvent-ils un refroidissement en sortant des appareils pulvérisateurs?

3° Les eaux sulfureuses sont-elles modifiées dans leur composition chimique par la pulvérisation?

4° Peut-on, dans l'état actuel de nos connaissances, préciser les effets thérapeutiques de l'inhalation?

Pour résoudre la première question, des expériences ont été instituées avec le concours de Demarquay et Gobley. Chez des lapins auxquels on avait fait respirer une solution de perchlorure de fer pulvérisée, le cyanoferrure de potassium a décelé la présence du sel de fer dans tout l'arbre respiratoire, en le colorant en bleu. Une deuxième série d'expériences a été faite sur une femme portant depuis longtemps un tube à trachéotomie. Les résultats ont prouvé la pénétration des liquides pulvérisés jusque dans la trachée.

« En résumé, les expériences sur l'homme et sur les ani-

1. *Bull. gén. de thérap.*, t. XCIII, p. 74, 1877.

maux, celles de MM. Moura-Bourouillou et Tavernier, les recherches de M. Fournié sur l'introduction des poussières dans les voies respiratoires, et les essais de M. Henry sur un lapin et un cochon, ne laissent aucun doute sur la pénétration de l'eau pulvérisée. »

La seconde question a trait au refroidissement des liquides en sortant des appareils pulvérisateurs. Ce refroidissement est dû principalement à deux causes : l'évaporation rapide d'une partie de l'eau pulvérisée, et le changement d'état de l'air comprimé, au moins pour certains appareils. Les causes de ce refroidissement sont donc très-variables, et il faut en outre tenir compte de la température de l'eau soumise à la pulvérisation.

« Il est donc incontestable que les eaux minérales peuvent éprouver un refroidissement considérable par la pulvérisation; mais je crois, dit M. Poggiale, devoir rappeler qu'il n'existe pas pour cela de loi générale, et que, dans ce genre d'expériences, il faut toujours indiquer les conditions dans lesquelles on se place.

» Avant de terminer cette partie de notre rapport, il convient de rappeler que M. Tampier a indiqué, dans une lettre adressée à l'Académie, le moyen qu'il emploie de remédier au refroidissement de l'eau pulvérisée. Ce moyen consiste à la faire arriver dans un espace confiné, tel que l'hydrofère, dont la température soit supérieure à celle de l'eau, et dont la saturation par de la vapeur d'eau soit complète.

» Il faut donc, pour éviter le refroidissement dans les salles de respiration, que l'air soit saturé de vapeur d'eau, ce qui doit avoir lieu incessamment, et que sa température soit un peu plus élevée que celle de l'eau que l'on veut pulvériser. »

La troisième question a pour but l'étude des modifications subies par les eaux sulfureuses soumises à la pulvérisation.

M. Poggiale fit à cet égard de nombreux essais avec le concours de M. Lambert, pharmacien aide-major au Val-de-Grâce.

Or, il résulte de ces recherches que la solution d'acide sulfhydrique, et les eaux minérales renfermant ce gaz à l'état de dissolution, perdent par la pulvérisation une grande quantité de ce principe sulfureux, tandis que les eaux qui renferment surtout du sulfure de sodium, comme celles des Pyrénées, ne sont point altérées ou sont très-légèrement modifiées par la pulvérisation. Mais il faut aussi tenir compte des modifications subies par les eaux minérales sulfureuses au contact de l'air. On sait qu'elles sont très-altérables ; l'hydrogène sulfuré qu'elles contiennent disparaît et les sulfures alcalins ne tardent pas à s'oxyder. Aussi les résultats mentionnés ci-dessus ne sont-ils pas entièrement applicables aux salles de respiration, ainsi que le fait remarquer M. Poggiale.

« En effet, la pulvérisation se fait là dans des conditions différentes. L'appareil est alimenté par une pompe aspirante et foulante qui puise l'eau dans un réservoir au contact de l'air; la source se trouve parfois à une distance assez considérable de la salle de respiration; la température de l'eau minérale est ordinairement élevée à 45 ou 50 degrés, et l'eau pulvérisée reste longtemps exposée à l'air de la salle. »

Il résulte de ces conditions défavorables une altération sensible de l'eau sulfureuse; toutefois, si l'eau de la source sulfureuse arrive jusqu'aux appareils sans être en contact avec l'air, « la perte des principes sulfureux ne doit pas être plus considérable, à la même distance de robinets, dans les salles de respiration, qu'avec les appareils portatifs ». Et cette perte tient surtout au contact de l'air, ainsi que M. Poggiale l'a expérimenté à Amélie-les-Bains.

La dernière question a pour but de préciser les effets thérapeutiques de l'inhalation des liquides pulvérisés.

Cette question est extrêmement difficile à résoudre ; les divers mémoires présentés à l'Académie contiennent à cet égard les opinions les plus contradictoires. Tandis que les uns nient de la façon la plus absolue l'efficacité de ce mode d'administration des eaux minérales, les autres, au contraire, avec Sales-Girons, Auphan et Demarquay, ont eu à se louer de l'emploi de cette médication. Telle est aussi l'opinion de Trousseau, qui depuis assez longtemps employait les liquides médicamenteux pulvérisés contre les affections chroniques des voies respiratoires.

CHAPITRE V

DES BANDAGES

On donne le nom de *bandage* à l'arrangement méthodique d'une ou de plusieurs des pièces de pansement sur une partie du corps.

On appelle encore *bandage* l'ensemble de plusieurs pièces de linge réunies par continuité de tissu, par des coutures, ou posées en ordre rationnel. Enfin, on donne aussi ce nom à des appareils mécaniques agissant par élasticité, par des leviers, etc.

Tout bandage formé par la réunion de plusieurs pièces de pansement porte le nom de *bandage composé* ; dans le cas contraire, les bandages sont dits *simples*.

Enfin, ceux qui agissent par l'élasticité de lames métalliques, par des vis, des poulies, etc., sont désignés sous le nom de *bandages mécaniques*.

Tantôt les bandages sont le complément des pansements, tantôt ils constituent à eux seuls le pansement tout entier; enfin, ils sont employés dans un but multiple, car, outre qu'ils servent à maintenir des pièces de pansement, ils remplissent encore des indications plus ou moins nombreuses.

C'est en se plaçant à ce dernier point de vue que les anciens chirurgiens avaient classé les bandages en *contentifs*, *préservatifs*, *unissants*, *divisifs*, *expulsifs*, *compressifs*, *suspensifs*, etc.

Quant aux bandages mécaniques destinés à redresser les membres déviés, les os incurvés, etc., ils sont appelés *appareils orthopédiques*.

§ 1. — Classification des bandages

On pourrait certainement établir une classification des bandages d'après leurs usages; mais il faut remarquer que presque toujours ils remplissent plusieurs indications à la fois. Ainsi, un bandage est souvent en même temps contentif et préservatif, parfois même ses usages sont plus nombreux, et un bandage est d'autant mieux conçu qu'il remplit un plus grand nombre d'indications. Si, d'un autre côté, on remarque que les bandages ont en général une forme régulière, bien déterminée, on pourra établir, d'après leur forme, une classification qui sera d'autant meilleure que le nom donné au bandage pourra guider le chirurgien sur la manière dont il doit l'appliquer, et permettra d'exposer à la fin de sa description les usages souvent multiples auxquels il peut être employé Nous suivrons la classification que Gerdy a donnée dans son excellent *Traité des bandages*[1].

1. 1re édit., 1826, et 2e édit., 1837-39, Paris.

Il divise les bandages en :

1° BANDAGES SIMPLES.	Bandages circulaires.	Ils forment autour de nos parties des circulaires horizontaux qui se recouvrent plus ou moins complétement.
	Bandages obliques.	Ils forment des circulaires obliques.
	Bandages spiraux.	Dans ces bandages, la bande décrit des tours de spire; les tours de spire sont appelés *doloires*. Ils se recouvrent quelquefois à moitié, d'autres fois ils ne sont que juxtaposés, parfois enfin les doloires sont à une certaine distance les unes des autres.
	Bandages croisés ou en huit de chiffre.	On donne ce nom aux bandages formés par des tours de bandes également appelés *doloires*, qui se croisent de manière à présenter plus ou moins complétement la forme d'un 8.
	Bandages noués.	Ce sont ceux qui forment un nœud.
	Bandages récurrents.	Ce sont ceux dont les tours de bande vont et reviennent alternativement sur leurs pas.
	Bandages pleins.	Ceux qui sont faits avec une large pièce de linge entière.
	Bandages invaginés ou unissants.	Formés par une bande perforée dans une partie quelconque de son plein, et qui reçoit dans les ouvertures, soit un de ses chefs taillé en autant de lanières qu'il y a d'ouvertures, soit celui d'une autre bande taillée de la même manière.
	Liens.	Dans ce dernier genre nous rangerons tous les bandages simples qui ne peuvent être placés dans les genres que nous venons de nommer : ce sont les bandages contentifs des sondes ou ceux qu'on emploie dans la réduction des luxations.
2° BANDAGES COMPOSÉS.	Bandages en T.	Ce sont ceux qui ont la forme de la lettre T.
	Bandages en croix.	Quand ils ont la forme d'une croix.
	Bandages en fronde.	Quand ils sont formés par une large pièce de linge, dont les deux extrémités sont taillées longitudinalement, de manière à présenter un

2° BANDAGES COMPOSÉS.		nombre égal de chefs. Ce bandage ressemble assez à la fronde dont se servaient les anciens.
	Bandages en bourse ou suspensoirs.	On donne ce nom aux bandages qui ont la forme d'un petit sac dans lequel on place l'organe que l'on veut soutenir.
	Bandages en gaîne ou vaginiformes.	Ils ont la forme d'une gaîne.
	Bandages lacés et bouclés.	Ils sont garnis de cordons, de boucles, etc.
3° BANDAGES MÉCANIQUES.	1. Bandage à plaque, composé d'une plaque et d'un cordon. 2. Bandage contentif élastique des sondes. 3. Bandage à ressorts spiraux. 4. Bandage à ressorts courbes : bandages herniaires, par exemple. 5. Bandages compressifs des vaisseaux. 6. Bandages destinés à rendre, par élasticité, le mouvement aux parties qui l'ont perdu. 7. Bandages mécaniques bouclés. 8. Appareils de fracture. 9. Appareils orthopédiques.	

Des bandages mécaniques nous n'étudierons que les appareils de fractures, quelques appareils destinés au traitement des maladies articulaires, enfin les bandages herniaires, les ceintures et les pessaires.

2. — Des règles à suivre dans l'application des bandages.

Quand on veut appliquer un bandage, il faut :

1° S'assurer si ce bandage peut remplir toutes les indications nécessaires.

2° Réunir des aides en nombre suffisant, soit pour soutenir le malade quand celui-ci ne peut rester debout ou assis, soit pour soutenir le membre que le malade ne pourrait maintenir élevé, soit enfin pour contenir les pièces d'appareil, etc.

3° Placer le malade dans la position la plus commode pour lui et pour le chirurgien, et disposer convenablement ses aides.

4° Appliquer le bandage d'une manière uniforme, c'est-à-dire qu'il soit également serré dans toute son étendue.

5° Serrer convenablement le bandage : car, trop lâche, il glisserait et ne remplirait pas le but qu'on se propose ; trop serré, il pourrait causer des accidents fort graves et même souvent la gangrène.

6° Appliquer toujours un bandage de bas en haut, c'est-à-dire de manière à refouler les liquides vers les centres ; si le bandage était appliqué de haut en bas, ces liquides engorgeraient les extrémités. Il est évident que cette remarque ne s'applique qu'aux bandages placés sur les membres.

§ 3. — Application des bandes.

L'application des bandes différera selon qu'elles seront roulées à un ou à deux globes.

1° Si la bande est à un globe, on prend le cylindre de la main droite, le pouce appliqué sur l'une des extrémités de l'axe du globe, le doigt médius sur l'autre extrémité ; le chef initial est pris de la main gauche entre le pouce et l'index, placé sur la partie où l'on veut appliquer la bande et fixé vers ce point ; puis on fait rouler la bande placée sur sa face externe dans la direction que l'on veut donner au bandage. Il faut avoir soin de faire plusieurs tours circulaires pour fixer le chef initial de la bande. Sans cela, ce chef glisserait et le bandage se relâcherait. On peut encore laisser pendre le chef initial, et n'appliquer la bande sur la partie où vous le placez qu'à 10 ou 12 centimètres de son extrémité. Ce chef sera noué avec l'extrémité terminale de la bande. Comme dans le cas précédent, le premier tour de bande doit être fixé par plusieurs tours circulaires.

Il ne faut dérouler la bande qu'autant qu'il est nécessaire ; de plus, on doit toujours exercer sur elle un certain effort, afin qu'elle soit constamment tendue et que le bandage ne se relâche pas pendant qu'on l'applique. Il faut prendre garde de lâcher la bande quand on est obligé de la faire passer d'une main dans l'autre, car elle se déroulerait, et l'on ne pourrait l'appliquer qu'après l'avoir roulée une seconde fois. Souvent même, pendant qu'on roule la bande, le bandage se relâche, et on est obligé de le réappliquer en entier. Enfin, en appliquant une bande, on devra éviter les mouvements trop brusques, qui pourraient ébranler la partie malade et causer des secousses toujours nuisibles, souvent très-douloureuses.

Il faut appliquer les bandes avec méthode, de manière que le bandage soit le plus régulier possible, « afin, comme le dit

A. Paré, de contenter les malades et les assistants, car chaque ouvrier doit polir et embellir son ouvrage tant que possible lui sera ».

Lorsqu'on applique une bande sur une région dont le volume varie, à la jambe par exemple, un des bords de la bande presse sur la partie la plus saillante, tandis que l'autre, se trouvant sur le même plan, sera éloigné du membre; il en résulte un écartement qui a reçu le nom de *godet*. Il est fort important d'éviter les godets, car partout où ils se rencontrent, la bande presse inégalement et le bandage est infiniment moins solide. Si, sans changer la direction que vous voulez donner à la bande, vous voulez éviter les godets, il faut faire ce que l'on appelle les *renversés*, c'est-à-dire renverser obliquement la bande de la partie la plus saillante vers celle qui l'est moins: par exemple, de haut en bas à la partie inférieure de la jambe, de bas en haut au contraire, au-dessus de la saillie du mollet. Au moyen de renversés, la bande se trouve rétrécie au niveau du point le plus mince, et l'on a l'avantage de pouvoir encore donner à la bande la direction voulue en agrandissant plus ou moins l'angle formé par les deux portions de la bande répondant au renversé.

On fait les *renversés* de la manière suivante (fig. 79). Lorsque vous serez arrivé en un point où un renversé est nécessaire, appliquez le pouce et l'index de la main gauche sur la bande, afin d'empêcher le bandage de se relâcher; déroulez une partie de la bande dans une étendue de 6 à 8 centimètres environ entre le point où le pouce est appliqué et le globe. Saisissez le globe en sens inverse, c'est-à-dire le pouce en haut, les trois derniers doigts en bas, le doigt indicateur appliqué sur le plein; relâchez légèrement la portion de bande libre entre le pouce gauche et le plein; renversez la main sans tirer sur le globe, de manière que le bord supérieur de la bande passe en avant du plein et devienne inférieur. La longueur du renversé, qui doit varier d'ailleurs avec la différence de volume des parties, est égale, en général, à la diagonale du carré dont la largeur de la bande est le côté. Lorsque le renversé est terminé, c'est-à-dire lorsque le globe s'applique par son plein sur le côté du membre, tirez sur la bande afin de serrer le renversé, pendant que le pouce glisse sur le pli fait à la bande de manière à l'effacer.

Lorsque la bande est entièrement posée, on l'arrêtera, soit en nouant ensemble le chef initial laissé libre avec le chef terminal, soit en fixant le chef terminal à l'aide d'épingles, soit enfin en appliquant un lien circulaire autour de la bande. Si la bande est fendue à son extrémité terminale, on peut porter de chaque côté chacun des deux chefs et les nouer ensemble.

Quand on fixe une bande, il faut avoir soin de n'appliquer l'épingle ou de ne faire le nœud que loin d'une partie sur laquelle la pression peut être douloureuse, à plus forte raison

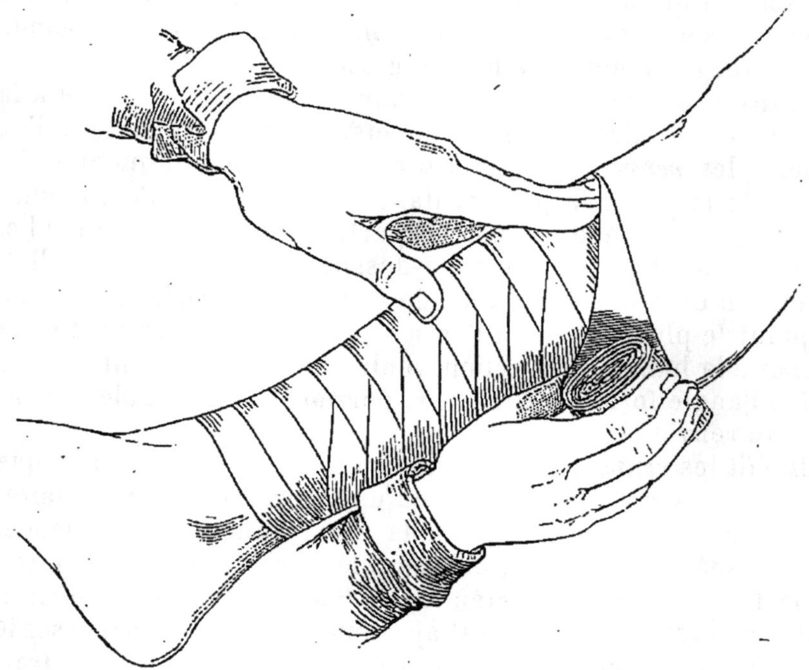

Fig. 79. — Manière de faire les renversés.

loin de la plaie. On conçoit parfaitement qu'il soit toujours facile de faire le nœud dans un endroit convenable ; mais lorsqu'on se sert d'une épingle et que l'extrémité de la bande se trouve au niveau de la plaie, ou bien dans un point où il serait difficile de la fixer, comme sur la face postérieure d'un des membres inférieurs ou sur la face postérieure du tronc, on doit la replier de manière à la raccourcir assez pour que les épingles puissent être placées dans un endroit convenable. La bande doit être disposée de manière que la portion repliée soit cachée sous la dernière circonvolution qu'elle décrit autour de la partie sur laquelle elle est appliquée.

Les épingles doivent être fixées de façon que la convexité du membre n'en fasse pas saillir la pointe, et que celle-ci soit cachée dans les circonvolutions, de manière à ne blesser ni le malade, ni le chirurgien, lorsqu'il voudra défaire le pansement.

Quand l'extrémité d'une bande est fixée avec une seule épingle, on met l'épingle longitudinalement, soit qu'on replie en dedans les deux angles de l'extrémité de la bande, soit qu'on ne les replie pas. D'ailleurs, qu'on se serve d'une ou de deux épingles, la tête de l'épingle doit toujours être du côté libre de la bande, et la pointe dirigée vers les circonvolutions. En plaçant les épingles en sens inverse, on ne tarderait pas à voir leur pointe venir faire saillie, et elles pourraient blesser le malade ou le chirurgien.

Si un bandage se compose d'un grand nombre de circonvolutions susceptibles de se relâcher, il faut les fixer les unes aux autres au moyen d'épingles, ou en les cousant ensemble.

2° Quand on veut appliquer une bande roulée à deux globes, on prend un globe de chaque main, on met le plein de la bande intermédiaire aux deux globes sur la partie où le bandage doit être appliqué, et l'on déroule en même temps et également les deux globes, de manière qu'ils viennent se croiser sur le point opposé à celui sur lequel on a commencé le bandage. Là, on les entrecroise en les faisant passer l'un à côté de l'autre, en ayant soin d'effacer les plis formés par l'entrecroisement, et l'on continue de la même manière jusqu'à ce que la bande soit épuisée, en ayant soin de faire entrecroiser les bandes sur des points différents de la circonférence, pour qu'il n'y ait pas un trop grand nombre de plis au même endroit.

Mais on peut facilement éviter cet inconvénient en faisant le bandage d'une autre manière. On place, comme dans le cas précédent, le plein de la bande sur la partie où le bandage doit être appliqué; puis, au lieu de conduire les deux globes horizontalement si le bandage doit être circulaire, on fait dévier un d'entre eux en haut, l'autre en bas; et quand les deux chefs viennent à se rencontrer, ils forment, par leur entrecroisement, un angle aigu: alors on renverse de la même manière qu'il a été dit dans l'application du bandage à un globe pour éviter les godets, on renverse, dis-je, le chef inférieur sur le chef supérieur, et l'on continue l'application du bandage. De cette manière, le chef inférieur passe en avant du chef supérieur, se place au-dessus de lui, et le chef supérieur devient inférieur, pour redevenir supérieur au second entrecroisement. On voit ainsi que les plis nombreux que produisent les bandes en s'entrecroisant se trouvent effacés, et qu'au lieu de deux espèces de cordes que forment les deux chefs de la bande, on a deux surfaces planes qui se recouvrent et qui ne peuvent causer aucune douleur au malade, la bande supérieure étant toujours reçue dans une espèce d'anse formée par la bande inférieure. Ce bandage sera très-solide ; il le sera d'autant plus que chacun des chefs de la bande embrassera à son tour le chef opposé. Gerdy, à qui on doit ce bandage, l'a désigné sous le nom d'*entrecroisement par renversé*.

Quelle que soit la manière dont on applique un bandage à deux globes, comme toujours un des deux globes est plus volumineux que l'autre, la partie de la bande qui reste après l'épuisement du globe le plus petit doit être roulée circulairement, et sert à maintenir dans un état de solidité convenable le bandage tout entier.

Nous pouvons ajouter que ce bandage à deux globes est très-rarement employé par les chirurgiens modernes.

CHAPITRE VI

DES BANDAGES EN PARTICULIER

ARTICLE PREMIER

A. — BANDAGES SIMPLES.

§ 1. — **Bandages circulaires.**

Les bandages circulaires sont formés par des circonvolutions qui se recouvrent plus ou moins complétement. Ce bandage est le plus simple de tous ; on le fait avec une bande roulée à un ou deux globes ; on le fixe comme il a été dit (p. 147). Il sert à maintenir des topiques ou des pièces d'appareil sur une région du corps ; dans ce cas, il ne doit être que médiocrement serré : trop lâche, il laisserait glisser les pièces d'appareil qu'il est destiné à maintenir ; trop serré, il arrêterait la circulation.

On se sert encore du bandage circulaire dans la saignée du bras et du pied ; dans ce cas, la constriction doit être assez forte pour suspendre la circulation veineuse sans arrêter toutefois la circulation artérielle.

1° Bandage circulaire du front et des yeux.

a. *Pièce du bandage.* — Une compresse longuette de 1 mètre

environ de longueur, pliée en quatre longitudinalement; on peut également faire ce bandage avec une bande longue de 2m,50 à 3 mètres et large de 4 à 5 centimètres.

b. *Application.* — Après avoir couvert la tête d'un bonnet de toile ou de coton, appliquez horizontalement le milieu de la compresse sur la partie moyenne du front ou sur la racine du nez; portez les deux chefs en arrière; croisez-les à la nuque et ramenez-les sur les parties latérales du crâne, où vous les fixez avec des épingles.

Si vous vous servez d'une bande, placez le chef initial de la bande sur un des points du crâne, faites des circulaires horizontaux autour de la tête, fixez le chef terminal avec une épingle.

c. *Usage.* — Ce bandage sert à maintenir des topiques sur le front, les yeux, les tempes; il est encore destiné à préserver l'œil du contact de la lumière, de l'action de l'air et des corps étrangers.

Variété. — Lorsque ce bandage doit protéger les yeux, il est presque toujours nécessaire de le faire descendre plus bas que nous ne l'avons indiqué. Pour l'accommoder à la saillie du nez et pour l'empêcher de remonter, on fait à la partie moyenne de la compresse une petite incision en T dans laquelle on engage le nez. Ce bandage, qui porte le nom de *bandeau*, est doublé souvent d'une compresse d'étoffe noire destinée à absorber les rayons lumineux qui impressionneraient trop vivement l'œil après certaines opérations, comme celles de la cataracte, de la pupille artificielle.

Aussitôt qu'on le peut, ce bandeau fixe doit être remplacé par un bandeau flottant, pièce de linge quadrilatère fixée par un de ses côtés soit à un bonnet appliqué sur la tête du malade, soit à un bandage circulaire du front.

2° Circulaire du cou.

a. *Pièce du bandage.* — Bande longue de 1 à 2 mètres et large de 5 à 6 centimètres.

b. *Application.* — Saisissez le globe de la main droite, appliquez de la main gauche le chef initial de la bande sur un des points du cou, faites des circulaires horizontaux autour de cette région, fixez le chef terminal avec une épingle.

c. *Usages.* — Il sert à maintenir les pièces d'appareil sur le cou.

Variété. — Pour empêcher l'action du froid, on se sert quelquefois d'une bande de laine appliquée de la même manière.

Remarques. — Ce bandage ne doit pas être trop serré, car il gênerait la circulation veineuse et la respiration. Il se dérange très-facilement, aussi doit-il être souvent réappliqué et est-il peu employé.

3° Circulaire de la poitrine et de l'abdomen.

Il est très-rare qu'on applique, à l'aide d'une bande, un bandage circulaire autour de la poitrine et de l'abdomen. On se sert presque constamment d'une serviette qui prend alors le nom de *bandage de corps.* (Voy. plus loin : *Bandages pleins.*).

4° Circulaire d'un doigt et d'un orteil.

a. *Pièce du bandage.* — Bande longue de 30 à 50 centimètres et large de 2.

b. *Application.* — Laissez pendre le chef initial et, après avoir fait les circulaires, nouez les deux chefs ensemble. Si vous couvrez le chef initial par les circulaires, le chef terminal sera coupé longitudinalement dans une étendue de 6 à 7 centimètres; les deux lanières, renversées l'une à droite, l'autre à gauche, seront nouées ensemble. Le bandage peut encore être fixé avec un fil disposé circulairement autour de la bande.

5° Circulaire de l'avant-bras et du bras.

a. *Pièce du bandage.* — Bande longue de 1 mètre environ et large de 4 à 5 centimètres. Cette bande peut être, comme la bande du bandage circulaire des doigts, fendue à son chef terminal dans une étendue de 12 à 15 centimètres.

b. *Application.* — Elle ne présente rien de particulier; le chef terminal sera fixé avec une épingle, ou bien les deux lanières seront renversées et nouées ensemble. Nous ferons remarquer que la bande doit recouvrir exactement les pièces d'appareil qu'elle est destinée à maintenir; ce bandage ne doit pas être trop serré, afin de ne pas mettre obstacle à la circulation veineuse.

Pour le pansement des vésicatoires et des cautères, on préfère, et avec raison, le bandage lacé du bras.

6° Circulaire de la saignée du bras et du pied.

Ces bandages, exclusivement employés pour arrêter la circulation veineuse, quand on veut pratiquer la saignée du bras ou celle du pied, seront décrits plus loin avec ces deux opérations.

7° Circulaire de la jambe et de la cuisse.

a. *Pièce du bandage.* — Bande longue de 2 mètres et large de 5 à 6 centimètres.

b. *Application.* — Elle est la même que celle du bandage circulaire du membre supérieur, elle est sujette à la même remarque. Presque toujours le chef terminal est fixé avec une épingle.

§ 2. — Bandages obliques.

Les pièces obliques ne diffèrent des bandages circulaires que par la direction oblique des circonvolutions; celles-ci se recouvrent plus ou moins complétement comme dans les bandages circulaires.

1° Oblique contentif du cou et de l'aisselle.

a. *Pièce du bandage.* — Bande longue de 5 à 6 mètres, large de 5 à 6 centimètres.

b. *Application.*— Placez le chef initial sur une des épaules ou sur la partie antérieure de la poitrine. Si les tours de bande doivent se recouvrir dans l'aisselle du côté gauche, dirigez le globe au-dessus de l'épaule droite, puis dans l'aisselle gauche; continuez ainsi jusqu'à ce que la bande soit épuisée, et fixez le chef initial avec une épingle. Si l'extrémité de la bande se terminait dans l'aisselle, elle serait repliée sur elle-même dans une étendue plus ou moins grande et fixée sur l'épaule ou sur la poitrine.

c. *Usages.*— Il sert à maintenir appliquées dans l'aisselle des pièces d'appareil.

Remarques. — Ce bandage doit être médiocrement serré, afin de ne pas comprimer trop fortement les bords de l'aisselle; il se relâche facilement; il a l'inconvénient de se déformer dans l'aisselle et de produire une corde souvent douloureuse. On le remplace utilement par un bandage plein.

2° Oblique de la saignée de la veine jugulaire.

Ce bandage, qui diffère un peu du précédent, est exclusivement employé pour arrêter le sang dans la veine jugulaire externe; il sera décrit plus loin avec l'opération à laquelle il est destiné.

§ 3. — Bandages spiraux.

Le bandage spiral est celui dont les circonvolutions sont disposées en spire. Chaque circonvolution a reçu le nom de *doloire*. Nous distinguerons trois variétés de ce bandage :

1° Le bandage spiral proprement dit : c'est celui dont les circonvolutions se recouvrent à moitié. Gerdy lui a donné le nom de *bandage spiral imbriqué*.

2° Le bandage dont les circonvolutions ne se touchent que par leurs bords, c'est le bandage *mousse* des anciens, le *bandage spiral contigu* de Gerdy.

3° Celui dont les circonvolutions sont écartées les unes des autres, c'est le bandage *rampant* des anciens: *bandage spiral écarté* de Gerdy.

Ces trois variétés de bandages s'appliquent de la même manière, et on les fait presque toujours avec une bande roulée à un seul globe. Il faut remarquer que plus les doloires seront rapprochées, plus les renversés seront nécessaires.

Ces bandages servent à maintenir des topiques ou des pièces d'appareil sur quelque partie du corps, ou bien à exercer une compression; dans ce dernier cas, il faut toujours employer le bandage spiral imbriqué, et, pour assurer la solidité du bandage, il est bon de faire deux ou trois circulaires avant de commencer les tours de spire. Lorsque ce bandage est destiné à comprimer un vaisseau ou un point quelconque d'un membre, il faut y ajouter des compresses graduées, qui doivent être d'autant plus épaisses que l'on voudra exercer une plus forte compression, et d'autant plus longues que l'on voudra faire la compression dans une plus grande étendue. L'addition d'une couche d'ouate est surtout très-indiquée, la compression devenant égale et élastique par le seul fait de la présence du coton.

Le bandage spiral à deux globes a été employé le plus souvent pour la réunion des plaies longitudinales; quelquefois il est simplement compressif : dans le premier cas on applique le plein de la bande sur le côté opposé à la plaie et l'on porte les globes de chaque côté en les dirigeant obliquement en haut. On les croise comme il a été dit dans la description du bandage à deux globes. Il faut avoir soin de mettre de chaque côté de la solution de continuité une compresse graduée l'égalant en longueur, et d'autant plus épaisse et plus éloignée des bords de la plaie que celle-ci est plus profonde. Lorsqu'on veut faire un bandage compressif avec une bande roulée à deux globes, on l'applique de la même manière, et l'on ne place de compresses graduées que sur le point où la compression doit être plus énergique.

Il va sans dire que tout bandage spiral destiné à comprimer un segment de membre doit être appliqué en commençant par l'extrémité du membre. Les bandages spiraux contentifs, n'exerçant le plus souvent qu'une constriction très-faible, ne sont généralement appliqués qu'au niveau des pièces d'appareil qui ont besoin d'être maintenues.

Les bandages spiraux sont susceptibles de se déranger facilement; plus le bandage est serré et plus les doloires se recouvrent, plus il est solide. Le bandage à deux globes présente plus de solidité que le bandage à un seul globe.

Quand un bandage spiral se rapproche du tronc, il faut l'y fixer par quelques tours de bande circulaires; le bandage en est plus solide. Dans tous les cas, il doit être terminé comme il a été commencé, c'est-à-dire par quelques tours circulaires.

Le bandage spiral s'applique le plus souvent sur les membres, plus rarement sur la poitrine et sur l'abdomen.

1° Spiral contentif de la poitrine.

a. *Pièce du bandage.* — Bande longue de 8 à 10 mètres et large de 6 à 7 centimètres.

b. *Application.* — Faites asseoir le malade et commencez le bandage par deux ou trois circulaires obliques du cou et de l'aisselle, 1, comme dans le bandage décrit plus haut, puis descendez autour du thorax en faisant des spiraux qui se recouvrent à moitié ou aux deux tiers, 2, 3, 4; terminez le bandage par des circulaires horizontaux, fixez le chef terminal avec une épingle.

Quelques auteurs conseillent de laisser pendre le chef initial B, de le relever obliquement après avoir appliqué tout le bandage et de le fixer au niveau de l'épaule opposée à celle où l'on aura appliqué les circulaires obliques (fig. 80, A).

c. *Usages.* — Ce bandage peut être employé pour maintenir des topiques appliqués sur la poitrine, pour contenir des fractures de côtes.

Variétés. — Si l'on applique ce bandage pour une fracture

de côte dont les fragments font saillie en dehors, on placera une ou plusieurs compresses au niveau des fragments déplacés. Si ceux-ci faisaient saillie en dedans, les compresses seraient appliquées vers les extrémités de la côte, de manière à faire basculer les fragments en dehors.

Chez les femmes, afin de ne pas comprimer trop fortement

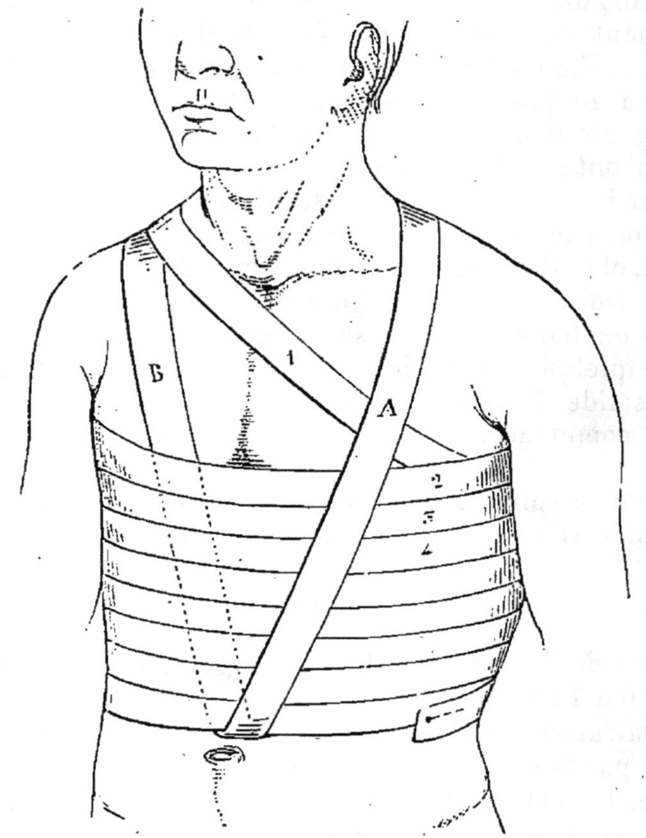

FIG. 80. — Spiral du thorax.

et trop inégalement les mamelles, on placera une quantité suffisante d'ouate ou de charpie pour combler le vide qui existe entre les deux seins.

Ce bandage, qui est purement contentif, pourrait être changé en un bandage unissant. On se servirait alors d'une bande roulée à deux globes, appliquée d'après les principes que nous avons exposés précédemment.

Remarques. — Ce bandage gêne beaucoup la respiration; il se dérange facilement et a besoin d'être souvent réappliqué.

Aussi, comme son application est assez longue, qu'elle ne peut être faite qu'avec peine, nous pensons qu'il doit être remplacé par le bandage de corps. (Voy. *Bandages pleins.*)

2° Spiral de l'abdomen.

La bande est la même que celle du bandage précédent; elle s'applique de la même manière, seulement on ne prend point d'appui sur les épaules.

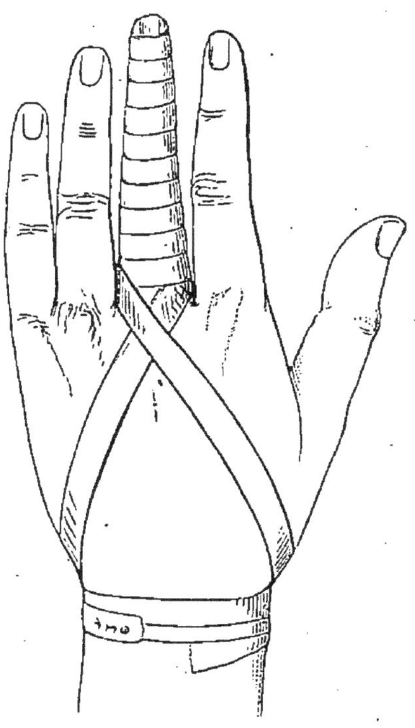

FIG. 81. — Spiral du doigt médius.

Si l'on voulait rapprocher les lèvres d'une plaie longitudinale, le bandage spiral de l'adbomen devrait être fait avec une bande roulée à deux globes.

Les remarques formulées plus haut à propos du bandage spiral de la poitrine sont complétement applicables à celui-ci.

3° Spiral d'un doigt ou d'un orteil.

a. *Pièce du bandage.* — Bande longue de 2 mètres et large de 2 centimètres. Le chef terminal de la bande doit être divisé en deux lanières dans la longueur de 10 à 12 centimètres.

b. *Application.* — Faites avec le chef initial quelques spiraux très-écartés de la base vers le sommet du doigt; au sommet, faites quelques circulaires plus serrés, puis, par des spiraux imbriqués, descendez du sommet vers la base; arrivé là, conduisez le globe sur le dos et terminez le bandage en nouant les deux lanières, renversées l'une d'un côté, l'autre du côté opposé. Pour donner plus de solidité au spiral du doigt, on peut commencer le bandage par quelques circulaires autour du poignet, conduire la bande sur le dos de la main jusqu'à la base du doigt à entourer et continuer le bandage comme il a été dit précédemment (fig. 81).

c. *Usages.* — Il sert à maintenir des topiques appliqués sur le doigt, à contenir une luxation ou une fracture d'une des phalanges; dans ce dernier cas, il maintient appliquées deux petites compresses graduées et deux petites attelles, l'une dorsale, l'autre palmaire. Enfin, il sert à arrêter une hémorrhagie provenant de la lésion d'une des artères collatérales; il est bon alors d'exercer, au moyen d'une compresse pliée en plusieurs doubles, une pression plus ou moins forte sur le vaisseau sectionné.

L'application de ce bandage à un orteil se fait exactement de la même manière. Les circulaires destinés à fixer le bandage doivent être conduits sur la partie inférieure de la jambe.

4° Spiral des doigts ou des orteils. — Gantelet.

a. *Pièce du bandage.* — Bande longue de 12 mètres, large de 2 centimètres. Le chef terminal peut être divisé en deux lanières.

b. *Application.* — Commencez l'application de ce bandage par le pouce ou le petit doigt, comme nous l'avons dit pour le spiral du doigt; arrivé à la racine du doigt, conduisez le globe sur le dos de la main jusqu'au poignet, autour duquel vous faites un circulaire, puis, toujours en passant sur le dos de la main, gagnez le doigt suivant; appliquez de la même manière le bandage spiral sur le second doigt, puis sur le troisième, etc., et terminez par des circulaires autour du poignet, où vous fixez le bandage en nouant les deux lanières, comme nous l'avons dit plus haut (fig. 82).

c. *Usages.* — Ce bandage, engaînant les doigts, empêche l'infiltration œdémateuse de ces organes, quand on doit établir une forte compression sur un des segments du membre supérieur. Il sert à maintenir des topiques sur tous les doigts malades : dans les brûlures de la main, par exemple. Enfin, il s'oppose aux adhérences vicieuses des doigts entre eux ; dans ce dernier cas, il faut joindre à ce bandage le T perforé de la

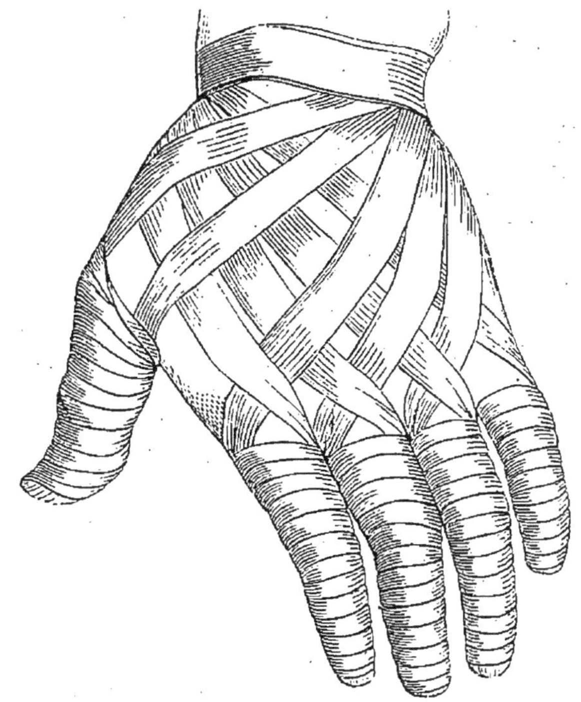

Fig. 82. — Gantelet.

main, que nous décrirons plus loin, et qui, agissant à la base des doigts, prévient des adhérences que le bandage spiral seul ne pourrait empêcher.

Aux orteils, le bandage s'applique de la même manière. Les circulaires doivent être faits à la partie inférieure de la jambe. Une bande de 7 à 8 mètres suffit ordinairement pour le gantelet du pied.

5° Spiral de la main.

a. *Pièce du bandage.* — Bande longue de 1^{m},50 et large de 3 centimètres.

b. *Application.* — Fixez le chef initial sur le dos de la main par quelques circulaires au niveau de la racine des doigts, montez vers le poignet en faisant des spiraux ; au niveau du pouce, faites un renversé de manière à monter au-dessus de la racine de cet organe, enfin terminez le bandage par des circulaires autour du poignet (fig. 83).

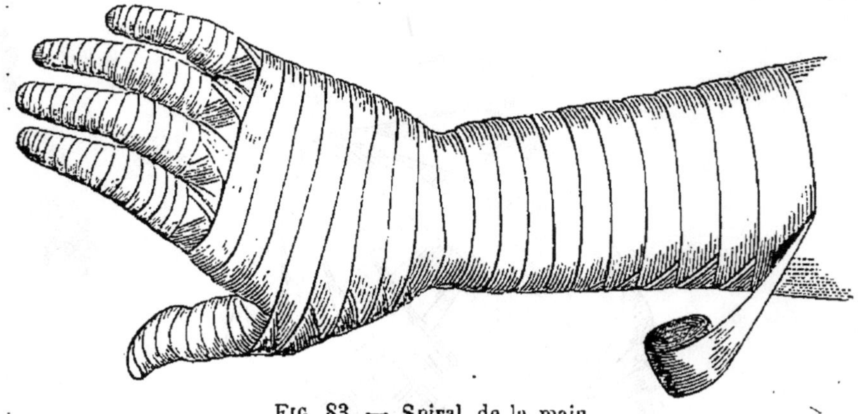

FIG. 83. — Spiral de la main.

c. *Usages.* — Il sert à maintenir les topiques sur la main. Convenablement serré, il maintient réduites les luxations du poignet.

6° Spiral de l'avant-bras.

a. *Pièce de bandage.* — Bande longue de 2 mètres et large de 4 centimètres.

b. *Application.* — Commencez par deux ou trois circulaires autour du poignet ; continuez par des spiraux qui se recouvrent à moitié , faites des renversés (fig. 83), lorsqu'il sera nécessaire et dans la direction que nous avons précédemment indiquée : c'est-à-dire de haut en bas dans les points où le membre est moins volumineux ; terminez par des circulaires autour de la partie inférieure du bras ; fixez avec une épingle. Quelquefois la bande n'est pas épuisée au niveau de la partie inférieure du bras, on peut alors faire le bandage que l'on désigne sous le nom de *spiral descendant.* Il s'applique de la même manière que le précédent, qu'on pourrait appeler *spiral ascendant*, et les renversés doivent être faits dans les mêmes points et de la même manière.

c. *Usages.* — Ce bandage sert à maintenir les topiques appliqués sur l'avant-bras, il doit être médiocrement serré. Si l'on voulait en faire un bandage compressif, il serait nécessaire d'appliquer tout d'abord le bandage spiral des doigts et celui de la main (fig. 83).

7° Spiral du bras.

Ce que nous avons dit du spiral de l'avant-bras est parfaitement applicable au spiral du bras ; il doit être commencé au-dessus du coude et terminé dans le voisinage de l'aisselle.

Si l'on voulait opérer une compression sur le bras, il faudrait appliquer un bandage spiral non-seulement sur l'avant-bras, mais encore sur la main et sur les doigts. Le spiral de l'avant-bras et du bras peut-être fait avec une seule bande longue de 4 mètres environ.

8° Spiral du pied.

Nous avons déjà dit qu'il était de la plus grande importance, lorsqu'on appliquait un bandage compressif, de ne laisser entre les doloires aucun point de la surface des téguments qui ne

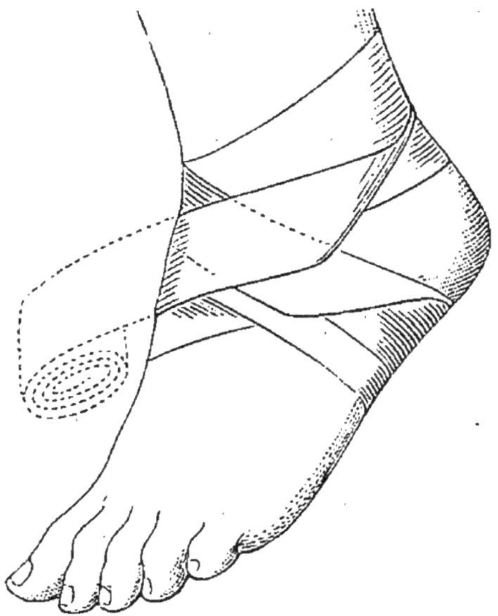

FIG. 84. — Spiral du pied. Deuxième temps de l'application.

soit complétement soutenu. En général, avec du soin, on arrive très-facilement à prévenir cette faute que nous considérons comme capitale dans l'application d'un bandage. Mais souvent on se trouve embarrassé quand il s'agit, dans les divers bandages compressifs du membre inférieur, d'envelopper complétement le talon. Voici le moyen que nous conseillons :

a. *Pièce du bandage.* — Bande longue de 2 mètres et large de 4 centimètres.

b. *Application.* — Le chef initial est appliqué sur la malléole interne, la bande est ramenée ensuite sous le talon, conduite sur la malléole externe, puis en avant de l'articulation tibio-tarsienne ; on fait donc un tour circulaire qui embrasse le talon. Si l'on avait une bande moins large, le talon serait embrassé par trois tours de bande, un médian, les deux autres supérieur et inférieur. Pour fixer ces doloires et recouvrir la

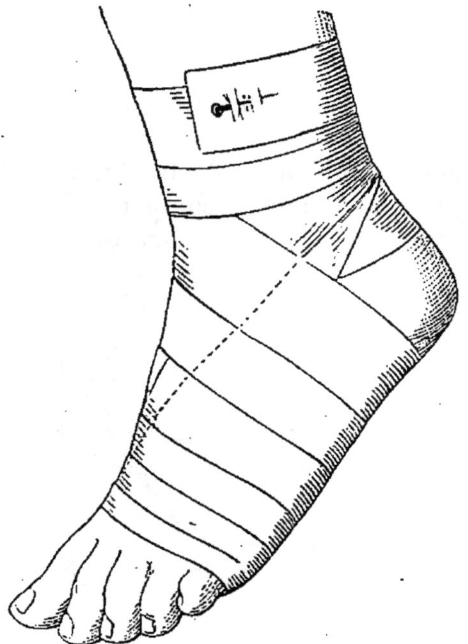

Fig. 85. — Spiral du pied appliqué.

partie supérieure et la partie inférieure du talon, on conduit le globe de la bande sur la face dorsale du pied et on le ramène en passant sur la plante de cet organe, puis sur la partie inférieure de la jambe, en arrière du tendon d'Achille, en laissant entre ces tours de bande et le bandage circulaire décrit plus haut l'intervalle d'un tour de bande; puis on conduit une seconde fois la bande de la même manière, mais en se rapprochant du bandage circulaire, de façon à recouvrir en bas le bord inférieur de la bande circulaire et en haut le bord supérieur de la même bande (fig. 84). On a ainsi un bandage croisé du dos du pied. Pour ramener la bande dans les points que nous venons d'indiquer, il est indispensable de faire des renversés sur le côté externe du pied. De cette manière la bande enveloppe complétement le talon ; elle est alors conduite obliquement jusqu'au niveau de la racine des orteils, et on la ramène d'avant en arrière pour comprimer le pied, puis de bas en haut sur la partie inférieure de la jambe (fig. 85).

Comme il n'est plus besoin de se préoccuper du talon, le spiral du pied et de la jambe devient extrêmement simple : il suffit de faire deux ou trois tours de spire ; arrivé au cou-de-pied, on conduit la bande vers la partie inférieure de la jambe. Lorsque tout le pied est convenablement couvert, on termine le bandage par deux ou trois circulaires à la partie inférieure de la jambe.

c. *Usages.* — Ce bandage sert à maintenir des topiques appliqués sur le pied ; il peut être compressif ; dans ce cas, les orteils doivent être également comprimés par un bandage spiral.

9° Spiral de la jambe.

a. *Pièce du bandage.* — Bande longue de 4 à 5 mètres, large de 5 centimères.

b. *Application.* — Le malade doit être assis, son talon appuyé sur le genou du chirurgien. Commencez par quelques circulaires autour de la partie inférieure de la jambe, montez par des spiraux jusqu'au niveau de l'articulation du genou en faisant les renversés nécessaires, et terminez par quelques circulaires au-dessous du genou (fig. 86).

Il est inutile de faire des renversés quand on veut appliquer un bandage spiral écarté ; cette remarque s'applique également au spiral de la cuisse.

10° Spiral de la cuisse.

a. *Pièce du bandage.* — Bande longue de 5 à 6 mètres, large de 5 à 6 centimètres.

b. *Application.* — Ce bandage peut être appliqué de bas en haut ou de haut en bas ; l'un est le *spiral ascendant*, l'autre le *spiral descendant.* Pour appliquer le premier, faites quelques circulaires au-dessus de l'articulation du genou, conduisez les spiraux jusqu'à la partie supérieure de la cuisse et fixez le bandage, ou mieux, faites quelques circulaires autour des reins (fig. 87).

Le second s'applique en sens inverse : on commence par

quelques circulaires autour des reins et l'on termine le bandage au-dessus de l'articulation du genou.

c. *Usages.* — Les bandages spiraux de la cuisse et de la jambe sont purement contentifs et doivent être médiocrement serrés. Si l'on voulait faire des bandages compressifs, il faudrait les serrer davantage et exercer la compression en commençant par les orteils.

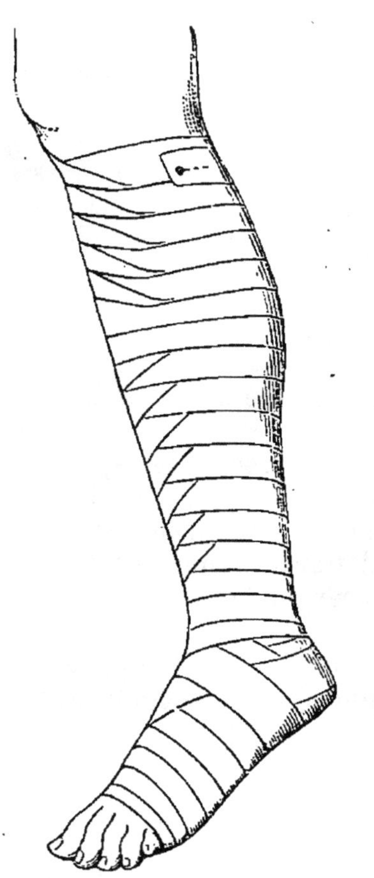

Fig. 86. — Spiral de la jambe.

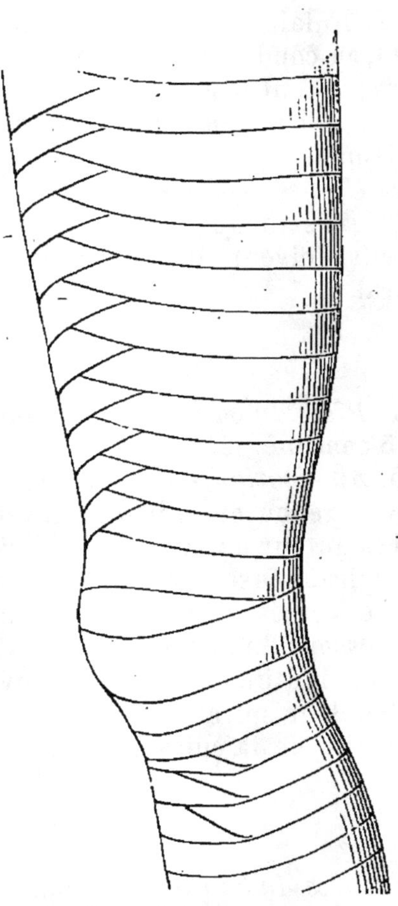

Fig. 87. — Spiral de la cuisse.

La bandage spiral descendant est employé surtout dans les cas de plaies transversales de la cuisse et dans les fractures transversales de la rotule. Comme ce bandage doit toujours être très-serré, il est nécessaire d'appliquer une bande sur les orteils, le pied et la jambe.

Si l'on veut faire la compression sur une région limitée du membre, par exemple sur le trajet de l'artère fémorale ou sur les parois d'un foyer d'où le pus s'écoule difficilement, il faut appliquer une compresse graduée plus ou moins épaisse au niveau du point qui doit être comprimé.

§ 4. — Bandages croisés ou en huit de chiffre.

Les bandages croisés sont ceux qui, par l'entrecroisement de la bande, figurent un huit de chiffre.

On les fait avec une bande roulée à un ou à deux globes : ce sont en général des bandages contentifs ; ils s'appliquent sur presque toutes les parties du corps, aussi ont-ils reçu divers noms suivant les régions qu'ils recouvrent.

1° Croisé d'un œil. — Œil simple, monocle.

a. *Pièce du bandage.* — Bande de 4 à 5 mètres de longueur et large de 4 à 5 centimètres.

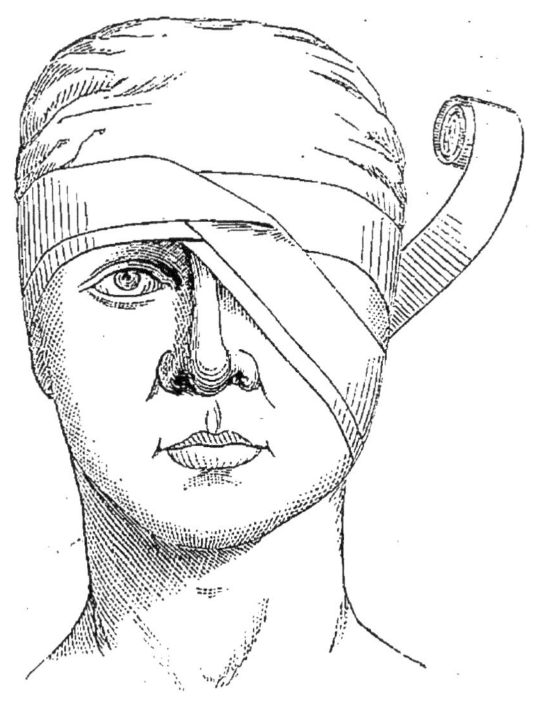

Fig. 88. — Croisé d'un œil.

b. *Application.* — Couvrez préalablement la tête d'un serre-tête. Faites deux ou trois circulaires autour du front de gauche à droite pour recouvrir l'œil droit, en sens inverse pour recouvrir l'œil gauche. Puis, la bande étant arrivée à la nuque, faites-la passer sous l'oreille du côté malade, puis sur la joue du même côté en dirigeant vers le grand angle de l'œil malade; couvrez complétement cet organe. Arrivé au front, faites un renversé pour changer la direction de la bande, et conduisez-la horizontalement, vers le pariétal du côté sain; arrivé à la nuque, dirigez-la du côté malade, comme il a été dit précédemment. On répète deux ou trois fois ces tours obliques, et l'on termine le bandage par des tours circulaires du front, afin de rendre l'appareil plus solide (fig. 88).

Il est bon, pour augmenter la solidité du bandage, de fixer chaque tour oblique par un circulaire autour du front.

c. *Usages.* — Ce bandage sert à maintenir les pièces d'appareil appliquées sur le globe de l'œil; en outre, il le garantit de l'action de la lumière, du froid ou de la chaleur.

Remarques. — Ce bandage se dérange facilement; de plus, il peut augmenter l'irritation de l'organe de la vision par la chaleur qu'il détermine ou par la pression qu'il exerce. Le bandeau circulaire des yeux lui est donc préférable.

2° Croisé des yeux. — Œil double, binocle.

Il y a deux variétés de ce bandage : dans l'une il est exécuté avec une bande roulée à un globe, dans l'autre avec une bande à deux globes.

1° *Croisé des yeux à un globe* (fig. 89).

a. *Pièce du bandage.* — Bande longue de 6 mètres et large de 4 à 5 centimètres.

b. *Application.* — La tête sera préalablement couverte d'un serre-tête de toile, et les yeux d'une compresse fine et pliée plusieurs fois sur elle-même. Commencez le bandage en faisant autour du front quelques tours circulaires horizontaux; puis, arrivé à la nuque, la bande étant dirigée de droite à gauche, on l'amène au-dessous de l'oreille gauche, de là sur la joue, enfin sur l'œil du même côté. Arrivé à la racine du nez, donnez à la bande une direction horizontale; dirigez-la vers la nuque, puis vers le front, jusqu'à la racine du nez, où elle vient rencontrer la bande qui a déjà couvert un des deux yeux. Dirigez-la ensuite vers la joue du côté droit, en croisant la bande appliquée sur l'œil gauche et couvrant l'œil droit de haut en bas; puis faites-la passer sous l'oreille droite et ramenez-la à la nuque. Recommencez ces croisés deux ou trois fois et consolidez-les par des circulaires horizontaux.

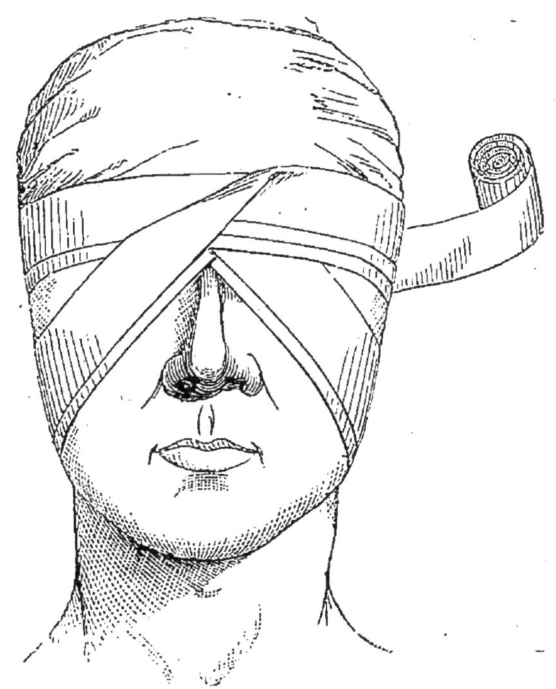

Fig. 89. — Croisé des yeux.

2° *Croisé des yeux à deux globes* (fig. 90).

a. *Pièce du bandage*. — Bande longue de 8 mètres et large de 4 à 5 centimètres, roulée en deux globes inégaux.

b. *Application*. — Couvrez la tête avec un serre-tête de toile et les yeux avec une petite compresse, comme dans le bandage précédent. Appliquez le plein de la bande sur le front, croisez les deux chefs à la nuque; après avoir fait un ou deux tours circulaires, partez de la nuque, dirigez chacun des deux chefs au-dessous des oreilles, et de là sous les yeux en passant sur les joues. Ces chefs s'entrecroisent sur le front; conduisez-les ensuite à la nuque pour les ramener au-dessous des oreilles et en avant des yeux, comme nous l'avons dit tout à l'heure. Lorsqu'un des deux globes est épuisé, terminez le bandage en faisant avec ce qui reste de bande des circonvolutions horizontales autour de la tête.

Usages. — Les mêmes que ceux du croisé d'un œil.

Remarques. — Les bandages croisés des yeux sont longs et

difficiles à appliquer, ils sont gênants pour les malades; on doit donc leur préférer le bandeau, qui est plus économique, remplit aussi bien les indications et ne présente pas les mêmes inconvénients.

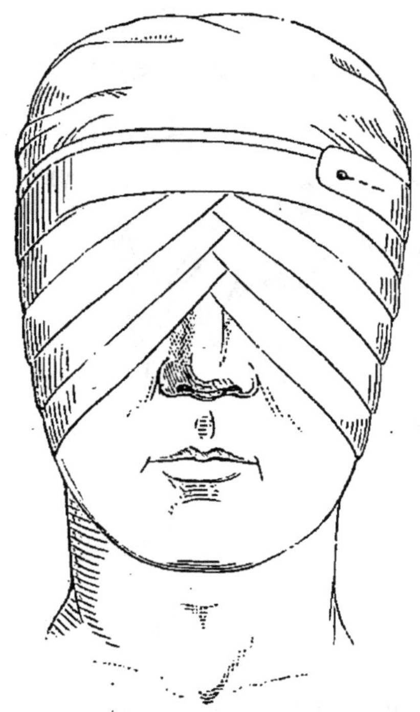

FIG. 90. — Croisé des yeux à deux globes.

Le croisé des yeux à deux globes est plus solide que le croisé à un globe.

3° Croisé simple de la mâchoire inférieure. — Chevestre simple.

a. *Pièce du bandage.* — Bande longue de 6 mètres et large de 4 à 5 centimètres.

b. *Application.* — On porte le chef initial de la bande sur le front, et on le fixe par deux circulaires horizontaux autour du crâne; si la maladie est à droite de la nuque, on dirige la bande derrière l'oreille gauche, puis sous la mâchoire inférieure et du côté droit. On remonte, en passant entre l'angle externe de l'œil et l'oreille du côté droit, jusqu'au-dessus du front; on traverse obliquement le sommet de la tête en dirigeant la bande vers la partie postérieure de l'oreille gauche, et l'on fait de cette manière trois circulaires, comme il a été dit précédemment. Arrivé au-dessus de l'oreille gauche, après avoir fait le dernier tour circulaire, on renverse la bande en la dirigeant vers la nuque, et l'on termine le bandage en faisant des circulaires horizontaux autour du crâne (fig. 91).

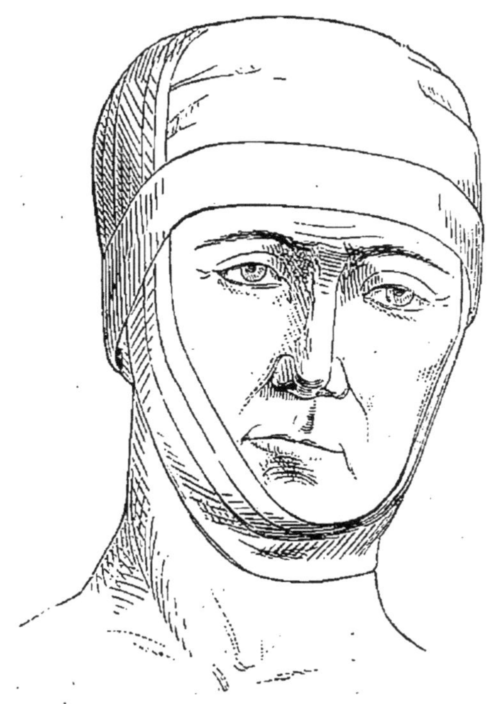

Fig. 91. — Chevestre simple.

Parfois, lorsque la bande est arrivée sur l'angle de la mâchoire inférieure du côté malade, du côté droit dans le bandage que nous venons de décrire, on conseille de diriger obliquement la bande vers la nuque. Fait de cette manière, le bandage a l'inconvénient de pousser le menton en arrière; aussi vaut-il mieux imiter Gerdy et terminer le bandage comme il a été dit plus haut.

c. *Usages.* — Ce bandage sert à contenir les fractures de la mâchoire inférieure; il est peu solide et maintient mal le fragment inférieur, quand la fracture siége assez haut. On a conseillé alors de placer le long de la branche horizontale du maxillaire fracturé des compresses épaisses, afin de repousser autant que possible le fragment inférieur en dedans et en arrière.

4° Croisé double de la mâchoire à deux globes. — Chevestre double.

Ce bandage est beaucoup plus solide que le précédent, surtout lorsqu'il est appliqué avec une bande à deux globes. Nous ne décrirons donc que le chevestre double à deux globes.

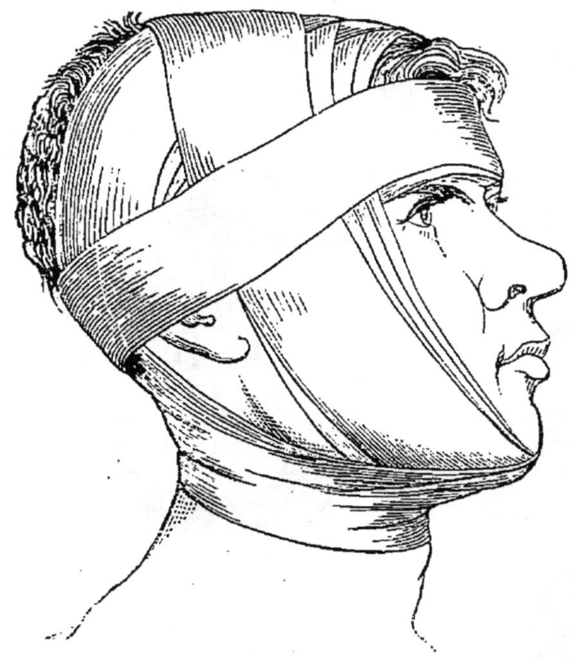

FIG. 92. — Chevestre double.

a. *Pièce du bandage.* — Bande longue de 8 mètres, large de 4 à 5 centimètres, roulée à deux globes.

b. *Application.* — Placez sur le front le plein de la bande intermédiaire aux deux globes; portez-les à la nuque, où ils s'entrecroisent; de là conduisez les deux globes sous le menton, où ils s'entrecroisent encore, et ramenez-les sur le front en passant sur les deux angles des mâchoires, entre l'angle externe de l'œil et l'oreille du même côté. Arrivé au-dessus du front, entrecroisez de nouveau les bandes et portez chacun des deux globes à la nuque, où ils s'entrecroisent encore; de là portez-les sous la mâchoire, etc., et faites trois ou quatre tours de la même manière. Si l'on n'applique pas ce bandage pour une fracture au niveau des condyles ou pour une fracture très-oblique du corps de la mâchoire, on peut ramener un tour de bande sous le menton, de manière à entrecroiser les deux chefs de la bande au-dessous de la lèvre inférieure; de là on conduit les deux globes à la nuque, et l'on termine par des circulaires autour du cou, ou bien, ce qui est mieux, par des circulaires autour de la tête (fig. 92).

c. *Usages.* — Il sert à contenir les fractures de l'os maxillaire inférieur et à maintenir réduites les luxations temporo-maxillaires.

Remarques. — Ce bandage est gênant pour les malades, mais il est solide et a l'avantage de bien contenir les fractures obliques du corps de la mâchoire. Il se desserre peu; cependant on est obligé de le réappliquer souvent, parce que la bande mentonnière est salie par la salive.

Comme ce bandage maintient immobile la mâchoire inférieure, il est indispensable, lorsqu'il doit être appliqué pendant quelque temps, de placer entre les molaires, de chaque côté, de petits morceaux de liége, dans l'intervalle desquels on puisse faire passer des aliments liquides ou mous. Lors de fracture avec déplacement, il faut avoir soin de se munir de petites compresses qui, par leur présence, exercent une certaine pression sur les fragments osseux et les maintiennent réduits.

Comme le chevestre ne peut avoir d'action sur le fragment supérieur entraîné par le muscle ptérygoïdien externe, il faut, dans les cas de fracture du col du condyle, placer des compresses graduées derrière l'angle de la mâchoire, afin de pousser ce fragment en avant.

Il est entendu que ces divers soins sont inutiles quand on applique le chevestre pour maintenir réduite une luxation de la mâchoire inférieure.

5° Croisé postérieur de la tête et de la poitrine.

Ce bandage forme trois anneaux; l'un embrasse le cou, l'autre le crâne, le troisième la poitrine; les croisés se font à la nuque, et à la partie inférieure et antérieure du cou (fig. 93).

a. *Pièce du bandage.* — Bande longue de 8 à 10 mètres, large de 4 à 5 centimètres.

b. *Application.* — Renversez en arrière la tête du malade autant que vous le jugez convenable pour remplir l'indication. Faites-la maintenir par un aide. Placez un bonnet sur la tête, portez le chef initial de la bande sur le front, faites deux circulaires autour du crâne; de la nuque conduisez le globe sur le côté du cou, puis sur la partie antérieure de la poitrine, de là sous l'aisselle du côté droit, si vous avez commencé le bandage de gauche à droite, puis transversalement derrière le dos; arrivez à l'aisselle gauche, puis sur le côté opposé du cou; ga-

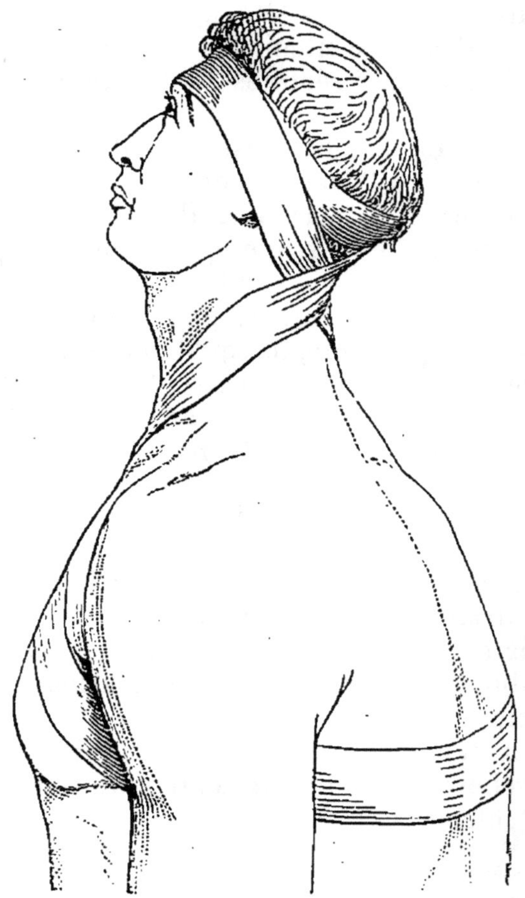

FIG. 93. — Croisé de la tête et de la poitrine.

gnez ensuite la nuque, faites deux circulaires autour du crâne; continuez de la même manière jusqu'à l'entier épuisement de la bande; terminez toujours par les circulaires de la tête.

c. *Usages.* — Ce bandage, d'ailleurs très-peu usité, est destiné à renverser la tête en arrière, principalement quand on craint la formation d'une cicatrice vicieuse sur la partie antérieure du cou.

6° Croisé du cou et de l'aisselle.

Ce bandage est un huit dont un des anneaux embrasse le cou

et l'autre l'aisselle. Les tours de bande se croisent sur la partie supérieure de l'épaule (fig. 94).

a. *Pièce du bandage.* — Bande de 4 mètres environ, large de 4 à 5 centimètres, roulée en un seul globe.

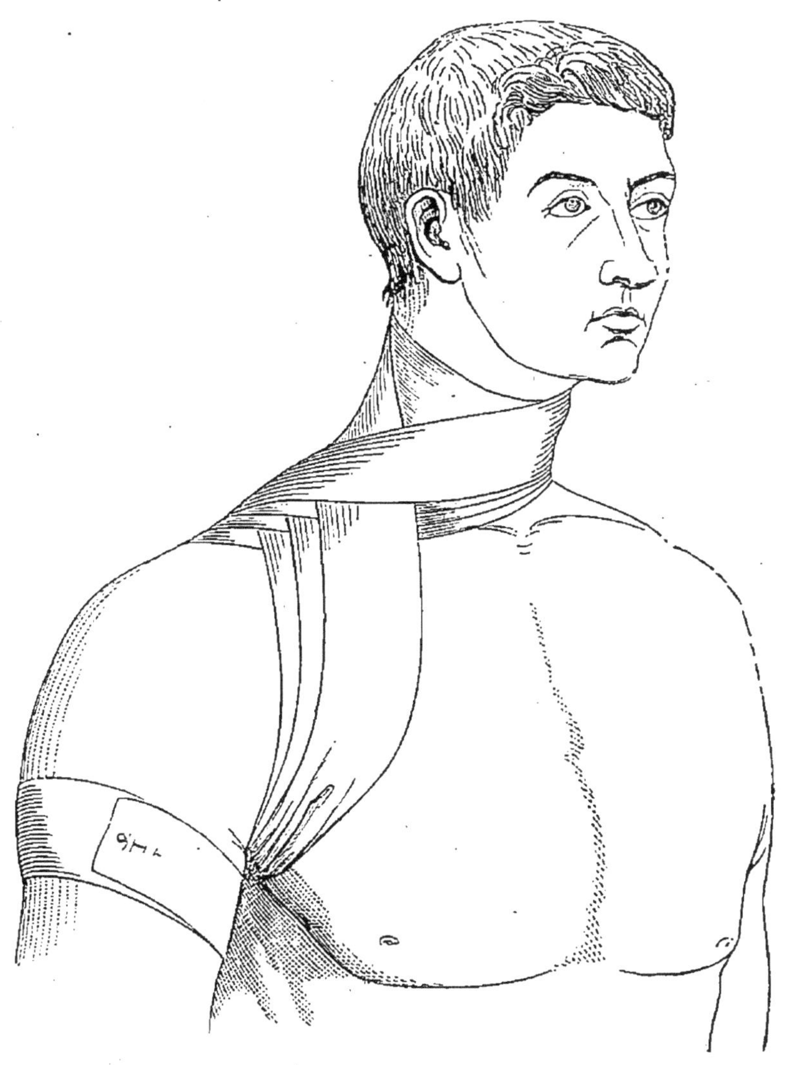

Fig. 94. — Croisé du cou et de l'aisselle.

b. *Application.* — On place le chef initial de la bande sur le cou, on le fixe par deux circulaires horizontaux; de là on peut faire le bandage, soit d'avant en arrière, soit d'arrière en avant. Si l'on veut faire le bandage du côté droit, et si l'on roule les circulaires de droite à gauche, il faudra diriger les tours de bande d'avant en arrière, et inversement, si l'on veut faire le bandage sous l'aisselle gauche, etc. Ce bandage est excessivement simple à appliquer, il faut seulement faire attention à la direction que l'on donne à la bande; et encore est-ce peu important, puisque le bandage est aussi bien fait, qu'on fasse les tours obliques de l'aisselle en allant de gauche à droite, ou de droite à gauche. Quand on a fait quatre ou cinq tours obliques, on termine le bandage en faisant des circulaires horizontaux à la partie supérieure du bras.

Si l'on applique ce bandage avec une bande roulée à deux globes, on place le plein intermédiaire sous l'aisselle et, dirigeant les deux globes l'un en avant, l'autre en arrière, on les croise sur l'épaule; puis on les passe en avant et en arrière du cou ; on les croise sur le côté du cou opposé au côté malade, on les ramène sur l'épaule, où ils s'entrecroisent, puis dans l'aisselle, où ils s'entrecroisent encore, et l'on continue de la même manière jusqu'à ce que la bande soit épuisée.

c. *Usages.* — Ce bandage est excellent pour maintenir les pièces d'appareil, soit dans l'aisselle, soit sur l'épaule, soit sur le cou; il est peu gênant pour les malades, facile à appliquer, et surtout très-solide, principalement lorsqu'il est exécuté avec une bande roulée à deux globes.

7° Huit d'une épaule et de l'aisselle du côté opposé. — Spica de l'épaule.

Ce bandage figure un huit dont les croisés portent sur une épaule et dont les anneaux embrassent, l'un la poitrine d'une aisselle à l'épaule du côté opposé, l'autre la même épaule et l'aisselle correspondante (fig. 95).

a. *Pièce du bandage.* — Bande longue de 8 mètres, large de 4 à 5 centimètres.

b. *Application.* — Après avoir garni les deux aisselles avec de la charpie brute ou du coton cardé, faites deux ou trois circulaires autour du bras du côté malade; remontez derrière, puis sur l'épaule du côté malade; conduisez la bande sous l'aisselle du côté sain en passant sur la partie antérieure de la poitrine, puis revenez sous l'aisselle du côté malade en passant derrière le dos, derrière, au-dessus et en avant de l'épaule du même côté; continuez les huit de chiffre jusqu'à l'entier épuisement de la bande, dont vous fixerez le chef initial sur la partie antérieure de la poitrine. Les tours de bande doivent se recouvrir à peu près aux deux tiers, de manière à figurer sur l'épaule une espèce d'épi.

c. *Usages.* — Il maintient les pièces d'appareil appliquées autour de l'épaule.

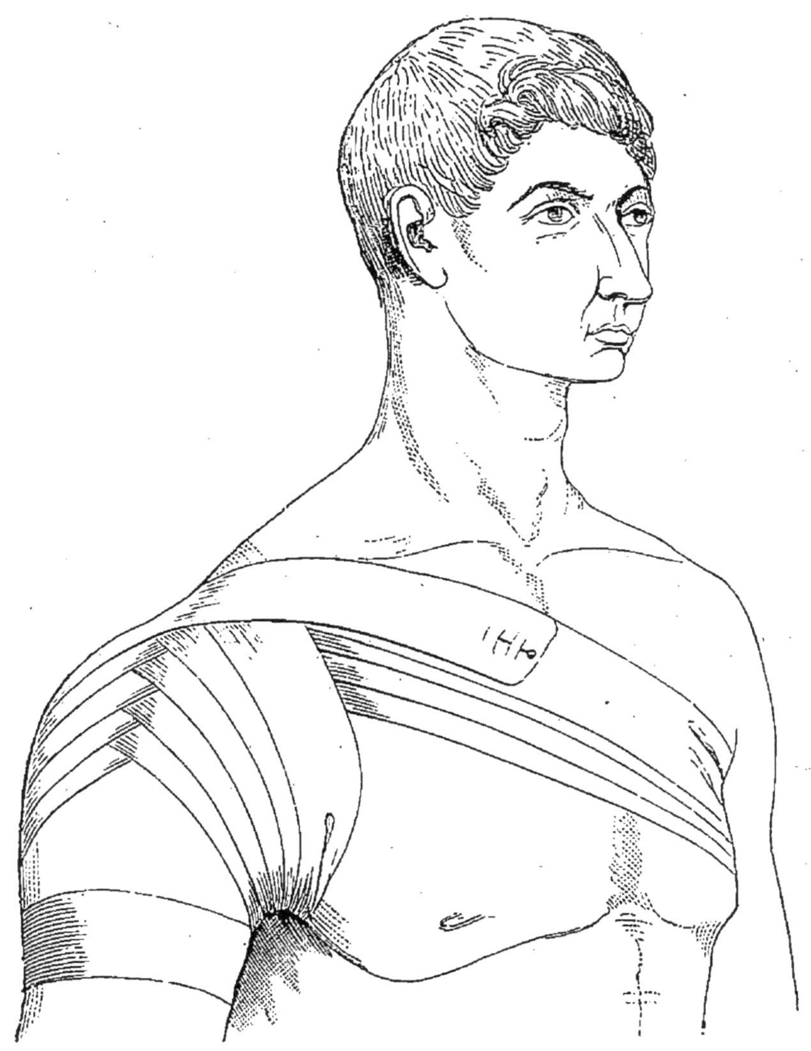

Fig. 95. — Spica de l'épaule.

Remarques. — Ce bandage peut être exécuté avec une bande roulée à deux globes; on placerait le plein sous l'aisselle du côté malade, les deux globes seraient croisés sur l'épaule du même côté, puis conduits à l'aisselle du côté sain, en passant l'un en avant, l'autre en arrière de la poitrine.

8° Huit antérieur des épaules.

Ce bandage a la forme d'un huit dont chaque anse embrasse une des épaules et dont les croisés se font à la partie antérieure de la poitrine (fig. 96).

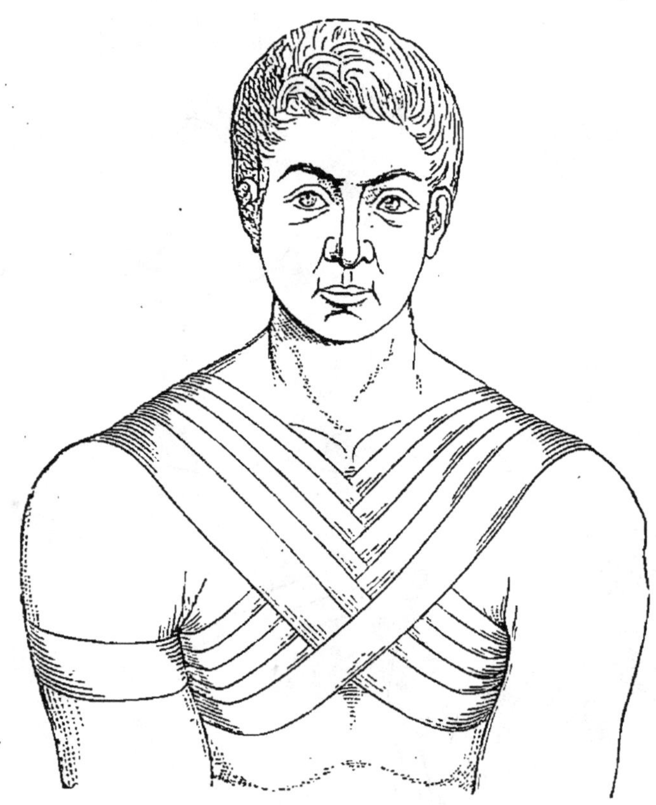

Fig. 96. — Huit antérieur des épaules.

a. *Pièce du bandage.* — Bande longue de 10 à 13 mètres et large de 4 à 5 centimètres,

b. *Application.* — Un aide doit rapprocher les épaules par devant et les maintenir pendant toute la durée de l'application du bandage ; garnissez les aisselles de charpie, de coton ou de compresses. Faites deux ou trois circulaires autour du bras en vous dirigeant en arrière, puis en dedans ; arrivé dans l'aisselle, portez obliquement la bande sur l'épaule du côté opposé en passant au devant de la poitrine ; descendez ensuite en arrière, ramenez la bande dans l'aisselle du même côté, puis sur la partie antérieure de la poitrine, où elle entrecroise le premier jet; conduisez-la sur la première épaule, descendez en arrière, puis dans l'aisselle; enfin remontez comme la première fois sur la partie antérieure de la poitrine.

c. *Usages.* — Il tire les épaules en avant, par conséquent les écarte en arrière; il peut combattre la formation d'une cicatrice vicieuse qui rapprocherait les deux épaules.

9° Huit postérieur des épaules.

Ce bandage est exactement l'inverse du précédent; il s'applique de la même manière, mais de façon que les jets de bande s'entrecroisent sur le dos; il rapproche les épaules en arrière, par conséquent les écarte en avant.

10° Croisé de la poitrine. — Quadriga modifié.

Ce bandage se compose de circulaires horizontaux qui entourent la poitrine, et de circulaires obliques du cou et de l'aisselle (fig. 87).

a. *Pièce du bandage.* — Bande longue de 8 mètres et large de 5 à 6 centimètres.

b. *Application.* — Si la bande est roulée à un globe, placez le chef initial de la bande au-devant de l'aisselle gauche, passez obliquement en avant de la poitrine, remontez sur l'épaule droite, descendez en arrière de la poitrine sous l'aisselle gauche; faites deux circulaires obliques de l'aisselle et du cou, puis une circonvolution horizontale autour de la poitrine jusqu'à la partie postérieure de l'aisselle droite; de là, remontez en arrière de la poitrine sur l'épaule gauche, descendez en avant de la poitrine jusque dans l'aisselle droite, faites deux circulaires obliques du cou et de l'aisselle, et terminez par des circonvolutions horizontales autour de la poitrine.

Remarques. — Nous avons commencé le bandage de gauche à droite et d'avant en arrière; on peut l'exécuter également ou de droite à gauche ou d'arrière en avant.

Si l'on se sert d'une bande roulée à deux globes, placez le plein de la bande sur la partie antérieure de la poitrine, conduisez les deux globes en arrière en passant sous les aisselles, ramenez les deux globes en avant; là, croisez-les en faisant des renversés pour éviter les plis, portez la bande sur les épaules, puis sur la partie postérieure du thorax, où vous les entrecroisez encore; ramenez-les en avant en les entrecroisant sur la partie antérieure de la poitrine; continuez le bandage en faisant des circonvolutions qui se recouvrent aux deux tiers.

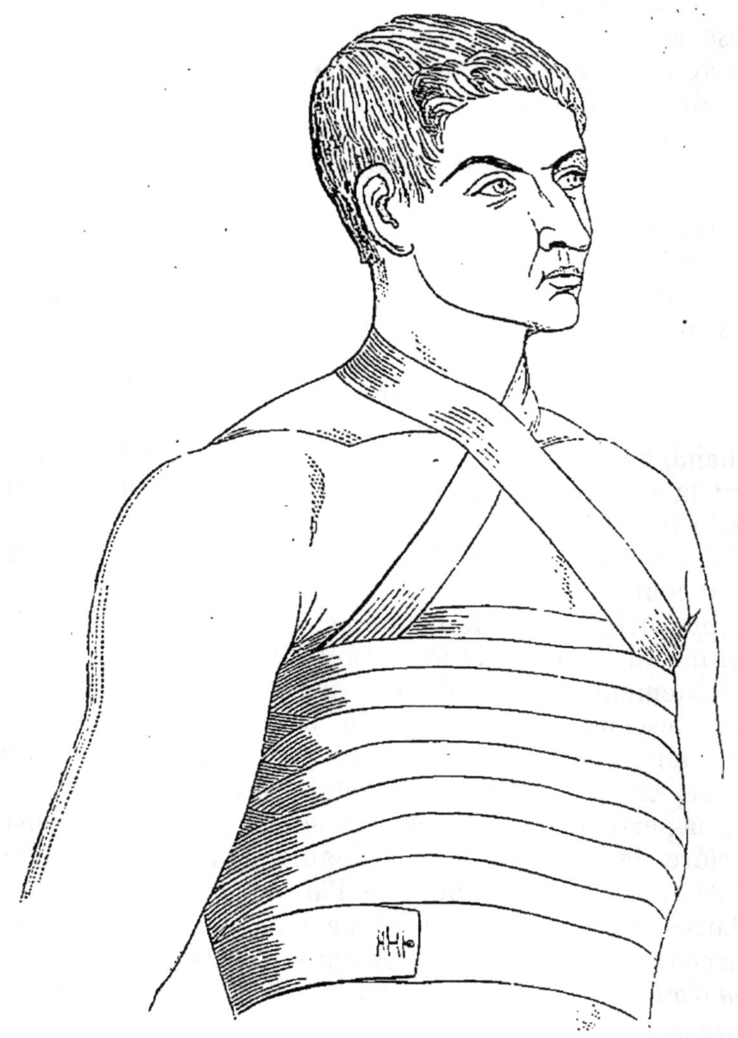

Fig. 97. — Quadriga modifié.

c. *Usages.* — Ce bandage est essentiellement contentif des parois de la poitrine; il est très-propre à maintenir les fractures de côtes et celles du sternum. On lui reproche d'être long à appliquer, mais il est très-solide, surtout lorsqu'il est exécuté avec une bande roulée à deux globes; cependant il est généralement remplacé par le bandage de corps.

11° Bandage croisé d'une mamelle.

Ce bandage est un huit dont un des anneaux embrasse la poitrine, tandis que l'autre entoure un des côtés du cou et la

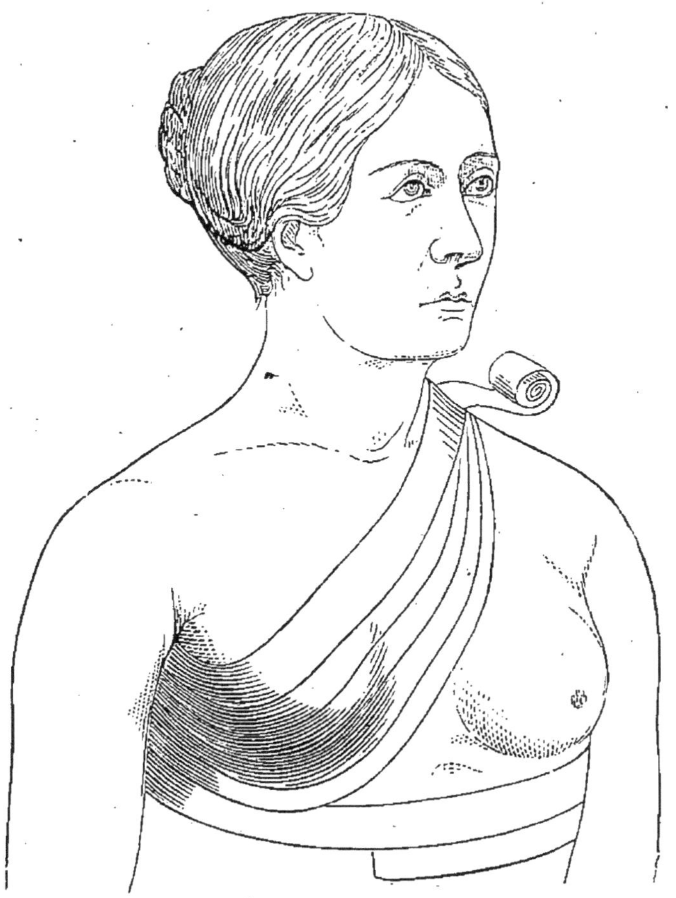

Fig. 98. — Croisé d'une mamelle.

mamelle du côté opposé, au-dessous de laquelle les croisés se rencontrent (fig. 98).

a. *Pièce du bandage.* — Bande longue de 8 à 10 mètres, large de 4 à 6 centimètres.

b. *Application.* — Si le sein droit est malade, commencez par des circulaires de la poitrine de droite à gauche; arrivé sous la mamelle droite et en avant, remontez sur l'épaule gauche, en embrassant bien exactement la partie inférieure du sein droit, descendez ensuite obliquement derrière la poitrine, faites un circulaire horizontal pour fixer le jet oblique; arrivé sous la mamelle droite, faites un second oblique qui recouvre le premier des trois quarts, et continuez le bandage par des jets alternativement obliques et circulaires jusqu'à l'entier épuisement de la bande, qui doit toujours être assez longue pour que la mamelle soit entièrement couverte.

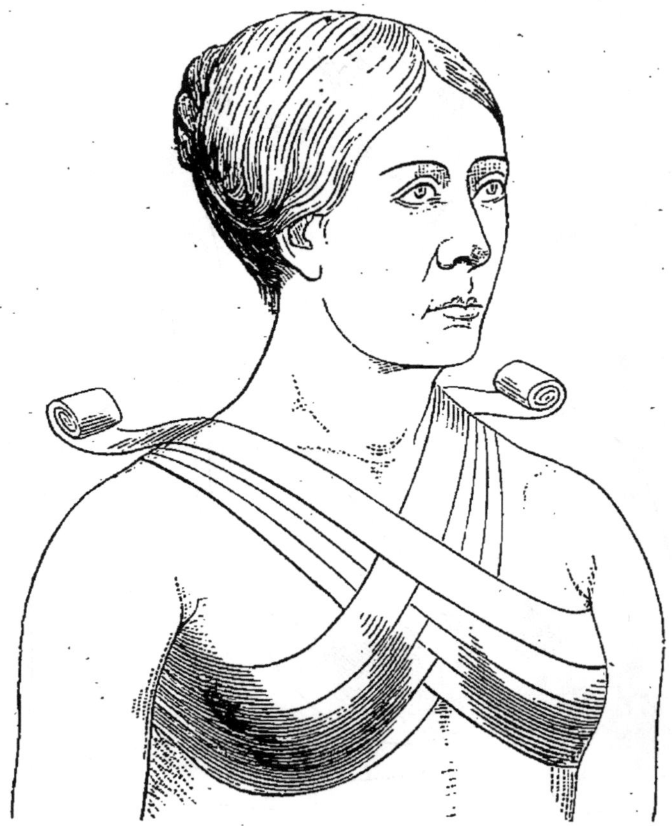

Fig. 99. — Croisé des deux mamelles.

c. *Usages.* — Il sert à soutenir les mamelles et à fixer des topiques sur ces organes. Il est destiné quelquefois à comprimer les mamelles; dans ce cas, on applique sur la tumeur du sein que l'on veut comprimer des disques d'agaric taillés circulairement et présentant un diamètre de plus en plus petit.

12° Bandage croisé des deux mamelles.

Ce bandage est composé de circulaires qui entourent la poitrine, et de deux ordres d'obliques qui embrassent, les premiers, un des côtés du cou et la mamelle du côté opposé, les seconds, l'autre côté du cou et l'autre mamelle (fig. 99).

a. *Pièce du bandage.* — Bande longue de 10 à 12 mètres, large de 4 à 6 centimètres, roulée à deux globes. Ce bandage, exécuté avec une bande roulée à un seul globe, est défectueux, en ce que les obliques sont dirigés de haut en bas pour une des mamelles et de bas en haut pour l'autre mamelle; par conséquent, la première ne pourrait être suffisamment soutenue, ni comprimée.

b. *Application.* — Placez le plein de la bande derrière le dos, ramenez les deux globes sur la partie antérieure de la poitrine en passant sous les mamelles; croisez les deux chefs de la bande entre les deux mamelles, puis passez sur les deux épaules; de là conduisez-les en arrière, où ils s'entrecroisent de nouveau. Avec un des deux globes, on peut faire un circulaire horizontal pour fixer les obliques. Cela fait, ramenez les deux globes en avant en passant sous les mamelles; croisez-les de nouveau dans l'intervalle qui existe entre les deux glandes et continuez jusqu'à l'entier épuisement de la bande. Les obliques doivent se recouvrir aux deux tiers et la bande doit être assez longue pour que les seins soient entièrement couverts.

c. *Usages.* — Le même que celui du bandage précédent, seulement il agit sur les deux mamelles.

13° Croisé de l'aine. — Spica de l'aine.

Le spica de l'aine est un bandage en huit de chiffre dont une des anses embrasse le bassin, et l'autre, plus petite, entoure une des cuisses: les tours de bande viennent se croiser sur l'aine. Si les tours de bande embrassent les deux cuisses, le spica est double; dans ce cas, il y a trois anneaux, dont l'un entoure le bassin, et les deux autres les cuisses.

I. Spica simple. — a. *Pièce du bandage.* — Bande longue de 8 mètres et large de 4 à 5 centimètres.

b. *Application.* — Faites deux circulaires autour du bassin; puis, arrivé sur la crête de l'os des iles du côté malade, dirigez la bande, en passant sur l'aine, vers la partie interne de la cuisse. Croisez celle-ci horizontalement en passant sur sa partie postérieure; puis, en croisant obliquement son côté externe, faites arriver la bande sur l'aine, au-devant de la circonvolution dont nous venons de parler; dirigez la bande vers l'épine iliaque du côté sain; enfin, en passant en arrière, ramenez-la à l'épine iliaque du côté malade. Conduisez la bande de la même manière autour de la cuisse, un plus ou moins grand nombre de fois, suivant la longueur de la bande, et terminez par des circonvolutions autour du tronc (fig. 100).

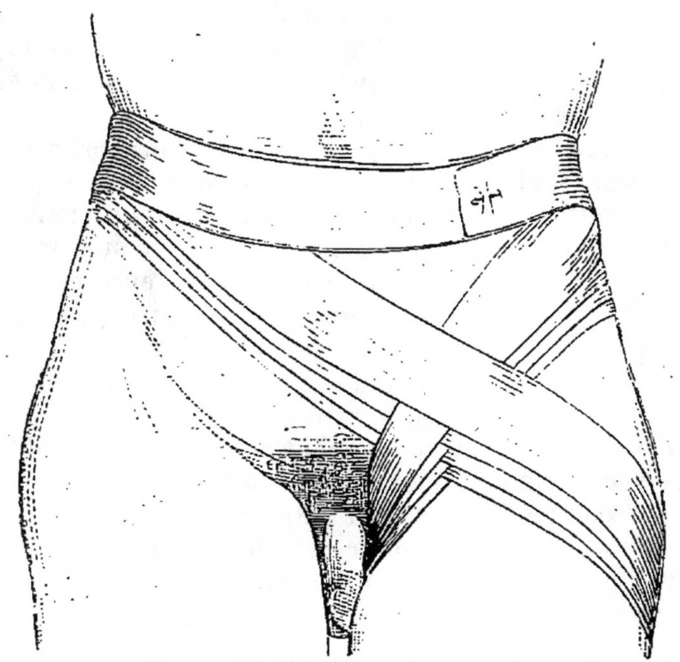

Fig. 100. — Spica de l'aine.

c. *Usages.* — Ce bandage maintient solidement les pièces d'appareil appliquées sur l'aine.

II. Croisé des aines. Spica double de l'aine. — *Pièce du bandage.* — Bande longue de 12 mètres, large de 4 à 5 centimètres.

b. *Application.* — Faites deux circonvolutions autour du bassin, et arrivé à l'une des épines iliaques, au côté droit par exemple, passez sur la face antéro-interne de la cuisse droite, puis en arrière, puis en dehors, et revenez croiser la première circonvolution, comme dans le bandage précédent; décrivez ensuite un tour horizontal autour du bassin jusque vers l'épine iliaque du côté gauche. Arrivé là, portez la bande en bas sur le côté externe de la cuisse correspondante, puis en arrière, puis en dedans, croisez le premier jet oblique sur le pli de l'aine gauche. Portez la bande sur la crête de l'os des iles du côté gauche, puis horizontalement en arrière, jusqu'à l'épine iliaque droite, et recommencez les tours de bande autour des cuisses. Achevez le bandage en faisant deux circonvolutions autour du bassin (fig. 101).

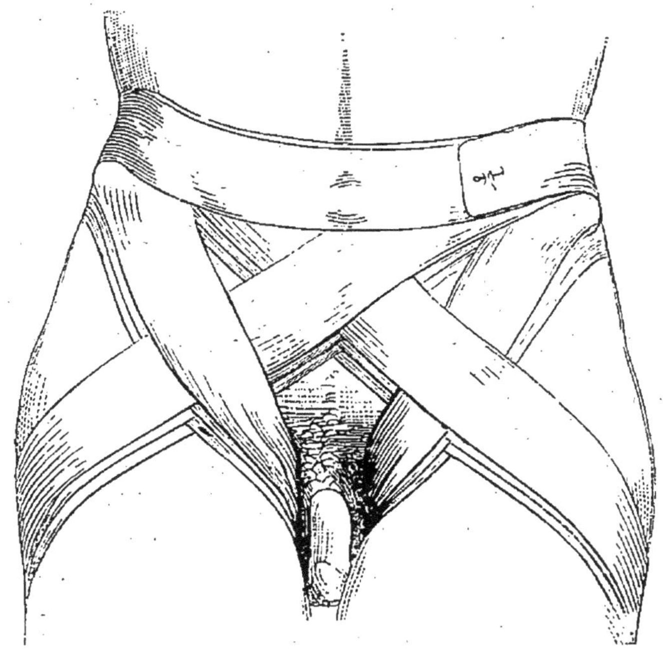

FIG. 101. — Spica double de l'aine.

c. *Usages*. — Ces bandages sont excellents, soit pour maintenir des pièces d'appareil à la région de l'aine, soit pour faire une compression dans la même région. S'ils sont plus longs à appliquer que le bandage triangulaire de l'aine, ils sont beaucoup plus solides et ne gênent pas davantage les malades.

14° Huit du coude. — Bandage de la saignée du bras.

Le bandage de la saignée du bras n'est autre chose qu'un huit de chiffre dont les deux anses embrassent l'une le bras, l'autre l'avant-bras, et dont les tours de bande viennent se croiser en avant du pli du coude (fig. 102).

a. *Pièce du bandage*. — Prenez une bande longue de 2 mètres environ; une petite compresse fine, triangulaire, pliée en deux doubles et légèrement mouillée.

b. *Application.* — Saisissez le bras malade de la manière suivante : la main gauche est placée sous le coude ; le pouce, resté libre, fixe la petite compresse sur la plaie de la saignée, l'avant-bras du malade est fléchi au quart environ et sa main est placée dans le creux de l'aisselle du chirurgien. On voit que le membre se trouve ainsi assez bien fixé.

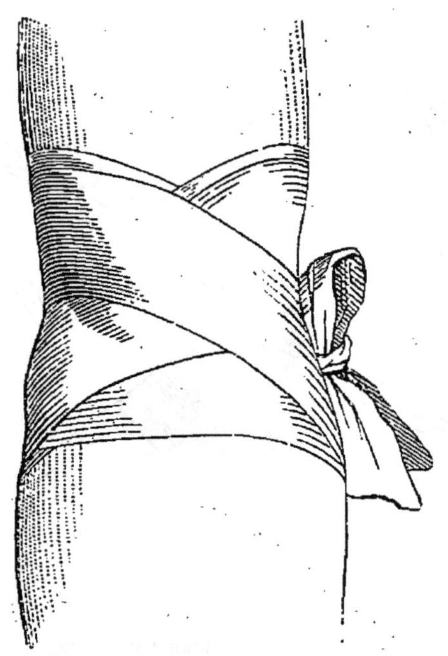

Fig. 102. — Bandage de la saignée du bras.

Le chirurgien saisit la bande de la main droite, la place au côté externe du bras et au-dessus du coude, et la conduit en avant de l'articulation sur la petite compresse, où elle est maintenue par le pouce de la main gauche ; de là il la mène au côté interne de l'avant-bras au-dessous du coude, puis en arrière et en dehors, revient sur la petite compresse, en allant de dehors en dedans et de bas en haut, en croisant le premier jet, qui a une direction inverse. Arrivé en haut, il conduit la bande sur le côté externe du bras, où il fixe le chef initial resté libre, et continue de la même manière jusqu'à l'entier épuisement de la bande. Le bandage est maintenu avec une épingle, ou mieux en nouant le chef terminal avec le chef initial, dont on a laissé pendre environ 2 décimètres sur le côté externe du bras.

c. *Usages.* — On fait ce bandage soit pour arrêter le sang

après une saignée du bras, soit pour maintenir des topiques en avant de l'articulation du coude, ou bien encore pour maintenir réduites les luxations du coude; mais comme ce bandage est le plus souvent appliqué dans le premier cas, on le décrit sous le nom de *bandage de la saignée.*

Remarques. — On peut donner à ce bandage une plus grande fixité en faisant des circulaires autour du bras et de l'avant-bras, avant de faire chaque jet oblique; mais en général le huit du coude, tel que nous l'avons décrit, est assez solide pour les cas ordinaires. Si l'on voulait faire la compression sur une artère blessée, si l'on voulait maintenir réduite une luxation du coude, le bandage devant rester appliqué plus longtemps, il faudrait faire des tours circulaires.

15° Bandage du poignet et du pouce. — Spica du pouce.

Ce bandage est un huit dont un des anneaux embrasse le poignet, l'autre le pouce; les croisés se font sur le bord radial du pouce (fig. 103).

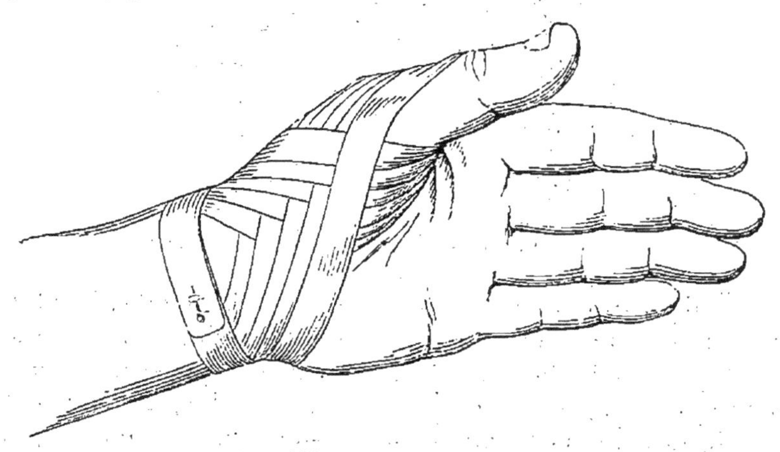

FIG. 103. — Spica du pouce.

a. *Pièce du bandage.* — Bande longue de 2 mètres et large de 1 centimètre et demi.

b. *Application.* — Faites deux circulaires autour du poignet, descendez sur la face palmaire du premier métacarpien, remontez entre le pouce et l'indicateur, puis sur la face dorsale du même os en croisant la première circonvolution. Faites autour du poignet un nouveau tour circulaire semblable aux deux premiers, et continuez le bandage jusqu'à l'entier épuisement de la bande que vous fixez au poignet avec une épingle ou que vous nouez au bout de bande que vous avez préalablement laissé pendre sur le bord cubital de la main.

c. *Usages.* — Il sert à maintenir les pièces d'appareil sur le pouce; il est encore utile dans la luxation en arrière du premier métacarpien sur le trapèze.

La figure représente le bandage appliqué de haut en bas; cependant, si l'on devait exercer une compression sur le pouce, il serait préférable d'appliquer la bande de bas en haut.

16° Huit extenseur de la main sur l'avant-bras.

Ce bandage est un huit dont un des anneaux embrasse le coude et l'autre la main (fig. 104).

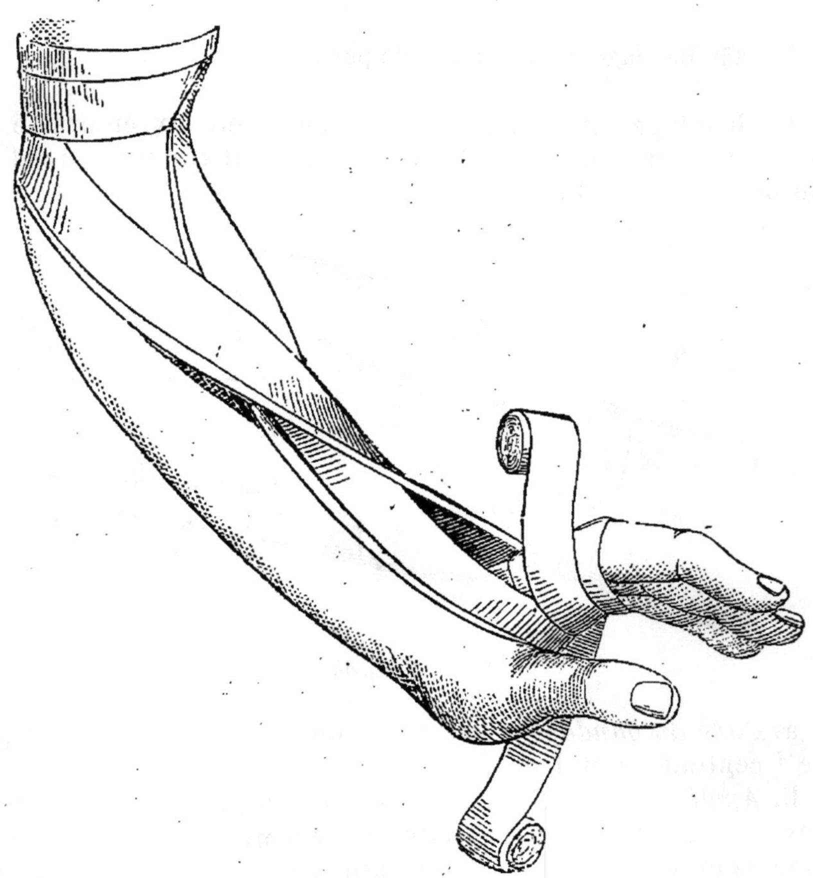

Fig. 104. — Huit extenseur de la main.

a. *Pièce du bandage.* — Bande longue de 3 à 4 mètres, large de 3 à 4 centimètres, roulée à deux globes.

b. *Application.* — Placez le plein intermédiaire de la bande sur la face palmaire de la main ; entrecroisez les jets de bande sur la face dorsale, portez-les, l'avant bras étant demi-fléchi, au-dessus du coude, en les entrecroisant sur la face antérieure de l'avant-bras ; faites un ou deux circulaires au-dessus du coude, ramenez-les vers la main et continuez jusqu'à l'entier épuisement de la bande.

c. *Usages.* — Il sert dans le pansement des brûlures de la face palmaire du poignet ; il maintient la main étendue sur l'avant-bras, et lutte contre la rétraction de la cicatrice palmaire.

17° Huit du poignet et de la main.

Ce bandage est un huit dont un des anneaux embrasse le

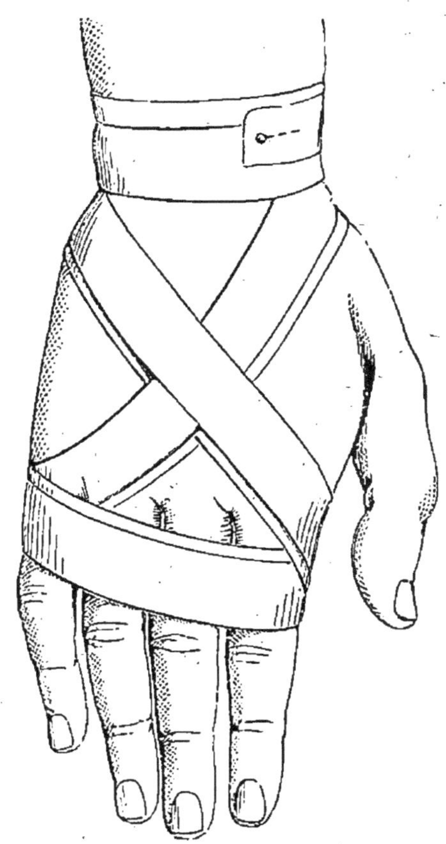

FIG. 105. — Huit postérieur du poignet et de la main.

poignet, et l'autre la main : les croisés sont sur le dos du poignet, *huit postérieur*, ou sur la face palmaire, *huit antérieur*.

a. *Pièce du bandage.* — Bande longue de 2 mètres et large de 3 centimètres.

b. *Application.* — Faites deux circulaires autour du poignet, portez obliquement le globe vers la base des doigts, que vous entourez, à l'exception du pouce, d'un jet circulaire horizontal ; reportez le globe autour du poignet en croisant le premier jet ; continuez ainsi jusqu'à l'entier épuisement de la bande.

Si l'on exécute le huit postérieur, les jets de bande doivent être conduits sur la face dorsale de la main (fig. 105) ; dans le huit antérieur, au contraire, ils seront conduits sur la face palmaire.

c. *Usages.* — Il sert à maintenir les pièces d'appareil appliquées sur le dos ou dans la paume de la main. Le huit postérieur sert à maintenir une luxation du poignet en arrière ou une luxation du grand os ; dans ce dernier cas, il faut appliquer une compresse graduée sur l'os déplacé.

18° Huit postérieur du genou.

Ce bandage est un huit dont un des anneaux embrasse la partie inférieure de la cuisse, l'autre la partie supérieure de la jambe ; les jets de bande s'entrecroisent dans le creux du jarret (fig. 106).

a. *Pièce du bandage.* — Bande longue de 4 mètres et large de 4 centimètres.

b. *Application.* — Faites deux circulaires horizontaux au-dessus du genou, descendez obliquement derrière le jarret ; faites un circulaire au-dessous du genou, revenez derrière le jarret, croisez le premier jet de bande, ramenez la bande au-dessus du genou, et continuez jusqu'à l'entier épuisement du globe.

c. *Usages.* — Ce bandage maintient les pièces d'appareil dans le creux du jarret ; il peut être utilisé pour faire une compression dans le creux poplité : dans ce cas, il faut préalablement appliquer une ou plusieurs compresses graduées sur le point que l'on veut comprimer ; enfin il aide à maintenir les fragments dans les fractures transversales de la rotule.

Le huit *antérieur du genou* est bien plus rarement employé que le huit postérieur. Dans ce bandage, les jets obliques s'entrecroisent sur la rotule.

19° Huit des deux genoux.

Ce bandage forme un huit dont un des anneaux embrasse une des cuisses au-dessus du genou, l'autre embrasse l'autre

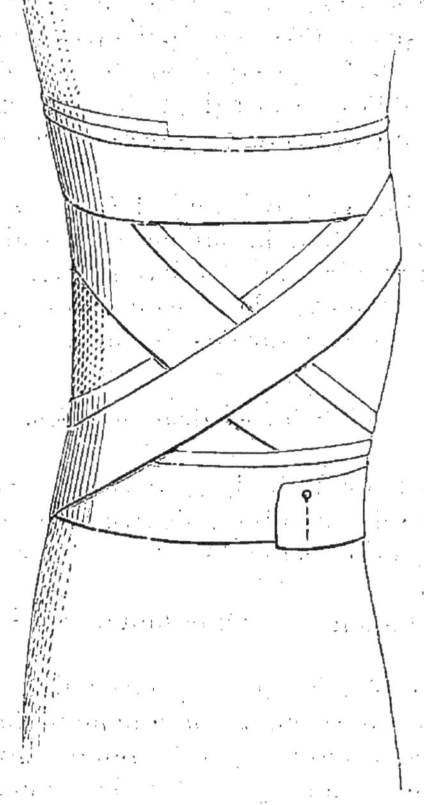

Fig. 106. — Huit postérieur du genou.

cuisse également au-dessus de cette articulation; les croisés correspondent à l'intervalle qui existe entre les deux membres.

a. *Pièce du bandage.* — Bande longue de 2 à 3 mètres, et large de 4 centimètres.

b. *Application.* — Faites deux circulaires autour d'une des deux cuisses au-dessus de genou, passez obliquement à l'autre cuisse, soit d'avant en arrière, soit d'arrière en avant; entourez la seconde cuisse d'un circulaire horizontal, revenez à la première en croisant le premier jet de bande, et continuez jusqu'à l'épuisement de la bande.

c. *Usages.* — Ce bandage sert à combattre le mouvement d'ascension d'une des deux cuisses dans les fractures du col du fémur.

Remarque. — Il doit être peu serré pour ne pas presser douloureusement les genoux l'un contre l'autre.

20° Huit du cou-de-pied. — Bandage de l'étrier.

Le bandage de l'étrier n'est autre chose qu'un huit dont un des anneaux embrasse la jambe au-dessus des malléoles, tandis que l'autre anneau entoure la plante et le dos du pied; les tours de bande viennent s'entrecroiser au-devant de l'articulation (fig. 107).

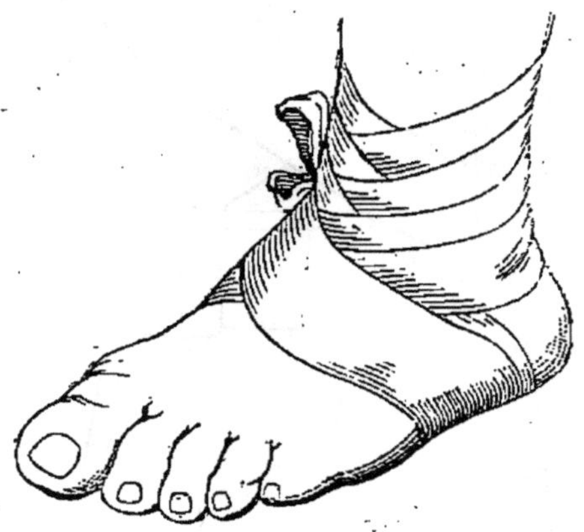

Fig. 107. — Bandage de l'étrier simplifié.

a. *Pièce du bandage.* — Bande longue de 2 ou 3 mètres environ, large de 4 centimètres; une petite compresse comme celle que nous avons conseillée pour la saignée du bras.

b. *Application.* — La petite compresse étant appliquée sur la plaie de la saignée (dans la saignée du pied), le talon du malade appuyé sur le genou du chirurgien, on place à la partie inférieure de la jambe le chef initial, que tantôt on laisse pendre sur le côté externe, que d'autres fois on fixe par deux circulaires ; puis on porte le globe de dehors en dedans ou en sens inverse sur le dos du pied; arrivé à la plante, on peut faire un circulaire du pied, ou bien on peut passer immédiatement du côté opposé et faire un tour qui croise obliquement le premier sur l'articulation tibio-tarsienne. Un second circulaire est fait autour de la jambe; on continue ainsi jusqu'à l'entier épuisement de la bande, et l'on termine le bandage soit en nouant le chef initial avec le chef terminal, soit en fixant celui-ci avec une épingle.

Ce bandage, que Gerdy appelle *bandage de l'étrier simplifié*, est très-solide, car les deux anneaux du huit de chiffre ne peuvent glisser l'un sur l'autre, et il est préférable au bandage de l'étrier classique, qui est plus difficile à appliquer et que nous ne décrirons pas.

c. *Usages.*—Le bandage de l'étrier est surtout employé pour empêcher la sortie du sang après la saignée du pied. On peut encore en faire usage pour maintenir des topiques sur le dos du pied ou sur l'articulation tibio-tarsienne.

21° Huit d'un orteil.

Ce bandage est un huit dont un des anneaux embrasse la plante du pied, et l'autre un orteil ; les croisés se rencontrent sur le dos du pied et correspondent à la base de l'orteil (fig. 108).

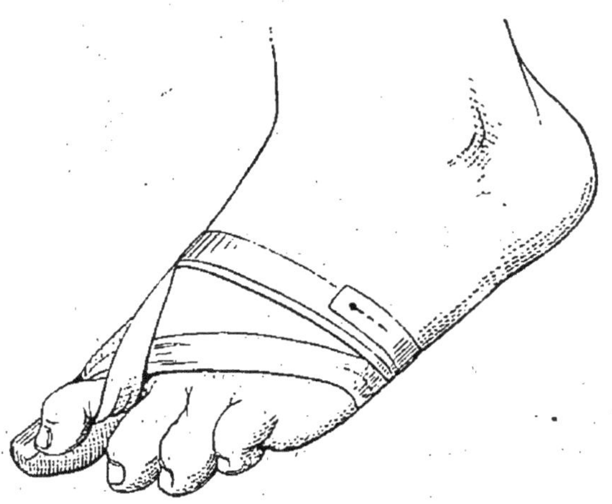

Fig. 108. — Huit d'un orteil.

a. *Pièce du bandage.* — Bande longue de 2 mètres et large de 1 à 2 centimètres.

b. *Application.*—Faites deux circulaires autour du pied, conduisez la bande à l'un des côtés de l'orteil, entourez l'orteil d'un demi-circulaire, revenez par le côté opposé de l'orteil, croisez le premier jet de bande sur le dos du pied, faites un nouveau circulaire du pied et continuez jusqu'à l'épuisement de la bande.

c. *Usages.* — Ce bandage attire l'orteil en haut; il peut combattre une déviation de l'orteil.

§ 5. — Bandage noué.

Le bandage noué ne s'applique qu'à la tête, après la saignée de l'artère temporale ou après une plaie de ce vaisseau. Il a

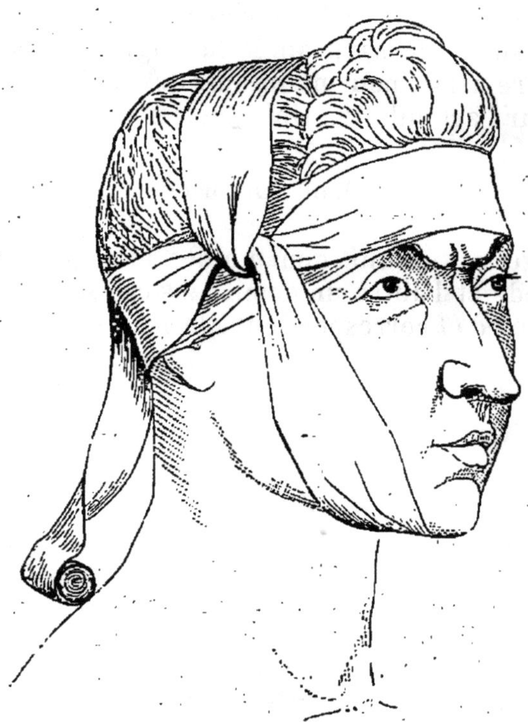

Fig. 109. — Bandage noué.

été désigné sous ce nom parce que la bande forme, par son entrecroisement, des espèces de nœuds (fig. 109).

Pour appliquer ce bandage, il faut prendre une bande longue de 6 mètres environ, roulée à deux globes d'inégale grosseur; on a préalablement obturé la solution de continuité artérielle avec un morceau de diachylon ou de taffetas d'Angleterre, sur lequel est appliquée une compresse graduée pyramidale, à sommet dirigé du côté de la plaie.

Quand toutes les pièces d'appareil sont convenablement disposées, on les fait tenir par un aide, puis on saisit un des globes de chaque main et l'on applique le plein intermédiaire sur la plaie; on fait glisser les deux bandes, l'une sur le front, l'autre sur l'occiput, de manière à les entrecroiser sur la tempe du côté sain, puis on les ramène du côté malade. Arrivé là, on fait entrecroiser les bandes, de telle sorte que l'un des globes se trouve dirigé en haut, l'autre en bas : l'un passe sur le sommet de la tête, l'autre sous le menton ; ceux-ci s'entrecroisent sur la tempe saine et viennent se rejoindre du côté malade ; là, on tord les bandes comme la première fois, mais de manière à les diriger horizontalement, l'une en avant, l'autre en arrière, et l'on continue le bandage jusqu'à ce que l'un des globes soit épuisé ; on termine le bandage par des circulaires horizontaux. Il faut ensuite avoir soin de fixer les circulaires verticaux avec des épingles et un serre-tête.

Ce bandage, que d'ailleurs on n'applique plus aujourd'hui, exerce une compression assez forte sur la tempe ; toutefois Gerdy fit remarquer avec beaucoup de justesse, que la compression serait plus énergique si l'on faisait les nœuds sur la tempe saine, car les nœuds s'appliquent beaucoup moins bien sur la compresse graduée que les pleins de la bande.

§ 6. — Bandages récurrents

On donne ce nom à des bandages qui sont formés par des circonvolutions paraboliques fixées, chacune en particulier, par une circonvolution circulaire. Les circonvolutions paraboliques se recouvrent dans une partie seulement de leur étendue au milieu, tandis qu'en avant et en arrière elles se recouvrent entièrement : de cette manière ce bandage forme un bonnet assez solide, qui cependant doit être garanti. Ces bandages sont presque tout à fait abandonnés aujourd'hui.

1° Bandage récurrent de la tête. — Capeline.

a. *Pièce du bandage.* — Bande longue de 6 à 8 mètres, large de 3 à 4 centimètres, roulée à deux globes.

b. *Application.* — On porte le plein intermédiaire aux deux globes sur le front ; on passe au-dessus des oreilles, on les croise à la nuque et on les ramène sur le front ; arrivé là, on renverse la bande qui est en dessous et on la dirige vers le pariétal du côté opposé, lui faisant faire un jet jusqu'à la nuque. L'autre globe roule circulairement du front vers la nuque, où il va fixer le premier globe. De cette manière, le jet de la bande se trouve fixé par le jet circulaire, puisque celui-ci se trouve embrassé par le jet récurrent comme dans une sorte d'anse. Arrivé à la nuque, on renverse de la même manière le jet oblique, on lui fait embrasser le jet circulaire dans une espèce d'anse, et l'on continue le bandage jusqu'à ce que la tête soit entièrement couverte. Le globe qui doit décrire les circulaires doit être un peu plus volumineux que l'autre, afin que l'on puisse terminer par quelques tours circulaires pour rendre le bandage plus solide.

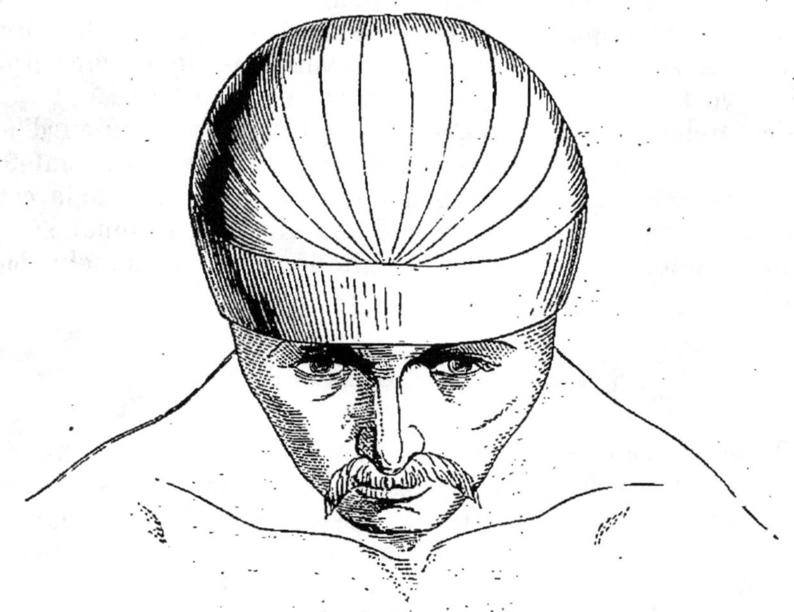

FIG. 110. — Capeline.

Il est à remarquer que c'est toujours le même globe que l'on conduit pour faire les tours circulaires, comme c'est le même qui fait les tours obliques; que ceux-ci, à mesure que le bandage approche vers la fin, sont plus rapprochés du vertex. Par exemple, les doloires ovales, qui doivent être conduites de droite à gauche, puis de gauche à droite, doivent chaque fois comprendre entre elles un espace moins considérable, et le bandage doit se terminer par un jet de bande complétement vertical.

Au lieu de commencer le bandage par les récurrents les plus éloignés, on peut appliquer d'abord le jet vertical, puis successivement les autres jets en s'éloignant du sommet de la tête (fig. 110).

Nous préférons même ce mode d'application, car les deux bords du jet médian antéro-postérieur sont recouverts, tandis que dans le bandage précédent ceux-ci sont tout à fait libres; enfin, dans notre bandage, les derniers jets ovales sont recouverts à leur bord inférieur au moyen des derniers tours circulaires, par conséquent sont assez solidement fixés.

Ce bandage est difficile et long à appliquer; il se dérange facilement, aussi doit-il être remplacé par le plein triangulaire de la tête, mouchoir *occipito-frontal* de Mayor (Voy p. 200).

2° Bandage récurrent des moignons.

a. *Pièce du bandage.* — Bande d'une longueur proportionnée

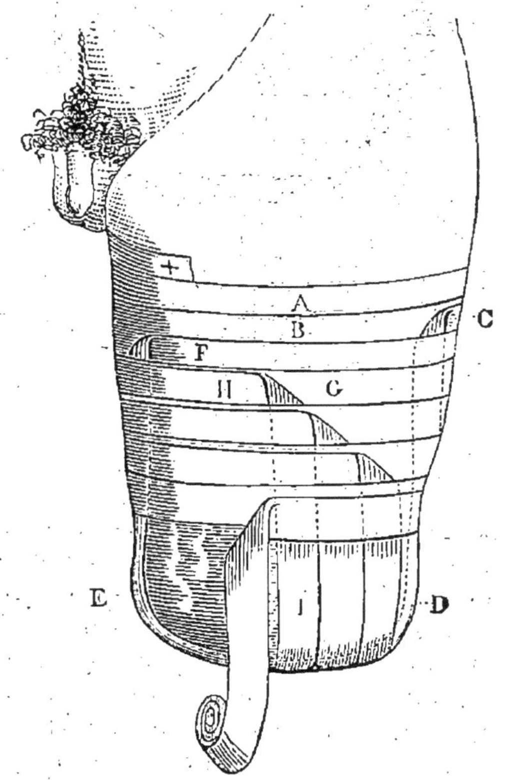

Fig. 111. — Bandage récurrent des moignons.

au volume du moignon, large de 3 à 4 centimètres, roulée à un ou deux globes (fig. 111).

b. *Application.* — Portez le chef initial de la bande sur la circonférence du moignon, à deux ou trois travers de doigt de la plaie; faites plusieurs circulaires, A, B; renversez le plein de la bande sur un des côtés du membre, C; maintenez le renversé avec les doigts de la main gauche; dirigez le globe en travers en passant sur la partie inférieure de la plaie, D. Arrivé au côté opposé, E, faites un nouveau renversé, F, puis un circulaire G, pour fixer le premier jet récurrent. Faites un second récurrent H de la même façon sur la partie moyenne de la plaie, continuez de la même manière sur les côtés du membre, puis passez de l'autre côté, jusqu'à l'entier épuisement de la bande. Comme dans la plupart des cas le moignon est couvert par les pièces d'appareil, il est inutile de faire des récurrents qui se recouvrent très-exactement, et quatre ou cinq suffisent le plus souvent.

Si vous faites ce bandage pour une amputation du bras ou de la cuisse, fixez le bandage récurrent par des circulaires obliques de l'aisselle et du cou, ou par des circulaires du bassin.

Lorsqu'on fait usage d'une bande roulée à deux globes, on applique le bandage de la manière suivante: le plein intermédiaire est appliqué sur l'une des faces du moignon à deux ou trois travers de doigt de la plaie, puis conduit et entrecroisé sur la face opposée: on fait de cette manière deux circulaires; puis un des globes est conduit pour faire les récurrents, qui sont fixés par l'autre globe dirigé circulairement, ainsi qu'il a été dit pour la capeline. Le bandage est terminé par des circulaires.

Les bandages récurrents des moignons sont presque totalement abandonnés et très-avantageusement remplacés par le *bonnet des moignons* (Voy. p. 202).

§ 7. — Bandages pleins. — Système de Mayor.

Les *bandages pleins* sont faits avec des pièces de linge non divisées: tous ceux qui sont faits avec de larges pièces de linge, mais avec des divisions, doivent être rangés parmi les bandages composés.

Le nombre des bandages pleins que l'on décrivait jadis était très-restreint; mais Mayor a multiplié ces sortes de bandages: je dirai plus, il a proposé de supprimer tous les autres, et de ne plus se servir que du mouchoir, dont il a généralisé l'emploi.

Cette méthode de *déligation* présente des avantages, tels que la possibilité de se procurer plus facilement un ou plusieurs mouchoirs qu'une bande, la rapidité du pansement, la facilité avec laquelle les personnes, même étrangères à l'art, peuvent l'appliquer; mais elle est souvent insuffisante.

Le défaut d'espace ne nous permet pas d'entrer dans de longs détails sur les différents bandages que Mayor a proposé de faire avec le mouchoir; la règle à suivre pour ces divers pansements est toujours la même, aussi croyons-nous inutile de nous y arrêter longtemps. Nous ne décrirons donc que les bandages pleins, anciens et nouveaux, qui présentent un avantage incontestable; puis ceux au moyen desquels le chirurgien de Lausanne a cru remplir des indications, mieux remplies peut-être par les anciens appareils, mais qui cependant peuvent être employés provisoirement.

Nous devons dire que Mayor a rendu un grand service à la chirurgie en faisant un véritable corps de doctrine de sa nouvelle méthode déligatoire; depuis bien longtemps, il est vrai, les bandages pleins avaient été employés comme ils devaient l'être, c'est-à-dire faute de mieux, et pour attendre qu'un appareil convenable pût être appliqué. Chaque jour, en effet, on voit des blessés s'envelopper de leur mouchoir ou de tout autre linge plein, soit pour arrêter l'écoulement du sang, soit pour contenir de petites planchettes disposées autour d'un membre fracturé, afin d'en empêcher les déplacements. Nul doute que les chirurgiens n'aient mis le même procédé en usage lorsqu'ils n'avaient pas sous la main ce qui leur était nécessaire, mais ils n'appliquaient alors qu'un appareil provisoire. Si cet appareil provisoire remplissait bien les indications et s'il les remplissait toutes, sans doute on n'allait pas chercher ailleurs un appareil complexe, gênant pour le malade, long à appliquer; et Gerdy[1] avait annoncé « l'espérance d'une révolution désirable et salutaire dans la longueur des bandes et dans la complication des bandages ». Mais de là à préconiser partout l'emploi du mouchoir, à remplacer une bande d'un mètre par un mouchoir roulé en corde, il y a loin : aussi n'adoptons-nous qu'une partie de cette méthode pour les pansements définitifs, une autre partie pour les pansements provisoires; enfin, dans quelques circonstances, elle est tellement défectueuse, que nous serons forcé de la rejeter.

Un des inconvénients du système de Mayor est d'avoir trop souvent recours aux nœuds, qui blessent les malades; aussi doit-on avoir soin d'éviter de nouer les coins du mouchoir sur des parties exposées à une pression même légère, et faut-il

1. *Loc. cit.*, 1° édit., 1826, p. 146.

garnir la peau que recouvrent ces nœuds d'une ou de plusieurs compresses, afin d'éviter une pression souvent très-douloureuse.

Toutefois nous devons ajouter que le livre de Mayor est très-bon à consulter, surtout pour un chirurgien qui pratique dans les campagnes, où il est très-difficile de se procurer les objets nécessaires aux pansements.

Mayor n'a pas seulement changé la manière de faire les bandages, il en a aussi changé la nomenclature, et a supprimé les noms bizarres de *chevestre*, de *spica*, etc., etc. Les noms qu'il donne à ses bandages sont entièrement basés sur l'anatomie; ils se composent en général d'un mot double. Il place d'abord le nom de l'organe sur lequel doit s'appliquer le plein du mouchoir, et après lui le nom de l'organe sur lequel les deux angles aigus que forme le mouchoir plié en triangle viennent se croiser: ainsi, il appelle le bandage plein de la tête, *occipito-frontal* ou *fronto-occipital*, selon que le milieu du mouchoir est appliqué sur l'occiput ou sur le front, etc. Cette nomenclature est simple et facile, aussi doit-elle être conservée dans la plupart des cas.

Le *mouchoir* ou *linge carré* est destiné, par Mayor, à remplacer tous les liens connus. En général il ne sert, dans la pratique, que par ses dérivés, qui sont:

1° Le *carré long*, formé par le mouchoir plié sur lui-même autant de fois qu'il est nécessaire, afin d'obtenir un lien plus ou moins large, plus ou moins épais.

2° Le *triangle*. Il est formé par le mouchoir plié diagonalement. Mayor désigne sous le nom de *base* le tiers moyen de la base du triangle correspondant à la diagonale du carré; il appelle *chefs* ou *extrémités* les deux autres tiers, situés tous deux en dehors de la partie moyenne; enfin, l'angle opposé à la base s'appelle *sommet*.

3° La *cravate*. Elle est dérivée du triangle; sa longueur est celle du triangle; mais sa largeur et son épaisseur sont subordonnées aux indications, puisqu'elles dépendent du plus ou moins grand nombre de plis que l'on fait avec le triangle.

5° La *corde*. Elle est produite par la cravate tordue sur elle-même.

Le triangle, la cravate et la corde, se terminant en pointe et étant assez étroits à leur extrémité, peuvent être facilement arrêtés en les nouant ensemble; au contraire, les extrémités du carré et du carré long doivent être fixées avec des épingles.

1° Triangle-bonnet.

Le *triangle-bonnet* comprend tous les triangles qu'on applique aux pieds, aux mains, aux moignons, au sein, à la tête, en un mot, à toutes les régions présentant une surface arrondie.

I. Triangle-bonnet fronto-occipital et occipito-frontal. — Ce bandage est d'une application très-simple; il est formé par un mouchoir plié en triangle, dont on place la base sur le front, dont on va fixer le sommet à la nuque par les deux extrémités qui viennent s'entrecroiser à cette région et sont réunies en avant par un nœud, lorsque le mouchoir est assez long, ou, dans le cas contraire, avec deux épingles.

Il est à remarquer que l'entrecroisement du mouchoir en arrière forme des plis très-gênants pour le malade, surtout quand il doit rester couché sur le dos pendant longtemps; dans ce cas on applique le bandage en sens inverse, c'est-à-dire de la nuque vers le front, *triangle occipito-frontal*; il faut alors avoir soin de ne pas faire le nœud dans la région occipitale, mais bien de fixer les deux chefs avec des épingles.

Beaucoup plus facile à appliquer que la capeline, ce bonnet maintient aussi bien les topiques sur le crâne.

II. Bonnet du sein. — Placez la base du triangle immédiatement sous le sein, dirigez l'une des extrémités sous l'aisselle correspondante, l'autre sur l'épaule du côté opposé; réunissez-les derrière le cou ou sur l'omoplate, puis faites arriver vers leur point de réunion le sommet du triangle, en passant en avant du sein et sur la clavicule.

Ce bandage maintient très-bien les topiques appliqués sur la mamelle.

III. Bonnet du scrotum. — Placez le milieu de la base du triangle sous le scrotum; les deux extrémités, devant embrasser un lien lombo-abdominal (fig. 112), sont dirigées en avant de ce lien, puis ramenées en arrière, de manière à former une anse qui entoure le lien; arrivées au-dessous de ce dernier, elles sont dirigées en dedans l'une vers l'autre, en contournant de dehors en dedans la partie ascendante de l'extrémité correspondante; enfin elles sont nouées sur la ligne médiane. Le sommet, dirigé vers la verge, conduit en haut, passera sur la face postérieure du lien horizontal, et la pointe, ramenée en avant, sera également fixée avec une épingle au lien lombo-abdominal.

Ce bandage remplace le suspensoir ordinaire et soutient bien

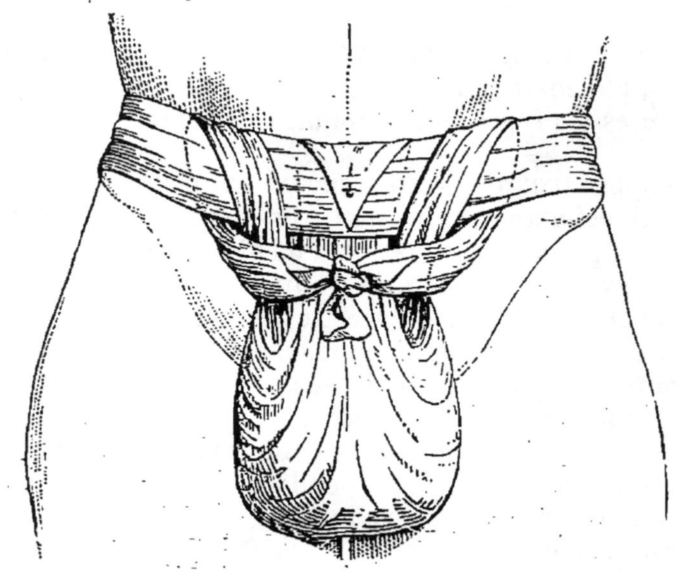

FIG. 112. — Bonnet du scrotum.

les bourses; il est encore utile pour maintenir des topiques appliqués sur le scrotum.

IV. BONNET DE LA FESSE. — Placez la base du triangle au-dessous du grand trochanter; croisez les deux extrémités autour de la cuisse, où vous les fixez; assujettissez le sommet à une ceinture quelconque placée au-dessus des hanches.

Le *bonnet des deux fesses*, ou *triangle pelvien postérieur*, s'applique de la manière suivante : le plein du bandage est placé à la région lombo-sacrée; les deux chefs, dirigés en avant, sont réunis à la partie antérieure de l'abdomen; le sommet, dirigé en bas, est réfléchi entre les cuisses et fixé aux deux chefs (fig. 113).

Ce bandage sert à maintenir les topiques appliqués sur la région fessière.

V. BONNET DES MOIGNONS. — Dans le pansement des amputations, le bandage récurrent, dont la confection est très-longue et fatigante pour le malade, doit être remplacé par un mouchoir plié en triangle, dont on place le plein sur la face postérieure du membre, dont on replie l'angle droit sur la plaie et sur la partie antérieure du moignon; les deux angles aigus viennent se croiser en avant et fixer l'angle droit (fig. 114).

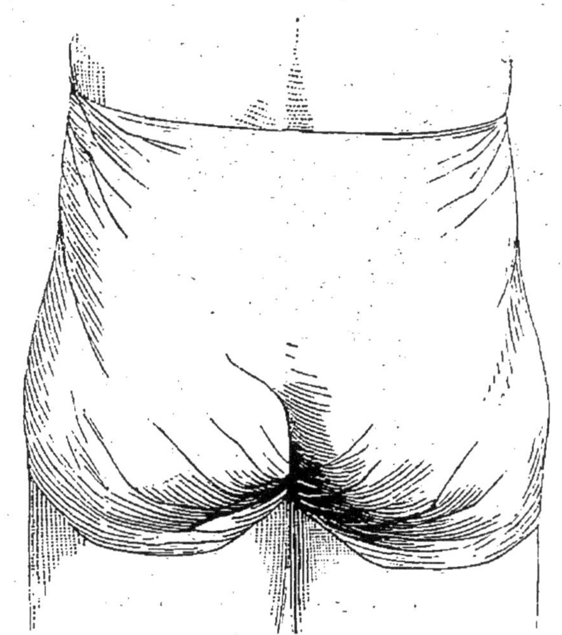

Fig. 113. — Bonnet des fesses.

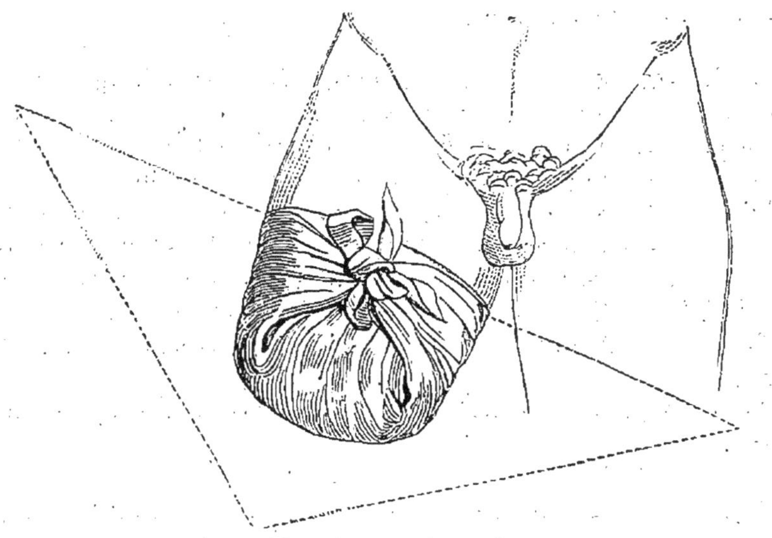

Fig. 114. — Bonnet des moignons.

Ce bandage, commode et solide, peut être exécuté et enlevé sans que le malade en éprouve la moindre gêne : aussi doit-il être préféré à tout autre.

VI. Bonnet du talon. — Pour maintenir des topiques appliqués sur le talon, on peut faire usage du bandage suivant : placez le plein du triangle sous la plante du pied en avant du

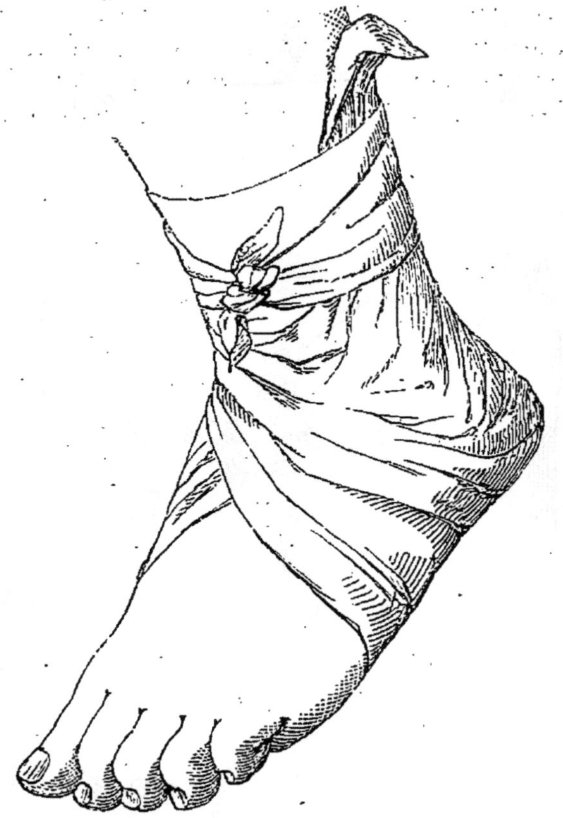

Fig. 115.— Bonnet du talon.

talon, croisez et fixez les deux chefs sur le cou-de-pied ; relevez l'extrémité en arrière vers le tendon d'Achille (fig. 115).

2° Triangles.

Le *triangle* diffère du bonnet en ce que le plein du bandage n'enveloppe pas, comme dans le bonnet, la région sur laquelle les topiques doivent être appliqués. Ce n'est qu'accidentellement et pour donner plus de solidité au bandage, qu'une certaine partie du triangle forme le bonnet.

I. Triangle oculo-occipital. — Appliquez la partie moyenne

de la base du triangle sur les yeux. Le sommet, dirigé en haut, sera conduit sur le sommet de la tête, puis renversé sur la nuque; les deux chefs seront croisés à la nuque, derrière le sommet du triangle, puis ramenés en avant: ils seront élargis afin de recouvrir une plus grande étendue et fixés avec des épingles. Le sommet du triangle, qui pend derrière la tête, doit être relevé et fixé aussi haut que possible, embrassant dans l'anse qu'il forme les deux chefs entrecroisés à la nuque (fig. 116).

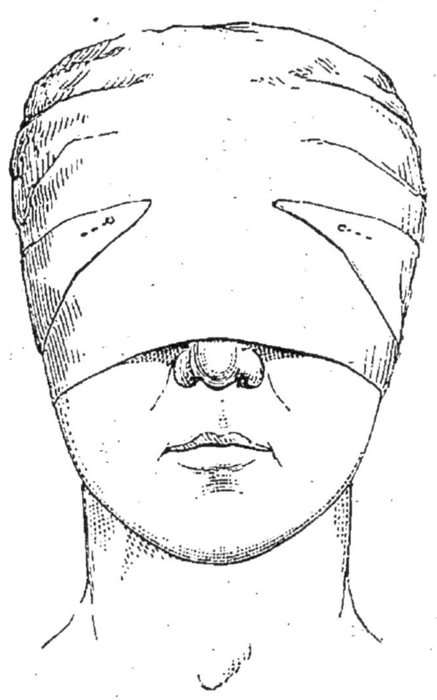

Fig. 116. — Triangle oculo-occipital.

Ce bandage, d'une application facile, remplace avantageusement le circulaire du front et des yeux, le binocle ou croisé des yeux. Légèrement modifié et placé un peu obliquement, il ne recouvre qu'un œil et remplace le monocle.

II. Triangle occipito-mentonnier. — Placez la base au vertex, les deux chefs sont amenés et croisés autour du menton; le sommet, porté à volonté en arrière ou en avant, est arrêté à un bonnet ordinaire (fig. 117).

Ce bandage peut remplacer le croisé contentif de la mâchoire ou chevestre simple.

III. TRIANGLE OCCIPITO-AURICULAIRE. — Placez la base au vertex, le sommet en arrière; dirigez les deux chefs sur la région parotidienne, sur le tiers postérieur du maxillaire inférieur et sous le menton, où ils s'entrecroisent pour aller s'assujettir sous l'oreille.

Si le triangle ne doit couvrir qu'un des côtés de la face, le

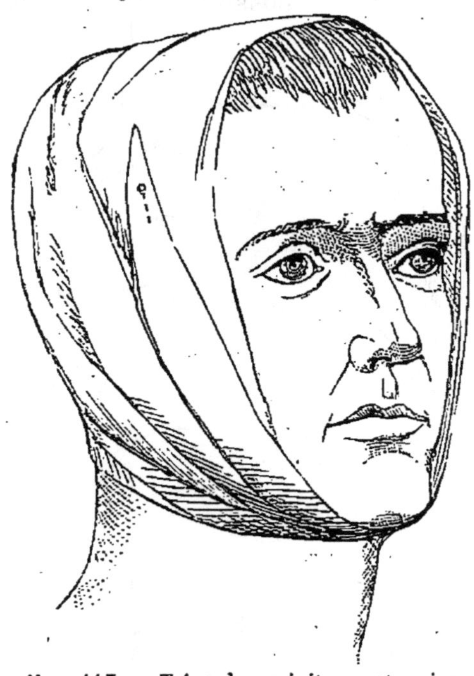

FIG. 117. — Triangle occipito-mentonnier.

chef de ce côté doit être le plus long, afin que la région soit complétement emboîtée (fig. 118).

IV. TRIANGLE OCCIPITO-STERNAL. — FRONTO-DORSAL. — PARIÉTO-AXILLAIRE. — Ces bandages, fort ingénieux, appelés à rendre de véritables services, mais susceptibles de se déranger facilement, sont destinés à favoriser la réunion des plaies tranversales du cou. Leur but est d'incliner la tête du côté de la blessure. Celle-ci siége-t-elle en avant, la tête sera maintenue dans le même sens par un triangle dont la base sera placée sur le sommet de la tête, dont les deux chefs seront ramenés en avant de chaque côté du cou et fixés sur une ceinture qui embrassera la partie supérieure de la poitrine en passant sous les aisselles (fig. 119). La blessure siége-t-elle à la partie postérieure du cou, le bandage sera appliqué en sens inverse, c'est-à-dire le plein sur le

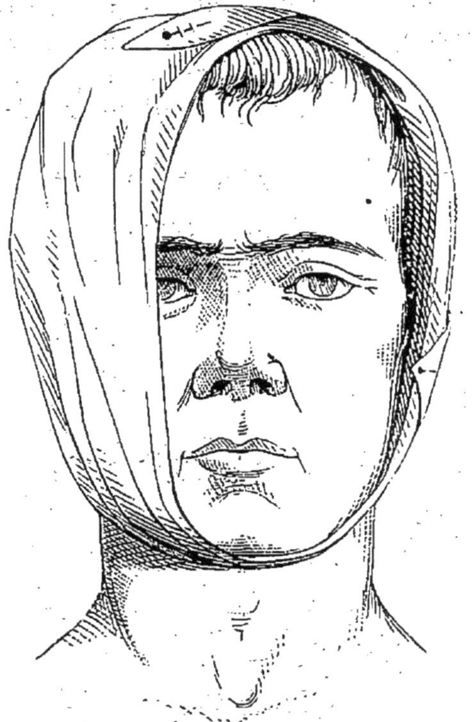

FIG. 118. — Triangle occipito-auriculaire.

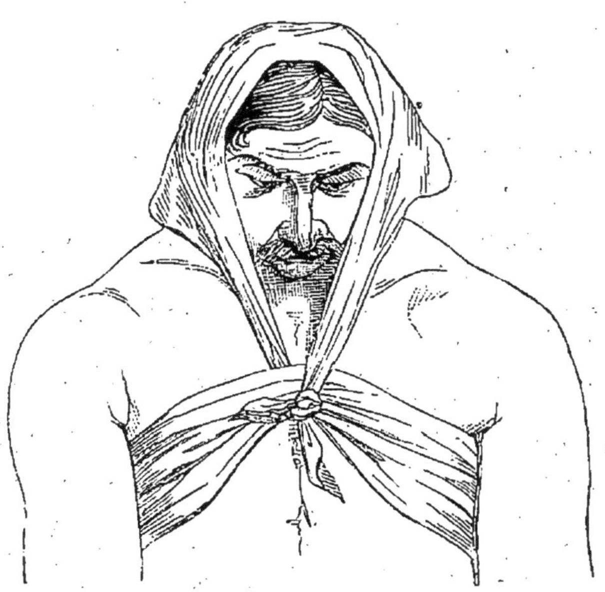

FIG. 119. — Triangle occipito-sternal.

front, les deux chefs portés en arrière et fixés sur la ceinture. Enfin, si la blessure siége sur le côté du cou, le plein du bandage sera fixé sur la région pariétale du côté opposé à la plaie, et les deux chefs noués sous l'aisselle du côté blessé (fig. 120).

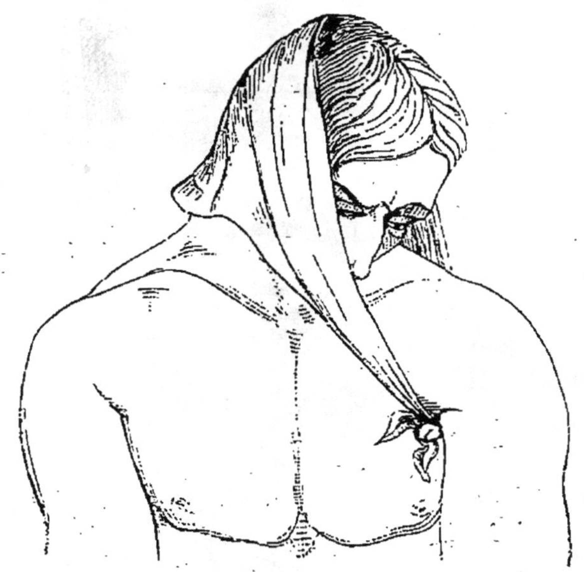

Fig. 120. — Triangle pariéto-axillaire.

V. Triangle thoraco-scapulaire. — Pour fixer les topiques sur la partie supérieure de la poitrine ou du dos, au-dessus du niveau des aisselles, c'est-à-dire dans un point où l'on ne peut se servir du bandage de corps, on fait usage du triangle thoraco-scapulaire (fig. 121).

Pour appliquer ce bandage, on place la base du triangle immédiatement au-dessous de la région que l'on veut couvrir, les deux chefs sont dirigés autour du corps et fixés à leur extrémité. Le sommet est dirigé vers l'une ou l'autre épaule, et fixé par l'intermédiaire d'un ruban à la partie de la base qui entoure le thorax.

VI. Triangle cruro-inguinal. — Ce bandage est destiné à maintenir des topiques sur la région inguinale; il peut remplacer le spica de l'aine; il est bien plus prompt à appliquer, mais moins solide; toutefois on doit le préférer au spica quand les pansements doivent être renouvelés tous les jours.

Il s'applique de la manière suivante:

Placez le plein du bandage derrière le bassin obliquement

de haut en bas, du côté sain vers le côté malade; dirigez le chef inférieur en avant du pli de l'aine, puis autour de la cuisse, et ramenez-le au pli de l'aine; le sommet, renversé entre les cuisses, sera fixé au chef inférieur au niveau de la région ingui-

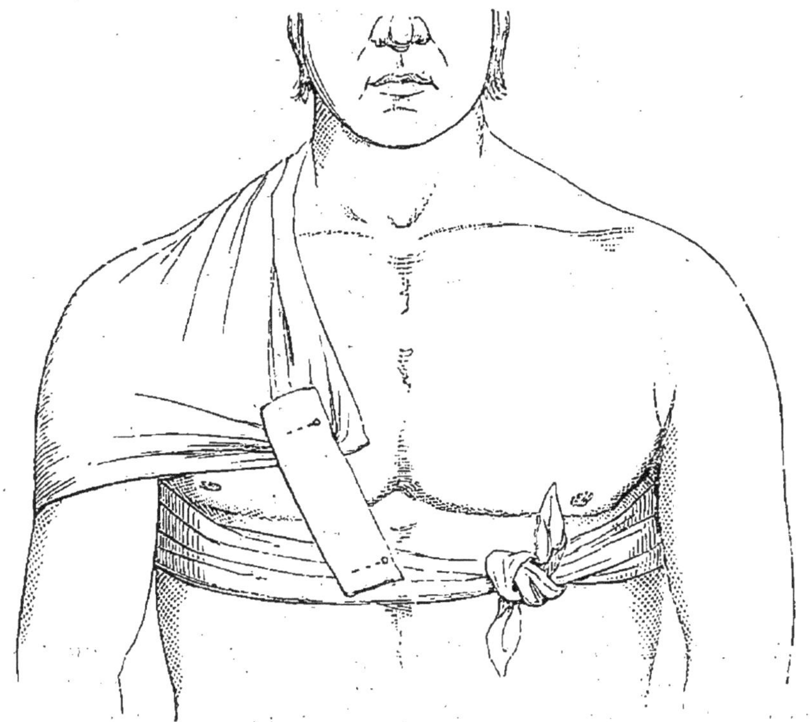

FIG. 121. — Triangle thoraco-scapulaire.

nale; enfin le chef supérieur, embrassant le bassin du côté sain, sera ramené au pli de l'aine et fixé aux deux chefs précédents.

La *cravate cruro-inguinale* (fig. 122), est préférable, elle s'applique exactement de la même manière; elle diffère du bandage précédent en ce qu'elle ne présente pas de sommet à ramener entre les cuisses.

Le spica double de l'aine peut être remplacé par le triangle cruro-inguinal et mieux par la *cravate sacro-bicrurale* (fig. 123). Pour appliquer ce bandage, il faut plier en cravate une pièce de linge assez grande pour faire deux fois au moins le tour du corps; la partie moyenne est placée horizontalement à la région lombo-sacrée, et les extrémités, conduites en avant de chaque côté, passent sur la région inguinale correspondante, contournent les cuisses de dedans en dehors en embrassant leur face postérieure, sont ramenées en avant en passant sur la région

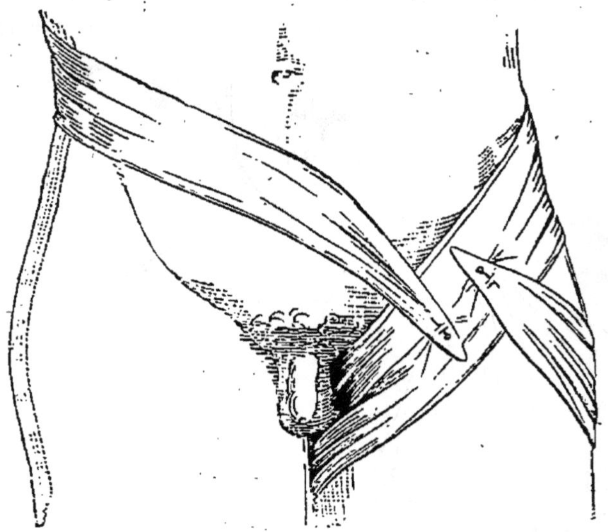

Fig. 122. — Cravate cruro-inguinale.

trochantérienne et fixées avec des épingles sur la partie du bandage qui recouvre le pli de l'aine.

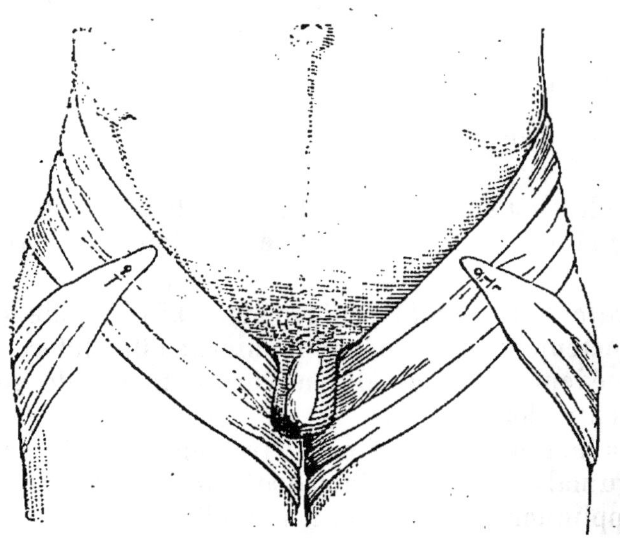

Fig. 123. — Cravate sacro-bicrurale.

VII. Triangle cervico-brachial. — Ce bandage est destiné à soutenir le bras, l'avant-bras et la main, et principalement ces deux derniers segments du membre supérieur; il est désigné par tous les auteurs sous le nom d'*écharpe*.

Gerdy décrit plusieurs variétés d'écharpes.

a. *Grand plein quadrilatère du bras et de la poitrine.*—Entourez la poitrine avec un des longs bords de la pièce de linge en laissant pendre le plein au-devant de l'abdomen et de la partie inférieure de la poitrine; fixez les extrémités avec des épingles, soit derrière le dos, soit sur le côté de la poitrine op-

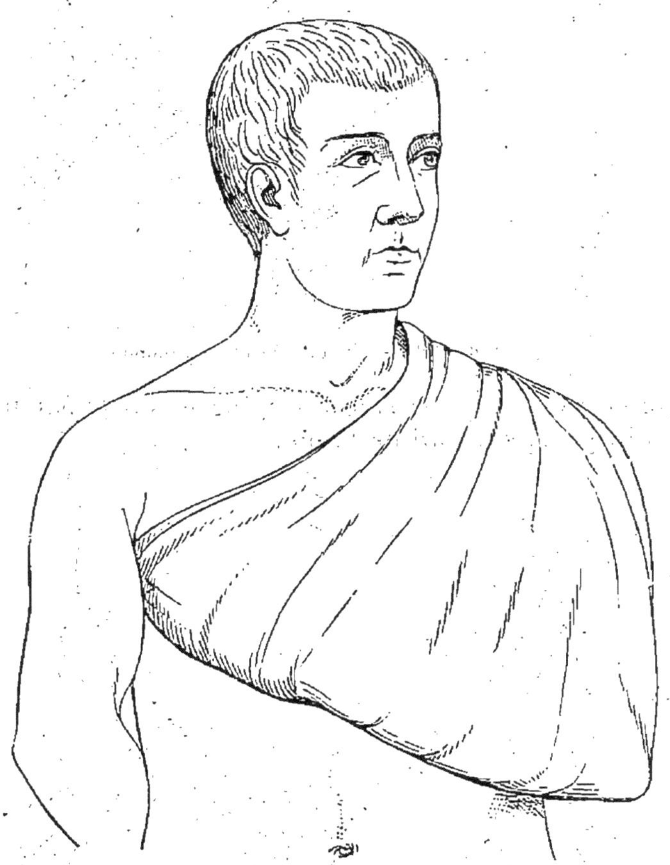

FIG. 124. — Grand plein quadrilatère du bras et de la poitrine.

posé au bras malade. Relevez ensuite la pièce de linge jusque par-dessus l'épaule, de manière à embrasser le bras malade, les deux extrémités sont portées, l'une sur l'épaule malade, l'autre dans l'aisselle du côté sain, et fixées autour du cou ou sous l'aisselle du côté sain (fig. 124).

Ce bandage maintient parfaitement le bras appliqué le long

du thorax; il le tient, en outre, suspendu dans une sorte de bourse formée par la pièce de linge renversée de bas en haut.

b. *Grand plein triangulaire du bras et de la poitrine.* — Placez la base du triangle au-dessous des seins comme dans le bandage précédent, laissez pendre le plein du bandage et les deux angles en avant de l'abdomen; fixez les deux chefs derrière le dos ou sur le côté de la poitrine opposé au bras malade; puis relevez les angles qui pendent en bas, de manière à embrasser le bras dans une bourse; portez-les sur l'épaule du côté malade et fixez-les en arrière sur la portion circulaire du bandage. Si les chefs n'étaient pas assez longs, ils seraient allongés à l'aide d'une bande (fig. 125).

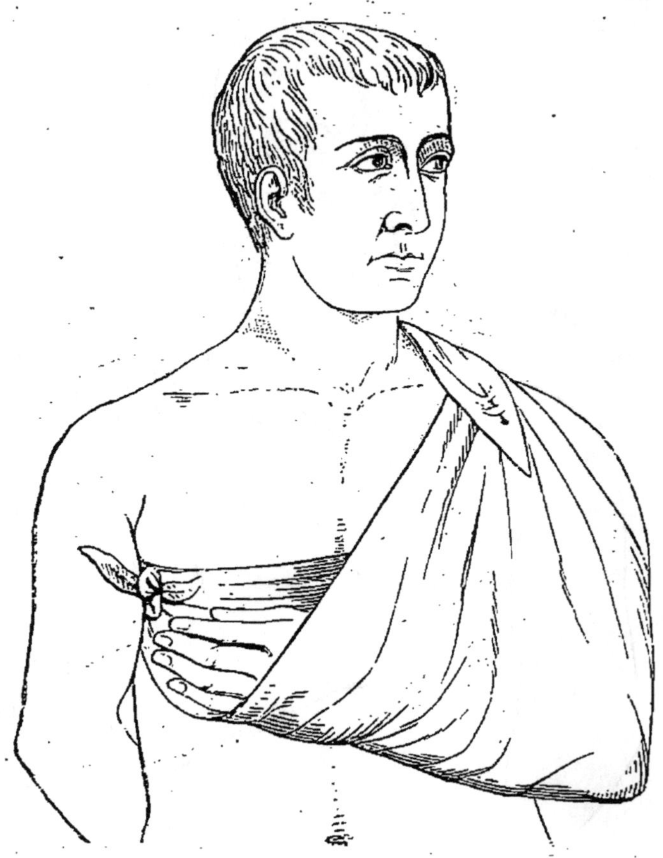

FIG. 125. — Grand plein triangulaire du bras et de la poitrine.

Ce bandage remplit exactement la même indication que le grand plein quadrilatère du bras et de la poitrine.

c. *Grand plein oblique du bras et de la poitrine. — Grande écharpe.* — Faites fléchir l'avant-bras sur le bras à angle aigu au-devant de la poitrine; portez la base du triangle sous l'avant-bras, de telle sorte que le sommet réponde au coude; relevez les deux chefs, l'un au-devant du bras, de l'avant-bras et de la poitrine, l'autre derrière le bras et le dos, jusque sur l'épaule du côté sain; nouez les deux extrémités sur cette région.

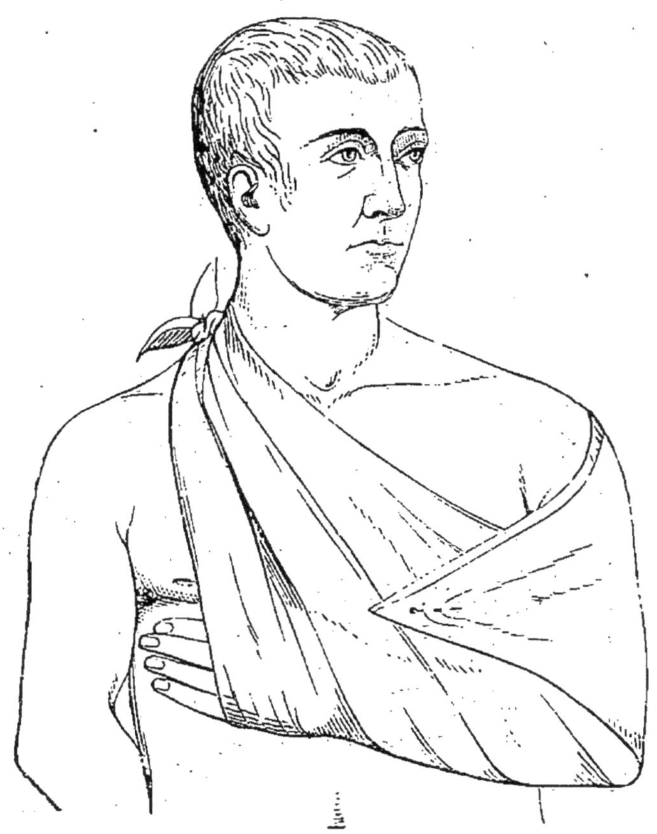

Fig. 126. — Grand plein oblique du bras et de la poitrine.

Le troisième angle du triangle peut être abandonné; mais pour donner plus de solidité et plus d'élégance au bandage, il est infiniment préférable de replier cet angle en avant, où on le fixe avec une épingle sur le chef antérieur du bandage. De cette manière, l'extrémité inférieure du bras et le coude sont très-solidement maintenus et le bras ne peut se porter en arrière. Ce dernier temps de l'application du bandage est indispensable lorsqu'il faut tenir le bras dans une position fixe. En effet, en raison de l'obliquité que l'on donne à l'avant-bras, le membre ne saurait se porter en avant, et il est maintenu en arrière par le pli signalé plus haut (fig. 126).

Ce bandage soutient le bras et l'avant-bras, et peut même maintenir la main, si on le déploie en avant. Il peut être appliqué par-dessus les habits ; il en est de même des deux bandages suivants.

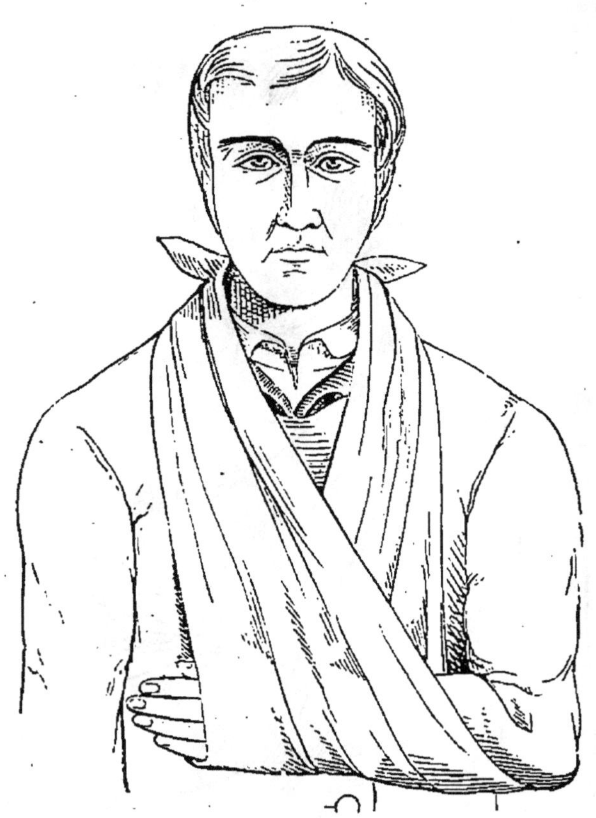

Fig. 127. — Plein de l'avant-bras et du coude.

d. *Plein de l'avant-bras et du coude. — Moyenne écharpe.* — Ce bandage n'est autre chose que l'écharpe ordinaire ; il est trop connu pour qu'il soit nécessaire d'en donner la description ; il suffit de regarder la figure ci-contre pour comprendre son mode d'application et l'usage auquel il est destiné (fig. 127).

e. *Petit plein de l'avant-bras ou de la main. — Petite écharpe.*

— La petite écharpe se compose d'une petite pièce de linge pliée en travers sur la longueur. Ce pli transversal reçoit la main et l'extrémité inférieure de l'avant-bras; les deux chefs sont fixés par des épingles aux vêtements du malade (fig. 128).

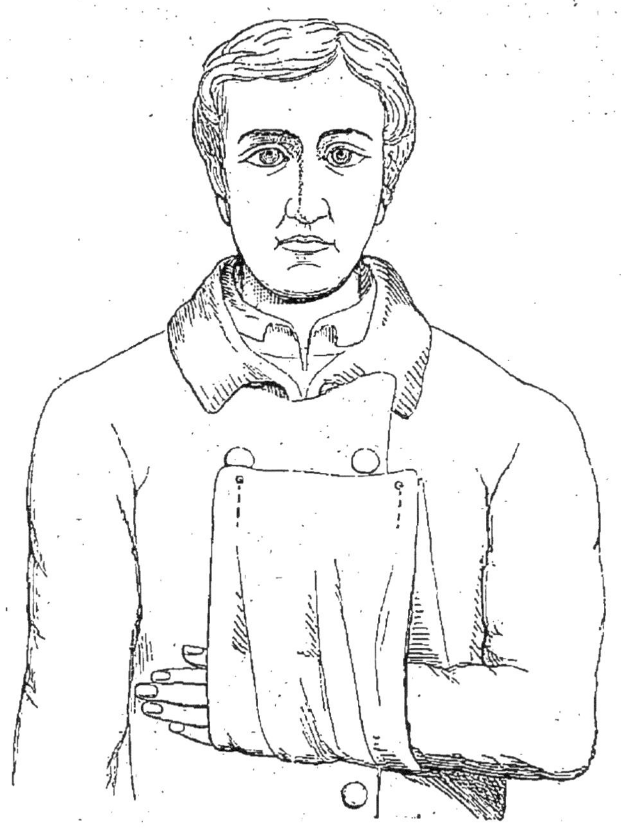

Fig. 128. — Petite écharpe.

VIII. Triangle tarso-malléolaire. — Placez la base à la partie inférieure de la jambe, de telle sorte que cette base forme avec la jambe un angle de 45 degrés. Le talon correspondra au milieu du triangle et le sommet sera couché sur le cou-de-pied; l'extrémité inférieure, ramenée sur le cou-de-pied, fixera le sommet; l'extrémité supérieure enveloppera les malléoles et la partie postérieure du pied (fig. 129).

3° Carrés.

I. Grand couvre-chef, ou quadrangulaire de la tête. — Ce bandage est formé par une pièce de linge carrée, d'un mètre de côté, et pliée de manière à former un double rectangle dont l'un soit plus large que l'autre de deux travers de doigt.

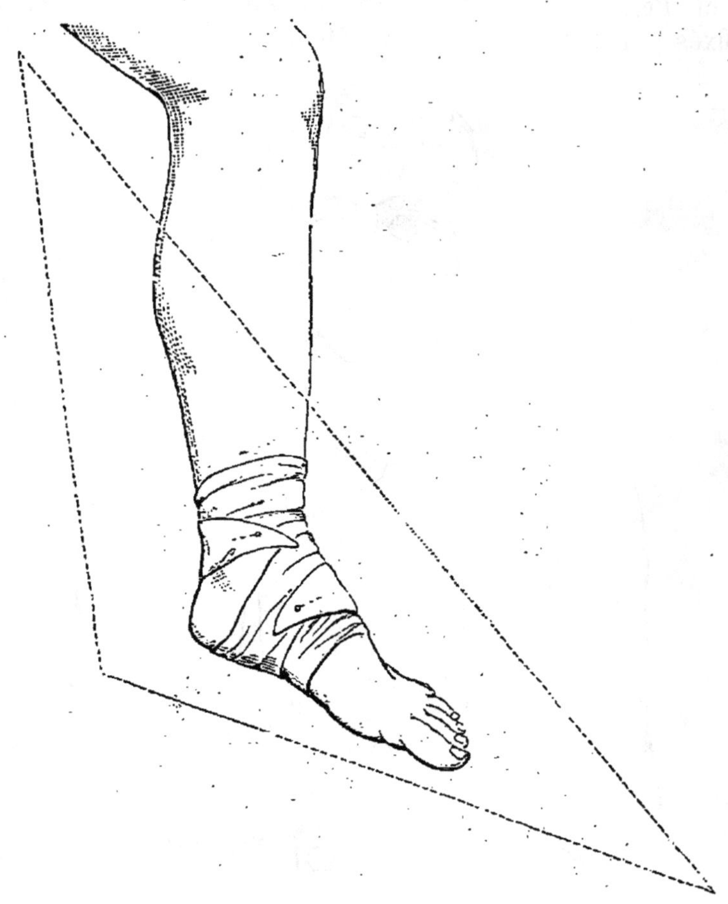

FIG. 129. — Triangle tarso-malléolaire.

Appliquez la partie moyenne de la pièce de linge sur la ligne médiane de la tête, le rectangle le plus petit recouvert par le plus grand, les deux bords libres dirigés en avant; celui du petit rectangle arrivant jusqu'aux arcades sourcilières, celui du plus grand pendant au-devant des yeux. Amenez sous le menton les deux angles du petit rectangle; confiez-les à un aide ou au malade; amenez également sous le menton les deux angles du grand rectangle, où vous les fixez par un nœud. Confiez le nœud à un aide; reprenez les angles du petit rectangle, relevez-les jusqu'au niveau des arcades sourcilières, renversez-les en arrière et fixez-les à la nuque par un nœud;

ayez soin de relever, à ce temps de l'application du bandage, la portion du grand rectangle qui pend au-devant des yeux. Quant aux deux angles postérieurs qui pendent derrière les oreilles, relevez-les au-dessus de ces organes et fixez-les sur les côtés de la tête. Gerdy conseille de les relever et de les engager entre le nœud fait sous la mâchoire et la mâchoire elle-même; il en résulte une sorte de garniture qui défend la peau de la pression du nœud sous-mentonnier (fig. 130).

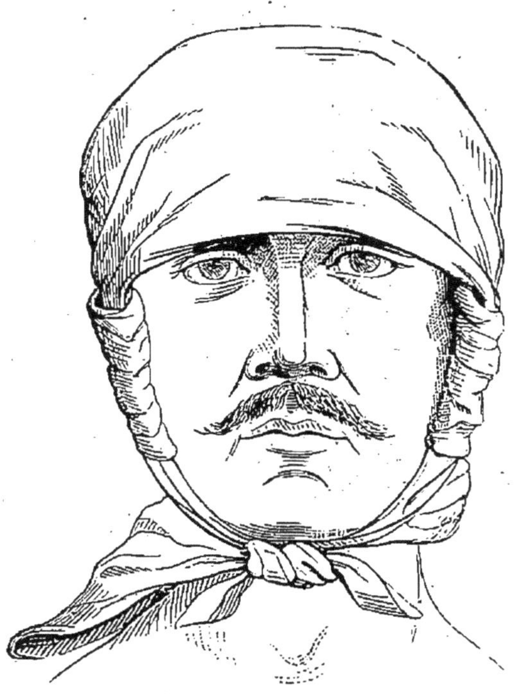

Fig. 130. — Grand couvre-chef.

Ce bandage est très-solide, embrasse le crâne avec exactitude; cependant on lui reproche d'être compliqué et long à appliquer.

M. Rigal (de Gaillac) le remplace par un bandage fort ingénieux, auquel il donne le nom de *capeline fixe* (Voy. *Système déligatoire de M. Rigal*).

II. Bandage de corps. — Le bandage de corps est une serviette pliée suivant sa plus grande largeur, de manière à faire un rectangle très-allongé; on l'applique sur le tronc : 1° pour maintenir des topiques; 2° pour tenir dans l'immobilité la partie autour de laquelle on le place, la poitrine par exemple, afin d'empêcher les fragments des côtes fracturées de jouer l'un sur l'autre dans les mouvements d'inspiration et d'expiration; 3° pour comprimer l'abdomen à la suite de la paracentèse, de l'accouchement; 4° dans les fractures de la clavicule, il enveloppe le bras et le thorax, et empêche par conséquent les mouvements du membre en le maintenant solidement fixé le long

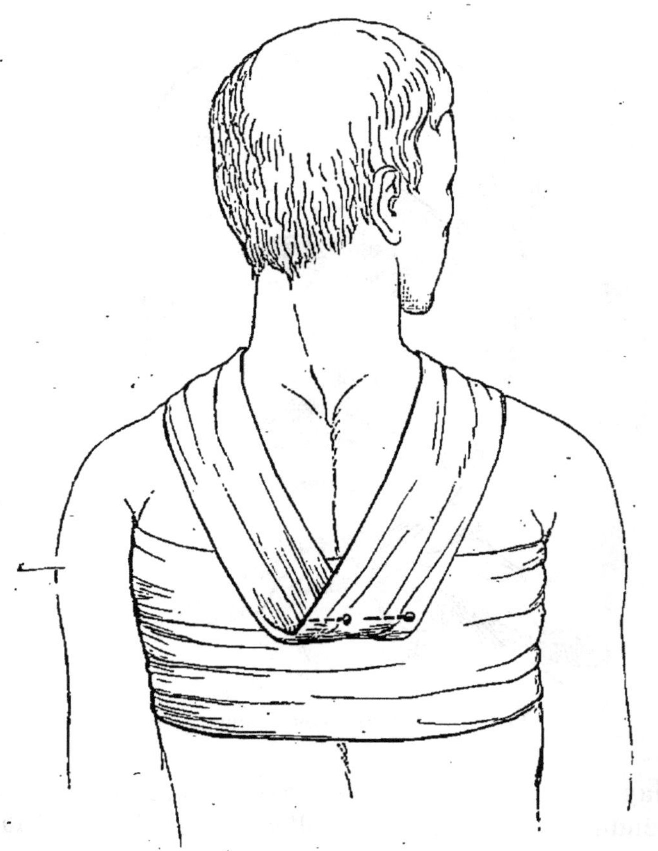

Fig. 131. — Bandage de corps; face postérieure.

du tronc; 5° enfin il s'oppose au déplacement des viscères dans les éventrations, etc. Le bandage de corps est certes un des bandages les plus employés, un des plus faciles à appliquer; on le place autour de la partie qu'on veut envelopper et on le fixe en avant avec des épingles.

Comme il est souvent à craindre qu'il ne vienne à glisser, soit en haut, soit en bas, on le tient fixé avec un scapulaire ou des sous-cuisses (voy. *Bandage en T*); le bandage de corps peut être soutenu supérieurement par le triangle cervico-dorso-sternal de Mayor, ou par la cravate cervico-thoracique. Ainsi maintenu, le bandage de corps est très-solide, ne se dérange point et ne cause au malade qu'une gêne moins grande

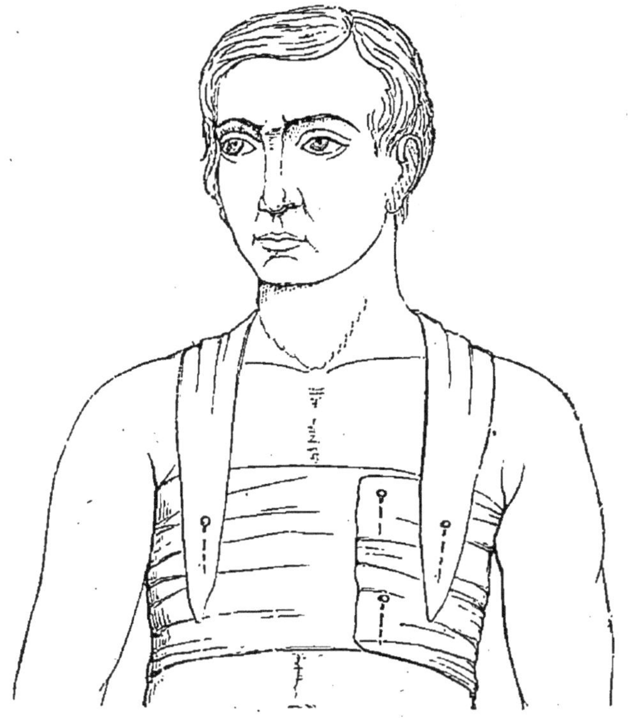

FIG 132. — Bandage de corps ; face antérieure.

que celle que lui feraient subir des bandages plus compliqués, comme le bandage spiral du tronc.

La figure 131 représente le bandage de corps maintenu en arrière par la cravate dorso-cervico-sternale, et dans la figure 132 les deux pointes de la cravate fixées en avant.

4° Cravates.

Sous le nom de *cravates*, Mayor désigne les bandages exécutés avec un mouchoir plié en cravate.

I. CRAVATE BIS-AXILLAIRE. — Ce bandage, destiné à mainenir des topiques dans l'aisselle, est appliqué de la manière suivante. La partie moyenne de la cravate est placée dans l'aisselle du côté malade ; les deux chefs, entrecroisés sur l'é-

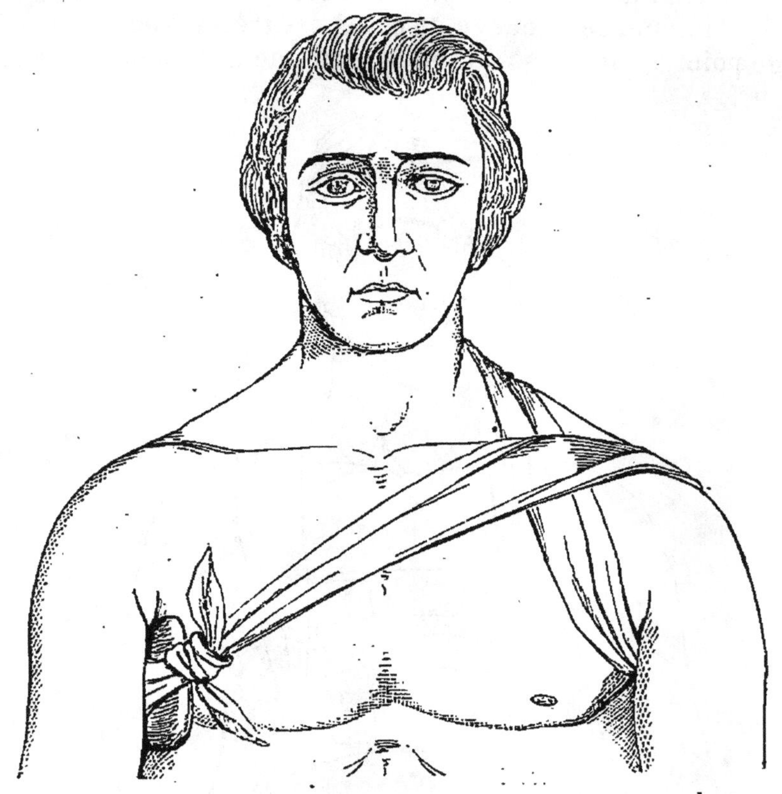

Fig. 133. — Cravate bis-axillaire.

paule, sont conduits en avant et en arrière du cou, puis réunis par un nœud dans l'aisselle du côté opposé (fig. 133).

Le nœud fait dans l'aisselle est très-gênant, aussi conseillons-nous de garantir la peau avec une épaisse compresse.

II. Cravate ordinaire. — Nous ne ferons que mentionner la *cravate ordinaire* destinée à maintenir les topiques à la région du cou, et qui remplace si avantageusement le bandage circulaire du cou.

III. Cravate carpo-cervicale. — Elle embrasse le carpe par sa partie moyenne ; ses deux extrémités nouées forment une anse qui est reçue dans une anse semblable constituée par une seconde cravate dont le plein prend son point d'appui sur

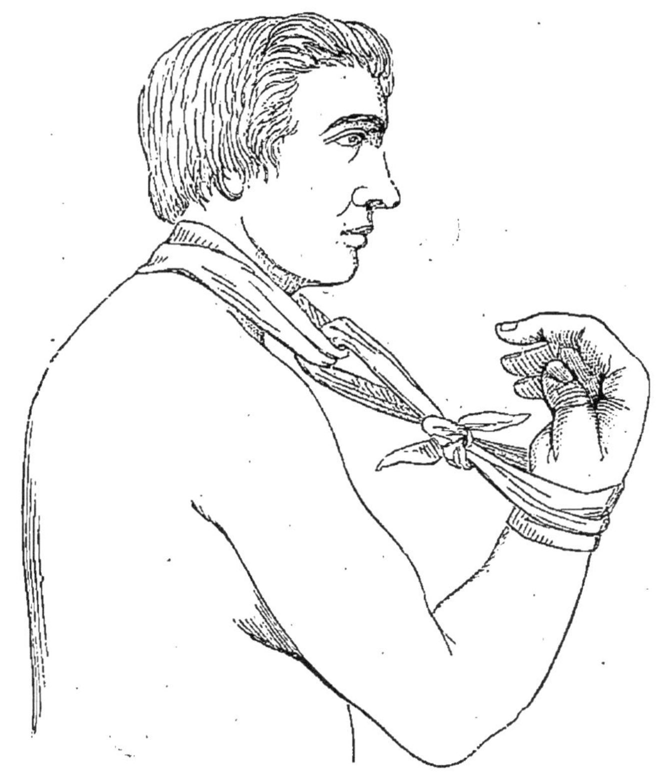

FIG. 134. — Cravate carpo-cervicale.

la face postérieure du cou. Cette cravate maintient l'avant-bras fléchi sur le bras (fig. 134).

IV. CRAVATE TARSO-ROTULIENNE. — Par son plein, elle embrasse la plante du pied et est fixée à un lien circulaire disposé autour de la cuisse au-dessus de la rotule; elle fléchit le pied sur la jambe (fig. 135).

V. CRAVATE TARSO-PELVIENNE. — Son plein embrasse le cou-de-pied, et ses deux extrémités sont fixées à un lien circulaire disposé autour du bassin; elle étend le pied sur la jambe et maintient fléchie la jambe sur la cuisse et la cuisse sur le bassin (fig. 136).

VI. CRAVATE CARPO-OLÉCRANIENNE. — Embrassez le poignet

avec un des deux chefs de la cravate; conduisez celle-ci en avant en passant sur le bord interne du métacarpe, puis sur sa face palmaire; enveloppez complétement les doigts de dehors en dedans et d'arrière en avant; arrivé sur le bord ex-

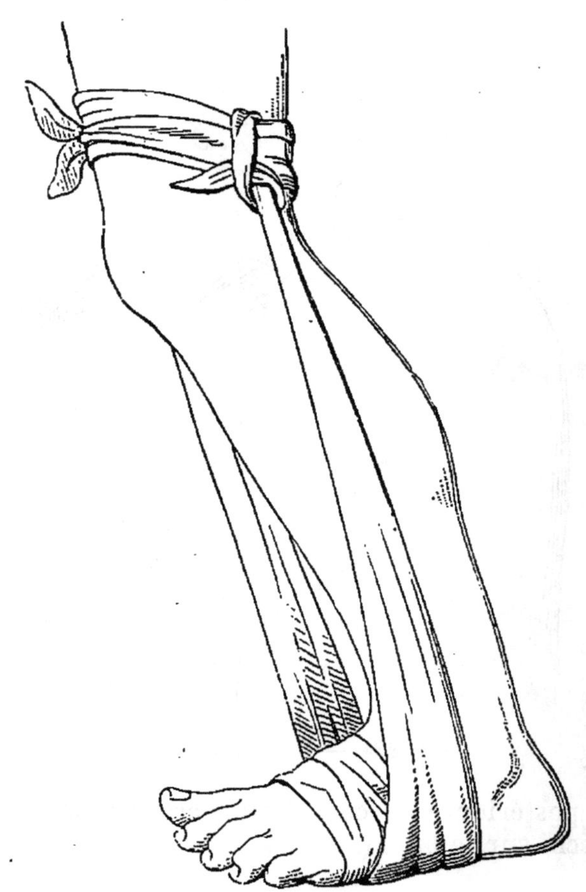

FIG. 135. — Cravate tarso-rotulienne.

terne du doigt indicateur, étendez fortement la main sur l'avant-bras, fléchissez l'avant-bras sur le bras, et venez fixer l'autre chef de la cravate à la partie inférieure du bras, au-dessus de l'articulation du coude (fig. 137).

Dans ce bandage la puissance de traction s'exerce sur la face palmaire de la main. On maintient donc la main dans l'extension forcée; en exerçant la traction en sens inverse, c'est-à-dire sur la face dorsale, on tiendrait la main dans la flexion forcée.

Tels sont les bandages qui, dans cette méthode déligatoire, tiennent le premier rang. Il en est une seconde série qui remplit assez bien les indications, mais dans laquelle les bandes

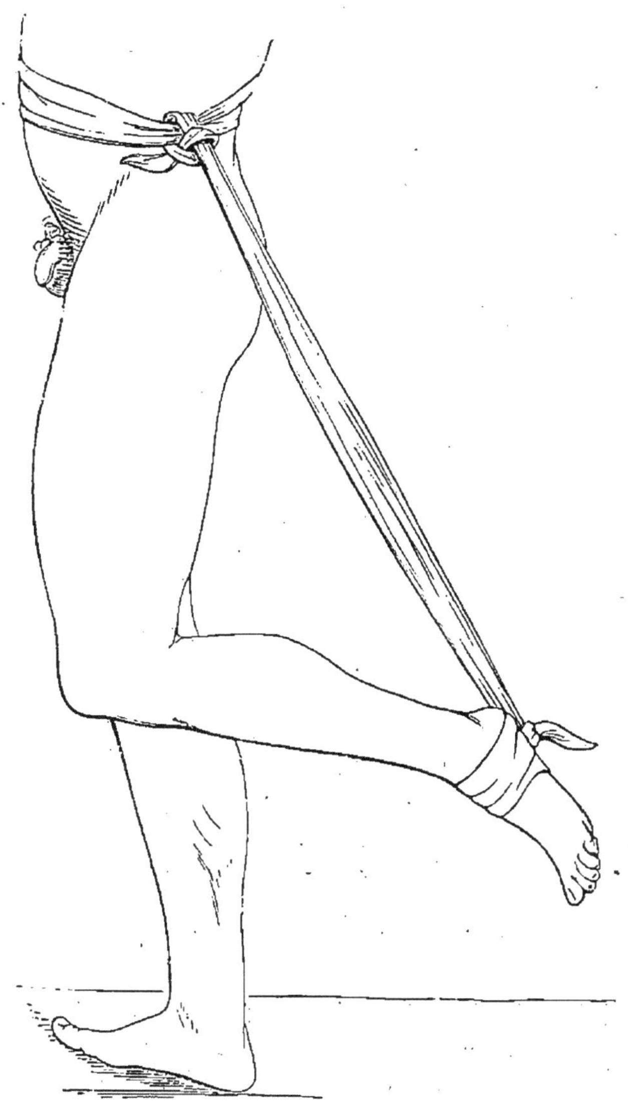

FIG. 136. — Cravate tarso-pelvienne.

sont préférables, à cause de la chaleur que produit l'épaisseur du mouchoir et de la gêne que sa pression détermine : tels sont les bandages circulaires, avantageusement remplacés par une bande, en général de peu de longueur, que l'on se procure facilement. Toutefois, les bandages circulaires compressifs peuvent être faits provisoirement avec un mouchoir, lorsqu'on manque des objets nécessaires au premier pansement.

Dans une troisième série, nous trouverons des bandages qui doivent être à peu près complétement rejetés : tels sont les *bandages croisés compressifs*, les *bandages unissants* ; car, dans ces deux espèces, les indications sont si mal remplies,

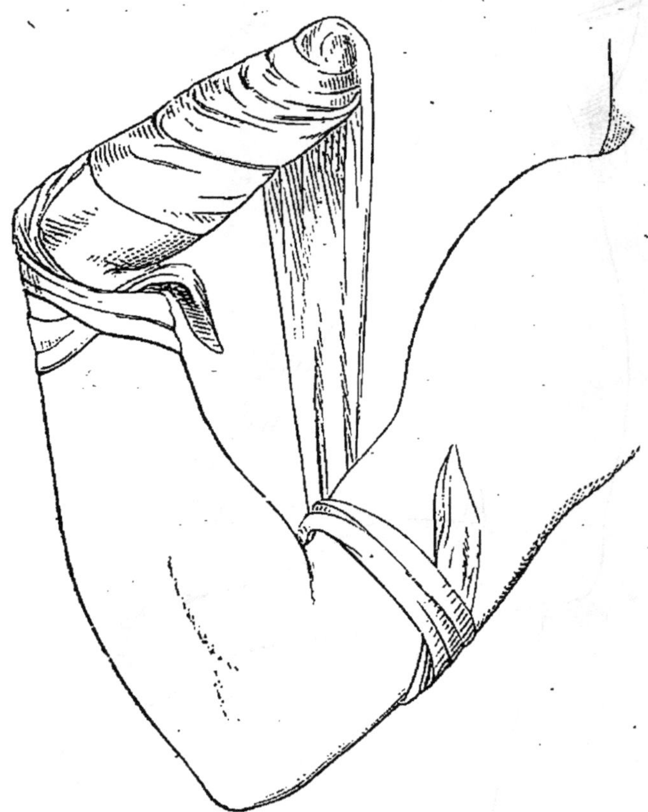

Fig. 137. — Cravate carpo-olécranienne.

qu'il est pour ainsi dire impossible de les mettre en pratique, et les derniers surtout sont tellement gênants qu'ils ne sauraient être acceptés dans aucun cas.

Il est des indications qu'on ne peut remplir, même de la manière la plus imparfaite, avec le mouchoir. Ainsi il est impossible de faire un bandage spiral convenable avec un ou plusieurs mouchoirs. Quoi qu'il en soit, ces bandages peuvent toujours être appliqués provisoirement, mais ils ne doivent pas rester longtemps en place et il faut se hâter de faire un pansement définitif.

Enfin, on peut rejeter complétement la *corde* que Mayor fait avec un mouchoir : il est beaucoup plus simple de prendre un cordon, ou même une cordé ordinaire, qu'on se procure d'ailleurs plus facilement.

§ 8. — Système déligatoire de M. Rigal (de Gaillac).

M. Rigal (de Gaillac) a proposé un système de déligation chirurgicale qui se rapproche beaucoup de celui de Mayor, en ce sens que les bandages sont exécutés avec des linges pleins, mais qui en diffère essentiellement par la manière dont sont fixées les pièces de linge. Tandis que les appareils de Mayor sont maintenus avec des nœuds et quelquefois avec des épingles, ceux de M. Rigal sont assujettis par des tissus ou des fils de caoutchouc.

« Cette combinaison, dit l'auteur, a l'avantage d'assujettir les pièces d'un pansement de manière qu'elles ne se dérangent jamais. En dépit des mouvements les plus variés d'un malade, le degré de compression déterminé par le chirurgien reste sensiblement uniforme ; le jeu de la mâchoire inférieure, celui de la cage osseuse du thorax, les inclinaisons diverses du tronc, la flexion et l'extension alternatives des membres, tout cela ne change en rien les dispositions primitivement établies. Ce mode d'appareil agit mieux que ne saurait le faire *la main la plus habile et la plus intelligente.*

« Nos *linges* sont presque toujours une *fronde* ou un *triangle*, sauf la calotte et la demi-calotte, que nous croyons plus convenable encore pour les bandages de la tête.

« Le chirurgien doit établir une distinction importante entre les tissus élastiques. Les moins extensibles renferment dans leur trame le caoutchouc, qui ne peut être isolé fil à fil. Les plus extensibles se composent de brins susceptibles d'être parfilés comme la charpie. Les meilleurs liens sont ceux dont l'enveloppe, la *gaîne* est la plus lâche [1]. »

« Pour maintenir un linge plein avec ces sortes de cordages, il faut trouver des appuis, des points d'antagonisme. Un regard jeté sur le corps humain les fait découvrir à l'instant même. Le menton, pour le sinciput ; le sinciput et la nuque,

1. *Bulletin de l'Académie de médecine*, t. IV, p. 208.

pour le bas du visage. Une aisselle, pour l'aisselle du côté opposé; l'une ou l'autre pour infléchir la tête à droite ou à gauche, toutes deux pour en maintenir la rectitude, toutes deux encore pour soutenir les bandages appliqués sur le thorax. Ensemble elles empêcheront un appareil d'obéir aux tractions dont le point d'appui serait donné par des sous-cuisses. L'arrêt fourni par la jonction des extrémités pelviennes avec le tronc sera utilisé en sens inverse.

« Parlerai-je des membres supérieurs et inférieurs..., des ressources que présentent le coude, le genou, le talon, le cou-de-pied et les interdigitations de la main ou du pied? Non; une semblable énumération est inutile pour le chirurgien qui aura compris le principe, inutile pour celui qui ne le concevrait pas. Le premier saura désormais tirer parti de toutes les saillies pour *entraîner* un point vers un autre, pour *soutenir*, pour *comprimer*, pour *étirer*. Au besoin, il saura se créer des résistances à l'aide de pièces de sparadrap configurées selon les indications posées dans son esprit, en empruntant des étais à des attelles, à un siége, à la charpente d'un lit. Le second aura sous la main des richesses dont il ignore la valeur, et que jamais il ne saura mettre à profit [1]. »

A la place du mouchoir, qui, d'après l'expression de M. Rigal, donne idée du meilleur bandage applicable à une infinité de cas, mais qui présente des plis et des godets facilitant le déplacement des pièces d'appareil, M. Rigal conseille des linges pleins de formes variées; ils sont très-peu nombreux, bien conçus et parfaitement établis pour trois tailles : *grande*, *moyenne* et *petite*; ils abrégent les pansements, seront lessivés sans se parfiler.

Les *liens élastiques* forment des anses ou des ceintures, d'autres fois sont croisés en X, sont convertis en Y par un nœud, enfin sont disposés comme un lacet.

Les principaux bandages proposés par M. Rigal sont les suivants :

1° Bandages de la tête.

a. La *calotte* ou le *bonnet grec* est béant en arrière et lacé avec des fils élastiques. Le lacet peut être passé dans des œillets à point de boutonnière, ou formés de métal et fixés

1. Ibid., t. IV, p. 209.

comme ceux des corsets. Il est facile de substituer aux œillets un moyen beaucoup plus simple : une série de rubans de fil peut être cousue à plat de chaque côté des bords de la fente, de manière à former des anses dans lesquelles on engage le lacet, que l'on peut ainsi serrer et desserrer à volonté.

Nous ferons encore remarquer qu'un simple serre-tête de toile fendu en arrière peut parfaitement remplacer la calotte grecque. M. Rigal décrit encore la demi-calotte, qu'il place en avant, en arrière et sur les côtés.

Le déplacement de la calotte et de la demi-calotte peut être prévenu par un mouchoir plié en triangle ou en cravate, dont

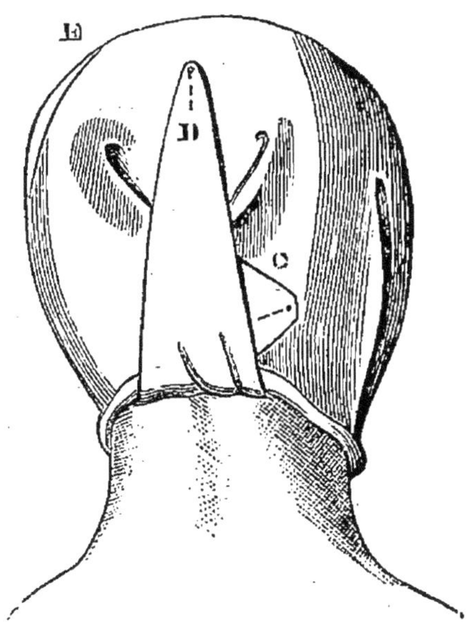

Fig. 138. — Capeline fixe.

le plein est appliqué à la région sincipitale et les deux extrémités sont nouées sous le menton.

L'appareil que nous décrirons plus loin sous le nom de *fronde du berger* peut également fixer la calotte.

b. *La capeline simple.* — Elle est formée à l'aide d'un mouchoir plié en deux longitudinalement ; la partie moyenne est placée sur le milieu du front, les deux chefs sont ramenés sur les parties latérales de la face et fixés sous le menton ; l'angle formé au-dessus du front est replié en dessous et fixé avec une épingle.

c. *La capeline fixe.* — Elle se compose d'un mouchoir plié en triangle. Le milieu de la base du mouchoir est placé sur le milieu du front ; les deux chefs pendant sur le côté des joues, le sommet est dirigé vers la nuque. Les deux angles qui se trouvent formés de chaque côté des deux chefs sont repliés et fixés avec des épingles. Les deux chefs sont amenés sous le menton, y sont entrecroisés et fixés de chaque côté à la région temporale ; la pointe postérieure est relevée et fixée en arrière avec des épingles (fig. 138).

d. *La fronde du berger.* — Pour maintenir des topiques appliqués sur le menton, pour soutenir la mâchoire inférieure,

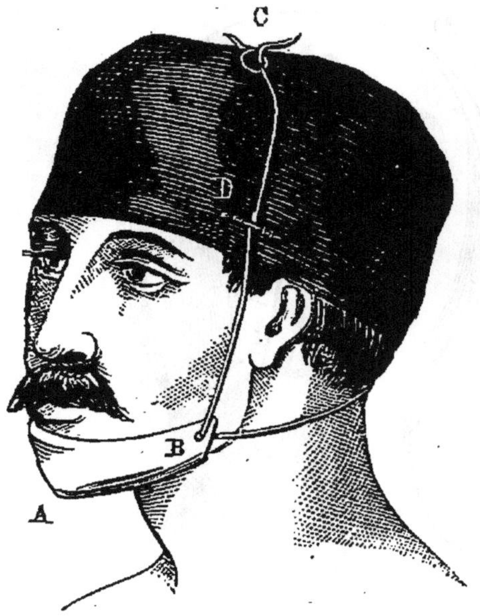

Fig. 139. — Fronde du berger.

M. Rigal dispose autour de la mâchoire inférieure un linge plein qui embrasse le menton (fig. 139, A) ; aux deux angles postérieurs et supérieurs de ce bandage est percé un œillet B dans lequel passe un double lien élastique, dont l'un des chefs est dirigé en arrière et noué avec celui du côté opposé à la partie postérieure du cou.

Afin de prévenir le déplacement des cordons élastiques, on couvre la tête d'une calotte grecque, puis, à quelques millimètres de son bord inférieur et au niveau de la région temporale, on place horizontalement une épingle qui est disposée de telle sorte que, fixée à la calotte par sa tête et sa pointe, elle laisse à sa partie moyenne un espace libre assez étendu pour qu'on puisse y engager le fil élastique D.

On obtiendrait le même résultat en engageant le cordon élastique dans un œillet percé au niveau du point où nous avons dit que devait être fixée l'épingle.

La fronde du berger a sur le bandage du menton l'avantage de ne pas gêner la mastication, puisque ce sont des fils élastiques qui empêchent le déplacement de la pièce de linge.

e. *Le triangle oculaire.* — Le mouchoir, plié en long comme

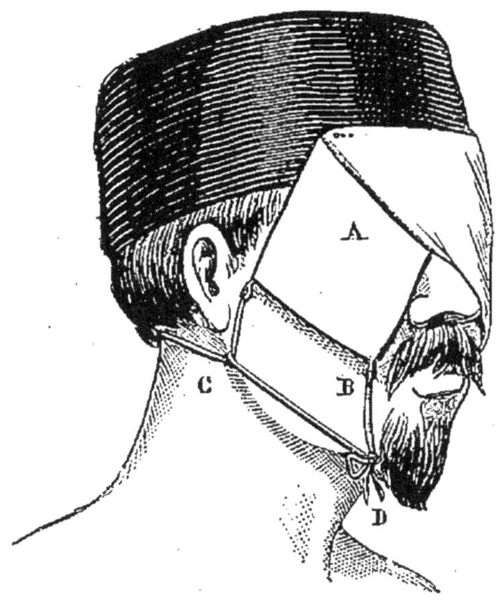

Fig 140. — Triangle oculaire.

une serviette, est placé en biais, de manière à couvrir un des yeux et la partie latérale de la face (fig. 140, A); le bord inférieur du mouchoir doit s'étendre de l'apophyse zygomatique à la commissure des lèvres. Au niveau de la partie moyenne du front, le mouchoir est fixé horizontalement avec deux épingles à la calotte grecque, puis la portion supérieure du mouchoir est rabattue sur l'autre œil et sur la partie correspondante de la face, recouvrant ainsi les mêmes régions que la portion déjà appliquée. De cette manière la partie supérieure du mouchoir se rabat sur la partie inférieure au niveau du front, et au-dessous du front les deux bords internes sont séparés par le nez.

Aux quatre coins inférieurs, on coud des morceaux de tresse B, pliée en deux pour former des œillets; aux œillets on suspend un petit anneau élastique; un cordon également élastique, C, réunit en arrière les deux petits anneaux postérieurs; aux anneaux antérieurs sont fixés les liens élastiques qui s'attachent en D sous le menton et qui sont réunis aux liens postérieurs par un autre lien horizontal.

2° Bandages du tronc et de l'épaule.

a. *Le bandage deltoïde.* — Si l'on veut fixer des topiques sur

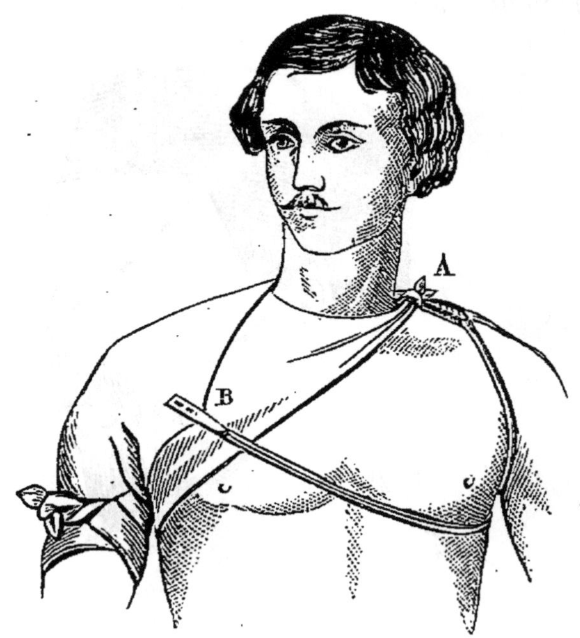

FIG. 141. — Bandage deltoïde.

l'épaule, le mouchoir, plié en triangle, est fixé sur la région deltoïdienne. Le sommet du triangle, formé de deux pointes, se dédouble pour laisser passer le cou; les deux pointes sont nouées sur l'épaule du côté sain (fig. 141); les autres angles du triangle sont croisés sous l'aisselle, puis ramenés en avant et noués à la partie externe du bras.

Pour rendre ce bandage plus solide, on dispose au niveau de l'aisselle, en avant et en arrière, une petite boucle de tresse; un cordon élastique est introduit dans la boucle antérieure B, passe en avant du thorax, sous l'aisselle opposée, enfin en arrière de la poitrine, et est fixé à l'anneau postérieur. Un autre anneau élastique est placé dans le nœud A qui est sur l'épaule; un cordon est engagé dans cet anneau et embrasse la partie supérieure de l'épaule par ses deux chefs, qui, conduits l'un en avant, l'autre en arrière de l'épaule, sont fixés dans l'aisselle au cordon horizontal.

b. *Le bandage thoracique latéral.* — Il se compose égale-

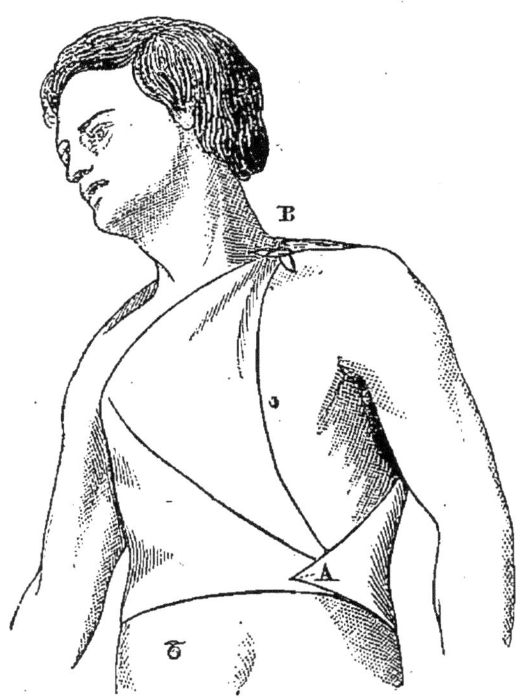

Fig. 142. — Bandage thoracique latéral.

ment d'un mouchoir plié en triangle, les deux angles de la base du triangle sont réunis ensemble en A. La base de ce triangle embrasse le thorax et correspond aux fausses côtes d'un des côtés de la poitrine, du côté droit, sur la figure qui représente ce bandage; les deux pointes du mouchoir, qui forment le sommet du triangle, sont séparées l'une de l'autre, de telle sorte que l'une recouvre la paroi antérieure de la poitrine, l'autre la paroi postérieure; elles sont réunies sur l'épaule du côté gauche, en B, à l'aide d'un nœud ou d'un morceau de tresse (fig. 142).

c. — Le *triangle sternal* est formé aussi par un mouchoir

plié en triangle; la base du triangle est placée sur la partie antérieure de la poitrine; les deux angles de la base sont noués derrière le dos (fig. 144); les deux angles du sommet sont séparés au niveau de la partie supérieure de la poitrine, de manière à laisser passer le cou et sont noués sur la partie postérieure et inférieure du cou. Les deux pointes supérieures

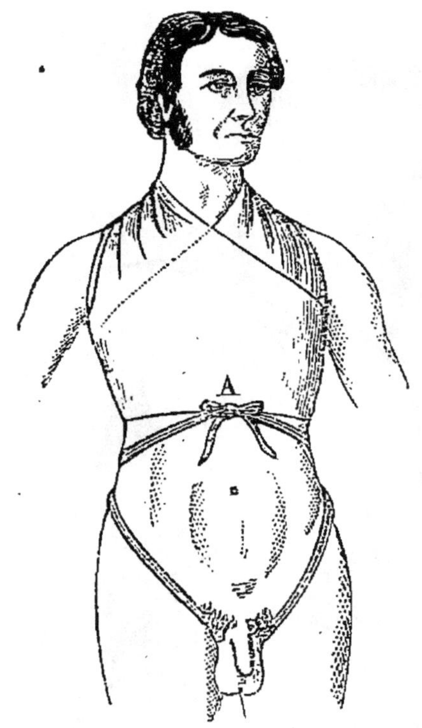

Fig. 143. — Triangle sternal (face antérieure).

et les pointes inférieures, nouées ou réunies séparément avec deux épingles, sont reliées entre elles par un cordon élastique B (fig. 144) qui empêche les bords du mouchoir d'exercer un frottement sur le cou; enfin on peut y adapter des sous-cuisses C (fig. 143 et 144).

d. *Le triangle dorsal.* — Son mode d'application est exactement le même que celui du triangle sternal; seulement la base et le sommet du triangle dorsal sont en arrière, les pointes sont réunies en avant, un lien élastique réunit les pointes supérieures et inférieures, des sous-cuisses élastiques empêchent également le bandage de remonter.

3° Bandages de l'abdomen.

a. *Le bandage thoraco-abdominal.* — Il se compose d'un mouchoir plié en triangle, placé sur la partie moyenne du tronc

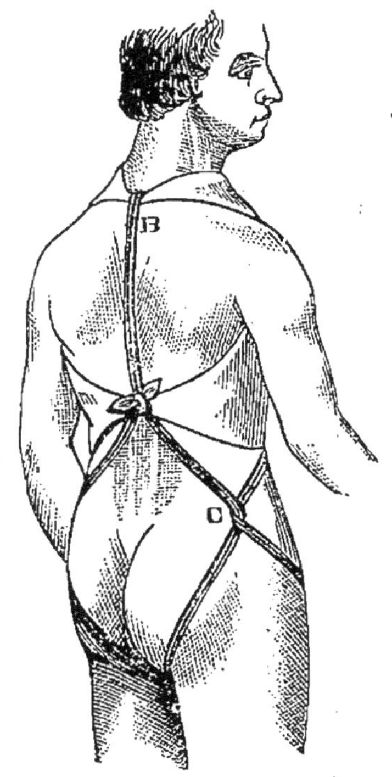

Fig. 144. — Triangle sternal (face postérieure).

en B (fig. 145); le sommet du mouchoir est dirigé en bas, les deux angles de la base sont conduits horizontalement en arrière, et noués ou fixés avec des épingles à la partie postérieure du dos (fig. 146, C). On relève la pointe extérieure ou superficielle du sommet du triangle; on l'applique sur la partie antérieure de la poitrine, où elle est assujettie à l'aide d'un lien élastique dont l'anse embrasse la partie postérieure du cou et dont les extrémités sont fixées à une certaine distance l'une de l'autre au sommet; quant à la pointe, elle est repliée en dedans en A. L'autre pointe du triangle est dirigée en bas, appliquée sur la paroi antérieure de l'abdomen et fixée par deux sous-cuisses dont un des chefs s'attache au sommet tronqué du triangle, contourne la cuisse et est fixé sur le bandage au niveau de la partie moyenne de l'arcade crurale. Afin que le lien élastique qui maintient l'angle supérieur du mouchoir n'exerce pas de constriction sur le cou, on passe dans l'anse qu'il forme

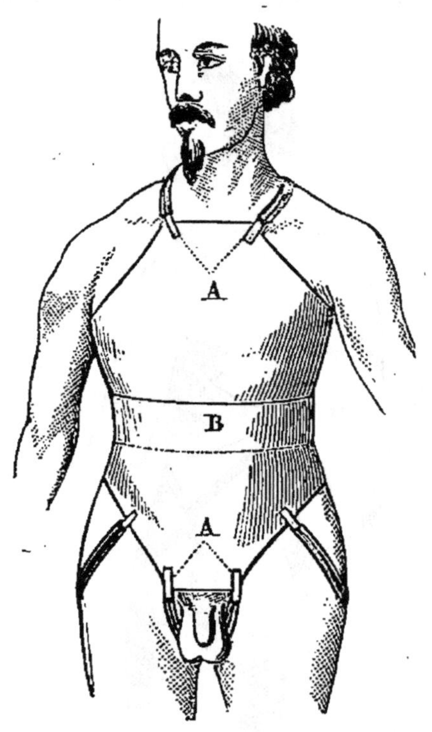

FIG. 145. — Bandage thoraco-abdominal (face antérieure).

en arrière un autre lien élastique dont les chefs sont fixés en C, à l'angle de réunion des deux angles de la base du mouchoir (fig. 146).

b. *La ceinture du ventre.* — Elle est formée par un mouchoir plié en cravate, dont les extrémités sont passées dans un anneau élastique, ramenées sur elles-mêmes et fixées avec des épingles sur le corps du bandage, à une distance convenable.

4° Bandages du membre inférieur.

a. *Triangle du grand trochanter.* — Il est formé par un mouchoir plié en triangle : le plein est appliqué sur la région de la hanche; les angles de la base sont fixés autour de la partie inférieure de l'abdomen; les deux angles qui forment le sommet sont séparés l'un de l'autre par le haut

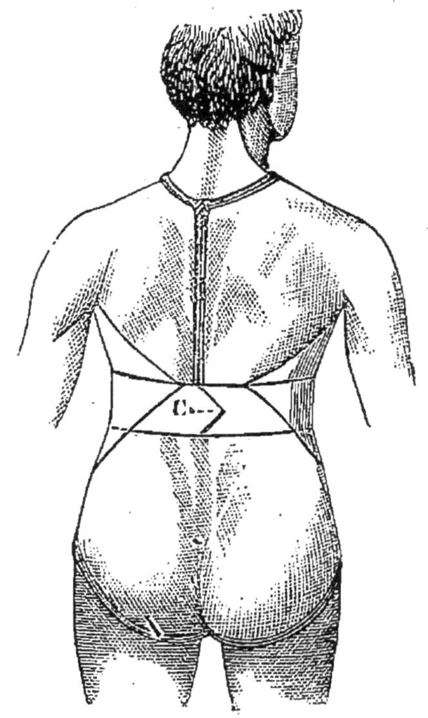

Fig. 146. — Bandage thoraco-abdominal (face postérieure).

de la cuisse et sont réunis l'un à l'autre à la partie interne du membre.

b. *Bandage de la jambe.* — Il est formé par un mouchoir plié en triangle : la base du triangle est placée autour du genou; les deux angles de la base sont noués dans cette région; les deux pointes du mouchoir, qui forment la base du triangle, contournent le bas de la jambe et sont noués au-dessus des malléoles.

c. *Bandage du pied.* — Le pied est placé au centre du triangle, la pointe tournée vers le sommet, qui est ramené sur le dos du pied; les deux pointes de la base du triangle sont relevées et se croisent sur le cou-de-pied, embrassent le bas de la jambe et sont fixées sur le devant du pied.

M. Rigal (de Gaillac) conseille encore les cordons élastiques dans des appareils de pansement autres que ceux que nous venons de passer en revue : c'est ainsi qu'il les recommande pour fixer les sondes dans la vessie. Il propose de substituer aux lanières de laine ou de soie des tourniquets hémostatiques, des lanières de tissu élastique ; il propose encore les liens élastiques pour l'extension et la contre-extension dans les fractures. Nous verrons plus loin que cette idée a été fécondée par M. Gariel, qui a imaginé des lacs extenseurs et contre-extenseurs fort ingénieux (voy. *Appareils de fractures*).

§ 9. — Bandages invaginés.

Les *bandages invaginés* sont formés d'une bande percée de trous dans lesquels on fait passer un nombre égal de chefs taillés à l'extrémité de la même bande, ou à l'extrémité d'une autre bande. Il y a donc deux espèces de bandages invaginés : la première, *bandage invaginé à une bande*, est employée pour réunir les plaies longitudinales ; la seconde, *bandage invaginé à deux bandes*, est employée pour réunir les plaies transversales ; pour rapprocher les fragments écartés des os : la rotule, l'olécrane, par exemple ; pour réunir les deux bouts du tendon d'Achille rompu, etc.

1° Bandage unissant des plaies longitudinales, ou invaginé à une bande.

Pièces du bandage. — Prenez une bande dont la largeur dépasse un peu la longueur de la plaie, et dont la longueur soit telle qu'elle puisse faire plusieurs fois le tour du membre blessé. Taillez sur l'une de ses extrémités des chefs larges d'environ 2 centimètres et assez longs pour faire les trois quarts de la circonférence du membre ; placez la bande autour de la partie où elle doit être appliquée, et marquez l'endroit où elle rencontre la racine des chefs ; pratiquez dans ce point autant d'ouvertures qu'il y a de chefs, et prolongez les boutonnières du côté de ces derniers. On peut encore faire des ouvertures à une distance des chefs égale à leur longueur. D'ailleurs, peu importe le point où ces ouvertures seront pratiquées, pourvu que la distance entre la racine des chefs et l'ouverture ne soit pas plus grande que la circonférence de la partie qui doit être entourée. Il faut, en outre, deux compresses graduées dont l'épaisseur sera en raison de la profondeur de la plaie (fig. 147).

Application. — Pour appliquer ce bandage, on place sur les bords de la plaie les compresses graduées, et cela d'autant plus loin que la plaie sera plus profonde; on portera ensuite le plein de la bande intermédiaire aux chefs et aux boutonnières sur la partie opposée à la solution de continuité; on ramènera les chefs et les ouvertures vers la plaie, puis on engagera chacun des chefs dans l'ouverture correspondante. On fera des tractions en sens opposé, afin d'amener les bords de la plaie au contact, puis on fixera le bandage en enroulant le reste de la bande; il est bon, pour donner plus de solidité, de fixer chacun des chefs avec des épingles. Si le bandage devait être très-serré, on appliquerait un bandage spiral depuis l'extrémité du membre jusqu'au niveau de la plaie; il vaudrait même mieux appliquer ce bandage spiral auparavant, jusqu'au niveau de la plaie, faire tenir la partie de bande qui reste par un aide, appliquer le bandage unissant, et continuer les tours de spire jusqu'au-dessus du bandage.

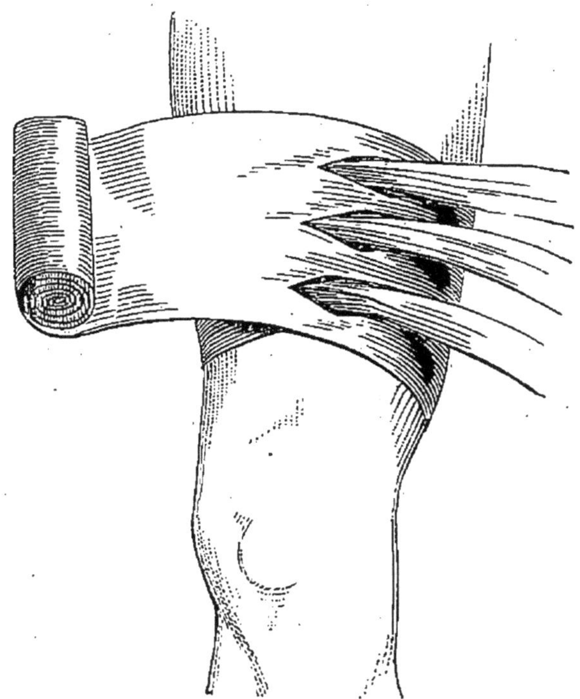

FIG. 147. — Bandage unissant des plaies longitudinales.

Le *bandage invaginé spiral* de Gerdy diffère un peu du précédent. Au lieu d'une large compresse, dont on est obligé de se servir lorsque la plaie est un peu longue, on prend une bande roulée à deux globes, large de quatre travers de doigt; on place le plein intermédiaire aux deux globes sur la partie opposée à la plaie, on ramène les deux globes au niveau de la plaie, là on perfore un des côtés de la bande. On engage ensuite la bande à travers l'ouverture qui a été pratiquée; on dirige les deux globes vers le côté opposé à la plaie, on les entrecroise en arrière, on les ramène en avant, où l'on fait une seconde ouverture, ainsi qu'il a été dit tout à l'heure; on continue à appliquer le bandage de la sorte jusqu'à ce que la plaie soit entièrement couverte, et l'on épuise la bande en faisant des tours de spire.

2° Bandage unissant des plaies transversales, ou invaginé à deux globes.

Pièces du bandage. — Prenez : 1° deux bandes non roulées, longues de 60 centimètres environ et d'une largeur égale à la longueur de la plaie; 2° deux bandes roulées, à un globe. Une des bandes non roulées doit être divisée à l'une de ses extrémités en chefs de 3 centimètres de large; l'autre bande doit présenter près de son extrémité des ouvertures en nombre égal.

Application. — Pour appliquer ce bandage, on fixe la première bande non roulée inférieure au moyen d'un bandage spiral, et, afin qu'elle ne soit pas entraînée en haut par les tractions qu'on est obligé de faire pour rapprocher les bords de la plaie, il est nécessaire de la replier sur elle-même une ou plusieurs fois par-dessus les tours de spire qui ont été faits pour la maintenir en place. Lorsque le bandage spiral est arrivé au niveau de la solution de continuité, on fait tenir le globe par un aide. On fixe la bande non roulée supérieure de la même manière, en allant de la partie supérieure vers la partie inférieure du membre. Arrivé au niveau de la solution de continuité, on engage les chefs qui ont été taillés sur l'une des deux bandes dans les ouvertures pratiquées sur l'autre : cela fait, on tire sur les deux extrémités de la bande pour rapprocher les lèvres de la plaie, et l'on fixe le bandage en épuisant la bande inférieure sur la partie supérieure, et réciproquement. Il est bon, afin que le bandage soit plus solide, de replier les deux autres extrémités des bandes roulées, comme nous l'avons conseillé pour les deux extrémités qui ont été fixées par les tours de spire au commencement de l'application du bandage (fig. 148).

Si la solution de continuité était trop profonde, il faudrait

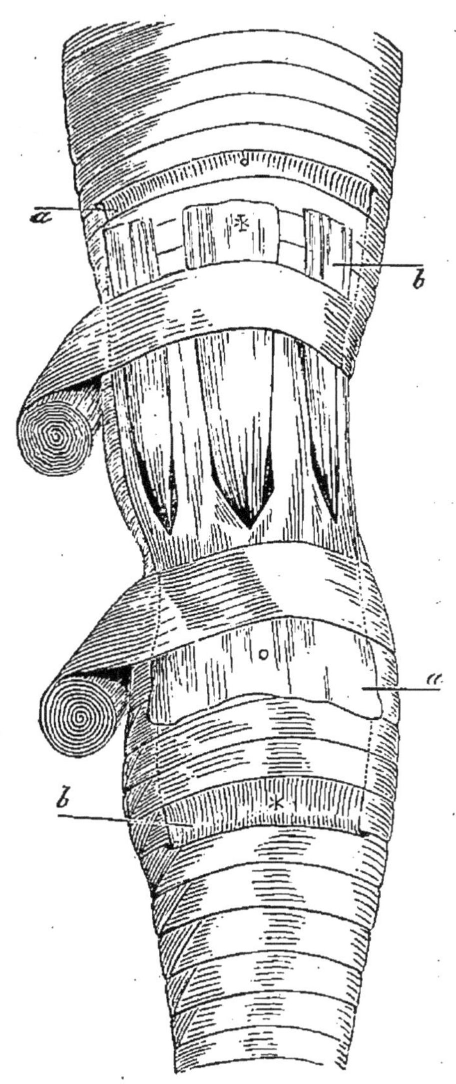

FIG 148. — Bandage unissant des plaies transversales.

appliquer sur les bords de la plaie deux compresses graduées, dont l'épaisseur serait en raison de la profondeur de la blessure.

Usages. — Les bandages invaginés sont peu employés dans

le traitement des plaies ; le bandage des plaies longitudinales peut être très-avantageusement remplacé par des bandelettes agglutinatives. Quant au bandage des plaies transversales, il est moins actif qu'on pourrait le croire ; il se relâche facilement, gêne beaucoup les malades, et, si la position et les bandelettes étaient insuffisantes pour rapprocher les bords de la plaie, il faudrait faire quelques points de suture, qui agiraient beaucoup plus efficacement et permettraient de surveiller le travail de cicatrisation.

Le bandage unissant des plaies transversales a été un peu plus employé dans les cas de fracture de la rotule, de rupture du tendon d'Achille, etc.

§ 10. — Liens.

Les *liens* sont de simples cordons destinés à maintenir les

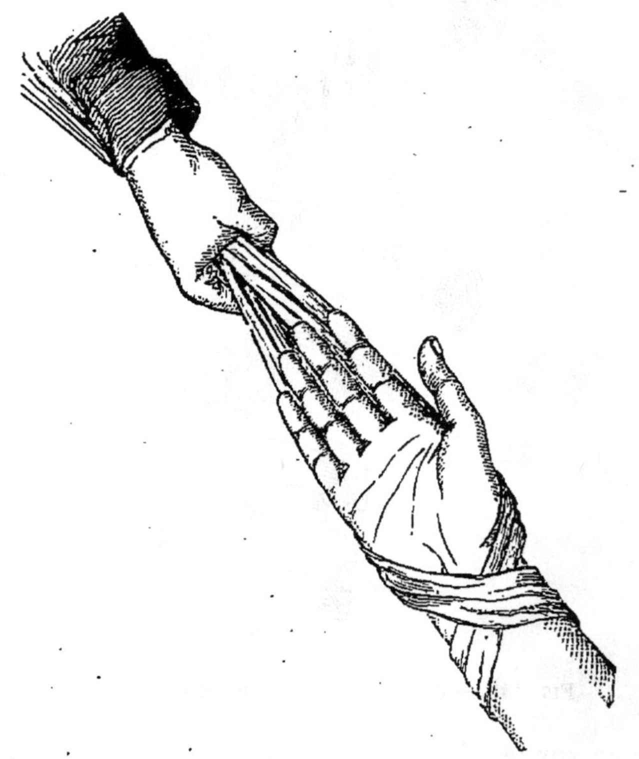

FIG. 149. — Lien pour l'extension.

sondes dans la vessie, les pessaires dans le vagin, etc. ; quelquefois on désigne sous ce nom les sous-cuisses des bandages herniaires. Nous n'avons pas besoin de nous y arrêter, leur application étant toujours subordonnée à l'instrument qu'ils doivent maintenir.

M. Rigal (de Gaillac) fixe avec des liens élastiques les linges pleins dont il se sert pour faire ses bandages; nous en avons parlé plus haut en décrivant son système déligatoire.

Les appareils de fractures sont maintenus par des rubans qui portent également le nom de liens (voy. *Appareils de fractures*). Enfin, dans les cas de luxation, on applique des appareils extensifs et contre-extensifs qui sont encore désignés sous le nom de liens.

Nous ne pouvons décrire ici tous les moyens qui ont été imaginés pour faire l'extension et la contre-extension dans les luxations, il nous suffira de signaler ceux qui sont le plus souvent appliqués. Tantôt la main des aides ou du chirurgien est suffisante; tantôt on se contente d'entourer le membre au-dessus d'une articulation avec un nœud coulant ou une cravate croisée (fig. 149), ou d'embrasser le tronc, l'aisselle, l'aine, par une serviette ou par un drap plié en cravate. Ces moyens sont les plus simples, il n'est pas besoin de description pour les faire comprendre. Signalons cependant un point qui n'est pas sans importance. Lorsque l'on fait la contre-extension sur l'aisselle, le lien comprime surtout les deux bords de cette région, savoir, en avant le muscle grand pectoral, en arrière le muscle grand dorsal. Les deux bords de ces muscles supportent tout l'effort, jusqu'à ce que la puissance ait été assez grande pour les déprimer et mettre le plein du lacs en contact avec les tissus du fond de l'aisselle.

Non-seulement ce moyen cause une douleur parfaitement inutile, mais encore la pression exercée sur les muscles entraîne des mouvements, et peut empêcher de conduire le bras dans la direction qu'il est nécessaire de lui imprimer pour réduire la luxation. On devra donc, avant d'exercer la contre-extension, combler la cavité axillaire à l'aide d'un tampon de ouate, de charpie, de filasse, avec une grosse éponge sèche, etc., (fig. 150).

L'application des lacs extensifs mérite de nous arrêter quelques instants. Les efforts d'extension, on le sait, sont souvent considérables, puisque dans certaines circonstances on est forcé de faire usage de moufles. Il faut se rappeler en outre que le point d'appui de l'extension doit être pris sur une saillie osseuse, sur le poignet, le coude, le pied, par exemple. Si donc une pression considérable doit être exercée sur un point limité, il peut en résulter de la douleur, des excoriations et même des eschares; le chirurgien doit nécessairement s'attacher à étendre ce point d'appui sur la plus large surface possible et disposer les choses de telle façon que la traction soit faite parallèlement à l'axe du membre. On ne peut donc se servir d'un simple nœud coulant : la traction qu'on exercerait serait très-forte d'un côté et beaucoup moins considérable du côté opposé. Pour obvier à ces inconvénients, on fixe les lacs extensifs de la manière suivante :

Le moyen le plus simple, mais que l'on n'a pas toujours à sa disposition, est presque exclusivement réservé pour les

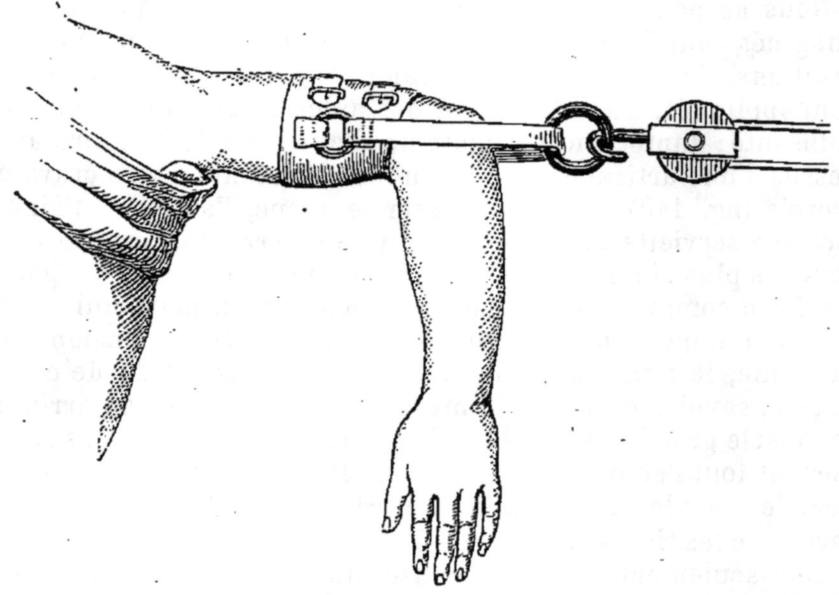

Fig. 150. — Bracelet pour faire l'extension.

appareils à moufles. La région sur laquelle doit porter l'extension est embrassée par un bracelet parfaitement rembourré et fermé par des courroies qui s'engagent dans des boucles, de sorte que l'on peut donner au bracelet un degré de constriction convenable. Des anneaux attachés à ce bracelet reçoivent les lacs extenseurs (fig. 150).

Malheureusement, nous le répétons, on n'a pas toujours à sa disposition un appareil de ce genre; voici alors comment on procède. On couvre la partie sur laquelle on doit faire l'extension d'un linge enduit ou non d'une couche de cérat, puis on applique un bandage spiral qui s'étend de bas en haut dans une étendue de dix centimètres environ ; le globe de la bande est confié à un aide. On prend ensuite une serviette ou une nappe, selon les cas, que l'on plie, suivant sa longueur, de manière à avoir une bande épaisse de la longueur de la pièce de linge et de la largeur du membre sur lequel on opère. Cette bande est pliée en deux, l'un des chefs est placé sur l'une des faces du membre, l'autre sur la face

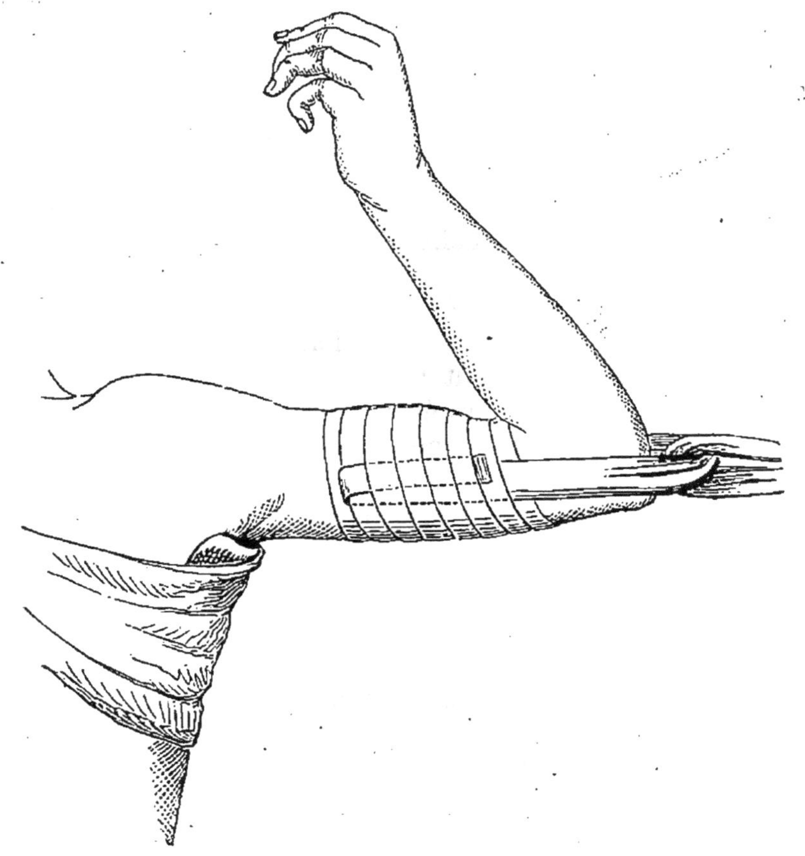

Fig. 151. — Application des lacs extenseurs.

opposée, de manière que l'extrémité dépasse le bandage de 7 à 8 centimètres environ. On continue alors l'application de la bande, mais de haut en bas, laissant libre toute la partie qui dépasse le petit bandage. Lorsqu'on est arrivé à la partie inférieure, on replie les deux extrémités de la compresse sur le bandage et on recommence l'application de bas en haut, puis de haut en bas, jusqu'à l'entier épuisement de la bande. La disposition de ce bandage est analogue à celle d'une des parties, supérieure ou inférieure, des bandages unissants des plaies en travers (fig. 151).

Il est facile de comprendre la disposition et le mécanisme d'un semblable appareil. La pièce de linge, pliée en un long parallélogramme, forme en bas une anse assez large dans laquelle on peut engager un lacs extenseur aussi long qu'il est nécessaire; elle forme de chaque côté une anse qui trouve un point d'appui sur le deuxième tour du bandage spiral, de telle sorte que les tractions, s'opérant sur tout le pourtour du poignet et du genou, etc., ne sauraient être aussi douloureuses et sont infiniment plus régulières. Enfin, comme les tractions entraînent nécessairement le bandage spiral dans le sens de l'effort, le linge sous-jacent prévient les excoriations qui pourraient survenir. Il est encore prudent d'entourer les saillies osseuses d'une couche plus ou moins épaisse de coton cardé.

Nous avons déjà dit qu'indépendamment des lacs extenseurs rigides, sur lesquels on agit soit à l'aide de moufles, soit par une traction directe, on peut employer pour réduire certaines luxations des lacs extenseurs élastiques, qui ne sont autres que des tubes de caoutchouc disposés en anses et qui produisent une extension continue, par suite de la mise en jeu de leur élasticité (Legros et Th. Anger). Mathieu a proposé de remplacer ces lacs élastiques par des ressorts à boudin.

ARTICLE II

BANDAGES COMPOSÉS.

Les bandages composés sont, comme nous l'avons dit plus haut, formés de plusieurs pièces de linge réunies ensemble, soit par des coutures, soit par continuité de tissus : tels sont les *bandages en T*, *en fronde*, etc.

§ 1. — **Bandages en T.**

Les *bandages en T* sont ceux qui, par leur forme, représentent un T ; ils se composent d'une bande transversale plus ou moins large et d'une autre bande plus courte, verticale, réunie à la première par des coutures : ce bandage est le T simple. Le T double est celui qui a deux bandes verticales, ou bien dont la bande verticale est divisée longitudinalement en deux parties.

Le bandage en T simple est peu solide; le bandage en T double, au contraire, agit sur une plus large surface, contient

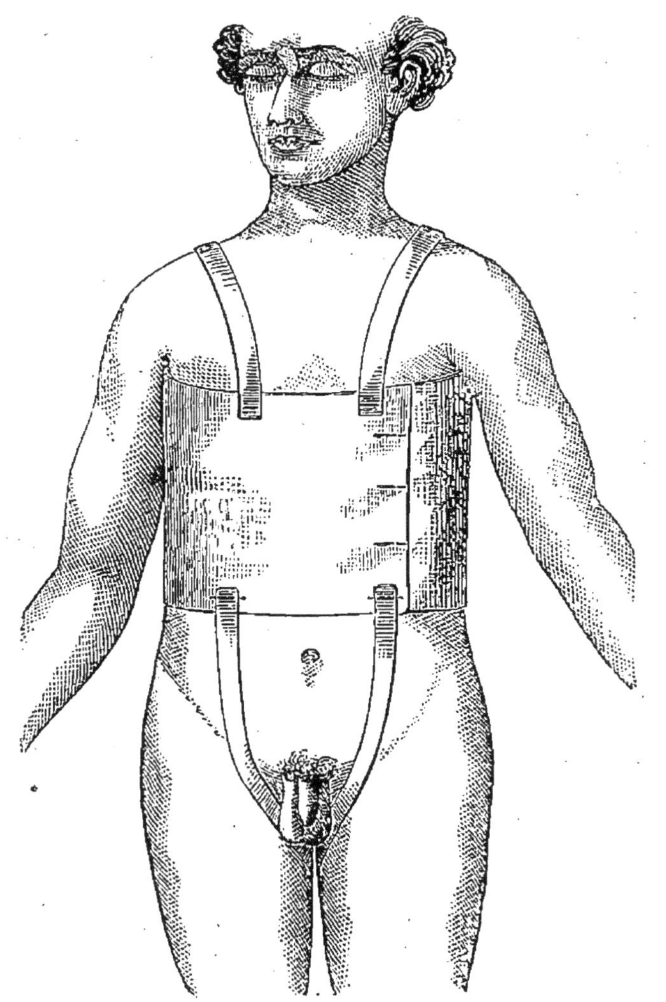

FIG. 152. — Bandage de corps fixé par un scapulaire et des sous-cuisses.

beaucoup mieux les pièces d'appareil; aussi est-il plus souvent employé que le T simple.

Le bandage en T présente des modifications très-nombreuses, suivant l'usage auquel il est destiné; nous allons en signaler quelques-unes.

Dans quelques bandages, la branche transversale du T doit

principalement agir. Les branches verticales sont de beaucoup les moins larges. Ces bandages sont souvent constitués par une serviette pliée en plusieurs doubles suivant sa longueur, sur le bord de laquelle on attache, soit avec une couture, soit avec une épingle, une bande pliée en deux à sa partie moyenne. C'est ainsi que, pour empêcher un bandage de corps de descendre, on fixe une double bande dite *scapulaire* sur son bord supérieur. Quand on veut, au contraire, l'empêcher de remonter, on fixe la double bande à son bord inférieur : cette bande a reçu le nom de *sous-cuisses*. Dans le premier cas, on passe chacun des chefs de la bande sur chaque épaule et on le fixe avec une épingle sur la partie antérieure du bandage de corps préalablement serré comme il convient; dans le second, les deux chefs de la bande passent sur chaque tubérosité de l'ischion, laissant, entre leurs bords internes, l'anus et les organes génitaux; puis ils remontent sur la face antérieure de l'abdomen et on les fixe sur le bandage de corps, près de son bord inférieur.

Lorsque l'on veut maintenir le bandage de corps de manière qu'il ne puisse ni monter ni descendre, on y adapte un scapulaire et des sous-cuisses (fig. 152); ce bandage présente alors la forme d'une croix et peut être rangé parmi ceux que nous avons désignés sous le nom de *bandages cruciformes*.

D'autres fois, la branche transversale ne sert que de soutien, tandis que les branches verticales servent à maintenir des pièces d'appareil. Parmi ces bandages nous citerons :

a. Ceux dont la bande verticale ne présente aucune modification particulière : tels sont les *bandages en T de la tête, du bassin, de la main, du pied*, etc. Ces bandages sont des T simples, doubles, triples, suivant les indications. Leur bande transversale, entoure circulairement la tête, le bassin, le poignet, etc., etc.; les branches verticales sont fixées sur un des bords de la bande transversale et conduites, en décrivant une circonvolution, sur la tête, le bassin, dans l'intervalle des doigts, etc.; elles maintiennent des pièces de pansement appliquées sur ces parties, et sont fixées sur la bande transversale du côté opposé à celui dont on les a fait partir. Les bandages en T du pied et de la main servent à empêcher la réunion des doigts ou des orteils, lorsque la peau de l'espace interdigital a été détruite.

Au lieu de coudre à la bande transversale autant de chefs qu'il y a d'espaces interdigitaux, on peut y fixer une large bande verticale et la percer d'autant d'ouvertures qu'il y a de doigts à préserver du contact (voy. plus loin, *T perforé*).

b. — *Le bandage en T de l'aine,* ou *bandage triangulaire,* est formé par une bande transversale à laquelle on fixe une pièce de linge offrant la forme d'un triangle rectangle allongé; le plus petit côté du triangle doit être attaché à la bande transversale. A l'angle opposé à ce côté, on fixe une bande verticale plus courte que la première. On voit que le bandage triangulaire n'est autre chose qu'un bandage en T, dont la partie où viennent se réunir perpendiculairement les deux branches est élargie en forme de triangle (fig. 153).

Ce bandage s'applique d'une façon très-simple : la bande transversale est conduite autour du bassin, la pièce triangulaire

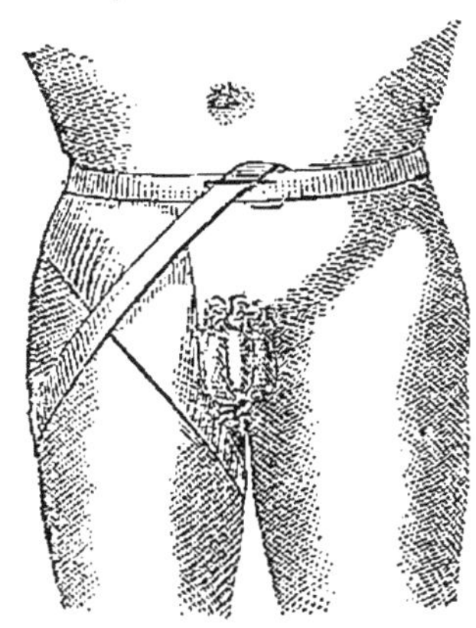

Fig. 153. — Bandage en T de l'aine.

qui doit recouvrir le pli de l'aine a son plus long côté tourné en dehors, et la bande fixée au sommet de l'angle est conduite autour de la cuisse de dedans en dehors et attachée sur la partie antérieure de la bande transversale.

Ce bandage est très-utile pour maintenir un pansement sur la région inguinale : si l'on voulait exercer une certaine compression sur cette région, ou si l'on craignait que le malade ne fût pas assez docile, on remplacerait ce bandage par celui décrit plus haut sous le nom de *spica de l'aine*.

c. — Enfin le *T perforé de la main* ou *du pied* est formé d'une bande transversale fixe qui doit faire le tour du poignet ou de l'articulation tibio-tarsienne, et d'une pièce de linge assez large pour couvrir la main ou le pied, cousue sur le bord de de la bande transversale et percée d'autant de trous qu'il est nécessaire pour laisser passer les doigts ou les orteils malades.

L'application de ce bandage est extrêmement simple : on fixe la bande transversale, puis la pièce de linge verticale est ramenée, à la main, de la face palmaire à la face dorsale, au pied, de la face dorsale à la face plantaire, après que l'on a eu soin d'engager les doigts ou les orteils dans les ouvertures ; enfin la pièce est fixée sur la bande. Cet appareil maintient assez solidement les pièces de pansement dans la paume ou sur le dos de la main, sur le dos du pied ou à sa face plantaire (fig. 154).

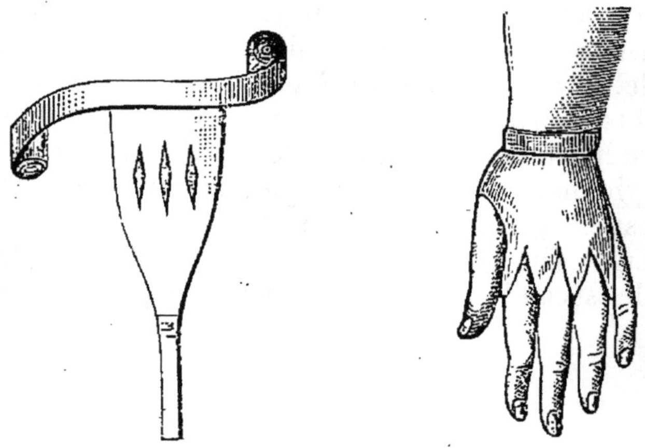

Fig. 154. — T perforé de la main.

§ 2. — Bandages en croix.

Le *bandage en croix* est celui dont l'ensemble représente une croix ; il peut être simple ou double. Nous avons déjà dit un mot du *bandage en croix double* en décrivant le bandage en T, aussi croyons-nous inutile d'y revenir.

Le bandage en croix de la tête se fait avec deux bandes qui se coupent perpendiculairement ; il est peu employé.

§ 3. — Frondes.

Les *frondes* sont des bandages dont la forme rappelle jusqu'à un certain point celle de la fronde des anciens guerriers ; elles se composent d'une pièce de linge fendue à ses deux extrémités en deux ou trois lanières, arrivant jusqu'à deux ou trois travers de doigt de son milieu. Chaque lanière a reçu le nom de *chef*; la partie moyenne porte le nom de *plein*.

La fronde est dite *simple* quand, sur les deux côtés opposés d'un linge carré, on a cousu un chef de bande ou une compresse longuette; elle est *double* quand deux chefs de bandes sont cousus sur deux des côtés parallèles, ou quand un linge carré, une compresse longuette par exemple, est fendue en deux lanières. La compresse est-elle divisée en trois chefs par deux sections parallèles, la fronde est *triple*; enfin elle est *quadruple*, quand, à chaque extrémité du linge plein, existent quatre lanières.

La fronde sert à maintenir les pièces d'appareil sur les parties malades. Le plein doit assujettir les topiques, par conséquent doit être appliqué sur la plaie; les chefs sont dirigés dans divers sens et attachés ensemble par des nœuds ou fixés par des épingles.

Les frondes servent donc de moyens contentifs, et sont destinées à remplacer d'autres bandages dont l'application est longue ou pénible pour le malade

1° Fronde de la tête.

La *fronde de la tête* se compose d'un linge plein, assez long pour embrasser le menton, les parties latérales de la face, et pour être fixé sur le sommet de la tête. Les deux extrémités de la pièce de linge sont coupées de manière à former trois chefs de chaque côté. Ce bandage est désigné quelquefois sous le nom de *bandage de Galien* ou des pauvres.

Pour l'appliquer, on place le plein en travers sur le sommet de la tête, de manière que les chefs moyens pendent sur les oreilles, les chefs antérieurs sur les côtés du front, les postérieurs vers l'occiput. Les chefs moyens sont noués sous le menton; les antérieurs sont conduits à l'occiput, où ils sont fixés; les postérieurs sont entre-croisés au front et fixés à l'aide d'une ou de deux épingles.

Ce bandage remplace avantageusement le *grand couvre-chef*.

2° Fronde oculaire.

Pour préserver les yeux après les opérations, M. Liebreich a proposé un appareil, sorte de fronde assez commode et très-simple que nous représentons ci-contre.

Il se compose d'un bandeau élastique, ordinairement de tricot, offrant à l'une de ses extrémités deux bandes. L'une, presque verticale, doit passer sur le sommet de la tête; l'autre, horizontale, entoure l'occiput. Ces deux bandes sont réunies à leur extrémité sous un angle aigu et prolongées par un lien.

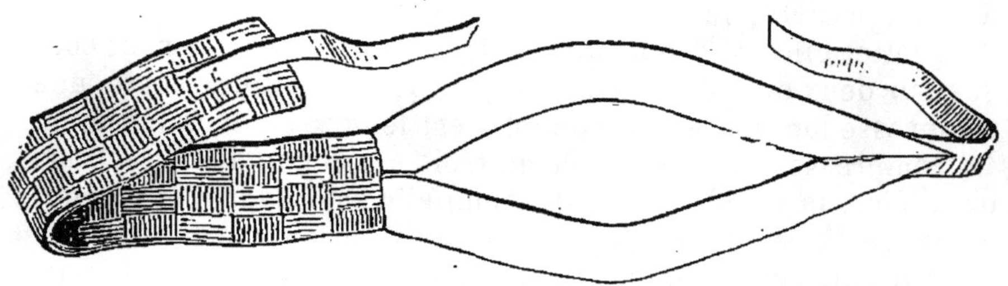

FIG. 155. — Fronde oculaire.

A l'autre extrémité du bandeau est fixé un ruban, qui vient se nouer avec celui qui prolonge les deux bandes (fig. 156).

A l'aide de ce bandage, les pièces d'appareil, appliquées sur les yeux, ne peuvent se déplacer. En outre, pour renouveler le

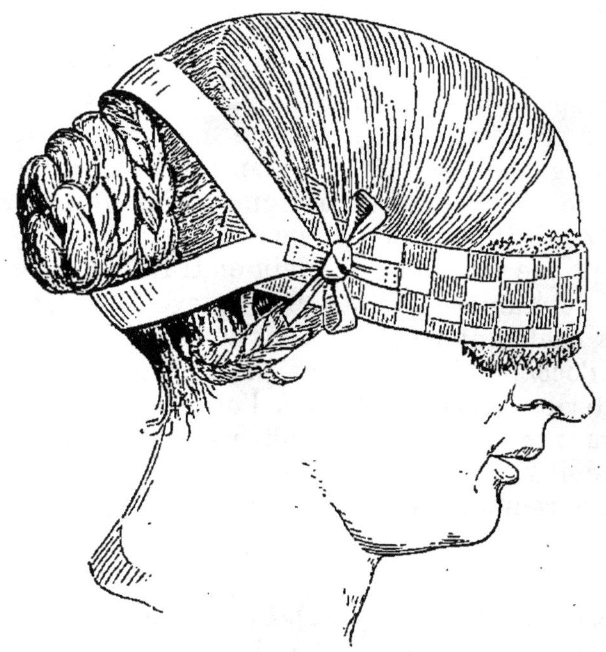

FIG. 156. — Fronde oculaire appliquée.

pansement, il suffit de dénouer les rubans sans pour cela déranger en rien le malade, ce qui constitue un certain avantage.

3° Fronde du menton.

La *fronde du menton* est, comme celle de la tête, composée d'une pièce de linge coupée à ses extrémités, de manière à former deux (Gerdy) ou trois chefs de chaque côté ; elle est destinée à remplacer le bandage que nous avons désigné sous le nom de *chevestre*. Le plein de la fronde est placé sous la mâchoire inférieure. Les chefs sont appliqués, les moyens sur le sommet de la tête, les antérieurs passent sur les tempes, les postérieurs sont dirigés vers l'occiput.

L'appareil de M. Bouisson pour les fractures de la mâchoire inférieure n'est, en définitive, qu'une espèce de fronde à chefs élastiques (voy. *Appareils de fractures*).

4° Fronde de l'aisselle.

La *fronde de l'aisselle* remplace le spica de l'aisselle. Ce bandage se compose d'un linge plein assez grand pour aller d'une aisselle à l'aisselle du côté opposé et s'y nouer ; chaque extrémité de la pièce de linge est taillée de manière à former deux chefs. Pour l'appliquer, on place le plein de la fronde dans le creux axillaire ; les chefs inférieurs vont se nouer dans l'aisselle du côté opposé, en passant, l'un en avant sur la poitrine, l'autre en arrière, sur le dos. Quant aux chefs supérieurs, ils passent en avant et en arrière du cou, et viennent se réunir sur l'épaule opposée au côté malade.

Nous n'insisterons pas davantage sur les diverses espèces de frondes ; il est facile de comprendre les différents usages que l'on peut faire de ce bandage ; il nous suffira de mentionner encore :

La *fronde du genou*, dont on applique le plein dans le creux du jarret, et dont les deux chefs sont ramenés en haut sur la partie inférieure de la cuisse, en bas sur la partie supérieure de la jambe.

La *fronde de l'épaule*, appelée encore *épaulette*, dont le plein est appliqué sur l'épaule et les chefs conduits et fixés, les uns dans l'aisselle correspondante, les autres sous l'aisselle du côté opposé.

La *fronde du poignet*, dont le plein est appliqué sur le poignet et les chefs noués d'une part autour de la main, et d'autre part autour de la partie inférieure de l'avant-bras, etc.

§ 4. — Suspensoirs.

Les *bourses* ou *suspensoirs* sont des bandages destinés à maintenir des topiques appliqués sur des parties saillantes, ou à soutenir des organes qui, en raison des tiraillements qu'ils exercent par leur propre poids, peuvent causer de la gêne ou même de la douleur.

Le *suspensoir du nez* a reçu le nom d'*épervier*; il forme une espèce de T dont la branche transversale s'applique sur la lèvre supérieure et va s'attacher derrière la tête. La bande verticale présente à son extremité inférieure et adhérente une petite bourse dans laquelle le nez se trouve reçu. Cette bande passe sur le sommet de la tête, va se fixer à la région occipitale, sur la bande transversale.

Le *suspensoir des bourses* est une petite poche qui contient le scrotum. Il présente à sa partie supérieure une ouverture qui donne passage à la verge; à son extrémité inférieure sont cousus deux sous-cuisses qui vont se fixer en arrière ou sur les côtés. Cette petite poche est maintenue par une bande transversale qui passe autour du tronc, sur les faces latérales des os des iles.

On fait également un *suspensoir des mamelles*; mais il est peu employé, et on le remplace avec avantage par un corset bien fait et peu serré; toutefois, le suspensoir est plus solide que la fronde des mamelles.

§ 5. — Gaînes.

Ce sont des bandages en forme de doigt de gant, destinés à recevoir les doigts, la verge, les orteils; ils servent à maintenir les pièces d'appareil sur ces organes et à les préserver du contact des agents extérieurs. Ils sont fixés aux organes environnants à l'aide de deux petits cordons qu'on noue ensemble. Ainsi, la gaîne des doigts est fixée par deux cordons noués au poignet; dans celle des orteils, les cordons sont noués autour de l'extrémité inférieure de la jambe; dans celle de la verge, ils sont noués autour du bassin.

Un certain nombre de ces gaînes sont fabriquées avec du caoutchouc vulcanisé, en particulier celles qui ont pour but de protéger les blessures des doigts du contact des matières septiques provenant de la putréfaction des cadavres.

§ 6. — Bandages lacés et bouclés.

Les *bandages bouclés* ou *lacés* sont ceux qui sont formés de pièces de linge ou de peau, etc., que l'on fixe au moyen de lacets ou de boucles qui reçoivent les lanières de cuir, etc. Ce sont: le *bandage lacé du bras*, que certains malades portant un vésicatoire en permanence appliquent sur les pièces de pansement à la place d'un bandage circulaire; les *corsets*, les *bas lacés*, en peau de chien, en coton ou en coutil, etc. Nous ne décrirons pas ces différentes espèces de bandages, souvent remplacés par des bandages élastiques.

Ils ont pour but d'exercer une compression exacte, soit pour maintenir des pièces d'appareil, soit pour écarter des parties ou bien les rapprocher.

Les bracelets bouclés sont souvent employés pour faire l'extension dans les cas de luxation qui nécessitent l'emploi de moufles (voy. fig. 150).

§ 7. — Bandages élastiques.

Depuis longtemps on avait cherché à utiliser les propriétés du caoutchouc pour confectionner des bandages contentifs et compressifs; ces tentatives n'avaient pas donné de résultats satisfaisants jusqu'au moment où l'on put modifier les propriétés de cette substance par la vulcanisation. Ces modifications ont été parfaitement exposées par Gariel, à qui l'on doit l'invention d'un grand nombre d'appareils aujourd'hui très-répandus dans la pratique.

Il a fait voir que le caoutchouc, non vulcanisé et distendu, ne revenait qu'imparfaitement sur lui-même et restait affaibli dans les points qui avaient subi la distension; tandis que le caoutchouc vulcanisé, malgré une distension souvent répétée et portée à un degré extrême, reprenait toujours sa longueur primitive. Cette propriété, jointe à une force de cohésion plus considérable, à une plus grande immunité contre l'action des corps gras, rend le caoutchouc vulcanisé plus propre à la confection des appareils.

Nous ne pouvons mentionner ici tous les appareils de caoutchouc; nous en avons déjà indiqué quelques-uns, nous aurons encore l'occasion d'en signaler d'autres : nous voulons, dans ce paragraphe, appeler l'attention sur les appareils compressifs, désignés sous le nom de *bas élastiques*, *genouillères*, etc. (fig. 157 et 152).

Plusieurs modes de fabrication ont été imaginés pour établir ces divers appareils. Le caoutchouc découpé en bandelettes extrêmement minces a été tissé ou tricoté : la trame obtenue par ce moyen est assez serrée pour que l'élasticité naturelle du caoutchouc soit en partie annulée ; de plus, l'élasticité des appareils de ce genre s'exerce dans tous les sens et dans toutes

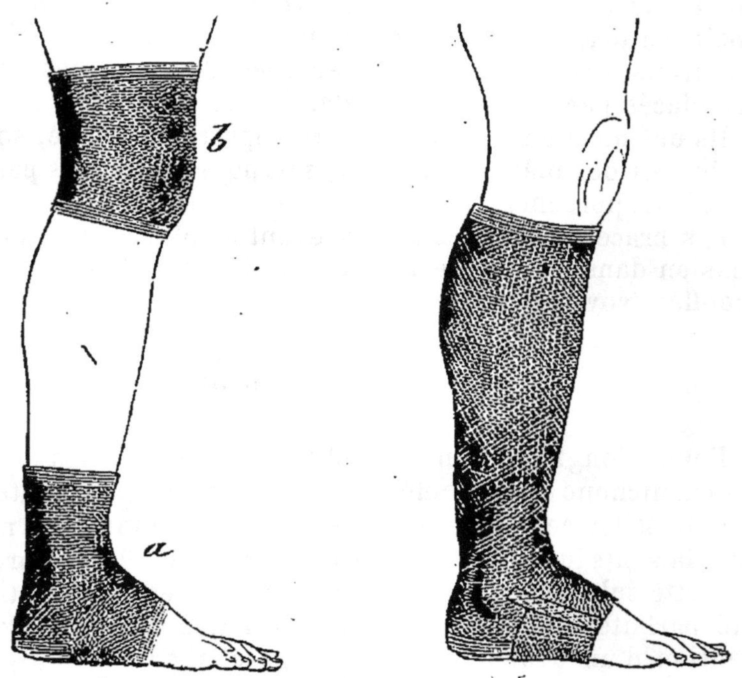

FIG. 157 et 158. — Genouillère. — Bas élastique.

les directions. Ces bandages peuvent rendre des services ; mais on doit leur préférer ceux dans lesquels le tissu élastique taillé en fines bandelettes se trouve emprisonné pour ainsi dire entre deux lames de tissu de toile ou de coton, et dans lesquels des piqûres faites convenablement isolent chacune des bandelettes élastiques et les enferment dans une gaîne spéciale.

Les appareils de Valleix et Béraud, désignés dans le commerce sous le nom d'appareils de M. Bourgeaud [1], sont de

1. *De la compression élastique*, Paris, 1862.

tissu de coton, de soie, ou de flanelle, sur trame de fil de caoutchouc vulcanisé : ces tissus sont taillés en rubans ou bandelettes étroites d'environ 15 millimètres de largeur, juxtaposées et cousues ensemble. Dans ces appareils l'élasticité n'a lieu que dans le sens du ruban : ainsi, dans un bas elle s'exerce exclusivement en travers, suivant la direction de la bandelette génératrice qui, enroulée autour du membre, décrit une spire : au contraire, le tissu est complétement inextensible suivant la hauteur.

C'est avec un semblable tissu que l'on confectionne non-seulement les bas élastiques, mais encore les genouillères, les ceintures, etc. Nous nous contenterons de signaler ces divers appareils, dont l'application ne présente en général rien de spécial, toutefois nous reviendrons plus loin sur les ceintures abdominales et hypogastriques.

ARTICLE III.

BANDAGES MÉCANIQUES.

Nous ne nous arrêterons pas non plus à la description des bandages mécaniques ; nous ne mentionnerons que les bandages à plaques qui servent à garantir les plaies des chocs extérieurs. Tel est le bandage à plaque du bras, si souvent employé jadis pour protéger la surface d'un vésicatoire.

Les appareils destinés à la compression des vaisseaux seront étudiés a propos des moyens hémostatiques (voyez *Traitement des hémorrhagies*) ; les brayers, les appareils de fractures, les appareils de Bonnet pour rendre les mouvements aux articulations seront décrits dans des chapitres spéciaux (voyez *Appareils de fractures*, *Bandages herniaires*, *Appareils de Bonnet*). Quant aux appareils orthopédiques et de prothèse, nous ne croyons pas devoir en parler, leur description sortant du cadre que nous nous sommes tracé.

CHAPITRE VII

APPAREILS DE FRACTURES.

Les appareils employés dans le traitement des fractures sont toujours destinés à maintenir les fragments dans un rapport aussi complet que possible ; ils ne doivent donc pas seulement s'opposer par leur solidité aux déplacements suivant la longueur des os, mais ils doivent encore agir par compression pour maintenir les os fracturés dans leur position normale, en empêchant tout déplacement transversal ou par rotation. On conçoit très-bien que, vu les différences que présentent les dispositions anatomiques dans chacune des régions du corps, les moyens contentifs des fractures doivent être assez variés. Mais ce n'est pas encore tout; si l'on se rappelle que l'on peut arriver au même résultat par divers moyens, que dans un certain nombre de cas il suffit de maintenir dans l'immobilité absolue un membre qui n'a pas besoin d'être surveillé, que dans d'autres cas il faut contenir une partie, pour laquelle une surveillance de chaque jour est rigoureusement nécessaire; si, enfin, on tient compte des accidents qui peuvent survenir à la suite d'une immobilité trop prolongée, on ne sera pas étonné que, pour traiter les fractures, on ait dû imaginer des appareils nombreux et compliqués.

Quoi qu'il en soit, certaines pièces d'appareil sont nécessaires à presque tous les pansements de fracture. Les unes, communes à beaucoup d'autres pansements, tels que les bandes, les compresses, ont déjà été passées en revue; les autres, les attelles, les coussins, etc., qui sont spécialement employées dans le traitement des solutions de continuité des os, seront étudiées ici.

Nous décrirons ensuite les divers appareils qui résultent de l'arrangement de ces différentes pièces modifiées selon les cas et nous terminerons par les appareils spéciaux, qui ont été conseillés dans ces derniers temps.

§ 1. — Drap fanon, ou porte-attelle.

Nous ne reviendrons pas sur les diverses pièces de linge qui ont été déjà décrites; celles qui sont employées pour les appareils de fractures ne présentent aucune espèce de modification, nous ne nous arrêterons qu'à la description du *drap fanon* ou *porte-attelle*.

On donne ce nom à une pièce de linge aussi longue que le membre sur lequel on veut appliquer l'appareil et assez large pour pouvoir en faire au moins deux fois le tour. Le drap fanon ne s'emploie que dans les appareils à bandelettes.

Le drap fanon peut encore être formé de deux pièces de linge, réunies entre elles par des coutures longitudinales régulièrement espacées, de façon qu'une attelle en bois ou en métal puisse être insinuée entre les deux pièces de linge et s'y maintienne solidement. De cette manière, on peut réduire la largeur du drap fanon à ce qui est nécessaire pour envelopper les trois quarts de la circonférence du membre fracturé; de plus, les attelles ont le grand avantage d'être bien fixées et de ne pas glisser, comme elles le font trop souvent, lorsqu'on emploie le drap fanon ordinaire.

§ 2. — Attelles.

Ce sont des lames minces, étroites, de longueur très-variable de bois, de carton, de fer-blanc, de fil de fer, etc. Elles servent à maintenir immobiles les os fracturés, ou à repousser des fragments osseux dont la réduction est difficile. Ces dernières attelles, beaucoup plus petites que les autres, sont ordinairement placées en dedans des pièces de linge qui constituent l'appareil, et ne sont séparées des téguments que par une compresse ordinaire ou graduée: elles ont reçu le nom d'*attelles immédiates*, tandis que les autres sont simplement appelées *attelles* ou exceptionnellement *attelles médiates*.

Les attelles de bois sont droites, arrondies à leurs extrémités et sur leurs bords, afin qu'elles ne s'échardent pas et ne blessent ni le chirurgien, ni le malade; elles doivent, autant que possible, être coupées dans le fil du bois (fig. 159, A).

Les attelles de carton se moulent facilement sur les parties, surtout lorsqu'elles sont employées mouillées, ce qui est le cas le plus ordinaire; on a conseillé de les déchirer à leurs extrémités, afin que vers ces points elles présentent moins d'épaisseur.

Plus récemment on a construit des attelles métalliques en fil de fer galvanisé ou étamé afin d'éviter autant que possible son oxydation. Ces attelles ont l'avantage d'être légères et de pouvoir être modifiées selon le besoin, au moins dans une certaine limite; aussi beaucoup de chirurgiens les préfèrent-ils aux attelles de bois.

Dans quelques cas on se sert aussi d'attelles en bois formées de plusieurs pièces réunies par leurs bords (fig. 159, C, C'), elles ont l'avantage de pouvoir prendre plus facilement la forme du membre sur lequel on doit les appliquer. Du reste cet assemblage des attelles a été utilisé pour les attelles en fil de fer (fig. 160); de cette façon on peut avec facilité immobiliser, provisoirement au moins, les fractures, d'où leur utilité pour le transport des blessés en campagne.

Enfin dans ces dernières années on a employé des attelles en gutta-percha qui peuvent être en quelque sorte moulées sur le membre malade.

On se sert quelquefois d'attelles coudées, suivant leur longueur et dans la direction de leurs faces : telle est l'*attelle cubitale* de Dupuytren, pour la fracture de l'extrémité inférieure du radius. D'autres sont aussi coudées suivant leur longueur,

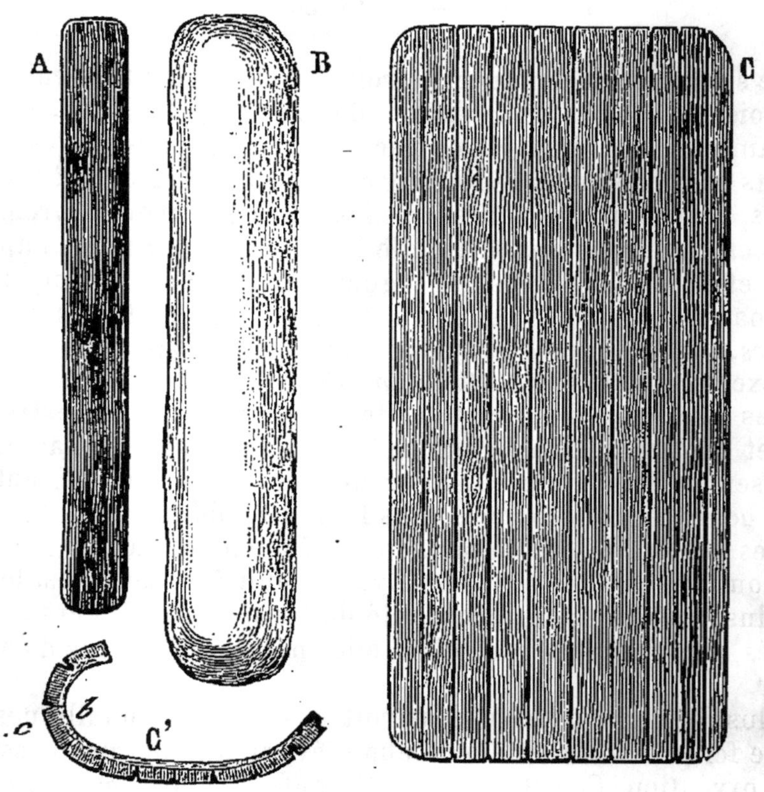

FIG. 159. — Attelles et coussins.

mais dans la direction d'un de leurs bords : telle est l'*attelle coudée* de Blandin, plus usitée que l'attelle cubitale de Dupuytren, pour les fractures de l'extrémité inférieure du radius. Enfin, quelques-unes sont courbées suivant leur largeur : ce sont des attelles de fil de fer, de fer-blanc ou de tôle. Lorsque celles-ci ont une largeur assez considérable, elles ont reçu le nom de *gouttières*.

Quelques attelles présentent une largeur assez grande : les unes, ayant à peu près la forme d'une main, ont reçu le nom de *palettes*, les doigts y sont grossièrement taillés; cette palette sert dans les brûlures, afin de prévenir des cicatrices vicieuses qui plus tard entraîneraient la flexion permanente des doigts, les autres sont appelées *semelles;* elles représentent grossièrement la forme du pied et servent surtout dans les fractures de la jambe en empêchant le renversement du pied.

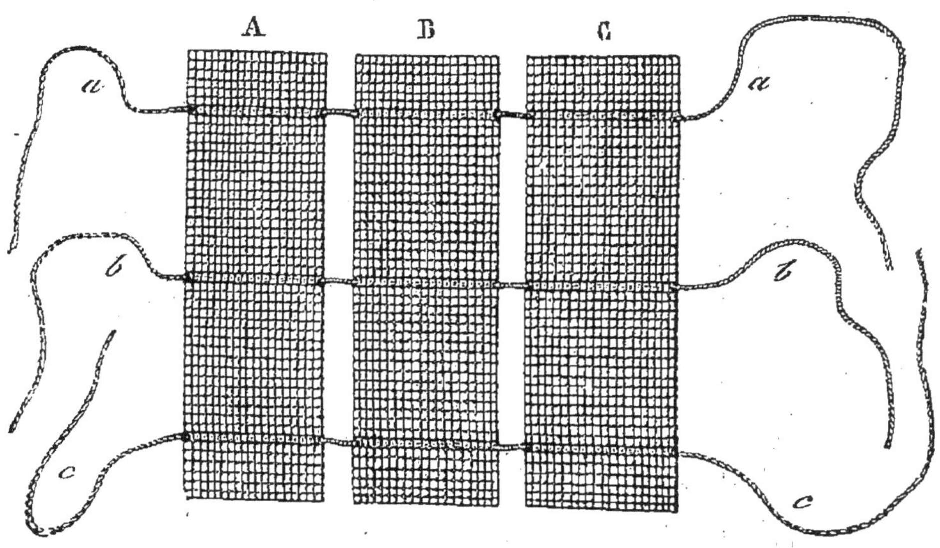

Fig. 160. — Appareil à attelles métalliques développé.

Certaines attelles sont percées de mortaises plus ou moins nombreuses, ou bien sont échancrées à leurs extrémités : nous y reviendrons en décrivant les *appareils à extension.*

Lorsque, dans un cas pressant, le chirurgien manque d'attelles, il peut y suppléer par des corps solides et souples tout à la fois : c'est ainsi qu'il peut employer des écorces d'arbres, des tiges de bottes coupées en lanières assez larges, etc. Enfin, en plaçant une petite baguette d'osier ou de toute autre plante, au centre d'un petit faisceau de paille, et en maintenant le tout par un lien spiral, on forme les *vrais fanons* exclusivement employés autrefois au lieu d'attelles, dans le traitement des fractures.

§ 3. — Coussins.

Les *coussins* sont des sacs de toile, étroits, allongés; leur largeur est de 8 centimètres environ; leur longueur est proportionnée à la longueur du membre sur lequel ils doivent être appliqués (fig. 159, B). Les coussins doivent être remplis d'une substance molle qui puisse se déplacer facilement. La balle d'avoine est celle qui est le plus souvent employée; elle échauffe peu le malade, se déplace avec une grande facilité, de telle sorte qu'elle permet de donner au coussin une forme convenable. Le coussin doit être plus épais dans les points où le membre présente des dépressions; plus mince, au contraire, partout où il offre des saillies; de cette manière, l'attelle qui est en contact avec le coussin presse à peu près également sur toute la longueur du membre. Le crin, la plume, la laine, ne présentent pas l'avantage de se déplacer aussi facilement que la balle d'avoine; le son se déplace bien, mais il est souvent altéré par l'humidité.

Il est d'autres coussins beaucoup plus épais et plus larges, que l'on place au-dessous du membre malade pour le tenir plus élevé, ou dont on fait des plans inclinés; ils sont constitués de la même manière que les précédents, dont ils ne diffèrent que par le volume.

Dans quelques cas le chirurgien peut manquer de coussins; on peut alors les remplacer par des linges pliés en plusieurs doubles. On a désigné ces appareils sous le nom de *faux fanons*. Du reste les coussins peuvent être remplacés momentanément par toute espèce de corps souple qui se moule facilement sur les parties, par exemple par du coton, de la filasse, de la mousse, du foin, etc.

On a encore construit des coussins en caoutchouc vulcanisé et remplis d'air. Ces coussins sont souples, ne s'échauffent pas, ne sont pas altérés par l'humidité, enfin ils peuvent être nettoyés avec la plus grande facilité sans qu'il soit besoin de lever entièrement l'appareil (fig. 161). Dans le cas où l'appareil

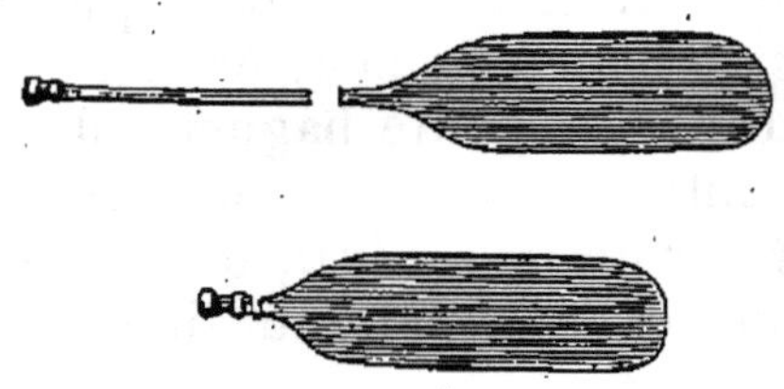

FIG. 161. — Coussins en caoutchouc.

serait trop serré, on soulagerait immédiatement le malade en ouvrant le robinet qui, laissant échapper une certaine quantité d'air, fait diminuer aussitôt le volume du coussin.

Gariel a fait exécuter plusieurs variétés de ces coussins :

les uns sont fixés à une planchette qui fait l'office d'attelle; d'autres présentent sur une de leurs faces des anneaux de caoutchouc destinés à maintenir une attelle mobile; enfin, les planchettes qui supportent les coussins sont réunies entre elles par des charnières, de telle sorte que la réunion de

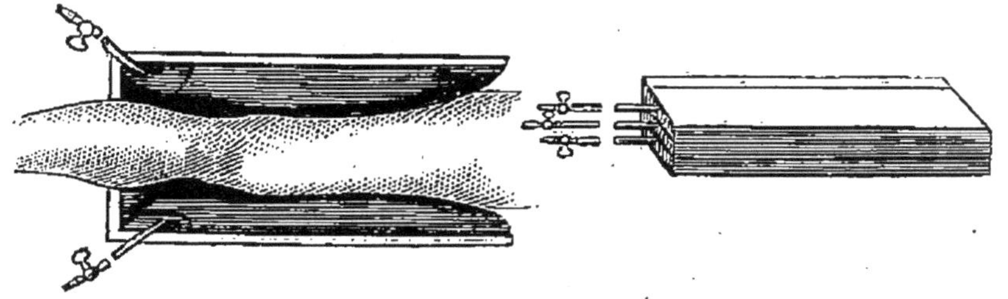

FIG. 162. — Boîte de Gariel.

trois de ces coussins forme une espèce de boîte ouverte à ses deux extrémités et à sa partie supérieure. Le membre, entouré de bandelettes de linge, est placé dans cette boîte, dont les coussins sont vides, puis ces derniers sont insufflés jusqu'à ce que le membre soit suffisamment comprimé (fig. 162). L'appareil peut être fermé après que l'on a vidé les coussins.

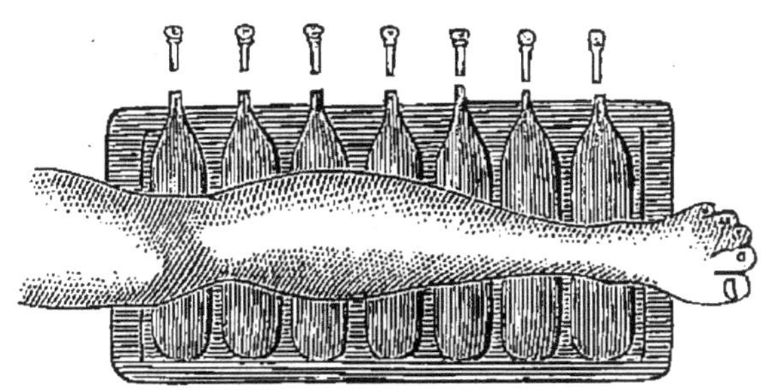

FIG. 163. — Coussins multiples de Gariel.

Au lieu d'un seul grand coussin rempli d'air pour supporter le membre, Gariel conseille encore de placer plusieurs coussins les uns à côté des autres. Grâce à cet appareil, on peut, en insufflant les coussins inégalement, obtenir des dépressions qui permettent à ce coussin multiple de mieux s'accommoder à la forme du membre (fig. 163).

Enfin, Demarquay a eu l'idée de remplacer par un coussin rempli d'eau, le coussin de balle d'avoine. En vertu de l'incompressibilité des liquides, cet appareil soutiendrait toujours également les parties qui reposent sur lui. Il empêcherait ainsi les douleurs vives que les malades affectés de fractures du membre inférieur éprouvent si souvent au talon. Ce coussin est aussi appelé à rendre de grands services dans les cas d'érysipèle ou de phlegmon diffus des membres, en permettant d'élever ces derniers, et en agissant comme réfrigérant si on le remplit d'eau froide [1].

§ 4. — Lacs et Rubans.

Pour maintenir solidement fixées les différentes pièces d'un appareil, ou pour faire l'extension et la contre-extension, on se sert de *lacs*, de *rubans*. Les premiers, que nous désignons sous le nom de *lacs contentifs*, sont surtout employés pour les appareils dits à bandelettes séparées, afin de maintenir solidement les coussins, les attelles, etc.

Les rubans de fil sont les lacs contentifs dont on fait le plus habituellement usage; toutefois nous ferons remarquer qu'au bout de peu de temps ces rubans s'enroulent sur eux-mêmes et forment une véritable corde, de telle sorte que la peau du membre, qui n'est garantie en arrière que par le drap fanon et les bandelettes, pourrait être blessée. On a donc conseillé avec raison de construire les lacs contentifs de la manière suivante : on prend une lisière de drap assez longue pour embrasser la face postérieure du membre, et à chacune des deux extrémités on coud un ruban de fil d'une longueur suffisante.

Aujourd'hui beaucoup de chirurgiens remplacent les lacs en rubans de fil par des courroies, élastiques ou non, offrant une boucle à l'une de leurs extrémités. L'usage de ces courroies est très-commode : on n'est pas obligé de faire un nœud pour réunir les pièces de l'appareil, et une compression étant donnée, on est sûr qu'elle ne diminuera pas, comme cela arrive trop souvent avec les lacs en ruban de fil.

Les *lacs extensifs* sont formés par un petit sachet très-allongé, rempli de coton et terminé par deux cordons de fil. Afin de rendre le sachet plus solide, il est bon de coudre sur chacune des deux faces opposées un ruban de fil qui se prolonge au delà des extrémités du sachet.

Les *lacs extenseurs* et *contre-extenseurs* du docteur Gariel

1. *Gazette des hôpitaux*, 20 juin 1863. (Note de Parmentier.)

méritent d'être signalés. Son appareil à extension se compose :

1° D'une sorte d'étrier en forme de sac circulaire embrassant le cou-de-pied, et découpé de telle manière que, lorsqu'on l'insuffle, il se trouve transformé en un coussin exactement moulé sur le membre, touchant celui-ci par tous les points de sa surface, et, par conséquent, exerçant une pression parfai-

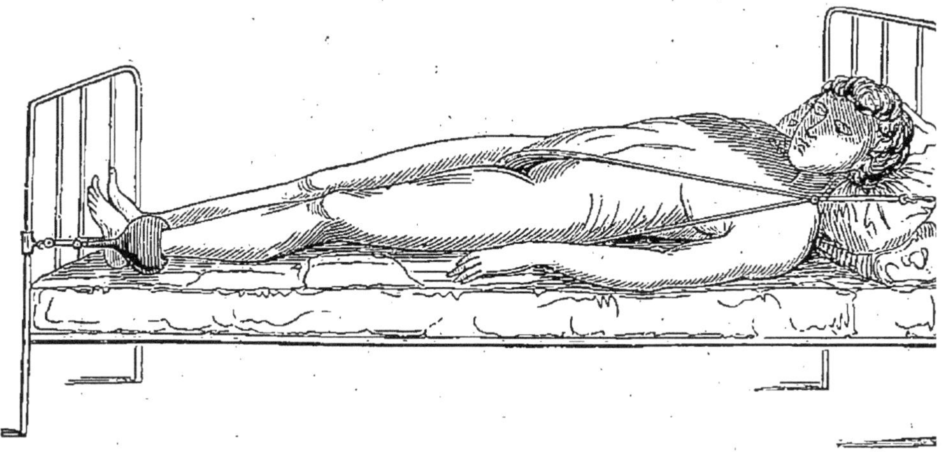

FIG. 164. — Lacs extenseur et contre-extenseur de Gariel.

tement égale. Celle-ci peut être rendue plus douce encore par l'application d'une bande roulée autour de l'extrémité du membre qui doit supporter l'étrier extenseur. Cette bande a le double avantage d'empêcher le gonflement du pied et de s'opposer à la compression immédiate des tissus par l'appareil. La traction s'opère au moyen de deux prolongements de l'étrier, cordons résistants quoique flexibles et surtout éminemment rétractiles, s'allongeant autant qu'il est nécessaire sans rien perdre de leur faculté de revenir sur eux-mêmes, et assurant ainsi à la traction une continuité et une exactitude parfaites.

2° D'un lacs contre-extenseur : tube d'un mètre environ de longueur, présentant à sa partie moyenne un renflement destiné à opérer la pression sur une plus large surface. Ce renflement doit être placé dans l'aine du côté de la fracture et s'étendre jusqu'au delà du périnée (fig. 164).

ARTICLE PREMIER.

APPAREILS A BANDES SPIRALES.

L'appareil à bande spirale s'emploie dans les fractures

simples du membre supérieur chez l'adulte, et dans les fractures des membres thoraciques et pelviens, chez les enfants.

Il se compose d'un bandage spiral qui s'étend depuis l'extrémité du membre jusqu'au niveau de l'articulation qui est située au-dessus du fragment supérieur, de compresses graduées, d'attelles, rarement de coussins. Lorsqu'il existe quelques vides qu'il est besoin de combler, la paume de la main, par exemple, il suffit d'un peu de coton.

Tous les appareils à bandage spiral s'appliquent de la même manière; ils ne diffèrent que par le nombre et la forme des attelles. Nous allons passer en revue quelques-unes des modifications qu'ils présentent.

§ 1. — Appareil spiral du bras.

Après avoir fait décrire à la bande des tours de spire, depuis la main jusqu'au niveau de l'articulation du coude, on réduit la fracture, et l'on continue les circonvolutions jusqu'à la racine du membre, en ayant soin de faire quelques tours circulaires au niveau de la solution de continuité de l'os. On place alors sur le membre quatre petites compresses mouillées, puis par-dessus celles-ci quatre petites attelles; les compresses et les attelles sont disposées : une en avant, une en arrière, une au dehors, et enfin la dernière en dedans; celle-ci ne doit pas arriver jusque dans le creux de l'aisselle, elle est donc la plus courte. On ramène ensuite la bande de haut en bas, et l'on fixe solidement les attelles et les compresses graduées. Cet appareil, rarement employé aujourd'hui, doit être surveillé avec soin, car, lorsqu'il est trop serré, il peut déterminer la gangrène du membre.

C'est précisément pour éviter cette gangrène que la plupart des chirurgiens conseillent de ne pas mettre d'attelle à la partie interne du bras, afin de ne pas comprimer trop directement l'artère humérale.

Ce bandage peut être très-modifié; par exemple, après avoir entouré l'avant-bras et le bras d'une bande roulée ordinaire ou en flanelle, on place entre les attelles et ce premier bandage une couche assez épaisse d'ouate, de façon à rendre plus régulière la compression exercée par l'appareil. Le tout est maintenu à l'aide d'une autre bande roulée en spirale, dont quelques tours soutiennent l'avant-bras et fixent le bras sur la partie latérale du thorax. Tel est l'appareil préconisé par A. Richard [1] et représenté dans la figure 165.

Pour beaucoup de chirurgiens, l'appareil spiral du bras, ne nécessiterait pas fatalement l'application d'une bande compressive autour de la main et de l'avant-bras, dans le but d'éviter

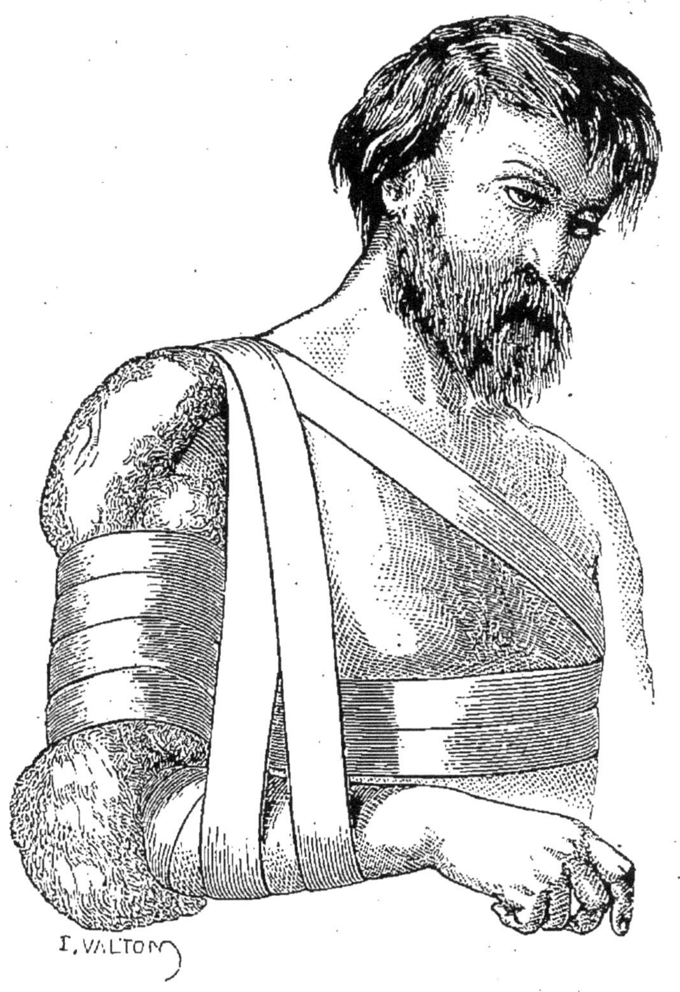

FIG. 165. – Appareil pour la fracture du bras de A. Richard.

l'œdème de ces parties. Cet engorgement de l'extrémité du membre, souvent peu accusé, se résout d'ailleurs avec facilité dès que l'appareil est enlevé.

§ 2. — Appareil spiral de l'avant-bras.

Il n'est besoin que de deux attelles et de deux compresses

1. *Pratique journ. de la chirurgie*, p. 92, 1868.

graduées. Les attelles, ainsi que les compresses, doivent avoir une longueur égale à celle de l'avant-bras : l'attelle placée sur la face palmaire doit arriver jusque dans la paume de la main; l'attelle de la face dorsale ne doit descendre que jusqu'au niveau du poignet. Les compresses sont placées en avant et en arrière, afin de refouler les muscles qui tendent par leur contraction à rapprocher les fragments dans l'espace inter-osseux. On doit encore faire attention à choisir des attelles assez larges, afin que les tours de bande qui doivent fixer l'appareil appuient, non pas sur les os, mais bien sur le bord des attelles.

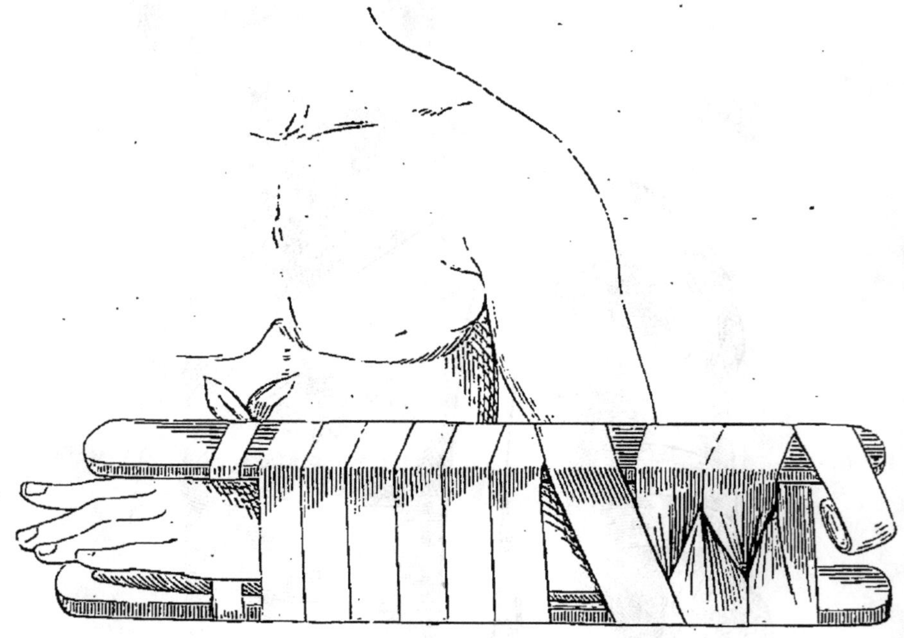

FIG. 166. — Appareil de Dumesnil pour les fractures de l'avant-bras.

Cet appareil s'applique comme celui des fractures du bras; il est seulement préférable d'arrêter les doloires au poignet, de mettre les compresses graduées et les attelles directement sur le membre, et de diriger le bandage spiral de bas en haut sur les attelles.

Dumesnil [1] a conseillé quelques modifications aux appareils ordinaires des fractures de l'avant-bras. Après avoir roulé la bande, du carpe au pli du bras, au lieu de continuer à lui faire parcourir toute la circonférence du membre, il forme deux ou trois huit de chiffre externes en embrassant

1. *Gazette des hôpitaux*, 21 décembre 1841.

l'extrémité postérieure de l'une et de l'autre attelle, après quoi il l'épuise en revenant à des tours entiers. Ces huit de chiffre auraient pour but d'empêcher tout mouvement de bascule de l'extrémité humérale des attelles, quelle que soit la force appliquée de bas en haut à leur extrémité digitale (fig. 166).

Lors de fractures du radius, et pour maintenir la main dans l'adduction forcée, le même auteur prend une petite bande longue de 75 centimètres environ, la plie en deux, glisse un des bouts entre la face dorsale de la main et l'attelle correspondante, l'autre entre la paume de la main et l'attelle qui lui est appliquée ; le plein de la bande se trouvant à cheval sur le métacarpien du pouce, il pousse la main vers le cubitus, puis il tend la bande en tirant sur ses extrémités. Avec le bout palmaire de cette bande, il contourne le bord inférieur, puis la

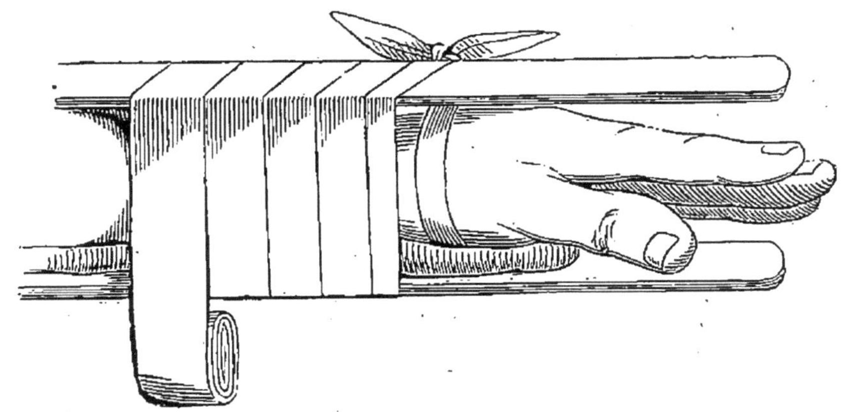

Fig. 167. — Appareil de Dumesnil pour maintenir l'adduction de la main.

face libre de l'attelle palmaire ; avec le bout dorsal il contourne le bord inférieur, puis la face libre de l'attelle dorsale, et réunit ces deux extrémités par un nœud répondant au bord supérieur de l'une ou de l'autre attelle (fig. 167).

Dans les fractures du cubitus, la disposition de la petite bande est inverse, c'est-à-dire que le plein porte sur le métacarpien du petit doigt ; enfin, dans la fracture des deux os, le plein doit porter dans le sens opposé au déplacement, qui a lieu le plus souvent d'ailleurs comme dans la fracture du radius.

§ 3. — Appareils pour les fractures de l'extrémité inférieure du radius.

Dupuytren posait sur le côté interne de l'avant-bras, parallèlement au cubitus, une attelle de fer recouverte de basane (*attelle cubitale*). Cette attelle est recourbée en demi-arc à sa partie inférieure, au niveau du poignet ; sur la concavité de ce demi-cercle existent cinq boutons placés à égale distance.

« L'appareil ordinaire des fractures de l'avant-bras étant appliqué, on assujettit, à l'aide de quelques tours de bande, ou d'un premier lacs, l'extrémité supérieure de la tige métallique contre le bord interne du cubitus ; on met, entre le côté interne du poignet et l'attelle cubitale, un coussin carré de 6 centimètres d'étendue et de 3 centimètres d'épaisseur, pour les éloigner l'un de l'autre. Au moyen d'un second lacs beaucoup plus large et beaucoup plus doux que le premier, et dont le centre vient prendre un point d'appui sur le deuxième os du métacarpe, on ramène fortement la main *en dehors* (c'est-à-dire vers le bord cubital de la main), sur la convexité de la courbure de l'attelle ; puis on fixe les extrémités du lacs sur la concavité entre deux des boutons indiqués.

Il est facile de comprendre que le coussin placé à la partie inférieure du bord cubital de l'avant-bras a pour but d'éloigner l'attelle du cubitus, et par cela même de faire cesser la courbure marquée qu'il décrit, et d'agir plus efficacement sur la partie inférieure du radius fracturé, tandis que le lacs inférieur tend à porter la main *en dehors* sur le bord cubital de l'avant-bras, et, en agissant sur les ligaments externes de l'articulation radio-carpienne, de remettre les fragments du radius dans un rapport parfait [1]. »

Cet appareil, assez embarrassant, est très-peu employé ; l'attelle coudée de Blandin est plus commode, et remplit aussi bien les indications, aussi est-elle d'un plus fréquent usage.

Les appareils de Dupuytren et de Blandin sont destinés à remplir surtout une indication, ils remédient à l'abduction de la main, mais ne modifient pas les déplacements en arrière ; cette dernière indication se trouve parfaitement remplie par l'appareil de Nélaton.

Appareil de Nélaton (fig. 168). — On applique sur la face dorsale du carpe et sur le fragment inférieur du radius deux ou trois compresses graduées placées transversalement. D'autres compresses graduées sont appliquées à la face pal-

1. Dupuytren, *Leçons orales de clinique chirurgicale*, 2e édition, 1839, t. I, p. 168.

maire de l'avant-bras, parallèlement à l'axe du membre : celles-ci sont repliées à leur extrémité inférieure, de manière à présenter un bord assez épais qui doit être placé à 1 centimètre

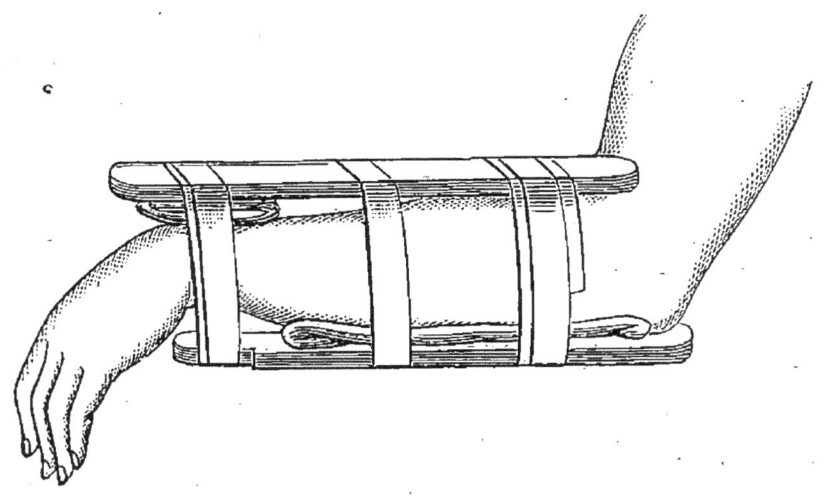

Fig. 168. — Appareil de Nélaton.

environ au-dessus de la saillie que forme le fragment supérieur ; deux attelles sont placées l'une en avant, l'autre en arrière, et maintenues à l'aide d'un bandage roulé. Comme dans

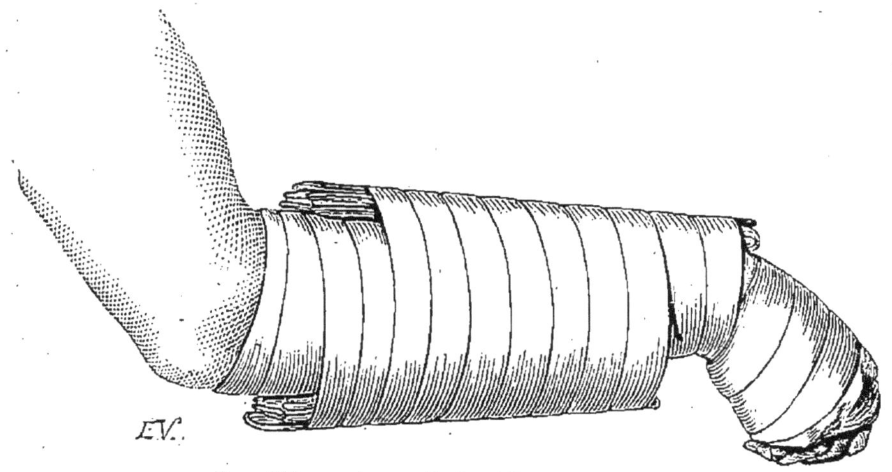

Fig. 169. — Appareil de Nélaton modifié.

l'appareil des fractures de la partie moyenne de l'avant-bras, les attelles doivent être assez larges pour que les tours de bande ne pressent pas trop sur les os; une attelle trop large à la face palmaire pourrait comprimer douloureusement l'éminence thénar. Aussi Nélaton a-t-il conseillé d'échancrer cette attelle en dedans, afin de laisser libre cette saillie musculaire. On doit encore éviter que l'attelle postérieure ne presse sur la saillie que forment à la face dorsale du carpe le grand os et l'extrémité supérieure des 2e et 3e métacarpiens. Enfin, lorsque la déviation de la main est considérable, on peut ajouter à cet appareil l'attelle de Dupuytren.

L'appareil de Nélaton a été quelque peu modifié selon les cas et selon les chirurgiens. Souvent, au lieu de maintenir les attelles par un bandage roulé, on se contente de les fixer à l'aide de bandelettes de diachylon.

Dans d'autres cas, au contraire, on applique d'abord une bande roulée autour de la main et de l'avant-bras; puis, les compresses étant appliquées comme l'indique Nélaton, on les recouvre d'une attelle assez courte, et le tout est entouré d'un second bandage spiral. La main doit être fléchie, ainsi que les doigts, et un tampon de ouate doit remplir la paume de la main. Tel est l'appareil préconisé par A. Richard et représenté dans la figure 169.

Appliqué au traitement des fractures, le bandage spiral contient assez mal les fragments et il n'y a que les attelles qui, maintenant le membre d'une seule pièce, empêchent le chevauchement des extrémités osseuses. Comme tous les bandages en spirale, l'appareil se relâche assez vite, et ne peut être serré qu'à la condition de le réappliquer en entier. Ce sont là de graves inconvénients, et s'il est possible de les pallier pour les fractures du membre thoracique, il n'en est plus de même lorsqu'il s'agit de traiter celles du membre abdominal, car, dans ces circonstances, quelle que soit la position que l'on donne au malade, il est fort difficile de réappliquer le bandage sans déranger les deux fragments.

Dans les fractures du membre supérieur, il faut que les deux fragments présentent assez de longueur pour que les attelles puissent les maintenir solidement en place. Il est donc aisé de voir que le bandage spiral n'atteint pas convenablement son but dans les fractures de l'extrémité supérieur de l'humérus, et dans celles de l'extrémité inférieure du radius; aussi a-t-on été obligé d'appliquer des appareils de forme particulière pour cette dernière lésion.

ARTICLE II.

APPAREILS A BANDES CROISÉES.

Nous avons vu précédemment comment on appliquait les bandages croisés, nous avons même décrit quelques-uns de ces bandages destinés à maintenir certaines fractures : le *chevestre*, par exemple, que l'on applique pour les fractures de l'os maxillaire inférieur (voy. page 169). Nous nous occuperons dans cet article de quelques-uns des bandages conseillés pour les fractures de la clavicule ; du *kiastre*, bandage croisé des fractures de la rotule, et de l'appareil de la fracture du péroné.

§ 1. — **Bandages pour les fractures de la clavicule.**

Les bandages conseillés pour maintenir les fractures de la clavicule sont extrêmement nombreux, c'est là une preuve qu'il n'en est peut-être aucun qui remplisse parfaitement toutes les indications.

On sait, en effet, que, dans la plupart des fractures obliques de la partie moyenne de l'os, le fragment externe est entraîné en bas par le poids du membre et en dedans par le muscle grand pectoral, tandis que le fragment interne est entraîné en haut par le muscle sterno-cléido-mastoïdien. L'indication a remplir pour réduire la fracture est donc de soulever le fragment externe et de l'écarter du tronc. Mais il faut encore tirer en arrière son extrémité scapulaire, afin de prévenir un enfoncement au niveau de la solution de continuité, car le décubitus, en repoussant l'épaule en avant, fait basculer le fragment externe dont l'extrémité interne se porte en arrière. On s'est efforcé aussi d'agir sur le fragment interne et de l'abaisser.

Le bandage en huit postérieur des épaules, dont nous avons parlé plus haut (page 178), fut conseillé par A. Paré, mais il ne fait qu'attirer l'épaule en arrière. Il ne remédie donc qu'à une seule espèce de déplacement, et encore imparfaitement, à cause du relâchement rapide du bandage ; aussi lui a-t-on apporté quelques modifications. J. L. Petit rapprochait les circonvolutions dorsales, à l'aide d'une compresse longuette plusieurs fois repliée sur elle-même ; Récamier, M. Guillon, conseillèrent de placer, entre les épaules, un coussin qu'ils fixèrent avec un mouchoir plié en cravate. C'est encore pour porter l'épaule en arrière qu'Heister avait imaginé sa *croix de fer*, et que l'on a inventé un grand nombre d'appareils bouclés, d'appareils mécaniques plus ou moins ingénieux, mais difficiles à supporter, et qui, d'ailleurs, ne sont pas suffisants pour remédier aux déplacements.

Ne pouvant passer en revue tous ces appareils, nous ne décrirons que ceux qui ont joui d'une assez grande vogue ou qui sont encore employés aujourd'hui, malgré leurs imperfections en quelque sorte fatales.

1° *Appareil de Desault.* — Cet appareil est assez bien combiné pour remplir toutes ou du moins presque toutes les indications des fractures de la clavicule; mais il est pénible pour les malades, et il ne donne pas toujours les résultats que l'on pourrait en attendre, à cause de la mobilité du fragment interne, phénomène sur lequel M. A. Guérin a appelé l'attention des chirurgiens.

Les *pièces du bandage* de Desault se composent : 1° d'un coussin disposé en forme de coin, à base supérieure large de 10 centimètres, épais de 6 centimètres à sa partie supérieure, et assez long pour descendre jusqu'au coude (fig. 170, A); 2° d'une bande de 4 ou 5 mètres de long et large de 5 centimètres pour fixer le coussin; 3° d'une seconde bande de 9 ou 10 mètres de long et large de 6 centimètres pour fixer le bras; 4° d'une troisième bande de même longueur que la seconde et de même largeur que la première; 5° de charpie pour remplir les vides; 6° de plusieurs compresses longuettes pliées en plusieurs doubles, longues de 20 à 25 centimètres et larges de 5; 7° d'un bandage de corps pour envelopper l'appareil; 8° d'une petite écharpe (fig. 170, B) pour soutenir la main.

Application. — Le malade est assis sur un tabouret ou sur son lit; le chirurgien place dans l'aisselle le coussin qu'un aide tire en haut par ses deux angles, afin d'élever l'épaule à la même hauteur que celle du côté sain. Avec la première bande il fixe le coussin de la manière suivante : il fait deux circulaires horizontaux autour de la poitrine, en commençant le bandage sur la partie moyenne du coussin; il conduit ensuite la bande sur l'épaule saine en passant sur la partie postérieure de la poitrine, puis dans l'aisselle du côté sain, et la ramène sur le coussin en passant sur la partie antérieure de la poitrine. Dirigeant la bande ensuite en arrière du thorax, il la conduit sur l'épaule en passant sur sa face postérieure, repasse dans l'aisselle et va gagner encore le coussin; il continue le bandage jusqu'à l'entier épuisement de la bande (fig. 170).

Après avoir ainsi fixé le coussin, le chirurgien réduit la fracture; il soutient le coussin d'une main, de l'autre il soulève le coude pour relever le moignon de l'épaule, et il rapproche le bras de la poitrine, afin d'écarter l'épaule du tronc.

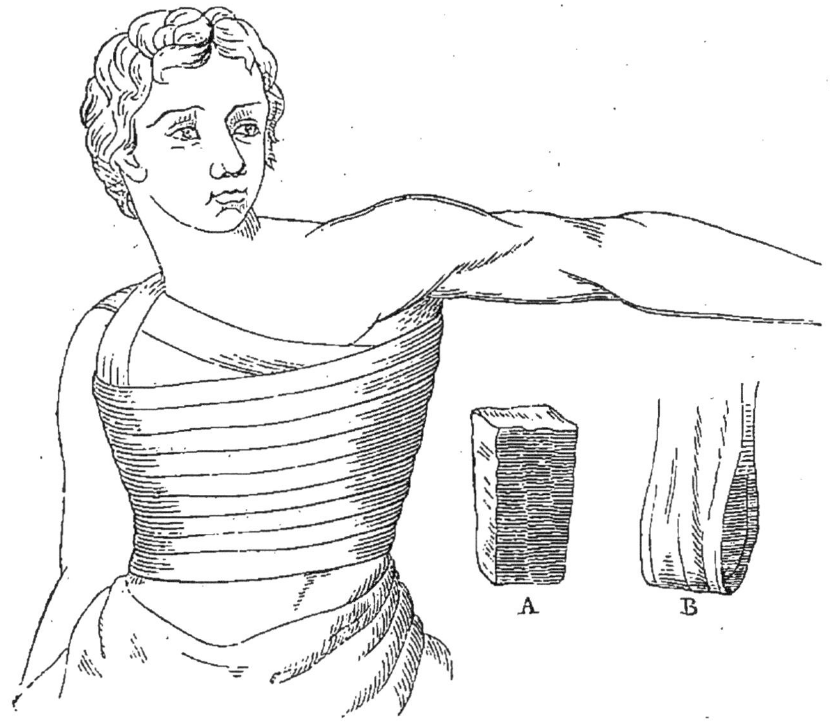

FIG. 170. — Premier temps de l'application du bandage de Desault. A. Coussin. — B. Écharpe.

Un aide fixe d'une main le bras dans cette position; de l'autre il soutient l'avant-bras fléchi à angle droit sur le bras, la main du malade étant appliquée sur la partie antérieure de la poitrine. Le bras doit être fixé dans cette position par la seconde bande.

Le chef de la bande est placé sous l'aisselle du côté sain, ramené horizontalement en avant de la poitrine sur la partie supérieure du bras malade, puis derrière la poitrine, sous l'aisselle du côté sain, puis en avant de la poitrine, et l'on continue en faisant des tours de bande qui se recouvrent aux trois quarts. Le bandage est terminé par des circulaires qui embrassent le coude et la partie supérieure de l'avant-bras (fig. 171). La bande doit être d'autant plus serrée que l'on ap-

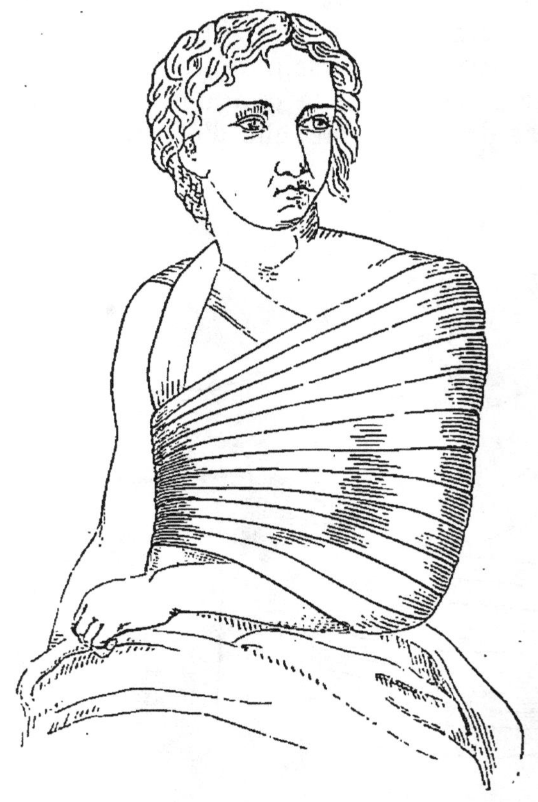

Fig. 171. — Deuxième temps de l'application du bandage de Desault.

proche davantage de la partie inférieure du bras; les tours supérieurs de la bande doivent être fixés par des épingles à la partie supérieure du coussin; après l'application du bandage, la main doit être soutenue par le linge plein que nous avons décrit plus haut sous le nom de *petite écharpe* (fig. 170, B).

Les vides qui existent au-dessus et au-dessous de la clavicule sont remplis avec de la charpie; les compresses longuettes imbibées d'eau blanche sont placées sur le lieu de la fracture. On procède ensuite à l'application de la troisième bande, la plus importante et la plus difficile à comprendre; elle décrit une série de huit de chiffre répondant par le milieu à l'épaule malade et dont les deux anses embrassent, l'une l'aisselle saine, l'autre le coude malade.

Le chef de la bande est placé dans l'aisselle du côté sain, et la bande est conduite d'abord obliquement sur les compresses longuettes placées sur la fracture, en passant sur la partie antérieure de la poitrine, ensuite derrière l'épaule et le long de la face postérieure du bras du côté fracturé, puis sous le coude, qui est toujours maintenu soulevé par un aide. De là, la bande est ramenée dans l'aisselle en passant sur la partie

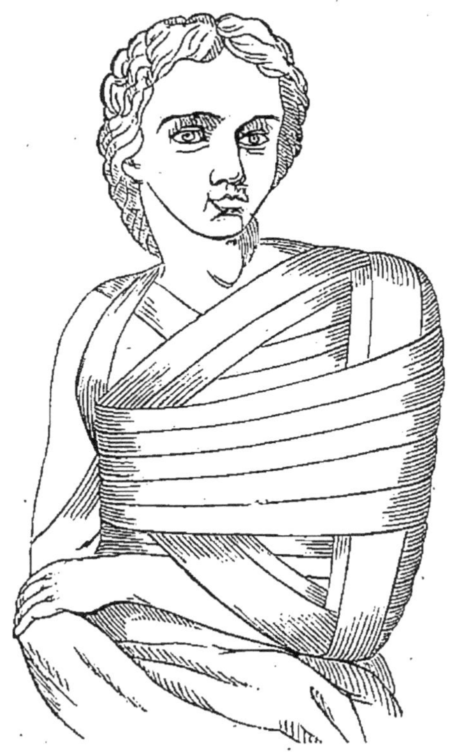

FIG. 172. — Troisième temps de l'application du bandage de Desault.

antérieure de la poitrine, puis, passant en arrière, elle revient sur les compresses, est ramenée en avant de l'épaule et le long de la face antérieure du bras blessé jusque sous le coude, enfin dirigée jusque dans l'aisselle du côté sain en passant derrière la poitrine. De l'aisselle on dirige la bande obliquement en avant sur le siége de la fracture, on la porte en arrière de l'épaule et du bras jusque sous le coude, etc. Lorsqu'on a fait ainsi trois tours de bande dont les doloires se recouvrent aux trois quarts, on termine le bandage par des circulaires horizontaux qui embrassent le bras et le thorax. Ces circulaires servent à consolider l'appareil (fig. 172).

Pour assurer la solidité du bandage, il est bon d'assujettir les bandes avec des épingles dans les points où elles se croisent, et de couvrir le tout avec un bandage de corps attaché par des épingles.

Ce bandage est fort long à appliquer, il se dérange facilement; aussi faut-il souvent le réappliquer. Il semble parfaitement remplir la plupart des indications des fractures de la

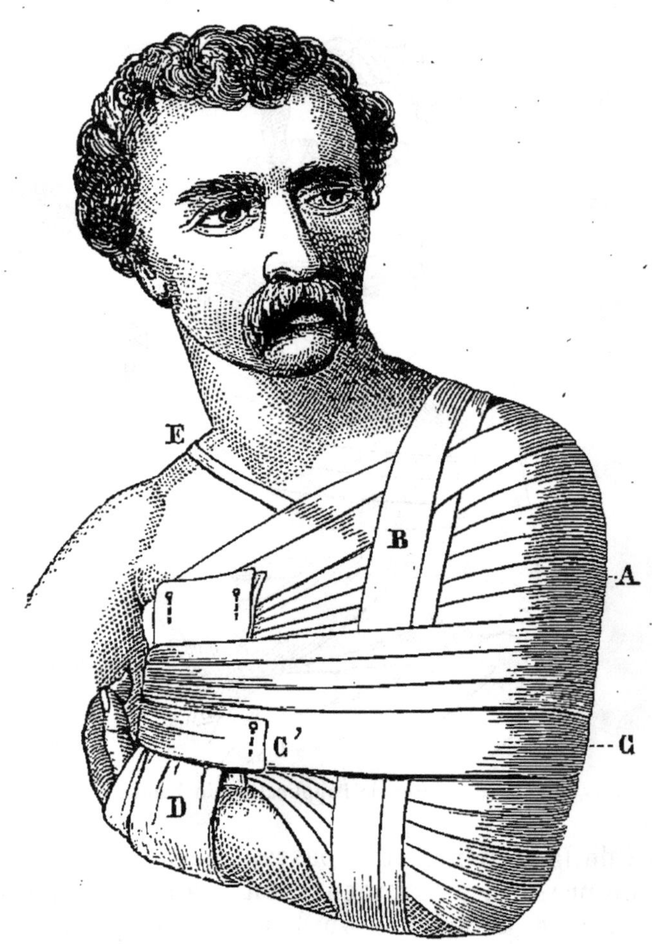

FIG. 173. — Bandage de Desault simplifié.

clavicule, cependant on peut lui reprocher de ne pas entraîner en arrière l'extrémité supérieure du bras, qui a toujours de la tendance à se porter en avant.

Le bandage de Desault peut être un peu simplifié en remplaçant la longue bande destinée à maintenir le coussin par deux cordons fixés aux angles supérieurs de ce coussin, et qu'on attache sur l'épaule malade préalablement garnie de compresses suffisamment épaisses, ou mieux sur l'épaule sai (fig. 173, E).

2° *Appareil de Boyer.* — Il remplit à peu près les mêm indications que l'appareil de Desault, et se compose des pièc suivantes : « Un coussin cunéiforme de balle d'avoine, fi sous l'aisselle du côté malade au moyen de deux liens adapt à ses angles supérieurs, et qui sont conduits par les parti antérieure et postérieure de la poitrine sur l'épaule du cô sain pour y être attachés. Une ceinture de toile piquée (fig.175 large d'environ 5 pouces, est placée autour de la poitrine à hauteur du coude et serrée par trois boucles et trois cou roies fixées à ses extrémités. Un bracelet également de toi piquée (fig. 175), de quatre à cinq travers de doigt de larg est placé autour de la partie inférieure du bras malade. Quat courroies attachées au bracelet, deux en avant, deux en a rière, s'engagent dans des boucles correspondantes fixées à l ceinture et servent à ramener le coude contre le tronc, tand que le coussin, qui résiste sous l'aisselle, pousse en dehors l partie supérieure du bras et de l'épaule. En serrant plus o moins les courroies antérieures, on amène plus ou moins l coude en avant. Enfin on soutient le poids de l'extrémité supé rieure au moyen d'une écharpe qui embrasse l'avant-bras, l main et le coude et qui est fixée sur l'épaule du côté sai (fig. 174).

» On voit que cet appareil est de la plus grande simplicité que rien n'est aussi facile que de le tenir serré au point con venable, puisqu'il suffit pour cela de tendre les courroies, c que le malade peut faire lui-même, et que les soins qu'il exig pour être entretenu serré convenablement n'exposent pas communiquer aux fragments des mouvements nuisibles à leu réunion [1]. »

Il est certain que cet appareil se déplace bien plus difficile ment que celui de Desault, toutefois il a l'inconvénient d'êtr un appareil spécial, parfois difficile à se procurer, d'exerce des pressions quelquefois pénibles pour les malades; enfin comme celui de Desault, il n'est pas à l'abri de tout reproch au point de vue de la contention des fragments de la clavi cule.

3° *Appareil de Gerdy.* — Il le faisait à l'aide de bandage

1. Boyer, *Traité des maladies chirurgicales*, 4e édition, t. III p. 148, Paris, 1831.

pleins. Un coussin est placé dans l'aisselle, un bandage de corps renfermant le bras et la poitrine, rapproche le coude du tronc; de cette façon, l'humérus est transformé en un

Fig. 174. — Appareil de Boyer.

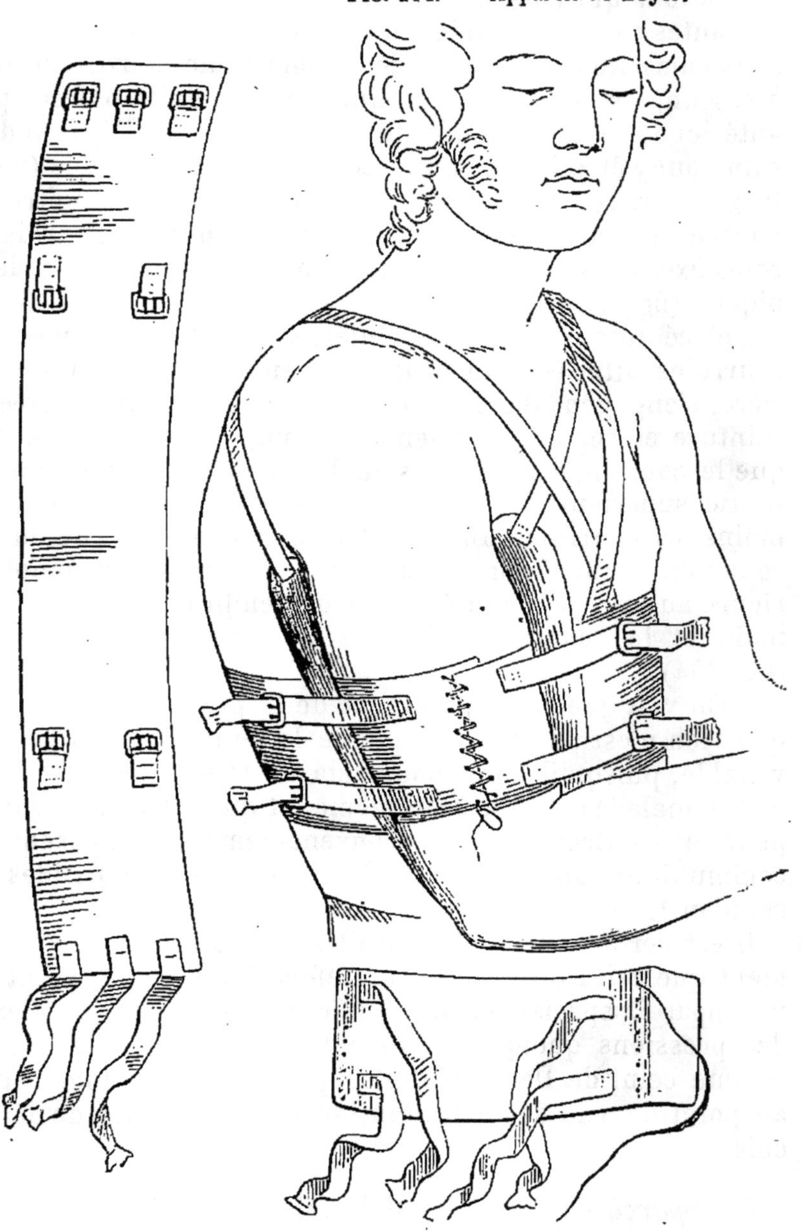

Fig. 175. — Ceinture et bracelet de Boyer.

levier du premier genre dont un des bras, le supérieur, est porté en dehors pendant que l'inférieur est tiré en dedans. Le coude est soulevé et porté fortement en avant par un autre bandage de corps plié en triangle et que l'on fixe sur l'épaule du côté sain; comme moyen auxiliaire, on engagera le malade à se coucher à faux, c'est-à-dire de telle sorte que le moignon de l'épaule déborde latéralement l'oreiller.

4° *Appareil de Mayor.* — Ce n'est autre que l'écharpe décrite précédemment sous le nom de *grand plein triangulaire du bras et de la poitrine* (page 211, fig. 125); seulement les deux angles relevés vers la partie supérieure du thorax sont prolongés par deux bouts de bande qu'on dirige, l'un sur l'épaule saine, l'autre sur l'épaule malade, et qu'on fixe en arrière sur la partie postérieure de la ceinture formée par la base de l'écharpe.

Malgré ses imperfections, c'est là peut-être le meilleur appareil auquel on puisse recourir, au moins dans bien des cas (Follin).

5° *Bandage de Velpeau* (fig. 176). — « On prend une bande de 10 à 12 mètres, le chef de cette bande est d'abord appliqué sous l'aisselle du côté sain, on la conduit en diagonale sur le dos et l'épaule jusqu'à la clavicule du côté malade, la main du blessé est d'abord portée sur l'acromion de l'épaule saine comme pour embrasser cette dernière. Le coude ainsi relevé correspond au devant de la pointe du sternum, et l'épaule malade se trouve refoulée en haut, en arrière et en dehors, par l'action de l'humérus, qui, prenant son point d'appui du côté de la poitrine, agit comme un levier du premier genre, ou par un mouvement de bascule. Pendant qu'un aide maintient les parties en place, le chirurgien abaisse la bande sur la face antérieure du bras, puis, en dehors, au-dessous du coude, pour la ramener en haut et en avant sous l'aisselle saine. Il recommence ainsi trois ou quatre fois, afin d'avoir autant de doloires en diagonale qui coupent obliquement et la clavicule blessée, et le haut de la poitrine, et la partie moyenne du bras. Au lieu de ramener la bande sur l'épaule blessée, on la porte ensuite horizontalement sur la face postérieure de la poitrine, pour la ramener sur la face externe du bras, du coude ou de l'avant-bras, en formant des circulaires qu'on multiplie jusqu'à ce que la main qui est sur l'épaule saine et le moignon de l'épaule malade restent seuls à découvert. On termine par une ou deux diagonales nouvelles et par un nombre semblable de circulaires horizontaux.

» Une nouvelle bande bien imbibée de dextrine et appliquée exactement de la même façon par-dessus la première, fait de ce bandage une espèce de sac inamovible, dans lequel le coude repose sans efforts et sans pouvoir se porter ni en dehors, ni

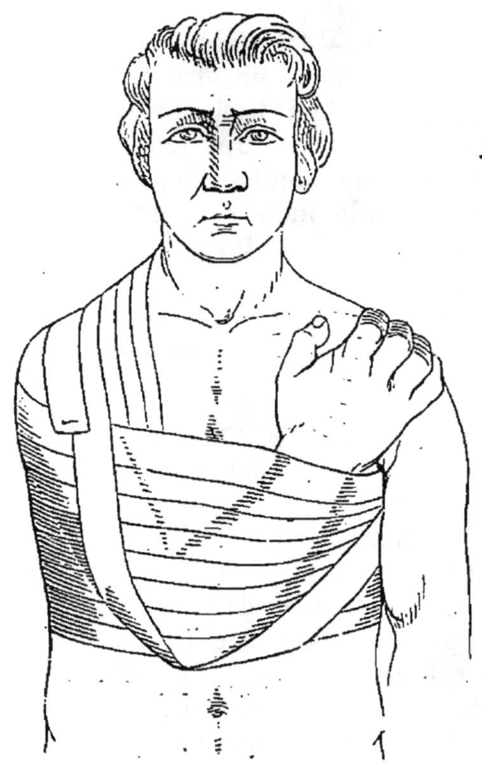

Fig. 176. — Appareil de Velpeau.

en arrière, ni en avant. Quelques remplissages, quelques compresses épaisses peuvent être placés au-dessous, dans la région sus-claviculaire, tantôt plus près du sternum, d'autres fois plus près de l'acromion, selon qu'il paraît convenable de comprimer plutôt tel point que tel autre. Il est bon aussi, pour éviter les excoriations de la peau, de placer un linge en double entre la poitrine et le bras [1]. »

Velpeau conseille le même appareil pour les fractures de

1. Velpeau, *Nouveaux éléments de médecine opératoire*, t. I, p. 230, in-8. Paris, 1839.

l'extrémité supérieure de l'humérus; il place alors dans l'aisselle un coussin semblable à celui de Desault, mais moins volumineux.

On voit qu'en somme Velpeau a simplifié l'appareil de Desault et l'a rendu plus solide, grâce à l'emploi de la dextrine. Cet appareil a été modifié par M. Chassaignac.

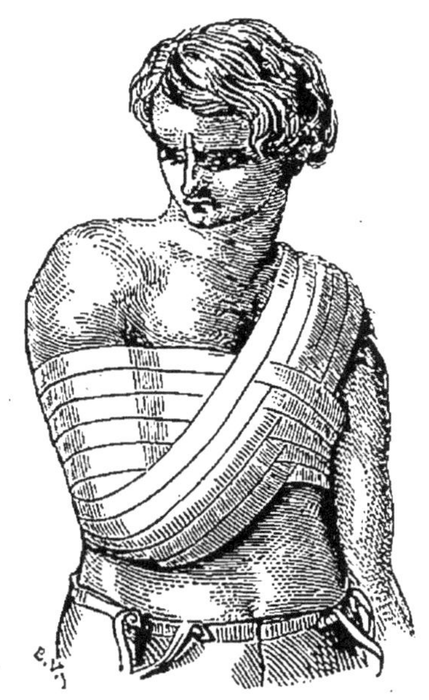

FIG. 177. — Appareil de Chassaignac.

6° *Appareil de M. Chassaignac.* — Ce chirurgien [1] fléchit l'avant-bras, sur le bras, et le fixe dans cette position à l'aide d'un bandage dextriné embrassant la main, l'avant-bras et la moitié inférieure du bras; une couche de coton est placée entre ce bandage et les téguments, afin de prévenir l'excoriation de la peau.

La réduction étant opérée, on la maintient par une bande dextrinée qui décrit des circulaires obliques en passant sur l'épaule saine et sous le coude du côté malade; un coussin éloigne le coude du thorax, et un autre coussin, placé sur la partie latérale et postérieure du cou, fournit au bandage un point d'appui suffisamment solide (fig. 177).

Ce bandage soulève parfaitement l'épaule, mais il ne l'entraîne pas suffisamment en arrière et en dehors. A la vérité,

1. *Gazette des hôpitaux*, 21 avril 1853.

il offre l'avantage de ne pas exercer une pression circulaire autour de la poitrine, laquelle est très-pénible et met obstacle aux fonctions de la respiration.

Dans la plupart des appareils que nous venons de passer en revue, la contention du coude est toujours chose assez

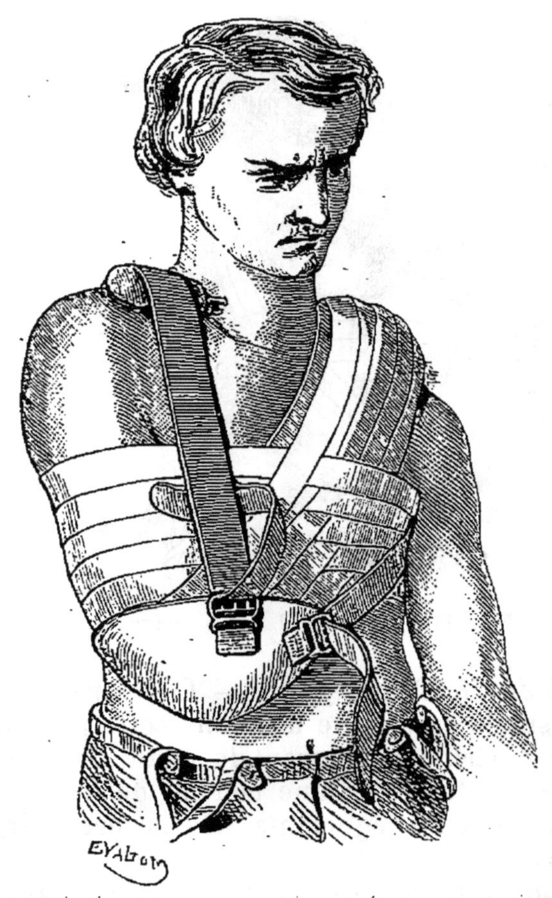

FIG. 178. — Appareil de M. Péan (vu de face).

difficile à obtenir, aussi a-t-on cherché à le maintenir soit à l'aide d'une sorte d'étui, soit avec une gouttière, le tout soutenu par des courroies élastiques ou non. Tels sont les appareils proposés par MM. Péan, R. J. Levis, et Morel-Lavallée.

7° *Appareil de M. Péan.* — Ce chirurgien emploie des bandes élastiques qui prennent un point d'appui autour du coude, grâce à un étui bien matelassé enveloppant cette région. Une des bandes sert à maintenir le coude aussi élevé que possible, l'autre immobilise l'épaule; enfin cette dernière croise le fragment interne et le maintient en place grâce à l'intermédiaire d'une boule de caoutchouc pleine d'eau (fig. 178). Il est bon d'ajouter que cet appareil ne donne de résul-

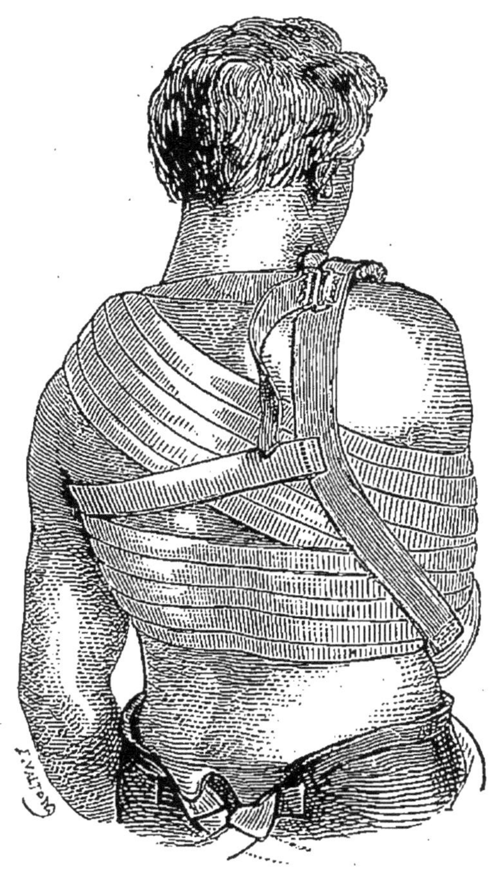

FIG. 179. — Appareil de M. Péan (vu de dos).

tats satisfaisants, que combiné à l'emploi de la cuirasse de M. Chassaignac[1].

8° *Appareil de R. J. Levis.* — Cet appareil diffère du précédent en ce qu'il n'a aucune action sur le fragment interne; c'est le poids du membre malade qui est utilisé pour rem-

1. Nélaton, *Éléments de pathologie chirurgicale*, t. II, p. 298-299, 2e édit., 1868.

placer les indications bien connues d'une bonne réduction.

« Il consiste en un coussin sous-axillaire, une sorte de fronde recevant le coude et l'avant-bras, une large bande qui relie ces deux parties, et des courroies pour assujettir le tout. Le coussin de forme conique, à base supérieure, court et non dépressible, est soutenu par deux courroies bouclées sur l'extrémité de la large bande. Celle-ci s'applique par son extrémité supérieure sur la face externe du moignon de l'épaule du côté lésé; de là elle passe transversalement au-dessus des épaules, derrière le cou, pour descendre en avant de l'aisselle et sur la poitrine du côté sain jusqu'aux environs du mamelon, où elle se termine par une extrémité garnie de quatre boucles. Trois de ces boucles reçoivent les courroies qui soutiennent la fronde destinée à loger le coude et l'avant-bras. La quatrième boucle sert lorsque l'appareil est appliqué pour la clavicule du côté opposé. Des trois courroies qui supportent l'écharpe, deux sont situées en avant de la poitrine et se dirigent obliquement vers l'extrémité de la grande bande. La troisième part du bord postérieur de la fronde derrière le coude, passe en travers sur le dos et vient rejoindre la large bande faisant le tour de la poitrine du côté sain. Pour appliquer cet appareil, on commence par placer le coussin en engageant le bras dans l'intervalle des deux courroies qui relient le coussin à la bande. Celle-ci étant alors adaptée sur les épaules, on enferme le coude et l'avant-bras dans l'écharpe soigneusement matelassée, et l'on termine en ajustant les courroies [1]. »

9° *Appareil de Morel-Lavallée.* — Il est assez commode et paraît devoir être avantageusement substitué aux précédents à cause de sa simplicité. Il se compose d'un sac de toile embrassant le coude, et auquel sont cousues trois bandes élastiques. L'une de ces bandes passe en avant et en arrière du thorax pour s'appliquer directement sur la fracture; l'autre monte sur la partie externe du bras et de l'épaule pour rejoindre la première; enfin, la dernière passe sous l'aisselle du côté sain, et s'attache en avant et en arrière à la première bande [2].

10° *Appareil de M. Guillemin.* — Dans ces dernières années M. I. F. Guillemin a proposé l'appareil suivant, assez simple et facile à supporter (fig. 80).

1. G. Gaujot, *Arsenal de la chirurgie contemporaine*, t. I, p. 239-240, 1867.
2. Clipet, *Bullet. de thérap.*, t. LIX, p. 402, 1860.

Un bourrelet semblable à ceux dont se servait Ravaton est placé autour de chaque épaule, le bourrelet qui correspond au côté lésé, présente au niveau du creux axillaire une suffisante épaisseur pour faire l'office de coussin et pour contribuer à repousser le moignon de l'épaule en dehors. Des anneaux en caoutchouc épais seraient préférables aux coussins recouverts de peau ou de linge.

On prend ensuite une forte bande en tissu de caoutchouc,

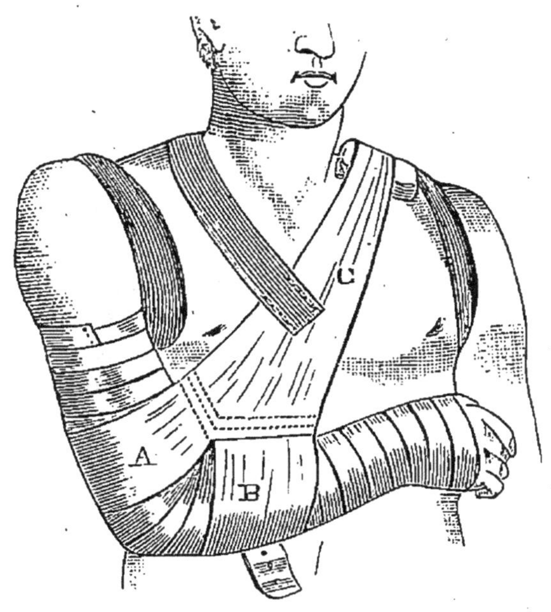

FIG. 180. — Appareil de F. Guillemin.

ayant environ 50 centimètres de longueur; les deux extrémités de cette bande sont glissées à plat sous la partie postérieure de chacun des anneaux, puis on les ramène l'une vers l'autre au milieu du dos après avoir décrit de chaque côté une anse dont la concavité regarde vers la ligne médiane. Les deux épaules sont alors fortement attirées en arrière et les deux extrémités de la bande sont fixées l'une à l'autre au moyen d'une boucle. L'articulation du coude étant alors fléchie à angle droit, l'avant-bras et le bras préalablement enveloppés d'ouate sont engagés dans un double bracelet de toile, A, B (fig. 180) qui laisse complétement libre la partie postérieure du coude afin d'éviter toute espèce de compression au niveau de l'olécrâne.

Le double bracelet se continue en haut avec une large

bande C jouant le rôle d'écharpe que l'on conduit diagonalement en avant de la poitrine pour la faire passer par-dessus l'épaule saine, redescendre obliquement en arrière du dos et venir enfin se fixer par son extrémité à une boucle située au-dessous de la partie anti-brachiale du bracelet.

L'épaule du côté sain doit être protégée par un coussin de coton, pour soutenir sans douleur le bandage-écharpe. Enfin, si on le juge nécessaire, on peut ajouter à l'appareil une bande de tissu élastique qui appuyant sur le fragment interne de la clavicule, ira se fixer en avant et en arrière au bandage-écharpe [1].

11° *Appareil de M. Maurel.* — Signalons encore l'appareil du docteur Maurel [2] destiné à maintenir les fractures du corps de la clavicule et les luxations sus-acromiales.

Cet appareil se compose de trois parties : 1° un bandage de corps, 2° un gousset, 3° des lacs et des coussins.

Le *bandage de corps* est en tissu de sangle de cheval, il doit faire le tour complet de la poitrine, il se serre à l'aide de trois lacs en galon et de trois boucles. La face interne du bandage est recouverte d'une peau de mouton chamoisée.

Le *gousset*, est fait par une bande de même tissu cousue sur le bandage de corps, du côté malade, de façon que sa partie moyenne corresponde à la ligne mamelonnaire. Il doit recevoir le coude du côté lésé et a la forme d'un cône tronqué renversé à base supérieure. Il laisse libres les extrémités osseuses de l'articulation du coude et le nerf cubital. Son intérieur est aussi recouvert de peau de mouton chamoisée.

Les *lacs*, sont au nombre de trois, faits en galon et doublés de peau de mouton chamoisée rabattue sur le côté externe, comme d'ailleurs pour le bandage de corps. Deux de ces lacs, placés du côté de la fracture sont fixés en arrière au bandage de corps, à peu près au niveau du bord spinal de l'omoplate, passent au-dessus de la clavicule malade et viennent se réunir à deux lacs munis de boucles fixés au bord supérieur du gousset. Chacun de ces lacs est muni d'un coussin compresseur, formé par deux plaques de cuir rembourrées d'un côté et présentant de l'autre côté une coulisse, traversée par les lacs. Ces deux lacs, ont pour but de presser sur la clavicule et

1. I. F. Guillemin, *les Bandages et les appareils à fractures*, etc., p. 296. Paris, 1875.

2. *Bull. de thérapeutique*, t. 92, p. 208 et 256. 1877.

comme ils ne fonctionnent jamais ensemble, cette pression quoique constante ne s'exerce pas toujours aux même points. Le troisième lacs, part aussi de la partie postérieure et d'un

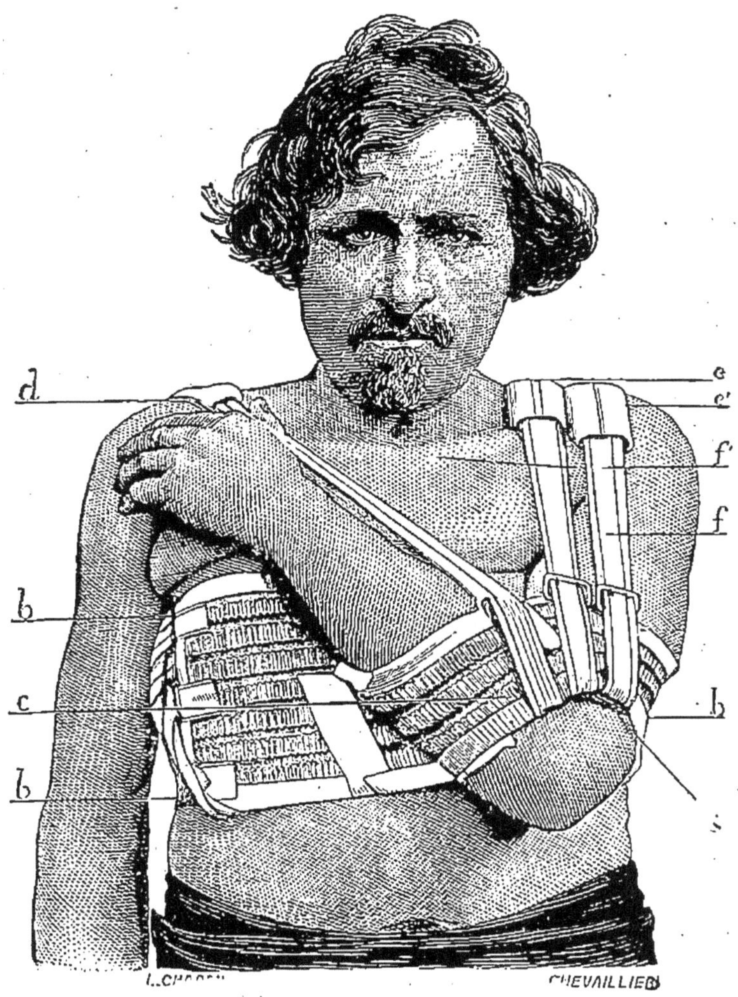

FIG. 181. — Appareil de M. Maurel.

point à peu près symétrique, passe sur l'épaule saine et vient se fixer sur le troisième lacs muni d'une boucle du porte-gousset.

Nous n'insisterons pas davantage sur les appareils de fractures de la clavicule, renvoyant le lecteur aux traités classiques ou aux ouvrages spéciaux sur les fractures, pour avoir plus de détails.

§ 2. — Bandage croisé des fractures de la rotule, kiastre.

Le *kiastre* se compose d'une bande roulée dont les tours se croisent en X dans le creux du jarret; on forme donc ainsi un huit de chiffre dont les anneaux embrassent successivement le fragment supérieur et le fragment inférieur de la rotule. Ce bandage est assez puissant, mais il a l'inconvénient de se relâcher facilement; il a subi plusieurs modifications fort importantes :

1° On met sous le creux du jarret des compresses épaisses, ou des lames de carton pour empêcher la compression des muscles fléchisseurs de la cuisse.

2° J. L. Petit a fait placer, au-dessus du fragment supérieur et au-dessous du fragment inférieur, des rouleaux de linge, des morceaux d'emplâtre taillés en croissant, afin d'agir plus puissamment sur les fragments.

3° Desault, afin de neutraliser l'action des muscles extenseurs, et pour prévenir l'engorgement de la partie inférieure du membre, appliquait, en outre, un bandage roulé depuis le talon jusqu'au pli de l'aine. Une longue compresse, fenêtrée au niveau de la rotule, repliée en haut et en bas, est placée sur la partie antérieure du membre, pour maintenir le bandage croisé; elle sert à empêcher les tours de bande qui répondent à la cuisse, de remonter et d'abandonner le fragment supérieur, et ceux qui correspondent à la jambe, de descendre et d'abandonner le fragment inférieur.

Desault avait d'abord employé le bandage unissant des plaies en travers; mais il l'abandonna plus tard.

Cet appareil est complété par une attelle étendue de la cuisse au talon et qu'on maintient par une seconde bande.

4° Velpeau employait le huit de chiffre, mais il solidifiait le bandage avec la dextrine. Le bandage est placé de la manière suivante : on couvre le genou d'un linge fin et sec; après avoir mis le membre dans l'extension et avoir rapproché les deux fragments autant que possible, on place des compresses graduées au-dessus et au-dessous des fragments, et on les maintient à l'aide du huit de chiffre; puis on applique le bandage roulé et imbibé de dextrine depuis le talon jusqu'au pli de l'aine. L'appareil est complété par une longue attelle de carton étendue du talon à la fesse, et qui est fixée à l'aide d'un second plan de bandage dextriné. Une longue attelle de bois maintient l'appareil jusqu'à sa parfaite dessiccation.

5° Au lieu de faire ce huit de chiffre avec une bande, Gama préconisait l'emploi de longues bandelettes agglutinatives, qui s'appliquent sur les compresses destinées à rapprocher les deux fragments de la rotule. Cet appareil est très-solide: il ne se relâche pas comme celui qui est construit avec des bandes de toile; il permet de laisser la rotule à découvert [1].

§ 3. — Appareil de la fracture de l'extrémité inférieure du péroné.

L'appareil de Dupuytren pour le maintien des fractures de l'extrémité inférieure du péroné se compose d'un coussin, d'une attelle et de deux bandes : 1° le coussin doit être de toile, plein aux deux tiers de balle d'avoine, long de 80 à 85 centimètres, large de 12 à 15, et épais de 8 à 10; 2° l'attelle est longue de 50 à 55 centimètres, large de 5 centimètres et épaisse de 5 à 8 millimètres; elle doit être de bois consistant et peu flexible; 3° les deux bandes sont longues de 5 à 6 mètres et larges de 4 à 5 centimètres.

Le coussin, replié sur lui-même, doit avoir la forme d'un coin; il est placé le long du tibia, sur le côté interne de la jambe fracturée; la base, dirigée en bas, correspond à la malléole interne, qui ne doit pas être dépassée inférieurement; son sommet, dirigé en haut, arrive jusqu'au condyle interne du tibia. L'attelle est appliquée sur le coussin, et se trouve disposée de telle manière que, située à une faible distance du tibia, à la partie supérieure du membre, elle s'en trouve éloignée de 6 à 8 centimètres au moins, à la partie inférieure. Enfin, l'extrémité inférieure de l'attelle doit dépasser en bas le coussin dans une étendue de 12 à 15 centimètres, par conséquent elle doit dépasser de 8 à 10 centimètres le bord interne du pied.

Lorsque les pièces de l'appareil sont ainsi disposées, on les fixe autour de la jambe au-dessous du genou; l'extrémité inférieure de l'attelle, laissant entre elle et le bord interne du pied un certain espace, va fournir un point d'appui solide pour entraîner le pied de dehors en dedans. Pour arriver à ce résultat, on fixe la seconde bande autour de l'attelle par quelques circulaires, puis on la porte vers le cou-de-pied et vers le talon alternativement, en embrassant l'attelle et chacune des parties indiquées, dans des cercles qui viennent, en se rétrécissant à volonté, s'appuyer et se croiser en huit de chiffre sur

1. Nous verrons plus loin la plupart des autres appareils qui ont été utilisés dans le traitement des fractures de la rotule.

l'attelle; dès lors celle-ci se trouve transformée en un levier du premier genre : le point d'appui est à la base du coussin,

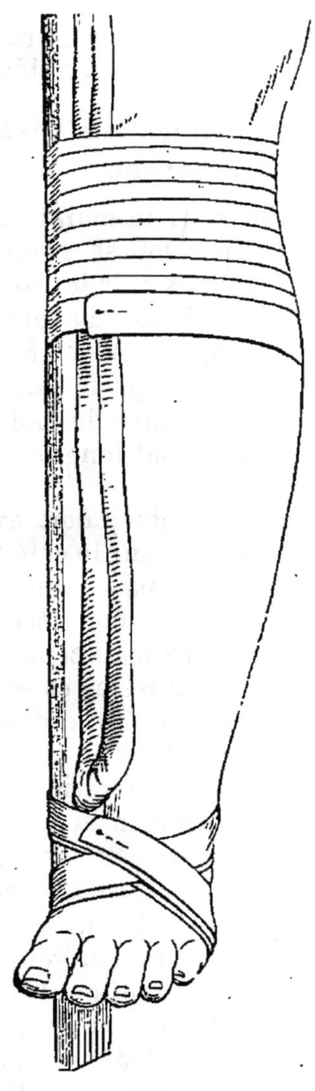

FIG. 182. — Appareil de Dupuytren.

un peu au-dessus de la malléole interne; la puissance et la résistance sont aux extrémités [1].

Dupuytren appliquait cet appareil pour toutes les fractures

1. Dupuytren, *Leçons orales de clinique chirurgicale*, 2e édition, t. I, p. 414.

du péroné; mais M. Maisonneuve [1] a démontré qu'il convien spécialement aux fractures par divulsion. « Le dédain, di M. Maisonneuve, affecté pour l'appareil de Dupuytren par plusieurs praticiens distingués ne me paraît pas suffisammen établi. Certainement cet appareil n'est pas utile dans toute les fractures du péroné; nous avons même vu qu'il serait nuisible dans la fracture par arrachement. Certainement il n'es pas nécessaire dans toutes les fractures par divulsion, surtou quand il n'y a pas de tendance à la déviation du pied e dehors; mais aussi nul appareil ne peut le remplacer ave avantage quand cette complication existe. »

Cependant M. Maisonneuve fait un reproche à l'appareil d Dupuytren, reproche applicable, du reste, à tous les appareil anciens construits avec des bandes libres : c'est de se relâche avec facilité, de nécessiter un renouvellement trop fréquent, et d'exiger trop impérieusement le repos des malade au lit; sans donc le rejeter, il pense avec raison qu'il ser presque toujours utile de le combiner avec l'emploi des appareil inamovibles.

Après avoir mis le pied dans une direction convenable, c'est-à-dire dans l'adduction un peu forcée, le chirurgien enveloppera le pied, puis la jambe d'une bande ordinaire, puis d'un seconde bande imbibée d'une solution de dextrine ou mieu de silicate de potasse; cette bande sera roulée, comme s'il s'agissait d'un bandage compressif. Au-dessus de ce premier bandage il appliquera l'appareil de Dupuytren, dans le but de maintenir le pied dans la position requise jusqu'à l'entièr dessiccation du bandage inamovible; alors seulement l'attelle de Dupuytren sera supprimée.

ARTICLE III.

BANDAGES INVAGINÉS.

Les *bandages invaginés* sont en usage pour guérir quelques fractures des os courts avec écartement des fragments : telles sont celles de la rotule, de l'olécrâne, du calcanéum.

Le bandage employé pour le pansement de ces fractures est celui que nous avons déjà décrit sous le nom de *bandage unissant des plaies transversales* (page 237); je renvoie donc le lec-

1. Maisonneuve, *Recherches sur la fracture du péroné.* (*Archives générales de médecine*, février et avril 1840.)

teur à la description de ce bandage, d'ailleurs fort peu employé maintenant.

ARTICLE IV.

APPAREILS A BANDELETTES.

§ 1. — Appareil de Scultet.

L'*appareil de Scultet* est celui qui est le plus souvent utilisé dans le traitement des fractures; il peut servir pour toutes les fractures du membre inférieur, à l'exception des fractures de la rotule, et pourrait être employé pour toutes celles du membre supérieur lorsqu'elles sont compliquées de plaie. Il se compose : 1° d'un drap fanon ou porte-attelle; 2° de bandelettes séparées assez longues pour faire une fois et demie le tour du membre, larges de deux ou trois travers de doigt; 3° de coussins et d'attelles aussi longues que le membre fracturé; 4° de lacs pour serrer l'appareil et le maintenir; 5° de compresses longuettes quelquefois appliquées au niveau de la fracture; le nombre, la longueur et la disposition de ces compresses varient avec la nature de la fracture; 6° d'une semelle destinée à empêcher le renversement du pied, dans les fractures de la jambe; 7° enfin, dans les fractures du membre inférieur, on assujettira le membre par un lacs fixé de chaque côté aux traverses latérales du lit.

Préparation de l'appareil. — Après avoir choisi un drap fanon qui puisse faire deux fois le tour de tout le membre, et qui soit aussi long que lui, après avoir pris un nombre de bandelettes séparées assez grand pour que le membre puisse être enveloppé dans toute sa longueur, on procède à la confection de l'appareil.

On place :

1° Les lacs à une distance de 8 à 10 centimètres les uns des autres, trois pour les fractures de la jambe, cinq pour celles de la cuisse.

2° Par-dessus les lacs on pose le drap fanon, auquel on donne exactement la longueur du membre : s'il était trop long, il faudrait le replier. Comme l'appareil doit toujours être appliqué de la partie inférieure vers la partie supérieure, et qu'il est construit de telle sorte qu'il est impossible de le changer de bout, nous avons l'habitude, afin de ne pas avoir besoin de déranger l'appareil pour en distinguer les deux extrémités, de faire toujours le pli à la partie inférieure. Il est d'ailleurs préférable que ce pli soit plutôt en bas qu'en haut; car, dans les fractures de la cuisse, l'appareil doit remonter usqu'à la racine du membre, par conséquent, plus haut en dehors qu'en dedans; on est donc obligé, si l'on ne veut pas avoir de bourrelets qui gêneraient considérablement le malade, de faire un pli oblique de dehors en dedans. On conçoit très-bien que ce pli ne pourrait pas être fait convenablement s'il existait déjà un autre pli à la partie supérieure du drap fanon.

D'après ce que nous venons de dire sur l'obliquité du drap fanon, il est facile de voir qu'un appareil de fracture de cuisse préparé pour le côté droit ne pourra pas servir pour le côté gauche, et réciproquement. Pour les fractures de la jambe, toute espèce de pli supérieur est inutile.

3° Sur le drap fanon on applique les bandelettes séparées. On fera attention au volume du membre. En effet, la cuisse est beaucoup plus volumineuse que le genou, et le mollet offre des dimensions plus considérables que celles de la partie inférieure de la jambe : aussi aura-t-on soin d'avoir sous la main des bandelettes de diverses longueurs, afin qu'on puisse les placer dans le point où elles deviennent nécessaires. La bandelette supérieure doit être appliquée la première, la seconde, appliquée ensuite, doit la recouvrir d'un tiers environ, et ainsi de suite jusqu'à ce que l'on en ait placé un nombre suffisant pour couvrir tout le membre.

4° Au niveau de la fracture on place ordinairement des compresses longuettes, larges de quatre travers de doigt. Ces compresses sont généralement au nombre de trois, la moyenne répondant au niveau de la fracture. Il est inutile de dire qu'elles doivent être imbriquées comme les bandelettes, la supérieure en haut et posée la première, la moyenne ensuite, recouvrant le tiers inférieur de la première, etc. Ces compresses étant pliées en deux suivant la largeur, on trouve d'un côté un pli, de l'autre les deux bords de la compresse; le pli doit toujours être dirigé vers la partie libre, pour la compresse supérieure en haut, pour l'inférieure en bas; quant à la moyenne, sa disposition est indifférente. Notons que ces compresses peuvent être placées sur toute la longueur de l'appareil formant ainsi une seconde couche de bandelettes, plus molles et plus douces qui sont en rapport direct avec les téguments du membre fracturé.

Ainsi arrangé, on place les deux attelles qui doivent être appliquées sur les parties latérales du membre de chaque côté de l'appareil, sur les bords longitudinaux du drap fanon, et sur les extrémités des bandelettes et des compresses longuettes; puis on enroule toutes les parties qui constituent l'appareil, les lacs, le drap fanon, les bandelettes, les compresses autour des attelles en les dirigeant vers le centre.

L'appareil peut être ainsi transporté sans qu'il se dérange; quant aux trois coussins et à l'attelle antérieure, on peut ou les placer au centre entre les deux attelles latérales, ou bien ils peuvent être mis en dehors; on fixe le tout avec un lien. Il est bon d'avoir dans un hôpital quelques-uns de ces appareils préparés à l'avance, car ils sont assez longs à arranger, et il faut souvent beaucoup de temps pour en rassembler les diverses pièces.

Application de l'appareil. — Le bandage de Scultet sera placé sur le coussin qui doit supporter le membre, et on l'étale en déroulant les attelles de chaque côté; de cette manière toutes les pièces de linge sont dans une position convenable. Rien n'est si facile que de dérouler cet appareil, lorsque le malade n'est pas encore couché; mais si le malade était dans son lit, soit que l'appareil n'ait pas été préparé assez tôt, soit qu'il faille le changer, il est un peu plus difficile de le mettre convenablement. Le meilleur moyen consiste à soulever tout d'une pièce le membre fracturé, en ayant soin pendant cette manœuvre de faire l'extension et la contre-extension, et de glisser entre le membre et le lit l'appareil suffisamment entr'ouvert pour que l'intervalle qui se trouve entre les deux attelles soit assez grand pour recevoir la racine du membre. Il ne faudrait pas trop ouvrir l'appareil, car les bandelettes auront d'autant plus de chance de se déranger que l'intervalle sera plus considérable. On n'oubliera pas que toujours le membre doit croiser perpendiculairement les bandelettes.

Lorsque tout sera convenablement disposé, un aide fera l'extension, un autre la contre-extension, ainsi qu'il sera dit plus loin; cette manœuvre devra être continuée pendant toute la durée de l'application de l'appareil. Un troisième aide sera placé vis-à-vis du chirurgien, lequel se tiendra du côté de la fracture.

Les compresses longuettes, les bandelettes, seront mouillées avec une liqueur résolutive, par exemple de l'eau-de-vie camphrée étendue d'eau. Autant que possible, on évitra d'employer le sous-acétate de plomb (extrait de Saturne), car en se déposant sur les compresses, ce sel forme une espèce de vernis qui les empêche de s'imbiber de liquide, quand on veut mouillerles linges une seconde fois. D'ailleurs le liquide résolutif ne paraît pas avoir de propriétés bien grandes, de l'eau fraîche nous semble suffisante ; dans tous les cas il faut mouiller les pièces de linge pour faciliter leur application.

Pour humecter l'appareil, on se sert souvent, de compresses que l'on étend ensuite sur le membre au niveau de la fracture.

On procède alors à l'application de l'appareil. Les compresses longuettes seront placées autour de la fracture, puis on arrive aux bandelettes.

Il est inutile de dire qu'elles doivent être posées des extrémités du membre vers sa racine; car les règles que nous exposerons en parlant de la compression doivent être observées tout aussi bien pour les appareils à bandes séparées que pour les bandages spiraux; d'ailleurs l'appareil étant construit, ainsi que nous l'avons dit, l'application des bandelettes par la partie supérieure est impossible.

Le chirurgien saisit la bandelette inférieure du côté où il se trouve, l'enroule obliquement autour du membre, afin qu'elle ne fasse pas de godets; il exerce en même temps une traction assez forte pour que la compression soit suffisante. Arrivé au côté opposé, il la glisse, avec ses deux mains, aussi loin que possible, sous le côté du membre tourné vers l'aide, en ayant soin toutefois de ne pas imprimer de mouvements brusques au membre blessé. Mais, pendant cette manœuvre, l'aide ne doit pas rester inactif, car les tractions que fait le chirurgien pour tendre la bande pourraient l'entraîner; aussi l'aide doit-il, afin d'éviter cet inconvénient, tirer, en sens contraire, l'extrémité qui est de son côté. Il arriverait encore, si les pièces de l'appareil n'étaient pas convenablement soutenues, qu'elles seraient entraînées par les doigts du chirurgien lorsqu'il veut engager la bandelette sous le membre. Aussi l'aide doit-il avoir la précaution de maintenir dans un état de tension convenable toutes les pièces sur lesquelles les doigts du chirurgien pourraient exercer un certain mouvement de refoulement. L'extrémité tournée vers l'aide doit être appliquée de la même manière; elle croisera obliquement sur la partie antérieure du membre celle qui a été posée précédemment; elle sera soulevée par l'aide et confiée au chirurgien, qui l'appliquera lui-même.

Ce procédé a l'avantage de permettre de tendre également les deux extrémités; mais il est plus difficile d'engager la bandelette au-dessous du membre : aussi, lorsque l'aide sera assez exercé, le chirurgien pourra lui confier l'application complète de toutes les extrémités tournées de son côté. Les bouts de bande qui resteront de chaque côté seront relevés proprement, afin qu'ils puissent être enveloppés par les bandelettes successives, et qu'en même temps ils ne fassent pas de plis qui blesseraient le malade. La deuxième, la troisième bandelette, etc., seront mises exactement de la même manière, jusqu'à ce que toutes les bandelettes soient épuisées. Je ferai seulement remarquer que quelquefois l'inégalité du membre est trop grande pour que l'on puisse éviter les godets ; il est alors nécessaire de faire des renversés.

Je dois signaler les quelques modifications que peut présenter cet appareil : ainsi les bandelettes sont appliquées au-dessus d'attelles *immédiates* disposées autour des membres afin d'assurer la coaptation dans les fractures où l'obliquité

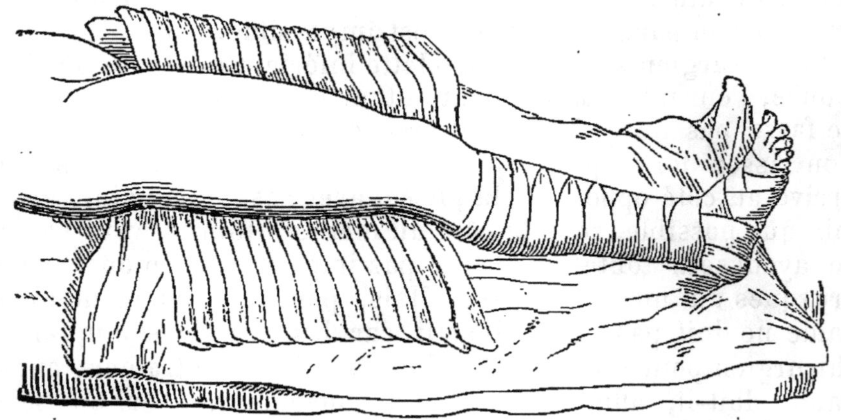

Fig. 183. — Appareil de Scultet (les bandelettes du pied et de la jambe sont appliquées).

des fragments et où la puissance musculaire s'opposent au contact immédiat des extrémités osseuses ; dans ce cas, les bandelettes seront posées jusqu'au niveau de la fracture. Arrivé là, on s'assurera de la position des fragments ; l'extension, la contre-extension seront faites comme précédemment, et lorsque le chirurgien jugera les os aussi bien en rapport que possible, il appliquera ses compresses et ses petites attelles ; et, par-dessus celles-ci, maintenues par un ou par plusieurs aides, il apposera ses bandelettes séparées Si des compresses longuettes avaient été posées sur l'appareil, celles-ci pourraient soutenir les petites attelles, et les bandelettes seraient mises, comme il a été dit plus haut, de l'extrémité vers la racine du membre, sans interruption.

Nous avons dit que les bandelettes devaient être appliquées obliquement de l'extrémité des membres vers leur racine; cependant, au membre inférieur, les premières bandelettes, après avoir été croisées sur le cou-de-pied, seront conduites autour de la plante, de manière à embrasser le pied tout entier en formant un huit de chiffre (fig. 183).

Lorsque l'appareil est ainsi disposé, on procède à l'application des attelles et des coussins, on enroule chaque attelle, la plus longue en dehors, dans le drap fanon, jusqu'à deux travers de doigt environ du membre; on placera ensuite entre l'attelle et le membre le coussin, que l'on a rendu plus épais au niveau des dépressions, plus mince au niveau des saillies, en faisant glisser la balle d'avoine qui est renfermée dans le sac de toile. Le troisième coussin est posé sur la partie du membre opposée à celle qui repose sur le lit, et par-dessus se met la plus petite attelle. Ce coussin s'étend, dans les fractures du fémur, tantôt sur toute la longueur du membre, tantôt sur la cuisse seulement.

Il arrive quelquefois que les coussins remontent plus haut que les bandelettes, surtout dans les fractures de cuisse, où il est besoin d'employer une très-longue attelle externe; on enveloppera alors l'extrémité du coussin d'une compresse épaisse, afin que la balle d'avoine, en passant à travers la toile, ne cause pas de démangeaisons au malade. La même précaution sera prise partout où le coussin sera immédiatement en contact avec la peau.

Lorsque tout est disposé de cette manière, on procède à la ligature des rubans qui doivent tout soutenir. Les extrémités des liens sont relevées de chaque côté et serrées autour du membre; le nœud sera fait sur le bord d'une des attelles, soit de la moyenne, soit de l'externe. Mais comme, en faisant la boucle, le lien pourrait se desserrer, un aide appliquera le doigt sur le nœud simple, pendant que le chirurgien fera la boucle.

On conseille généralement de commencer par la ligature qui correspond à la fracture; ce précepte ne présente aucun inconvénient; mais, en général, on noue le lien du milieu, puis ceux des extrémités; enfin on termine par les liens intermédiaires, lorsqu'il en existe. Quoi qu'il en soit, le lien noué le premier est rarement assez serré; aussi est-il presque toujours nécessaire de le réappliquer.

Dans les fractures de la jambe, le pied doit être soutenu; car la plupart du temps il retomberait et ferait saillir en avant l'extrémité supérieure du fragment inférieur. On se servira donc, pour prévenir cet accident, de la semelle, à travers les deux mortaises de laquelle on passera une bande qui, l'embrassant en bas, viendra se nouer par ses deux ex-

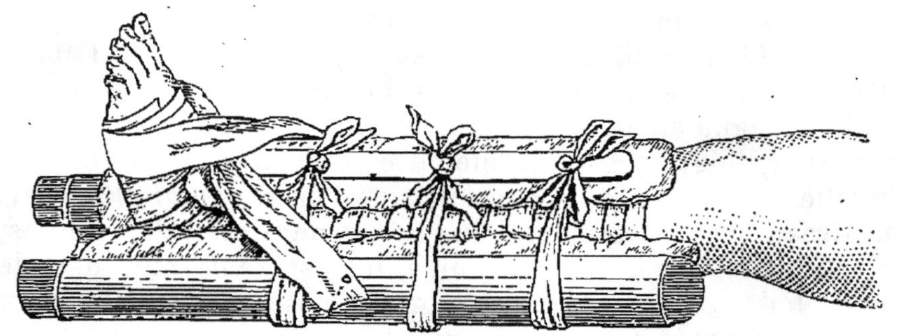

FIG. 184. — Appareil de Scultet appliqué à la jambe.

trémités sur l'appareil. Mais le plus souvent on fait usage de la *bande plantaire :* le plein de la bande est appliqué sur la plante du pied, et les deux chefs, venant se croiser en avant de l'articulation tibio-tarsienne, sont fixés avec des épingles sur le drap fanon, au niveau des attelles latérales, jamais sur les coussins (fig. 184).

L'appareil de Scultet présente l'avantage de pouvoir être serré à volonté au moyen des liens qui soutiennent les parties constituantes, mais surtout de pouvoir être levé et réappliqué sans qu'il soit besoin de faire éprouver au membre fracturé des mouvements toujours nuisibles au travail de consolidation. Enfin, au moyen de cet appareil, il est assez facile de changer partiellement les bandelettes souillées par le pus, lorsque les fractures sont compliquées de plaies. Il suffit pour cela d'attacher une bandelette à l'extrémité de celle que l'on veut enlever et de tirer cette dernière : elle entraîne la première, qui vient ainsi occuper sa place.

Les diverses parties qui constituent le bandage de Scultet, en quelque sorte classique, ont été quelque peu modifiées, soit dans leur nature, soit dans leur mode d'arrangement. Tout d'abord les liens ou lacs en ruban de fil ont été remplacés par des courroies élastiques ou non élastiques, munies de boucles à l'une de leurs extrémités.

Dans les fractures du fémur, l'attelle et le coussin externe devant remonter très-haut, on a dû les maintenir souvent par un bandage de corps ; or, celui-ci a pu être fixé d'avance au drap fanon à l'aide d'une couture.

A. Richard conseille de remplacer le bandage de corps par une ceinture d'étoffe élastique de 20 cent. de largeur environ

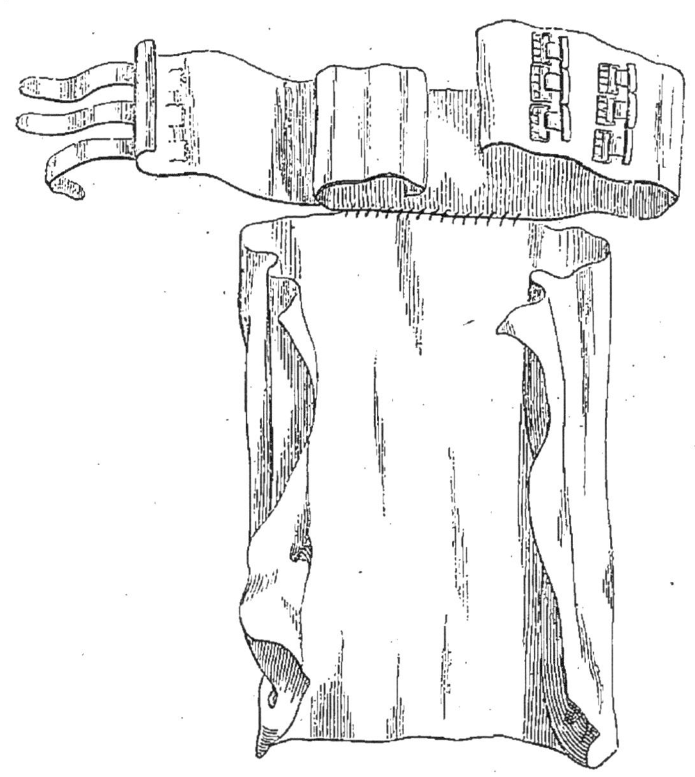

Fig. 185. — Drap fanon et ceinture élastique de A. Richard (pour le côté droit).

et de 120 à 130 cent. de longueur. Le milieu du bord supérieur du drap fanon est cousu au bord inférieur de la ceinture; quant à celle-ci, elle est bifoliée dans le tiers de sa longueur, du côté correspondant à la fracture (fig. 185). La valve interne de la ceinture doit avoir une longueur égale à celle de la partie correspondante et libre du bord supérieur au drap fanon, de façon à pouvoir s'enrouler comme lui, non autour de l'attelle externe, mais bien autour du coussin correspondant. C'est qu'en effet, d'après les conseils de S. Laugier, les coussins latéraux peuvent être enroulés et tassés dans le drap fanon lui-même, et les attelles latérales sont ensuite appliquées à nu, comme on le fait pour les attelles antérieures. Elles sont maintenues par des courroies à boucle.

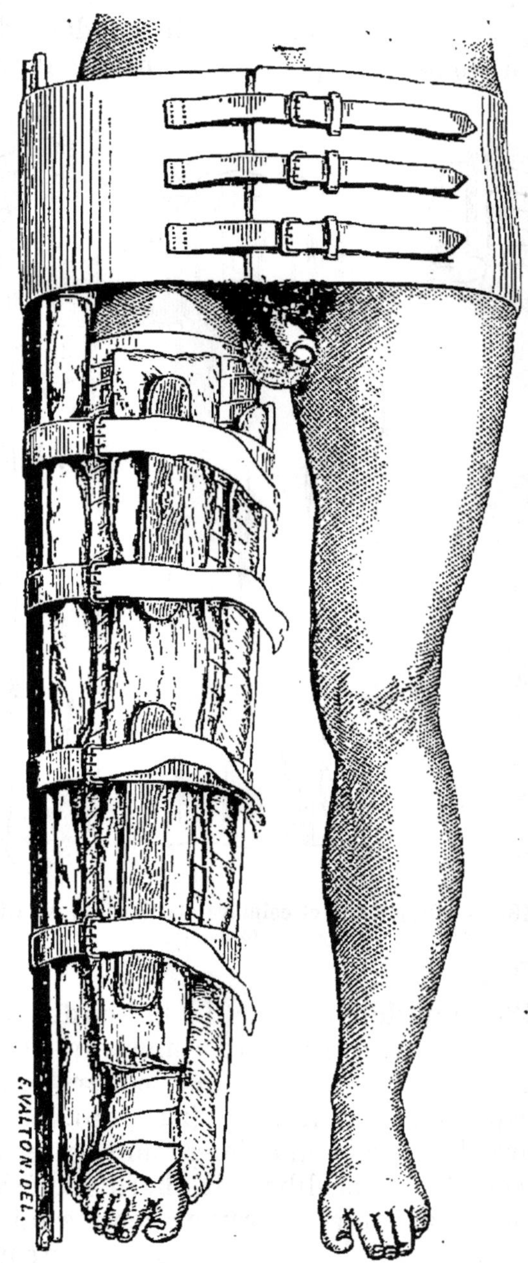

FIG. 186. — Appareil de Scultet, modifié par A. Richard.

La figure 186 représente l'appareil de fracture de cuisse

mis en place, la figure 187 l'appareil de fracture de jambe.

Enfin, au lieu d'employer une bandelette pour soutenir le pied, on peut, à l'exemple de Mirault (d'Angers), coudre en-

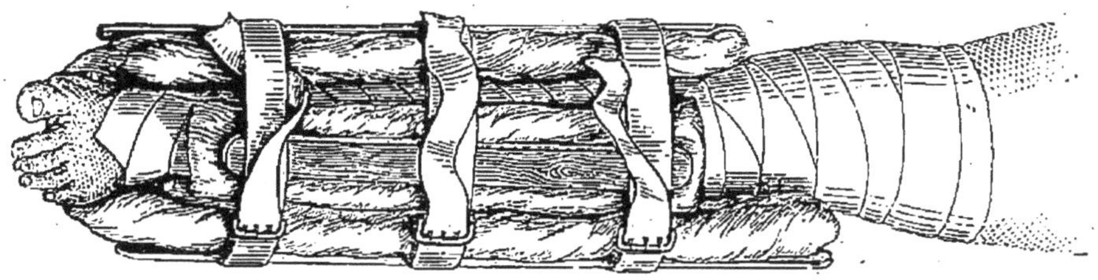

Fig. 187. — Appareil de Scultet, modifié par A. Richard.

semble les extrémités des coussins latéraux, ce qui préviendrait parfaitement la rotation du pied en dehors (fig. 188).

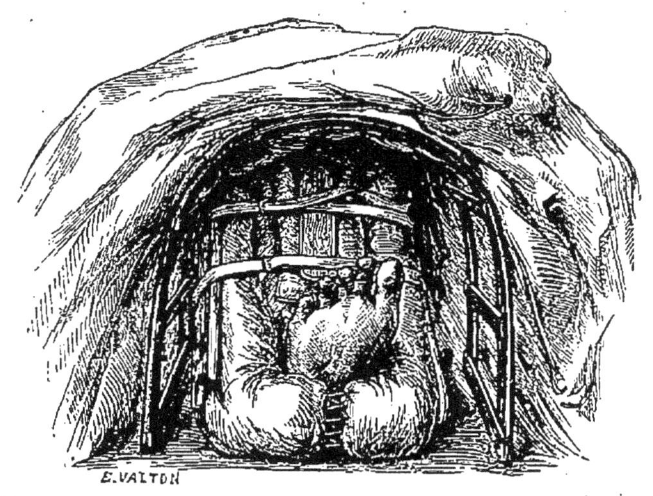

Fig. 188. — Mode de contention du pied.

Lorsqu'on fait usage d'un bandage de corps ou d'une ceinture élastique, il est bon d'interposer entre elle et les parties saillantes du squelette une couche d'ouate assez épaisse.

§ 2. — Appareils à dix-huit chefs et de l'Hôtel-Dieu.

Ce bandage se compose, comme pour le précédent, de lacs, d'un drap fanon et, par-dessus celui-ci, de l'appareil à dix-huit chefs. Ce dernier est constitué par trois pièces de linge aussi larges que le membre fracturé, assez longues pour faire une fois et demie le tour du membre, offrant cependant des longueurs différentes : la plus longue, répondant à la racine du membre, doit être placée la première, la moyenne ensuite, enfin la plus petite sera la plus superficielle. Ces trois larges compresses seront réunies à la partie moyenne par une couture qui s'étendra sur toute leur longueur, puis elles seront fendues à leur extrémité chacune en trois chefs, jusqu'à une certaine distance de leur partie moyenne, où on laisse un plein traversé par la couture. Il en résulte donc des deux côtés trois chefs pour chaque compresse, c'est-à-dire dix-huit chefs pour tout le bandage.

Après avoir réduit la fracture, pansé la plaie, s'il y a lieu, on procède à l'application de l'appareil. Comme le bandage de Scultet, le bandage à dix-huit chefs est placé sous le membre; les chefs qui le composent sont repliés en avant; les moyens les premiers, les inférieurs ensuite, les supérieurs les derniers. Les coussins, les attelles, les lacs, sont placés comme dans l'appareil de Scultet.

Le bandage à dix-huit chefs aurait sur celui de Scultet l'avantage de ne pas se déranger aussi facilement; mais il a deux inconvénients : le premier, qui est d'offrir des bandelettes beaucoup trop larges, et par conséquent d'exercer sur le membre une constriction peu régulière; le second, de ne pas permettre de changer les parties salies par la suppuration et d'exiger une réapplication complète.

Les chirurgiens ont cherché à remédier au premier inconvénient, en faisant dans toute la longueur de l'appareil de Scultet, et sur les bandelettes, une couture qui les maintient solidement en rapport. Le mode d'application de ce bandage est absolument le même que celui de l'appareil de Scultet; la différence ne consiste que dans la couture. Ce bandage, désigné sous le nom d'*appareil de l'Hôtel-Dieu*, est, ainsi que le précédent, presque tombé dans l'oubli.

ARTICLE V.

APPAREILS A EXTENSION.

Ces appareils ont pour but essentiel de remédier au chevauchement des fragments, afin d'éviter autant que possible le raccourcissement du membre fracturé. Ils ont été plus spécialement utilisés pour les fractures du membre inférieur, ce qui se comprend facilement lorsqu'on se rappelle la fréquence du chevauchement des fragments dans les fractures du fémur, et la claudication qui résulte presque fatalement d'un raccourcissement un peu marqué.

Les procédés employés pour obtenir l'extension permanente sont ou très-simples ou au contraire très-compliqués, et nécessitent alors des appareils spéciaux qu'on peut diviser en deux classes : 1° les appareils extensifs à attelles perforées, et 2° les appareils extensifs à attelles mécaniques.

Parmi les procédés simples d'extension continue, nous pouvons citer :

1° celui de Velpeau, qui pratiquait l'extension et la contre-extension à l'aide d'alèzes pliées en double et fixées aux deux extrémités du lit.

2° Le procédé de Jobert[1] : le malade étendu bien horizontalement, un paillasson allongé est disposé en gouttière sous le membre fracturé; une pantoufle embrassant le talon est lacée sur le cou-de-pied, et présente du côté de sa semelle trois courroies qu'on attache au pied du lit. La contre-extension est faite avec une alèze embrassant l'aine du côté sain et fixée à la tête du lit; une autre alèze, disposée en cravate, passe sur le membre malade et est attachée à la barre latérale du lit.

3° Il est évident que l'appareil à extension déjà décrit de Gariel (p. 262) est de beaucoup préférable à celui que nous venons de mentionner.

4° L'appareil de Gresely, préconisé par Velpeau[2], ne diffère pas beaucoup des précédents : la contre-extension est produite à l'aide d'une ceinture de cuir maintenue autour du bassin et portant des sous-cuisses; cette ceinture est fixée en haut au dossier du lit, en bas à des traverses latérales par des

1. *Bull. de thérap.*, 1844, t. XXII. p. 298.
2. *Arch. gén. de méd.*, 1832, t. XXIX, p. 509.

bandes de cuir solides. L'extension se fait par l'intermédiaire d'une guêtre de peau fixée au pied et reliée à une tige métallique clouée au pied du lit par une forte bande élastique.

Cet appareil, simple et peu coûteux, présente des avantages incontestables, comme le fait remarquer M. Gaujot[1]; cependant, il est très-peu employé aujourd'hui.

5° Enfin, dans ces dernières années, l'extension permanente à l'aide d'appareils commodes à appliquer et surtout faciles à improviser, a été l'objet d'études intéressantes dues à Gilbert (de Philadelphie), Volkmann (de Halle), et Eugène Bœckel (de Strasbourg).

« Avec du sparadrap, une poulie, un poids et une ficelle, dit M. E. Bœckel[2], on peut l'improviser partout et l'adapter à des sujets de toutes les tailles. »

Une longue bandelette de sparadrap (A. fig. 189), de 5

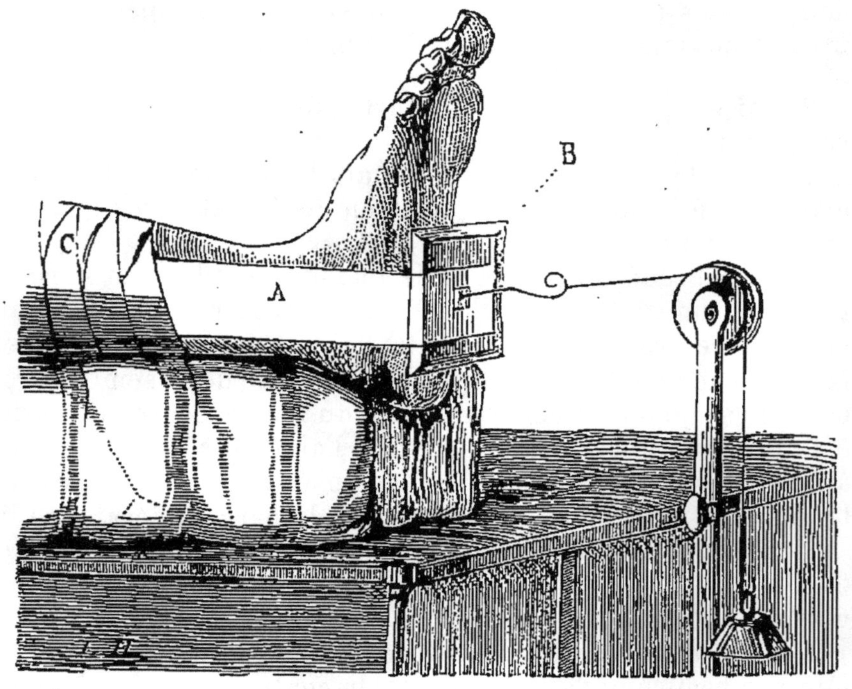

FIG. 189. — Appareil à extension continue.

à 7 centimètres de large, est appliquée exactement sur l'une des faces latérales du membre, depuis l'endroit malade jus-

1. *Loc. cit.*, t. I, p. 224.
2. *Bull. de thérapeutique*, t. LXXXIX, p. 449, 1875.

qu'à la malléole ; on la recourbe à une certaine distance de la plante du pied, de façon à former une anse, et on l'applique ensuite symétriquement sur la face latérale opposée du membre malade, toujours en remontant jusqu'au point lésé.

Cette anse est fixée par des circulaires en sparadrap C ou bien par un bandage roulé, les extrémités supérieures de l'anse étant rabattues sur les derniers circulaires pour éviter le moindre glissement. Il faut que le bandage roulé entoure le pied, pour empêcher l'œdème de cette extrémité.

Dans le milieu de l'anse plantaire, on place une petite planchette de bois B, un peu plus longue que l'écartement des malléoles, dans le but d'éviter que ces dernières ne soient excoriées, et pour empêcher l'anse de sparadrap de se rouler en corde.

Cette petite planche peut être munie d'un anneau (Crosby) (fig. 190), ou mieux on y visse un crochet, destiné à fixer la ficelle qui doit supporter le poids extenseur.

Quant à la poulie, elle peut être adaptée directement au lit, ou bien en être indépendante, et monté sur une tige mobile qu'on peut élever ou abaisser à volonté (fig. 190). Dans quelques cas nous avons pu remplacer cette poulie par une tige ronde, fixée solidement aux montants du lit, et sur laquelle se réfléchissait la corde supportant les poids.

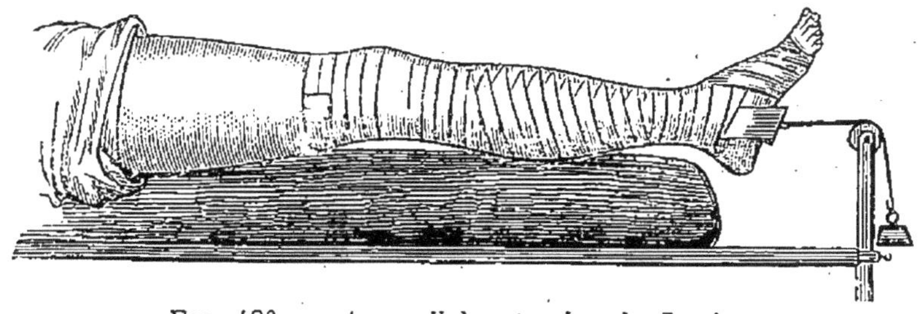

FIG. 190. — Appareil à extension de Crosby.

Lorsque la traction n'est pas très-considérable, qu'on utilise 2 ou 3 kilogrammes par exemple, on peut se dispenser de la contre-extension, le poids du corps suffit pour résister. Mais, si l'on emploie une traction plus énergique, il faut faire la contre-extension, et ce qui réussit le mieux c'est d'employer, comme le conseille M. E. Bœckel, un tube de caoutchouc qui passe dans les plis inguinal et fessier, et dont les deux extrémités sont fixées au montant supérieur du lit.

Ajoutons encore que le membre malade doit être placé sur un plan résistant, un coussin de balle d'avoine recouvert d'une toile cirée, de façon à faciliter l'action de l'extension.

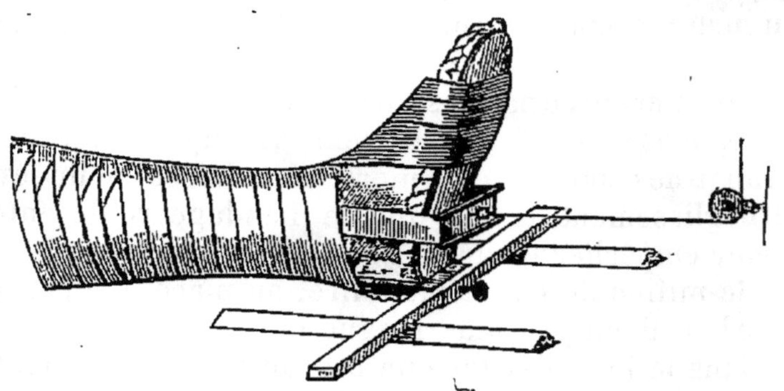

FIG. 191. — Appareil de Volkmann.

C'est pour arriver à ce but que M. Volkmann a inventé l'appareil à glissement représenté ci-contre (fig. 191), et qui se compose « d'une gouttière en tôle échancrée au talon et pourvue d'une semelle à la partie inférieure de laquelle se trouve une traverse qui repose et glisse sur l'arête de deux morceaux de bois bien polis et taillés en prismes »[1].

C'est là, croyons-nous, une complication assez inutile, comme le fait remarquer M. E. Bœckel[2].

Dans les cas où le sparadrap irriterait trop les téguments, il faudrait appliquer l'anse, de façon que la couche emplastique soit extérieure ; on met par-dessus une bande de flanelle roulée, qui la maintient en place. Romanin (de Trieste) a conseillé de remplacer le sparadrap par du collodion, ou mieux par du collodion riciné, et une bande de mousseline (Bœckel).

Ajoutons que l'extension ainsi pratiquée donne d'excellents résultats, en particulier dans les fractures de cuisse. Nous avons pu nous en assurer expérimentalement, sur les conseils de notre collègue et ami M. S. Duplay, qui l'utilise depuis plus de quatre années dans son service hospitalier.

§ 1. — Appareils extensifs à attelles perforées.

Leur caractère essentiel est d'avoir des attelles perforées, dans les mortaises desquelles s'engagent des liens destinés

1. Esmarch, *Manuel de pansements et d'opérations* (trad. par Rouge, de Lausanne), p. 102 ; Paris, 1879.
2. *Loc. cit.*, p. 455.

à produire une extension permanente. On les applique principalement pour les fractures du fémur, plus rarement pour les fractures obliques de la jambe.

Ils se composent d'un appareil à bandes séparées, comme celui de Scultet, et n'en diffèrent que par les mortaises et les échancrures des attelles, les lacs extensifs et contre-extensifs.

Les attelles sont également au nombre de trois; l'externe est la plus longue : elle s'étend depuis la crête de l'os des iles jusqu'au delà de la plante du pied ; elle offre à ses deux extrémités une échancrure assez profonde, et à 4 ou 5 centimètres de chaque échancrure, une mortaise dans laquelle viennent s'engager les liens extensifs et contre-extensifs (fig. 193, A). Toutefois, l'attelle que conseille Desault pour son appareil à extension continue ne présente pas de mortaise à son extrémité supérieure.

L'attelle interne est plus courte : elle s'étend depuis le pli de l'aine jusqu'au delà de la plante du pied, et arrive au niveau de l'attelle externe. Son extrémité supérieure est la même que celle des autres attelles; l'inférieure, au contraire, est échancrée et percée d'une mortaise semblable à la précédente.

La troisième attelle est arrondie à ses deux extrémités et n'a pas de mortaise : elle s'étend depuis le pli de l'aine jusqu'au cou-de-pied.

Les lacs sont au nombre de deux : l'un, contre-extensif, est plus long, plus épais que l'extensif; il est formé par une bande de toile épaisse et forte; mais, cette bande ayant l'inconvénient d'excorier la peau, il est préférable de coudre les deux bords d'une compresse longuette et d'en remplir la cavité avec du coton. On fixe ensuite aux deux extrémités de cette espèce de sac très-allongé, deux cordons de toile assez solides pour qu'ils ne se brisent pas pendant les efforts qui sont nécessaires pour mettre les fragments en rapport.

Le lacs extensif peut être fait de même manière par un long boudin de coton; cependant il peut être remplacé par deux bandes de toile.

Application de l'appareil. — Quand toutes les parties qui doivent constituer ce bandage sont convenablement disposées, c'est-à-dire lorsque l'appareil à bandes séparées est mis sous le membre, on place les liens extenseurs et contre-extenseurs.

Le lien de la contre-extension est posé sur le corps du pubis et la tubérosité de l'ischion, où il doit prendre un point d'appui. Si l'on craignait l'excoriation de la peau, on le placerait au-dessus d'une couche de coton cardé assez épaisse.

Le lien extenseur est appliqué sur le pied. Pour le poser, on entoure le pied d'un bandage spiral arrivant à la partie antérieure jusqu'au niveau de l'articulation tibio-tarsienne, et en arrière jusque sur le tendon d'Achille, au-dessus du calcanéum. Une couche épaisse de coton, maintenue fixée par quel-

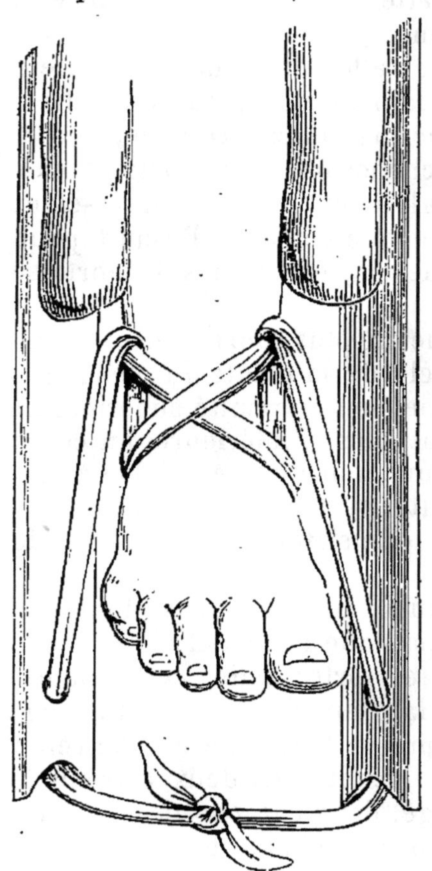

Fig. 192. — Lacs extenseur.

ques tours de bande, protége les parties molles contre le lien extenseur. Celui-ci est placé de la manière suivante : sa partie moyenne porte sur le tendon d'Achille ; les deux chefs sont ramenés en avant, croisés sur l'articulation du pied et portés à la partie inférieure sur l'extrémité des attelles, en passant sur les parties latérales du pied (fig. 192). On procède ensuite à l'application des bandelettes, des attelles, des coussins, des lacs, ainsi que nous l'avons dit plus haut, et l'on assujettit les liens extenseur et contre-extenseurs.

Des aides tirent en même temps sur les lacs supérieur et

inférieur, jusqu'à ce que le malade éprouve dans son membre une sensation de distension, après quoi on les fixe solidement.

Le lacs supérieur est noué sur l'extrémité de l'attelle externe, un des chefs passant dans la mortaise, l'autre sur l'échancrure.

Le lacs inférieur est fixé sur les échancrures des attelles, chacun des chefs passant dans la mortaise de l'attelle correspondante, et étant ramené sur l'échancrure du même côté; les deux liens sont alors noués ensemble.

L'extension ne doit pas être faite d'une manière brusque, car souvent, en procédant ainsi, on causerait des douleurs vives, et dans la plupart des cas on n'obtiendrait pas un résultat satisfaisant : elle doit donc être graduelle; il serait même imprudent de chercher à ramener brusquement, et dès les premiers jours, le membre à sa longueur primitive, surtout s'il existait une irritabilité trop grande du malade.

Il est facile de comprendre le mécanisme de cet appareil. On sait que la contraction musculaire tend à faire chevaucher les fragments des os, et par conséquent à raccourcir le membre. Si ce résultat avait de la tendance à se produire lorsque l'appareil à extension est appliqué, il ne pourrait arriver sans déplacer les attelles; mais celles-ci ne peuvent être portées en haut, vu la présence du lien contre-extenseur fixé sur le bassin, et du reste elles ne peuvent être portées en bas sans entraîner le pied.

Afin de maintenir solidement les diverses parties de l'appareil, et pour prévenir l'écartement de l'extrémité supérieure de l'attelle externe, on place autour du bassin un bandage de corps maintenu par des sous-cuisses. A la partie inférieure, déjà soutenue par les deux lacs extenseurs, on peut aussi ajouter deux petites mortaises dans lesquelles s'engage un tenon fixé sur les côtés externes des attelles par des chevilles. Les lacs extenseurs peuvent, dans ce cas, prendre un point d'appui solide sur cette barre transversale, qui offre encore l'avantage de ne pas permettre le rapprochement des attelles, et de prévenir ainsi la constriction possible du pied.

Quand il n'emploie pas la barre transversale, Gerdy conseille « de passer l'un des chefs du lacs extensif dans l'une des mortaises, l'autre dans celle de l'attelle opposée, puis de les ramener dans les échancrures de chaque attelle, de les nouer ensemble sur celle de l'attelle externe. De cette façon, la traction est plus directement exercée dans l'axe du membre, et on perd le moins de force possible. »

La figure 193 montre l'*appareil à extension* de Desault complétement a ppliqué. A part les liens extenseurs et contre-extenseurs que l'on peut supprimer par la pensée, cette figure représente parfaitement l'appareil de Scultet.

L'appareil de Desault a subi de nombreuses modifications de la part des chirurgiens. Nous avons déjà vu que Gerdy employait une attelle interne présentant une mortaise et une

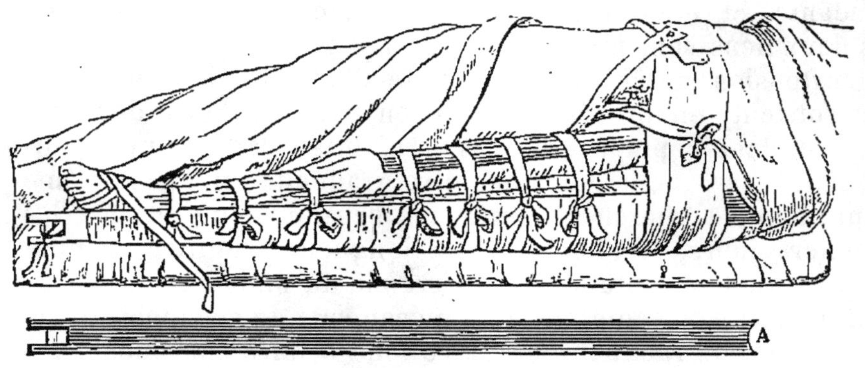

Fig. 193. — Appareil à extension de Desault.

échancrure terminale (fig. 192). Josse (d'Amiens)[1] ajoutait deux traverses à l'extrémité de l'attelle externe. L'une de ces traverses, la supérieure, dirigée en dehors, se fixait sur un fond sanglé supporté par quatre montants ajoutés aux angles du lit; l'autre traverse, l'inférieure, dirigée en dedans, maintenait les lacs extensifs.

S. Laugier[2] conseille de prendre son attache d'extension sur toute la longueur de la jambe, à l'aide d'un large ruban de fil disposé en étrier et maintenu par une bande roulée; les chefs de ce ruban, ramenés vers le pied, servent de lacs extensifs. Quant à la contre-extension, elle s'obtient en engageant l'extrémité supérieure de l'attelle externe dans un gousset disposé sur un bandage de corps, et en plaçant la même extrémité de l'attelle interne dans un second gousset formé par le drap fanon.

Malgaigne[3] réduisit l'appareil aux attelles, aux coussins et aux lacs extensifs et contre-extensifs. Tel est aussi l'appareil d'Isnard[4].

1. *Arch. gén. de méd.*, 1828, t. VIII, p. 297.
2. *Bull. de thérap.*, 1833, t. IV, p. 305.
3. *Traité des fractures*, etc., t. I, p. 63.
4. Guillemin, *loc. cit.*, p. 401.

D'un autre côté, Liston, Walton, modifièrent l'attelle de Desault, soit en allongeant, soit en y creusant des échancrures profondes destinées à mieux assujettir les lacs extenseurs [1].

Nous pourrions encore décrire les appareils de Bütcher, de Hodge, d'Erichsen, de Skipton ; mais cela nous entraînerait trop loin, et nous préférons renvoyer le lecteur à l'excellent ouvrage de M. Gaujot [2].

§ 2. — Appareils extensifs à attelles mécaniques.

Un grand nombre d'appareils mécaniques ont été inventés afin de rendre aux membres fracturés leur longueur normale. L'un des plus simples et des premiers employés est l'*appareil à extension* de Boyer.

Nous ne pouvons donner une meilleure description de l'appareil de Boyer qu'en transcrivant celle qu'il expose dans son *Traité des maladies chirurgicales* [3]. Cet appareil se compose, outre les pièces communes aux appareils ordinaires de fracture :

1° D'une longue attelle externe, fendue dans le tiers inférieur de sa longueur ; dans cette fente se trouve engagée une vis sans fin ; d'un écrou que traverse la vis et qui est attaché à l'attelle ; de deux supports fixés à la semelle ; enfin, à la partie supérieure d'un crochet sur lequel se trouve placé le sous-cuisse ou lacs contre-extenseur (fig. 194, A). Cette figure représente l'attelle vue par sa face interne ; la face externe se voit sur l'appareil appliqué représenté sur la même figure.

2° D'une semelle de fer battu, garnie d'une couche épaisse de crin, renfermée dans une peau de daim ou de chamois, et offrant deux courroies qui fixent la semelle sur le pied et sur le bas de la jambe (fig. 194, C).

3° D'un sous-cuisse qui s'applique sur le bassin et qui est fixé à l'extrémité supérieure de l'attelle (fig. 194, B).

A moyen de la vis, on exécute facilement l'extension et la contre-extension ; en tournant la vis de droite à gauche, on fait remonter l'écrou de manière à fixer la semelle ; puis, en tournant en sens inverse, l'écrou descend, entraîne avec lui la semelle et le pied, pendant que l'impulsion donnée à l'attelle

1. Gaujot, *loc. cit.*, t. I, p. 221.
2. Gaujot, *loc. cit.*, t. I, p. 221, 222 et 223.
3. Tome III, p. 240, et planches I et III.

vers le haut tend le sous-cuisse, assujettit le bassin et fait la contre-extension.

Les appareils de Boyer et de Desault ont été combinés l'un à l'autre pour obtenir un résultat plus parfait, surtout au point de vue de l'extension. D'un autre côté, ils ont été modifiés très-notablement, soit par l'addition d'une attelle interne, soit par la réunion des deux attelles par des tiges transver-

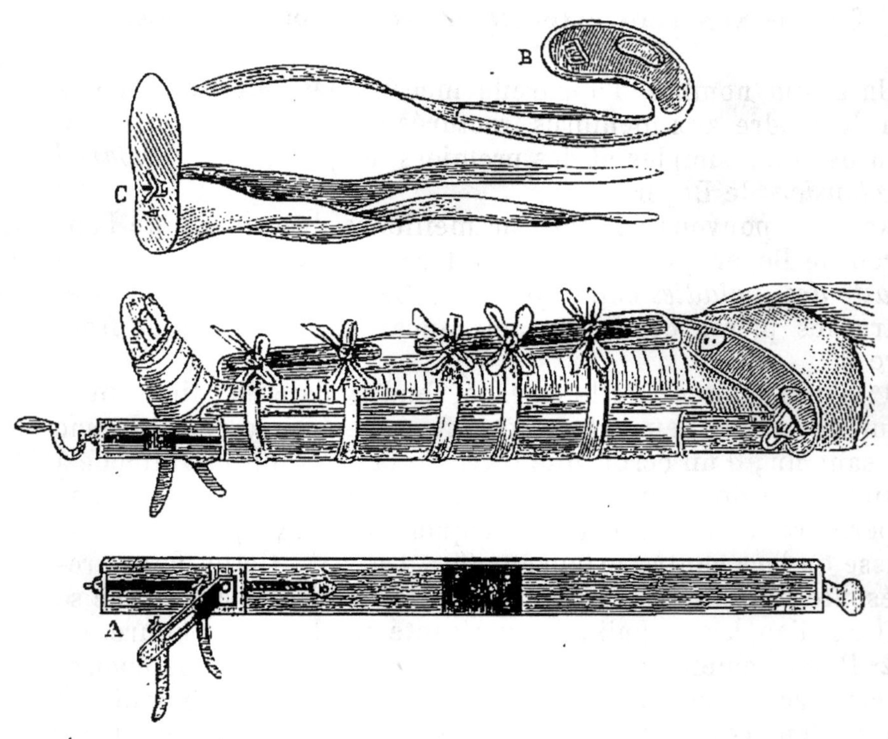

FIG. 194. — Appareil à extension de Boyer.

sales, soit enfin que les deux attelles, reportées parfois tout à fait en arrière du membre fracturé, aient été remplacées par une simple attelle postérieure, une sorte de boîte, un véritable hamac. Examinons quelques-uns de ces appareils :

1° *Glossocome de Dauvergne.* — En 1847, Dauvergne fit construire un appareil assez compliqué, constitué en résumé par deux cadres, l'un fémoral, l'autre jambier, articulés au niveau du creux du jarret et pouvant s'incliner l'un sur l'autre. Ces cadres soutiennent des sangles destinées à maintenir le membre suspendu. L'extension se fait à l'aide d'une semelle mue par une vis, d'après le système de Boyer ; quant à la contre-extension, elle résulte de la pression exercée sur l'ischion, par l'extrémité supérieure de l'appareil, préalablement matelassée, et est en outre maintenue par une courroie portant sur le pubis et l'épine iliaque [1].

2° *Appareil de Bevan.* — Il se compose d'une large attelle postérieure prenant en haut un point d'appui direct sur l'ischion, et présentant deux branches métalliques répondant à la branche du pubis en dedans et à la crête iliaque en dehors. A sa partie inférieure, l'attelle offre une branche verticale à travers laquelle passe une vis destinée à faire l'extension [2].

3° *Appareil de Crosby.* — Il est surtout applicable aux fractures de jambe et agit par distension. Le point d'appui est pris autour du genou à l'aide de lacs et d'un bandage ; les lacs viennent se fixer à deux tiges solides maintenues sur une planchette postérieure munie d'une semelle. Une autre planchette glisse sur celle-ci et porte une seconde semelle où l'on fixe le pied. L'extension est produite par une vis qui rapproche les deux semelles des planchettes [3].

4° *Appareil de S. Laugier.* — Il est assez analogue au précédent, et se compose d'une planchette inférieure (fig. 195) brisée au niveau du jarret, et formant ainsi un plan incliné destiné à maintenir la jambe fracturée dans un léger degré de flexion sur la cuisse. L'extrémité plantaire est creusée d'une mortaise dans laquelle glisse à frottement et à l'aide d'une vis, une planchette plus petite, supportant une semelle percée de trous pour fixer les lacs extenseurs.

Sur les parties latérales de la planchette jambière sont attachées deux attelles ordinaires fixées par une large bande de toile, et qui s'appliquent sur les parties latérales du membre.

La contre-extension s'exerce à l'aide d'une genouillère de coutil donnant attache à deux liens qui viennent aboutir à des crochets placés sur les parties latérales de la planchette fémorale.

L'extension se fait grâce à l'intermédaire d'une bottine de

1. *Bull. de thérap.*, 1847, t. XXXII, p. 31.
2. *Gazette médicale*, 1854, p. 390.
3. *Gazette hebdomadaire*, 1854, p. 464.

caoutchouc à deux valves, ou bien en employant un bandage inamovible, et les lacs sont assujettis au-dessous de la semelle.

Il est évident que des coussins doivent être interposés entre le membre et les attelles latérales et postérieure ; on peut

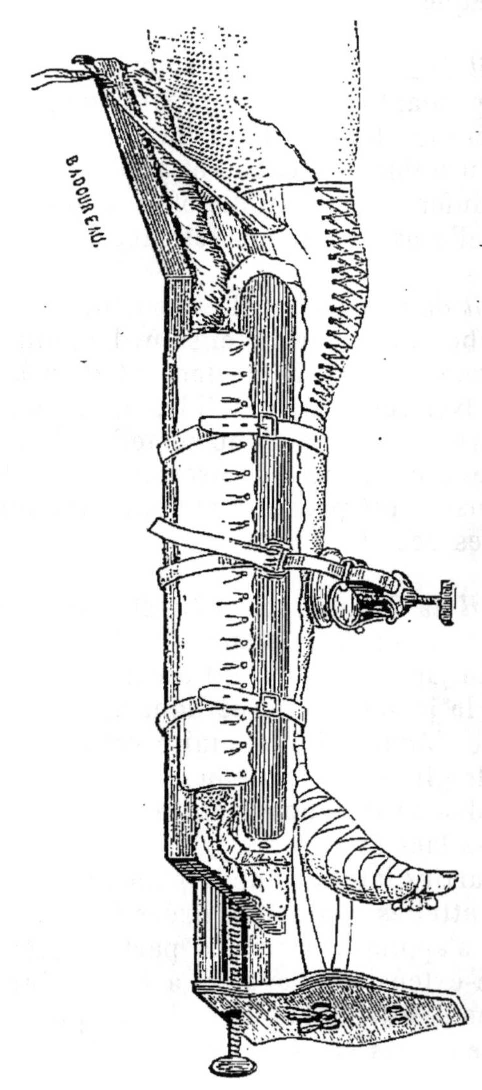

FIG. 195. — Appareil de S. Laugier.

même ajouter un compresseur analogue au tourniquet de J. L. Petit, s'il y a tendance au déplacement d'un fragment en avant [1].

1. *Gazette des hôpitaux*, 1855, p. 230.

5° *Appareils de Burggræve.* — Ils peuvent s'appliquer à la cuisse ou à la jambe.

L'appareil de cuisse consiste en deux attelles latérales d'acier, composées chacune de deux parties glissant l'une sur l'autre à l'aide d'une double crémaillère à clef. En haut, l'attelle externe se fixe autour du bassin à l'aide d'une courroie; l'attelle interne prend son point d'appui sous la branche ischio-pubienne à l'aide d'un sous-cuisse. En bas, les deux attelles sont assujetties autour de la jambe et s'articulent avec une

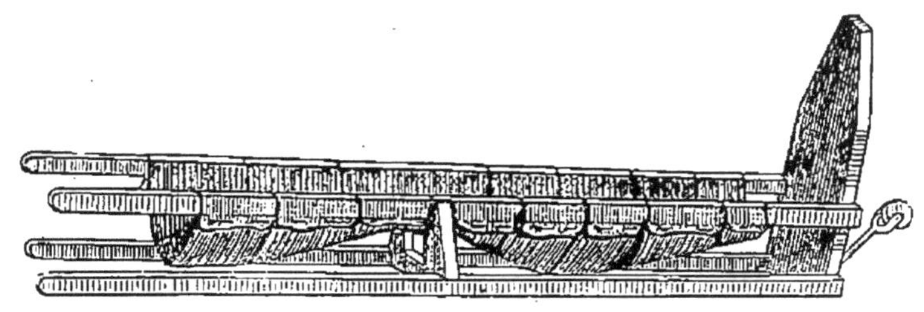

Fig. 196. — Appareil de Hogden.

semelle ou sandale sur laquelle le pied est maintenu à l'aide de courroies croisées. Cette machine s'applique sur un appa-

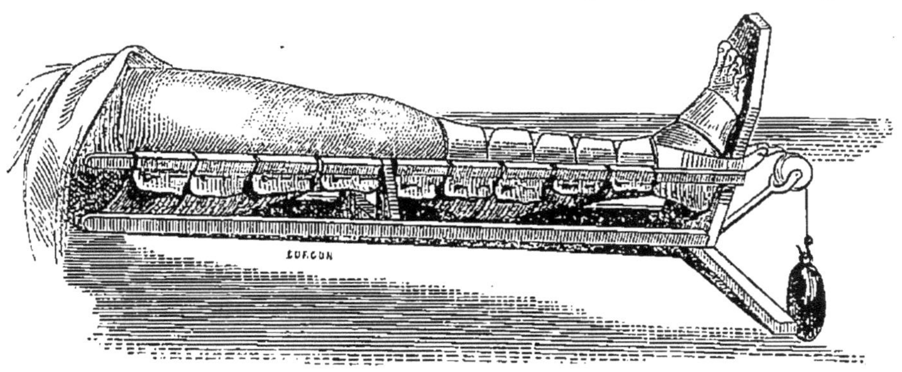

Fig. 197. — Appareil de Hogden appliqué.

reil ouaté (voy. *Appareils de Burggræve*), et doit être placée avant la dessiccation du bandage.

L'appareil des fractures de jambe prend son point d'appui autour du genou, et est d'ailleurs construit d'après les mêmes principes.

6° *Appareil de Hogden.* — Il est très-simple et très-facile à appliquer. Il se compose d'un cadre de bois (fig. 196) formé de quatre barres et d'une semelle de bois. Les deux barres inférieures servent de support à l'appareil ; les deux barres supérieures donnent attache à une série de bandelettes qui par leur ensemble constituent un véritable hamac pour le membre fracturé.

La semelle, fixée aux barres de bois par des vis, repose sur une traverse du milieu de laquelle s'élève obliquement, en haut et en avant, une tige portant une poulie.

Le pied est maintenu contre la semelle par deux larges bandes de diachylon dont les chefs inférieurs sont collés autour de la planchette, tandis que les supérieurs sont assujettis de chaque côté de la jambe à l'aide d'une bande roulée. Une corde passe dans l'anse des bandelettes agglutinatives sous la semelle, et supportant un poids quelconque, se réfléchit sur la poulie. La contre-extension est faite par un lacs qui, passant sur le périnée et le pubis, est fixé au chevet du lit.

Cet appareil a été très-employé dans les hôpitaux militaires de l'Amérique du Nord [1].

7° *Appareil américain.* — Cet appareil, présenté à Nélaton vers 1858, a été quelque peu modifié par Charrière sous l'inspiration de Nélaton et Demarquay. Il est utilisé pour le traitement des fractures de cuisse.

A. L'appareil de Demarquay consiste en une longue attelle échancrée à sa partie supérieure, et présentant à sa partie inférieure un plan métallique perpendiculaire à sa direction. Le plan, horizontal quand l'appareil est appliqué, est solidement fixé à la partie inférieure de l'attelle, et supporte un treuil autour duquel viennent s'enrouler les lacs destinés à l'extension. On comprend tout de suite le mécanisme de l'appareil : la contre-extension est produite comme dans l'appareil de Boyer, et les lacs extenseurs viennent s'enrouler autour du treuil. On peut ainsi exercer des tractions plus ou moins considérables sur le membre fracturé.

B. L'appareil américain, tel qu'il a été présenté au professeur Nélaton en 1858, se compose : 1° d'une longue attelle qu'on applique au côté externe du membre; elle remonte jusqu'à l'aisselle et descend bien plus bas que le pied; 2° d'une attelle interne qui s'arrête en haut, vers le milieu de la

1. *American med. Times*, may 1863.

cuisse, tandis qu'elle arrive en bas au même niveau que la

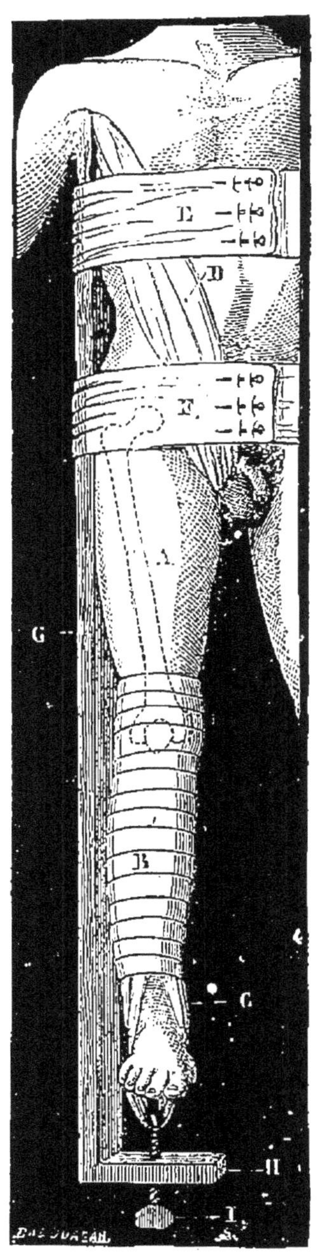

Fig. 198. — Appareil américain.

précédente; 3° d'une planchette transversale, entrant par glissement de bas en haut dans deux mortaises pratiquées à la partie inférieure des attelles, dont elle maintient l'écartement. Cette petite planchette présente une vis de rappel qui se termine en crochet. La partie supérieure de l'attelle externe est fixée sur la paroi latérale du thorax par une ceinture spéciale offrant une sorte de petit sac dans lequel se loge l'extrémité de l'attelle. Un lacs contre-extenseur, en cuir doux rembourré de crin, entoure la racine du membre fracturé, et s'attache par ses deux extrémités sur l'attelle externe, vers l'aisselle. Quant à l'extension, on applique sur la peau une large bandelette de diachylon, dont la partie moyenne reste libre en formant une sorte d'étrier au-dessous de la plante du pied, tandis que les chefs appliqués sur les côtés de la jambe arrivent jusqu'au niveau de la fracture. Cette bande est maintenue par un bandage roulé, ce qui l'empêche de céder à la traction exercée sur sa partie moyenne par la vis de rappel adaptée à la planchette transversale [1].

Au lieu d'employer deux attelles, on peut n'en utiliser qu'une, comme dans l'appareil représenté figure 198. Il est bien entendu que c'est l'attelle externe que l'on conserve.

C. Nélaton a fait usage d'un appareil tout à fait analogue; seulement l'attelle externe, munie d'un treuil, et l'attelle interne, sont de métal, disposées en gouttières et garnies de coussins. A la partie supérieure de l'attelle externe s'adapte une ceinture et se fixent des lacs contre-extenseurs. Le mécanisme est, en somme, le même que précédemment.

Parmi les appareils à extension continue, plus récemment préconisés pour le traitement des fractures de cuisse et de la coxalgie, nous croyons devoir décrire ceux de MM. L. Le Fort et Hennequin.

8° *L'appareil de M. le professeur L. Le Fort* se compose d'une ceinture de cuir renforcée par un arc métallique et formée de deux valves séparables en avant et en arrière, qui par conséquent peuvent s'adapter au volume du tronc des individus. Ces deux valves glissent sur une tige horizontale servant en même temps de point de sustentation. Cette ceinture est doublée d'un coussin matelassé qui, s'appliquant sur les saillies et les dépressions du bassin, donne un premier point d'appui à la contre-extension (fig. 199).

1. Nélaton, *Éléments de path. chirurgicale*, t. II, p. 415, 1868.

Le point d'appui principal se prend sur l'ischion au moyen d'un arc métallique disposé de manière à s'appliquer sur la tubérosité ischiatique par une face et non par un bord. Cette

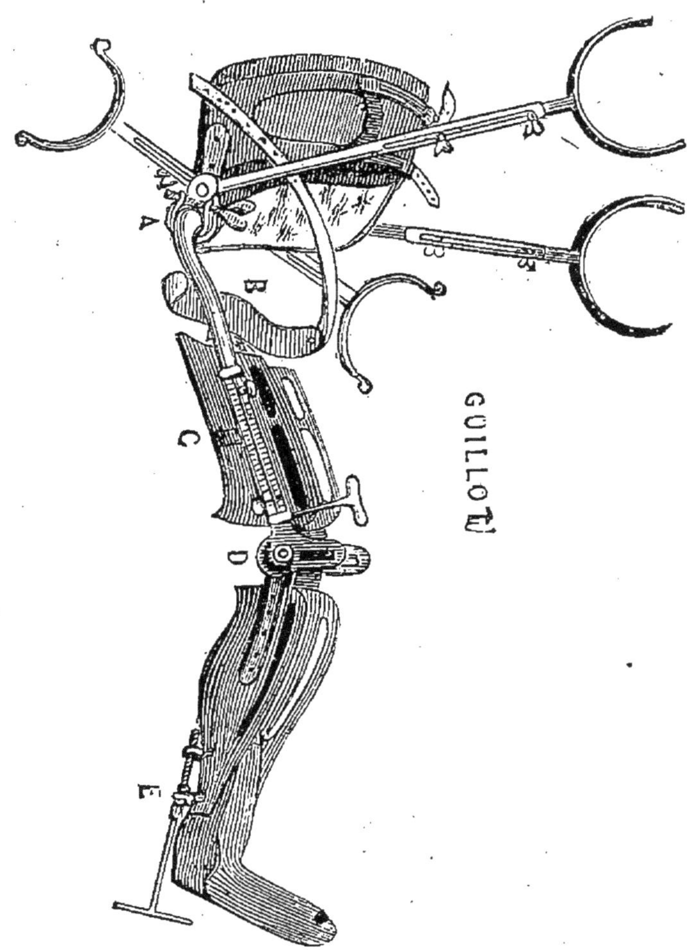

Fig. 199. — Appareil de M. le professeur L. Le Fort.

pièce B, fixée au côté interne de la gouttière fémorale, est mobile à l'aide d'une double articulation, et peut suivre tous les mouvements imprimés au membre sans abandonner l'ischion. La pression exercée sur cette tubérosité peut être augmentée ou diminuée, grâce à la crémaillère que porte sa tige de support.

Dans quelques cas, le point d'appui axillaire est pris à l'aide de deux béquillons mobiles dont on augmente la longueur, selon le besoin.

La gouttière métallique C, sur laquelle repose le membre, se rattache à la ceinture par une articulation à noix A, ce qui permet tous les mouvements; de plus, cette articulation peut être immobilisée à l'aide de deux vis.

L'extension peut être faite de diverses manières.

Dans le cas où l'on prend un point d'appui sur le mollet, la jambe étant fléchie sur la cuisse, il suffit d'agir au moyen d'une clef sur la crémaillère dont sont munis les bords de la gouttière pour allonger la partie crurale de l'appareil.

Si le point d'appui est pris sur la jambe et le pied, on laisse le membre droit et l'on allonge soit la partie crurale, comme précédemment, soit la partie jambière, à l'aide d'une vis E placée sous l'appareil. On peut prendre son point d'appui sur le fémur seul; il suffit alors de supprimer toute la partie inférieure de l'appareil en dévissant les deux écrous situés au niveau du genou, D.

L'application des liens extenseurs se fait à l'aide de bandelettes de diachylon. On coupe des bandelettes de diachylon ayant environ deux fois la longueur de la cuisse du malade. Prenant successivement chacune des bandelettes, on en applique une des extrémités sur la face antérieure de la cuisse, vers la racine du membre, au niveau, par exemple, de l'épine iliaque; on l'amène obliquement en bas, en suivant le trajet du couturier, jusqu'à ce qu'on soit arrivé au niveau de la tubérosité interne du fémur. Là on la replie sur elle-même et on la ramène en haut, sur la face postérieure de la cuisse, jusque vers l'ischion. A côté de cette bandelette, on en applique une autre, en ayant soin de la faire arriver en bas au même point que la précédente. En opérant ainsi des deux côtés et en entourant la cuisse de quelques bandelettes circulaires non serrées, on a au niveau du genou deux anses latérales solides, dans lesquelles on passe un lien qu'on fixe aux anneaux qui terminent en bas les tiges latérales de la gouttière crurale [1].

Cet appareil, assez compliqué, remplirait, d'après M. Le Fort, toutes les indications que nécessite le traitement des fractures obliques du fémur, et cela beaucoup mieux que les divers appareils de Gross, Gilbert, Hodge, Buck et Swinburne, utilisés surtout en Amérique.

9° *Appareil de M. Hennequin.* — Il peut servir dans le traite-

1. *Gazette des hôpitaux*, 1869, p. 35. (Société de chirurgie, séance du 23 décembre 1868.)

ment des fractures de cuisse et dans celui de la coxalgie. Grâce à son emploi, le membre malade ou fracturé peut être placé en trois positions principales, selon le besoin et le désir du chirurgien : 1° la position en équerre (la cuisse horizontale et la jambe verticale); 2° la position rectiligne; 3° la position en double plan incliné.

Voici la description qu'en donne l'auteur :

« Pour plus de clarté, dit-il [1], je diviserai la description en trois parties :

» La première comprendra la gouttière;

» La deuxième, les pièces destinées à faire l'extension;

» La troisième, les pièces destinées à faire la contre-extension.

» 1° La gouttière (fig. 200) se compose de deux armatures articulées au niveau du genou et complétement indépendantes. L'une embrasse la cuisse, et l'autre la jambe.

» La première (A) est formée de deux bandelettes longitudinales B, B', de beaucoup plus longues que le fémur, réunies entre elles par deux autres bandelettes demi-circulaires. L'espace quadrangulaire compris entre les bandelettes longitudinales et demi-circulaires est occupé par un tissu en fil de fer qui le transforme en gouttière conique.

» La seconde pièce, destinée à la jambe, se compose de deux bandelettes latérales M, M', réunies à leurs extrémités inférieures par une pédale I, encadrée O, O'. Leurs extrémités supérieures sont courbées en croissant et taillées en râpe pour empêcher le glissement. Des trous percés de distance en distance reçoivent des boulons à écrou N, N', qui traversent des rainures pratiquées dans les bandes longitudinales de la gouttière crurale, et fixent l'armature inférieure à la supérieure dans n'importe quelle position. La pédale peut s'incliner à droite ou à gauche : le cadre protége le pied contre les agents extérieurs; il porte des galets R, R', servant de poulies de réflexion aux élastiques, le membre étant dans la position rectiligne.

» 2° Les pièces destinées à l'extension sont au nombre de deux : une molletière à rigole et une sorte de bracelet qui s'applique au-dessus du genou. La molletière *e*, *e'*, de forme demi-cylindrique, est en cuir moulé; sa concavité est rembourrée dans une partie de son étendue seulement; une rigole

1. *Arch. génér. de médecine*, 1868 et 1869, et *Traité des fractures du fémur*, 1 vol.; Paris, 1877.

longitudinale *f* correspond aux vaisseaux et nerfs poplités ; sa

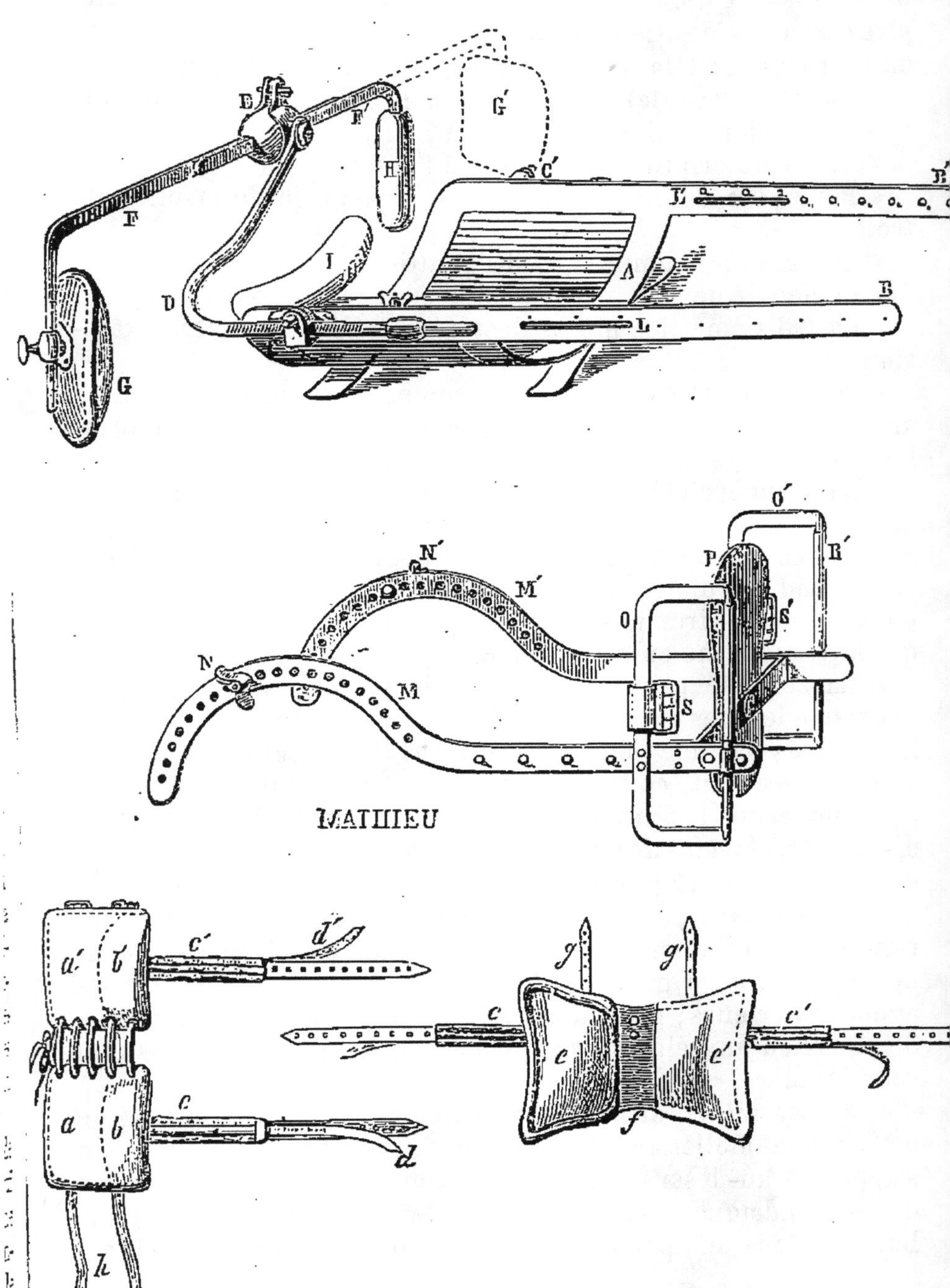

Fig. 200. — Appareil de M. Hennequin.

face convexe porte une paire de muscles artificiels terminés par des lanières que l'on fixe à des boutons disposés dans ce but sur la face interne des bandes longitudinales de la gouttière crurale. La molletière se place sur les gastro-cnémiens aussi haut que possible...

» La seconde pièce est une sorte de bracelet formé de deux demi-cylindres *a*, *a'* réunis en dessous par un lacet, en dessus par des bandes armées de boucles. Ainsi disposé, ce bracelet peut s'adapter à tous les membres. Il est en cuir moulé, très-fortement rembourré au niveau des condyles du fémur *b*, *b'*. Chacun des demi-cylindres porte un bouton destiné à recevoir un muscle artificiel qui va se fixer à la bandelette longitudinale et concourt à faire l'extension.

» 3° Les pièces qui servent à faire la contre-extension sont au nombre de trois : l'une pour la fosse iliaque externe, l'autre pour la branche-horizontale du pubis, la troisième pour la tubérosité ischiatique.

» La première est une pelote ovalaire, G, G', portée par une tige coudée à angle droit, F; la seconde est un petit coussin, H, en forme de boudin, traversé selon son axe par un canal dans lequel s'engage l'extrémité d'une autre tige coudée, semblable à la première; la troisième a la forme d'un croissant I, à concavité supérieure, qu'elle devance d'environ 3 centimètres.

» Ici se place la description de la partie la plus compliquée de l'appareil. Les deux tiges coudées à angle droit, F, F', dont l'une supporte la pelote iliaque G, et l'autre le coussin pubien H, traversent une sphère en bois coupée en deux parties selon une rainure qui est transformée en canal par la juxtaposition des hémisphères. La largeur du canal étant plus petite que l'épaisseur des deux tiges réunies, les hémisphères ne peuvent arriver au contact qu'en les pressant fortement l'un contre l'autre.

» La sphère de bois est reçue dans une coquille à deux valves E fortement échancrée. C'est, si l'on veut, une sphère creuse à laquelle on aurait enlevé deux larges calotes sphériques à ses pôles.

» Les deux valves sont réunies à une de leurs extrémités par une charnière, à l'autre par une vis de pression. Le sphéroïde qui les a engendrées est plus petit que la sphère qu'elles reçoivent dans leur écartement. Leurs surfaces concaves sont hérissées de dents qui mordent dans la sphère de bois, arrêtent ses mouvements et la fixent dans une position quelconque. L'une des valves est articulée à une tige d'acier D, coudée à angle droit, traversant des coussinets rivés aux bandelettes longitudinales de la gouttière crurale. Les coussinets arrêtent tout à la fois son mouvement de rotation et de va-et-vient.

» L'ensemble de ce mécanisme forme (qu'on me passe l'expression) une sorte de collier qui embrasse la racine du membre inférieur en s'appuyant sur les saillies de l'os des iles, comme le collier embrasse le cou du cheval et prend ses points fixes sur le squelette des épaules pendant la traction.

» Les pièces mobiles peuvent être arrêtées dans une position donnée, et permettent de soulager un des points d'appui en reportant sur les autres toute la contre-extension. »

Mode d'application. — Après avoir entouré le pied, la jambe et les condyles du fémur d'un bandage ouaté compressif, on place le bracelet au-dessus du genou et la molletière sur les jumeaux; on passe la gouttière sous la cuisse, en ayant soin que la tubérosité de l'ischion vienne s'arc-bouter contre le croissant.

Le membre est mis en abduction modérée, la pelote ajustée sur la fosse iliaque externe et le coussin sur la branche du pubis, à moins toutefois qu'on ne remplace ce dernier par une autre pelote iliaque. Les pièces étant bien assujetties contre les saillies osseuses, on les fixe dans leur position respective par les vis de pression de la coquille et du coussinet.

On procède ensuite à l'extension : c'est du reste très-simple lorsqu'on met le membre en première position. La jambe étant fléchie à angle obtus, on accroche les lanières qui terminent les muscles artificiels aux boutons disposés sur les faces internes des bandelettes de la gouttière crurale. Dans les cas ordinaires, l'armature de la jambe n'est pas nécessaire, elle n'est réellement utile que lorsqu'on veut faire l'extension dans la position rectiligne ou dans la position en double plan incliné.

Cet appareil, assez compliqué, et par celà même difficile à se procurer, a été employé avec succès dans les services de MM. Desormaux, Gosselin, etc.

Notons toutefois que M. Hennequin s'est efforcé de rendre son appareil plus facile à construire par les praticiens [1]. A cet effet, après avoir entouré le pied, la jambe et le quart inférieur de la cuisse d'un bandage ouaté compressif, il établit l'extension, à l'aide d'une serviette pliée en cravate, don le plein répond à la face antérieure de la cuisse, immédiatement au-dessus de la rotule, et dont les deux chefs entrecroisés dans

1. *Traité des fractures du fémur*, p. 501; Paris, 1877.

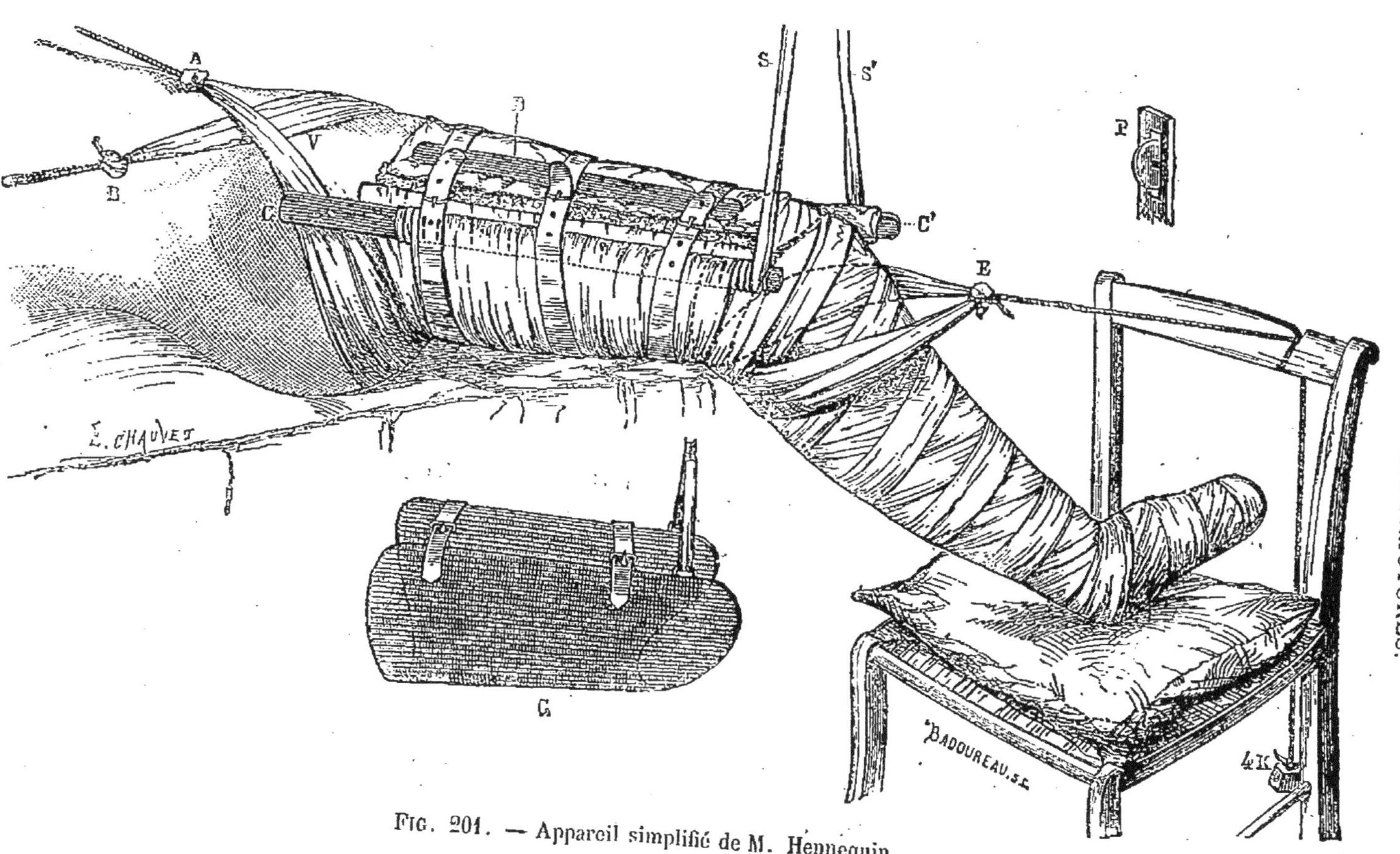

Fig. 201. — Appareil simplifié de M. Hennequin.

le creux poplité sont ramenés en avant à la partie supérieure de la jambe où ils sont noués (fig. 200, E). Une corde attachée sur un des côtés du nœud, va se réfléchir sur le dossier d'une chaise, ou sur une poulie; un corps pesant fixé à cette corde fait l'extension.

La contre-extension se fait aussi à l'aide d'une serviette A, B, pliée en cravate, dont le plein logé dans le pli fessier, prend un point d'appui sur l'ischion, et dont les chefs dirigés l'un en dehors, l'autre en dedans sur le pli génito-crural sont ramenés sur le ventre et se croisent au-dessus de l'aine en évitant de comprimer les vaisseaux. Une corde fixée à l'extrémité de ces chefs embrasse dans son anse un des montants ou tout le panneau du lit. Notons que cette cravate peut être disposée en sens inverse, son plein répondant à la face antérieure de la cuisse et ses deux chefs s'entre-croisant en arrière.

La gouttière en fil de fer de l'appareil mécanique est remplacée par une gouttière en linge, construite avec deux attelles C, C', et une serviette, et s'étendant de l'ischion au creux poplité. Une attelle D est placée sur la face antérieure de la cuisse, et trois lacs maintiennent la gouttière et l'attelle.

Une bande S, S', dont les chefs sont fixés aux extrémités inférieures des attelles latérales, sert à suspendre le membre au ciel du lit. De plus le lacs supérieur devra être cousu ou fixé avec des épingles à la coulisse de la serviette pour empêcher les attelles de basculer.

Comme cette gouttière est assez difficile à construire, M. Hennequin la remplace avec avantage par une gouttière crurale en fil de fer G, fortement échancrée au niveau du creux poplité.

Dans le chapitre suivant, nous verrons encore que les divers systèmes préconisés par Baudens, Jules Roux, Gaillard (de Poitiers), etc., peuvent être parfaitement utilisés pour faire l'extension continue, surtout dans les fractures du membre inférieur.

Empressons-nous d'ajouter que l'extension continue a été aussi préconisée dans le traitement de quelques fractures de l'humérus, et qu'un certain nombre d'appareils sont dus à Bonnet, Gély, Jobert, Pétrequin, etc.[1].

1. Pour les détails, voyez Gaujot, *loc. cit.*, p. 234 à 239.

ARTICLE VI.

APPAREILS HYPONARTHÉCIQUES.

Ces appareils ont pour caractère de laisser à découvert au moins la moitié antérieure du membre fracturé, et même quelquefois le membre tout entier, à l'exception de la partie qui repose sur le plan de sustentation.

Parmi les appareils hyponarthéciques, nous décrirons les *gouttières*, les *boîtes*, les *coussins*, les *doubles plans inclinés*, les *appareils à suspension*, *l'appareil* de Gaillard (de Poitiers), *l'appareil polydactyle* de J. Roux (de Toulon).

§ 1. — Gouttières.

Les *gouttières* ont été longtemps employées pour contenir les fractures, surtout celles des membres inférieurs, mais elles ont été bien rarement mises en usage à l'exclusion de tout autre appareil. Le membre enveloppé de son bandage est placé dans la gouttière qui joue alors le rôle des attelles.

Les gouttières sont de bois, de fer, de fer-blanc, de cuivre, etc.

Les gouttières de bois, de fer-blanc, de cuivre, préconisées par les anciens chirurgiens (Gooch, A. Paré, Scultet, Heister, etc.), sont généralement abandonnées aujourd'hui ; cependant, comme le dit très-justement M. Gaujot « il est bon

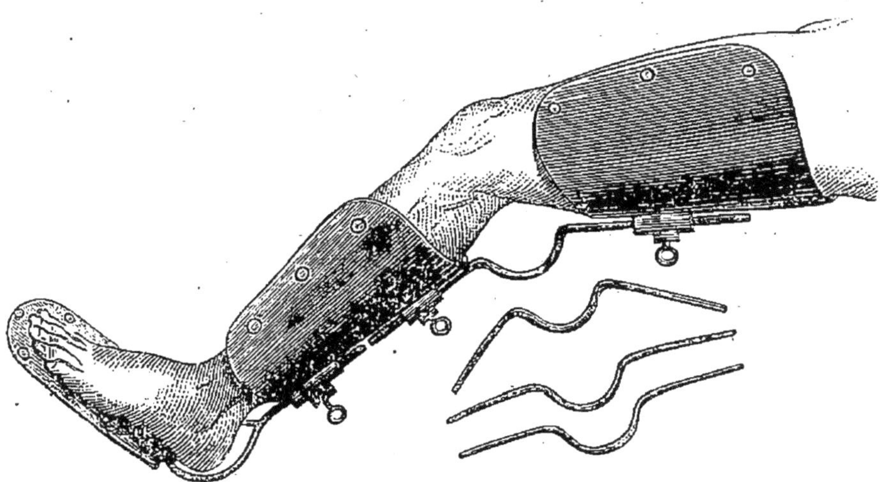

Fig. 202. — Gouttières métalliques.

d'en conserver le souvenir, ne serait-ce que pour réduire à leur juste valeur les prétendues inventions modernes qui ne font, la plupart du temps, que rééditer quelques-uns de ces engins plus ou moins compliqués ».

A. *Gouttières métalliques.* — Les Anglais se servent cependant encore de gouttières en tôle d'acier, surtout pour le membre inférieur (appareils de Liston et de Fergusson).

Pendant la guerre de 1870-71, nous avons employé des demi-gouttières en tôle pour le traitement des fractures du membre supérieur, l'une des demi-gouttières répond au bras, et l'autre à l'avant-bras; elles sont réunies par une tige métallique arquée qui est arrêtée par une vis de pression aux extrémités des gouttières correspondant au coude. Ces appareils assez commodes, surtout en campagne, immobilisent bien les fragments des fractures de l'humérus, et sont indiqués dans les cas de plaies ou de résection du coude.

On peut aussi les utiliser pour le membre inférieur (fig. 202.

B. *Gouttières de fil de fer.* — Ces gouttières, très-légères, sont faites avec du fil de fer étamé ou galvanisé afin d'éviter

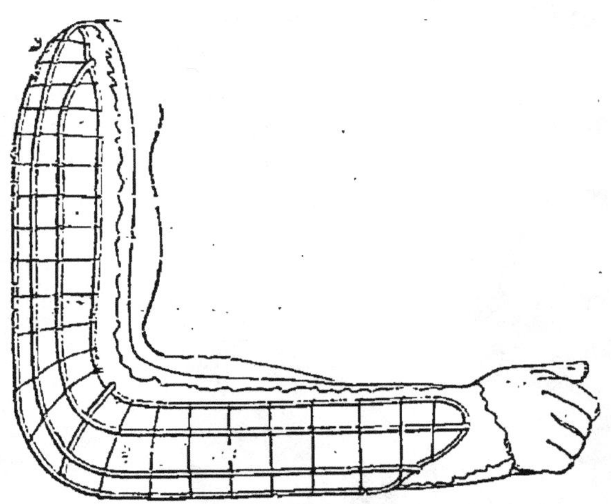

FIG. 203. — Gouttière pour le bras et l'avant-bras.

la rouille. Préconisées par Mayor, leur emploi s'est tellement généralisé qu'elles sont presque les seules qui soient employées aujourd'hui.

La figure 203, représente une gouttière coudée dans laquelle on place le bras et l'avant-bras; enfin la jambe (fig. 204), la cuisse peuvent être placées dans des gouttières analogues. Nous avons pensé que ces deux gouttières suffisaient pour donner une bonne idée de la forme et des usages de ces appareils.

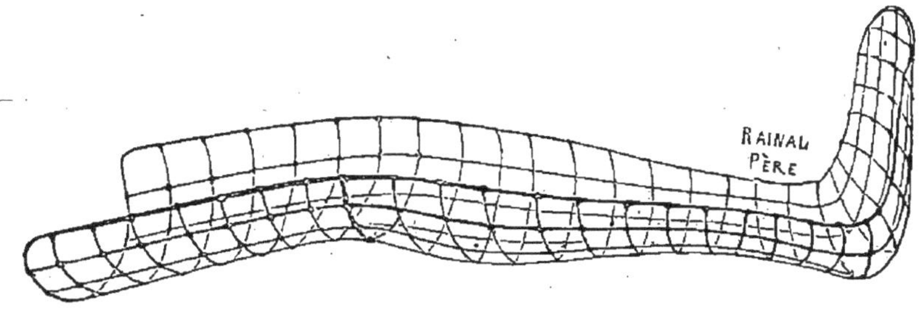

Fig. 204. — Gouttière en fil de fer pour la jambe et la cuisse.

Bonnet (de Lyon) a encore vulgarisé et perfectionné l'emploi des gouttières en fil métallique, en cherchant à leur donner très-exactement la forme des parties destinées à être immobilisées et en les matelassant convenablement. (Fig. 205).

Les gouttières destinées aux fractures de l'humérus se composent de deux pièces réunies l'une à l'autre au niveau du creux axillaire du côté malade. L'une de ces pièces embrasse l'épaule et le thorax, l'autre le bras et l'avant-bras maintenu dans la demi-flexion. Un baudrier passant sur l'épaule saine et fixé à

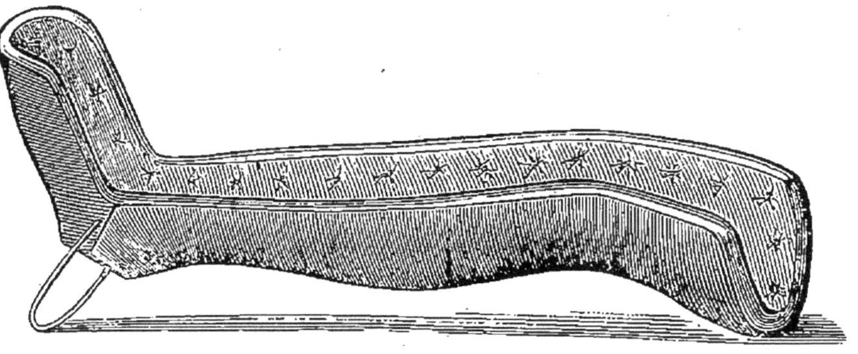

Fig. 205. — Gouttière matelassée pour la jambe et le pied.

la pièce qui enlace le thorax soutient l'appareil. Le bras et l'avant-bras sont fixés dans la gouttière par des courroies. Malgré ses avantages, ce moyen de contention est peu employé, ce qui tient à la nécessité de faire construire un appareil spécial pour chaque cas particulier.

La gouttière double destinée aux membres inférieurs sera décrite plus loin à propos des *affections des articulations*.

Enfin on peut citer comme un perfectionnement de la double gouttière de Bonnet, l'*appareil brancard* de Palasciano (de Naples) représenté dans la figure 206. C'est, comme on le voit, un véritable lit, dans lequel le malade peut rester jusqu'à son complet rétablissement; malheureusement l'usage de cet appareil ne peut être que très-exceptionnel vu son volume et son prix élevé.

C. *Gouttières en gutta-percha.* — Les propriétés de la gutta-percha ont été utilisées pour en faire des attelles moulées,

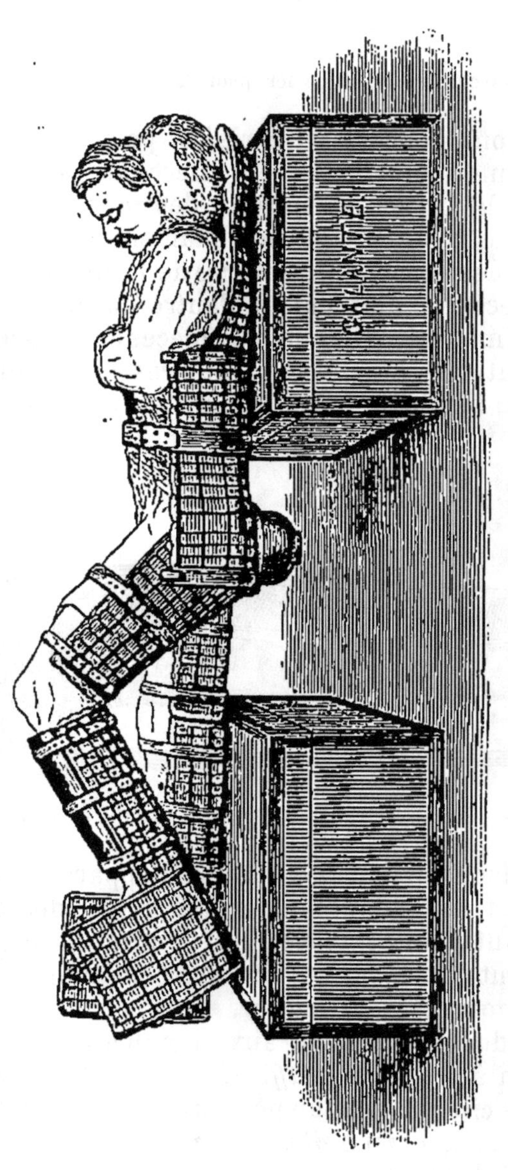

Fig. 206. — Appareil de Palasciano.

des demi-gouttières et même des gouttières complètes. Dans ce but, on emploie des feuilles de gutta-percha, de 6 à 8 millimètres d'épaisseur et de grandeur variable, en rapport avec l'étendue du membre ou du segment de membre qu'il s'agit de maintenir. La feuille de gutta-percha est plongée dans de l'eau presque bouillante, et, comme elle se ramollit entre 65 et 70 degrés, on peut la mouler sur la partie qu'on veut maintenir ou bien sur un membre sain d'un sujet de même taille, dans le cas où le membre lésé serait trop vivement impressionné par l'application de la lamelle de gutta-percha. Celle-ci doit être aussitôt refroidie avec de l'eau fraîche et laissée quelques minutes en place en la maintenant avec une bande mouillée. Nous reviendrons sur cette question à propos des appareils modelés.

D. Les *gouttières de carton*, utilisées par les anciens chirurgiens, sont très-fréquemment employées, soit seules, soit, ce qui est le cas ordinaire, dans la confection des *appareils inamovibles*, comme nous le verrons en décrivant ceux-ci. (Voyez plus loin *Appareils de Seutin, de Burggrœve, de Carret, de Merchie, etc.*)

E. Signalons encore l'emploi de *gouttières de cuir*, préconisées de nouveau par M. Lambron [1], qui en a fait de véritables appareils inamovibles, surtout pour le traitement des lésions du membre inférieur.

F. Enfin, dans ces derniers temps, on a utilisé des attelles et des gouttières moulées en *feutre plastique*.

§ 2. — Boîtes.

Elles diffèrent des gouttières en ce qu'elles présentent un fond uni et deux faces latérales planes. Le membre placé dans ces boîtes est garni de laine, de linge, etc., de manière à se trouver immobilisé dans la position que lui a donnée le chirurgien. M. Forster entoure le membre de sable mouillé.

Au lieu de confectionner le fond de la boîte avec des planches, J. L. Petit imagina de clouer des sangles sur un châssis; de cette manière, le membre posait sur un plan beaucoup moins dur. Comme nous l'avons déjà vu, Gariel a inventé une boîte à compartiments mobiles à l'aide de charnières, dont

1. Richet, *Bull. de la Soc. de chirurgie*, 1854; t. IV, p. 481, 493 et suivantes.

chaque paroi supporte un coussin de caoutchouc. Nous ne pouvons nous arrêter à décrire ici les diverses espèces de boîte, préconisées par J. L. Petit, Gauthier de Saint-Martin et Gunther [1]; nous nous bornerons aux appareils de Baudens.

Appareils de Baudens.

Baudens [2] a imaginé, il y a déjà quelques années, un appareil à extension fort ingénieux, se composant : d'une boîte de bois à ciel ouvert percée d'un grand nombre de trous sur ses faces latérales et sur la paroi qui forme son extrémité digitale; de liens extensifs et contre-extensifs, qui se fixent sur la paroi digitale de la boîte; enfin, de lacs latéraux attachés sur les parois latérales.

Nous allons entrer dans quelques détails sur la description de ces appareils, en insistant sur ceux qui sont utilisés dans les fractures de cuisse et de jambe, et nous terminerons par quelques mots sur l'emploi de ces boîtes dans les fractures de l'avant-bras.

I. Appareil a extension des fractures de la cuisse. — Cet appareil se compose :

1° d'une boîte à ciel ouvert, plus longue que le membre auquel elle est destinée; elle a une paroi postérieure, ou plancher, sur laquelle le membre doit reposer, deux parois latérales, deux extrémités, une pelvienne, une autre digitale (fig. 207).

La paroi postérieure est échancrée à la partie externe pour recevoir les liens de la contre-extension; elle offre en haut peu de largeur, afin de permettre au siége de reposer sur le lit.

La paroi externe est la plus longue; elle est percée de trous parallèles, distants les uns des autres de 5 à 6 centimètres. Quant à l'interne, moins longue que la précédente, elle est également percée de trous.

L'extrémité pelvienne est ouverte; la digitale, au contraire, est fermée dans l'intervalle que laissent entre elles les parois de la boîte; cette paroi est également percée de trous, et présente sur son bord supérieur quelques échancrures pour les liens de l'extension.

Tous ces compartiments sont articulés au moyen de char-

1. Voyez Gaujot, *loc. cit.*, p. 182 et 183.
2. *Comptes rendus de l'Académie des sciences*, t. XXXIX, p. 270, et t. XL, p. 112. Paris, 1854.

nières qui permettent, pour aider au pansement, de déployer les parois de la boîte ; deux petits crochets placés à l'extrémité digitale maintiennent toutes ces parties en rapport.

2° D'un large anneau (fig. 207), très-épais, de peau de daim

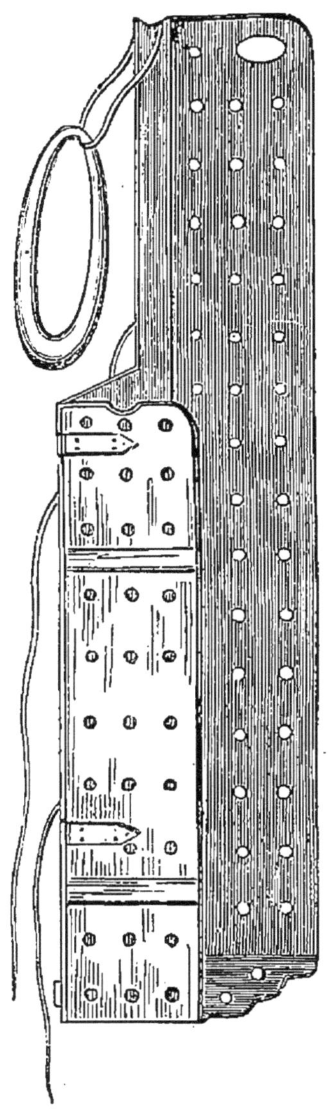

FIG. 207. — Boîte de Baudens pour les fractures de cuisse.

rembourrée de crin, qui s'applique à la racine du membre. Cet anneau, destiné à la contre-extension, doit prendre son point d'appui sur la branche ascendante du pubis, et être largement ouvert, pour que le grand trochanter, les os iliaques et les parties molles puissent se loger dans son contour, et ne soient pas exposés à une pression douloureuse. A sa partie supérieure sont fixées deux cordes solides, qui se réfléchissent sur l'échancrure de l'extrémité pelvienne du plancher de la boîte, et viennent le long de cette paroi postérieure gagner son extrémité digitale pour y être fixés.

3° D'un matelas fait à l'instant même par le chirurgien, en mettant au centre d'un drap plié carrément un épais lit de crin. Ce matelas souple et élastique, placé sur le plancher de la boîte, permet au membre de se mouler exactement sur lui, et prévient une pression souvent fort douloureuse.

4° D'un autre petit matelas de crin, désigné sous le nom de *talonnière*, qui doit être placé sur le précédent, au-dessous du tendon d'Achille, de manière à laisser libre le calcanéum.

5° De plusieurs petits coussins disposés en pyramide, et posés sous le jarret pour mettre la cuisse dans une légère flexion.

6° De lacs extenseurs sur le genou et sur le pied : nous y reviendrons tout à l'heure en décrivant l'application de l'appareil.

7° D'une bande roulée s'étendant depuis les orteils jusqu'au dessus de la rotule.

8° De lacs que nous désignerons sous le nom de lacs *coaptateurs*.

9° De coton cardé.

10° D'un épais mucilage de gomme.

Application de l'appareil. — On place sur la face postérieure de la boîte, dont les parois sont déployées, le matelas de crin que l'on recouvre d'une alèze; les aides en nombre suffisant soulèvent le membre malade, pendant que d'autres glissent l'appareil entre le membre et le lit. L'anneau contre-extenseur est engagé dans le membre jusqu'à sa racine; les cordes dont nous avons déjà parlé sont attachées à la partie supérieure de l'anneau, passées dans l'échancrure et ramenées sous le plancher de la boîte, jusqu'à l'extrémité digitale de celle-ci. Des aides tiennent le membre demi-fléchi, la jambe assez élevée, pour qu'on puisse appliquer le bandage spiral. On entoure tout le membre d'une couche de ouate assez épaisse, puis on applique le bandage spiral, des extrémités vers la racine du membre, en lui faisant subir quelques modifications pour maintenir les liens extenseurs. Ainsi, après avoir décrit autour du pied des tours de spire en nombre suffisant pour l'envelopper et maintenir le coton, on couvre le bandage d'une couche épaisse de gomme; on place sur la plante du pied, dans son tiers moyen, les bandes extensives du pied, que l'on maintient fixées à l'aide de nouveaux tours de spire également recouverts d'un vernis de gomme. On continue l'application du bandage jusqu'au-dessus de la rotule; on fixe les bandes extensives du genou de la même manière que celles du pied, par quelques tours de spire recouverts de gomme.

Comme les bandes du genou sont fixées à leur partie moyenne, afin d'avoir deux lacs de chaque côté, le supérieur est renversé de haut en bas; mais pour qu'il n'exerce pas de pression sur les téguments, on place dans le pli qu'il forme un épais cylindre de coton. Ce lacs est encore maintenu fixé

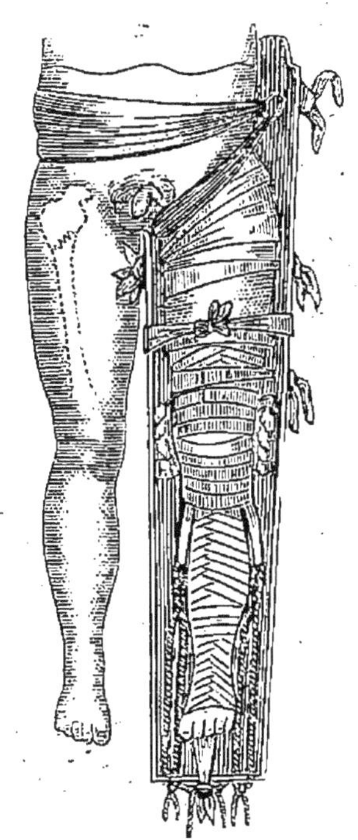

Fig. 208. — Appareil de Baudens appliqué à la cuisse.

par de nouveaux tours de bandes couverts d'un vernis gommé. Tout le reste du bandage est également solidifié à l'aide de la gomme.

Lorsque l'appareil est ainsi disposé, on replie le drap sur les parties latérales, de manière à faire des espèces de faux fanons, après quoi on ferme la boîte.

Quand le mélange qui doit faire une masse compacte de tout l'appareil est desséché, on procède à l'extension et à la contre-extension.

Les deux cordes de l'anneau contre-extenseur sont conduites en haut sur l'échancrure de la paroi postérieure de la boîte, ramenées en bas et attachées aux trous de la partie digitale de l'appareil; les lacs fixés à la plante du pied et sur la partie latérale du genou sont également réunis en bas, tirés fortement et fixés aux trous de la planchette digitale. Les lacs de la plante du pied sont, ainsi que nous l'avons déjà dit, au nombre de deux de chaque côte du pied, car ils sont fixés à leur partie moyenne : les inférieurs, traversant les trous de la planchette, sont dirigés en haut; les supérieurs, passant dans les échancrures du bord supérieur, sont noués avec les inférieurs. Les échancrures doivent être disposées de telle sorte que les lacs puissent ramener le pied dans telle direction que le chirurgien juge convenable. Si le pied avait de la tendance à se porter en dedans, les lacs, et avec eux le pied, seraient portés en dehors, et réciproquement.

Quant aux lacs coaptateurs, ils doivent être placés le jour même de l'application de l'appareil, de telle sorte que les fragments puissent être ramenés en contact. L'explication de la figure 208 fera mieux comprendre l'importance des lacs coaptateurs et la manière dont ils doivent être disposés.

La figure 208 représente d'un côté un appareil de fracture de cuisse entièrement appliqué, de l'autre, on voit le fémur. La ligne oblique, de haut en bas et de dedans en dehors, représente la fracture qui est dans l'appareil. Ainsi cette fracture siégeait dans le tiers supérieure du fémur; elle était très-oblique, le déplacement tendait à se faire dans le sens que nous allons indiquer.

Le fragment supérieur tendait à se porter en dehors : aussi a-t-on appliqué un lacs coaptateur très-large, qui embrasse tout le côté externe du membre, et va se nouer sur la face interne de la boîte : c'est le lacs le plus élevé dans la figure 208. Immédiatement au-dessous, un autre lacs plus étroit tire le fragment inférieur en dehors; il est placé en sens inverse du précédent, et est noué, par conséquent, sur la face externe de la boîte.

Le troisième lacs, toujours en allant de haut en bas, est destiné à empêcher le fragment inférieur de se porter en avant; il embrasse la face antérieure du membre, et vient, en passant à travers un des trous des deux faces latérales de la boîte, se nouer à la partie antérieure de la cuisse.

Le plus inférieur, enfin, tire le fragment inférieur en dehors, est placé de la même manière que le second, dont il peut être considéré comme l'accessoire.

Les deux bourrelets qu'on aperçoit sur les parties latérales du genou rendent assez mal la pyramide de coussins qui doit être placée sous le jarret.

Cet appareil est commode à appliquer, et ne cause au malade aucune espèce de gêne. Il peut se confectionner assez facilement, car il suffit de trois planches percées et réunies à l'aide de charnières pour le composer. S'il était trop long, l'espace compris entre le pied et la paroi digitale serait le seul inconvénient. Enfin, à l'aide des lacs coaptateurs, on remédie, dans une certaine limite, aux déplacements suivant la circonférence, et à l'aide de l'extension aux déplacements suivant la longueur.

Il serait assez difficile de placer les liens coaptateurs autour du membre fracturé, si l'on n'avait soin d'ouvrir la boîte, afin de les glisser entre le coussin et le membre. Mais, ainsi que nous l'avons vu, chacune des parois de la boîte est mobile au moyen de charnières, et il n'est besoin, pour l'ouvrir, que de détacher les petits crochets qui fixent les parois latérales à la paroi digitale; or, on peut le faire sans inconvénient pour l'extension, puisque cette dernière paroi, également mobile, est maintenue par les liens extensifs.

En examinant la manière d'agir de cet appareil, on voit 1° qu'il présente l'avantage de pouvoir être appliqué pour toute espèce de fracture, surtout pour les fractures avec plaie, le foyer du mal étant toujours à découvert; 2° qu'il est impossible qu'avec un peu de soin on ne prévienne pas un raccourcissement exagéré, puisque l'on peut faire l'extension et la contre-extension d'une manière permanente; 3° que l'extension peut être faite graduellement, si l'irritabilité du malade s'opposait à ce qu'elle fût complète dès les premiers jours. Enfin, il est toujours facile de panser la fracture sans faire éprouver au membre la moindre secousse, puisque l'extension et la contre-extension peuvent rester en permanence pendant tout le pansement.

II. Appareil des fractures de la jambe. — Cet appareil a la plus grande analogie avec celui que nous venons de décrire.

Il se compose d'une boîte beaucoup moins longue, semblable à celle des fractures de la cuisse, mais dont les deux parois latérales sont de longueur égale, et dont le plancher, plus long que les parois latérales, présente à son extrémité pelvienne deux échancrures pour établir l'extension (fig. 209).

Le matelas de crin, la talonnière, sont les mêmes; mais, au lieu d'une bande roulée, on se sert d'un appareil à bandes séparées, sans drap fanon ni attelles, destiné à toute la jambe, et de deux autres appareils plus petits, qui fixent les lacs extenseurs à la partie inférieure de la jambe et les lacs contre-extenseurs au-dessous du genou. Du coton doit, comme dans l'appareil précédent, garantir le membre sur toute sa circonférence.

Application de l'appareil. — On place sur la face postérieure de la boîte le matelas de crin; sur celui-ci, l'appareil

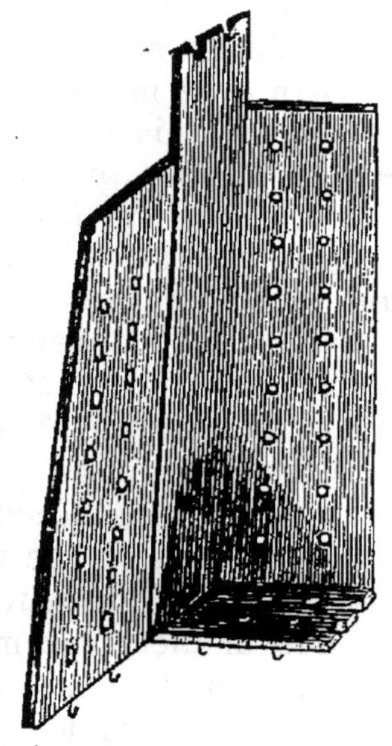

Fig. 209. — Boîte de Baudens pour les fractures de jambe.

à bandes séparées qui s'étend depuis les malléoles jusqu'au genou; puis une large compresse au niveau du tendon d'Achille, la talonnière, et par-dessus celle-ci le petit appareil à bandes séparées.

Le pied est enveloppé de coton maintenu par un bandage spiral recouvert d'une couche de gomme de consistance de bouillie. On applique alors les lacs extensifs du pied : ce sont deux longues bandes de forte toile neuve, placées à la voûte du pied parallèlement à sa longueur; ces liens sont fixés à leur partie moyenne par de nouveaux tours de spire rendus très-solides par une nouvelle couche de gomme. Ces lacs doivent être assez longs pour être fixés à l'extrémité digitale de la boîte.

On procède ensuite à l'application des lacs contre-extensifs sur le genou. Elle se fait de la même manière que pour le pied, c'est-à-dire qu'il faut avoir le soin d'envelopper le genou d'une couche épaisse de coton et d'un bandage solidifié par

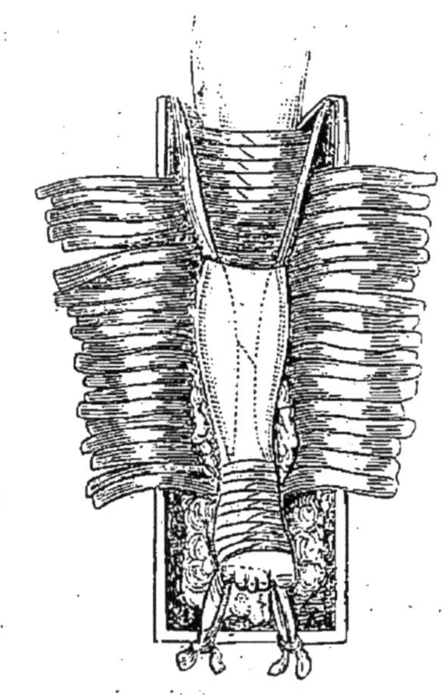

FIG. 210. — Appareil de Baudens, application des lacs extenseurs et contre-extenseurs.

un vernis de gomme. Les lacs de toile, qui sont assez longs pour arriver à l'extrémité digitale, où ils seront plus tard attachés, sont fixés par de nouveaux tours de spire à leur partie moyenne. L'extrémité inférieure de chaque lacs est renversée, et est également fixée jusqu'au-dessus du genou par quelques tours de bande. Il faut avoir soin de placer vers les points où ils sont repliés deux épais cylindres de coton faisant un bourrelet destiné à prévenir toute espèce de pression. Il est bien entendu que chaque fois que de nouveaux tours de bande sont enroulés autour du genou, on doit étendre une nouvelle couche de gomme, afin de donner à la contre-extension un point d'appui solide.

Quand les lacs contre-extenseurs sont ainsi disposés, on les place sur les parties latérales de la boîte et l'on procède à l'application des bandelettes; le membre est enveloppé dans toute sa longueur d'une couche épaisse de coton; les bandelettes inférieures, posées préalablement en avant de la talonnière, sont appliquées les premières; celles qui doivent recouvrir tout le membre sont apposées ensuite, et embrassent par conséquent le membre, le coton, la talonnière et le petit bandage inférieur.

Le drap qui enveloppait le matelas de crin est replié sur les

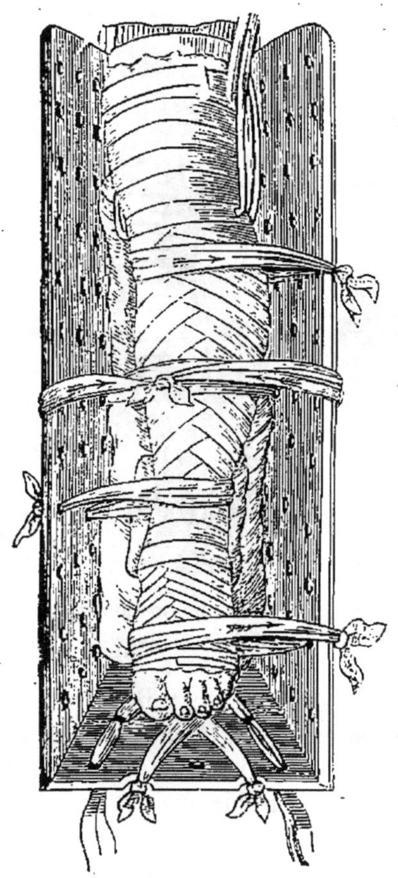

FIG. 211. — Appareil de Baudens appliqué à la jambe.

parties latérales, dans toute la longueur du membre, de manière à faire deux espèces de faux fanons; les extrémités inférieures sont repliées autour du talon et sur la plante du pied, de telle sorte qu'elles soutiennent cette partie, assez bien pour qu'il ne soit pas nécessaire de mettre la bande que nous avons déjà désignée sous le nom de *bande plantaire.*

La boîte est alors fermée, et le membre est solidement maintenu. On procède ensuite à l'extension et à la contre-extension.

La figure 210 représente l'appareil avant l'application du grand bandage à bandelettes séparées. Les liens extensifs et contre-extensifs, le petit appareil à bandelettes séparées, sont mis en place; les bouts inférieurs du drap destinés à soutenir le pied sont également repliés au-dessous du pied.

Lorsque l'appareil est disposé ainsi qu'on peut le voir sur cette planche, on procède à l'application du bandage de Scultet, autour duquel on place une assez grande quantité de coton. Cet appareil n'est pas recouvert de gomme. En effet, il ne faut pas oublier que Baudens se proposait de pouvoir visiter la fracture toutes les fois qu'il en sera besoin, et que, par conséquent, il ne veut pas placer autour des fragments un appareil inamovible, mais bien des bandelettes qu'on puisse lever facilement sans qu'il en résulte de gêne pour le malade.

Les liens de coaptation seront disposés comme il convient, c'est-à-dire de manière à tirer les fragments dans le sens opposé à leur déplacement; enfin, si le pied a de la tendance à se dévier en dehors ou en dedans, les liens extensifs du pied seront dirigés en sens inverse de la courbure du membre (fig. 211).

Nous avons vu que l'extension avait lieu sur la plante du pied, et l'on peut se demander pourquoi elle ne serait pas pratiquée sur les parties latérales. Il faut remarquer qu'alors il faudrait prendre le point d'appui plus haut, sur la partie inférieure de la jambe, et quelquefois même au niveau des fragments; de plus, ces bandes tendues latéralement exerceraient une pression quelquefois très-douloureuse sur les malléoles.

Afin d'empêcher les draps et les couvertures de peser sur les orteils et de déranger les fragments, une petite tige de fer courbée en arc de cercle est placée à la partie inférieure de l'appareil, et se trouve engagée dans deux petits trous percés sur les bords antérieurs des parois latérales.

Enfin, il ne faut pas oublier que quelquefois le talon presse sur les corps environnants, et devient très-douloureux. C'est pourquoi on place la talonnière qui arrive jusqu'au niveau du tendon d'Achille, et qu'il faut avoir soin de disposer le drap de manière que le talon n'ait au-dessous de lui rien qui puisse le gêner.

Baudens appliquait un appareil analogue pour traiter les fractures de l'avant-bras et celles de l'extrémité inférieure du radius. Le mécanisme est exactement le même; au moyen des échancrures de la planchette inférieure, la main peut être portée dans la direction qu'il veut donner au membre. Pour refouler les chairs dans l'espace interosseux, on place au niveau de la fracture et sur les deux faces du membre une petite compresse graduée qui est maintenue par un croissant élastique, à deux extrémités assez volumineuses pour offrir un point d'appui solide. Enfin le membre est entouré d'un appareil qui ne recouvre qu'une très-faible surface, et qui est tellement facile à enlever, que l'on peut vérifier l'état de la fracture aussi souvent qu'il est nécessaire.

Baudens n'appliquait ses boîtes que lorsque le gonflement avait disparu, et plaçait de la glace en permanence sur le foyer de la fracture.

L'appareil que nous venons de décrire peut être extrêmement utile dans les fractures avec plaies. Il a sur l'appareil inamovible, qui, comme nous le verrons plus loin, maintient aussi le membre dans une extension permanente, l'avantage de pouvoir être enlevé très-facilement.

§ 3. — **Coussins.**

On emploie très-rarement les coussins comme moyens exclusifs de contention; on conçoit d'ailleurs qu'ils ne puissent maintenir assez solidement une fracture pour s'opposer au déplacement des fragments. Toutefois, Pott, Dupuytren, ont appliqué des appareils de fractures exclusivement avec des coussins, mais la fracture se trouvait maintenue réduite par un mécanisme tout spécial, et ces coussins, disposés d'une certaine façon, constituent l'appareil à double plan incliné sur lequel nous allons revenir.

En 1851 Laurencet [1], proposa l'emploi d'un coussin bivalve, fait d'une pièce de toile, pliée en double, et cousue au milieu dans le sens de la longueur. Les deux parties latérales du coussin étaient donc remplies de balle d'avoine, tandis que la partie centrale n'était pas rembourrée; on voit qu'il en

1. *Arch. gén. de méd.*, 4e série, t. XXVI, p. 654.

résultait une sorte de gouttière dans laquelle on pouvait placer le membre malade.

Du reste, dans certains cas de fracture sans déplacement, nous avons pu employer, pour maintenir les fragments, un seul coussin assez large et non complétement rempli de balle d'avoine, de façon que celle-ci puisse être accumulée sur les parties latérales du membre malade, qui est ainsi placé dans une sorte de gouttière longitudinale.

Des courroies munies de boucles assujettissent tout l'appareil.

§ 4. — Appareils à double plan incliné.

Les plans inclinés ont été préconisés par Pott, afin de prévenir la contraction spasmodique des muscles trop fortement et trop longtemps étendus; aussi se proposait-il de maintenir constamment les membres dans la demi-flexion. Ces appareils sont destinés aux fractures de la cuisse; car, dans les fractures du membre supérieur, les muscles sont pour la plupart dans la flexion.

Les plans inclinés sont constitués ou par des coussins ou par des pupitres.

1° *Plans inclinés à coussins.* — Au moyen de coussins

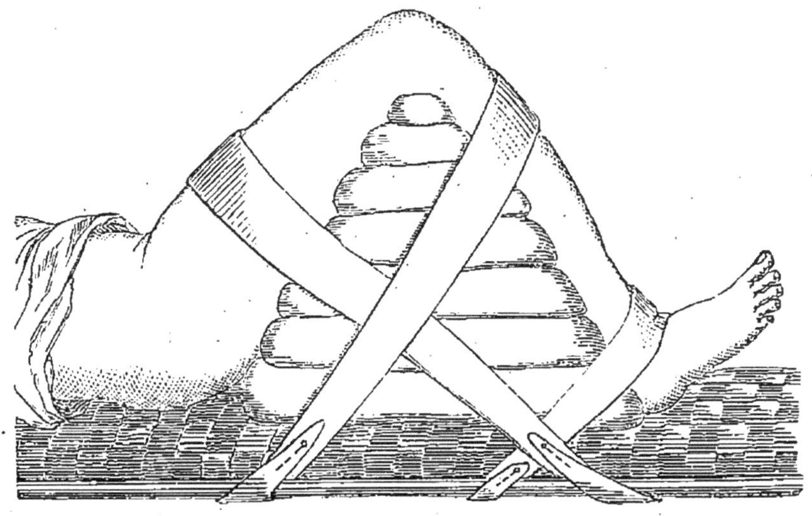

Fig. 212. — Appareil de Pott modifié par Dupuytren.

convenablement disposés, on fait deux plans : l'un supérieur, qui correspond à la cuisse; l'autre inférieur, qui correspond à la jambe. Le sommet de la pyramide formée par les coussins répond au creux poplité, la base repose sur le lit. Sur chacun de ces deux plans peuvent être appliqués deux petits appareils de Scultet, avec les coussins et les attelles.

Le membre étant placé sur le plan incliné, on exerce l'extension et la contre-extension comme il a été dit plus haut; on applique les appareils à bandes séparées.

Dupuytren a modifié l'appareil de Pott : 1° en disposant des coussins de telle manière que le siége ne porte qu'incomplétement sur le lit, afin que le poids du corps fasse extension sur le fragment supérieur; 2° en ajoutant deux grands lacs contentifs, faits avec des draps pliés en long. Ces lacs, attachés tous deux aux barres latérales du lit, passent en avant du membre, l'un un peu au-dessus, l'autre un peu au-dessous de l'articulation du genou (fig. 212); ils décrivent donc chacun un grand arc de cercle qui embrasse le membre,

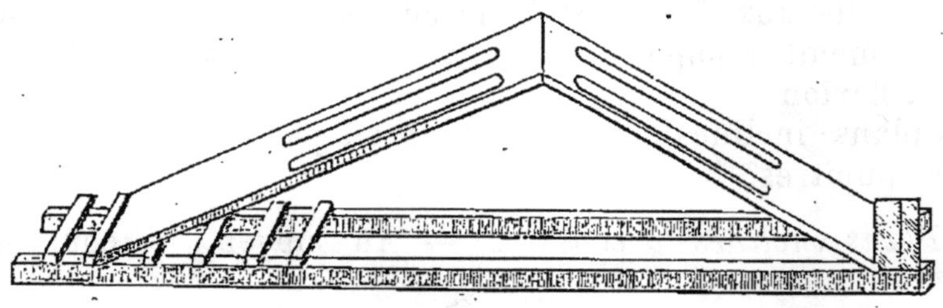

Fig. 213. — Appareil à pupitre.

l'appareil et le lit du malade. Souvent un troisième lacs maintient l'articulation tibio-tarsienne (fig. 212).

2° *Appareils à pupitre.* — Comme les appareils faits avec

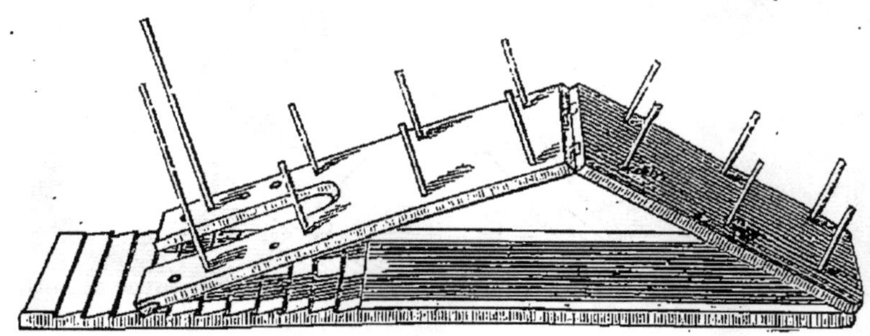

Fig. 214. — Appareil d'Esmarck.

des coussins se dérangeaient facilement, soit par les mouvements du malade, soit par le poids du membre, on les a remplacés par une espèce de pupitre dont on peut diminuer ou augmenter l'angle saillant qui correspond au jarret. Cette manœuvre se fait, soit au moyen de barres transversales échelonnées, soit à l'aide de crans analogues à ceux d'une crémaillère; ces barres ou ces crans sont disposés à l'une des extrémités ou sur les parties latérales d'un cadre placé au-dessous de l'appareil et sur lequel vient s'arrêter le plan inférieur du pupitre (fig. 213).

Delpech a imaginé un appareil à double plan incliné assez ingénieux, mais trop compliqué, d'où son complet abandon [1].

Dans son traité, Malgaigne [2] préfère, comme double plan incliné, deux petites planches réunies par des charnières, et dont les côtés offrent un rebord formé par une mince planchette de bois, afin d'empêcher les coussins de glisser. La petite planche qui répond à la jambe est munie d'une semelle fixe. Quant au degré de flexion, il s'obtient à l'aide d'une courroie, allant d'une planche à l'autre; souvent aussi la partie inférieure de la planchette jambière présente une barre transversale, destinée à assurer la solidité et l'aplomb du plan incliné.

La figure 214 représente le double plan incliné d'Esmarck; ici les planchettes sont remplacées par des chevilles de bois destinées à maintenir et relever les bords du matelas sur lequel repose le membre blessé.

Mayor a figuré un appareil à pupitre formé d'une partie moyenne articulée à charnière et de deux planchettes, l'une fémorale, l'autre jambière, qui glissent à l'aide de coulisses dans la partie moyenne (fig. 215); cette disposition permet d'allonger ou de raccourcir l'appareil suivant la longueur du membre brisé. Un écrou fixe chaque planchette mobile à la planchette moyenne; sur les parties latérales des planchettes tibiale et jambière se trouvent des anneaux dans lesquels on engage des liens qui maintiennent le membre sur le plan incliné; enfin, chaque planchette est percée à chacun de ses angles d'un trou qui permet de suspendre l'appareil.

3° *Gouttières.* — Mais, ajoute Mayor, quelque commode que soit ce plan incliné, puisqu'il peut s'adapter presque à

1. Gerdy, *Traité des pansements et de leurs appareils*, 2e édition, t. I, p. 111.
2. Tome I, p. 234, 1847.

tous les cas de fracture, il pâlit cependant devant les gouttières de fil de fer: qui sont plus facilement et plus rapidement

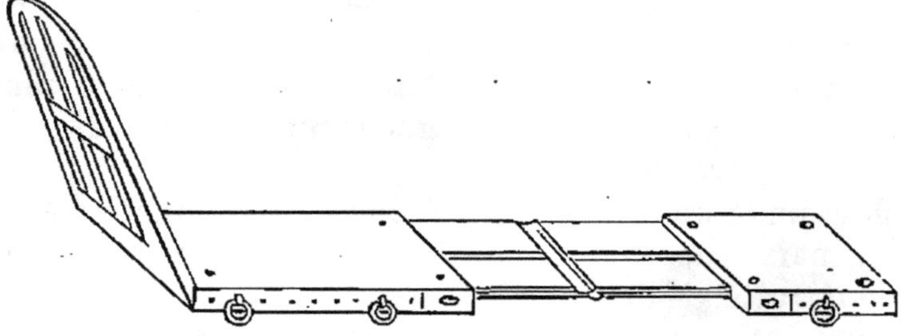

FIG. 215. — Appareil de Mayor.

construites, beaucoup moins coûteuses, plus légères, plus faciles à manier, qui blessent moins avec les mêmes moyens protecteurs, et qui s'adaptent mieux à la forme des membres que tout ce qu'on peut établir en bois ou autrement.

La figure 216 représente un appareil à double plan incliné construit pour une fracture de cuisse, à l'aide de deux gouttières réunies par une articulation à ressort.

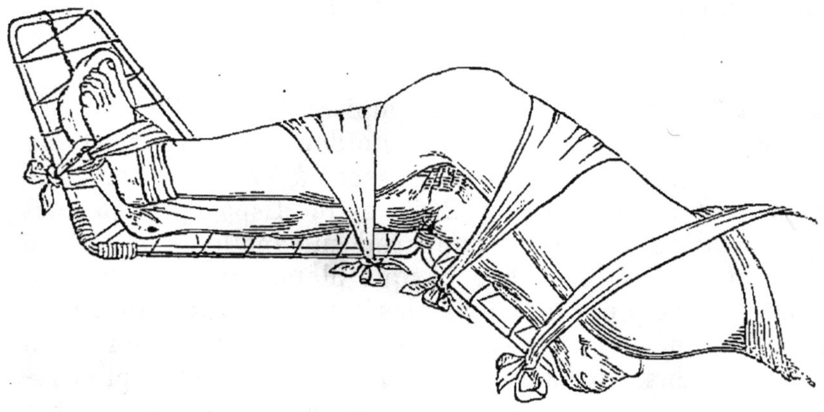

FIG. 216. — Double plan incliné de Mayor (gouttière).

4° *Hamac*. — M. Marcellin Duval[1] a fait construire par Charrière un appareil à double plan incliné, qu'il emploie surtout pour les fractures du corps et du col du fémur.

Cet appareil, représenté figure 217, se compose d'un large

1. *Atlas d'anatomie et de médecine opératoire*, Paris, 1856.

plateau de bois A, présentant vers son extrémité plantaire, d'une part, des crans destinés à donner plus ou moins d'obliquité aux deux plans de l'appareil; d'autre part, une vis où

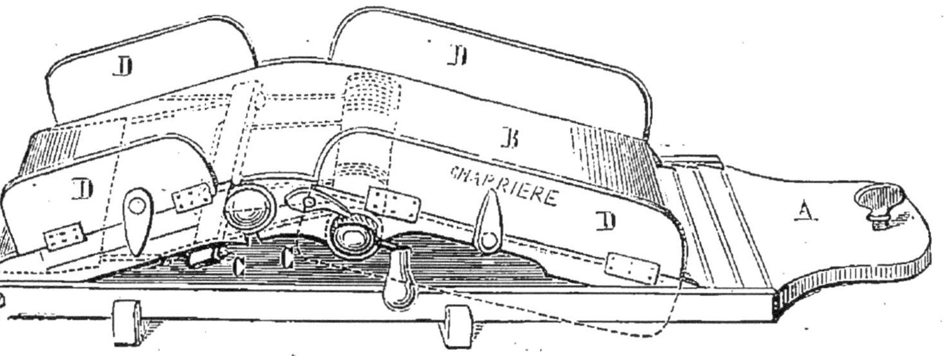

FIG. 217. — Appareil de M. M. Duval.

peuvent venir se fixer des lacs extenseurs. A son extrémité pelvienne, il s'articule avec un système de cadres de bois dont nous allons parler.

Le membre, en effet, ne repose pas sur deux planchettes plus ou moins garnies, comme dans l'appareil de Mayor, mais sur une toile B, tendue sur deux cadres de bois, répondant l'un à la jambe, l'autre à la cuisse. Les deux cadres sont articulés vers C, de façon à s'incliner plus ou moins l'un sur l'autre. En outre, ils portent latéralement des planchettes D, D, D et D, pouvant s'abaisser à volonté; elles facilitent l'immobilisation et le pansement du membre malade.

Pour que la toile soit toujours bien tendue sur les deux cadres, quelle que soit leur inclinaison, on se sert d'un treuil, qu'on voit très-bien dans la figure.

Grâce à cet appareil, encore modifié par M. Guéride, on obtient deux plans inclinés de toile, par conséquent, souples et élastiques, ce qui fatigue beaucoup moins les malades.

Enfin, on peut le suspendre, comme l'appareil de Mayor décrit plus haut.

5° *Appareils à attelles.* — Dans certains cas les appareils à double plan incliné sont constitués par des attelles latérales ou postérieures, plus ou moins disposées en gouttières. Telles sont :

A. L'*attelle externe de Busk*, composée de trois segments,

correspondants au bassin, à la cuisse et à la jambe; chacun de ces segments est percé de mortaises pour le passage des lacs contentifs. Une articulation à pivot réunit ces diverses pièces de l'attelle au niveau de la hanche et du genou; enfin les portions jambière et fémorale peuvent être allongées ou raccourcies à l'aide d'un système à coulisses munies de vis de pression [1].

B. La *gouttière attelle de Vinchester*, modification de celle de Liston; c'est une double gouttière de métal articulée au niveau du genou, d'une largeur aussi peu étendue que possible, et ne représentant presque qu'une double attelle postérieure. Les gouttières fémorale et jambière sont formées elles-mêmes de deux pièces métalliques mobiles l'une sur l'autre à l'aide de coulisses munies de vis à écrou, ce qui permet de les allonger ou de les raccourcir, selon la grandeur du segment du membre blessé. Une pièce terminale est découpée de manière à loger le pied, et se fixe à la pièce jambière inférieure. Cet appareil compliqué serait peu employé, même en Angleterre.

C. *L'appareil de Ferd. Martin* [2] est destiné au traitement des fractures obliques du corps du fémur et particulièrement à celui des fractures du col. L'auteur a pour but d'immobiliser le membre dans un degré de flexion donné, et d'exercer en même temps une extension permanente directe. Une attelle articulée externe remplit la première indication, l'extension prend son point d'appui à la partie supérieure et postérieure de la jambe fléchie; enfin la contre-extension se fait à l'aide d'un arc métallique entourant le bassin (fig. 218).

« Les deux parties destinées à pratiquer, l'une l'extension, l'autre la contre-extension sont unies entre elles par une longue attelle qui sert de conducteur à l'extension. L'agent de la contre-extension est constitué par une ceinture d'acier, faisant le tour du bassin à distance, sauf en arrière où elle présente une large plaque rembourrée P, sur laquelle vient reposer la région sacro-lombaire. Elle est munie d'une série de boutons servant à attacher les sous-cuisses qui passent sous le périnée. Afin de rendre son application plus facile, cette ceinture a été divisée en trois pièces, A, B, C, dont la

1. Gaujot, *loc. cit.*, p. 208.
2. Gaujot, *loc. cit.*, p. 210 et suivantes.

réunion forme un cercle complet. L'assemblage des trois pièces a lieu au moyen d'une partie rétrécie que présente l'extrémité de chacune des pièces latérales B et C, lesquelles sont reçues sous deux petits pontets placés de chaque côté de la

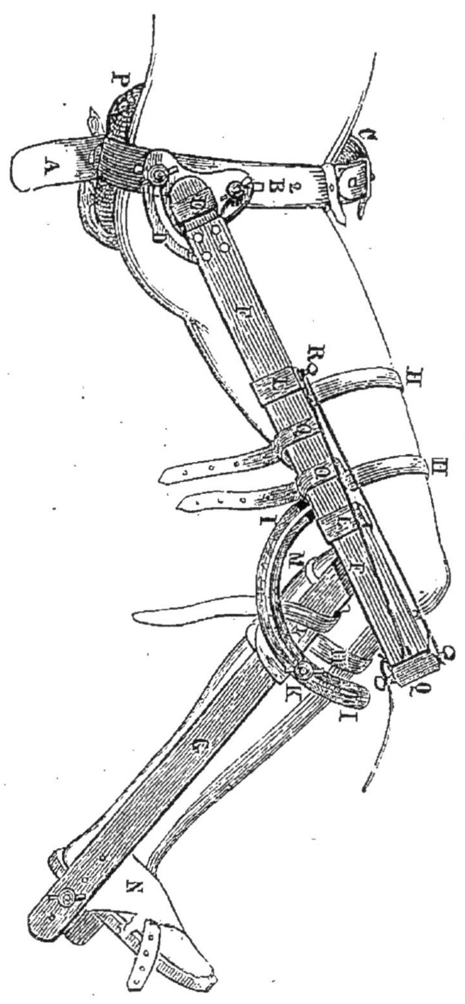

Fig. 218. — Appareil de M. Ferd. Martin.

pièce lombaire A. Un arc de cercle D, portant au milieu de sa face interne une sorte de mortaise E, destinée à recevoir le tenon de fer de la longue attelle FF, est monté sur la pièce latérale de la ceinture correspondant au côté de la fracture. Il est maintenu au degré d'inclinaison jugé convenable par deux boulons à vis qui sont reçus dans une coulisse pratiquée à travers la pièce latérale.

» Les moyens d'extension consistent en deux attelles latérales G, G, assemblées entre elles par trois demi-cercles d'acier H, H qui les maintiennent à un degré d'écartement nécessaire pour que le membre ne soit pas comprimé. Elles sont articulées à la hauteur du genou, pour permettre la flexion à tous les degrés. L'angle de flexion est fixé au moyen de l'arc de cercle I et de la vis de pression K. La portion fémorale des attelles présente de chaque côté deux gaînes de fer LL, destinées à loger la longue attelle FF, à glisser sur elle et par conséquent à servir de curseur à tout le système d'extension. Une large courroie rembourrée M, fixée à la partie supérieure de la portion jambière des attelles, appuie sur le mollet. C'est par elle que s'opère l'extension du membre. A la partie inférieure des attelles se trouve une sorte de sandale N, qui maintient le pied, tout en lui laissant exécuter quelques mouvements de flexion et d'extension. Cette pantoufle est montée sur une semelle de bois, reposant sur une tringle de fer terminée par deux tourillons qui sont reçus et fixés au moyen d'un écrou dans des trous pratiqués à différentes hauteurs à travers les attelles jambières. Toute cette partie de l'appareil est montée à coulisse, à l'aide des gaînes de fer de la portion fémorale LL, sur la longue attelle FF. Celle-ci remonte jusqu'à la hauteur de la fosse iliaque externe où elle se fixe sur le petit pont E de l'arc de cercle D : elle se prolonge en avant jusqu'au delà du genou parallèlement à l'axe de la cuisse, pour se terminer par une sorte de T ou de béquillon Q, sur lequel est fixée l'extrémité de la corde servant à faire l'extension. Enfin une seconde courroie OO, réfléchie sur les attelles fémorales comme la courroie M l'est sur les attelles jambières, est destinée à supporter la partie moyenne de la cuisse.

» Pour appliquer cet appareil, on commence par glisser sous le malade la pièce A, supportant le plateau lombaire; on adapte les pièces B et C à cette première pièce et on les croise à leur partie antérieure. La ceinture ainsi constituée, on attache les sous-cuisses, puis on passe à l'application des attelles. La semelle de bois est placée à une hauteur telle, que l'articulation des attelles corresponde à peu près à l'articulation du genou; on maintient le pied à l'aide des brides N. La courroie M est glissée sous le mollet, et les lanières qui la terminent sont réfléchies et fixées sur les attelles jambières. L'attelle FF est introduite de bas en haut sous les gaînes LL, jusqu'à ce que son extrémité pelvienne arrive à la mortaise E. La jambe est alors fléchie sur la cuisse, et cette flexion est arrêtée à l'aide de l'écrou K. La courroie crurale est placée sous la cuisse, et les lanières réfléchies sur les attelles seront attachées ensemble sur le plein de la courroie. En faisant glisser l'arc de cercle qui reçoit l'attelle F dans la coulisse pratiquée sur la pièce latérale de la ceinture, on peut porter le membre dans l'abduction ou dans l'adduction, ou plutôt dans la rotation en dedans ou en dehors.

» L'extension s'exerce en faisant passer la corde attachée au béquillon Q, sur un taquet R, fixé sur l'une des gaînes curseurs de la partie fémorale des attelles, puis on revient sur le bras correspondant du béquillon, pour retourner au taquet et finir par l'enroulement de la corde autour du béquillon. En tirant sur la corde, le taquet tend à se rapprocher du béquillon, et par ce fait se produit l'extension. Celle-ci doit être graduelle et ne pas déterminer de vives douleurs. »

Cet appareil peut aussi servir pour les fractures de jambe; un petit treuil est alors placé transversalement à la partie inférieure des deux attelles jambières et exerce des tractions sur la semelle. La jambe est demi-fléchie sur la cuisse et c'est la courroie fémorale qui est chargée de la contre-extension.

Cet appareil, bien que compliqué et par cela même fort coûteux, présenterait des avantages réels, ce qui fait que nous avons cru devoir le décrire.

Toutefois, on doit ajouter que tous ces appareils mécaniques sont très-souvent mal supportés par les malades et peuvent donner lieu à des eschares aux divers points où ils s'appuient pour la contre-extension, aussi doivent-ils être surveillés avec grand soin.

§ 5. — Appareils à suspension.

Désignés plus spécialement sous le nom d'appareils *hyponarthéciques* (Mayor), les appareils à suspension comprennent les planchettes, les gouttières suspendues et les hamacs.

1° *Appareils de Mayor.* — L'appareil à suspension, conseillé par Sauter (de Constance) en 1812, a été appliqué par Mayor à tous les cas de fractures des membres inférieurs et à celles des membres supérieurs, qui sont compliquées de plaies. Avec cet appareil, dit-il, est résolu ce problème si difficile, qu'il semble presque un paradoxe, de traiter un membre brisé, même avec les plus fâcheuses complications, par la simple position et *sans aucune attelle*, et de permettre en même temps à ce membre d'*exécuter sans inconvénients ni douleur tous les mouvements parallèles à l'horizon* [1].

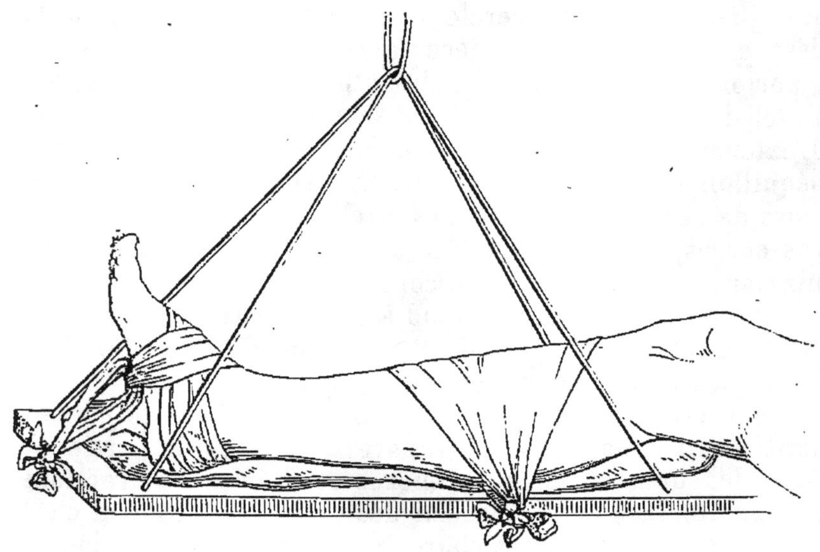

Fig. 219. — Appareil à suspension de Mayor, appliqué à la jambe.

Nous nous contenterons d'exposer sommairement la description de ces appareils; renvoyant, pour plus de détails, à l'ouvrage cité ci-dessus.

L'appareil de Mayor se compose : *a*. D'une *planchette*, ou attelle postérieure, sur laquelle doit reposer le membre; elle le dépasse à chaque extrémité de 7 à 8 centimètres. Pour la jambe, l'extrémité supérieure doit arriver seulement jusqu'au jarret, afin de permettre la flexion. Aux quatre angles de la planchette sont percés des trous qui donnent passage aux liens qui doivent la suspendre; de plus ses bords présentent des clous, qui servent à attacher les liens contentifs du membre (fig. 219).

b. D'un épais *coussin* placé sur la planchette, aussi long qu'elle et la dépassant à son extrémité supérieure. Ce coussin

1. Mayor, *Bandages et appareils à pansements*, p. 250, 3e édition, 1838.

est rempli de balle d'avoine, de crin, ou de toute autre substance qui puisse être facilement déplacée, afin de pouvoir se mouler sur la forme du membre (fig, 219 et 220).

c. De *liens* pour fixer le membre sur la planchette, l'un est situé en haut, c'est le lien supérieur, l'autre en bas du membre, lien inférieur. Enfin, dans l'intervalle, on peut placer

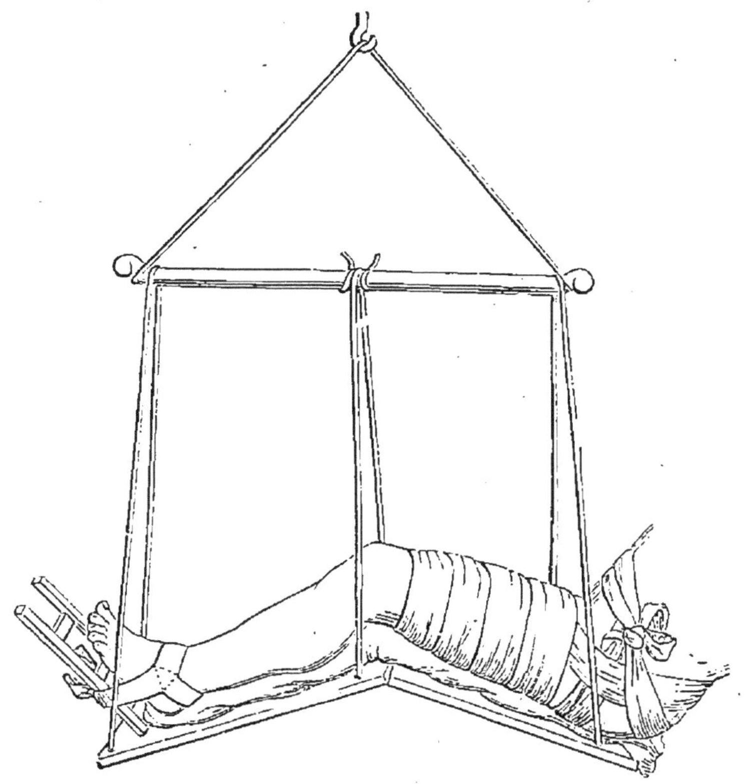

FIG. 220. — Appareil à suspension de Mayor, appliqué à la cuisse.

un aussi grand nombre de liens qu'il est nécessaire, pour tirer les fragments en dehors ou en dedans, dans le but de maintenir les extrémités fracturées en rapport.

d. De *cordes* fixées, soit au plafond, à l'aide d'un crochet, soit au haut du lit, au moyen d'une barre transversale servant à maintenir l'appareil et le membre suspendus.

Pour la cuisse, Mayor se sert du double plan incliné que nous avons figuré plus haut (voy. fig. 215); cet appareil se trouve suspendu par six cordes qui entrent dans les trous que nous avons indiqués sur la figure; on a donc, réunis, les deux avantages du plan incliné et de la suspension (fig. 220).

2° *Gouttières.* — Il est évident que ces divers appareils doivent être modifiés selon les fractures qu'on a à traiter; toutefois Mayor ne tarda pas à abandonner les planchettes pour leur substituer les demi-gouttières métalliques de fil de fer, ainsi que nous l'avons déjà vu dans le chapitre consacré à l'étude des *gouttières*.

En 1833, Munaret[1] préconisa l'emploi des gouttières pleines, revenant ainsi à ce qu'avait fait Ravaton dès 1776[2]. D'ailleurs il est bon de faire remarquer avec M. Gaujot[3] que les appareils à suspension employés par Sauter et Mayor ne diffèrent que très-peu de ceux qui furent imaginés par Loffler vers 1791[4].

Nous mentionnerons encore la *Boîte gouttière à suspension* du docteur Philippe. Cet appareil un peu compliqué se compose : 1° d'une boîte en bois, ouverte en haut et à ses deux extrémités, longue de 55 centimètres, large de 22 centim. (1, fig. 221). Les planchettes latérales, hautes de 11 centim., sont percées à leurs bords supérieurs de 4 mortaises également espacées devant livrer passage aux liens suspensifs (4, 4, 4).

Quatre autres mortaises, deux de chaque côté, sont percées un peu au-dessus des bords inférieurs des mêmes planchettes latérales, elles sont destinées à livrer passage aux liens fixant l'appareil sur le lit du malade (5, 5).

2° D'une gouttière en fil de fer (3, 3, 3), longue de 57 centimètres, qui est suspendue au milieu de la boîte à l'aide de huit liens ou courroies, passant par les huit mortaises des bords supérieurs de la boîte.

Si l'on a à traiter une fracture de cuisse, on ajoute à la gouttière un cuissard, ou bien on se sert de la gouttière de cuisse ordinaire.

3° De trois liens, pour les fractures de jambe, de 4 à 5 pour la cuisse; ces liens sont destinés à fixer le membre dans la gouttière, en entourant complétement cette dernière.

Deux autres liens passés dans les 4 mortaises, des quatre

1. *Gazette médicale*, 1833.
2. *Pratique moderne de chirurgie*, 1776.
3. *Loc. cit.*, p. 198.
4. Malgaigne, *loc. cit.*, t. I, p. 230.

extrémités de la boîte servent à l'assujettir au lit ou aux coussins, sur lesquels on la place.

La fracture réduite, et la gouttière garnie d'une épaisse

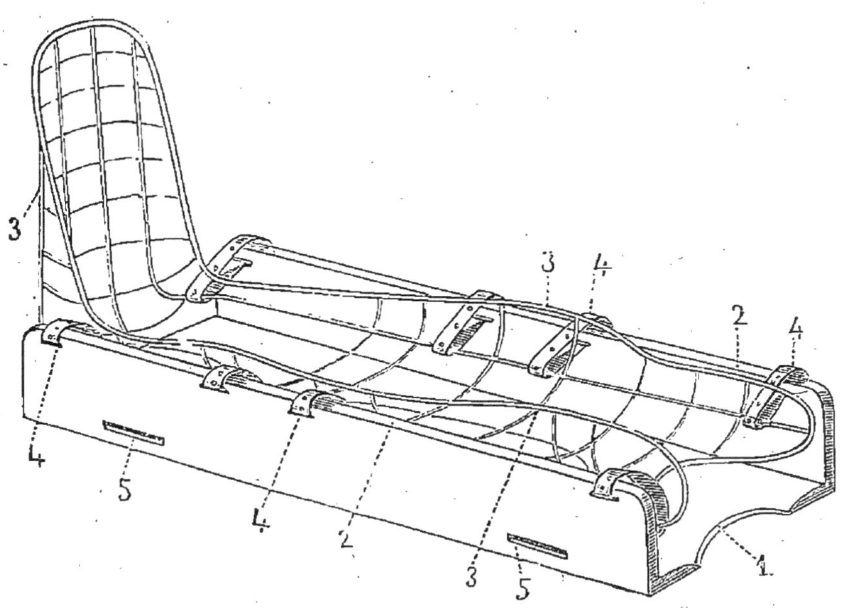

FIG. 221. — Boîte gouttière à suspension.

couche de ouate, on pose le membre dans la gouttière et on le recouvre d'une autre couche de ouate quand la fracture est simple. Si la fracture est ouverte on y applique un pansement approprié.

Enfin, la gouttière est serrée sur le membre lésé à l'aide des liens qu'on fixe, de façon que le membre et la gouttière ne fassent qu'un; quelques tours de bande assujettissent le pied [1].

3° *Hamacs*. — L'emploi des hamacs à sangles séparées apparut avec la boîte de J. L. Petit, puis avec le double plan incliné de Delpech; Tober et Eichhemer préconisèrent la suspension et l'emploi d'une sorte de fond sanglé à bandes séparées. D'un autre côté, Posch (de Vienne), Bell, Faust (1800), de Graefe, utilisèrent les hamacs pleins. Leur exemple fut suivi

1. Philippe, *Boîte gouttière à suspension appliquée au trait. de fractures,* Mémoire lu à la Société méd. d'Emulation le 6 août 1870, Paris.

par Scoutetten[1] et H. Larrey[2], surtout dans le traitement des lésions du membre inférieur, et particulièrement pour les fractures de jambe.

Enfin, parmi les chirurgiens modernes qui ont employé le hamac plein, nous devons citer en première ligne M. Cusco. Le *hamac-fanon* dont il fait un si fréquent usage « est un parallélogramme de toile de largeur unique et de longueur variable, selon le membre qu'il supporte. Les bords des grands côtés du parallélogramme sont repliés sur eux-mêmes pour former une coulisse dans laquelle doit glisser une baguette de bois appelée attelle. Cette attelle, destinée à donner attache aux lacs suspenseurs, produit encore sur toute la surface du linge une parfaite égalité de tension.

» Pour que ces baguettes ne puissent sortir de leur coulisse et par suite donner lieu à quelque accident, les deux extrémités sont fermées et les attelles ne sont introduites que par une ouverture pratiquée sur les côtés de la coulisse[3]. »

Des lacs sont attachés aux quatres coins du hamac, et l'on établit la suspension en les fixant aux barres longitudinales du lit du malade, lorsqu'on dispose ces appareils dans les hôpitaux. On conçoit qu'en ville on peut utiliser, à cet effet, le ciel du lit ou bien une barre de bois placée exprès et fixée au mur. Dans quelques cas, surtout lorsque les malades sont agités, ont du délire, on termine chacun des liens suspenseurs par un anneau de caoutchouc, et l'on maintient le membre posé dans le hamac à l'aide d'une ou de plusieurs compresses longuettes. Grâce à ces précautions, le membre est toujours en rapport avec le hamac, et s'il s'agit d'une fracture, les fragments osseux ne courent pas le risque d'être brusquement déplacés.

M. Cusco a proposé de remplacer les attelles de bois qu'on fait pénétrer dans les coutures du hamac par des attelles de cuivre, ce qui donnerait un peu plus d'élégance à l'appareil, mais nuirait à la solidité (Bouyon).

Les avantages de ce mode de suspension sont considérables; ils laissent dans une certaine limite toute liberté d'action au malade; l'irrigation continue peut être appliquée facilement; leur usage n'exclut en rien l'emploi des autres appareils de fracture; enfin, ils immobilisent autant que possible les os fracturés.

1. *In* Gaujot, *loc. cit.*, p. 200.
2. *Ibid.*, p. 201.
3. E. Bouyon, thèse de Paris, 1868, p. 36 et suivantes.

Dans les cas où l'on a affaire à une fracture compliquée de plaie, M. Cusco immobilise le membre dans une demi-gouttière plâtrée, et place ensuite celle-ci dans le hamac-fanon; la simplicité de ce mode de pansement des fractures et même de toutes les lésions des membres doit le faire vivement recommander à l'attention des praticiens.

En Angleterre, on a l'habitude de soutenir les appareils de suspension au moyen de cordes, munies de poulies, qui roulent sur une tringle, de sorte que le membre peut facilement se mouvoir dans son entier, sans le moindre inconvénient.

Tel est l'appareil de Salter[1], constitué par un cerceau de fil de fer assez fort, en haut duquel est un rail sur lequel glisse une sorte de chariot formé de deux roulettes reliées entre elles, et qui supporte le crochet auquel vient se fixer la chaîne qui soutient le hamac. Celui-ci est formé de deux attelles latérales réunies à leur partie moyenne par un arc métallique sur lequel se fixe la chaîne de suspension; le fond du hamac est formé par de larges bandes de caoutchouc ou de toile, séparées les unes des autres.

4° *Epinarthécie.* — On peut citer, comme se rapprochant du mode de suspension obtenu à l'aide des hamacs, l'emploi de l'attelle antérieure de M. N. R. Smith (de Maryland)[2].

Cette attelle, représentée fig. 222, constitue un long châssis étroit, construit à l'aide d'un seul fil de fer A, assez épais et résistant, et représentant deux branches transversales; cette attelle est surtout destinée au traitement des fractures du membre inférieur; elle doit avoir environ 1 mètre de longueur, ce qui suffit pour que son extrémité supérieure atteigne le niveau de la crête iliaque et que son extrémité inférieure dépasse les orteils, la jambe et la cuisse étant préalablement fléchies. Le membre est suspendu au-dessous de cette attelle à l'aide de bandes, d'où le nom d'*épinarthécie* qu'on a proposé pour caractériser ce mode de traitement des fractures[3]. L'attelle doit être infléchie, de manière à présenter deux angles rentrants au niveau du pli de l'aine et du cou-de-pied, et un angle saillant au niveau du genou; et, pour lui donner ces inflexions, on peut se servir de la pince spéciale représentée dans la figure 223.

1. *In* Gaujot, *loc. cit.*, p. 202.
2. *Bull. de la Soc. de chirurgie*, 2e série, 1865, t. V, p. 298.
3. Devignevielle, *Thèse de Paris*, 1867.

Cette attelle, ainsi coudée, est enveloppée par des tours de

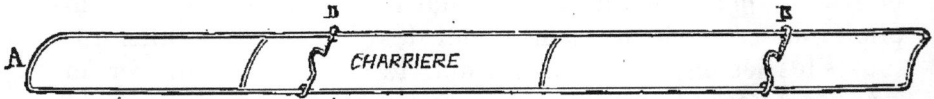

FIG. 222. — Attelle antérieure de M. N. R. Smith.

bande, en ne laissant à découvert que les œillères B, B, qui servent à la suspension. On l'applique ensuite sur la surface

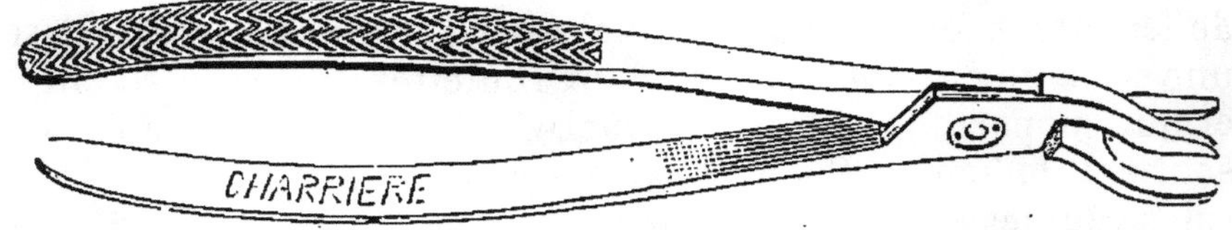

FIG. 223. — Pince pour couder l'attelle de M. N. R. Smith.

antérieure du membre fracturé, et on la fixe dans cette position à l'aide de cinq larges bandes de toile ou mieux de dia-

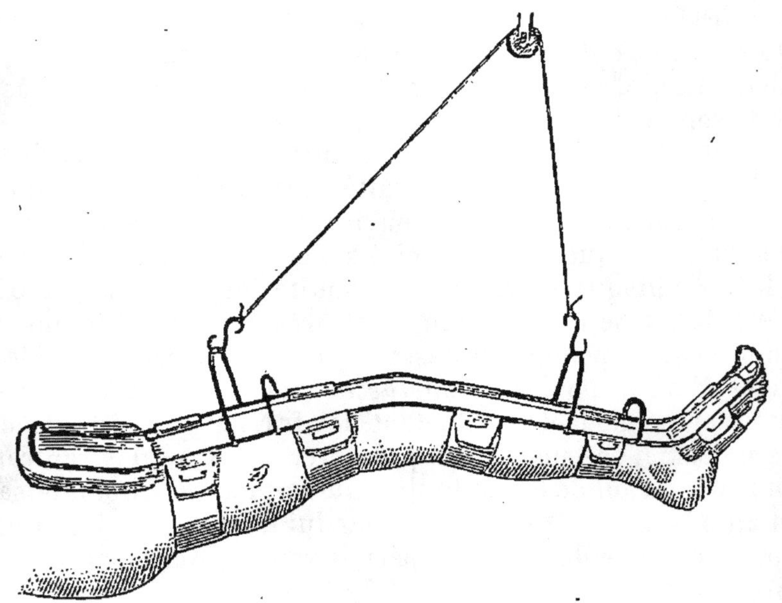

FIG. 224. — Appareil épinarthécique.

chylon, (fig. 224), qui entourent le membre et l'attelle. Une corde, munie de deux crochets, sert à la suspension.

Souvent l'attelle et le membre sont entourés par un bandage roulé; ce qui vient encore augmenter la résistance des moyens de suspension, fait qui n'est pas à dédaigner, car, d'après

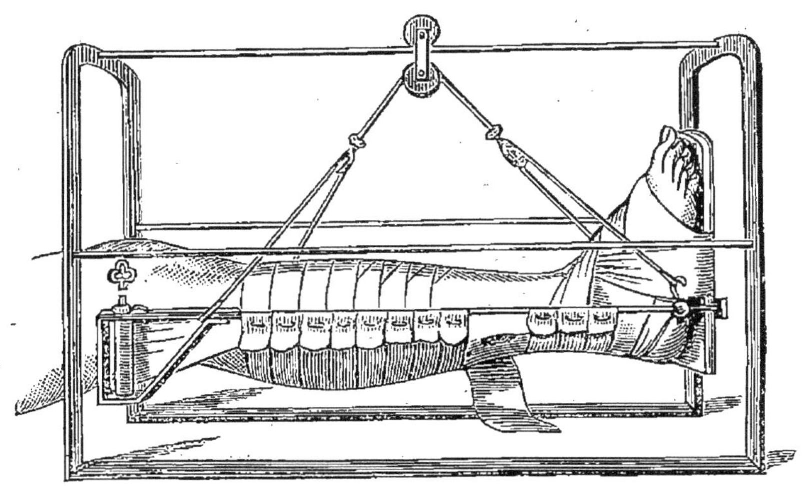

FIG. 225. — Appareil de Clark.

M. Gaujot[1], beaucoup des cals obtenus par ce mode de traitement étaient incurvés en arrière, incurvation due à un soutien postérieur insuffisant. Cette attelle antérieure a été aussi utilisée avec succès dans le traitement des fractures transversales de la rotule; seulement ici l'attelle ne doit pas être courbée dans son milieu.

On peut rapprocher de l'attelle de N. R. Smith, de l'appareil de Hogden, qui n'en est qu'une modification, enfin des hamacs de Scoutetten et surtout de Salter, le mode de suspension des membres utilisé par le docteur W. F. Fluhrer (de New-York).

Un fil d'acier de 3/16 de pouce de diamètre, est recourbé de façon à contourner le membre ou la partie du membre qu'il doit encadrer; ce fil doit être distant du membre d'environ 1 pouce de largeur; de plus, il importe que les courbures du fil ne soient pas faites à angle droit, et que contournant l'extrémité du membre il décrive une ligne courbe.

Ce cadre métallique modelé, des bandes sont enroulées autour de lui, de façon à établir une sorte de hamac sur lequel le membre blessé peut être étendu mollement. Dans ce but, on arrête tout d'abord la forme et la largeur du cadre à l'aide d'un tour de bande noué près de ses extrémités libres et celles-

1. *Loc. cit.*, p. 204.

ci maintenues par un aide, le chirurgien couvre le cadre d'autres tours de bande successivement étalés en commençant par la partie courbe qui correspond à l'extrémité du membre.

La bande doit avoir environ un pouce de largeur; nouée à l'une des branches du cadre, elle est déroulée de gauche à droite en étalant un premier tour jusqu'à l'autre branche à laquelle on la fixe en l'enroulant autour du point où elle a été amenée. Il suffit que la bande soit ainsi enroulée une seule fois, pour l'étaler encore de l'une à l'autre branche en passant cette fois au-dessous d'elles. Ainsi ramenée à gauche, elle est encore enroulée autour du point qu'elle a atteint, puis conduite à droite au-dessus des branches, etc., jusqu'à ce qu'on arrive jusque vers les extrémités libres du cadre où elle est fixée à l'aide de quelques nœuds coulants passés entre les tours de bande [1].

On construit ainsi entre les branches de la tige recourbée, une sorte de hamac formé par deux plans superposés de bandes, et qui jouit d'une élasticité très-complète.

Dans d'autres cas, les bandes sont remplacées par des pièces de linge, indépendantes les unes des autres, ce qui permet de les enlever partiellement sans que pour cela le membre cesse d'être soutenu.

Quel que soit le mode utilisé pour faire le hamac, celui-ci est suspendu à l'aide de crochets munis de chaînes, fixés d'une part au cadre métallique, d'autre part à une anse de caoutchouc. Cette dernière est elle-même suspendue au crochet d'une poulie qui roule librement sur une tige horizontale fixée soit au lit, soit à un support *ad hoc*.

Lorsqu'il s'agit du membre inférieur, les crochets munis de chaînes sont fixés au cadre métallique et à un support rectangulaire en fer battu; puis tout cet ensemble est attaché à la pièce élastique de l'appareil. De plus, pour maintenir le pied, on place à l'extrémité inférieure de la pièce rectangulaire, deux tiges rigides verticales reliées l'une à l'autre par une courbure donnée à leurs extrémités. Ces deux tiges réunies par quelques tours de bandes maintiennent le pied.

Nous ne pouvons insister plus longuement sur ces appareils compliqués, qui d'ailleurs peuvent être quelque peu modifiés selon le but qu'on se propose d'atteindre. Ces appareils semblent surtout utilisés pour le traitement des plaies des parties molles

1. J. B. Dehoux, *Exposé des méthodes de trait. des plaies et des fractures* du Dr W. F. Fluhrer. (Note lue à la Société de chirurgie, 1875.)

et nous n'hésiterons pas à leur préférer de beaucoup le simple hamac de M. Cusco.

Citons enfin, comme appareils de suspension, ceux de Hogden, de G. Shrady et de Clark (fig. 225).

§ 6. — Boîte de M. Gaillard (de Poitiers).

M. Gaillard (de Poitiers) a imaginé un appareil d'immobilisation des fractures du membre inférieur extrêmement simple, qui peut être appelé à rendre des services[1]. Son système a l'avantage inappréciable de maintenir très-solidement le membre, qu'il n'est plus besoin de fixer à l'aide d'un lacs placé en travers, de laisser à découvert la partie malade; enfin, étant très-

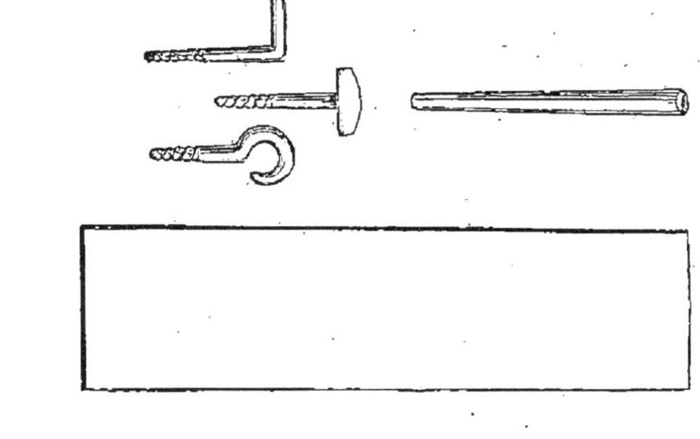

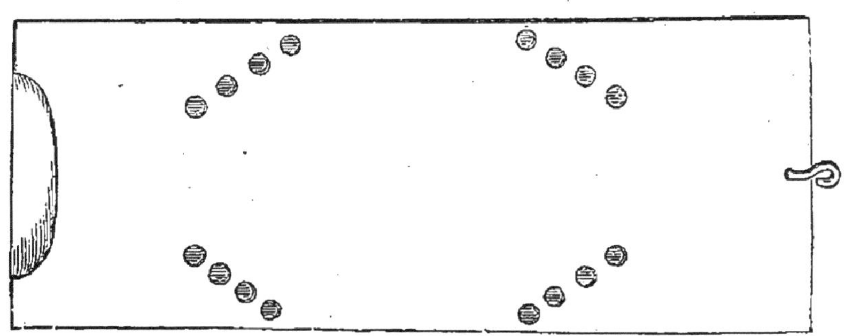

Fig. 226. — Pièces de l'appareil de M. Gaillard (de Poitiers).

facile à construire, il peut être fabriqué en quelques instants, même dans les localités où l'on ne trouve que peu de ressources.

1. *Gazette médicale*, 1850, p 260 et brochure. Paris, 1857.

Il se compose : 1° D'une planche de sapin longue de 0m,55, large de 0m,25, épaisse de 0m,027. Elle est un peu évidée d'un bout pour recevoir plus facilement la jambe. Cette planche est percée de quatre séries de trous (deux séries à droite et deux à gauche). Les rangs de droite sont éloignés de 0m,15 des rangs de gauche. Chaque série est disposée obliquement, de manière qu'un faible intervalle soit laissé d'un trou à son voisin. Sur le bout de la planche est fixé un piton à vis, ou, au besoin, un tire-fond de tonnelier, ou une vrille (fig. 226).

2° De deux planchettes de sapin longues de 0m,40, larges de 0m12, et épaisses de 0m,01.

3° De quatre chevilles de chêne longues de 0m,23, épaisses au gros bout de 0m,014.

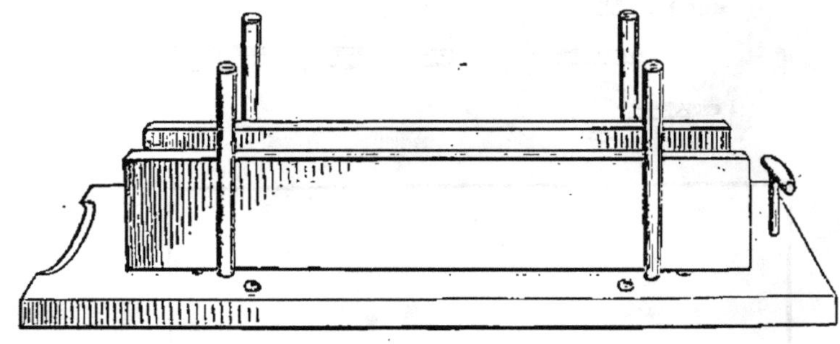

FIG. 227. — Boîte montée de M. Gaillard (de Poitiers).

4° De trois coussins de balle d'avoine : un sert de sommier, et les deux autres de garnitures latérales. En cas d'urgence, on peut remplacer ces coussins par de la filasse, du coton cardé, du menu foin, de la mousse choisie.

5° Enfin, de quelques compresses, des liens de fil, et des coussins supplémentaires.

En somme, les premières planches venues et quatre chevilles de charpentier peuvent faire l'affaire et servir très-utilement. Nous n'avons pas besoin de faire remarquer que les dimensions données plus haut ne sont que des *moyennes*.

La figure 227 représente les pièces de l'appareil de M. Gaillard, réunies pour former la boîte.

Application. — La coaptation étant opérée, le membre est légèrement soulevé par le chirurgien. Un aide glisse sous la jambe la planche garnie du sommier, une large compresse est étalée sur ce sommier en manière de tapis. On abaisse le membre, qui repose mollement sur l'appareil. Alors on place sur les deux côtés de la jambe les petits coussins latéraux, couverts chacun de sa compresse protectrice. Les deux planchettes latérales sont appliquées à droite et à gauche du membre; un aide les rapproche l'une de l'autre par une forte pression, les chevilles fixées de chaque côté maintiennent les planchettes dans une solide position, et la jambe se trouve emboîtée (fig. 228).

Si l'on veut comprimer un peu plus, il est facile de rapprocher les chevilles opposées, en fixant un lien de fil autour de leurs têtes. Le membre malade se trouve ainsi maintenu d'une manière très-exacte en arrière et sur les côtés, depuis le genou jusqu'à la plante du pied; il ne peut ni se dévier, ni s'incliner. Sa face supérieure, libre et découverte, peut recevoir toute espèce de pansement.

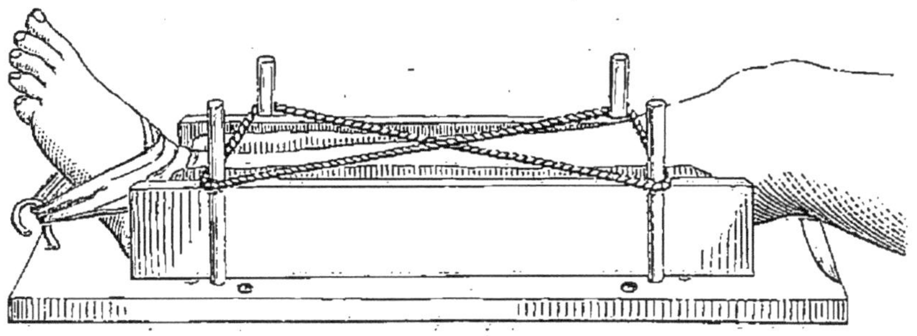

FIG. 228. — Appareil de M. Gaillard (de Poitiers) appliqué à la jambe.

Une petite cravate embrasse la partie inférieure de la jambe et le cou-de-pied, et va s'enrouler autour du piton à vis ou de la vrille; elle fixe le pied à la planche d'une manière solide, et si l'on déplace le piton, on peut exercer sur le pied une traction oblique. D'ailleurs, en prolongeant une des planchettes latérales, on peut, dans les fractures de l'extrémité inférieure de la jambe avec déplacement du pied, empêcher la déviation en dedans ou en dehors. Si le malade est indocile, on place deux ou trois cravates qui enveloppent à la fois la planche, les planchettes et le membre; ces cravates peuvent maintenir une attelle et exercer une pression sur la face antérieure de la jambe, dans le cas où les fragments se déplaceraient en avant. Enfin, au lieu de cerceau, on met sur le membre deux fils de fer courbés en demi-cercle et se fixant, par leurs extrémités, dans les trous de la planchette en dehors des chevilles.

L'appareil des fractures de cuisse présente la plus grande analogie avec celui que nous venons de décrire. La planche hyponarthécique est double, une des portions est placée sous la jambe ; l'autre, la plus petite, est mise sous la cuisse, ces deux portions sont articulées par des charnières ou des lanières de cuir, de sorte que l'on peut tenir le membre dans la rectitude la plus absolue ou le placer sur un double plan incliné dont il est possible de graduer à volonté le degré d'inclinaison à l'aide

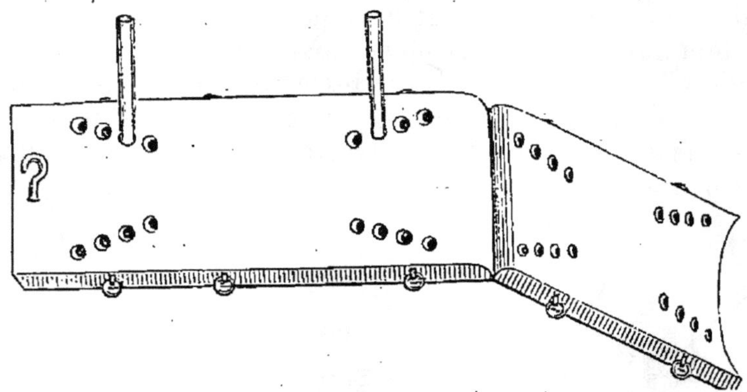

Fig. 229. — Double plan incliné de M. Gaillard (de Poitiers).

de coussins ; des planchettes assujetties avec des chevilles complètent l'appareil (fig. 229).

7. — Appareil polydactyle de M. Jules Roux.

Déjà, en 1849, M. J. Roux a publié [1] un travail où il expose les avantages de son nouvel appareil. Cette méthode, applicable aux fractures du fémur, fut généralisée par lui, et a été l'objet d'un mémoire très-intéressant lu à l'Académie de médecine [2]. L'appareil que propose le savant chirurgien de Toulon nous paraît, malgré le nombre de pièces qui le composent, appelé à rendre des services réels, aussi allons-nous l'exposer avec quelques détails.

Il se compose :

1° D'un plateau de bois (fig. 230) long de 1 mètre, large de $0^m,30$ à ses extrémités et de $0^m,38$ dans sa partie moyenne,

1. J. Roux, *Remarques et observations sur les fractures du fémur*, in *Revue médico-chirurgicale*, t. V, 1849, p. 87.

2. *Leçons sur les appareils à fracture et à compression*, in *Union médicale*, novembre et décembre 1858.

élargie en vue d'une plus grande stabilité. Son épaisseur, de $0^m,02$ vers l'extrémité antérieure, n'est plus que $0^m,01$ à son extrémité postérieure. Ce plateau, vide dans sa partie centrale

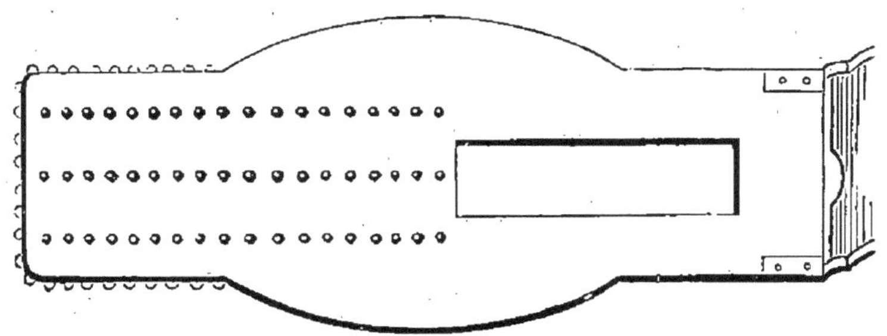

FIG. 230. — Plateau de bois de l'appareil de M. J. Roux.

pour lui donner plus de légèreté, est garni sur ses bords, en avant seulement, de petites pointes à tête ronde. Les *trous* dont il est percé sont, sur les trois lignes du milieu, parallèles, séparés les uns des autres de $0^m,01$, et servent à recevoir un treuil, des chevilles à turion uniforme, et au besoin des cordes pour suspendre tout l'appareil. A son extrémité pelvienne se trouvent des charnières latérales de fer, à tête de compas, destinées à réunir le plateau à l'extrémité de la pièce qui doit supporter le membre.

2° D'une planche de bois brisée en deux planchettes inégales, l'une *jambière*, l'autre *crurale* (fig. 231), articulées par une

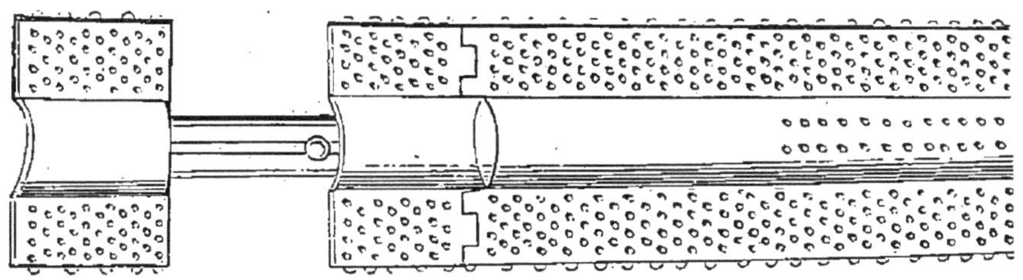

FIG. 231. — Planchettes jambière et crurale de l'appareil de M. J. Roux.

charnière de bois fixée par une double broche à écrou mobile. Cette planche se superpose au plateau, s'articule avec lui, en le dépassant de $0^m,01$ vers son extrémité pelvienne (fig. 234).

La planchette jambière est longue de $0^m,52$, large de $0^m,20$ à son extrémité inférieure, épaisse de $0^m,02$. La planchette crurale, de $0^{m},23$ de longueur, de $0^{m},25$ de largeur à son extrémité supérieure, a $0^{m},02$ d'épaisseur, excepté à cette même extrémité, où elle est fortement creusée en gouttière dans sa portion moyenne seulement. Pour s'accommoder aux dimensions variables de la cuisse chez les divers malades, la planchette crurale s'agrandit par l'écartement des deux pièces qui la composent et par le glissement de deux plaques de fer formant coulisse double avec rivure au centre et accompagnement sur les bords. L'espace qui en résulte est rempli par une ou plusieurs allonges de bois (fig. 232), supportées dans leur partie

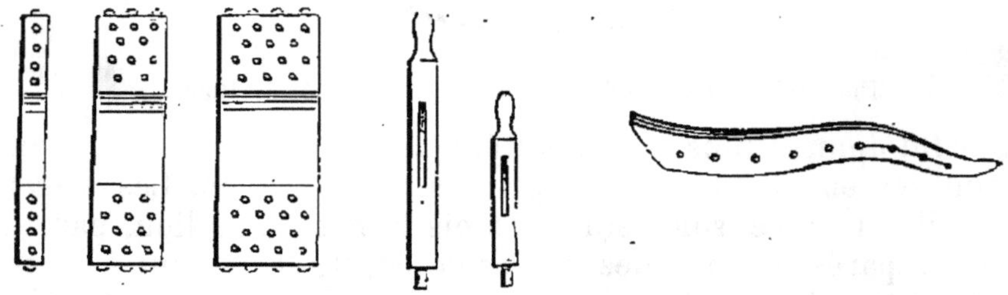

Fig. 232. — Allonges, chevilles et béquillon de l'appareil de M. J. Roux.

moyenne par les deux plaques de fer et assemblées sur les côtés à la manière des allonges d'une table.

Pour certaines fractures, on peut se servir seulement de la planchette jambière, que l'on sépare aisément de la planchette crurale.

Les côtés de la planchette et des allonges, excepté en arrière, sont garnis de petites pointes à tête ronde, distantes de $0^{m},018$.

Elles sont criblées de trous de $0^{m},01$ de diamètre, disposés sur les deux côtés en lignes droites et parallèles transversalement, obliques longitudinalement. Ils sont à $0^{m},003$ les uns des autres dans le premier sens, à $0^{m},004$ dans le second ; leur arrangement est tel, que les chevilles qui s'y implanteront pourront suivre les contours du membre, vers lequel elles procéderont de 3 en 3 millimètres.

Deux rangées de trous creusés sur la portion moyenne de la planchette jambière reçoivent des chevilles qui pourront tenir lieu de *semelle*.

A l'extrémité de cette planchette sont deux entailles de la largeur des chevilles, pour maintenir la flexion de l'appareil et empêcher les mouvements de latéralité.

3° De *chevilles;* il y en a de trois sortes : les *crurales*, hautes de $0^m,25$; les *jambières*, de $0^m,22$; les *supports*, de $0^m,38$; mais toutes se ressemblent par la *forme*, par le *turion*, qui est toujours de $0^m,01$ de diamètre sur $0^m,02$ de hauteur, afin de s'adapter indistinctement à tous les trous de l'appareil ; par les *mortaises*, creusées à égale hauteur du turion ; par les *faces*, qui sont de $0^m,02$ de large pour celles qui portent les mortaises et de $0^m,018$ pour celles des côtés (fig. 232).

4° Un *béquillon* avec trous et mortaise, de $0^m,35$ de longueur, de $0^m,04$ de largeur, de $0^m,01$ d'épaisseur, pouvant se fixer à l'un des côtés de l'extrémité pelvienne de la planchette crurale à l'aide de deux chevilles crurales à turion suffisamment allongé, permet, dans quelques cas, de prolonger l'appareil jusqu'au dessus de la hanche (fig. 232).

La figure 233 montre le membre fracturé étendu dans l'ap-

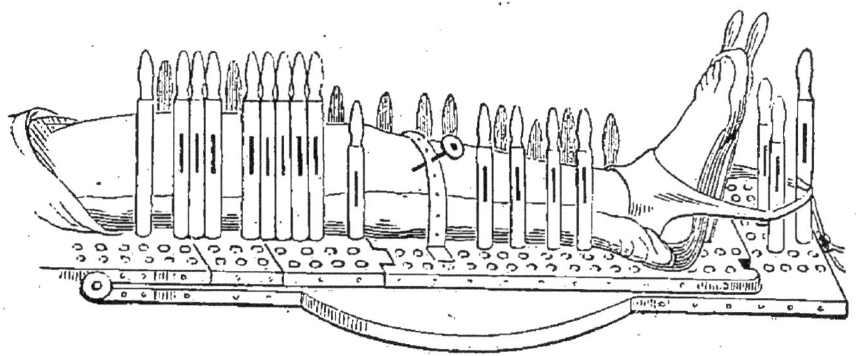

FIG. 233. — Appareil polydactyle appliqué à la jambe.

pareil, en extension continue, le tibia comprimé par une pointe métallique. — Des coussins très-épais, de coton, avec ou sans découpures profondes et multiples sur les bords, entourent les trois quarts du membre et le dépassent aux extrémités. — Un étrier (modèle Gariel) est fixé sur des chevilles de réflexion. — La cheville placée à l'extrémité de l'appareil, *cheville-support*, opère l'extension continue par l'enroulement des lacs qu'on arrête aux pitons du plateau. La contre-extension s'exerce à l'arcade du pubis, par la première cheville crurale, qui est, à cet effet, cylindrique et entourée d'un étui matelassé.

La figure 234 représente le membre dans la demi-flexion. Des chevilles, plantées dans les trous du plateau et enchâssées dans les entailles terminales de la planchette jambière, retiennent celle-ci au degré d'inclinaison que l'on désire. Des chevilles-supports placées derrière le pied, sur cette même planchette, et garnies d'un coussin, tiennent lieu de semelle. D'ailleurs, on peut soutenir le pied avec une pièce de linge tendue entre ces mêmes chevilles, placées alors sur les côtés. Elles servent en même temps à garantir le pied contre le poids des couvertures, rôle que jouent les autres chevilles pour le reste du membre, qu'elles dépassent. Cette disposition remplace les cerceaux inséparables des autres appareils.

Application et mode d'action de l'appareil polydactyle. — On place le membre sur les planches horizontales munies d'un

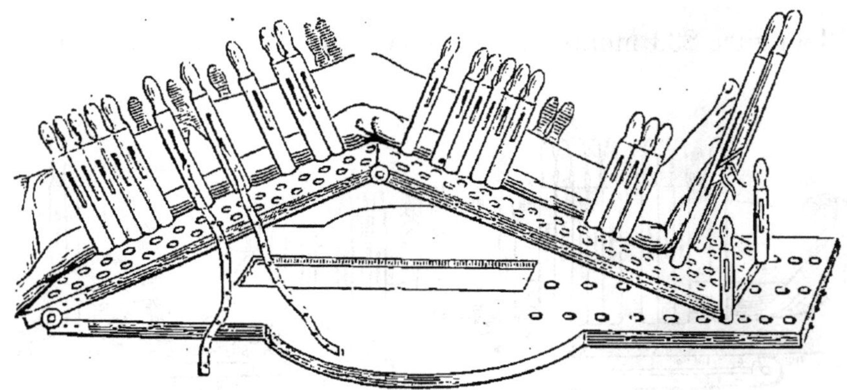

Fig. 234. — Appareil polydactyle appliqué à la cuisse.

coussin recouvert d'une toile cirée, on relève de chaque côté la toile cirée et le coussin, on place assez de chevilles sur les parties latérales pour maintenir le tout en place : l'appareil peut rester dans l'extension ou être porté dans la demi-flexion.

Le plateau qui supporte les planchettes leur donne une fixité que l'on ne saurait obtenir sur un matelas nécessairement inégal.

Les chevilles mobiles sont disposées autour du membre de manière à en suivre les contours, à en reproduire la forme, et font l'office des doigts, doigts rigides, à la vérité, mais que le coussin d'enveloppe transforme en pelotes élastiques.

Partout où la main de l'opérateur, modelant le membre, exerce une action efficace, une ou plusieurs chevilles ont leur raison d'être appliquées pour soutenir les tissus, les presser doucement, les comprimer s'il le faut; et lorsque ces nuances d'une action unique devront s'exercer en avant ou en arrière du membre, on les obtiendra à l'aide d'une bande, d'un lien coaptateur passant au-dessus et au-dessous, et dont les extrémités engagées dans les mortaises des chevilles latérales s'arrêteront aux clous de ceinture. Par la seule direction imprimée aux chevilles ou aux bandes complémentaires, le membre, dans son ensemble ou dans son extrémité libre seulement, pourra être porté dans l'abduction, en avant, en arrière.

Dans cette substitution des chevilles aux doigts, où il est parfois convenable d'isoler chaque élément, d'en réunir plusieurs, ou même de les disposer en séries continues, le point essentiel est de ne jamais excéder le degré de pression exercé par la main et les doigts de l'opérateur. Il faut même se rappeler toujours que cette compression, momentanément supportée avec facilité, peut bientôt devenir intolérable, et de là l'obligation d'une application bien calculée et la nécessité d'une surveillance active, constante, plus facile ici qu'ailleurs, puisque les parties sont à découvert, et les éléments de l'appareil isolés. Il suffit en effet de reculer de quelques millimètres une ou plusieurs chevilles, pour dissiper toute douleur et conjurer tout danger d'étranglement; modification simple que le malade peut, pour ainsi dire au gré de sa sensibilité, faire accomplir, en l'absence du chirurgien, par la première personne venue, ou, à la rigueur, accomplir lui-même.

Les chevilles disposées autour du membre peuvent figurer dans leur ensemble deux *attelles*, avec cet avantage capital, que, brisées perpendiculairement à leur axe en fragments indépendants, elles se moulent sur les parties, en dessinent les contours.

Dans les appareils de ce genre, la contre-extension est très-facile. On prend un point d'appui : 1° à l'arcade du pubis, où vient arc-bouter la première cheville crurale interne convenablement matelassée; 2° à la mortaise du béquillon externe, où s'engage et se réfléchit le lien qui embrasse l'anneau de daim de Baudens; 3° au gousset d'une ceinture propre à recevoir le béquillon lui-même; 4° enfin, à l'aisselle, à l'aide d'un béquillon supplémentaire plus long.

L'extension, appliquée avec le secours d'étriers, de bracelets, au pied, au-dessus des malléoles, au-dessous ou au-dessus du genou, s'obtient aisément en employant un *treuil mobile* (fig. 235) que fixent solidement au plateau, dans les trous de sa ligne moyenne, deux turions retenus par une seule clavette; dans les grands efforts de traction, ce treuil doit remplacer la cheville-support. Il a l'avantage, en se mobilisant, de rendre toujours directe ou parallèle à l'axe du membre la traction qui s'exerce dans la demi-flexion. Son axe vertical, de $0^m,14$ de hauteur, présente, à l'extrémité inférieure, un rochet; à la supérieure, un anneau qui permet de le faire tourner avec la main seule ou aidée d'une tige de fer. S'il faut peu de force, on peut enrouler les lacs sur une cheville-support, comme sur un treuil. Au-dessus et au-dessous de la fracture, chaque cheville peut être convertie en un treuil isolé, où les mains du chirurgien seules ou aidées d'une tige de fer engagée dans la mortaise, enrouleront les lacs extenseurs et contre-extenseurs, arrêtés enfin au clou de la ceinture.

Enfin, des bandes, jetées en arc sur plusieurs points du

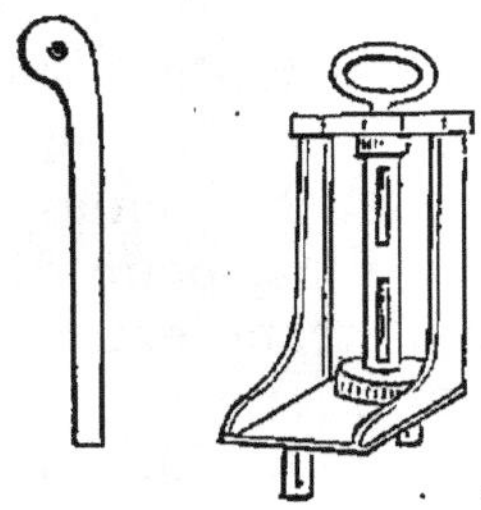

Fig. 235. — Treuil mobile pour l'extension.

membre et fixées aux clous de ceinture, le contiendront dans les contractions spasmodiques, dans les mouvements involontaires qui se produisent pendant le sommeil.

ARTICLE VII

APPAREILS INAMOVIBLES ET AMOVO-INAMOVIBLES.

On désigne sous ce nom des appareils composés ou mieux imbibés de matières molles, demi-liquides et même liquides, ayant la propriété de se durcir après un temps plus ou moins long, de manière à former un moule solide qui comprime le membre sur toute sa surface, et qui maintient les fragments des os en rapport jusqu'à la complète guérison du malade.

Les *appareils inamovibles* paraissent avoir été assez souvent appliqués par les chirurgiens anciens, et principalement par les Arabes. Le plâtre, la chaux, l'albumine, la gomme, etc., étaient conseillés pour maintenir en contact les diverses pièces qui constituaient les appareils de fracture. Rhazès, Albucasis, nous ont donné des formules qui ne laissent aucun doute à cet égard. Hugues de Lucques, Théodoric, Lanfranc, Guy de Chauliac, imitant la conduite de leurs devanciers, appliquaient également des appareils inamovibles. Nous n'insisterons pas sur ces faits, la nature de ce livre ne nous permettant pas d'entrer dans des détails historiques[1]. Rappelons seulement qu'Ambroise Paré préconisait un mélange composé de farine de froment, de plusieurs espèces de résine et de blanc d'œuf; que Moscati avait imaginé son *étoupade*, constituée par des étoupes et des compresses trempées dans du blanc d'œuf battu; que Ledran ajoutait aux blancs d'œufs du vinaigre et une poudre, soit de bol d'Arménie, soit d'amidon, soit de plâtre.

Les appareils inamovibles ont été de nouveau conseillés au commencement de ce siècle; depuis ils ont été modifiés et perfectionnés par MM. Seutin, Velpeau, Laugier, Mathijssen et Van de Loo, Richet, Merchie, etc.

§ 1. — Appareil de Larrey.

Il se compose d'un appareil de Scultet assez semblable à celui que nous avons décrit plus haut, puisqu'il n'en diffère que par les attelles. Larrey les remplace par des fanons de paille, auxquels il donne la préférence, à cause de leur flexibilité, qui leur permet de mieux se prêter à la configuration du membre, d'exercer une compression uniforme et de prévenir les excoriations ou les escharres. Outre les coussins dont nous avons déjà parlé, il emploie, pour les fractures de la jambe, une *talonnière* semblable à celle que nous avons décrite dans l'appareil de Baudens. Pour les fractures du bras, il place la face postérieure du membre dans une gouttière de carton.

Le liquide agglutinatif consiste en un mélange d'eau-de-vie camphrée, d'extrait de Saturne et de blancs d'œufs battus dans l'eau.

L'appareil inamovible au blanc d'œuf est appliqué de la même manière que celui de Scultet ou que l'appareil à dix-

1. Voy. à cet égard H. Larrey, *thèse de Paris*, 1834, et Ch. Tardieu, *thèse de Paris*, 1844.

huit chefs; toutes les pièces de linge qui constituent le bandage sont imprégnées de liquide agglutinatif, les compresses placées au niveau de la fracture d'abord, puis les bandelettes séparées. Quand ces pièces du pansement sont mises en place, on pose la talonnière sous le tendon d'Achille, sa base correspondant au talon, qui porte à peine; deux coussins de balle d'avoine, dits de remplissage, sont apposés sur les parties latérales; un aide arrange la *tibiale*, longue pièce de linge ayant la forme de l'appareil, dont les côtés sont accolés aux remplissages. Les fanons sont roulés dans le porte-attelle; toute la portion qui est au-dessous du pied est repliée sous la face inférieure de cet organe, afin de le soutenir lorsque cela est nécessaire. On termine par l'application des liens, comme dans l'appareil à bandes séparées; enfin on met la bande plantaire, lorsque la fracture siége à la jambe.

Larrey conseillait son appareil pour toute espèce de fractures : les plaies, les contusions, n'étaient pas pour lui des contre-indications. Il en ajournait cependant l'application lorsque l'irritation des muscles s'opposait à la réduction, ou lorsque la tuméfaction et l'inflammation étaient trop considérables.

L'appareil devait rester appliqué pendant tout le temps jugé nécessaire à la consolidation de la fracture; il ne devait être levé que lorsqu'il était mal mis, qu'il ne maintenait plus les fragments en rapport, ou bien lorsqu'il s'y développait des vers en trop grand nombre. Si le pus traversait le bandage, il était abstergé, et quelques compresses étaient appliquées.

Pour enlever l'appareil, après les avoir humectées avec de l'eau tiède, Larrey détachait les bandes une à une, s'il était possible; dans le cas contraire, il les coupait couche par couche avec des ciseaux, en ayant soin de ne pas imprimer au membre de fortes secousses.

§ 2. — Appareils amidonnés.

I. — Appareils de M. Seutin.

M. Seutin a modifié d'une manière très-heureuse l'appareil inamovible de Larrey. Son bandage se compose des mêmes pièces que celles qui sont ordinairement employées dans le traitement des fractures; il n'en diffère que par les attelles, qui sont de carton, et par le liquide dont il couvre les pièces de linge; ce liquide est la colle d'amidon fraîchement préparée.

Dans les cas de fracture de la jambe, M. Seutin applique son appareil de la manière suivante : la réduction étant opérée, il place un premier plan de bandelettes de Scultet, met sur les côtés du tendon d'Achille, au-dessus du talon, un petit coussin allongé; ce premier bandage est enduit d'une couche d'amidon. Un second plan de bandelettes de Scultet est ensuite appliqué et enduit d'amidon comme le précédent. Deux longues plaques de carton épais et mouillé sont placées en arrière et de chaque côté de la jambe suivant toute sa longueur; elles sont taillées de façon que leur extrémité inférieure représente pour chacune une demi-semelle, de telle sorte qu'étant recourbées au-dessous du pied, elles en tapissent toute la plante. Un troisième plan de bandelettes est ensuite appliqué pardessus et largement enduit d'amidon.

Plus tard, M. Seutin a modifié son appareil. Ainsi il l'a simplifié : en effet, dans des cas exceptionnels il substitue à l'appareil de Scultet une bande roulée; mais la modification la plus importante consiste dans des solutions de continuité qu'il fait à son moule, soit pour examiner les plaies qui peuvent accompagner les fractures, soit pour rendre l'appareil plus lâche, lorsque le gonflement lui fait craindre des accidents de compression, soit au contraire pour le serrer quand il est trop lâche. Ces dernières modifications constituent l'appareil dit *amovo-inamovible*.

L'appareil amovo-inamovible de M. Seutin présente un premier avantage sur l'appareil de Larrey, c'est de n'avoir pas besoin, pour être solide, que toutes les pièces qui le composent soient imbibées de liquide agglutinatif. En effet, après avoir placé les bandes ou les bandelettes autour du membre, il suffit de les recouvrir d'une couche d'amidon pour que l'appareil possède, après la dessiccation, une dureté convenable : aussi les téguments ne sont-ils pas en contact avec la face durcie des pièces de linge, inconvénient que l'on peut reprocher à l'appareil de Larrey.

M. Seutin applique son bandage pour toute espèce de fractures, même pour les fractures avec plaie, seulement il laisse la plaie à découvert. Plusieurs moyens peuvent lui donner ce résultat :

1° Arrivé au niveau de la plaie, s'il se sert d'un bandage roulé, il élargit les tours de spire, de manière à laisser un vide au niveau de la solution de continuité; s'il applique un appareil à bandes séparées, il replie les bandelettes en haut ou en bas, et les fixe avec un peu d'amidon.

2° Comme Larrey, il recouvre tout le membre avec son appareil, mais le foyer de la plaie est mis à découvert en faisant avec des ciseaux une incision circulaire suffisamment grande; le point où siége la plaie peut être facilement reconnu par la tache que le sang ou le pus imprime sur le linge.

3° Enfin il taille sur une partie plus ou moins grande de l'appareil une languette égale en largeur à la plaie; cette languette est mobile à une de ses extrémités, et forme une espèce de soupape que l'on peut réappliquer quand il est nécessaire; par ce moyen, la plaie peut être couverte et découverte à volonté. Si une attelle se trouvait sur le point que l'on veut mettre à découvert, elle serait également coupée.

L'appareil met de trente à quarante heures à sécher. Aussi

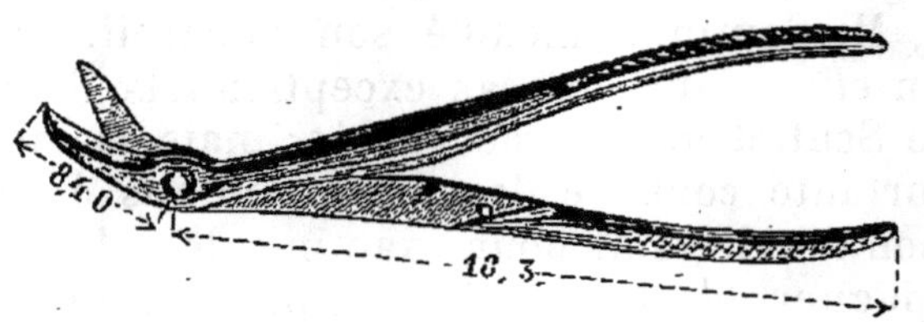

FIG. 236. — Cisaille coudée de Liston.

M. Seutin ajoute-t-il un bandage provisoire, afin de prévenir la déformation de son appareil; à cet effet, il emploie de préférence un ancien moule de fracture guérie.

Afin de prévenir les accidents de compression que le gonflement pourrait déterminer, M. Seutin coupe l'appareil dans toute sa longueur avec des ciseaux : s'il est serré convenablement, il fixe les deux parties au moyen d'une bande amidonnée; s'il serre trop le membre, il laisse entre les deux parties de l'appareil un intervalle proportionné au gonflement; enfin, lorsque le membre à diminué de volume, il enlève une bande plus ou moins large sur toute la longueur de l'appareil, et rapproche les deux côtés de manière à diminuer l'intervalle que la solution de continuité a laissé.

MM. King et Christophen ont proposé de rapprocher les valves de l'appareil amovo-inamovible avec des bandelettes de caoutchouc munies de boucles et que l'on serre au degré convenable. De cette manière, disent-ils, l'appareil est converti en un moule assez élastique pour suivre les changements de volume du membre, et assez solide pour présenter encore une résistance suffisante.

Si l'appareil est pénible à supporter, et si de la douleur est causée par les plis des bandes ou la saillie des attelles, M. Seutin ramollit avec de l'eau tiède le point qui presse sur la peau, et fait disparaître les saillies nuisibles.

Pour couper l'appareil suivant la longueur, ce que fait M. Seutin aussitôt que le bandage est sec, on se sert de cisailles fabriquées exclusivement pour cet objet. D'ailleurs les diverses pinces incisives de nos fabricants d'instruments, et surtout la cisaille coudée de Liston (fig. 236), remplissent parfaitement le même but.

Lorsque les fractures sont obliques, et qu'il est besoin de faire l'extension et la contre-extension, M. Seutin place sur les parties latérales de la jambe une longue bande de toile solide qu'il fixe au moyen d'un bandage spiral amidonné. Nous avons déjà parlé de ces liens extensifs en décrivant l'appareil de Baudens. Un poids attaché à l'extrémité des lacs contre-extenseurs et un drap passant sur la branche du pubis et sur la tubérosité de l'ischion, sont les puissances extensives et contre-extensives.

II. — Appareils ouatés de M. Burggraeve.

Sous le nom d'*appareils ouatés*, M. Burggraeve décrit des appareis inamovibles, de véritables moules formés d'ouate, de carton et de bandes roulées; l'interposition du coton entre le membre et les pièces de pansement prévient toute possibilité de constriction ou d'étranglement, tout en assurant aux parties le degré de solidité et d'immobilité convenables. En effet, la ouate permet d'exercer une compression égale, mais par son élasticité, elle rend cette compression permanente; elle cède lorsque le gonflement s'empare de la partie contenue dans l'appareil, et le suit lorsque la diminution de volume augmente l'espace qui existe entre les tissus et la coque inextensible; de sorte que, quel que soit le gonflement primitif ou l'amaigrissement, il ne se forme jamais de vide qui oblige d'inciser la coque, soit pour élargir l'appareil, soit pour le rétrécir.

« Le mode d'application, dit M. Burggraeve, est on ne peut plus simple. Ainsi, s'agit-il du membre inférieure, on entoure ce dernier d'une couche d'ouate, puis d'attelles de car-

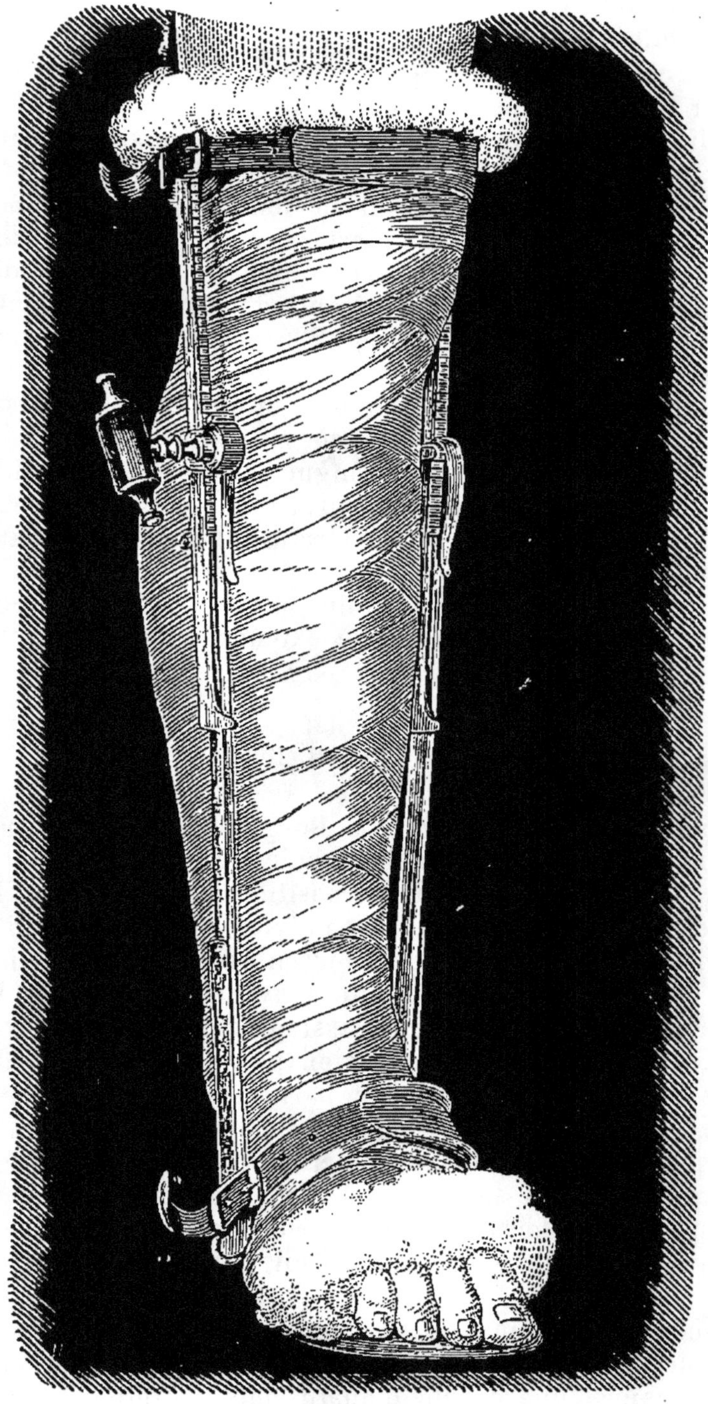

Fig. 237. — Appareil de M. Burggraeve appliqué à la jambe.

ton que l'on fixe préalablement par deux doloires en spirale; de cette manière on n'a besoin d'autres aides que de ceux chargés de maintenir le membre en position. On procède ensuite à l'application de la bande compressive, dont on égalise les doloires avec une mince couche de pâte d'amidon.

» La ouate doit être pure et finement cardée; elle ne peut être gommée, parce que, dans cet état, elle est dépourvue d'élasticité.

» Le carton ne doit pas être friable comme l'est celui préparé au chlore, il faut qu'il soit tenace et se déchire facilement. Après l'avoir façonné en attelle, on le mouille, afin qu'il prenne exactement la forme des parties. Un médecin militaire belge, M. Dechange, a imaginé des attelles modelées, propres surtout aux hôpitaux et aux armées. Pour les rendre imperméables, il les enduit d'une couche de couleur à l'huile. Comme ces attelles sont modelées sur le vivant, elles s'adaptent aux membres de mêmes dimensions, il faut donc avoir des attelles de différents numéros. Souvent, à la campagne, nous nous servons d'écorces fraîches de peuplier ou de saule : ces attelles ont l'avantage d'unir l'élasticité à la solidité. La bande roulée doit être de forte toile, afin de pouvoir exercer une compression égale; il n'est pas nécessaire de l'encoller, la coque ne devant jamais être incisée.

» On peut avoir des coques toutes faites, de manière qu'il n'y ait qu'à les mettre en place où à les fermer au moyen de quelques liens ou d'une bande roulée. Ces coques conviennent surtout sur les champs de bataille[1]. »

Dans les fractures obliques, dans celles qui sont accompagnées d'un déplacement considérable, M. Burggraeve ajoute une machine destinée à produire l'extension permanente (fig. 237). Dans les cas de ce genre, l'appareil ouaté s'applique comme ordinairement, puis on place la machine avant que le bandage ne soit sec[2].

III. — Appareils de A. Richard.

Les chirurgiens ont quelque peu modifié l'emploi des appareils ouatés et des appareils amidonnés, ainsi que leur mode d'application.

1. Burggraeve, *Appareils ouatés*, in-folio, fig. Bruxelles, 1858, p. 12.
2. Cette figure est une réduction de la planche IV du magnifique ouvrage de M. Burggraeve.

Voici comment A. Richard conseille de les confectionner [1].

« Supposons qu'il s'agit de la jambe, on aura fait préparer une vaste terrine d'empois, de colle d'amidon; cette colle doit être refroidie pour le moment où l'on s'en sert [2].

» Une grande carde d'ouate est dépecée en bandes ayant la largeur des deux mains et roulées à l'avance. Il faut une dizaine de ces bandes, ayant chacune 2 mètres de long et roulées très-mollement.

» De six à huit lanières ou attelles de carton sont taillées de longueur égale à la distance de la plante du pied au milieu de la cuisse; on les amidonne sur leurs deux faces, au moins un quart d'heure avant l'opération, de manière à les ramollir.

» Enfin, cinq ou six bandes sont préparées, longues chacune de 10 mètres. Bandes fortement roulées, larges au plus de trois travers de doigt, de coton ou de toile assez forte.

» Le lit et le parquet sont garnis d'alèzes.

» Les orteils sont, avant tout, séparés les uns des autres par de petites touffes d'ouate (fig. 238), puis la ouate est roulée autour du membre. Il faut y revenir à trois reprises au moins, de manière que la couche soit fort épaisse, et que tous les points aient un revêtement à peu près égal, en insistant pourtant sur les saillies osseuses. On ne met jamais trop d'ouate.

» Quelques doloires fixent la ouate par quatre ou cinq tours (fig. 238), et sont continuées pour appliquer les cartons amidonnés. De ceux-ci il en faut : un externe, un interne, un antérieur, un postérieur allant du milieu de la cuisse jusque sur les côtés du pied, et se repliant même légèrement à la plante. Dès que la bande a recouvert les cartons, on amidonne toutes les parties avec la main gauche.

» La striction de la bande est aussi forte que possible, sans dépasser certaines bornes pourtant. Elle est assez forte au

1. *Pratique journalière de la chirurgie,* p. 140, 1868.

2. Pour faire cette colle, l'amidon ou la fécule est délayée dans un peu d'eau froide, afin d'éviter les grumeaux. On fait bouillir l'eau amidonnée ou l'on projette dans de l'eau qui bout la pâte froide d'amidon. Deux minutes d'ébullition suffisent, une cuiller sert à juger de l'épaisseur de l'empois, du reste sa consistance augmente par le refroidissement. Cette colle doit être faite au moins deux heures à l'avance, si elle est trop épaisse il suffit d'y ajouter de l'eau chaude ou froide.

moins pour causer une grande fatigue à l'opérateur et déchirer la bande de toile si celle-ci est un peu usée. En un mot, c'est

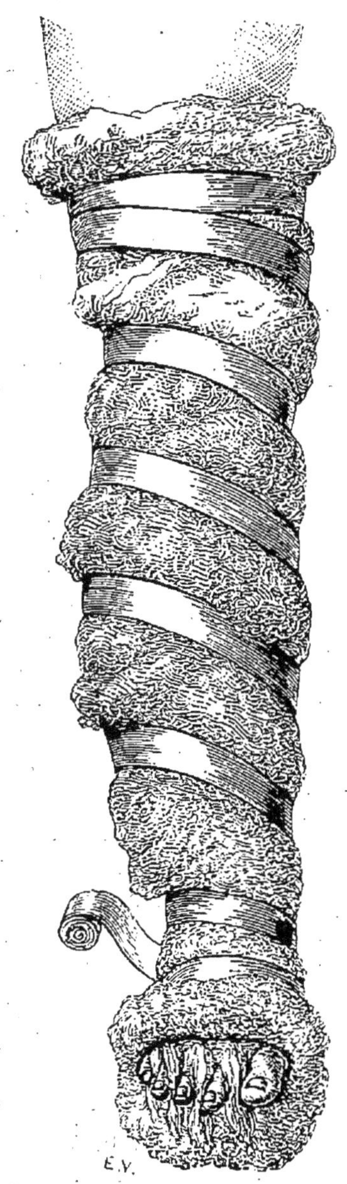

FIG. 238. — Appareil ouaté de A. Richard (1er temps de l'application).

la seule occasion où il faille serrer un bandage. La bande a caché la première couche de carton; on abreuve largement d'amidon tout le membre, et l'on dispose la deuxième couche. Pour celle-ci deux cartons sont croisés, comme il est repré-

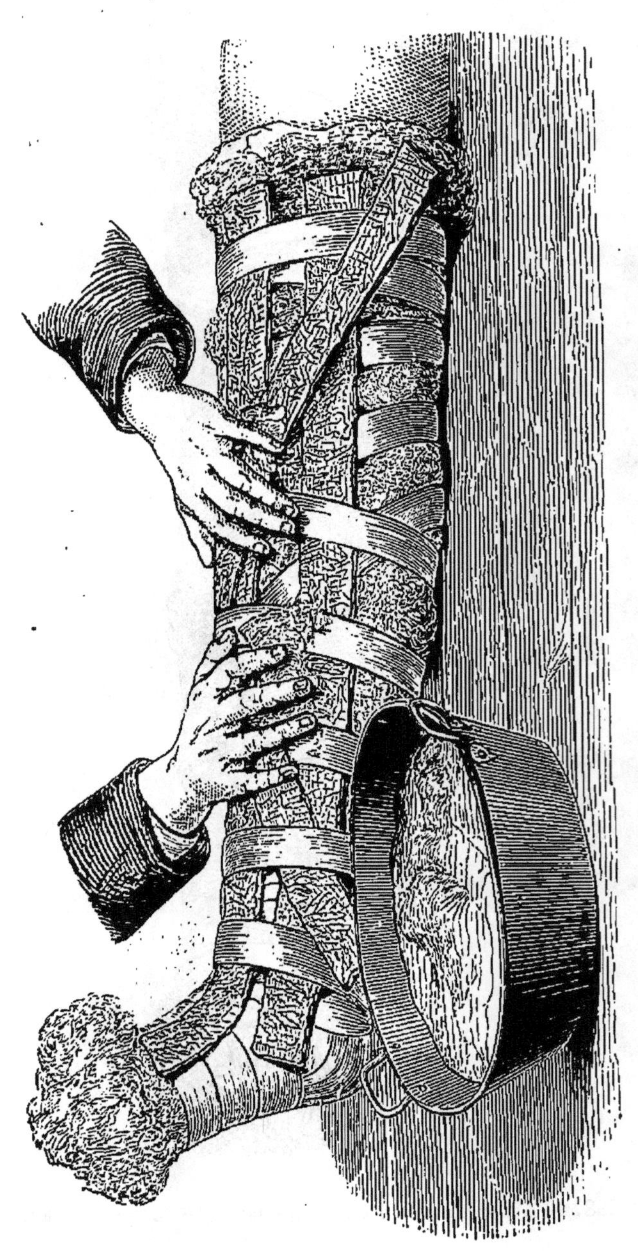

Fig. 239. — Appareil ouaté de A. Richard (2e temps de l'application).

senté dans la figure 239, et soutenus par deux autres, un dedans, un en dehors. Nouveaux tours de bande réguliè ment roulés cette fois, et sans renversés du pied à la cuisse. Presque à chaque tour et en tous sens, la main gauche dépose la colle. Reste à faire le bandage superficiel pour la coquet-

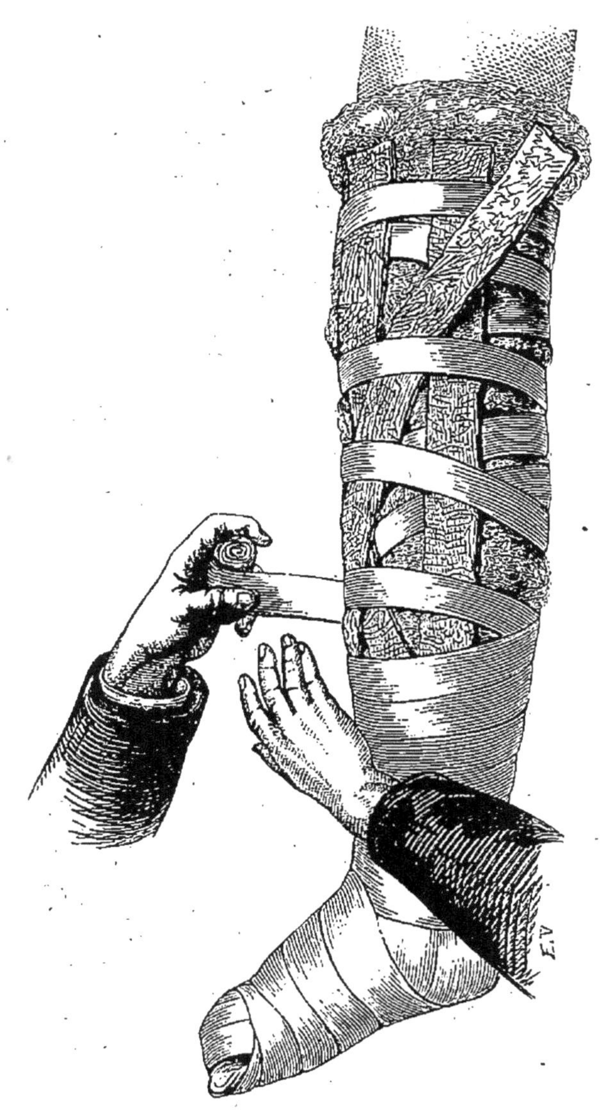

Fig. 240. — Appareil ouaté de A. Richard (3e temps de l'application).

terie du pansement. Trois bouts de bande ont été coupés d'une longueur de 2 décimètres et amidonnés ; on les applique en les croisant sur les orteils, ou plutôt sur le large revêtement d'ouate qui protége ceux-ci. Souvent leur extrémité postérieure va couvrir le talon. Enfin, l'opérateur termine par

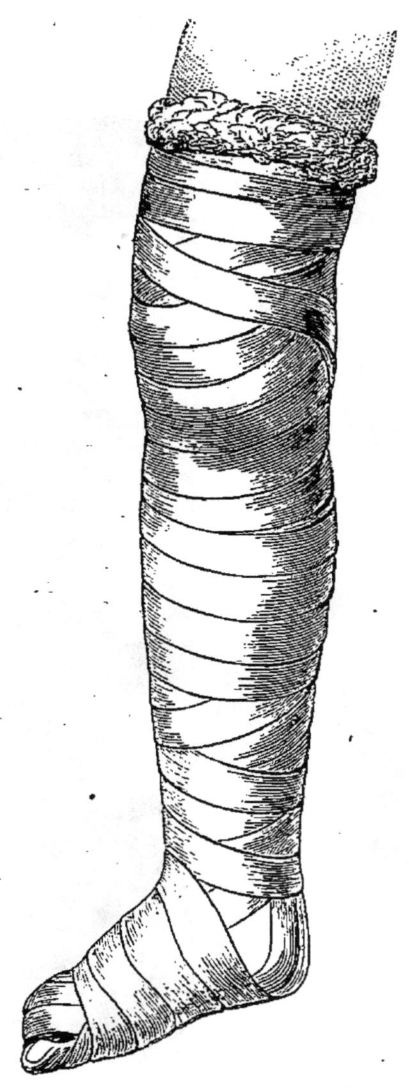

Fig. 241. — Appareil de A. Richard appliqué.

un bandage roulé méthodique, avec ses renversés bien réguliers et aussi élégants que possible (fig. 240 et 241). »

Les figures 242, 243, 244 représentent le mode de section de l'appareil, sa transformation en gouttière, enfin l'occlusion de cette gouttière à l'aide de courroies. En général, l'appareil est fendu sur le milieu de sa face antérieure; et, quand on

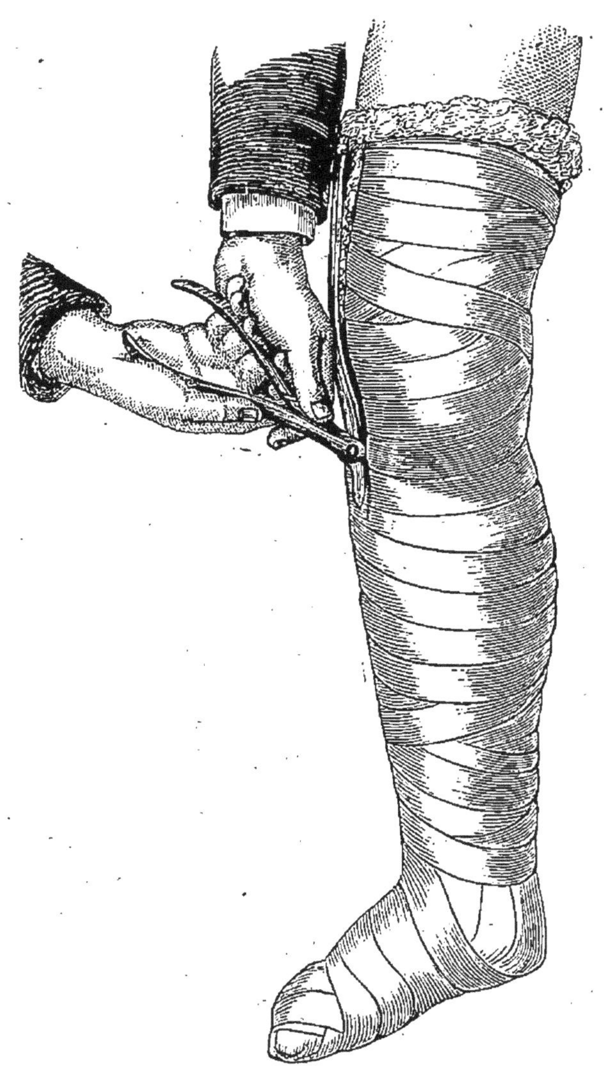

Fig. 242. — Section de l'appareil de A. Richard.

arrive au bout du pied, A. Richard conseille de débrider à droite et à gauche, afin de délivrer les orteils (fig. 243 et 244).

Cet appareil peut être employé avec l'occlusion dans les fractures de jambe compliquées de plaie.

IV. — Appareil de S. Laugier (papier et amidon).

Il consiste en une série de bandelettes de papier, taillées

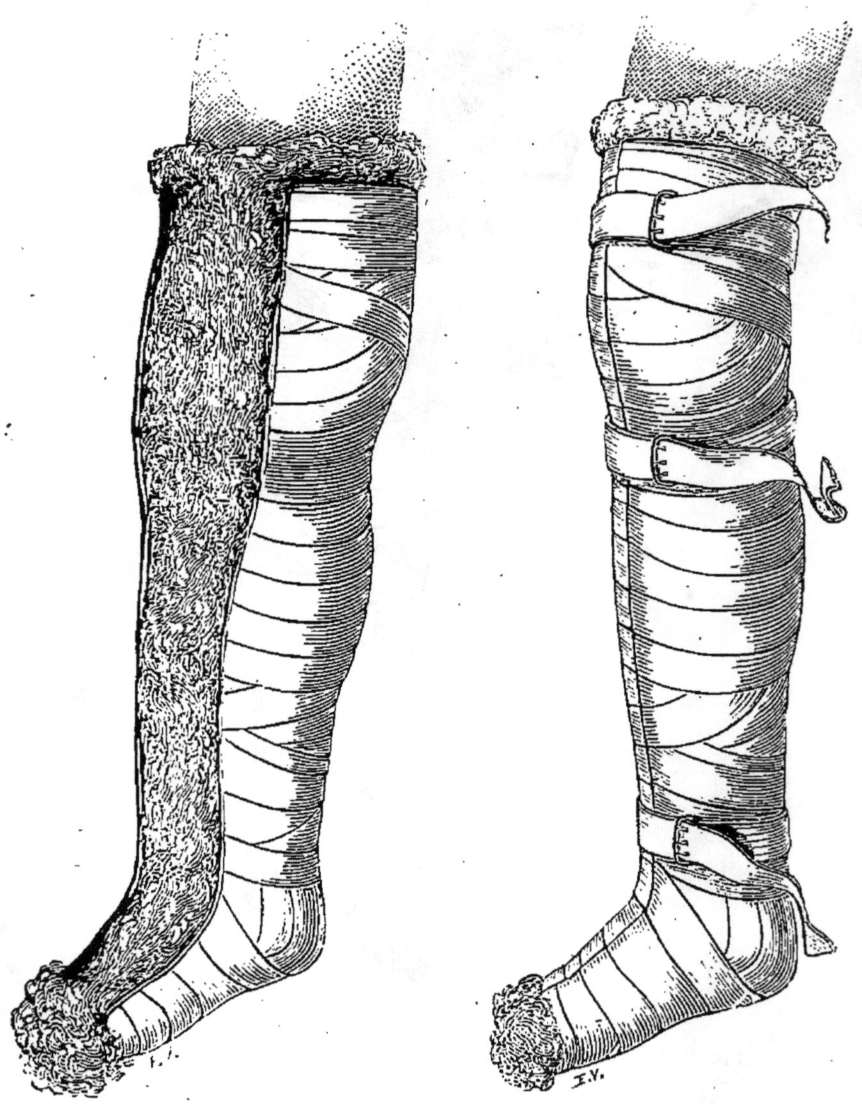

Fig. 243. — Appareil complétement ouvert.

Fig. 244. — Occlusion de la gouttière amidonnée.

et disposées comme les bandelettes de l'appareil de Scultet; elles s'appliquent de la même manière que ces dernières;

elles sont imbibées d'une pâte d'amidon. Afin de donner à cet appareil une résistance suffisante, deux, trois et même quatre couches de bandelettes doivent être superposées.

Michon appliquait cet appareil dans les fractures en voie de consolidation, lorsqu'il n'y avait plus à craindre d'accidents, et lorsque la fracture n'avait plus besoin d'une surveillance active, soit du vingtième au vingt-cinquième jour. Au lieu d'amidon, il se servait de la solution de dextrine préparée comme nous le dirons plus loin.

Cet appareil cause de grandes démangeaisons aux malades; aussi, avant de l'appliquer, est-il utile d'entourer le membre de compresses, afin d'éviter le contact immédiat du papier avec les téguments.

Quel que soit le liquide agglutinatif dont on se serve, il ne faut pas qu'il soit trop clair; car il imbiberait le papier, qui alors ne serait pas assez résistant et se déchirerait entre les mains du chirurgien : par la même raison, l'appareil doit être appliqué aussitôt qu'il est préparé. Pour prévenir le raccourcissement du membre pendant que l'appareil est encore humide, il faut condamner le malade à une immobilité absolue, et exercer l'extension sur le pied et la contre-extension sur le bassin. S. Laugier se servait quelquefois d'attelles provisoires.

§ 3. — Appareil dextriné de Velpeau.

Pour consolider ses appareils, Velpeau utilisait la solution de dextrine.

Les quantités de dextrine que Velpeau employait dans ce but sont les suivantes : pour une fracture de cuisse, 500 grammes; pour une fracture de jambe, 300 grammes; pour une fracture de bras ou d'avant-bras, 200 grammes; pour envelopper une articulation, 75 à 100 grammes [1].

La solution de dextrine se prépare avec : dextrine, 100 parties; eau-de-vie camphrée, 60 parties; eau chaude, 50 parties. La dextrine est mise dans un vase; on ajoute peu à peu l'eau-de-vie camphrée, que l'on mêle intimement à la dextrine, jusqu'à ce que ce mélange fasse une masse assez résistante, après quoi on verse le reste de l'eau-de-vie, qui doit donner à cette pâte la consistance du miel; puis on ajoute un peu d'eau

1. Velpeau, *Leçons orales de clinique chirurgicale*, t. II, p 470.

chaude, dont on augmente petit à petit la quantité jusqu'à ce que la dextrine ait l'aspect d'une bouillie un peu claire l'une belle couleur ambrée. On n'oubliera pas que la pâte doit toujours être agitée quand on ajoute de l'eau, afin que le mélange soit bien intime, et qu'il n'y ait pas de grumeaux qui nuisent à la solidité et à la régularité du bandage.

Une bande roulée est imbibée sur une de ses faces, celle qui doit être à l'extérieur du bandage, d'une couche mince de dextrine. Félix Darcet a imaginé pour cet objet un petit appareil analogue à celui dont se servent les teinturiers pour plonger leurs étoffes dans le bain coloré; mais il est inutile. Le procédé dont on fait habituellement usage est celui-ci : un aide prend le globe de la bande, le déroule d'une main, pendant que de l'autre il étale avec une petite éponge une couche mince de dextrine sur une des faces de la bande; le chirurgien roule la bande à mesure qu'elle est couverte de la substance agglutinative.

Velpeau recommande d'exprimer avec soin l'excédant du mélange qui mouille inutilement la bande, afin que la dessiccation soit aussi rapide que possible. Cette manière de faire est plus particulièrement indiquée lorsque, comme le font un certain nombre de chirurgiens, la bande de toile est complétement plongée dans la solution de dextrine.

On procède ensuite à l'application du bandage, qui se fait exactement de la même manière que le bandage spiral compressif. On remarquera que l'appareil devient très-dur par la dessiccation, et, afin de prévenir l'irritation des téguments, on recouvrira le membre dans toute sa longueur d'une bande sèche destinée à empêcher le contact de la bande dextrinée avec la peau. Quelquefois il est nécessaire d'appliquer des attelles sur le membre. Celles dont Velpeau se servait étaient de carton; elles sont déchirées et non coupées à leur extrémité, et il faut les ramollir plutôt dans l'eau-de-vie camphrée que dans l'eau; car on doit mettre l'appareil dans les conditions les plus favorables pour sa dessiccation.

Quatre ou cinq heures suffisent pour la dessiccation de l'appareil; mais, afin qu'il ne se déforme pas, on l'entoure d'attelles de bois maintenues par un nombre suffisant de cordons. Le membre est suspendu à l'aide de deux ou trois bandes.

Quand il est nécessaire de faire l'extension, celle-ci ne doit être exercée que pendant la dessiccation de l'appareil; dès qu'il est sec, elle devient inutile.

Lorsque la fracture était compliquée de plaie, Velpeau laissait à nu la solution de continuité en écartant les tours de bande; jamais il ne coupait son appareil.

Le gonflement, l'inflammation, ne sont pas des contre-indications pour appliquer cet appareil dextriné, la compression les faisant d'ordinaire disparaître. Si cependant il survenait des accidents locaux graves, ou bien si la diminution du membre rendait l'appareil trop lâche, on le lèverait en humectant la bande, et on le réappliquerait s'il était nécessaire.

Comme cet appareil est très-dur, et qu'il pourrait couper les téguments, la bande sèche doit toujours dépasser d'un centimètre à un centimètre et demi la bande dextrinée.

§ 4. — Appareils plâtrés.

I. — APPAREIL DE PLÂTRE COULÉ.

L'appareil de plâtre coulé semble avoir été imaginé par les Arabes; cette substance était employée seule ou mélangée avec de la gomme, de la farine de riz, des blancs d'œufs, etc. Il paraît, dit Malgaigne [1], qu'il était vulgaire dans la haute Égypte, lors de l'expédition française dans ce pays.

En 1819, Hubenthal, inspecteur du service médical à Tver, généralisa l'application de cette méthode : voici comment il décrit son procédé d'application [2] : « Je fais d'abord, si cela est nécessaire, bien étendre le membre fracturé, soit par une machine à extension, soit par les mains d'un aide, et je tâche de remettre les extrémités des os déplacés dans leur situation naturelle. Cela fait, je frotte le membre avec de l'huile tiède, afin de prévenir l'adhérence des poils; j'enduis ensuite la partie inférieure de ce membre d'une pâte faite avec parties égales de plâtre et de papier brouillard réduits en bouillie avec une quantité suffisante d'eau. Ensuite, je fais tenir au-dessous du membre un morceau de carton courbé en gouttière, et je remplis de cette pâte et d'un seul coup tout l'es-

1. Malgaigne, *Traité des fractures et des luxations*, t. I, p. 219. Paris, 1847.

2. *Nouveau journal de médecine*, par Béclard, Chomel, etc., t. V, p. 212, Paris, 1819.

pace compris entre le membre et le carton. Avant que la pâte soit devenue solide, je rends, à l'aide d'un couteau ou d'une spatule, le bord de cette moitié inférieure du moule tout à fait uni, et j'y fais plusieurs trous pour que la moitié supérieure s'y lie plus intimement. Je fais celle-ci en versant la pâte sur la face supérieure du membre, mais toujours après avoir graissé le bord de la moitié inférieure. Dans le cas où il a des plaies, je pratique au moule autant d'ouvertures qu'il y a de plaies... Ces deux moitiés sont unies par des bandes... » Elles peuvent, on le conçoit, être facilement séparées en cas de besoin. A juste titre, Malgaigne fait remarquer que dans cette description on ne dit pas comment on empêche la bouillie de couler par les deux extrémités de la gouttière de carton; aussi propose-t-il d'entourer le membre d'une serviette suffisamment fine au-dessus et au-dessous des points où l'on veut arrêter l'appareil.

Dieffenbach [1] a conseillé l'usage de l'appareil suivant : Une boîte de bois, ayant la forme d'un carré long, un peu plus long que la jambe, d'une largeur telle que le membre ne touche nulle part sur les parties latérales, est complétement ouverte par en haut, et offre à la paroi qui regarde la cuisse une échancrure arrondie propre à recevoir et soutenir la partie supérieure de la jambe. Les cinq parois de cette boîte sont unies par des crochets de fer, en sorte qu'on peut les assembler et les disjoindre avec la même facilité. Enfin, la paroi inférieure est percée, vers les quatre angles, de trous par lesquels on fait passer des cordes de manière à pouvoir tenir le membre dans la suspension : si l'appareil doit rester appliqué sur le lit, on retire les cordes et l'on ferme les trous avec des bouchons.

Le plâtre est convenablement gâché; la fracture est réduite, et le membre, frotté d'huile pour empêcher l'adhérence du plâtre, est maintenu de telle sorte, qu'il ne touche en aucun point les parois de la boîte. On coule la pâte avec précaution, de façon que la boîte soit exactement remplie jusqu'à peu près au niveau de la face antérieure de la jambe, car on laisse une certaine largeur de cette face libre et à découvert : par ce moyen, sans nuire à la solidité de l'appareil, on a l'avantage d'avoir toujours sous les yeux le siége de la fracture, d'en suivre les progrès et d'y appliquer les médicaments que l'on peut juger nécessaires.

1. *Gazette médicale*, 1832, p. 525.

Quand la pâte a acquis la consistance qu'elle doit avoir, on démonte la boîte et on la retire en détail. Lorsque la consolidation est jugée accomplie, on enlève l'appareil en détruisant avec la gouge et le maillet toute la portion supérieure de l'enveloppe, afin que le malade puisse en retirer son membre.

Un autre procédé a été préconisé par Froriep, Richter en 1832 et plus tard par M. E. Lacroix [1]; il consiste à mouler une gouttière postérieure d'une seule pièce, puis une gouttière supérieure qui peut être constituée de pièces multiples. Pour les détails, nous renvoyons le lecteur à la description qu'en donne Nélaton dans son traité [2].

Nous n'insisterons pas davantage sur ces appareils, auxquels on ne peut refuser des avantages incontestables, tels que modicité du prix, facilité d'application, solidité permanente, pression égale sur tous les points. Par contre, ils offriraient des inconvénients sérieux qui empêcheront d'en généraliser l'usage, tels sont : le poids de l'appareil, qui est un obstacle aux moindres mouvements; la chaleur dégagée par le plâtre qui se solidifie, chaleur souvent assez intense pour causer une douleur vive; l'expansion du plâtre, qui, en se concrétant, comprime trop fortement le membre et nécessite quelquefois la destruction complète de l'appareil. Aussi a-t-on conseillé d'entourer le membre de compresses pliées en plusieurs doubles, afin d'éviter la sensation trop vive de chaleur et la pression immédiate. Le séjour prolongé du membre dans ce moule terreux, en retenant les produits de la transpiration, attendrit la peau, et peut donner lieu à des excoriations; enfin terminons en signalant la dessiccation trop rapide et l'impossibilité de briser le moule sans le maillet, inconvénient sérieux, surtout lorsque la fracture est compliquée de plaie, ou lorsqu'elle n'est pas complétement consolidée.

Ajoutons cependant que ces divers inconvénients paraissent avoir été exagérés, quelques-uns même, comme le fait remarquer M. G. Julliard (de Genève) peuvent être considérés comme avantageux, par exemple le poids considérable de l'appareil, qui rend plus complète l'immobilité du membre [3]. D'un autre côté, la chaleur serait très-supportable et la com-

1. Thèse de Paris, 1837.
2. 2e édition, t. II, p. 197.
3. *De l'emploi du plâtre coulé dans le trait. des fractures*, Lausanne, 1873.

pression ne serait pas à redouter si l'on n'entoure pas complétement le membre, ou bien si l'on fait l'appareil en plusieurs pièces commme M. E. Lacroix. M. Julliard a heureusement combiné la contention de l'appareil en plâtre coulé avec l'emploi de la pointe de Malgaigne.

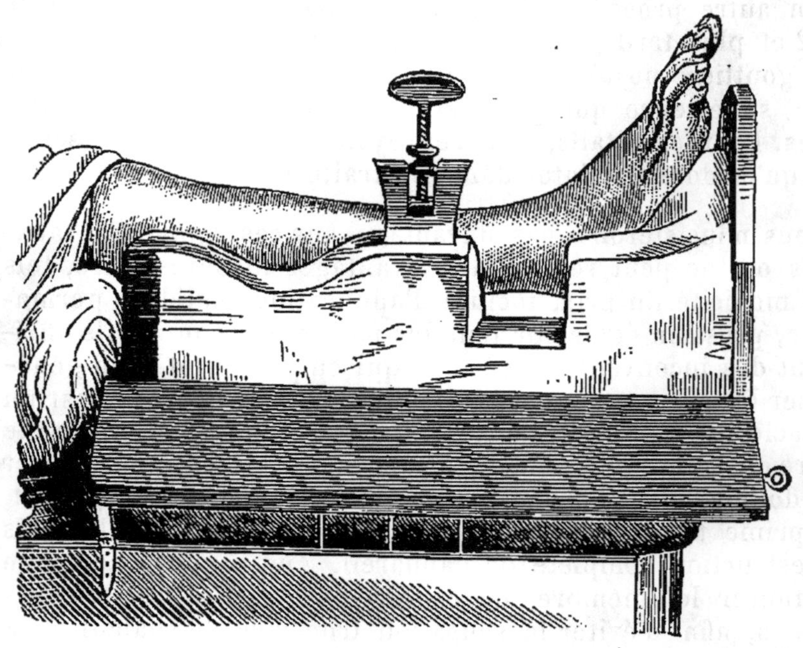

FIG. 245. — Appareil en platre coulé de M. G. Julliard.

II. — Appareils de MM. Mathijssen et Van de Loo.

MM. Mathijssen et Van de Loo ont proposé d'étendre du plâtre sur des pièces de linge ou de laine, et de les mouiller au fur et à mesure qu'on les met sur le membre. Ils obtiennent ainsi un appareil inamovible qui s'applique à peu près comme les autres appareils de fracture, et qui a sur les appareils amidonnés et dextrinés l'avantage de sécher assez rapidement pour qu'il ne soit pas nécessaire d'appliquer un bandage supplémentaire destiné à prévenir le déplacement des fragments.

Cette méthode ingénieuse mérite d'être étudiée avec quelques détails.

Nous décrirons particulièrement quatre espèces d'appareils :

1° *l'appareil à bandes roulées;* 2° *l'appareil à bandelettes séparées;* 3° *l'appareil bivalve;* 4° *l'appareil amovo-inamovible.*

1° Appareil à bandes roulées.

« On étend sur une table, dit M. Van de Loo, un morceau de coton exempt d'amidon, de toile à demi-usée ou de flanelle, de la longueur d'un mètre et demi sur un demi-mètre de largeur; sur ce morceau d'étoffe on répand au moins un demi-kilogramme de plâtre bien sec en poudre, dont on fait entrer autant que possible en frottant à pleine main; puis, après avoir écarté le superflu, on retourne le morceau, et l'on agit de la même manière de ce côté. Les deux côtés de l'étoffe étant bien imprégnés de plâtre, on la coupe, étant encore sur la table, en bandes de 4 à 5 centimètres de largeur, ce qui se fait nettement, en y faisant auparavant à distances égales une rainure au moyen d'une corde mince que l'on tend sur l'étoffe, et qu'on laisse, en l'élevant un peu vers le milieu, frapper dessus; puis on les roule sur la table en les serrant beaucoup moins que des bandes ordinaires. Ces bandes roulées se conservent très-bien, pourvu qu'on les place dans une boîte fermée.

» Pour en faire usage, on prend, s'il s'agit d'une fracture de la jambe, le membre étant auparavant entouré d'une bande ordinaire d'ouate, une de ces bandes plâtrées et roulées, que l'on mouille bien avec de l'eau à l'aide d'une éponge (on fait entrer l'eau par les deux côtés de la bande), et on l'applique comme une bande ordinaire, avec cette différence que les tours doivent se couvrir pour les trois quarts ou les quatre cinquièmes : de la même manière, on mouille et l'on applique une seconde, une troisième bande, et ainsi de suite, en ayant soin de placer le chef de la suivante au-dessous de celle que l'on a précédemment appliquée. De cette manière, l'appareil se laisse mieux dérouler.

» Si l'on ne veut pas faire de renversés, on coupe la bande chaque fois qu'un changement de direction devient indispensable.

» Pour donner au bandage l'égalité et l'élégance désirables, il suffit de passer légèrement sur sa surface une éponge peu mouillée, chaque fois que l'on a appliqué deux ou trois bandes roulées.

» Pour le fenêtrer d'*emblée*, on s'y prend de la manière suivante : arrivé près d'une plaie, par exemple, on coupe la bande, pour recommencer de l'autre côté, et ainsi de suite, jusqu'à ce qu'on ait dépassé la plaie.

» Veut-on rendre le bandage *amovible*, on le coupe au moyen des ciseaux Seutin, et l'on obtient des *valves mobiles* en se conformant aux indications spéciales qui seront posées plus loin.

» Veut-on l'enlever, il est bon de le mouiller un peu, pour empêcher le dégagement de la poussière du plâtre.»

2° Appareil à bandelettes ou de Scultet.

Deux modes de confection, d'une valeur bien différente, ont été proposés pour l'établissement de ce bandage.

« Pour le premier, on arrange en bandage de Scultet vingt-cinq à trente bandelettes plâtrées sur un coussin garni d'une alèze; elles doivent se couvrir dans les trois quarts de leur largeur. Sur celle-ci, on met une couche de bandelettes ordinaires, et sur cet appareil ainsi préparé on place le membre fracturé.

» Après avoir appliqué les bandelettes ordinaires, on mouille, à l'aide d'une éponge, une ou deux bandelettes plâtrées que l'on applique immédiatement, et l'on continue jusqu'à ce que toutes les bandelettes plâtrées soient appliquées.

» Pour fenêtrer ce bandage, ou pour le rendre *amovible*, on s'y prend comme pour l'appareil à bandes roulées.»

Pour confectionner le deuxième bandage de Scultet, voici comment on procède :

« Sur un coussin garni d'une alèze, on place d'abord une bandelette plâtrée, sur laquelle on étend une bandelette non plâtrée de même largeur, mais plus longue de deux travers de doigt, de façon à dépasser la première d'un travers de doigt de chaque côté, et avec la précaution de lui faire également dépasser la bandelette plâtrée dans le sens de sa largeur d'un autre travers de doigt. La bandelette plâtrée, qui a les mêmes dimensions en ce sens que la non plâtrée, offrira donc un liséré plâtré pour s'agglutiner avec les autres pièces de l'appareil. Ces deux premières bandelettes étant ainsi disposées, on étend une bandelette plâtrée sur la non plâtrée, en allongeant l'appareil d'un travers de doigt à chaque addition; sur cette nouvelle bandelette, une autre non plâtrée, et ainsi successivement jusqu'à ce que tout le bandage soit disposé.

» Alors on place le membre sur cet appareil, on le mouille avec une éponge dont on exprime l'eau, et l'on applique premièrement une bandelette non plâtrée et une plâtrée du même côté, et aussitôt on ajuste de la même façon les chefs opposés. On continue ainsi jusqu'à ce que tout l'appareil soit établi. De cette manière, il y a toujours une bandelette non plâtrée entre deux bandelettes plâtrées, et *vice versâ*.»

3° Appareil bivalve.

MM. Mathijssen et Van de Loo construisent ce bandage de deux façons différentes :

« 1° On coupe six bandelettes plâtrées, d'une largeur de 6 à 7 centimètres, et suffisamment longues pour qu'elles puissent s'étendre depuis la partie supérieure de l'appareil que l'on se propose d'appliquer, jusqu'à trois travers de doigt au-dessous de la plante des pieds, en supposant toujours que l'on opère sur le membre inférieur.

» Puis on arrange à bandelettes séparées, sur un coussin revêtu d'une alèze, vingt-cinq à trente bandelettes plâtrées aussi de la largeur de 6 à 7 centimètres, dont les plus longues doivent être de 26, et les plus courtes de 16 centimètres environ, pour une jambe d'homme. Sur ces bandelettes plâtrées, on met des bandelettes ordinaires (non plâtrées); ensuite on place la jambe fracturée sur l'appareil, on applique les bandelettes ordinaires; puis on prend une des six bandelettes longues dont il a été parlé d'abord, on la mouille bien, et on l'applique sur le côté externe du membre, depuis la partie supérieure de l'appareil jusqu'au-dessous de la plante du pied; on en place une de la même manière du côté interne, en laissant entre celle-ci et la précédente un intervalle d'un ou de deux travers de doigt; ceci fait, on mouille et l'on apapplique les 25 à 30 bandelettes plâtrées qui sont rangées sur l'alèze; on finit le bandage en mouillant et en appliquant successivement les quatre dernières bandelettes longues au plâtre, savoir : deux du côté externe et deux du côté interne, ayant soin de couvrir les deux premières. »

Il est entendu que dans le cas où les bandelettes plâtrées qui composent l'appareil de Scultet présenteraient plus de longueur qu'il n'en faut pour s'appliquer sur la marge des valves, on devrait les couper à mesure de leur application, afin qu'elles ne puissent empiéter sur l'espace resté libre entre les deux moitiés du bandage.

« Pour rendre cet appareil inamovible, on comble l'espace resté libre entre les deux valves avec un peu d'ouate, et l'on applique trois ou quatre bandelettes plâtrées *en travers*, ou bien une ou deux bandes de largeur convenable suivant la longueur de cet intervalle, en le masquant complétement. Pour rétablir l'amovibilité du bandage, il suffit d'enlever ces bandelettes.

» Si l'appareil doit envelopper tout le membre inférieur, il faut de plus une vingtaine de bandelettes, dont les plus longues auront 42, et les plus courtes 26 centimètres, ainsi que six bandelettes longues, s'étendant depuis le genou jusqu'à la partie supérieure de l'appareil. »

2° Un autre bandage *bivalve* est préparé à l'aide du plâtre. Voici en quoi il consiste :

« On dispose deux couches de bandelettes de Scultet non plâtrées et superposées. On place sur celles-ci un morceau de vieille couverture de laine ou de flanelle, coupé suivant la longueur de la jambe, de manière à embrasser la moitié ou les deux tiers postérieurs de la circonférence du membre. Cette pièce a été préalablement imprégnée de plâtre sur ses deux faces, et sur celle qui doit être en rapport avec la jambe on a disposé une couche d'ouate fine. L'appareil étant ainsi préparé, on y dépose le membre après avoir mouillé convenablement les pièces plâtrées, et l'on applique le tout au moyen de la rangée superficielle de bandelettes séparées.

» Ce premier bandage complété, on applique sur la partie antérieure de la jambe une nouvelle couche d'ouate, ou une compresse sans pliures, et par-dessus une autre pièce de couverture ou de flanelle, également imprégnée de plâtre sur ses deux faces et convenablement mouillée, qui vient recouvrir la partie antérieure de la jambe, et empiète de deux travers de doigt de chaque côté sur la coque postérieure. Le tout est ensuite assujetti au moyen de la rangée de bandelettes qui est restée sans emploi.

» Veut-on maintenant inspecter la partie antérieure de la jambe, on n'a qu'à détacher les bandelettes, et l'on peut enlever la pièce de laine plâtrée qui protége cette région pour la réappliquer ensuite, quand on a inspecté le membre et pratiqué les pansements réclamés par l'état des parties. »

4° Appareil amovo-inamovible.

Le moyen pour rendre l'appareil amovo-inamovible est fort ingénieux; voici en quoi il consiste :

« Supposant que la section doive être pratiquée au côté externe de la jambe, par exemple en avant ou en arrière du péroné, la charnière devra par conséquent se trouver au côté interne, et s'étendre sur toute la hauteur du bandage. Tout étant disposé et la jambe posée sur l'appareil, on commence par appliquer la couche de bandelettes simples, comme cela se pratique ordinairement.

» On ajuste ensuite les trois premières bandelettes plâtrées, qui embrassent toute la circonférence du bas de la jambe. Pour les trois bandelettes suivantes, on se comporte différemment, afin d'obtenir d'emblée une charnière, c'est-à-dire une ligne qui serve de pivot aux valves et permette ainsi de les ouvrir sans jamais compromettre la forme de la coque plâtrée. Au moment où on les applique, on a la précaution de les couper à leur passage sur cette charnière. Un intervalle d'un millimètre est laissé entre les deux chefs produits par cette section, et l'on continue l'application de ces bandelettes sur le reste de la circonférence du membre. Les deux bandelettes qui viennent ensuite sont placées entières, c'est-à-dire sans être coupées, de sorte qu'elles feront plus tard l'office de pentures. Enfin, on continue ainsi l'application alternée de trois bandelettes coupées et de deux bandelettes entières, de façon qu'après la section on obtient un appareil à charnière parfaitement amovo-inamovible, s'appliquant exactement à tout le membre, et n'étant point exposé à se déformer par suite des différents pansements ou des visites que réclame l'état du membre. »

Ce mode d'application des appareils plâtrés donne de bons résultats, sans doute, mais il est assez compliqué; le procédé suivant est au contraire d'une très-grande simplicité.

« Pour rendre les bandages plâtrés parfaitement *amovibles*, dit M. Van de Loo, il suffit de tracer une rainure dans le plâtre encore mouillé, immédiatement après l'application de chaque appareil, et cela à l'aide du bord d'une spatule, du dos d'un couteau, ou même d'une petite pièce de monnaie. Le sillon ainsi tracé suffit pour constituer une charnière qui permettra les mouvements les plus étendus aux valves que l'on déterminera ultérieurement par la section du bandage. Pour le membre inférieur on peut, si l'on veut, tracer deux rainures latérales pour obtenir deux valves; tandis qu'une seule suffira généralement pour le membre supérieur. »

Indépendamment des appareils *généraux* que l'on peut construire d'après les différents modes qui viennent d'être décrits, il en est de *spéciaux*, tels sont particulièrement les spicas de l'aine et de l'épaule.

I. Spica de l'aine. — « On arrange sur un matelas dur et bien uni, préalablement garni d'une alèze, vingt-quatre à trente bandelettes plâtrées de 6 à 7 centimètres de largeur.

» Les huit à dix premières bandelettes doivent envelopper le bassin: elles forment le haut du bandage, et sont en partie roulées du côté opposé à la maladie.

» Les huit à dix suivantes sont destinées à protéger l'article coxo-fémoral, et doivent couvrir tout l'espace compris entre la rainure fessière et le pubis.

» Les huit à dix dernières envelopperont la partie supérieure de la cuisse.

» Pour soutenir toutes les bandelettes qui correspondent à la fesse, et les empêcher de se disjoindre, il suffit d'étendre perpendiculairement sous leurs chefs libres une ou deux bandes plâtrées, plus larges que celles qui entrent dans la composition du reste de l'appareil, et sur lesquelles ces chefs viennent se fixer.

» Toutes les bandelettes doivent se recouvrir dans la proportion des trois quarts ou des quatre cinquièmes de leur largeur.

» Sur l'appareil ainsi disposé, on étend des bandelettes non plâtrées, ou une simple compresse de linge vieux, et aussitôt on place le malade, en évitant de déranger les pièces du pansement.

» On applique d'abord les bandelettes simples ou la compresse, puis on mouille largement les bandelettes plâtrées, que l'on ajuste rapidement, et l'on n'a point à s'occuper de la partie de l'appareil sur laquelle le patient repose, car l'eau l'a bientôt pénétrée en quantité suffisante pour souder le tout et constituer immédiatement un moule inflexible. »

II. Spica de l'épaule. — Après avoir placé le spica de l'épaule ordinaire, on applique une bande ou quelques bandelettes plâtrées autour du bras, jusqu'à l'aisselle, puis on donne au membre supérieur la position qu'il doit garder par rapport au tronc. On continue ensuite le bandage, en passant au-dessous de l'aisselle opposée, pour revenir sur l'épaule malade; mais on s'arrête au-devant de l'aisselle sans faire passer les bandes plâtrées sous cette région. De cette façon, au lieu de faire un huit de chiffre fermé, on le laisse ouvert en un point qui correspond à l'aisselle. On superpose ainsi plusieurs couches de bandelettes plâtrées qui se recouvrent et s'imbriquent jusqu'à ce que l'on ait construit un moule convenable[1].

III. — APPAREILS PLATRÉS DE M. MAISONNEUVE.

Ces appareils, si fréquemment employés aujourd'hui, ont l'immense avantage de pouvoir être mis très-rapidement, de se sécher très-vite, et de laisser une grande partie du membre malade à découvert, ce qui permet de les utiliser dans les fractures compliquées.

Ils sont surtout formés d'attelles plâtrées, faites avec des serviettes repliées un certain nombre de fois sur elles-mêmes, de manière à constituer des attelles de largeur et de longueur convenables. Au lieu d'employer des serviettes ou des pièces de linge, la plupart des chirurgiens préfèrent la tarlatane, dont on fait huit à dix doubles. Les bandes ainsi préparées sont trempées dans le plâtre liquide (parties égales d'eau et de plâtre) et bien imbibées; le membre étant maintenu et la fracture réduite, les attelles sont appliquées, et on les maintient à l'aide d'un bandage roulé jusqu'à ce qu'elles soient sèches. Plus tard il suffit de quelques bandelettes de diachylon pour soutenir tout l'appareil.

Ce bandage à attelles plâtrées s'emploie surtout pour la jambe; on met alors une attelle postérieure et deux attelles latérales; la première est appliquée tout d'abord, puis les deux dernières. Du reste, l'attelle postérieure doit se recourber sous la plante du pied pour former une véritable semelle, et les deux attelles latérales doivent n'en constituer qu'une seule, fort longue, dont le milieu appliqué sous le pied maintient l'attelle postérieure, et dont les chefs sont situés sur les parties

1. Mathijssen et Van de Loo, *Sur l'emploi chirurgical du bandage plâtré* (Bruxelles, 1854, *Bulletin de l'Académie royale de médecine de Belgique*, t. XIII, n° 4).

latérales de la jambe. En un mot, on place ainsi deux attelles, une postérieure et une transversale en étrier. Un bandage roulé embrasse le tout jusqu'à dessiccation, ce qui a lieu très-vite, et adapte exactement les attelles sur le membre fracturé. Au bout de quelques instants, ce bandage peut être enlevé et remplacé par des bandelettes de diachylon.

En résumé, cet appareil est d'un emploi facile et trouve très-souvent son application; aussi croyons-nous devoir le recommander aux chirurgiens.

M. Cusco a entièrement adopté le principe des attelles plâtrées, et ce chirurgien combine leur emploi avec celui des appareils à suspension ou hamacs-fanons, décrits précédemment (p. 355).

Récemment enfin, M. A. Desprès a aussi conseillé l'usage de l'attelle plâtrée immédiate, dans le traitement des fractures de

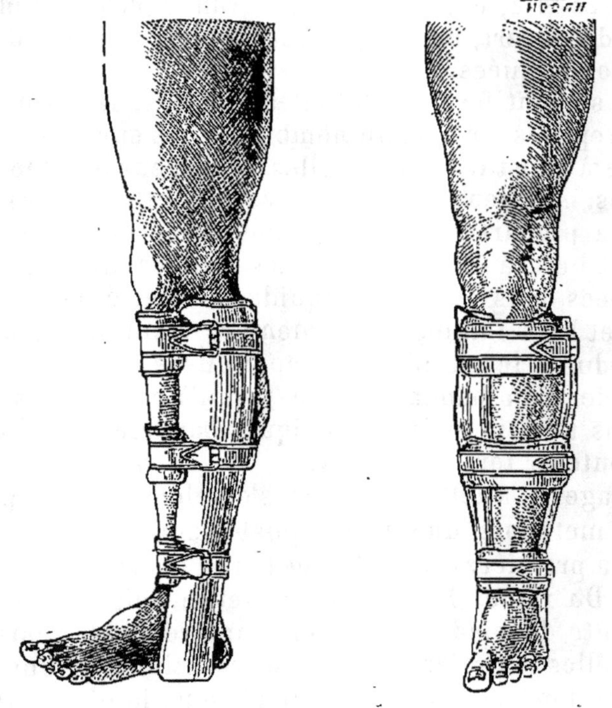

FIG. 246. — Appareil à fracture de la jambe de M. A. Desprès.

jambe. Toutefois, ce chirurgien n'emploie qu'une large attelle plâtrée, disposée en étrier, qui laisse à découvert la crête tibiale en avant et le mollet en arrière; puis il la maintient en place à l'aide de trois courroies élastiques, en ayant soin d'interposer entre elles et les téguments une compresse carrée[1].

IV. — Gouttières en linge platré de M. Herrgott (de Nancy).

Les essais faits par M. le professeur Herrgott datent de 1864, et ont été consignés dans les thèses de ses élèves, MM. Gallet et Müller[2]; plus récemment enfin, ce chirurgien a publié une série d'articles, dans lesquels il décrit avec soin sa manière de procéder[3].

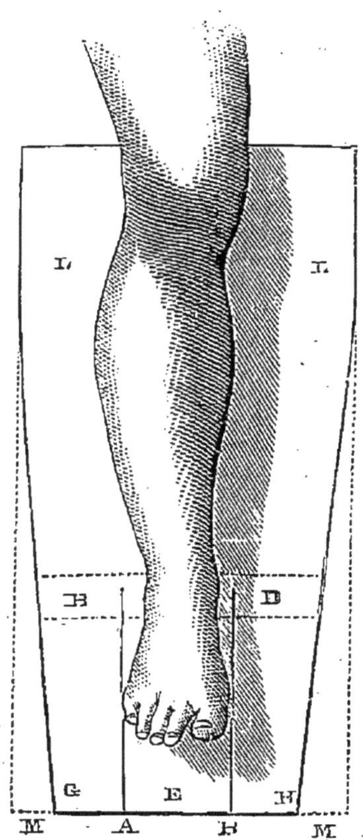

Fig. 247. — Appareil de M. Herrgott. — 1er temps de l'application.

1. *Bull. de thérapeutique*, t. LXXXIX, p. 295 et suiv. 1875.
2. Gallet, *Thèse de Strasbourg*, 1864, 2e série, no 790. — A. Müller, *Ibid.*, 1867, 2e série, no 997.
3. *Revue médicale de l'Est*, p. 19, 106, 186, 232, 296 et 327, Nancy 1874.

Pour appliquer un de ces appareils, par exemple, pour une fracture de jambe, on choisit un linge qui doit embrasser les deux tiers du membre, on prend quatre fois cette largeur, et on en coupe une longueur qui s'étend du jarret aux orteils, en passant sous la plante du pied.

Le mélange d'eau et de plâtre, ayant la consistance de la crème douce, préparé, le linge est trempé dans ce mélange, de façon à l'en imprégner autant que possible. On le soulève au-dessus du vase qui a servi à gâcher le plâtre, et on le plie en deux, puis en quatre, suivant sa largeur. L'aide soutenant les deux angles supérieurs du linge ainsi plié, le chirurgien le comprime légèrement entre ses deux mains, de haut en bas, afin d'enlever l'excès de plâtre et de faire bien adhérer ensemble les doubles du linge; on laisse ensuite le linge replié sur lui-même tremper dans la bouillie de plâtre. Le membre, préalablement rasé et lavé, est enduit avec la main, latéralement et en arrière, de bouillie de plâtre comme si l'on voulait le vernir. Alors on prend le linge plâtré, on le glisse de bas en haut sous la jambe, en le faisant remonter jusqu'à la hauteur voulue, on vérifie l'exactitude de la réduction, et le linge est ajusté de façon qu'il ne dépasse pas plus le membre d'un côté que de l'autre, *L*, *L*. On fait ensuite à la partie inférieure du linge qui dépasse la jambe de la longueur du pied, deux entailles verticales, *a*, *b*, *b*, *d* (fig. 247), allant jusqu'au talon, pour obtenir une languette médiane *e* qui est relevée sous la plante du pied, et deux languettes latérales (*g*, *h*), extrémités des parois latérales de la gouttière, qui seront rabattues sous la languette médiane. Le plus souvent, pour faciliter l'application de la gouttière, il est bon de couper avec des ciseaux toute la partie du linge trop large, à partir de la région moyenne de la jambe, jusqu'en bas *m*, *m'*. Ces languettes excédantes sont mises dans la bouillie.

On relève sur les côtés du membre, les côtés du linge plâtré, en ayant soin de les bien appliquer par des pressions de bas en haut et d'arrière en avant, qui, collant directement le linge plâtré sur le membre, amènent à la surface des bulles d'air.

Lorsque les malléoles sont très-saillantes, on fait dans le linge des incisions perpendiculaires à l'axe du membre, puis on applique exactement sur les parties, les lambeaux de linge qui se séparent en gousset pour suivre les saillies malléolaires. On prend ensuite dans le vase le linge plâtré, qui avait été coupé comme trop large, et on en place des morceaux sur les entailles pour les recouvrir *a*, *b* (fig. 248). Enfin le reste du linge en trop est appliqué, une partie sur le dos du pied, pour en rabattre l'excédant sous la plante; une autre partie

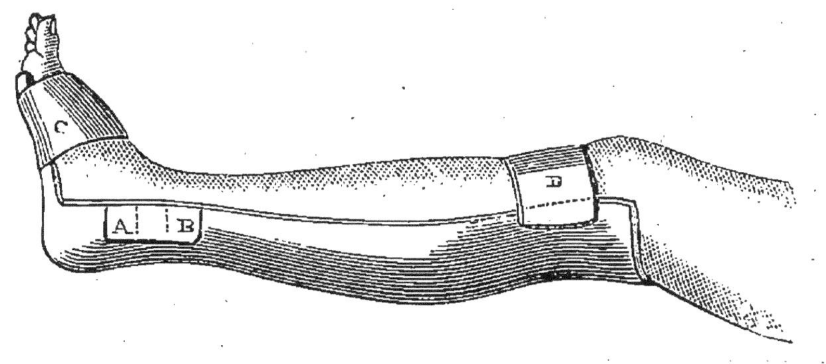

Fig. 248. — Appareil de M. Herrgott appliqué sur la jambe.

sur la région supérieure de la jambe, au-dessous de la tubérosité du tibia, de façon à réunir les deux bords de la gouttière.

Pendant ce temps le plâtre s'épaissit, et il faut en profiter pour faire adhérer la gouttière. Dans ce but, on prend une certaine quantité de plâtre délayé et on l'applique à l'aide des doigts, de façon à bien régulariser la surface de la gouttière.

Au moment où le plâtre se solidifie, on lisse la gouttière à l'aide d'un petit morceau de linge imbibé d'eau.

La dessiccation de l'appareil est complète au bout de vingt-quatre heures; alors seulement on peut le vernir, si cela paraît nécessaire.

Dans les cas où l'on applique la gouttière plâtrée sur un membre déjà recouvert d'une couche d'ouate, il faut maintenir le linge plâtré à l'aide de bandes, ou mieux encore, comme l'ont fait MM. Bœckel et Roser [1] avec des bandes de tarlatane. Celles-ci se soudent au plâtre au niveau de la gouttière, et il suffit de les couper dans leur partie libre une fois que la solidification est complète.

Lorsqu'on fait une gouttière pour l'appliquer sur un membre plié à angle droit, par exemple, au bras, il faut « prendre la mesure du membre du côté de sa convexité, faire deux entailles à angle droit vis-à-vis du pli du coude, ou bien re-

1. *Arch. f. kl. Chir.*, t. VII, p. 884.

trancher du côté de la concavité, un triangle dont le sommet s'étend au-delà de la moitié de l'épaisseur du linge, et dont la base est calculée de façon à ce que les côtés du linge puissent se recouvrir un peu quand ils sont appliqués, afin de

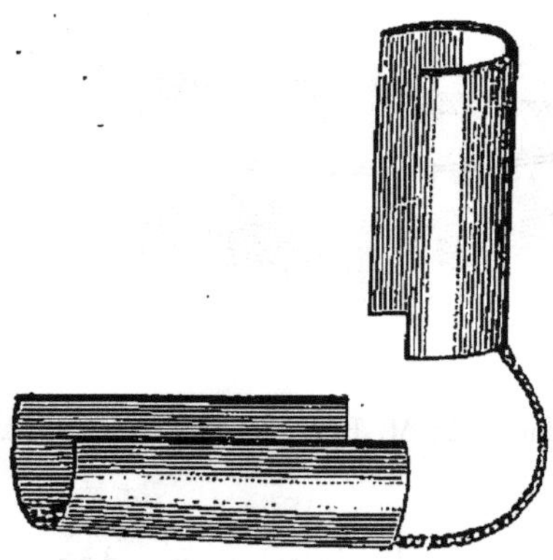

FIG. 249. — Gouttière plâtrée de M. Herrgott.

se souder l'un sur l'autre, pour embrasser exactement le membre dans une partie de sa circonférence. » Le plâtre mou possède, en effet, la propriété de se souder et de réunir les parties qui en sont imprégnées.

Dans quelques cas, et surtout lorsque les appareils plâtrés sont destinés à maintenir des parties où il existe des plaies, M. Herrgott a cherché à les rendre plus solides en ajoutant à l'appareil des tiges métalliques, des fils de fer. Cette disposition permet d'échancrer largement la gouttière, sans qu'il en résulte le moindre inconvénient pour leur solidité (fig. 249). Les attelles métalliques ayant reçu la courbure voulue, un linge plâtré double ou simple est appliqué sur elles et les fait adhérer intimement au reste de la gouttière [1].

Nous ajouterons, en terminant, que la gouttière plâtrée, faite non plus avec du linge, mais avec des doubles de tarlatane, nous a donné d'excellents résultats dans presque tous les cas où nous l'avons utilisée. Notons toutefois, que pour l'appliquer parfaitement sur le membre fracturé, nous nous sommes servis de bandes ordinaires qu'on retirait dès que le plâtre était solidifié.

1. Stuttel, *Thèse de Paris*, 1872.

V. — Appareils de M. A. Zsigmondy, de Vienne[1].

Les attelles plâtrées, utilisées par M. A. Zsigmondy, ne sont autres que de véritables sacs, qu'on peut confectionner d'avance et conserver dans des vases parfaitement clos afin d'éviter l'hydratation du plâtre.

On prend un morceau de flanelle préalablement rétrécie par l'action de l'eau, un morceau de toile et un morceau de mousseline; on les fait coudre de manière à former un sac de la dimension et de la forme du bandage projeté. La mousseline étant placée entre la toile et la flanelle, il en résulte que le sac se compose de deux poches, qu'on remplit avec du plâtre pulvérisé. La couche de plâtre ainsi placée doit avoir une épaisseur qui peut varier de 5 à 10 millimètres. Après le remplissage, le côté ouvert du sac est cousu, en ayant soin, toutefois, d'y laisser une ouverture d'environ un centimètre.

Lorsqu'on veut utiliser le sac ainsi préparé, on le plonge dans l'eau chaude, l'air du plâtre est chassé, et par des pressions méthodiques on le fait sortir par la petite ouverture déjà signalée, en même temps que le plâtre s'imbibe complétement d'eau. Le sac est retiré de l'eau, on l'égoutte, on le place sur une planche et on l'aplanit de façon à bien égaliser la couche de plâtre et à expulser l'eau qui est en trop grande quantité.

Se servant alors de ce sac, comme on le ferait d'une bande de tarlatane trempée dans un lait de plâtre, on l'applique sur le membre malade, de manière que la flanelle soit placée au-dessus, et on l'assujettit avec des tours de bande plus ou moins nombreux, de façon à mouler le sac sur le membre ou le segment de membre qu'on doit maintenir immobile.

Dans le but de faire des bandages articulés, on peut partager le sac par une couture au niveau de l'articulation projetée.

Si l'attelle doit être placée sur une partie angulaire (cou-de-pied), on enlève des deux côtés du sac, deux pointes à la hauteur de la flexion, on ferme ensuite les parties coupées en couvrant la toile avec la toile, la flanelle avec la flanelle, et on laisse libre la coupure de la mousseline.

Par ce procédé, dit l'auteur, on obtient des bandages s'adaptant merveilleusement et offrant au malade toutes les commodités possibles, sans qu'on ait besoin de recourir à une

1. *Vortrag über eine neue Modification des Gypsverbandes*, Wien, 1876.

interposition quelconque, de raser les poils ou de huiler la peau [1].

Quoi qu'il en soit, nous préférons de beaucoup les appareils de M. Maisonneuve, plus faciles à préparer immédiatement et donnant d'ailleurs les mêmes résultats.

VI. — Appareils de M. Lafargue, de Saint-Émilion (platre et amidon).

Dans le but d'obtenir la consolidation immédiate des appareils de fracture, M. Lafargue, de Saint-Emilion, a proposé de faire usage d'un mastic composé d'amidon et de plâtre pulvérisé. Pour préparer ce mastic, M. Lafargue prend : 1° de l'empois encore chaud, ayant la consistance du pus louable; plus épais, son gâchage avec le plâtre deviendrait impossible; 2° du plâtre calciné et pulvérisé récemment, car, s'il est vieux, il a attiré l'humidité de l'air et durcit avec une extrême lenteur.

On met dans une assiette deux ou trois cuillerées de plâtre, et une égale proportion de colle d'amidon; on les gâche ensemble sans aucune addition d'eau : si le plâtre est gâché trop clair, c'est-à-dire s'il contient trop de colle d'amidon, il prend avec lenteur et n'acquiert pas une solidité suffisante; s'il est gâché trop serré, c'est-à-dire si la colle d'amidon est froide ou trop épaisse, il se durcit trop vite et devient difficile à employer. Lorsque le plâtre est vieux, il faut gâcher serré, c'est-à-dire se servir d'une colle d'amidon plus épaisse qu'à l'ordinaire, mais toujours tiède. Il est indispensable de ne préparer ce mastic qu'en petite quantité à la fois, et seulement à mesure qu'on l'utilise.

VII. — Appareils de M. Pélikan (platre et dextrine).

M. Pélikan (de Saint-Pétersbourg) a conseillé une méthode qui offre la plus grande analogie avec celle que nous venons de décrire : il remplace l'amidon par la dextrine, modification qui a l'avantage de préparer l'appareil à froid.

« Je prends, dit-il, un quart de livre de plâtre bien calciné et une livre d'eau contenant une once de dextrine; le plâtre

1. *Bulletin et Mémoires de la Société de chirurgie*, t. IV, p. 653, 1878.

›ute par petites doses. Ce bandage durcit en un quart ure. Si l'on veut ralentir la solidification, on ajoute plus extrine; si au contraire la solidification doit s'opérer plus , la dose de plâtre est augmentée. »

— APPAREILS DE M. RICHET (PLATRE ET GÉLATINE; APPAREILS DE STUC).

es appareils de M. le professeur Richet sont composés avec mélange de gélatine et de plâtre, dont la proportion va-le produit des effets différents quant à la durée de la des-ation. Emploie-t-on, par exemple, une solution contenant 'amme de gélatine pour 1 000 grammes d'eau, la solidifi-on du plâtre est presque aussi rapide que lorsqu'on le gâ- avec de l'eau; mais en doublant la quantité de gélatine, etard devient tout à coup plus sensible et va jusqu'à vingt vingt-cinq minutes, temps suffisant et au delà pour qu'on sse appliquer un appareil sans se presser. La dose de atine que M. Richet met habituellement en usage dans sa tique est celle de 2 grammes pour 1 000 grammes d'eau or-aire. S'il veut obtenir un plus long retard dans la dessicca-ı, il augmente la proportion de gélatine. Avec 5 grammes cette substance, le bandage met de trois à cinq heures à cir, et dix à douze heures avec 10 grammes.

'oici, du reste, comment il convient de procéder à la prépa-ion du bandage. La solution gélatineuse étant maintenue ne douce température de 20 à 25 degrés centigrades environ, la mélange avec un égal volume de plâtre fin à mouler, alablement tamisé, c'est-à-dire qu'on met une cuillerée de tre pour une cuillerée de solution. On obtient ainsi une ıillie de consistance assez épaisse qu'on rend parfaitement nogène en la pétrissant pendant une minute au plus avec mains ou plus simplement en la remuant avec une cuiller; pâte de stuc est alors suffisamment préparée pour être ployée. Mais cette pâte est un peu dense, et il est difficile, l'étendant sur du linge à mailles serrées, de la faire péné-r dans les interstices du tissu de manière qu'elle s'y fixe 'asse corps avec lui. Aussi M. Richet préfère-t-il aux bandes inaires des bandes en *tarlatane*, sorte de gaze grossière ıt on se sert pour recouvrir les cataplasmes. A son défaut, grosse mousseline remplit parfaitement le but. Au fur et nesure qu'on étend la bouillie sur le tissu, on l'enroule sur un axe de bois ou un bouchon. Sitôt la bande imprégnée, on l'applique sans retard sur le membre préalablement recouvert d'une bande de toile sèche qu'on a bien le soin de laisser dépasser d'un travers de doigt aux deux extrémités, afin que la peau ne soit pas exposée à être froissée par les bords durcis de l'appareil. On a également la précaution de protéger avec de la ouate les saillies osseuses, comme on le fait pour les bandages dextrinés.

Un point d'une grande importance dans l'application de la pâte de stuc, c'est d'agir sans retard, puisqu'on sait qu'avec la solution à 2 grammes de gélatine, la dessiccation se fait en vingt à vingt-cinq minutes. Il importe, par conséquent, de tout préparer à l'avance; de pratiquer la réduction, d'assujettir le membre et de l'envelopper d'une bande sèche, de manière qu'on n'ait plus qu'à appliquer la préparation. M. Richet indique toutefois un moyen de retarder la dessiccation s'il est nécessaire, et voici comment: il s'agit seulement de passer la main sur les circulaires déjà faits pour ramollir et étendre la préparation qui tend à se figer, et si cela ne suffit pas, on trempe légèrement les doigts, soit dans l'eau tiède, soit dans le vase où se trouve encore de la bouillie liquide, et on liquéfie ainsi celle qui imprègne la bande qu'on applique. La propriété dont jouit cette préparation de se redissoudre ainsi complétement pendant les quinze ou vingt minutes qui suivent l'application de l'appareil, permet de ne procéder qu'avec méthode et régularité, d'exercer une surveillance efficace, et de remédier aux déviations que la fatigue des aides ou l'indocilité des malades pourraient avoir occasionnées dans la réduction primitive.

Dès qu'on a recouvert toute la longueur du membre qui doit être enfermée dans le bandage, on prend à pleines mains de la pâte de stuc et l'on en étend une couche légère sur la surface du bandage, couche à laquelle on donne le poli avec une spatule ou la lame d'un couteau.

Si, au lieu d'employer une bande roulée, on croit plus convenable de se servir d'un appareil de Scultet, on prépare deux plans de bandelettes: un premier plan composé de bandelettes de toile ordinaire, et un second plan constitué par des bandelettes de tarlatane. Le premier plan de bandelettes sèches ou protectrices étant appliqué, on imprègne le second plan, soit avec un large pinceau, soit simplement avec les mains; on les imbrique ensuite selon les principes ordinaires.

Ainsi appliqués, les appareils de stuc acquièrent au bout de vingt-quatre heures l'apparence du marbre poli, et joignent la légèreté à la solidité. Ils résistent assez bien au contact des liquides. Par cette méthode on peut confectionner des bandages fenêtrés qui permettent de surveiller les plaies et de les panser sans que ces bandages en soient altérés. On peut les laisser en place pendant tout le temps nécessaire à la consolidation; mais, soit qu'on les renouvelle, soit qu'on les enlève définitivement, il est inutile de plonger le malade dans un bain pour débarrasser le membre de son enveloppe, car le stuc se coupe assez facilement à l'aide d'un couteau.

IX. — Appareils platrés et gommés.

En étudiant l'extension continue de Baudens nous avons vu que ce chirurgien se servait d'une solution de gomme arabique, comme on pourrait le faire de dextrine ou d'amidon. Or on a combiné l'emploi de la gomme avec celui du plâtre. « En gâchant un peu de plâtre dans une solution de gomme moins concentrée que celle de Baudens, on obtient un mélange de consistence crémeuse qui se solidifie plus rapidement que ceux (appareils amidonnées et dextrinés) que nous venons d'indiquer. C'est celui que nous employons de préférence, » dit M. Sarazin [1].

X. — Appareils platrés imperméables.

Les divers appareils plâtrés sont d'un emploi très-fréquent dans les fractures et particulièrement dans les fractures compliquées, mais ils ont un assez grave inconvénient, c'est que le contact répété des liquides les altère, aussi s'est-on efforcé de parer à cette cause de destruction en cherchant à les rendre imperméables, à l'aide d'enduits spéciaux [2].

Mitscherlich [3] a plus particulièrement recommandé diverses substances pour imperméabiliser les appareils plâtrés, ce sont les solutions éthérées et alcoolisées de plusieurs résines. Parmi les résines qu'on peut employer, il faut citer celles de copal, de dammar, la gomme-laque, etc.; on en fait des solu-

1. *Nouv. Dict. de médecine et de chirurgie pratiques*, t. III, p. 49 1865.
2. E. Gallet, *Thèse de Strasbourg*, 1864, nº 790, 2ᵉ série.
3. *Arch. für klinische Chirurgie*, t. I, p. 456, et t. II, p. 585.

tions dans l'alcool ou l'éther (Langenbeck). La résine blanche dissoute dans l'éther a été préconisée par M. le professeur U. Trélat.

M. Herrgott [1] a utilisé le vernis copal et le vernis térébenthiné. Enfin, dans la guerre du Schleswig-Holstein, on se serait servi d'une solution alcoolique de cire et d'une solution éthérée de résine de Damas ?

Follin [2] a employé avec assez de succès la dissolution éthérée de résine de dammar vantée par Mitscherlich ; il suffit d'en imbiber l'appareil plâtré sec à l'aide d'un pinceau, et de revenir plusieurs fois sur le même point, afin que l'infiltration soit bien complète. « Le malade, lorsque la solution éthérée a pénétré jusqu'à la face profonde de l'appareil, éprouve un sentiment de fraîcheur qui indique bien la pénétration du soluté de la résine. » (Follin).

Quand à la solution concentrée de silicate de soude qu'on utilise dans la construction des maisons, elle s'emploie de la même façon que la résine, et donnerait de meilleurs résultats.

Tout récemment M. Terrillon a pu confectionner des attelles plâtrées parfaitement imperméables et qui peuvent être plongées dans l'eau sans perdre de leur consistance. Le mélange qu'il emploie au lieu de plâtre ordinaire est composé de 1/3 ou 1/4 de *ciment blanc*, dit aussi *ciment anglais*, avec 2/3 ou 3/4 de plâtre à mouler. Le mode d'emploi est absolument identique à celui du plâtre; en général la solidification du mélange a lieu en 15 ou 20 minutes [3].

XI. — Appareils plâtrés renforcés d'attelles.

1° Appareils de M. W. F. Fuhrer de New-York [4].

Ces appareils, qui semblent être assez employés aux Etats-Unis, ne sont autres que des appareils plâtrés, combinés avec des attelles métalliques destinées à les rendre plus solides.

Lorsqu'on les utilise pour maintenir les fractures, on a soin d'envelopper le membre lésé d'une étoffe de laine un peu

1. *Soc. de chirurgie*, 3 mai 1865.
2. *Traité de pathologie externe*, t. II (Fractures).
3. *Bulletin de thérapeutique*, t. XCIV, p. 150, 1878.
4. J. B. Dehoux, *Communication à la Soc. de chirurgie*, 1875.

épaisse, dans le but de protéger les téguments contre la pression des attelles métalliques qui entrent dans la confection de l'appareil. On conçoit donc que toute autre substance puisse être substituée à la laine. Quoi qu'il en soit, au-dessus de cette couche protectrice, on dispose des lanières métalliques, en arrière et sur les parties latérales du membre fracturé, puis on les fixe solidement à l'aide d'une bande préalablement trempée dans un lait très-dilué de plâtre. Les tours de bande doivent être disposés en huit de chiffre, de plus les attelles métalliques peuvent être repliées par-dessus une première couche de bandage et recouvertes de nouveau par la bande plâtrée, de façon à les bien immobiliser. Les lanières métalliques employées par M. W. F. Fuhrer, sont en fer-blanc fort, ou en zinc, et ont 8 à 10 millimètres de largeur. Ces attelles sont percées suivant leur largeur à leur partie moyenne de trous distants de 1 pouce, faits au poinçon, qui sur l'une et l'autre face présentent alternativement des bords relevés et rugueux. On conçoit facilement l'utilité de ces rugosités, pour la fixation des attelles à l'aide du bandage plâtré.

On doit rapprocher de ces appareils ceux que M. Sayre, de New-York, préconise pour le traitement du mal vertébral de Pott et de la scoliose [1]. Ils se composent en effet, d'un corset plâtré, confectionné avec des bandes de tarlatane imprégnées de plâtre, longues de 2 à 3 mètres et larges de 6 à 8 centimètres. Ces bandes sont trempées dans l'eau, le sujet ayant une position convenable et les téguments protégés par une chemise ou un gilet ; on enroule les bandes autour du thorax et on place entre elles, des bandelettes de fer-blanc étroites, minces, flexibles dont les bords sont rendus rapeux.

2° Appareil de M. Völkers.

Ce bandage vanté par les chirurgiens militaires allemands, pour faciliter le transport des blessés, est surtout applicable aux membres inférieurs.

Le membre lésé est garni de ouate et solidement entouré d'une bande plâtrée ; on applique alors en arrière, en avant et sur les parties latérales, quatre longues attelles de bois de placage, qu'on fait d'abord maintenir par les aides (fig. 250),

1. S. Duplay, *Revue critique* in *Arch. génér. de médecine*, p. 462, avril 1878.

puis qu'on fixe par quelques spirales d'une bande plâtrée (fig. 251). Enfin, au-dessus des attelles on roule de 4 à 9 bandes plâtrées jusqu'à ce que le bandage soit suffisamment solide.

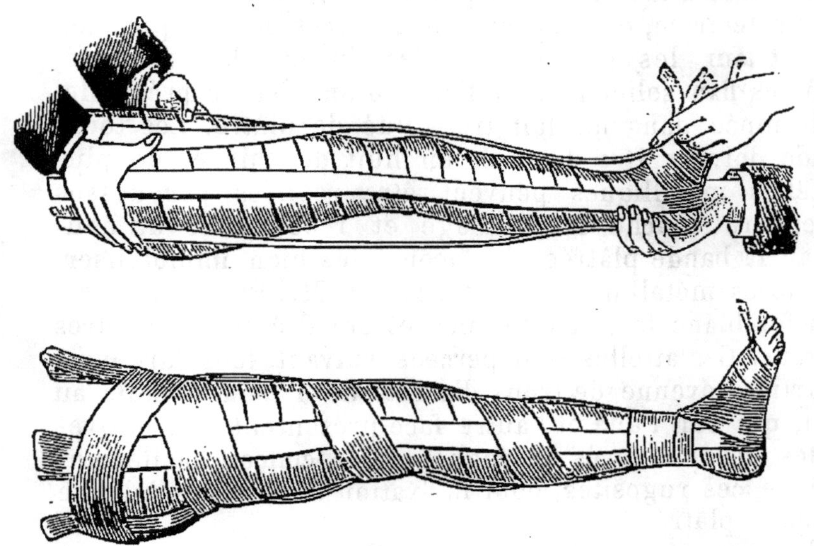

Fig. 250 et 251. — Appareil de Wölkers.

On peut même augmenter cette solidité, par l'application dernière d'une couche de plâtre sec ou gâché.

S'il existe des plaies, on taille à leur niveau des fenêtres en se servant d'un couteau [1].

§ 5. — Appareil de M. L. Hamon, de Fresnay (gélatine et alcool).

M. Hamon, de Fresnay, a proposé l'emploi d'un appareil amovo-inamovible, confectionné avec la gélatine dissoute dans l'eau. On ajoute à cette solution une certaine quantité d'alcool pour faciliter l'évaporation de l'eau, et partant, la solidification du bandage.

Voici d'ailleurs la formule de sa solution :

Gélatine concassée	200	grammes.
Eau	140	—
Alcool	100	—

1. Esmarch, *Manuel de pansements*, etc. (traduit par Rouge, de Lausanne), Paris, 1879.

La solution de gélatine s'effectue à une douce chaleur, et l'on n'ajoute l'alcool qu'au moment de se servir de la préparation. Vu la dessiccation assez rapide de son appareil (une heure et demie environ), l'auteur n'emploie ni les attelles dites de précaution, ni celles de renforcement; il lui a toujours suffi de deux couches de bandelettes superposées et successivement gélatinisées pour obtenir un bandage qui ne tarde pas à acquérir une grande solidité. Du reste, on peut augmenter le nombre des couches de bandelettes sans inconvénient.

Pour transformer cet appareil solide en appareil amovo-inamovible, M. Hamon le coupe en deux valves, et pratique à l'emporte-pièce, à un ou deux centimètres des bords de chacune des valves, une série d'œillets symétriques, dans lesquels il passe un lacet.

Si l'appareil devient trop lâche, il est très-facile d'enlever le bandage, de renouveler les garnitures, d'en augmenter l'épaisseur dans tel ou tel point, puis de le remettre en place. Il est encore plus simple de desserrer l'appareil, s'il en est besoin.

Pour préserver cet appareil contre l'humidité, M. Hamon conseille d'enduire le bandage avec un vernis gras, qui, tout en le rendant imperméable, ne lui fait rien perdre de sa souplesse, ni de sa flexibilité. Nous devons ajouter que ce moyen est vanté *à priori* par l'auteur, et qu'il ne l'a pas expérimenté [1].

Plus récemment, V. Braun (de Tubingen) a aussi conseillé l'emploi de la colle forte pour préparer d'avance des bandes qu'on ferait sécher et qu'on roulerait ensuite [2].

§ 6. — Appareils en carton.

Le carton, si souvent utilisé par les anciens chirurgiens, entre, comme nous l'avons déjà dit, dans la confection des appareils de Seutin, Burggraeve, A. Richard, etc. Toutefois il a été presque exclusivement employé par quelques chirurgiens, qui en ont fabriqué soit des attelles moulées, soit de véritables moules ou gouttières.

1. *Gazette des hôpitaux*, 1863, p. 203.
2. *Der Leim Verband* in *Deutsche Klinik*, n° 1, 1873.

I. — Appareils de M. Carret (de Chambéry).

M. Carret[1] a appliqué avec succès le bandage inamovible suivant :

Il prend un morceau de carton de la longueur du membre lésé et d'une largeur un peu plus que suffisante pour en faire le tour, et le ramollit en le trempant quelques minutes dans l'eau. La réduction de la fracture étant faite, il dispose bien également le carton mouillé sous le membre, qu'il recouvre en entier, en appliquant l'une après l'autre les deux moitiés du carton qui viennent se croiser en avant, et, pendant qu'un aide tient le tout en place, il roule par-dessus une bande préalablement mouillée.

Dans les fractures de l'avant-bras, il place sur les faces antérieure et postérieure du membre une pyramide faite avec deux ou trois attelles de carton mouillé, puis il applique sa lame de carton.

Pour la fracture de la rotule, il prend un carré de carton au milieu duquel est faite une ouverture exactement égale aux diamètres de l'os fracturé, et dans laquelle on peut loger les fragments, en maintenant le tout avec une bande mouillée. La fracture de l'olécrâne est traitée à peu près de la même manière.

A la cuisse, la gouttière de carton doit être échancrée en dedans, afin qu'elle puisse suffisamment recouvrir la hanche en dehors.

L'appareil appliqué, le membre est placé dans une position convenable, jusqu'à ce que la dessiccation soit complète, ce qui demande d'ailleurs un temps assez variable, en rapport avec la température du milieu où est placé le malade, et l'épaisseur des parties constituantes de l'appareil.

Dans le cas où le blessé serait indocile ou devrait être immédiatement transporté, il faudrait maintenir l'appareil encore humide, à l'aide d'une large gouttière de carton sec ou d'une attelle solide.

L'appareil étant parfaitement sec, veut-on visiter le membre malade, on enlève la bande roulée et l'on ouvre le carton en écartant les deux bords imbriqués et le décollant de la peau à laquelle il adhère toujours un peu.

1. *Comptes rendus de l'Acad. des sciences*, 1856, t. XLII, p. 703.

Pour le réappliquer, on humecte légèrement le membre et l'intérieur de carton, et l'on rapproche les parties latérales de la gouttière à l'aide d'une bande roulée et préalablement mouillée.

Y a-t-il fracture compliquée de plaie, on fait une fenêtre au carton, et dans ce cas on applique trois bandes : une pour maintenir la partie située au-dessous de la plaie, une autre pour la partie placée au-dessus, enfin la troisième, qui est mise la dernière, correspond à la solution de continuité.

M. Cortèze[1] traite les fractures de jambe d'abord à l'aide d'une boîte spéciale, puis en appliquant une botte de carton amidonnée, qu'il prépare d'avance en la moulant sur le membre sain.

II. — Appareils modelés de M. Merchie.

Sous le nom d'*appareils modelés*, M. Merchie[2] décrit des appareils fort ingénieux, qui peuvent rendre des services incontestables, principalement dans les cas où il est nécessaire de transporter les blessés à une assez grande distance. Ces appareils présentent en effet tous les avantages des appareils inamovibles sans en avoir les inconvénients, qui tiennent à la lenteur de l'application, à celle de la dessiccation, souvent enfin à la difficulté de se procurer les matières premières.

L'appareil modelé de M. Merchie se compose d'un moule ayant à peu près la forme du membre dont il est appelé à maintenir les fragments. Comme ce moule est préparé à l'avance, on ne saurait exiger qu'il s'accommodât parfaitement à tous les contours de ce membre; aussi doit-il renfermer, au moment de l'application, une couche plus ou moins épaisse de coton cardé: de cette manière les vides sont exactement remplis, et la ouate exerce sur les tissus une compression douce et parfaitement égale.

Ces moules, avons-nous dit, sont préparés à l'avance; il en résulte que, possédant un certain nombre de ces appareils et les conservant dans les caissons d'ambulance, le chirurgien peut, sur le champ de bataille, appliquer immédiatement un

1. In Gaujot, *loc. cit.*, p. 170, et *Ann. univ. di medicina*, 1855.
2. Merchie, *Appareils modelés, ou nouveau système de déligation* in-8, fig. Gand, 1858.

pansement assez solide pour contenir les fragments et permettre le transport facile des soldats dont les membres auraient été fracturés.

L'importance du sujet nous engage à décrire ces appareils avec quelques détails. Nous aurons à étudier deux points principaux : 1° Le mode de préparation ; 2° l'application.

1° *Préparation.* — Après de nombreux essais, M. Merchie s'est arrêté au carton : le problème qu'il se propose est de confectionner avec cette substance une coque aussi complète et aussi régulière que celle qu'on obtient par la dessiccation et la section d'un bandage roulé amidonné. Pour arriver à ce résultat, il conseille pour chaque membre un type qui représente, sur une surface plane, la configuration rigoureuse du membre. Une fois, dit-il, cette espèce de patron trouvé, il deviendra facile de découper en peu de temps un nombre illimité de cartons identiques, et par conséquent d'une égale précision.

Pour obtenir ces patrons, M. Merchie développe sur un plan horizontal les surfaces courbes que détermine la figure extérieure des membres. Ainsi l'on applique, sur le membre inférieur d'un homme de moyenne stature et de bonne conformation, un bandage roulé qui s'étend depuis la racine des orteils jusqu'au pli de l'aine, où il forme un spica ; après avoir enduit ce bandage d'une couche d'amidon, on le recouvre d'une seconde bande qu'on amidonne également. Lorsque la dessiccation s'est opérée, on incise le bandage suivant une ligne qui, du milieu du dos du pied, se dirige vers la partie moyenne du pli inguinal ; cela fait, on écarte les deux valves de cette coque légère et flexible, on en dégage le membre. La coque étant ramollie avec une éponge mouillée, on l'étend sur une large feuille de papier et l'on en trace tous les contours. On procède de la même manière pour la jambe, le bras, l'avant-bras, etc. Le membre supérieur devant être tenu dans une flexion modérée, l'appareil doit être fait en deux portions, dont l'une embrasse l'épaule et le bras, et l'autre l'avant-bras.

Il est à remarquer que des pièces de carton de cette étendue, et quelquefois d'une configuration assez bizarre, se prêteraient difficilement au modelage : c'est pourquoi on divise ce premier patron en autant de portions qu'il est nécessaire pour former des attelles de longueur et de largeur proportionnées à l'usage que l'on veut en faire. Ainsi, sur le modèle décrit plus haut, on trace une ligne qui, partant du milieu de l'espace occupé par le talon, vient aboutir à la partie moyenne du contour de la hanche et partage ainsi le patron en deux moitiés, l'une interne, l'autre externe, donnant la configura-

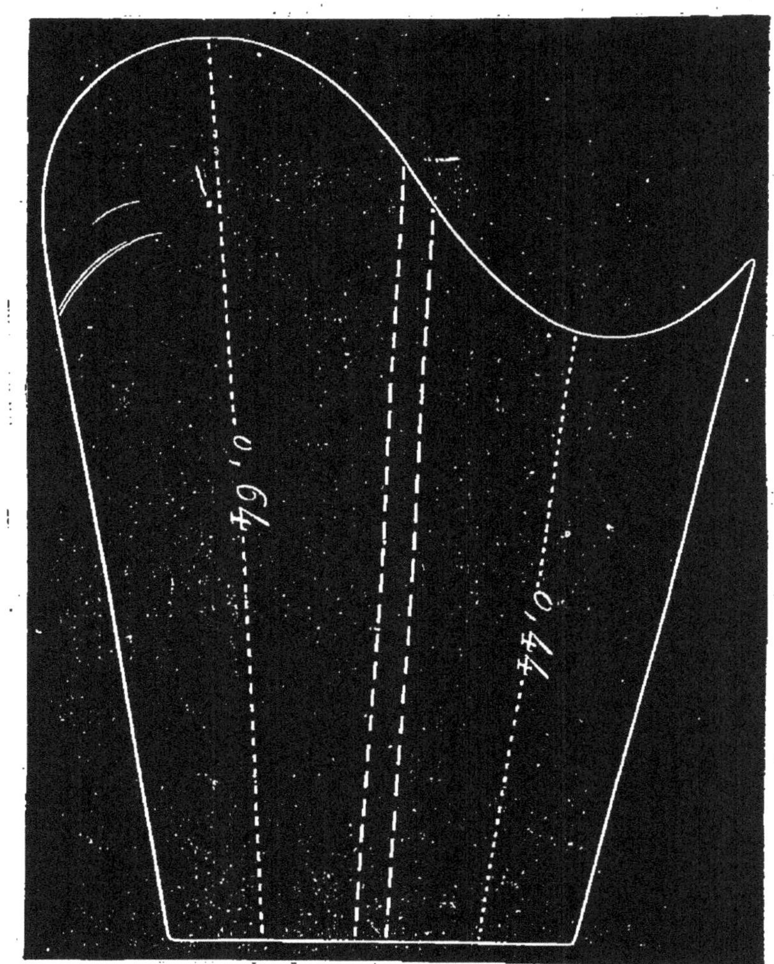

Fig. 252. — Patron des attelles pour la cuisse.

tion des cartons de la face interne et de la face externe de la jambe et de la cuisse. Chacune de ces deux portions doit être elle-même divisée, afin que la lame de carton puisse s'appliquer isolément sur la jambe et sur la cuisse. Pour séparer ces deux attelles, dit M. Merchie, nous tirons une seconde ligne qui vient couper la première à angle droit, mais que nous avons soin de tracer en double, c'est-à-dire que, pour limiter l'attelle de la cuisse, nous marquons la ligne au-dessous de l'articulation du genou, et que pour l'attelle de la jambe, nous

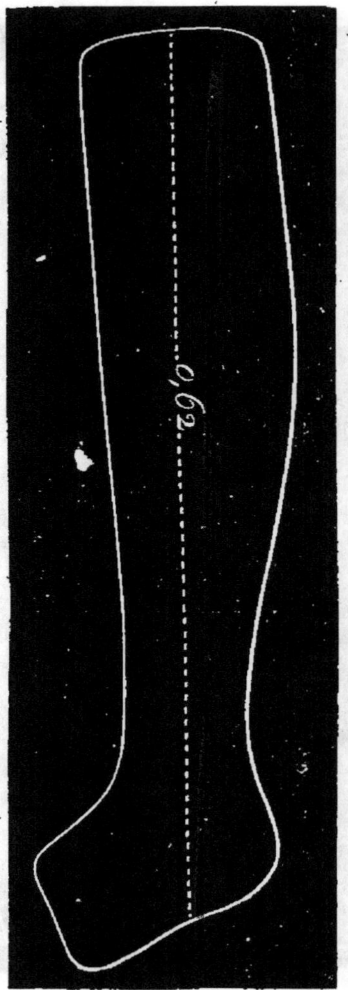

Fig. 253. — Patron des attelles pour la jambe.

la traçons au-dessus de la même articulation : de cette manière nous obtenons, dans l'un et l'autre cas, une attelle qui embrasse les deux jointures voisines de l'os de la cuisse d'une part, et des os de la jambe de l'autre. Enfin, pour achever le patron type de chaque attelle, nous en retranchons un demi-centimètre de largeur, afin de permettre aux attelles, lorsqu'elles seront mises en présence, de pouvoir être rapprochées l'une de l'autre dans de certaines limites, sans s'exposer à les faire chevaucher.

Sur une cuisse de moyenne grandeur l'attelle externe offre une longueur de 64 centimètres, et l'attelle interne de 44 centimètres; la figure 252 donne la forme de chacune de ces attelles. Pour la jambe on a deux attelles semblables (fig. 253) et dont la longueur est de 62 centimètres. Pour les tailles inférieures et supérieures, il suffit de diminuer ou d'augmenter la longueur des attelles d'un centimètre environ, en traçant un contour concentrique ou excentrique au premier.

La figure 254 représente le patron de la coque du bras. Ce patron est divisé suivant une ligne qui part du milieu de la face postérieure de l'articulation du coude et se termine à l'extrémité postérieure du pli axillaire; la longueur de l'attelle externe est de 36 centimètres, celle de l'attelle interne de 21.

Pour construire le patron de l'avant-bras, on applique un bandage roulé à partir de la deuxième phalange des quatre doigts, le pouce demeurant libre, jusques et y compris l'articulation du coude dans sa moitié postérieure. Ce bandage desséché est incisé le long de son bord radial, et le moule développé donne un patron à figure irrégulière, que l'on divise suivant une ligne qui répond au bord cubital (fig. 255).

Pour confectionner ces coques, M. Merchie conseille de choisir une lame de carton de bonne qualité, ne renfermant que peu de substances étrangères, résistant, dense et bien sec. L'épaisseur du carton doit être plus considérable pour les membres inférieurs que pour les membres supérieurs : pour les premiers on prend du carton n° 7, et pour les seconds du n° 9. Les contours du carton sont taillés en biseau à l'aide d'un instrument spécial, assez semblable au tranchet des cordonniers ou mieux à celui dont se servent les ouvriers cartonniers.

Le modelage est sans contredit une des parties les plus importantes dans la confection de l'appareil. On choisit un sujet bien conformé, d'une stature telle, que les attelles aient la dimension que l'on désire, puis on se munit d'un vase contenant de l'eau tiède, d'une éponge et de quelques bandes roulées.

Le sujet étant dans une position convenable, c'est-à-dire couché pour le membre inférieur, assis pour le membre supérieur, le chirurgien mouille successivement les deux attelles qu'il veut appliquer, avec une éponge, afin de les rendre souples; puis il les recourbe entre les doigts, de manière à leur donner à peu près la forme du membre qu'elles doivent

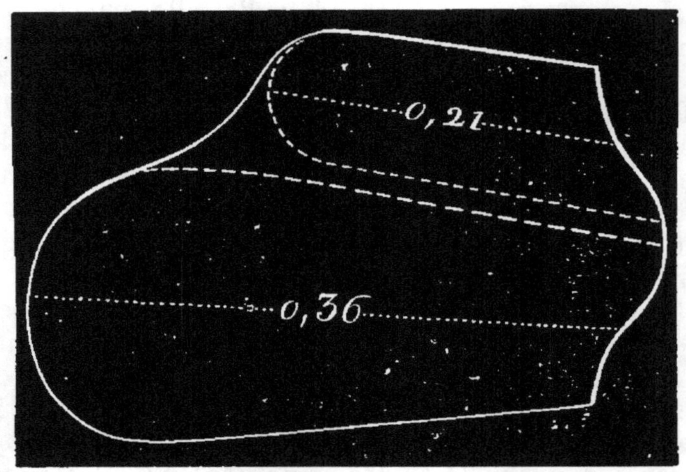

Fig. 254. — Patron des attelles du bras.

recouvrir. Cela fait, il les applique toutes deux à nu sur le membre et cherche à les mettre en rapport avec la peau par

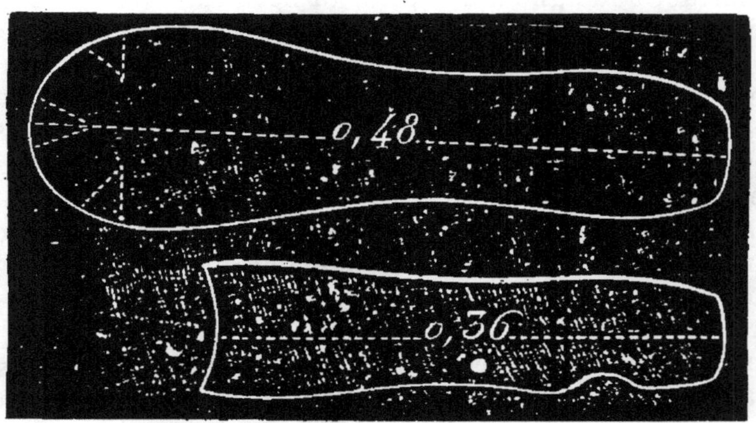

Fig. 255. — Patron des attelles d'avant-bras.

le plus grand nombre de points possible. Les deux attelles étant soutenues par un aide, le chirurgien les maintient appliquées à l'aide d'une bande roulée, en commençant par la partie moyenne de l'appareil et recouvrant successivement toute la surface des attelles jusqu'à leur limite inférieure;

puis il remonte et en fait autant pour la moitié supérieure. Le sujet laisse son membre dans l'immobilité pendant une heure environ, et on enlève les attelles; cet espace de temps

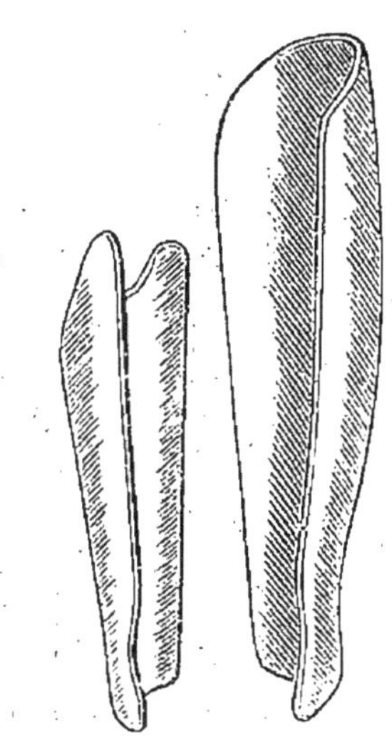

Fig. 256. — Attelles modelées pour la cuisse.

suffit pour permettre à l'appareil de prendre rigoureusement l'empreinte des parties sur lesquelles il a été appliqué et

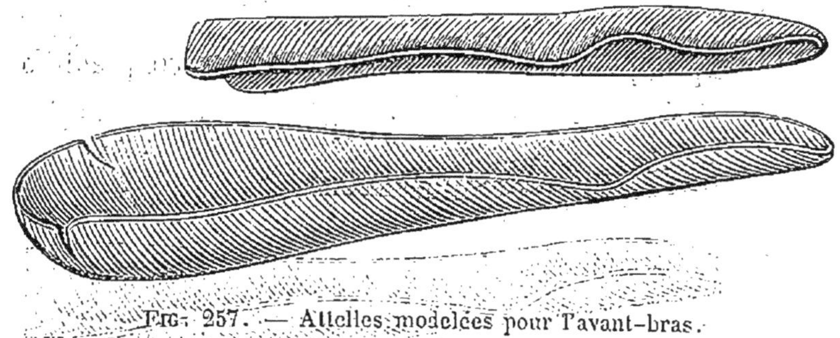

Fig. 257. — Attelles modelées pour l'avant-bras.

pour conserver la forme que le modelage lui a donnée; il faut seulement avoir soin, lorsqu'on retire la bande et les attelles, de ne point déformer ces dernières.

C'est aussi pendant la dessiccation que les attelles sont susceptibles de se déformer, aussi faut-il prendre de grandes précautions pour éviter cet accident. M. Merchie a l'habitude de les placer verticalement dans l'angle d'une fenêtre ou d'une cheminée. Lorsque ces appareils sont desséchés, on les conserve dans un endroit sec.

La figure 256 représente les deux attelles modelées pour les fractures de la cuisse, et la figure 257 les attelles de la fracture de l'avant-bras.

Il est un certain nombre de fractures qui nécessitent des pansements fréquents, ce sont les fractures compliquées de plaie. Ces complications ne contre-indiqueraient pas l'emploi des appareils modelés; mais, dans ces circonstances, il devient indispensable d'établir une ouverture ou une sorte de fenêtre au niveau de la plaie. Dans ce but, on peut tailler une espèce de valve mobile à volonté et indépendante du reste de l'appareil; ou bien en mouillant le carton dans le point correspondant à la solution de continuité, on peut faire subir à l'appareil une perte de substance plus ou moins considérable.

2° *Application.* — L'application des appareils modelés est extrêmement simple; la fracture réduite et le malade placé dans une position convenable, le chirurgien, ayant à sa portée une feuille de ouate, quelques bandes roulées et des attelles, procède à l'application de son appareil de la manière suivante :

Il commence par établir une compression régulière au moyen d'une couche plus ou moins épaisse de coton cardé et d'une bande roulée; notons que dans les fractures simples, lorsque la ouate est simplement destinée à protéger les téguments contre la pression trop directe des attelles, on peut se dispenser d'appliquer une bande roulée.

« On dispose sur un drap à pansement ou sur une pièce de linge quelconque cinq ou six bandelettes de ouate de la largeur de la main et assez longues pour faire une fois et demie le tour du membre; ces bandelettes se recouvrent en partie comme le bandage de Scultet. Pour en faire l'application, on glisse le linge qui les supporte sous le membre fracturé, et l'on dispose celui-ci sur la partie moyenne de l'appareil. Le chirurgien, saisissant la bandelette la plus superficielle, c'est-à-dire celle qui doit correspondre au lieu de la fracture, exerce sur elle une légère traction et l'adapte successivement sur les faces externe, antérieure et interne de la jambe, tandis qu'un aide fixe l'extrémité opposée de la même bandelette et lui imprime un mouvement en sens contraire, de manière à venir recouvrir le premier chef. Les autres bandelettes s'appliquent de même. Lorsque toute la surface du membre est ainsi garnie d'une couche de ouate uniforme et légèrement tendue, le chirurgien place directement sur cette dernière les attelles modelées[1]. »

Par ce procédé on exerce une légère pression, car la tension de la ouate reste limitée à son degré de résistance, l'élasticité du coton fait donc tous les frais de la compression. Cette partie de l'appareil achevée, il ne reste plus qu'à maintenir les fragments osseux immobiles au moyen des attelles modelées.

On s'y prend alors de la manière suivante, en supposant qu'il s'agisse d'une fracture de la jambe :

« Celles-ci ont été choisies d'avance par le chirurgien et matelassées d'une couche de ouate ; il s'est assuré si leurs dimensions correspondent convenablement à la longueur, à la direction, au volume, à la forme du membre. Du reste, rien de plus facile que de les modifier, si elles présentent quelques points défectueux, car elles ne sont jamais assez dures pour que l'on ne puisse diminuer ou augmenter à volonté l'une ou l'autre de leurs courbures, et, s'il était nécessaire d'enlever une partie de leurs bords ou d'y pratiquer une perte de substance, on l'aurait bientôt fait, soit au moyen d'un couteau, soit en déchirant le carton après l'avoir un peu mouillé.

» Le chirurgien applique d'abord l'attelle interne pendant que les aides maintiennent la réduction et qu'ils prennent soin de laisser libre la surface du membre que l'attelle doit recouvrir. Avant d'abandonner cette première attelle à un aide vis-à-vis de lui, le chirurgien s'assure si elle s'adapte parfaitement, ce qu'il lui est toujours facile d'obtenir en modifiant dans certains points la couche de ouate qui la tapisse. Il s'occupe ensuite de la seconde attelle, pendant que l'aide fixe la jambe contre l'attelle interne en saisissant l'une et l'autre avec les deux mains placées, la première au-dessous de l'articulation du genou, la deuxième au-dessus du cou-de-pied.

» L'application de l'attelle externe se fait absolument comme celle de l'interne. A mesure que le chirurgien la met en contact avec le membre, les mains de l'aide doivent abandonner la face externe de celui-ci, sans jamais cesser de soutenir la première attelle. Il les étreint ensuite toutes les deux et les tient dans l'immobilité. Pendant toute la durée de cette opéra-

1. Merchie, *loc. cit.*, p. 418.

tion, un deuxième aide est chargé de tenir le membre soulevé.

» Il arrive d'ordinaire que les bords antérieurs des attelles,

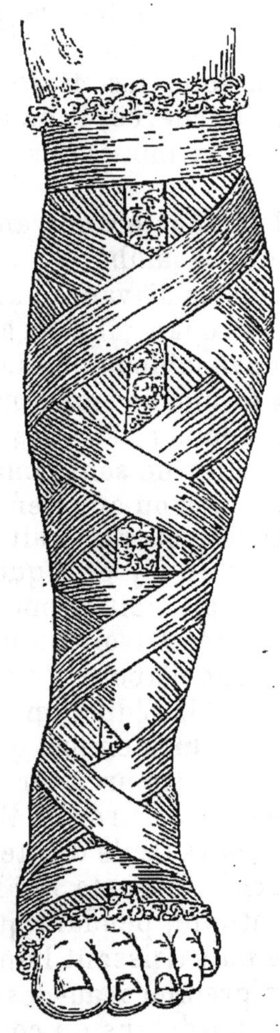

Fig. 258. — Appareil de jambe appliqué.

en se rapprochant, refoulent plus ou moins la ouate sous-jacente et la font proéminer entre leurs bords ; on aura soin de la déprimer légèrement avec les doigts et de la repousser sous les attelles : il est même bon, après l'application de celles-ci, de glisser dans l'intervalle qui les sépare en avant une bandelette de ouate de deux ou trois travers de doigt de largeur, pour garantir plus efficacement la crête du tibia.

» On termine l'opération en fixant les attelles dans leur position à l'aide d'une bande roulée convenablement serrée ou bien au moyen de quelques rubans ou courroies, comme on peut le voir sur la figure 258.

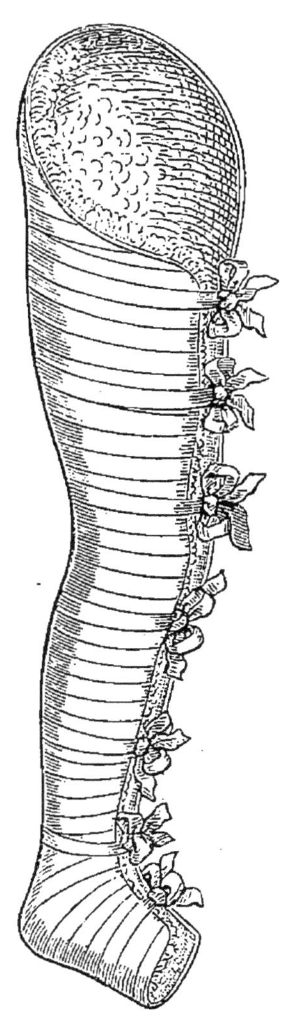

Fig. 259. — Coque modelée et ouatée pour le membre inférieur.

» Si, au lieu d'attelles modelées, on voulait faire usage des coques ouatées et modelées, l'application serait beaucoup plus prompte et plus simple ; car elle se bornerait à écarter les valves de la coque et à y déposer le membre, après avoir régularisé la compression, enfin à fixer l'appareil au moyen de quelques tours de bande[1]. » La figure 259 [2] représente un appareil ouaté à coque pour les fractures de la cuisse. On voit d'ailleurs que ces appareils diffèrent fort peu de ceux de M. Burggraeve que nous avons déjà étudiés[3].

Après avoir exposé les principes généraux d'après lesquels ses appareils de fractures doivent être appliqués, M. Merchie décrit avec détail les différents appareils destinés à maintenir réduites les fractures du membre thoracique, du membre abdominal et du tronc, puis il termine par l'application des appareils destinés aux fractures compliquées.

§ 7. — Appareils en cuir de M. Lambron.

Employé depuis longtemps pour faire des attelles, le cuir a été de nouveau préconisé par M. Lambron, pour confectionner des appareils inamovibles plastiques du membre inférieur [4].

L'appareil consiste en une sorte de botte, moulée d'après les proportions du membre sain et fendue dans toute sa longueur, depuis le pied jusqu'au pli de l'aine, sur la face supérieure du membre. Cette botte peut être plus ou moins bien fermée, à l'aide de courroies et de boucles placées de chaque côté de la fente longitudinale et dans toute la hauteur de l'appareil.

La confection de cet appareil est difficile, en ce sens qu'elle nécessite un moule en bois bien exact sur lequel on fait cambrer une pièce de baudrier mouillée. Le cuir sec, on a une véritable botte fendue, à laquelle on coud les courroies et les boucles, et dont la partie externe remonte jusque vers la crête iliaque, tandis que la partie interne échancrée répond à la branche ischio-pubienne, sans toutefois la comprimer.

L'appareil garni de ouate, on y place le membre, et, pour cela, il suffit d'écarter les deux valves; puis on les rapproche à l'aide de courroies, et les fragments sont ainsi immobilisés.

1. Merchie, *loc. cit.*, p. 419, 420.

2. Les figures depuis 252 jusqu'à 259 ont été prises dans l'ouvrage de M. Merchie.

3. Voyez page, 374.

4. *Bull. de la Soc. de chirurgie*, 1854, t. IV, p. 481, 493 et suiv.

Toutefois, M. Lambron ajoute à son appareil une extension à l'aide de liens fixant le pied, et une contre-extension au niveau de la partie de la botte qui répond à la crête iliaque : il y a là deux boutonnières destinées à laisser passer des lacs contre-extensifs.

La difficulté de construire ces appareils ainsi que leur prix élevé les ont fait abandonner des praticiens et leur ont fait préférer les appareils en carton ou en gutta-percha.

§ 8. — Appareils en gutta-percha.

Comme on le sait, la gutta-percha commence à se ramollir lorsqu'elle est soumise à une température de 50 degrés ; à 65 ou 70 degrés, elle devient très-malléable. Grâce à cette propriété on peut donc lui donner toutes les formes possibles, qu'elle conserve intactes, car en se refroidissant elle redevient dure et résistante. Les chirurgiens ont confectionné des attelles, des demi-gouttières, des gouttières entières avec cette substance, et les premiers essais furent faits à Londres, en 1846, par Smée, et en 1847, par M. Lorinser.

I. — Appareils de M. Uytterhoeven.

M. Uytterhoeven a imaginé de construire des appareils inamovibles avec des lames de gutta-percha ; voici comment il conseille de procéder à leur confection :

On plonge la gutta-percha, qu'elle soit en feuilles ou en débris, peu importe, dans de l'eau approchant de l'ébullition. Après quelques minutes d'immersion, le tout est suffisamment ramolli pour être converti en une seule masse, extensible et malléable en tous sens. On pose cette pâte sur une table de bois bien unie ou sur une feuille de marbre, qu'on a soin d'arroser préalablement d'eau froide, pour prévenir l'adhérence de la gutta-percha. On malaxe, on égalise la masse à l'aide d'un rouleau de bois aussi mouillé, jusqu'à former une plaque plus ou moins épaisse, dont on proportionne le volume aux dimensions et au degré de résistance que l'on désire communiquer au bandage ou coque qu'il s'agit de former. La plaque ainsi apprêtée, on l'applique de la manière suivante :

Sous le membre fracturé, réduit et soutenu par deux aides,

dont l'un fait l'extension et l'autre la contre-extension, on place un coussin bien rembourré et à surface égale. Le chirurgien dispose sur ce dernier sa plaque ramollie. Les deux aides appliquent le membre contre elle. Les mains du chirurgien relèvent les bords, et, faisant soulever le tout, complètent le moulage par quelques tours de bande. Ceux-ci sont enlevés du moment que la solidification de l'appareil ne laisse plus de crainte de dépression en aucun point.

Lorsqu'on fait un appareil bivalve, les deux valves sont appliquées et confectionnées de la même manière : on les maintient en place au moyen de deux ou trois anneaux faits aussi de gutta-percha. Par exemple, pour la jambe, un anneau est fixé au genou, en forme de genouillère, un deuxième à la partie moyenne, et enfin un troisième au cou-de-pied. Pour procéder à l'examen du membre, on glisse une spatule entre les extrémités réunies des bandes unissantes, ou on les coupe, et l'on isole les deux valves.

Lorsque la gutta se trouve appliquée à un trop grand degré de mollesse, l'appareil exige beaucoup de temps pour se durcir; il est bon alors de ramener la plaque à un degré de consistance convenable, par son immersion dans l'eau froide. Lorsqu'elle est appliquée, on active son durcissement en l'entourant de compresses imbibées d'eau froide, ou en faisant reposer le membre sur une couche de sable mouillé, et même, si faire se peut, en le plongeant dans l'eau froide, ou en l'isolant complétement par la suspension.

Les adhérences que contracte la gutta ramollie avec la peau et les poils sont prévenues par une onction de cérat ou par l'interposition d'une compresse cératée ou huilée.

II. — Appareils de MM. Giraldès et A. Desormeaux.

Dès 1858, Giraldès, toujours fort au courant de ce qui se faisait à l'étranger, utilisa les attelles ou gouttières moulées de gutta-percha dans le traitement des fractures simples ou compliquées de plaies. Voici comment il procédait :

La lame de gutta-percha, préalablement découpée de façon à présenter à peu près la forme du membre malade, est plongée dans l'eau bouillante; puis, dès qu'elle est suffisamment ramollie, on la retire et on l'applique sur une table légèrement mouillée d'eau froide. Ce second temps a pour but de durcir la plaque à la surface seulement, et, par conséquent, de la rendre plus facilement malléable et de l'empêcher d'adhérer trop fortement à la peau. On l'applique ensuite sur le membre fracturé, et on la moule aussi exactement que possible. Dès que le moule est pris, on le refroidit en le badigeonnant d'eau fraîche [1].

Le temps le plus difficile de l'opération est celui du ramollissement de la plaque de gutta-percha, parce qu'il arrive souvent, ou qu'elle est trop molle, ou bien qu'on ne l'a pas laissée assez longtemps dans l'eau bouillante, et qu'elle ne peut être facilement maniée.

M. A. Desormeaux [2] a préconisé l'emploi d'une gouttière de gutta-percha pour immobiliser les fractures de l'humérus. Cette gouttière doit être moulée sur le membre malade; toutefois, lorsque celui-ci est trop douloureux, on peut faire ce moulage sur le membre correspondant d'un homme de même complexion. Une légère couche de ouate garnit l'intérieur de la gouttière, et un bandage spiral ou des bandelettes agglutinatives la maintiennent en place.

Telle que la construit M. Desormeaux, la gouttière embrasse l'épaule du côté malade, soutient le coude et se prolonge jusque sur la moitié supérieure de l'avant-bras correspondant.

M. Lesueur utilisa les propriétés de la gutta-percha pour contenir une luxation complète en avant de l'extrémité sternale de la clavicule. Il couvrit les régions d'un plastron moulé directement sur les parties et fixé à l'aide d'un bandage de Desault.

Enfin, à propos des fractures de la rotule et de la mâchoire inférieure, nous verrons les autres applications qui ont été faites de cette curieuse substance.

III. — Appareils de M. F. Paquet (de Roubaix).

Ce chirurgien a proposé la substitution de la gutta-percha *ferrée* à la gutta-percha ordinaire, pour construire des appareils de fracture ou des appareils orthopédiques [3].

D'après M. F. Paquet, la gutta-percha ferrée aurait la qualité de se ramollir plus vite et d'une façon plus égale, ce qui

1. Vidil, *Thèse de Paris*, 1868.
2. *Nouv. Dict. de méd. et de chir. pratiques*, t. V, p. 529, 1866.
3. *Traitement chirurgical et orthopédique par la gutta-percha ferrée*. Roubaix, 1860. — *La gutta-percha ferrée*. Paris, 1867.

la rend plus malléable et, en outre, de se durcir plus rapidement que la gutta-percha ordinaire.

Pour la préparer, on prend de la gutta-percha ordinaire non cassante, on la fait bouillir dans l'eau, et quand elle est bien ramollie, on la retire et on la malaxe avec un tiers de son poids de peroxyde de fer. Puis on la passe un certain nombre de fois au laminoir, afin que l'union du peroxyde et de la gutta soit assez intime pour que, plongée dans l'eau, la gutta ferrée ne colore pas le liquide.

Le mode d'emploi des plaques de gutta-percha ferrée est tout à fait analogue à celui qui a été décrit plus haut, aussi n'y insisterons-nous pas.

D'ailleurs, M. F. Paquet n'utilise pas seulement cette substance pour l'immobilisation des fractures, il croit aussi qu'elle exerce une action locale sur les plaies, et une action générale, par le fer qu'elle contient (?).

§ 9. — Appareils en feutre plastique.

Nous ne pouvons donner de renseignements précis sur la substance connue dans le commerce sous le nom de *feutre plastique*. Ce produit, d'origine anglaise, sorte de tissu feutré, épais de 3 à 6 millimètres, est très-résistant lorsqu'il est sec; plongé dans l'eau bouillante, il se ramollit comme le fait la gutta-percha et peut se mouler sur les parties sur lesquelles on l'applique. Si l'on vient à le refroidir, il conserve la forme qu'on lui a fait prendre et retrouve sa dureté primitive[1].

On conçoit facilement l'usage qu'on a pu faire de ces propriétés pour maintenir les fractures à l'aide d'attelles ou de gouttières moulées; ajoutons que ce *feutre plastique* a été surtout préconisé par M. de Saint-Germain, qui l'a plus spécialement utilisé pour traiter les fractures chez les enfants.

Le mode d'emploi de cette substance est des plus simples, il suffit de tailler des attelles et de les plonger dans l'eau bouillante afin de les ramollir. Ceci fait, le membre doit être préalablement recouvert d'une bande roulée sèche, dans toute l'étendue qui doit correspondre à l'attelle de feutre plastique. Cette précaution est indispensable pour éviter le contact immédiat du feutre chauffé avec les téguments. Le bandage roulé placé, on applique la lame de feutre plastique devenue mal-

1. Louis Bellet, *Thèse de Paris*, 1876.

léable et on la moule sur les parties en la maintenant avec une bande roulée.

Il suffit ensuite de mouiller le tout avec de l'eau froide pour obtenir la solidification rapide de l'appareil.

Ajoutons que si ces appareils en feutre plastique sont suffisants chez les enfants, ils ne paraissent pas assez résistants pour être utilisés aussi fréquemment chez les adultes, sauf peut-être pour les fractures du membre thoracique.

§ 10. — Appareils silicatés.

Ce fut en 1865, que le docteur Michel (de Cavailhon) proposa l'emploi du silicate de potasse pour confectionner les appareils inamovibles. La même année, le professeur Such (de Vienne) et M. Angelo Minich (de Venise) utilisèrent ce produit dans le même but, et cela sans connaîre les essais tentés en France par M. Michel ; car ceux-ci restèrent ignorés jusqu'à la publication d'une lettre de M. Pamard (d'Avignon)[1].

Il est à remarquer que ce moyen facile et élégant de faire les appareils inamovibles fut très-long à s'introduire dans la pratique chirurgicale, et resta confiné quelque temps dans les provinces méridionales. De plus, l'expérimentation faite par les chirurgiens autrichiens, pendant la guerre de 1866, donna d'assez mauvais résultats, ce qui tient probablement aux conditions défectueuses dans lesquelles ils ont été fatalement placés. Aujourd'hui, l'emploi du silicate de potasse tend à se vulgariser, et la plupart des chirurgiens des hôpitaux en font un usage journalier dans leurs services.

La quantité de substance qu'on emploie pour un appareil quelconque est toujours inférieure à celle qu'on utiliserait pour construire le même appareil en plâtre, en dextrine, etc., par conséquent, le pansement est léger, ce qui est un grand avantage pour le malade. Malgré cette légèreté, qui lui donne une supériorité marquée sur l'appareil plâtré, le pansement au silicate est très-résistant et immobilise bien les parties ; il serait plus résistant que l'appareil dextriné, amidonné et même plâtré, d'après les expériences de M. H. Gaye[2].

Il est évident qu'au point de vue de la rapidité de la dessiccation, l'appareil silicaté est inférieur à l'appareil plâtré ;

1. *Gazette hebdomadaire*, 1866, n° 43.
2. *Thèse de Paris*, 1868, n° 154.

cependant il peut lutter avec avantage, quand on le compare aux appareils faits avec la dextrine, l'amidon ou la gélatine.

Nous croyons utile d'indiquer ici le mode de préparation du silicate de potasse, produit qu'on rencontre bien dans le commerce, mais qui est souvent impur, ce qui nuit aux résultats fournis par son application, et a pu donner lieu à des accidents. Cette préparation, relatée dans la thèse de M. Sendral [1], est due à M. Hepp (de Strasbourg).

On fait fondre ensemble 10 parties de carbonate de potasse et 12 parties de quartz pulvérisé, le produit de la fusion est coulé, pulvérisé finement, et mêlé avec un peu de carbonate de plomb, afin de précipiter le sulfure de potassium qui résulte de la réduction du sulfate de potasse contenu dans le carbonate du commerce.

D'ailleurs, pour obtenir du silicate très-pur, on peut employer au lieu de carbonate de potasse de la crème de tartre, et dans les proportions de 2 parties pour 1 de quartz. Le silicate obtenu est pulvérisé et projeté par petites quantités dans de l'eau bouillante, jusqu'à ce qu'il y ait 1 partie de silicate pour 5 d'eau. Les parties insolubles se déposent, on décante le liquide, et on le concentre jusqu'à ce qu'il ait une densité égale à 36 ou 37° de l'aréomètre de Baumé. C'est dans cet état que l'on conserve la solution pour appliquer les appareils inamovibles.

Le mode d'application des appareils silicatés diffère peu de celui de la plupart des appareils inamovibles que nous venons de passer en revue.

Le membre ou le segment de membre est entouré de ouate, de façon à protéger les saillies osseuses; cette ouate est assujettie à l'aide d'un bandage roulé. Puis on applique les attelles, et l'on met la bande silicatée.

Les attelles de carton peuvent être avantageusement remplacées par des compresses pliées en quatre, imbibées de silicate, ou bien encore par du papier d'emballage préalablement verni avec du silicate, enfin on peut les supprimer.

Quant à la bande, il y a trois manières de l'appliquer; les uns déroulent la bande et l'imprègnent de silicate avant de la placer autour du membre, comme on le fait pour la dextrine. D'autres, placent la bande sèche et la vernissent avec un pinceau trempé dans la solution silicatée; mais alors l'appareil manque de solidité, et ce procédé ne peut guère être employé

1. *Thèse de Strasbourg*, 1868, 3e série, n° 62.

que pour le membre supérieur. Enfin, M. Gaye propose un troisième procédé : « Pendant que la bande sèche est appliquée sur le membre, un aide imbibe cette bande à chaque tour de membre qu'elle fait, non pas avec un pinceau, mais avec la main enduite de silicate; puis il beurre uniformément la surface extérieure de l'appareil. »

Cet appareil ainsi confectionné est très-solide et très-élégant, d'une couleur blanc bleuâtre et d'un aspect nacré; il est lisse, poli et brille à distance comme du verre. Enfin, il est très-propre à appliquer, ce qui n'est pas une qualité à dédaigner pour les praticiens.

Comme le silicate est soluble dans l'eau chaude, il suffit de placer l'appareil dans un bain tiède pour l'enlever avec facilité; à cet égard l'appareil silicaté se rapproche de celui qui est fait avec la dextrine.

En résumé, les avantages de l'emploi du silicate sont assez grands pour qu'il finisse par se substituer à presque toutes les autres substances utilisées pour faire des appareils inamovibles. Toutefois, il est un point important à prendre en considération, c'est la pureté du produit employé; dans un cas qu'il nous a été donné d'observer, le silicate utilisé était très-alcalin, caustique même, si bien qu'aux extrémités du bandage qui fut appliqué, il y eut formation d'eschares profondes. Dans tous les cas, il faut laisser toujours dépasser la ouate et le bandage roulé, aux deux extrémités de l'appareil [1].

§ 11. — Appareils silicatés et magnésiens.

Ces appareils qui d'après M. König seraient dus à Uterhard et dateraient de 1869, ont été surtout employés par M. E. Küster. Ce sont en fait des appareils silicatés, seulement le silicate de potasse est mêlé avec du carbonate de magnésie finement pulvérisé. M. König propose une partie de magnésie pour deux parties de silicate. Ces appareils seraient plus solides, plus propres, plus légers, et enfin moins chers que tous les autres, aussi les a-t-on vantés outre mesure. Toutefois ils auraient quelques inconvénients; c'est ainsi qu'ils durcissent lentement et qu'ils sont difficiles à enlever, puisqu'il faudrait les couvrir de compresses mouillées chaudes pendant plus d'une heure pour les ramollir. Quoi qu'il en soit, les chirurgiens

1 .W. Wagstaffe et C. Elliot ont utilisé le silicate de soude pour les appareils inamovibles faits à Saint-Thomas Hospital (*Medical Times and Gaz.* vol. I, p. 263, 1874.

allemands qui les ont utilisés, en conseillent l'emploi surtout pour les membres supérieurs [1].

§ 12. — Appareils modelés en toile métallique.

Les appareils inventés par M. Sarazin peuvent être rangés parmi les appareils amovo-inamovibles, et méritent d'attirer l'attention des chirurgiens. Voici en quoi ils consistent :

« Deux feuilles ou valves malléables à la main et assez rigides pour former cuirasse, clouées ou fixées à la charnière sur une attelle garnie de courroies bouclées : tels sont les éléments de mon appareil [2]. »

Pour fabriquer les valves de ses appareils, M. Sarazin s'est arrêté au choix de la toile métallique ordinaire, dont les mailles ont 2/3 de centimètre et le fil 7 à 8/10e de millimètre. Cette toile doit être galvanisée afin d'éviter la rouille, ou pour mieux dire les fils dont on fait la toile doivent être au préalable galvanisés, afin que celle-ci soit souple et malléable. D'un autre côté, cette toile métallique est assez rigide pour conserver la forme qu'on lui fait prendre, et cette solidité est augmentée par la présence de l'attelle à laquelle on la fixe.

Les attelles, auxquelles sont fixées les valves de toile métallique sont des attelles ordinaires droites et rigides adaptées par leurs dimensions à celles de l'appareil. Par exemple, l'attelle du coude est formée de deux pièces réunies à angle, et qui permettent de faire varier la flexion de l'article ; celle de la cuisse peut être allongée à l'aide d'un mécanisme spécial situé au niveau du genou (fig. 260). Des courroies en ruban (3 ou 4 cent. de large), munies de boucles, sont clouées sur l'attelle, à une distance telle, que l'appareil appliqué, la boucle soit toujours située sur la partie accessible du membre, c'est-à-dire en avant. Enfin, l'appareil est matelassé avec de la ouate, et les valves métalliques peuvent être bordées avec du cuir, ce qui vaut mieux que d'arrêter en les tordant chaque extrémité libre des fils métalliques.

Des clous de tapissier peuvent servir à clouer les valves sur l'attelle ; lorsqu'on veut les fixer à la charnière, ce qui est préférable, M. Sarazin conseille de prendre des clous repliés en U à double pointe.

1. *Deutsche Klinik*, 1873, n° 12 et 15, et *Revue des sciences médicales*, t. II, 1re partie, p. 451, 1873.

2. *Archives générales de médecine*, 1871, IIe vol., p. 268.

Nous ne pouvons décrire longuement, ici, chacun des appa-

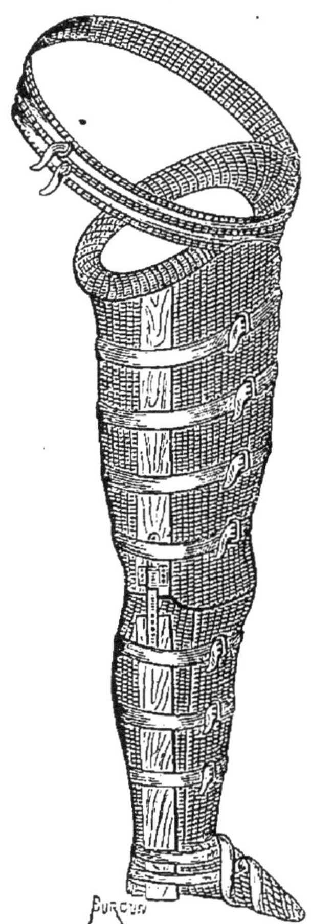

Fig. 260. — Appareil de toile métallique pour la cuisse.

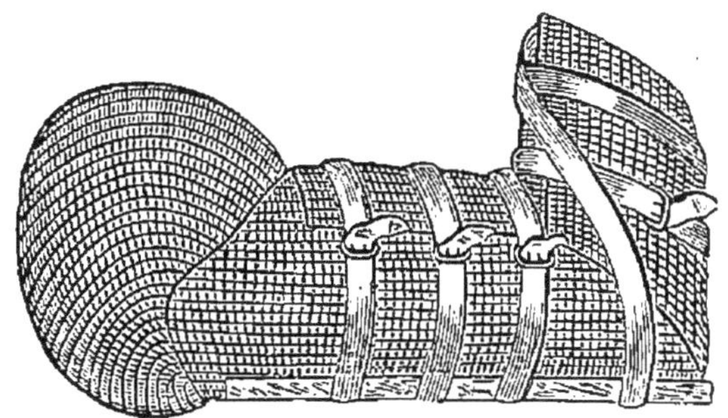

Fig. 261. — Appareil de toile métalliqne pour le bras.

reils qui ont été construits sur ce principe, et pour lesquels l'auteur donne en quelque sorte des patrons. Nous renverrons donc le lecteur à l'article cité des *Archives générales de médecine;* toutefois nous lui empruntons deux de ses figures, l'une représentant l'appareil modelé pour la cuisse (fig. 260), l'autre l'appareil modelé pour le bras (fig. 261).

§ 13. — Appareils en zinc laminé de M. Raoult Deslongchamps[1]

Ces appareils, utilisés presque exclusivement pour les fractures des membres inférieurs, ont été proposés surtout pour la pratique de la chirurgie militaire.

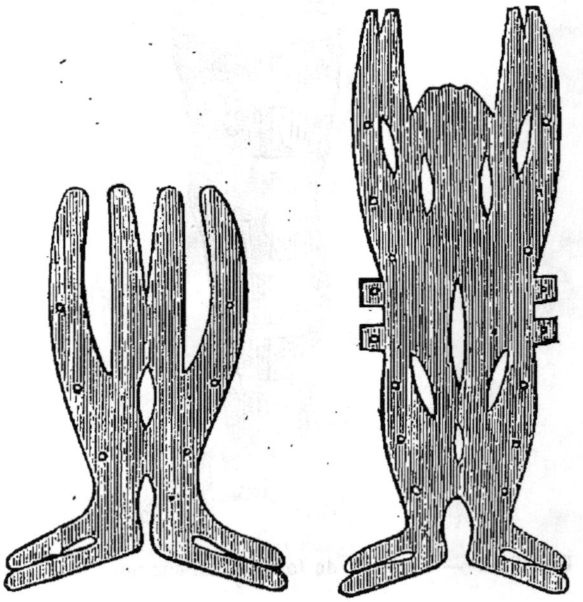

FIG. 262 et 263. — Appareils en zinc laminé.
(Fracture de la jambe.) (Fracture de la cuisse.)

Les figures ci-contre représentent les modèles des appareils de jambe et de cuisse; les patrons, d'abord taillés dans du papier ou du carton, sont appliqués sur une lame de zinc du nº 11 ou 12. Le chirurgien en trace les contours avec un poinçon, puis découpe le zinc à l'aide de petites cisailles.

Lors de fracture simple, le membre est entouré d'un bandage à bandelettes séparées; puis on le place dans l'appareil en zinc qu'on façonne et auquel on donne la forme représen-

1. *Rec. de méd., de chir. et pharm. milit.*, 3e série, t. XXIX, p. 88, 1873.

tée dans la figure ci-dessous. Notons qu'une légère couche d'ouate est interposée entre les lames de zinc et le bandage qui recouvre le membre. Si l'on a affaire à une fracture ouverte, ou plutôt à une fracture qu'il faille surveiller, le membre doit être posé à nu dans l'appareil muni de sa couche d'ouate.

Lorsque la jambe est installée dans l'appareil, on fixe le pied

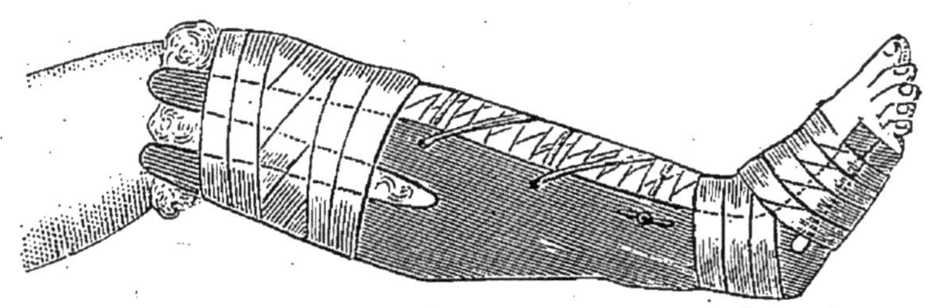

FIG. 264. — Appareil en zinc laminé appliqué à la jambe.

au moyen de tours de bandes disposées en étrier, on moule bien l'appareil sur le membre, on s'assure que la fracture est bien réduite, et on fixe la partie supérieure de l'appareil par des tours de bande qui se croisent au niveau du genou, préalablement garni d'ouate. Enfin, pour consolider l'appareil, M. Raoult Deslongchamps a imaginé de fixer les bords de ses valves découpées à l'aide d'un fort cordon de fil passé dans des trous *ad hoc*.

Disons en terminant que ces appareils tout préparés peuvent avoir une certaine utilité, mais seulement en temps de guerre.

ARTICLE VIII

BANDAGES DIVERS

Parmi les nombreux bandages qui ont été imaginés pour maintenir réduites les fractures des os, il en est quelques-uns que nous allons étudier ici, parce qu'ils n'ont pu trouver place dans les différents articles que nous avons consacrés à la description des diverses espèces de bandages.

I. — APPAREILS POUR LES FRACTURES DE LA ROTULE [1].

Les fractures transversales de la rotule ne guérissent le

1. Pour plus de détails, voyez Le Coin, *thèse de Paris*, 1869, nº 247.

plus souvent qu'avec un certain écartement des fragments que les chirurgiens ont essayé d'éviter. On a imaginé, dans ce but, plusieurs appareils sur lesquels nous allons nous arrêter un instant.

1° *Appareil de Boyer.* — Il se compose d'une gouttière (fig. 265) s'étendant depuis la partie moyenne de la cuisse jus-

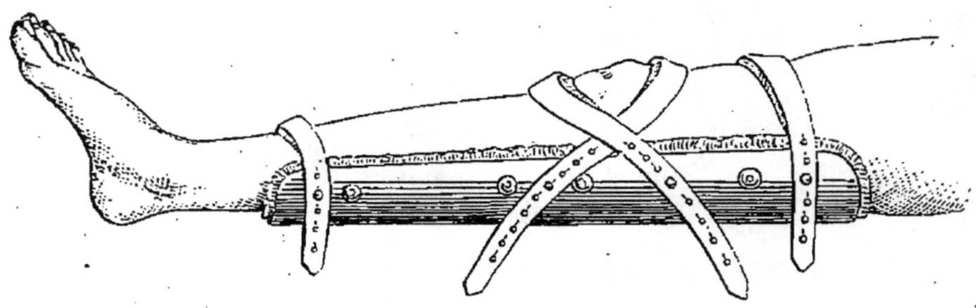

FIG. 265. — Appareil de Boyer.

qu'au tiers inférieur de la jambe, et présentant sur ses parties latérales et près des bords une rangée de clous sur lesquels sont fixés deux courroies qui embrassent les deux fragments en haut et en bas. La partie moyenne de ces courroies est doublée d'un épais cylindre de peau de daim, rembourré de crin.

Il est facile de comprendre le mécanisme de cet appareil: en serrant la courroie supérieure, on amène en bas le fragment supérieur; en serrant au contraire la courroie inférieure, le fragment inférieur est porté en haut. Des trous assez rapprochés les uns des autres permettent de serrer les courroies à volonté; enfin, des lacs sont disposés sur toute la longueur de la gouttière, afin de maintenir le membre solidement fixé.

2° *Appareil de Baudens.* — Il offre beaucoup d'analogie avec l'appareil de Boyer, et agit directement sur les extrémités des fragments rotuliens. Il se compose d'une petite boîte en tout semblable à celle que nous avons décrite à propos de son appareil à extension, boîte qui est ouverte à ses deux extrémités. Les courroies sont remplacées par des bandes placées au-dessus de compresses épaisses appliquées sur les extrémités des fragments.

Les deux chefs des bandes sont dirigés, les supérieurs en

bas, les inférieurs en haut; mais les premiers sont réfléchis à travers les trous dont sont percées les faces latérales de la boîte, de telle sorte que les quatre chefs sont ramenés à la partie supérieure de la boîte et peuvent être facilement serrés à volonté. Pour cela, il suffit de les nouer ensemble et de les faire glisser sur les deux extrémités pelviennes des faces latérales, qui sont arrondies de manière à présenter une longueur plus grande en bas qu'en haut.

Cet appareil a été notablement simplifié par M. L. F. Guillemin[1] qui à la boîte substitua une planchette placée en arrière du genou.

3° *Appareil de S. Laugier.* — Cet appareil très-simple se compose : 1° d'une planche A (fig. 266) présentant à sa face infé-

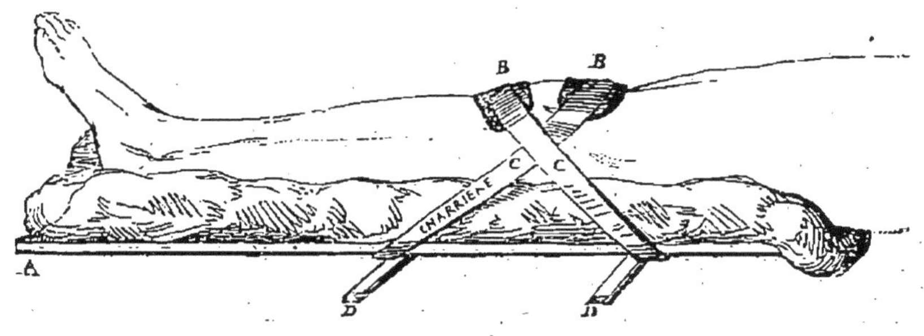

Fig. 266. — Appareil de S. Laugier.

rieure deux tasseaux D, D, assujettis avec des clous ; 2° de deux plaques de gutta-percha B, B ; 3° enfin de deux liens de caoutchouc C, C.

La planche doit être un peu plus large que le membre et garnie d'un coussin rembourré; elle remplace la gouttière de Boyer. Quant à la distance qui sépare les deux tasseaux, elle elle est proportionnée à l'obliquité que l'on veut imprimer aux deux liens de caoutchouc; c'est-à-dire qu'elle est en rapport avec la direction que l'on veut donner aux fragments.

Pour appliquer l'appareil, on fait soulever le membre et l'on glisse sous lui la planche garnie de son coussin : on doit faire en sorte que la rotule corresponde à peu près au milieu de l'espace qui sépare les deux tasseaux, à moins d'indications particulières.

Les deux plaques de gutta-percha, modelées sur chacun des fragments qu'elles embrassent en haut et en bas, sont main-

1. *Les Bandages et appareils à fractures*, p. 362, Paris, 1875.

tenues par les deux liens de caoutchouc qui embrassent à leur tour chacune des deux plaques. Le lien qui fixe le fragment supérieur va se nouer au tasseau inférieur, et réciproquement, de sorte que les deux chefs du lien supérieur se croisent avec les deux chefs du lien inférieur sur les parties latérales du genou. Il est facile de comprendre que ces liens rapprocheront les deux fragments et exerceront une traction d'autant plus oblique que les tasseaux seront plus éloignés.

L'appareil préconisé par Wood est à peu près analogue à celui de S. Laugier [1].

4° *Appareil de Mayor.* — Cet appareil se distingue de tous ceux qui précèdent, en ce que les deux cravates qui maintiennent les fragments sont parallèles et ne tendent pas à s'entre-croiser sur les parties latérales du genou.

Il se compose d'une gouttière garnie d'ouate dans laquelle on place le membre; de deux cravates disposées parallèlement, l'une au-dessus du fragment supérieur, l'autre au-dessous de l'inférieur. Les extrémités de ces deux liens viennent se réfléchir sur les bords de la gouttière, de façon que les chefs de la cravate supérieure se dirigent *en haut*, et ceux de la cravate inférieure, *en bas*. On les fixe ensuite sur les parties latérales de la gouttière. Mayor complète son appareil en réunissant la partie moyenne des deux cravates par deux liens ou rubans. La rotule est alors maintenue par une sorte de parallélogramme dont les côtés supérieur et inférieur sont formés par les cravates, et les deux côtés latéraux par les liens qui agissent en attirant les deux fragments l'un vers l'autre.

Mayor tient beaucoup à cette disposition parallèle des deux cravates qui maintiennent les fragments; elle les empêche de glisser et de se déplacer, comme cela arrive si fréquemment avec les appareils précédents. Mais tout en contenant bien la fracture, les cravates de Mayor n'empêchent nullement le renversement des fragments signalé par Malgaigne, aussi ne sont-elles plus employées aujourd'hui.

5° *Appareil de Morel-Lavallée.* — Cet appareil, qui n'est qu'une modification de celui de Mayor, a pour objet de s'opposer au renversement des fragments mentionné ci-dessus.

1. Gaujot, *loc. cit.*, p. 247.

Il se compose d'une gouttière garnie d'ouate et de liens élastiques formés d'un tissu semblable à celui dont on se sert pour fabriquer les bretelles. Les bandes élastiques présentent une extrémité libre et l'autre garnie d'une boucle.

Pour appliquer l'appareil il faut d'abord adapter les liens à la gouttière. A cet effet, celle-ci présente, au niveau du genou et de chaque côté, deux ouvertures où l'on fait passer les bandes élastiques de telle façon qu'elles prennent un point d'appui sur la face postérieure de la gouttière. Ceci fait, on place le membre dans l'appareil bien matelassé, on réduit les fragments à l'aide des deux mains et on les maintient réduits pendant qu'un aide place les liens qui doivent les immobiliser.

Ceux-ci, disposés parallèlement, sont assez larges pour agir sur toute la surface des fragments, et par cela même pour les empêcher de basculer. On les arrête ensuite à l'aide des boucles dont nous avons déjà parlé, en ayant soin que ces boucles ne portent pas sur la rotule fracturée.

Enfin, pour éviter le glissement et l'écartement des deux bandes élastiques, Morel-Lavallée les réunissait par un autre lien élastique perpendiculaire à leur direction.

6° *Appareil de Malgaigne.* — Cet appareil agit à la façon des instruments destinés à faire la suture des os. Il se compose de deux plaques d'acier de 3 centim. de long sur 2 centim. de large, pouvant glisser l'une sur l'autre et se rapprocher à l'aide d'une vis. Les plaques sont bifurquées à l'une de leurs extrémités, et se recourbent là en deux crochets très-aigus C, C (fig. 267); les crochets de la plaque inférieure, écartés d'un centimètre seulement, sont destinés à s'implanter sur le sommet de la rotule, dont la pointe est logée dans leur intervalle. Les crochets de la plaque supérieure qui doivent appuyer sur la base de la rotule peuvent être écartés du double; le crochet interne doit être plus long que l'autre de 5 à 6 millimètres pour s'accommoder à l'obliquité de cette partie de l'os.

« Les deux plaques étant isolées, je commence, dit Malgaigne, par enfoncer les deux crochets de la plaque inférieure au-dessous du sommet de la rotule, avec la seule précaution de faire retirer un peu la peau. Cela fait, je rapproche avec les doigts les deux fragments le plus possible; je fais également retirer en haut la peau qui recouvre le supérieur, afin qu'elle ne vienne pas s'engager dans leur intervalle en faisant des plis difformes, et, remettant les deux fragments ainsi rapprochés à un aide, j'enfonce les crochets supérieurs dans le tendon rotulien, jusqu'à ce que leur pointe arrive sur l'os et y trouve un point d'appui. Il faut agir ici avec une très-grande force pour enfoncer les crochets le plus profondément possible. Je me suis assuré par de nombreuses expériences qu'il est impossible de traverser le tendon tout entier et qu'il est beaucoup plus à craindre de rester trop à sa surface. Les crochets inférieurs s'enfoncent tout à fait au-dessous du rebord de la

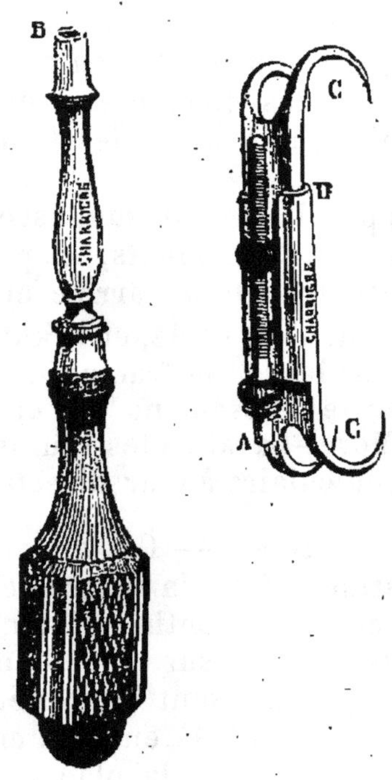

FIG. 267. — Griffe de Malgaigne.

rotule, qui est fort mince à son sommet, embrassant ce bord par leur concavité, et sont toujours solidement arrêtés; mais les supérieurs n'ont d'autre point d'arrêt que la surface déclive de la base de la rotule, sur laquelle il faut les tenir fortement appuyés, jusqu'à ce que la vis ait remplacé les doigts, si l'on ne veut pas qu'ils se dérangent.

» Les quatre crochets placés, on s'occupe de rapprocher les deux plaques en les faisant glisser l'une sur l'autre dans la rainure D, et de forcer le rapprochement à l'aide de la vis. Dans le principe, je les tenais à l'aide d'une vis de pression; mais j'y reconnus deux inconvénients : le premier, de laisser la vis à la disposition du malade; le second, d'exiger un assez grand effort pour resserrer et desserrer la vis, effort qui imprimait à l'appareil tout entier un mouvement de torsion très-douloureux pour le malade. M. Charrière a muni chacune des deux plaques d'un piton vertical percé d'un écrou; dans cet écrou joue une vis A, horizontale et parallèle aux plaques elles-mêmes, laquelle vis est serrée ou desserrée à l'aide d'une clef pareille aux clefs de montre B[1]. »

Malgaigne a eu plusieurs fois l'occasion d'appliquer son appareil avec succès, et il a constaté que la piqûre causée par les griffes ne déterminait pas les accidents que l'on aurait pu redouter. « Je m'attendais, dit-il, à voir survenir de l'inflammation, de la suppuration, peut-être un petit point de nécrose; je ne comptais laisser l'appareil que dix jours. Je fus heureusement surpris de ne rien voir de semblable; il n'y a pas même de rougeur autour des griffes, tant qu'elles ne glissent point, et, lorsqu'on les retire, la cicatrisation s'opère en deux ou trois jours. » Il a constaté en outre que le crochet supérieur était difficile à appliquer, et qu'au bout de dix-sept à vingt-deux jours ce crochet était susceptible de glisser, car il ne s'implante pas dans l'os, mais bien dans le tissu fibreux sus-rotulien; or, au bout d'un certain temps, ces fibres s'enflamment, se ramollissent et peuvent ne plus maintenir le crochet.

C'est évidemment là un grave inconvénient qui oblige à resserrer la vis de l'appareil, et quelquefois même à enlever les griffes; on a donc cherché à l'éviter en fabriquant des crochets à pointe effilée, pénétrant plus profondément; mais ceux-ci peuvent se briser et rester implantés dans les tissus, fait observé par M. Gaujot[2].

On a donc cherché d'autres moyens pour maintenir solidement les fragments rotuliens, en se servant toujours de pointes ou de tiges métalliques introduites jusque dans les os. Tels sont les appareils de Rigaud, de Bonnet, de Valette et de A. Cooper.

7° *Appareils de Rigaud (de Strasbourg), de Bonnet, etc.* — M. Rigaud remplace les griffes de Malgaigne par deux vis, qu'il implante dans chacun des fragments rotuliens et qu'il

1. Malgaigne, *Traité des fractures et des luxations*, t. I, p. 772.
2. *Loc. cit.*, p. 251.

rapproche l'une de l'autre, à l'aide de liens ou d'un arc métallique[1].

Cet appareil fort peu employé a été modifié par Bonnet (de Lyon) et par M. Béranger-Féraud, surtout quant à la manière de rapprocher et de maintenir les vis[2]. Ce dernier place, entre les vis implantées dans les fragments, un petit coin de bois ou de liége, et fixe le tout à l'aide de gutta-percha, de plâtre, de cire, ou de dextrine, etc.

8° *Appareil de Valette (de Lyon).* — Il se compose d'une gouttière matelassée dans laquelle on maintient le membre à l'aide de quatre courroies. Au niveau du genou, et de chaque côté, cette gouttière présente deux lames ou tiges de fer qu'on peut élever ou abaisser à volonté au moyen d'un écrou à pontet. Les deux lames supérieures et les deux lames inférieures sont réunies par une tige métallique transversale qui se fixe dans des échancrures que présentent les lamelles latérales, et qui est qui percée dans son milieu d'une ouverture dans laquelle est fixée une tige creuse qui supporte une sorte de fourchette. C'est là la partie essentielle de l'appareil; ces deux fourchettes, courtes et résistantes, présentent un manche d'une longueur de 12 centimètres, offrant un pas de vis sur lequel peut courir un écrou à pontet. Une clef sert à mouvoir le pas de vis du manche des fourchettes. Lorsque le gonflement du genou a disparu, on applique d'abord la fourchette inférieure, puis la fourchette supérieure, en lui donnant l'inclinaison voulue pour bien maintenir la réduction; puis on les rapproche l'une de l'autre, sans déranger l'appareil et en donnant quelques tours de vis à l'écrou à pontet.

Cet appareil permettrait, d'après l'auteur, d'obtenir toujours une réunion linéaire avec cal osseux? Dans tous les cas, il nous paraît mériter l'attention des chirurgiens.

9° *Appareil de M. le professeur Trélat.* — Si les chirurgiens cités ci-dessus, suivant en cela l'exemple de Malgaigne, n'ont pas hésité à implanter des pointes métalliques, des vis, dans les tissus périarticulaires; si quelques-uns même ont été jusqu'à faire la suture osseuse des fragments rotuliens avec des fils

1. *Comptes rendus de la Soc. de méd. de Strasbourg*, décembre 1849.
2. Le Coin, *thèse de Paris*, 1869, p. 67 et 68.

métalliques (A. Cooper, de San-Francisco), il en est d'autres qui ont évité le danger d'un traumatisme ou les inconvénients de l'application des griffes, tout en profitant de leur action efficace.

L'appareil de M. le professeur Trélat est une combinaison heureuse de l'emploi de la gutta-percha et de la griffe de Malgaigne. Pour l'appliquer il faut attendre que le gonflement inflammatoire ait cessé; cette condition remplie, on moule très-exactement les fragments rotuliens à l'aide de deux plaques de gutta-percha, et on les fixe avec des bandelettes de diachylon. C'est alors qu'on applique la griffe de Malgaigne, qui, au lieu de pénétrer dans les tissus, ne s'enfonce que dans la gutta-percha. Le membre doit être placé dans une gouttière inclinée de 35 à 40 degrés, et la durée de l'application de l'appareil est d'un mois environ. On conçoit très-bien, d'ailleurs, que cet appareil puisse être enlevé, modifié et replacé avec une grande facilité[1].

M. le professeur Verneuil a encore simplifié cet appareil en supprimant la griffe et en rapprochant les plaques de gutta-percha au moyen de liens qui se fixent au bord rotulien de chacune de ces plaques. Tous les quatre ou cinq jours ces liens sont resserrés [2].

10° *Appareil de M. le professeur Le Fort.* — Le membre est placé sur un plan incliné, et dès que l'épanchement intra-articulaire est résorbé sous l'influence des résolutifs, de la compression et même des révulsifs, on applique l'appareil.

Deux lames de gutta-percha sont ramollies dans l'eau chaude et placées, l'une au-dessus du fragment supérieur : l'autre au-dessous du fragment inférieur de la rotule, en les accommodant à la forme de l'os, c'est-à-dire en leur donnant la forme d'un croissant et en les maintenant en place, jusqu'à la solidification complète, avec quelques circulaires d'une bande ordinaire.

Lorsque la gutta-percha est durcie, on enlève la bande de toile et on la remplace par quelques circulaires de diachylon, passant sous le plan incliné et fixant solidement les plaques.

Le bord des plaques correspondant au centre du genou, doit rester libre.

On prend alors 10 ou 12 grosses agrafes de robe, et les

1. *Bull. de thérapeutique*, t. LXIII, p. 447, 1862.
2. Le Coin, *loc. cit.*, p. 59-60.

tenant par le crochet avec une pince à pansement, on les expose pendant quelques secondes à la flamme d'une bougie. Il suffit alors de les presser, le crochet en dessus, sur le bord

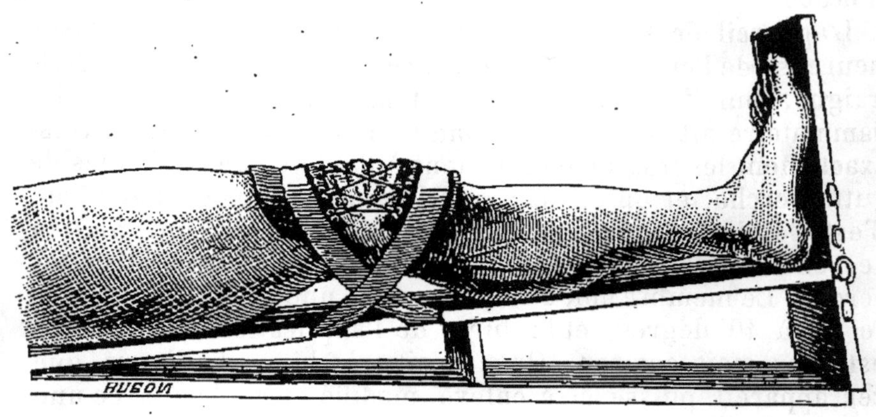

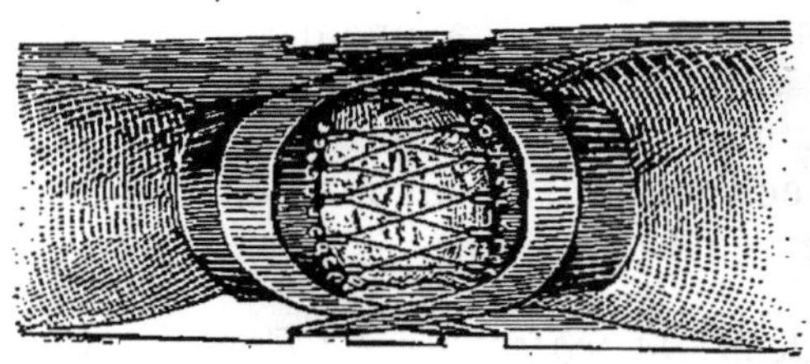

Fig. 268 et 269. — Appareil de M. Le Fort.

laissé libre des plaques pour les voir s'enfoncer dans la gutta-percha, il suffit de presser un peu avec le doigt sur les saillies que forme la gutta-percha pour que l'agrafe soit solidement fixée dans la plaque, le crochet seul faisant saillie.

Cinq ou six agrafes sont ainsi placées sur chaque plaque de gutta-percha.

On prend alors un fil de caoutchouc, qui est conduit successivement d'une agrafe de la plaque supérieure à celle qui lui correspond sur la plaque inférieure, et ainsi de suite.

L'élasticité du fil amène peu à peu les fragments au contact; notons qu'au lieu de fil de caoutchouc, M. le professeur Le Fort a pu utiliser un fil ordinaire, à la condition de le remplacer au bout de quelques jours par un autre plus serré.

« Ici, ajoute l'auteur, comme avec tous les appareils, deux précautions sont importantes. La première est de tirer le plus possible, en haut et en bas, la peau qui recouvre les fragments au moment de l'application des plaques, en même temps qu'on refoule les fragments vers le centre du genou, pour éviter que la peau ne plisse lorsque l'appareil rapproche plus encore les fragments et ne s'interpose entre les surfaces fracturées, en s'opposant ainsi à leur mise en contact. »

La seconde précaution est d'imprimer d'assez bonne heure quelques mouvements à l'articulation dans le but d'éviter une roideur persistante du genou[1].

11° *Appareil de M. Duplouy.* — Le membre est entouré de ouate et d'une bande silicatée; sous le creux poplité on place une attelle en bois, qui du milieu de la jambe arrive jusqu'à mi-cuisse; enfin, au niveau du genou on laisse une fenêtre ouverte en avant et sur les côtés.

Le bandage étant sec, les fragments rotuliens sont rapprochés de la manière qui suit.

Des fils de coton à tricoter, de 30 centim. de long, sont juxtaposés en suffisante quantité pour constituer un faisceau de 1 centimètre de diamètre. La partie moyenne de ce faisceau est plongée dans du collodion, puis on dispose:

1° Un faisceau supérieur dont le plein est appliqué et fixé par du collodion à 2 centim. au-dessus de la partie supérieure de la rotule et qui décrit autour d'elle une courbe concentrique, pour s'arrêter au niveau du diamètre transverse de l'os.

2° Un faisceau inférieur, placé et fixé de la même manière au-dessous de la rotule.

L'appareil ainsi disposé, le collodion étant sec, on réunit les chefs libres et on les noue deux à deux de chaque côté de la rotule à l'aide d'une ganse plate[2].

Parmi les appareils encore utilisés dans les fractures transversales de la rotule, nous pouvons citer ceux de : Fontan (de Chazelles), de Lonsdale[3], de Moynac[4], de Nelson Pautrier[5].

1. *Bull. général de thérapeutique*, t. LXXXVIII, p. 241, 1875.
2. Moulard, *thèse de Paris*, 1877, n° 207.
3. Voyez Gaujot, *loc. cit.*, p. 247 et 248.
4. Moynac, *thèse de Paris*, n° 13. 1875,
5. *Bull. de la Soc. de chirurgie*, nouv. série, t. I, p. 209, 1875.

II. — APPAREILS POUR LES FRACTURES DU MAXILLAIRE INFÉRIEUR.

Nous ne nous occuperons pas ici de la ligature directe des parties fracturées, comme le firent Baudens [1] et M. Béranger-Féraud, ni de la ligature des dents, procédés qui n'exigent pas d'appareils spéciaux.

D'ailleurs, ne pouvant pas avoir la prétention d'examiner tous les appareils préconisés dans le traitement de ces fractures [2], nous nous contenterons de signaler les plus importants.

1° *Fronde de M. Bouisson.* — Cet appareil (fig. 270) se

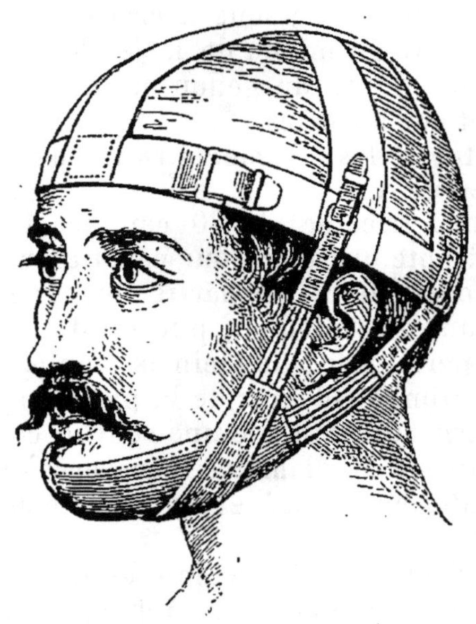

FIG. 270. — Appareil de M. Bouisson.

compose d'un serre-tête qui s'applique exactement sur le crâne et qui est destiné à protéger le cuir chevelu contre le bandage.

Le bandage proprement dit comprend : 1° une lanière de coutil ou de cuir, très-souple, qui embrasse circulairement le crâne, de la région frontale à la région occipitale. Une boucle placée en avant, afin de ne pas gêner le décubitus, permet de serrer cette lanière en proportion du volume de la tête du

1. *Bull. de thérap.*, 1840, t. XVIII, p. 355.
2. Voyez Gaujot, *loc. cit.*, p. 256-271.

malade; sur les côtés, cette lanière porte des boucles qui correspondent, les deux antérieures à la région temporale, les postérieures à la région mastoïdienne; elles servent à fixer les chefs de la fronde; 2° des lanières de même substance, qui passent par le sommet de la tête, et se dirigent, une d'avant en arrière, les autres de droite à gauche, et se fixent sur la lanière circulaire. On a ainsi une calotte à réseau très large qui n'échauffe pas la tête, comme le ferait une calotte pleine.

La fronde présente : 1° un plein, dont les dimensions sont proportionnées à la hauteur et à l'épaisseur du menton; 2° des chefs, au nombre de deux de chaque côté, en partie constitués par des élastiques formés par de petits ressorts à boudin ou par du caoutchouc vulcanisé enveloppé dans une pièce d'étoffe extensible. Des lanières de cuir prolongent les chefs de la fronde et sont percées de trous assez rapprochés pour graduer à volonté la pression exercée par l'appareil.

On applique cet appareil de la manière suivante. La fracture est réduite; on place les compresses et les topiques que l'on a jugés nécessaires, puis on met sous le menton le plein de la fronde; toute la partie antérieure est renversée de bas en haut au-devant du menton, et les deux chefs, conduits d'avant en arrière, sont fixés aux boucles postérieures, tandis que les chefs de la partie postérieure de la fronde, laquelle s'applique sous le menton, se fixent aux boucles antérieures.

Cette fronde maintient les fragments en contact, malgré les mouvements d'élévation et d'abaissement de la mâchoire, qui restent possibles, grâce à l'élasticité des chefs de l'appareil. Il faut remarquer cependant qu'il n'est pas toujours suffisant pour empêcher l'élévation d'un des fragments, c'est-à-dire pour maintenir les dents sur un même plan. Si donc la fracture était très-mobile et n'était pas assez solidement maintenue, il faudrait avoir recours au moyen conseillé par Boyer, qui plaçait entre les dents du fragment non déplacé et celles de la mâchoire supérieure un morceau de liége d'une épaisseur proportionnée à l'étendue du déplacement et creusé en gouttière sur ses deux faces, de manière à recevoir les deux rangées dentaires; de plus, l'écartement des mâchoires permet d'introduire quelques aliments entre les incisives.

2° *Appareil de J. Cloquet et Bérard* [1]. — L'appareil conseillé

1. *Dictionnaire* en 30 volumes, t. XVIII, p. 405, 1838.

par ces auteurs a la plus grande analogie avec celui de M. Bouisson, sinon dans sa confection, du moins dans son mode d'action. Après avoir placé entre les mâchoires une pièce de liége courbe, de manière à tenir les dents sur un même plan, ils embrassaient le menton avec une lame de carton mouillé; une portion antérieure entourait le menton en avant, une portion postérieure maintenait le bord inférieur de la mâchoire; une fronde, dont les chefs étaient fixés comme il a été dit pour l'appareil de M. Bouisson, assujettissait cette lamelle. Cet appareil a l'avantage d'être composé de pièces qui se trouvent toujours sous la main, mais les frondes se relâchent très-vite; aussi Bégin a-t-il conseillé de remplacer les pièces de linge qui les constituent par des bandelettes de diachylon.

3° *Appareil de Morel-Lavallée.* — Morel-Lavallée a imaginé

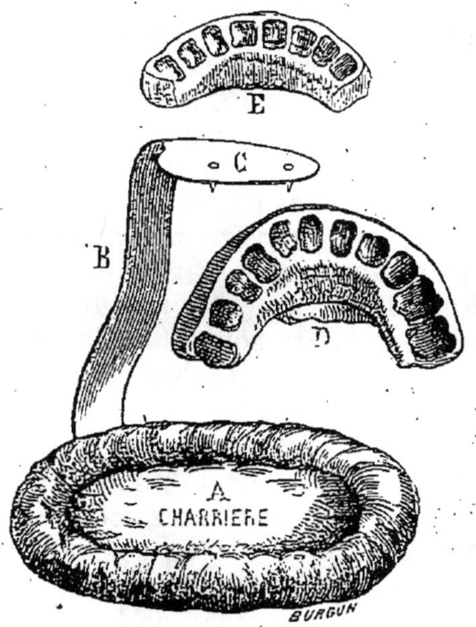

Fig. 271. — Appareil de Morel-Lavallée.

pour le traitement des fractures de l'os maxillaire inférieur, et même de l'os maxillaire supérieur, un appareil moulé de gutta-percha, fort simple, et cependant très-puissant (fig. 271). Voici comment ce chirurgien décrit son appareil[1] :

1. *Bull. de la Soc. de chirurgie*, 1859, t. IX, p. 553.

« La réduction faite, elle doit être *maintenue momentanément*, en quelque sorte prolongée pendant les dix minutes qu'exige la solidification de l'appareil.

» Il fallait trouver, pour cette contention momentanée, un artifice qui laissât libre et à découvert l'extrémité des fragments qui allaient recevoir la gutta-percha. Les doigts ne peuvent agir sur les fragments qu'en y prenant la place du moule, et ils en rendraient la pose impossible.

» Voici comment il convient de procéder. Le déplacement le plus opiniâtre, le plus important, est celui qui se fait d'avant en arrière, selon l'épaisseur. Pour m'en rendre maître, j'ai d'abord jeté une anse de fil très-fort autour de la dent, ou des dents implantées dans l'extrémité du fragment, qui, après la réduction, conserve de la tendance à se reporter en arrière. Les deux bouts de l'anse, ramenés en dehors, sont réunis et enroulés sur le milieu d'un bâtonnet. Ce bâtonnet est confié à un aide chargé, par des tractions autant que possible uniformes, de retenir et d'immobiliser le fragment. Ce fragment se porte-t-il en même temps en haut, les tractions exercées sur l'anse de fil, au lieu d'être horizontales, sont obliques en bas, etc. C'est un moyen qui non-seulement assure la coaptation, mais qui sert encore quelquefois à compléter la réduction, quand les doigts seuls y échoueraient. Malgré la difficulté d'obtenir, même pour un temps très-court, une traction uniforme, ce procédé réussit; mais le suivant est préférable. Il consiste en une anse de fil de fer recuit jetée autour des mêmes dents, et dont on réunit en avant les extrémités en les tordant ensemble avec une pince. Les fragments sont ainsi serrés l'un contre l'autre, et maintenus avec une parfaite exactitude. Quelquefois, afin d'avoir une coaptation et une contention régulières, j'ai dû passer le fil entre plusieurs dents successives, comme dans une sorte de treillage, pour toujours en réunir par torsion les extrémités en avant.

» Maintenant on procède tout à son aise à la *confection* et à la *pose du moule*. Une tranche de gutta-percha, d'environ 5 centimètres de long et de 2 centimètres de côté, est jetée dans l'eau à 80 degrés. Elle est bientôt amenée à la consistance de mastic de vitrier; par une compression rapide, on donne la forme d'un cône à ses deux extrémités, afin qu'elles puissent s'engager plus facilement entre les arcades dentaires. On arque légèrement la tranche, et on la pose sur l'os fracturé; tandis que d'une main on soutient le menton, de l'autre on presse de haut en bas sur la tranche, jusqu'à ce que le doigt sente la couronne des dents et n'en soit plus séparé que par une couche mince. On rapproche les deux mâchoires, et l'on fait sur le moule des injections d'eau frappée, ou bien, s'il est intelligent, le blessé aspire l'eau à l'aide d'un tube et en dirige le courant sur l'appareil. Dans les deux cas, quelques morceaux de glace introduits dans la bouche hâtent la réfrigération.

» En quelques minutes la gutta-percha a repris toute sa solidité. Alors le moule est enlevé, l'anse de fil coupée et retirée. On façonne le moule avec un couteau, en ne lui laissant que le volume nécessaire à sa résistance (fig. 271, E, D).

» Enfin, la fracture est de nouveau réduite avec les doigts, ou, s'il le faut, à l'aide de l'anse de fil de chanvre dont les bouts sont enroulés sur un bâtonnet, et l'on replace le moule. On appuie dessus avec une certaine force; les dents s'engagent et sont serrées dans les alvéoles. Il tient ainsi, en général, et maintient la fracture de manière à permettre la parole et la mastication sans se déranger, et cela souvent dès le premier jour.

» Lorsque le déplacement *en haut* est opiniâtre, il se peut, mais c'est extrêmement rare, qu'on ait besoin d'ajouter un ressort au moule. Ce ressort consiste en une mince lame d'acier B, dont l'extrémité buccale s'adapte à la face supérieure du moule, où il s'implante par de petites pointes très-courtes, se recourbe sur la lèvre correspondante, et va, par une pelote concave et rembourrée A, s'appuyer sur le menton pour la fracture de la mâchoire inférieure, à l'occiput pour celle de la mâchoire supérieure. Du reste, si ce ressort ôte à l'appareil un peu de sa simplicité, il ne gêne ni la parole, ni la mastication.

» Peut-être se rencontrera-t-il des cas où, bien qu'indiqué, ce ressort serait inapplicable : par exemple, des fractures du maxillaire inférieur compliquées d'une lésion très-douloureuse des parties molles du menton, contusion, plaie, inflammation; il est évident qu'alors la pelote sous-mentale ne saurait être même posée.

« Pour ces cas, s'il s'en présente, je tiens en réserve un autre moyen. Si je ne me trompe, la ligature des dents n'est dangereuse que parce qu'elle porte, non pas sur les dents, mais sur les gencives et sur l'os. Il faut donc l'empêcher de glisser sur le collet de la dent, coiffer la couronne de la dent qui, de chaque côté, confine à la fracture avec un capuchon, métallique, assez mince pour s'engager dans les interstices dentaires, et auquel serait attaché en avant un fil métallique recuit; la réduction faite, tordre ensemble les fils de deux capuchons, qui serreraient ainsi les fragments l'un contre l'autre et les maintiendraient : tel est le procédé que j'essayerais.

» Le fil pourrait être remplacé par deux ressorts à boudin, l'un en avant, l'autre en arrière. Deux fils métalliques, placés de même et munis de petites vis de rappel, seraient sans doute encore préférables ; c'est ce que l'expérience seule peut décider[1].

4° *Appareil de M. Houzelot.* — Il se compose : 1° d'une tige

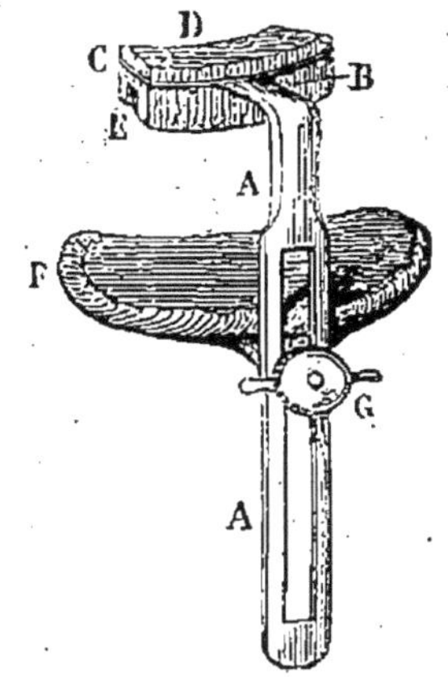

FIG. 272. — Appareil de M. Houzelot.

métallique A A, dont la portion verticale offre une coulisse longitudinale, et la portion horizontale B supporte une petite plaque demi-circulaire C, qui présente la direction de l'arcade dentaire. A cette plaque sont attachés deux morceaux de liége : l'un, supérieur, D, très-mince, empêche les dents de la mâchoire supérieure de se mettre en contact avec le métal ; l'autre, inférieur, E, beaucoup plus épais, est creusé en gouttière pour recevoir les dents de la mâchoire inférieure ; 2° d'une plaque rembourrée F, légèrement concave, qui doit prendre un point d'appui sous le menton. Cette plaque est reçue par un pédicule étroit dans la coulisse de la portion verticale de la tige; elle est mobile dans cette coulisse et

1. *Société de chirurgie*, séance du 6 juillet 1859 (*Gazette des hôpitaux*, 1859, n° 87).

peut être fixée à la hauteur voulue au moyen d'un écrou G (fig. 272).

Cet appareil est maintenu en place au moyen de quelques tours de bande peu serrés, qui vont, les uns du menton à l'occiput et réciproquement, les autres passant sous le menton et se dirigeant vers le sommet de la tête. Il maintient solidement les fragments ; mais, comme celui de Morel-Lavallée, il a l'inconvénient de laisser dans la bouche un corps étranger ; de plus, il exerce sous le menton une pression qui peut être douloureuse et même escharifier les téguments.

Pour éviter ce dernier accident, on a placé l'appareil de

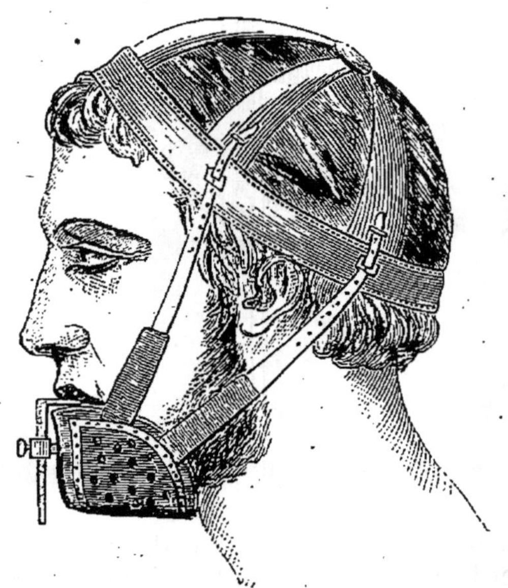

Fig. 273. — Appareil de M. Péan.

M. Houzelot sur un moule de cuir bien confectionné, et embrassant le menton et les parties voisines (fig. 273).

5° *Appareil de Malgaigne.* — L'idée de *fixer les dents* à l'aide des ligatures est certainement une des plus anciennes qui soient venues à l'esprit des chirurgiens qui avaient à traiter les fractures de la mâchoire inférieure. Hippocrate, Celse, Paul d'Égine, etc., conseillent les fils d'or, d'argent, de soie, etc. ; mais les dents saines s'ébranlant très-vite, on a donc dû chercher à prendre en même temps un point d'appui plus solide.

Malgaigne a proposé l'appareil suivant : « Mon appareil, dit-il, se compose d'une lame de fer doux et flexible qui puisse s'adapter à toutes les variétés de courbure de la face postérieure de l'arcade dentaire. De ses deux extrémités et de deux autres points intermédiaires s'élèvent quatre petites tiges d'acier qui se replient à angle droit pour longer la face supérieure des dents et se replient une seconde fois en bas parallèlement à leur face antérieure. Cette sorte de gouttière à jour embrasse donc en quatre points l'arcade dentaire, et chaque tige étant munie d'une vis de pression, on peut fixer les dents en quatre points contre la lame de fer qui fait fonction d'attelle postérieure. On garantirait l'émail par l'interposition d'une lame de plomb sur laquelle porteraient immédiatement les vis [1]. »

III. — APPAREILS POUR LES FRACTURES DU MAXILLAIRE SUPÉRIEUR.

Nous ne décrirons que les appareils de Morel-Lavallée et de Goffres.

1° *Appareils de Morel-Lavallée.* — Dans le cas où une portion de l'arcade alvéolaire serait séparée du corps de l'os, on pourrait se servir d'un moule de gutta-percha, comme celui que nous avons vu employer par Morel-Lavallée pour la fracture du maxillaire inférieur. Cette manière de faire serait préférable au procédé de de Graefe, indiqué dans Malgaigne [2].

S'il y avait enfoncement du corps de l'os, ou disjonction des deux os, on embrasserait toute l'arcade alvéolaire dans un moule de gutta-percha, et l'on pourrait refouler les fragments en arrière à l'aide d'une bandelette de diachylon, appliquée sur la lèvre supérieure, et passant au-dessus des oreilles pour aller se fixer par ses deux chefs à l'occiput [3].

Dans un cas où il existait une fracture simultanée des deux maxillaires, Morel-Lavallée fit deux moules de gutta-percha, qu'il maintint appuyés l'un sur l'autre à l'aide d'une fronde. Le moule embrassant l'arcade dentaire inférieure tient de lui-même; mais pour soutenir le moule de la mâchoire supé-

1. *Loc. cit.*, t. I, p. 393.
2. *Traité des fractures*, etc., t. I, p. 373.
3. Gaujot, *loc. cit.*, p. 258, et Morel-Lavallée, *Bull. de thérap.*, 1862, t. XLIII, p. 352.

rieure, Morel-Lavallée essaya en vain d'utiliser un ressort prenant son point d'appui en arrière de la tête. Il eut alors l'idée d'appuyer le moule supérieur sur celui de la mâchoire inférieure à l'aide de deux colonnes de gutta-percha, laissant entre elles une ouverture suffisante pour permettre l'alimentation et l'expiration. Une épingle chauffée, enfoncée dans l'axe de ces colonnes, fut engagée à la façon d'un clou dans le moule inférieur, ce qui permit une immobilisation suffisante des deux parties de l'appareil.

2° *Appareil de M. Goffres.* — Il a été utilisé pour une fracture comminutive[1]. Il se compose de deux demi-cercles

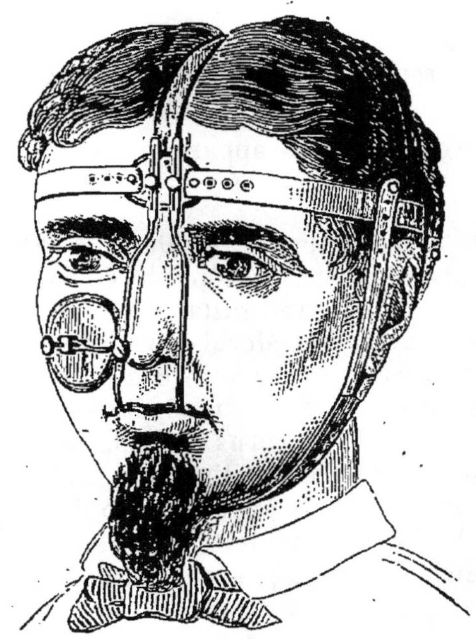

Fig. 274. — Appareil de M. Goffres.

croisés à angle droit, prenant appui sur l'occiput, les parties latérales de la tête et le front, à l'aide de lanières de caoutchouc. Une pelote sur laquelle existent deux vis est placée à l'extrémité frontale d'un de ces cercles; elle sert à maintenir deux tiges d'acier, un peu recourbées, pour passer sur les parties latérales du nez, et dont la partie inférieure, arrondie

1. *Bull. de thérap.*, 1862, t. LXIII, p. 218.

pour recevoir la lèvre, pénètre dans la bouche et présente une capsule métallique pouvant s'appliquer exactement sur le maxillaire fracturé, grâce à l'interposition d'une couche de gutta-percha préalablement ramollie. A ces tiges verticales peut être adaptée à angle droit une autre petite tige supportant une pelote rembourrée, destinée à maintenir la face antérieure du maxillaire déplacé (fig. 274).

En résumé, cet appareil n'est qu'un perfectionnement de celui qui a été proposé, il y a longtemps déjà, par de Graefe, et qui consiste en un bandeau d'acier *a*, fixé en arrière à l'aide d'une boucle, bandeau supportant de chaque côté une tige de

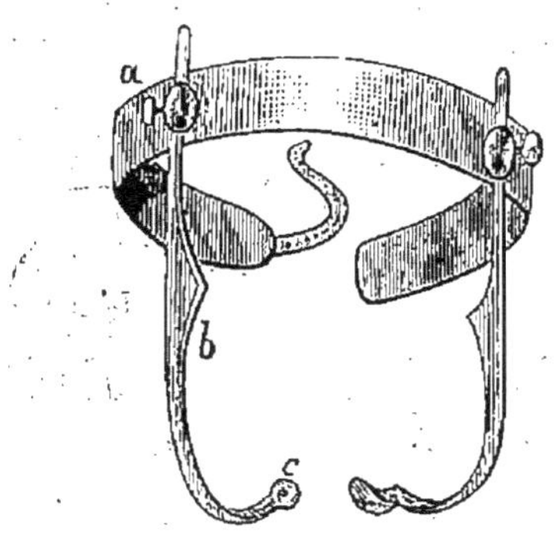

Fig. 275. — Appareil de de Graefe.

fer *b*, mobile dans le sens vertical, et terminée par deux crochets dont les courbures sont destinées à contourner la lèvre supérieure et l'arcade dentaire (fig. 275).

IV. — Appareils pour les fractures de l'olécrane.

Ces appareils, fort nombreux, ont varié surtout selon la position qu'on s'efforçait de donner au membre malade. En effet, les chirurgiens ont préconisé tantôt la demi-flexion, tantôt l'extension, tantôt, enfin, une position intermédiaire de l'avant-bras sur le bras.

La demi-flexion n'est plus guère employée que dans les cas où la fracture est compliquée de plaie, et où par conséquent l'ankylose est à craindre; quant à l'extension complète, préconisée par les chirurgiens anglais et Malgaigne, elle serait fatigante, aussi l'a-t-on généralement abandonnée, au moins en France.

Nous devons faire remarquer que beaucoup des appareils employés pour maintenir l'olécrâne sont comparables à ceux qu'on a utilisés dans les fractures de la rotule.

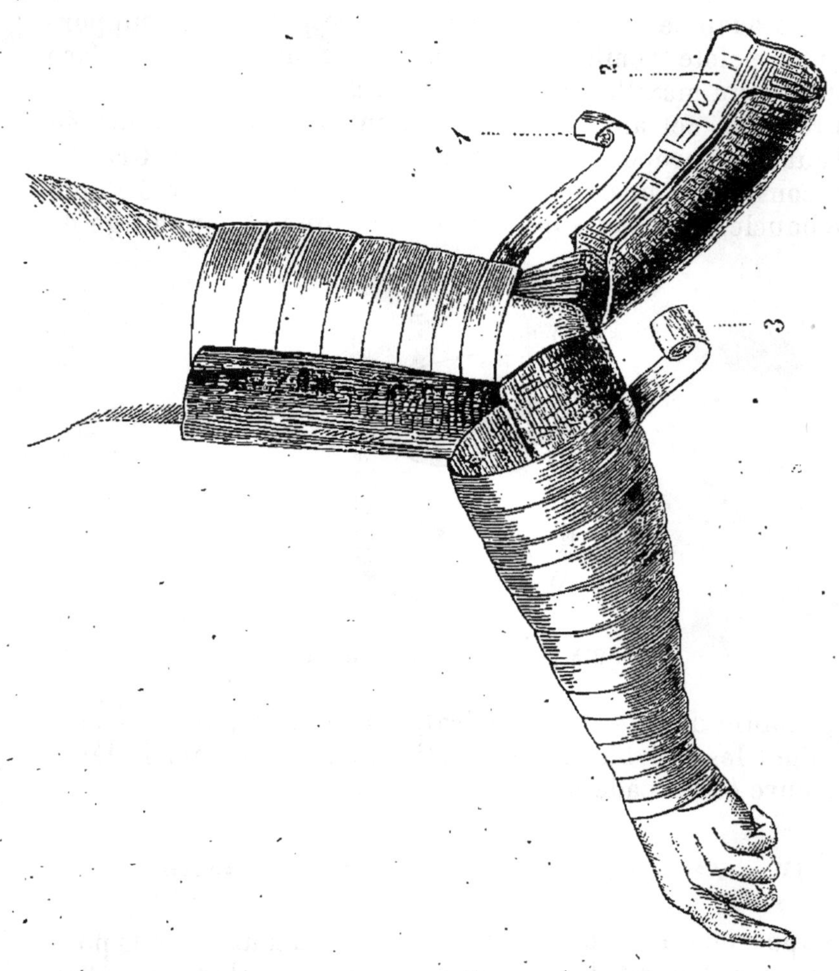

276 Appareil de Nélaton pour les fractures de l'olécrâne.

1° *Appareil de Malgaigne.* — Une attelle ou une gouttière doit être appliquée en avant du membre, de manière à le maintenir dans l'extension. Puis une longue bandelette de diachylon est disposée de telle façon que son plein appuie sur le bord supérieur de l'olécrâne, tandis que ses deux chefs viennent se croiser sur la face antérieure ou palmaire de l'avant-bras. Cette bandelette, dont l'usage a été indiqué par un chirurgien anglais, Alcock, peut encore être placée sur une compresse épaisse, préalablement mise au-dessus de l'olécrâne[1].

2° *Appareil de Rigaud (de Strasbourg).* — Une griffe fut implantée dans le fragment olécrânien, et une vis fut enfoncée dans l'extrémité supérieure du cubitus. Un lien fixé à la griffe prenait son point d'appui sur la vis et ramenait ainsi les surfaces osseuses en contact, ce qui permit la formation d'un cal osseux[2].

Cet appareil est évidemment compliqué, et d'une application dangereuse, surtout pour une fracture aussi bénigne que celle de l'olécrâne.

3° *Appareil de Nélaton.* — « Plusieurs compresses graduées, disposées en forme de coin, sont appliquées à la partie postérieure du coude, de manière que la base du coin corresponde au sommet de l'olécrâne (fig. 276). Ces compresses sont fixées en ce point par quelques tours de bande; on applique ensuite, sur l'avant-bras et le bras, une bande roulée sèche, puis, par-dessus, une bande enduite de dextrine, ou des attelles de carton, ramollies dans l'eau, et fixées à l'aide d'une bande amidonnée, comme le fait Seutin[3]. »

Cet appareil doit être laissé en place pendant quarante ou cinquante jours; toutefois, il faut le visiter de temps en temps, et imprimer quelques mouvements à l'articulation, pour éviter une trop grande roideur.

4° *Appareil de M. Péan.* — L'appareil proposé par ce chirurgien ne devrait être utilisé que dans les fractures de l'olécrâne compliquées de plaies; d'ailleurs, le même système est applicable, selon lui, à toutes les fractures compliquées, nécessitant des lavages, des pansements journaliers, etc.

Deux attelles (fig. 277) sont disposées, l'une en avant, l'autre en arrière du bras et de l'avant-bras, placés dans une position moyenne. Aux extrémités de chacune de ces deux attelles (légèrement courbées pour ce cas particulier) est un coussin adhérent fait avec de la ouate recouverte de taffetas gommé, le tout fixé avec du diachylon. Deux courroies et des coussins,

1. *Loc. cit.*, t. I, p. 578.
2. *Comptes rendus de la Soc. de méd. de Strasbourg*, décembre 1869.
3. Nélaton, *loc. cit.*, t. II, p. 339.

toujours fabriqués d'ouate et entourés de tissu gommé complètent cet appareil.

Contre l'opinion de M. Péan, nous croyons ces appareils peu

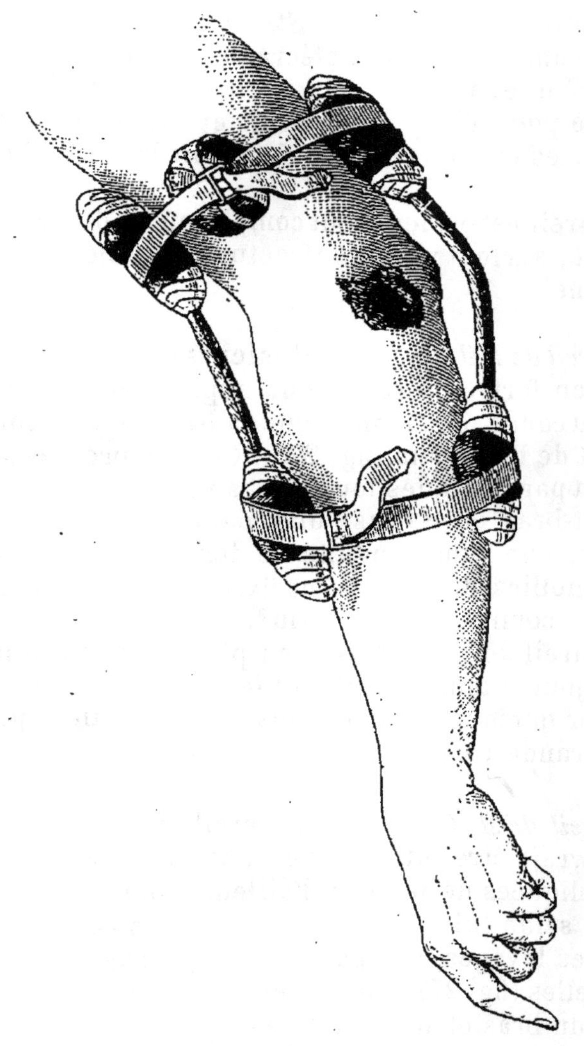

FIG. 277. — Appareil de M. Péan pour les fractures du coude compliquées de plaie.

solides; d'ailleurs l'auteur les combine avec l'emploi de gouttières de fil de fer très-fin.

ARTICLE IX

APPAREILS A POINTE MÉTALLIQUE

1° *Appareil de Malgaigne.* — Voici de quelle façon Malgaigne rapporte comment il est arrivé à imaginer l'appareil à pointe métallique pour combattre le déplacement du fragment supérieur dans les fractures obliques du tibia :

« Un aliéné s'était cassé la jambe dans une chute ; le fragment supérieur, taillé en pointe très-aiguë, menaçait de percer la peau : j'essayai de divers appareils et de toutes les positions. Je noterai ici que l'élévation forcée de la jambe réussissait un peu moins que les autres. J'enfermai le membre dans un moule de plâtre ; le fragment supérieur était soulevé avec une telle force, qu'il écrasait en quelque sorte les téguments contre les rebords du plâtre et que je dus y renoncer. Il fallait évidemment exercer une pression énergique et incessante sur le fragment supérieur, et cependant ne pas comprimer les téguments : c'est pour ce cas que j'imaginai mon appareil à vis.

» L'appareil se compose d'une sorte d'arc de forte tôle, qui embrasse les trois quarts antérieurs de la jambe à une distance d'un travers de doigt ; aux deux bouts de cet arc sont deux mortaises horizontales, laissant passer un fort ruban de soie ou de coutil armé d'une boucle à son extrémité, et enfin, au centre de l'arc, à travers un écrou solide, descend une vis de pression à pointe très-aiguë (fig. 278).

» Pour l'appliquer, je place le membre sur un double plan incliné, suffisamment garni d'ouate et de linge, en prenant soin que l'angle de l'appareil réponde juste au pli du jarret et même un peu au-dessus, de manière à ne jamais réagir contre le fragment supérieur. Une autre précaution non moins essentielle est de disposer sous le tendon d'Achille une assez grande épaisseur de garniture pour que le talon ne porte pas. L'extension et la contre-extension opérées par des aides en nombre suffisant, on dispose l'appareil de cette manière : l'extrémité libre du ruban retirée de sa mortaise est passée sur le plan incliné, juste au niveau du point où l'on veut exercer la pression, et ramenée ensuite à travers sa mortaise ; l'autre extrémité est appliquée par-dessus la jambe, et l'on passe le ruban dans la boucle, tout prêt à serrer. Alors le chirurgien opère la coaptation aussi exactement que possible, la maintient en comprimant le fragment supérieur avec l'index et le médius de la main gauche; ajuste l'arc et la vis de manière que celle-ci tombe d'aplomb sur le fragment dans le sens le plus favorable, et cependant soutient la pointe entre les deux doigts pour éviter qu'elle n'éraille inutilement la peau. Il serre alors

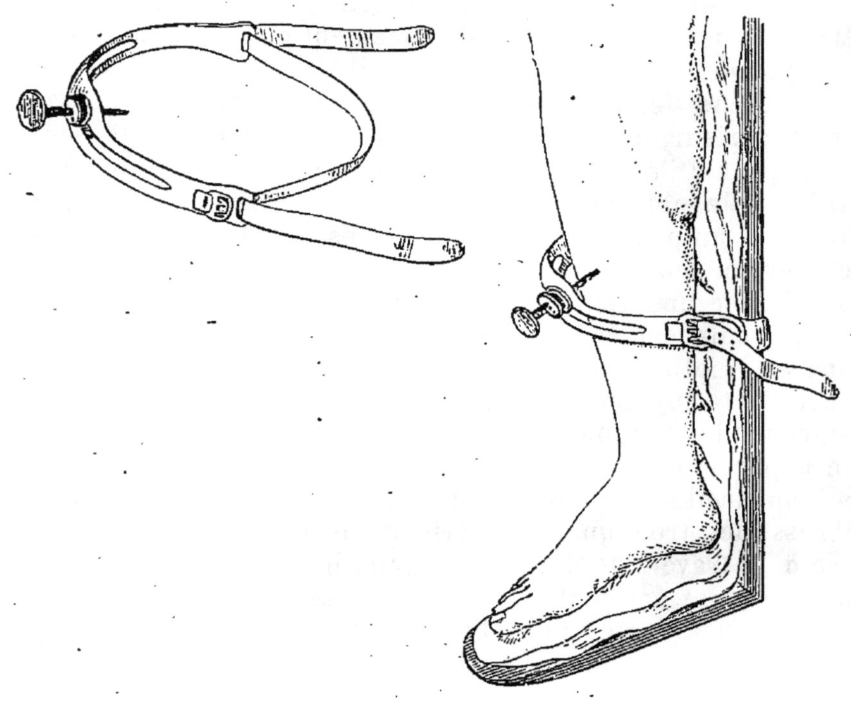

FIG. 278. — Pointes de Malgaigne pour la fracture de jambe.

la boucle le plus possible, et, tournant la vis, il en fait pénétrer rapidement la pointe sans hésitation à travers la peau sur la face interne de l'os et accroît la pression jusqu'au degré qu'il juge nécessaire. Il convient que l'implantation de l'instrument ait lieu à 5 ou 6 centimètres au moins du siége de la fracture[1]. »

Cet appareil a été appliqué un grand nombre de fois, et l'expérience a démontré :

1° Que l'implantation de la pointe métallique dans les tissus

1. Malgaigne, *Traité des fractures et des luxations*, t. I, p. 795, Paris, 1847.

cause une douleur vive, mais qui disparaît assez rapidement;

2° Que la pointe n'arrive jamais jusqu'au tissu osseux;

3° Que la pointe peut demeurer en place pendant quinze, vingt et jusqu'à trente-six jours et plus, sans déterminer ni inflammation, ni suppuration, pas même de rougeur;

4° L'indocilité du sujet et quelquefois la position de la pointe, qui n'est pas implantée perpendiculairement à la surface de l'os, font glisser l'instrument; les téguments sont éraillés, et il en résulte une petite plaie dont la cicatrisation exige de dix à douze jours. Dans le cas contraire, la guérison de la plaie est souvent complète au bout de vingt-quatre heures.

2° *Appareil de M. J. Roux.* — M. J. Roux a modifié le mode

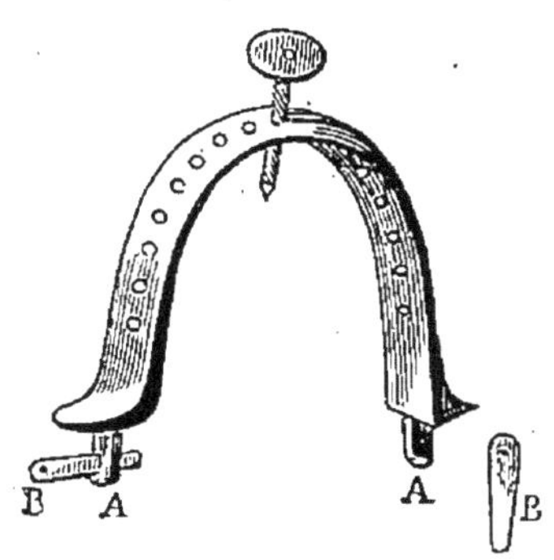

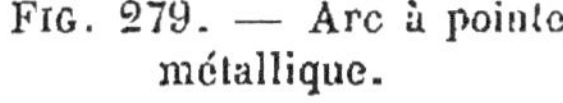

Fig. 279. — Arc à pointe métallique.

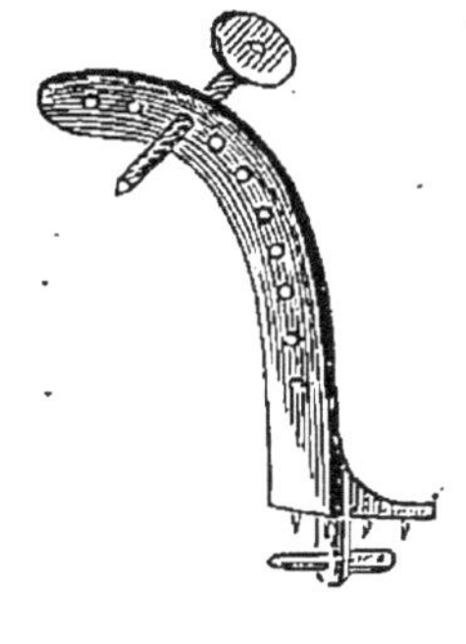

Fig. 280. — Cheville à pointe métallique.

de fixation de la pointe de Malgaigne, et l'a disposée de telle manière qu'elle puisse être facilement annexée à l'appareil polydactyle décrit plus haut (page 363).

A la rainure de l'arc de l'instrument de Malgaigne il a substitué vingt trous taraudés de 0,008 de diamètre, distants de 0,003, propres à recevoir une vis à oreille de 0,07 de long, percée d'un trou au centre de l'oreille, pour l'assujettir au besoin (fig. 279); il a supprimé l'écrou avec ses deux petites vis, la boucle et le fort lien de soie.

L'appareil se compose donc d'un arc de fer coudé à angles vifs à ses extrémités, de 0,018 de largeur, 0,006 d'épaisseur, 0,20 de corde, 0,14 de rayon, et portant deux turions à mortaise A A (fig. 279), qui, engagés de chaque côté du membre, dans des trous de la planchette jambière, y sont fixés au moyen des clavettes coniques B B, qui les traversent. Si des mouvements obscurs pouvaient exister encore au sommet de l'arc, ils seraient certainement empêchés par deux chevilles placées immédiatement en avant.

Cet appareil a été encore modifié par M. J. Roux, qui a fait construire une *cheville à pointe métallique* (fig. 280). Pour empêcher cette cheville de tourner dans le trou de la planchette, trois ardillons de 0,002 ont été disposés en triangle à la face inférieure de l'épaulement, pour s'implanter dans le bois en dehors du turion. Cette légère innovation est fort utile dans les cas de fracture compliquée de la jambe, où des plaies profondes, opposées au lieu d'implantation de la pointe, exigent des pansements minutieux. Alors, en effet, au lieu d'entourer la face antérieure du membre par un demi-cercle, l'appareil ne forme plus qu'un quart de cercle, et les pansements peuvent être renouvelés sans la moindre gêne.

3° *Appareil de M. le professeur Ollier.* — Ce chirurgien remplace le cercle élastique de Malgaigne par deux montants latéraux mobiles sur de larges crampons à trois dents, solidement

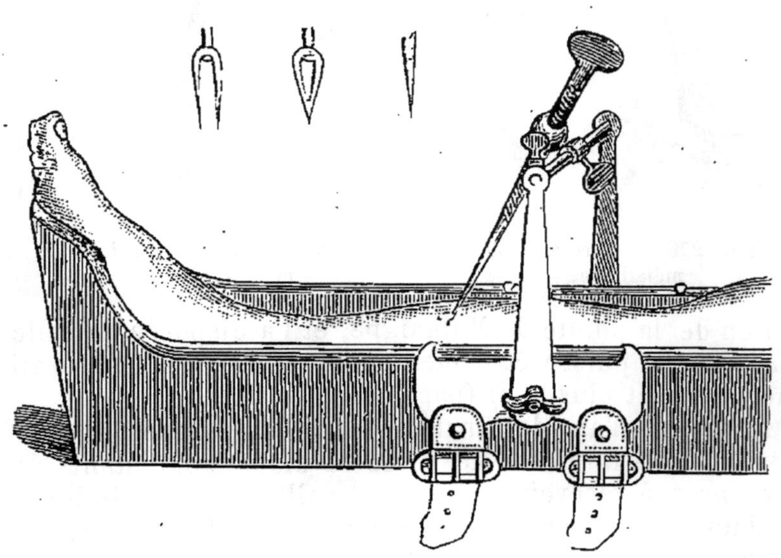

FIG. 281. — Appareil de M. le professeur Ollier.

fixés sur les bords de la gouttière et réunis inférieurement par des courroies.

Les deux montants sont réunis par une tige transversale parcourue elle-même par un écrou mobile qui peut être tourné en tous sens et qu'on fixe au point voulu par une vis de pression[1].

Une pointe très-acérée traverse cet écrou. Cette pointe est indépendante de la vis, afin qu'elle puisse s'enfoncer dans les tissus sans tourner sur elle-même.

Quelquefois M. Ollier emploie une double pointe, sorte de

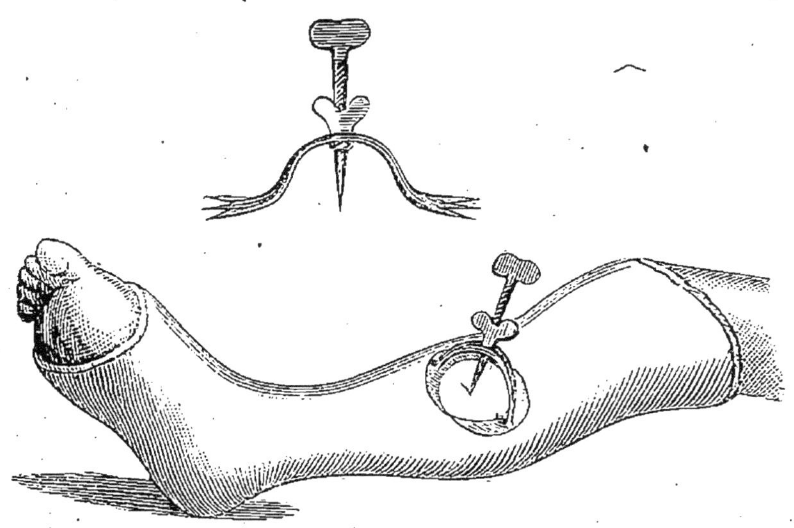

Fig. 282. — Appareil plâtré de M. le professeur Ollier.

fourche analogue à celle que Valette utilisait dans les fractures de la rotule.

Enfin, cet appareil très-réduit peut être employé avec les bandages plâtrés et silicatés; l'appareil est fixé dans le corps du bandage avec du plâtre ou du silicate et fait en quelque sorte partie du bandage inamovible; M. Ollier le réduit alors à une tige courbe représentant un demi-cercle de 6 centimètres de diamètre; cette tige se termine par deux parties transversales en forme de patte, qui sont fixées dans le bandage.

Le cercle est perforé, traversé par la vis, et celle-ci agit sur l'os déplacé, grâce à une fenêtre pratiquée dans le bandage au niveau de la fracture.

Dans le but d'empêcher la pointe de se relâcher, M. Ollier a fait adapter un contre-écrou qui empêche la vis de tourner et de revenir en arrière[2].

1. Clédon, *thèse de Montpellier*, 1867.

2 Ollier, *du Trait. des fract. diaphysaires des os longs par les pointes métalliques, etc.*, Paris, 1870.

ARTICLE X

APPAREILS A PRESSION INDIRECTE ET LIMITÉE

Malgré les nombreux faits qui ont prouvé l'innocuité presque absolue de l'emploi de la pointe de Malgaigne, celle-ci n'a jamais été franchement adoptée, et l'on a cherché à lui substituer d'autres moyens contentifs *à priori* moins effrayants.

Ces appareils, au lieu d'agir par pression directe sur les fragments déplacés, n'ont qu'une action médiate et peuvent être comparés aux systèmes à pelotes préconisés pour comprimer les artères dans le traitement des anévrysmes.

1° *Appareil de S. Laugier*. — C'est à la fois un appareil à extension continue et un appareil à pelote compressive. L'extension s'exerce à l'aide de la semelle plantaire mobile et entrant à coulisse dans la planchette tibiale; la contre-extension prend son point d'appui à une genouillère lacée.

La compression est exercée à l'aide de la pelote d'un compresseur analogue, sinon identique, à celui de J. L. Petit (fig. 195).

2° *Appareil de M. B. Anger*[1]. — Comme l'appareil précédent, celui de M. Benj. Anger est utilisé pour empêcher la saillie en avant des fragments dans les fractures obliques de la jambe.

« Il consiste, dit M. Gaujot[2], à adapter à une gouttière de Mayor le système de la double pelote compressive, usité dans le traitement des anévrysmes. »

Sur les parties latérales de la gouttière A, dans laquelle est maintenue le pied et la jambe, à l'aide des courroies B, B, B, B, sont disposées deux tringles plates D, D; sur lesquelles glissent deux arcs d'acier C, C. Ces deux arcs soutiennent deux pelotes E, E, pouvant se déplacer dans le sens transversal à l'aide de la mortaise et de la vis G, et dans le sens vertical grâce aux autres vis F, F. Par suite de l'existence de ces deux pelotes, qui peuvent être appliquées successivement, la pres-

1. *Bull. de l'Ac. de méd.*, t. XXX, p. 807, 30 mai 1865.
2. *Loc. cit.*, t. I, p. 245.

sion exercée sur le fragment déplacé peut être *alternative*,

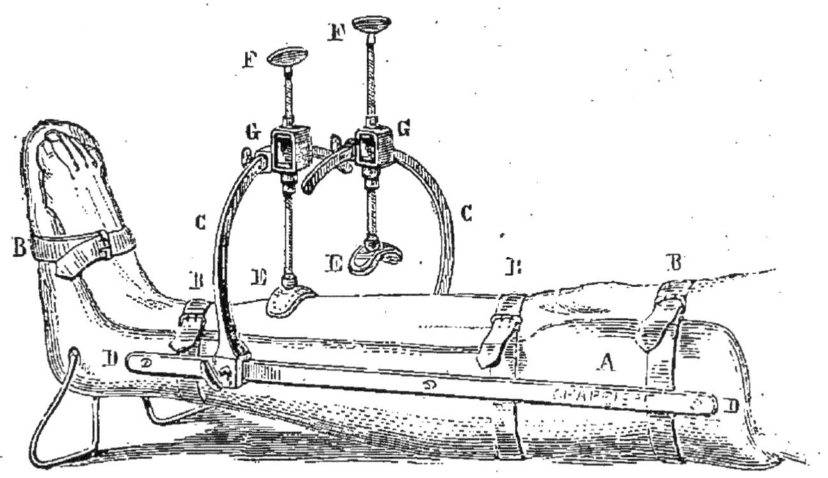

Fig. 283. — Appareil à pression limitée intermittente de M. B. Anger.

ce qui évite des douleurs et la gangrène possible des téguments.

ARTICLE XI

DES PRÉCAUTIONS A PRENDRE AVANT L'APPLICATION DES APPAREILS DE FRACTURES

Lorsque les fratures siégent aux membres supérieurs, le blessé peut, généralement, se rendre lui-même du lieu de l'accident à l'endroit où il doit être pansé; dans ce cas, il aura soin de soutenir son membre avec la main du côté sain, ce qui est d'ailleurs instinctif, ou de le maintenir dans une écharpe.

Dans les fractures du crâne, qui laissent souvent les malades sans connaissance par suite de la commotion ou de la contusion du cerveau, il faut que le blessé soit placé sur un brancard et transporté au lieu où il doit être traité. Il en est de même, lors de fractures de la colonne vertébrale, qui presque toujours s'accompagnent de paralysie des membres inférieurs.

Nous nous arrêterons plus longtemps sur les fractures des membres inférieurs, qui nécessitent des précautions spéciales pour relever et transporter le blessé.

La première chose à faire pour le chirurgien est de constater la fracture. Lorsque des vêtements épais gênent pour reconnaître l'état des parties lésées, on les découd ou on les coupe ; on coupera également les bottes, afin d'éviter des efforts toujours très-douloureux pour les malades, et qui, en déplaçant les fragments, pourraient produire des déchirures venant compliquer la lésion.

La fracture constatée, on place le blessé sur un brancard : pour cela, un aide vigoureux prend le malade à bras-le-corps, pendant que celui-ci passe ses bras autour du cou de l'aide qui doit le soulever; alors, le chirurgien saisit le membre fracturé en plaçant une main sur le fragment inférieur, l'autre sur le fragment supérieur; la première tire le fragment inférieur dans la direction normale du membre; la seconde, au contraire, soutient le fragment supérieur. Quand les membres sont trop volumineux, qu'il s'agit de la cuisse par exemple, on fait supporter le bassin et le fragment supérieur par un autre aide, tandis que de ses deux mains on tire sur le fragment inférieur dans la direction du membre. Un troisième aide supporte le membre sain. A un signal donné par le chirurgien, on soulève le malade, on place le brancard au-dessous de lui et on l'y dépose, en ayant soin qu'il y ait un ensemble parfait dans les mouvements des différents aides.

Le membre fracturé doit reposer sur un oreiller que l'on a préalablement placé sur le brancard. Si le lieu où se trouve le blessé n'est pas éloigné, on peut le transporter ainsi couché sur son brancard : seulement on aura soin, lorsqu'on doit monter les escaliers, de faire passer les pieds du malade les premiers, afin que le poids du corps ne vienne pas peser sur le membre fracturé. Si l'on devait descendre, la tête, au contraire, serait dirigée en bas, et devrait par conséquent passer la première.

Parmi les nombreux brancards employés pour le transport des blessés, l'un des plus usités dans les hôpitaux « est formé par un cadre soutenu par quatre pieds, et dont le fond consiste en une forte toile relevée obliquement à une de ses extrémités pour recevoir la tête et les épaules du blessé ; on y ajoute à volonté un rideau de coutil qui recouvre le malade et le garantit contre les intempéries de l'air et les regards des des curieux[1]. »

1. Nélaton, *Éléments de pathol. chir.*, t. II, p. 175, 2e édit.

Dans les cas où le blessé doit être transporté au loin, on peut se servir de voitures spéciales, de wagons appropriés, de cacolets, etc.; de plus, il faut immobiliser la fracture avec des appareils temporaires ou improvisés; la description de ces moyens divers appartenant surtout à la chirurgie d'armée, nous renvoyons le lecteur à l'excellent ouvrage de M. le professeur Legouest [2]. A bord des navires, on peut utiliser avec de grands avantages le hamac réglementaire (J. Maréchal).

Il est bon d'ajouter que dans bien des cas ces divers moyens de transport manquent, et que les blessés ont alors à supporter les douleurs inutiles et atroces si bien décrites par A. Paré [3]. Il est évident que dans ces circonstances il faut user d'expédients comme le fit P. Pott : s'étant brisé la jambe, il se fit placer sur une porte, aux deux grands côtés de laquelle il avait fait préalablement clouer des bâtons de porteurs de chaise; grâce à ce moyen, il put être ramené chez lui sans souffrir. Du reste, Mayor [3] a indiqué avec soin comment des perches, des échelles, des planches, etc., peuvent servir à construire d'assez bons brancards d'*occasion*, comme le dit Malgaigne.

Autant que possible, les porteurs seront de même taille et devront marcher lentement et ensemble. Arrivé au lit du malade, on le déshabille sur le brancard et on le couche.

Pour coucher le malade, on prendra les mêmes précautions que pour le placer sur le brancard; le chirurgien devra toujours tenir le membre du blessé d'un côté du lit, et un aide intelligent le recevra de l'autre côté, et le placera comme il convient sur un appareil qui aura dû être disposé à l'avance.

ARTICLE XII

MANIÈRE DE COUCHER LES BLESSÉS. LITS

Le blessé peut être couché sur un lit ordinaire ou bien sur un appareil spécial dit *lit mécanique*.

I. *Lit ordinaire.* — Il ne faut pas oublier que le lit doit être très-rarement refait; car on ne peut lever le malade sans qu'il

1. *Traité de chirurgie d'armée.* Paris, 1863. Voyez aussi les indications de Gaujot, *loc. cit.*, p. 489 et 490.
2. Malgaigne, *loc. cit.*, t. I, p. 168.
3. *Fragments de chirurgie populaire*, p. 35.

en résulte quelques mouvements dans le foyer de la fracture, ce qui est toujours nuisible au travail de consolidation. Le lit ne doit pas être trop mou : aussi les lits de plume seront-ils complétement exclus ; les sommiers de crin, présentant une grande élasticité et pouvant, sans trop se déformer, supporter le poids du corps, sont ce qu'il y a de mieux.

Lorsque le blessé est couché sur un lit ordinaire, offrant plusieurs matelas, il est bon de placer entre le premier et le second de ces matelas une large planche destinée à les maintenir et à les empêcher de s'écraser au niveau du siége (J. L. Petit).

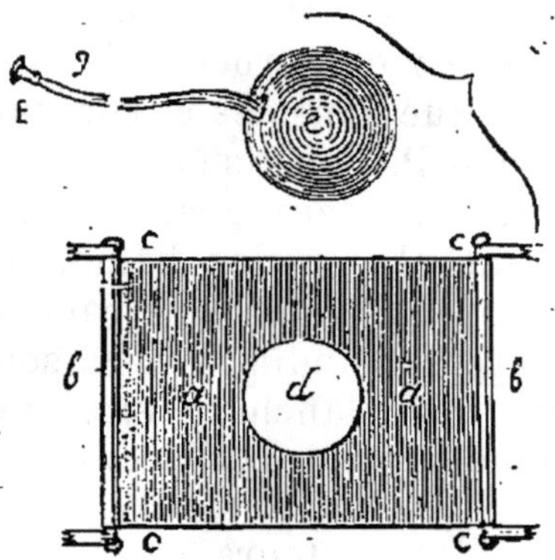

Fig. 284. — Alèze et ballon de caoutchouc.

Le malade doit avoir la tête aussi basse que possible, on doit donc supprimer l'oreiller, car celui-ci, faisant l'office de plan incliné, permettrait au tronc de descendre, et par conséquent, si le fragment inférieur était fixé, le supérieur viendrait s'appuyer fortement sur lui ou même descendrait plus bas.

Le lit ne doit pas avoir de dossier au pied, afin que l'on puisse faire facilement l'extension ; et il ne doit pas non plus avoir une largeur trop considérable, pour que le chirurgien et son aide puissent panser facilement le blessé.

A. — Lorsque la fracture siége à la cuisse, au bassin ou dans toute autre région qui nécessite l'immobilité absolue, on conseille de faire le lit de la manière suivante : les matelas seront pliés en double, l'un à la tête, l'autre au pied du lit, de façon qu'il existe entre les deux matelas un intervalle suffisant pour donner passage à un bassin (fig. 285). L'intervalle qui se trouve entre les deux matelas sera recouvert d'une alèze de caoutchouc vulcanisé (fig. 284) tendue convenablement par des lacs aux extrémités du lit. Cette alèze sera perforée à son centre *d*. L'intervalle compris entre les deux matelas et le trou de l'alèze sera comblé par un ballon de caoutchouc (fig. 284, *e*) gonflé d'air. Le malade se trouve donc reposer sur un plan complet et à l'abri du froid qui l'incommoderait sans l'interposition du ballon.

Lorsque les besoins naturels se font sentir, on dégonfle le ballon obturateur, qui, réduit à un petit volume, glisse sans peine dans l'intervalle qui sépare les deux matelas, et l'on met à sa place un bassin. Le malade peut encore être lavé, essuyé, pansé s'il y a lieu, sans qu'il ait à faire le plus léger mouvement.

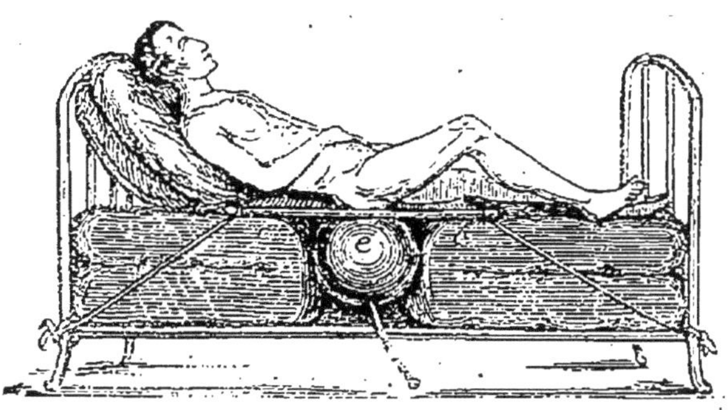

FIG. 285. — Lit préparé d'après la méthode de Gariel.

Le ballon obturateur, remis en place et insufflé, rétablit l'appareil tel qu'il a été décrit ci-dessus.

Cet heureux emploi de l'alèze perforée et du ballon obturateur, qui appartient au docteur Gariel, a permis de généraliser bien davantage l'usage du lit ordinaire.

Déjà M. Fléchelle avait cherché à réaliser ces avantages en imaginant des matelas spéciaux fractionnés en quatre parties, ce qui permettait de les renouveler sans trop déranger le malade. Toutefois ces matelas étaient assez difficiles à manœuvrer et n'empêchaient pas la formation d'eschares au sacrum, aussi leur emploi n'est-il nullement entré dans la pratique usuelle [1].

B. — Récemment on a employé des matelas d'eau pour prévenir la formation des eschares chez les malades soumis à un décubitus longtemps prolongé.

Le matelas construit par M. Galante sur les indications de

1. Bouvier, *Bull. de l'Acad. de médecine*, 1853, t. XIII, p. 586.

Demarquay remplace à moins de frais le lit hydrostatique d'Arnott, de Londres[1]. Il est constitué par deux lames de caoutchouc vulcanisé soudées l'une à l'autre par leurs bords, et maintenues par des rangées de capitons. L'eau y est introduite par une large ouverture, se fermant instantanément à l'aide d'un mécanisme des plus simples. Cette opération n'exige pas plus de deux à trois minutes. A l'un des angles du matelas se trouve un tube muni à son extrémité d'un robinet (fig. 286).

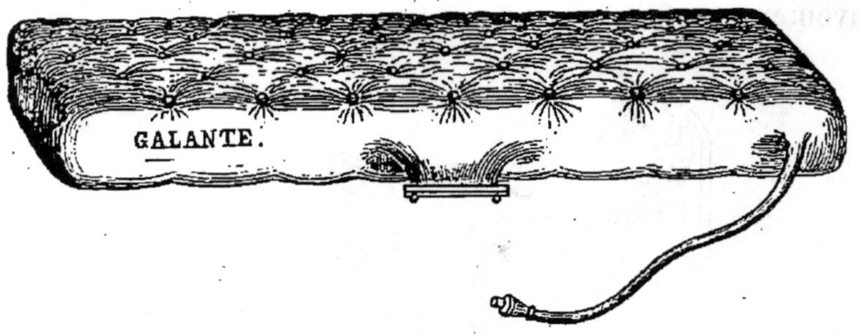

FIG. 286. — Matelas hydrostatique de M. Galante.

Ce matelas, convenablement rempli, présente environ 10 centimètres de hauteur. Sa capacité varie de 25 à 50 litres. Le plus souvent une ouverture circulaire d'environ 1 décimètre de diamètre, ménagée au centre, permet un libre cours aux déjections, dans les cas où les malades ne peuvent être déplacés.

L'appareil rempli d'eau est placé sur un lit ordinaire et couvert d'une alèze. L'eau qu'on y introduit doit avoir une température de 28 à 30 degrés. Le plus ordinairement elle n'est pas renouvelée et conserve sa chaleur pendant plusieurs semaines; cependant, dans certaines circonstances, on comprend qu'il soit utile de varier sa température.

Cet appareil a toujours donné d'excellents résultats dans les services où on l'a employé; il soutient bien les malades, prévient les eschares, et arrête leurs progrès quand elles sont déjà formées.

Nous devons ajouter, toutefois, que l'appareil hydrostatique de M. Galante ne diffère que fort peu des matelas et des cous-

1. *Gaz. méd. de Paris*, 1832, p. 720, et Gaujot, *loc. cit.*, t. I, p. 476.

sins hydrostatiques de W. Hooper[1], vulgarisés par César Hawkins[2]; ces derniers mêmes seraient peut-être plus facilement utilisables dans les lits ordinaires, de grandeurs si différentes.

II. *Lits mécaniques.* — Ils sont très-nombreux, et nous n'examinerons ici que ceux qui sont d'un emploi journalier, renvoyant le lecteur à l'ouvrage si souvent cité de M. Gaujot pour avoir plus de détails[3].

A. *Nosophore Rabiot.* — L'appareil désigné sous ce nom consiste en un châssis (fig. 287) formé de quatre pièces ou

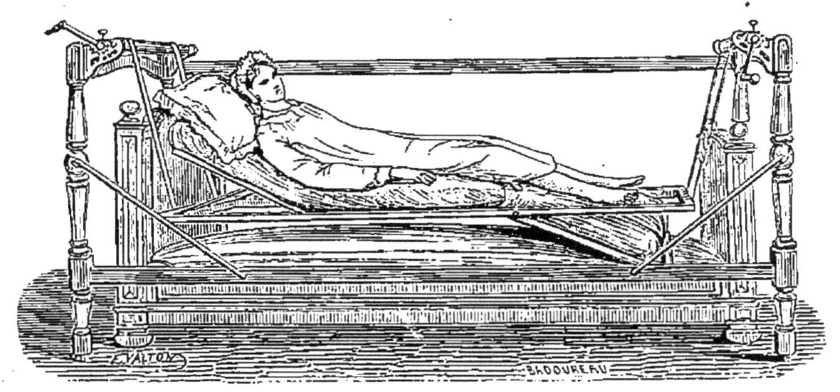

Fig. 287. — Nosophore Rabiot.

barres de bois mobiles; trois d'entre elles sont assemblées à charnières, de manière à pouvoir se replier les unes sur les autres, et dès lors occuper fort peu de place; quant à la quatrième barre, elle est entièrement libre et s'unit à volonté aux trois autres à l'aide de mortaises et de tenons. De cet assemblage résulte un parallélogramme allongé qui entoure le lit où est couché le malade. Ce cadre, soutenu par quatre pieds à roulettes, est plus élevé que les dossiers de la couchette, et supporte deux cylindres munis chacun d'un treuil et dont les deux bouts s'appuient sur les barres formant les côtés du cadre qui sont parallèles à l'axe longitudinal du lit. Ces deux cylindres, ou plutôt ces deux treuils, mis en mouvement à l'aide de ma-

1. Gaujot, *loc. cit*, p. 479.
2. *The Lancet*, 1846.
3. Gaujot, *loc. cit.*, p. 453-476.

nivelles, servent, ainsi que nous allons le dire, à soulever le malade, soit pour lui permettre de satisfaire à ses besoins, soit pour le mettre au bain, refaire son lit ou même le transporter d'une place à une autre.

Pour transmettre au malade l'action de cette machine, on place au-dessous de lui un certain nombre de courroies que l'auteur désigne sous le nom d'alèzes, et dont l'ensemble constitue le support. Chacune de ces alèzes est glissée sous le

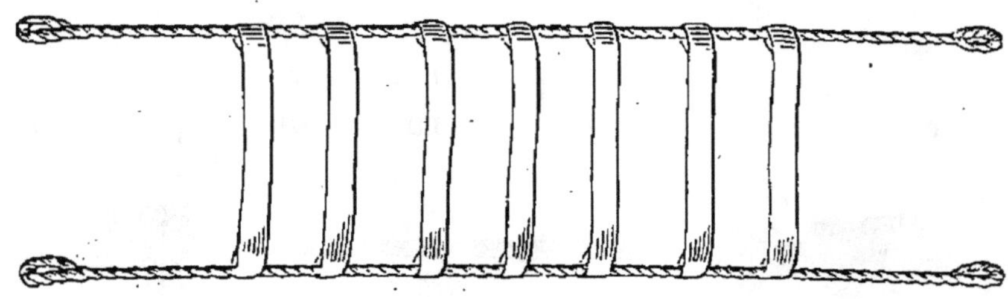

Fig. 288. — Hamac du nosophore Rabiot.

malade, une sous l'oreiller pour soutenir la tête, une sous les reins, deux sous le siége, une sous les cuisses, une sous les mollets; puis on passe de chaque côté dans les anneaux une corde, de manière à former un tout de ces diverses pièces et à constituer une espèce de hamac capable de supporter le malade (fig. 288).

Les cordes du hamac sont fixées par leurs deux extrémités aux cylindres, en sorte qu'en imprimant à ceux-ci un mouvement de rotation dirigé en sens contraire, on force les courroies à s'enrouler sur la surface de ces cylindres, ce qui diminue leur longueur, et par conséquent soulève graduellement le malade et sans secousses (fig. 289). Il est alors aisé, soit en déplaçant la couchette, soit en faisant avancer le nosophore, de placer le malade au-dessus d'une baignoire dans laquelle on le descend peu à peu, ou bien de le mettre sur un lit de rechange ou sur celui qu'il occupait d'abord, et que l'on a eu le temps et la facilité de refaire. Un encliquetage, convenablement adapté à chaque treuil, prévient les inconvénients qu'il y aurait, si accidentellement on venait à quitter la manivelle ou à cesser de la maintenir. On conçoit aussi qu'en modifiant convenablement la rotation ou le diamètre des cylindres, on peut varier la position du malade, de même qu'en substituant aux alèzes dont il a été question, un fond formé de sangles et d'un treillis fortement tendus sur un cadre approprié, on obtient un plan horizontal à peu près inflexible, et dès lors convenable dans les cas de fractures.

L'appareil, tel qu'il vient d'être décrit, s'applique fort aisément aux lits ordinaires, mais il cesse d'en être ainsi lorsqu'il s'agit des lits usités dans les hôpitaux : les colonnes de fer qui en supportent le ciel s'opposant à l'emploi du cadre. Pour faire disparaître, du moins en partie, cet inconvénient, l'auteur a eu l'idée d'adapter aux colonnes qui répondent à la tête et au pied du lit des traverses horizontales fixées au moyen de

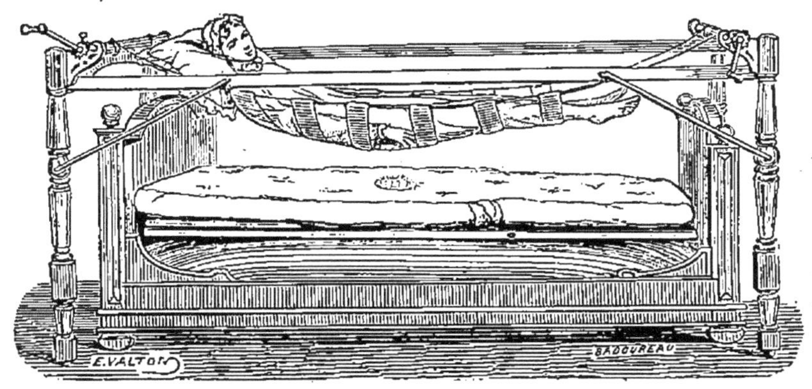

FIG. 289. — Nosophore Rabiot (modèle Gellé).

colliers serrés par des vis à pression. Ces traverses servent de point d'appui aux barres longitudinales armées de treuils.

B. *Lit de M. Pouillien.* — Ce lit, que l'on peut appeler *articulé*, se compose de deux parties : le plan sur lequel repose le malade, et le support. Le plan est un parallélogramme rectangulaire que l'on peut comparer à celui qui, dans un lit ordinaire, supporte le sommier et le matelas ; il est fait de trois parties égales, indépendantes ou articulées transversalement, et que l'on meut à l'aide de cordes assujetties au support.

Celui-ci est formé de deux montants réunis en haut par une traverse à laquelle sont fixées trois poulies, dans la gorge desquelles passent des cordes qui permettent de donner au plan l'inclinaison que l'on veut. Le plan pouvant être mû en totalité ou en partie, on conçoit facilement tout l'avantage que présente ce nouvel appareil, puisqu'on a la facilité de soulever le lit en entier, de panser le malade dans telle partie du corps que ce soit, et de pourvoir à ses besoins sans le déplacer.

C. *Lit de Thomas.* — Ce n'est guère qu'une modification de celui de Rabiot. Le support mobile se compose de quatre montants de bois portés sur des pieds à roulettes, et unis deux à deux par une traverse supérieure pour constituer deux dossiers plus élevés que ceux de la couchette à laquelle il est annexé ; ces derniers sont reliés entre eux par deux cylindres de cuivre qui remplacent les barres latérales du lit Rabiot et sont destinés à enrouler les sangles passées sous le malade.

Cet appareil est facile à déplacer, et peut servir à plusieurs malades d'une même salle d'hôpital sans qu'il soit nécessaire de le démonter, ce qui est un grand avantage ; aussi a-t-il été adopté dans les hôpitaux militaires [1].

ARTICLE XIII

RÉDUCTION DES FRACTURES ET SOINS CONSÉCUTIFS

« La réduction des fractures, dit Malgaigne [2], est une opération qui a pour but de corriger le déplacement des fragments et de rendre à l'os fracturé sa direction, sa forme et sa longueur naturelles. »

On voit par cette définition que toutes les fractures ne nécessitent pas cette manœuvre, et que même certaines d'entre elles, situées trop profondément et sur les fragments desquelles il est impossible d'agir, doivent être laissées en repos. Telles sont certaines fractures du col du fémur ou du col anatomique de l'humérus.

L'indication de la réduction des fractures n'existe pas toujours, quand même il y a un déplacement marqué des fragments ; c'est lorsqu'il existe une violente inflammation des parties ou des contractions musculaires spasmodiques (Boyer, Larrey et Malgaigne). Il faut donc, par un traitement antiphlogistique et antispasmodique, combattre l'état local et général, puis procéder à la réduction dès la cessation de ces phénomènes graves.

Les manœuvres nécessitées pour la réduction des fractures sont très-diverses, comme le remarque Malgaigne ; cependant on est généralement d'accord pour les rattacher à trois temps qui sont : l'*extension*, la *contre-extension* et la *coaptation*.

1. H. Larrey, *Rapport au conseil de santé des armées*, 6 février 1864.
2. *Loc. cit.*, p. 185.

A. *Extension.* — On donne ce nom à la traction que l'on fait sur le fragment inférieur, pour rendre au membre sa longueur primitive et au fragment sa direction normale.

Les anciens employaient, pour réduire les fractures, des machines plus ou moins compliquées, des lacs que l'on faisait tirer par un plus ou moins grand nombre d'aides; mais ces moyens sont généralement abandonnés aujourd'hui, ou, pour mieux dire, on n'en fait usage que lorsqu'il y a nécessité, suivant le précepte d'Hippocrate.

Un aide vigoureux saisit le membre à pleines mains, de manière à ne pas blesser le malade, et tire le fragment dans la direction normale du membre. Mais il est parfois insuffisant et il faut appliquer un lacs extenseur afin de favoriser l'action de plusieurs aides.

Pour rendre l'extension aussi puissante que possible, on relâchera les muscles; on engagera le malade à ne faire aucune résistance, ce qui, dans une foule de circonstances, rendrait les efforts de l'extension insuffisants.

Suivant certains auteurs, on doit éviter de faire l'extension sur la partie du membre à laquelle appartient l'os brisé, mais bien l'exercer sur celle qui s'articule immédiatement avec lui (Fabre et Dupouy) : ainsi, pour les fractures de la cuisse, l'extension se fera sur la jambe; pour les fractures de la jambe, on agira sur le pied, etc. Ces chirurgiens craignent que les pressions que l'on est obligé d'exercer sur les muscles qui s'attachent au fragment pour allonger le membre, ne déterminent la contraction des muscles, et ne neutralisent par conséquent la force extensive. Par contre, d'autres praticiens redoutent que l'extension pratiquée au delà de la jointure ne produise une distension fâcheuse des liens articulaires.

Il est évident que ces craintes sont exagérées de part et d'autre : on fera donc, suivant la remarque de Malgaigne, l'extension sur la région qui présentera le point d'appui le plus commode et le plus solide; toutefois, si cette extension nécessitait une grande force, on devrait suivre le précepte de J. L. Petit, c'est-à-dire exercer la traction sur un point très-rapproché du siége de la fracture. Quoi qu'il en soit, l'extension sera pratiquée graduellement et sans secousses, afin d'éviter la contraction spasmodique des muscles, qui pourraient être déchirés dans des efforts trop violents. Enfin, le chirurgien doit, autant que possible, détourner l'attention du malade, en lui faisant toutes sortes de questions, et au besoin il pourra le plonger dans le sommeil anesthésique.

L'extension sera exercée dans deux sens : d'abord dans celui du déplacement, afin de dégager le fragment inférieur; puis dans celui de la direction du membre.

Malgré tous ces soins, lorsque l'on a affaire à des malades vigoureux, quand la fracture siége dans une région où il existe beaucoup de muscles puissants, à la cuisse par exemple, il arrive, quoique rarement, que la réduction ne peut se faire; dans ce cas, on conseillait autrefois de pratiquer une large saignée, de manière à déterminer une syncope; mais aujourd'hui on préfère, avec raison, recourir au chloroforme.

Il ne suffit pas d'avoir donné au membre fracturé toute sa longueur, pour que les deux fragments soient parfaitement en rapport; cette manœuvre serait certainement suffisante s'il n'existait de déplacement que suivant la longueur de l'os; mais, pour remédier aux déplacements suivant la circonférence, il est souvent nécessaire de faire exécuter au fragment inférieur un léger mouvement de rotation. Enfin, il est utile d'élever ou d'abaisser l'extrémité inférieure du fragment inférieur, son extrémité supérieure étant entraînée en bas ou en haut.

B. *Contre-extension.* — Elle consiste dans l'effort exercé en sens contraire de l'extension, afin d'empêcher le corps ou le membre de céder à l'effort extensif. La contre-extension est extrêmement simple; il suffit que l'aide soit assez fort pour ne pas se laisser entraîner par celui qui fait l'extension; souvent même il est plus simple de se servir d'un lien contre-extenseur attaché à un point fixe. Cette contre-extension sera faite conformément aux principes que nous avons exposés en décrivant l'extension.

C. *Coaptation.* — Le chirurgien se charge toujours de la coaptation. C'est lui qui surveille et dirige les efforts d'extension, juge si l'extension est suffisante, facilite par des pressions latérales, exercées en sens inverse et sur les fragments, leur replacement complet. Mais on ne doit pas oublier que ce n'est qu'au moyen d'une extension bien faite que l'on peut espérer de réduire convenablement une fracture, et que, s'il ne pouvait compter sur l'aide chargé de l'extension, le chirurgien devrait l'exécuter lui-même.

L'obliquité excessive de la fracture, des esquilles, des parties molles interposées entre les fragments, peuvent rendre la coaptation impossible. C'est là un fait grave, qui nécessite l'emploi des appareils à extension continue, et qui, dans quelques cas, donne lieu à une non-consolidation de la fracture.

Lorsque la fracture est réduite, il faut maintenir les fragments en place; ce temps du traitement constitue la *contention*.

Le *repos*, la *situation* et les *appareils contentifs* sont les moyens à l'aide desquels on maintient les fractures réduites.

Le *repos* ne doit pas être prescrit d'une manière absolue; il suffit que les fragments soient solidement maintenus en rapport et qu'il n'existe aucun mouvement dans le membre fracturé. Ainsi, pour les fractures du membre supérieur, les malades peuvent se lever, marcher, comme ils le faisaient avant l'accident; mais pour les membres inférieurs, le repos au lit est de rigueur, à moins qu'on n'ait maintenu la fracture avec un appareil inamovible bien appliqué. Comme le repos pourrait, chez les vieillards, causer des accidents graves et même la mort, il faut toujours leur appliquer des appareils assez solides pour qu'ils puissent se lever, ou pour le moins changer de position, sans qu'il en résulte d'inconvénient pour la fracture.

Ayant décrit avec détails les nombreux appareils inamovibles appliqués dans le but d'éviter une immobilité absolue pour les malades, nous n'avons plus à y revenir ici.

La *situation* est aussi très-importante pour maintenir une fracture réduite; la demi-flexion est celle que l'on doit donner au membre fracturé. Mais s'il est facile de l'appliquer aux membres supérieurs, il est plus difficile de l'employer pour les membres inférieurs. Cependant, c'est dans ce but qu'on a imaginé et qu'on applique journellement les appareils à double plan incliné que nous avons décrits.

Quant aux *appareils contentifs*, nous venons de les passer en revue, aussi ne faisons-nous que les signaler.

Toutefois, il nous a paru utile d'indiquer ici l'emploi d'un appareil dit *pelvi-support*, dû à M. Cusco, et destiné à faciliter l'application des divers bandages utilisés dans le traitement des fractures du fémur et des maladies de la hanche.

Le malade, soumis ou non à l'anesthésie, est soulevé de manière à placer au niveau du bassin et horizontalement un plan résistant, par exemple une planche, sur laquelle on met le pelvi-support (fig. 290). La tige verticale de l'appareil, *a*, est poussée entre les cuisses jusqu'au périnée, l'anneau horizontal remontant sous le bassin, correspond à la région sacro-coccygienne. D'épais coussins sont placés sous le thorax et sous la tête du blessé. Une corde, attachée à la base du pelvi-support

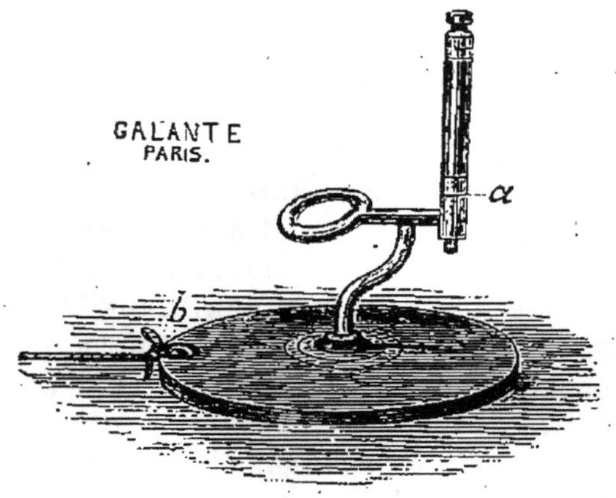

Fig. 290. — Pelvi-support de M. Cusco.

en *b* (fig. 290), peut être glissée sous les coussins et fixée à la tête du lit; elle sert à la contre-extension. Les deux membres

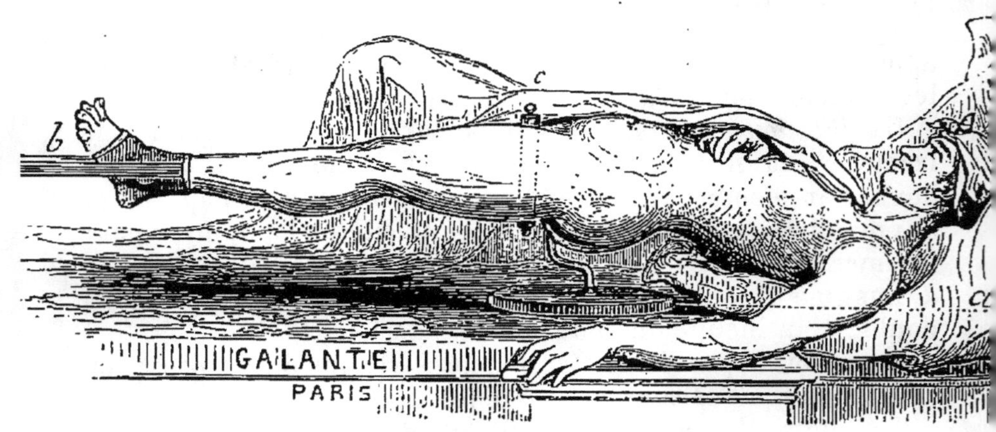

Fig. 291. — Application du pelvi-support.

inférieurs sont étendus horizontalement, ou bien cette extension ne se fait que d'un seul côté (fig. 291).

Grâce à cet appareil, on peut obtenir : 1° une extension et une contre-extension suffisantes; 2° le soulèvement du bassin, qui reste libre et accessible, si bien qu'il est très-facile d'y enrouler des bandes sans remuer le malade.

CHAPITRE VIII

APPAREILS POUR LES AFFECTIONS ARTICULAIRES

Trois ordres d'affections des articulations nécessitent l'emploi d'appareils ou de machines plus ou moins compliqués ; ce sont : 1° les luxations traumatiques ; 2° les affections connues sous le nom de tumeurs blanches sans déplacement des surfaces articulaires, ou compliquées de ces espèces de déplacements, décrits sous le nom de luxations spontanées, de luxations pathologiques ; 3° les déviations.

I. — Appareils pour les luxations traumatiques.

On sait aujourd'hui que les luxations sont réduites à l'aide de divers procédés qui n'exigent quelquefois que l'intervention de la main du chirurgien ou de ses aides, mais qui assez souvent nécessitent l'application d'appareils en général fort simples, au moyen desquels on obtient une puissance plus grande dans les effets d'extension et de contre-extension.

Les deux principales indications du traitement des luxations, sont : 1° de réduire la luxation ; 2° de la maintenir réduite.

La réduction des luxations nécessite des manœuvres plus ou moins complexes qui doivent être divisées, comme on l'a fait déjà pour les fractures, en extension, contre-extension et coaptation.

Dans les cas ordinaires, l'*extension* se fait à l'aide de lacs qu'on applique autant que possible sur l'os déplacé, par conséquent, très-près de l'articulation luxée. Nous avons vu déjà (p. 240) comment on appliquait ces liens d'extension, et quelles étaient les précautions à prendre pour éviter la pression trop douloureuse de ces lacs sur les parties molles sous-jacentes. La traction exercée par les aides étant très-variable, selon les efforts exercés par ceux-ci, on a cherché à s'en rendre un compte exact en plaçant dans le système des liens destinés à l'extension, un dynamomètre muni de deux aiguilles ; l'une indiquant la traction qui s'exerce à chaque instant ; l'autre marquant la traction maxima obtenue. Du reste, dans le but de rendre cette traction plus régulière, M. le professeur Ch. Sédillot fait usage des moufles et du dynamomètre;

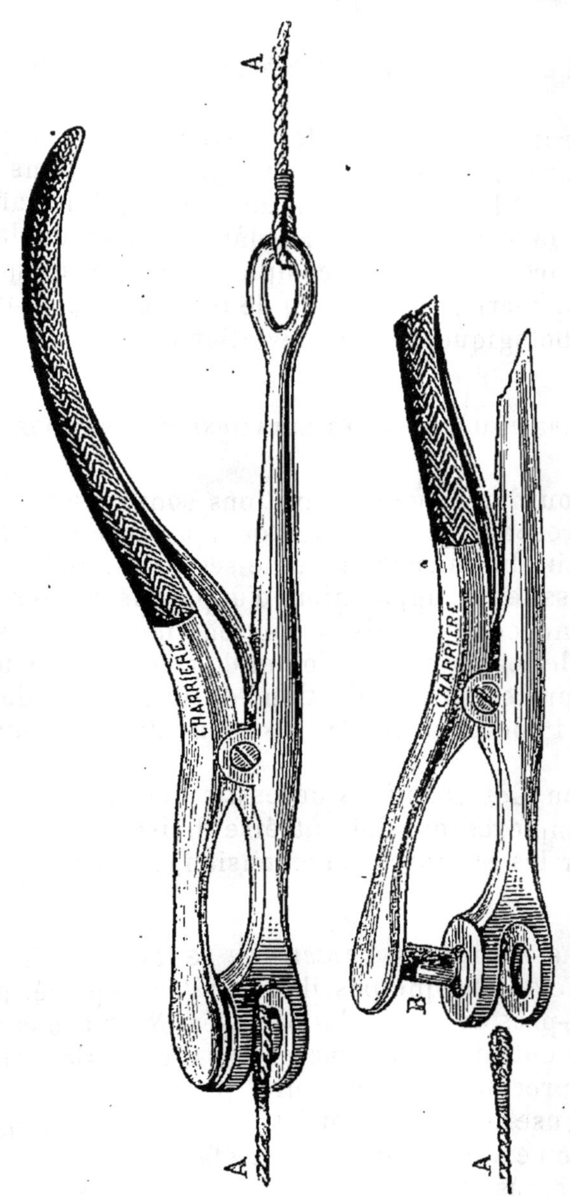

FIG. 292. — Pince à échappement.

mais cet emploi était subordonné à la possibilité de faire brusquement cesser l'extension, dès que les surfaces articulaires étaient de niveau et pouvaient être poussées l'une vers l'autre par le chirurgien.

On obtient ce résultat à l'aide des instruments à détente, imaginés successivement par Charrière, MM. Herrgott, Elser, etc. [1], et dont le meilleur est la pince à échappement de Nélaton. Son mécanisme est si simple, qu'il suffit de jeter un coup d'œil sur la figure 292 pour s'en rendre compte.

Quelques auteurs ont cherché à remplacer les bandes simples, ou les bracelets destinés à fixer les liens extenseurs, par des appareils plus compliqués; tels sont les moyens de préhension de Sédillot et de Jarvis [2], généralement abandonnés aujourd'hui.

Du reste, pour éviter les excoriations cutanées et protéger les parties molles, on peut appliquer les bracelets de cuir sur un bandage inamovible, entourant préalablement le segment du membre sur lequel on veut faire l'extension.

Nous avons déjà parlé de l'extension pratiquée à l'aide de lacs élastiques, nous n'y reviendrons donc pas (voyez page 23). Nous ajouterons cependant une remarque à propos des appareils d'extension, c'est que les lacs de corde ne doivent offrir que le plus petit nombre de nœuds possible, ceux-ci devant être remplacés par des ∽ métalliques et des liens circulaires de 0m,2 environ de rayon.

Enfin, lorsqu'on fait usage de la pince de Nélaton, et qu'on interrompt brusquement la traction, il faut avoir soin de maintenir les diverses pièces de l'appareil, pour qu'elles ne soient pas projetées de côté et d'autre.

Le sens dans lequel on doit faire l'extension au début, la direction dans laquelle on doit ramener le membre à un certain moment, varient beaucoup, et sont subordonnés aux genres de luxation, à leurs espèces et à leurs variétés. Dans quelques cas, il ne faut qu'un léger effort pour pratiquer une extension suffisante; d'autres fois, les moufles n'ont d'action qu'en les combinant avec l'emploi de l'anesthésie générale. La traction nécessaire pour obtenir un résultat définitif a pu être poussée jusqu'à 250 kilos, ce qui est tout à fait un maximum pour Malgaigne; le plus souvent, elle ne doit pas dépasser 140 à 160 kilos.

La *contre-extension* se fait à l'aide de liens, de bandes, de

1. In Gaujot, *loc. cit.*, t. I, p. 301.
2. Gaujot, *loc. cit.*, p. 303.

serviettes, de draps pliés en plusieurs doubles; nous avons vu qu'on pouvait aussi se servir de lanières de cuir rembourrées, etc. Les pleins de ces liens seront appliqués sur l'os ou sur les parties du tronc qui sont immédiatement placées au-dessus de l'os déplacé, et les extrémités seront confiées à des aides ou mieux fixées à un point immobile, comme un anneau implanté dans le mur. Parfois, une main ou les deux mains d'un aide suffisent pour pratiquer la contre-extension.

Reste enfin la *coaptation*, qui consiste à ramener l'extrémité de l'os luxé en contact avec la surface articulaire qu'il a abandonnée. Cette manœuvre, très-variable selon les cas, a été parfaitement étudiée par Malgaigne; nous ne pouvons y insister ici [1].

Pour éviter la nécessité d'un certain nombre d'aides, et dans le but d'obtenir plus de force, on a construit un assez grand nombre de machines destinées à opérer d'une façon simultanée l'extension et la contre-extension, le chirurgien n'ayant plus alors qu'à se préoccuper de la coaptation des surfaces articulaires déplacées.

Parmi les machines applicables à la plupart des luxations, nous pouvons citer : 1° le *réducteur mécanique* de Mayor [2], plus spécialement employé pour les luxations du bras et du bassin; 2° l'appareil de Briguel (d'Épinal) [3]; 3° enfin l'ajusteur de Jarvis (de Portland). Ce dernier appareil, applicable à la réduction de toutes les luxations et fractures, permet au chirurgien d'agir avec facilité sur le membre malade, qui reste mobile pendant toute la durée de l'opération de la réduction.

Cet appareil (fig. 293) se compose d'une boîte de cuivre F, C, longue de 33 centimètres sur 4 centimètres de largeur, et 13 millimètres d'épaisseur; cette boîte renferme un pignon sur lequel s'engrène une tige d'acier dentée d'un côté et d'une longueur correspondante à celle de la boîte. Cette tige d'acier, destinée à faire l'*extension*, est recourbée, A, à angle droit à son extrémité, de manière que la ligne de traction soit bien dans l'axe du membre, l'instrument étant parallèlement fixé

1. Voyez les *Traités classiques* de Malgaigne, Nélaton, Follin et S. Duplay, etc.

2. *Chirurgie simplifiée*, 1841, t. II, p. 484, fig. 24.

3. *Journal de chirurgie*, 1844, t. II, p. 265.

sur l'un de ses côtés. Une roue à crémaillère B et à cliquet d'arrêt est placée en dehors de la boîte, et reliée au pignon interne; elle permet d'agir sur celui-ci à l'aide d'un levier dont la longueur varie selon la force que l'on veut employer.

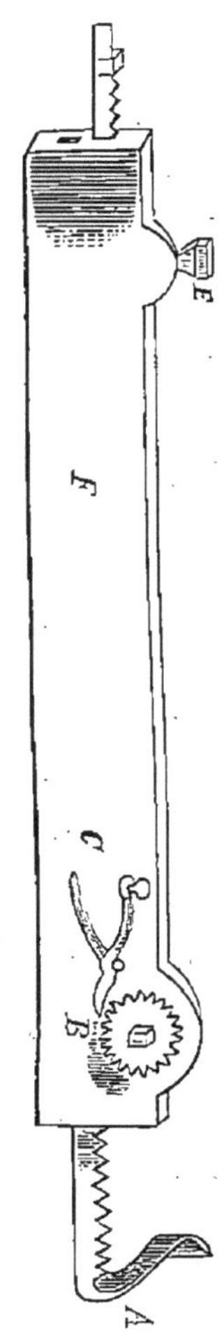

Fig. 293. — Ajusteur de Jarvis pour la réduction des luxations.

Cette tige d'extension occupe la moitié de la boîte de cuivre, l'autre moitié est occupée par une tige destinée à la contre-extension; celle-ci est pourvue d'un mécanisme qui permet son allongement et son raccourcissement; pour cela elle est percée dans toute sa longueur de petits trous dans lesquels peut s'engager une vis E, fixée elle-même à la boîte métallique.

On voit que cet instrument agit, en somme, comme le fait un cric ordinaire.

Aux extrémités des tiges s'adaptent les divers appareils destinés à prendre un point d'appui pour l'extension et la

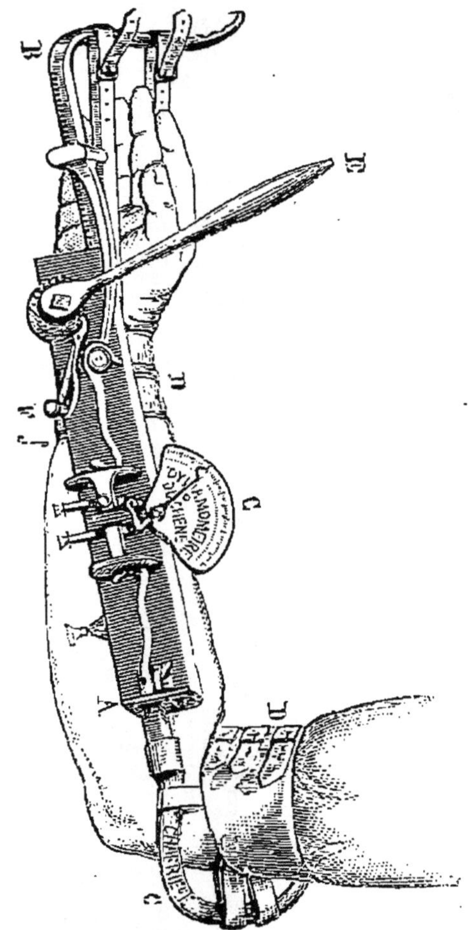

FIG. 294. — Appareil de Jarvis modifié par Charrière et Nélaton.

contre-extension; ces pièces varient donc selon la région, et ne doivent pas nous occuper ici.

L'appareil de Jarvis a été perfectionné par Charrière et Nélaton, qui y ont adjoint le dynamomètre de Duchesne (de Boulogne) (fig. 294).

Enfin, Mathieu a modifié cet appareil en simplifiant les pièces accessoires, et en y adaptant le système de préhension imaginé pour réduire les luxations des phalanges, et qui se rapproche d'ailleurs beaucoup de celui de M. Sédillot, que nous avons déjà signalé en passant (fig. 295). Malheureusement cet appareil est lourd, compliqué, et la compression

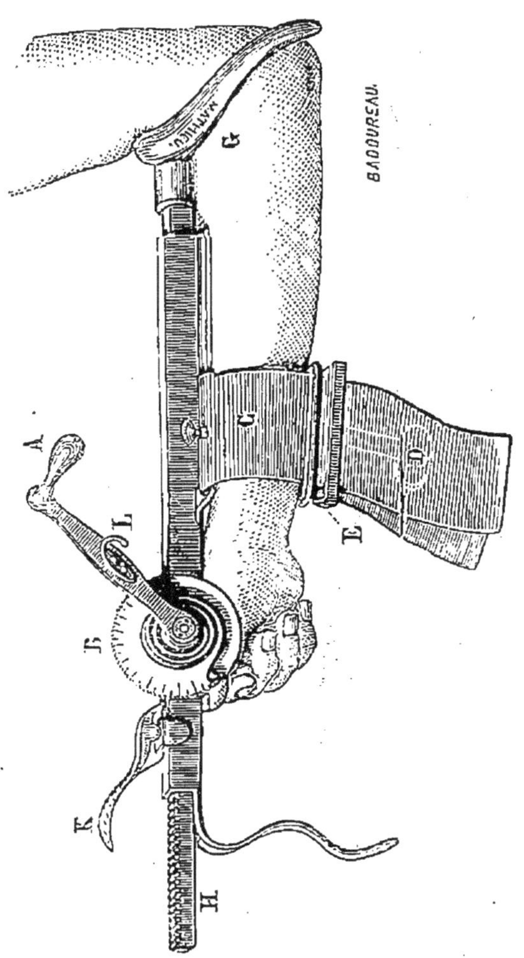

FIG. 295. — Appareil de Jarvis, modifié par Mathieu.

qu'il nécessite pour prendre un point d'appui solide, n'est pas sans danger.

D'autres appareils ont encore été inventés pour la réduction de luxations spéciales; tels sont : l'appareil de MM. Robert et Collin, pour la réduction de la luxation du coude; les pinces de MM. Lüer, Charrière, Mathieu, Farabeuf, pour la réduction des luxations des phalanges; les appareils de Stromeyer, Nélaton, Junk (de Londres), pour la réduction de la mâchoire inférieure. Il est évident que la description de ces divers instruments doit trouver place dans les traités classiques ou spéciaux, à propos des luxations de ces différents os.

Quant à cette partie du traitement des luxations qui consiste à les maintenir réduites, nous ne pouvons nous en occuper longuement. Dans la plupart des cas, elle est extrêmement simple et ne nécessite que l'emploi d'une simple bande roulée; car dès que les surfaces articulaires ont repris leur position normale, elles ont peu de tendance à se déplacer, et si parfois la luxation se reproduit, ce phénomène tient à des conditions toutes particulières nécessitant l'emploi de moyens qui varient fatalement avec l'espèce de luxation ou avec les complications qui l'accompagnent. Nous renvoyons donc le lecteur aux traités de pathologie chirurgicale[1].

II. — Maladies chroniques des articulations.

Grâce aux recherches chirurgicales de Bonnet (de Lyon), cette partie de la thérapeutique des maladies articulaires a pris, depuis quelques années, une importance que l'on doit bien connaître.

Bonnet a démontré que le traitement des affections chroniques des articulations exige trois indications distinctes : 1° le *repos de l'articulation ;* 2° l'*exercice élémentaire des fonctions des jointures ;* 3° leur *fonctionnement complet.*

Loin de nous la pensée d'exposer ici, même succinctement, le traitement des nombreuses affections articulaires; notre but est de décrire des bandages et des appareils, d'exposer la manière de les appliquer et de faire connaître leur mode d'action. Nous n'avons donc pas, malgré ou plutôt à cause de l'importance de ce sujet, à examiner quand il convient de réduire les luxations pathologiques, comment il faut procéder à ces réductions, à quelle époque il sera indiqué de substituer à l'immobilité absolue, des mouvements destinés à rendre plus ou moins complétement les fonctions à l'articulation. Nous supposerons les indications nettement posées, et nous étudierons seulement les moyens à l'aide desquels on peut les remplir.

1. Voyez aussi Gaujot, *loc. cit.*, t. I, p. 322 et suivantes.

1° *Repos des articulations.* — Le repos des articulations consiste, dit Bonnet, dans la suppression de toutes les fonctions élémentaires qu'elles peuvent exécuter. Dès lors, pas de mouvements des surfaces articulaires les unes sur les autres, point de pression comme celles qu'entraîne la station verticale, point de contractions volontaires ou instinctives des muscles, point de distension ou de secousses des parties molles qui entourent l'articulation.

Le séjour au lit, la substitution de la position horizontale à la position verticale, réalisent une partie de ces conditions; mais il faut quelque chose de plus pour immobiliser une articulation, il faut avoir recours à des appareils.

Les appareils inamovibles, surtout ceux de M. Seutin, de M. Burggraeve, dans lesquels une couche épaisse de coton protége les tissus contre la pression exercée par le bandage, dans lesquels les attelles de carton modelées sur les saillies et les dépressions du membre assurent la solidité de l'appareil, sont certainement ceux qui semblent le mieux remplir les indications. Mais ces appareils ne peuvent convenir à tous les cas : par exemple, ils n'ont pas toujours paru suffisants pour immobiliser certaines articulations, et en particulier celle de la hanche; de plus, l'application de ces appareils est difficile, exige un temps fort long, et, par conséquent, est fatigante pour les malades.

A. *Gouttières de Bonnet.* — Bonnet leur préfère des gouttières de fil de fer recouvertes d'une épaisse couche de coton. Ces gouttières doivent se mouler assez exactement sur la forme des membres; elles doivent être, s'il est nécessaire, munies de trépieds qui les empêchent de se renverser en dedans ou en dehors. Celles qui sont destinées à l'épaule ou à la hanche doivent immobiliser sur le tronc les articulations scapulo-humérales et coxo-fémorales. Les figures 296 et 297 représentent les gouttières de la hanche; elles embrassent le bassin et les deux membres inférieurs; une échancrure postérieure laisse l'anus et le sacrum complétement à découvert, afin que le séjour longtemps prolongé dans l'appareil n'entraîne ni écorchure, ni rougeur à la peau en arrière du bassin; enfin une légère courbure au niveau des genoux et des hanches prévient l'incommodité qui résulterait d'une position absolument horizontale. Un coussin placé sous les reins est souvent utile pour empêcher la douleur que ressentent quelquefois les malades dans le point où la gouttière se termine.

A l'aide d'une gouttière de ce genre, les articulations coxo-fémorales sont assez bien immobilisées, et, au moyen

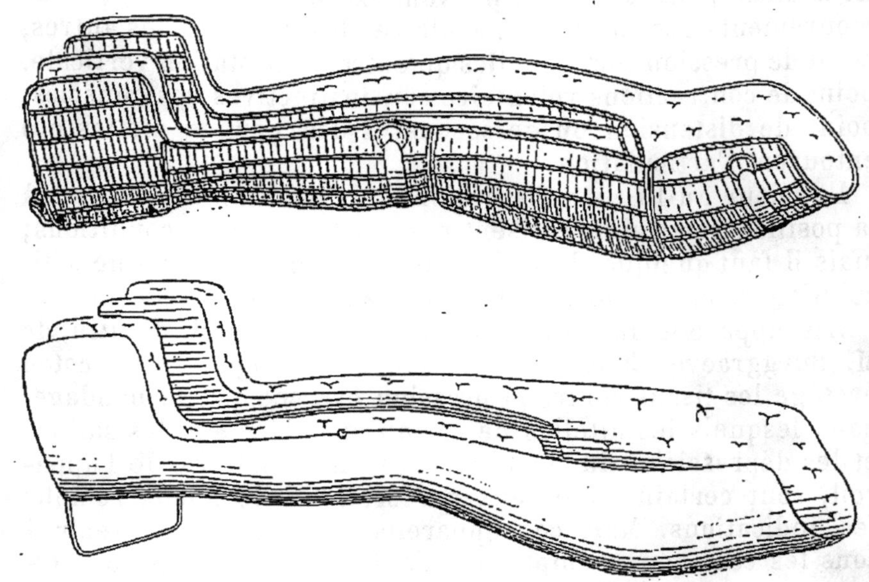

FIG. 296 et 297. — Gouttières de Bonnet.

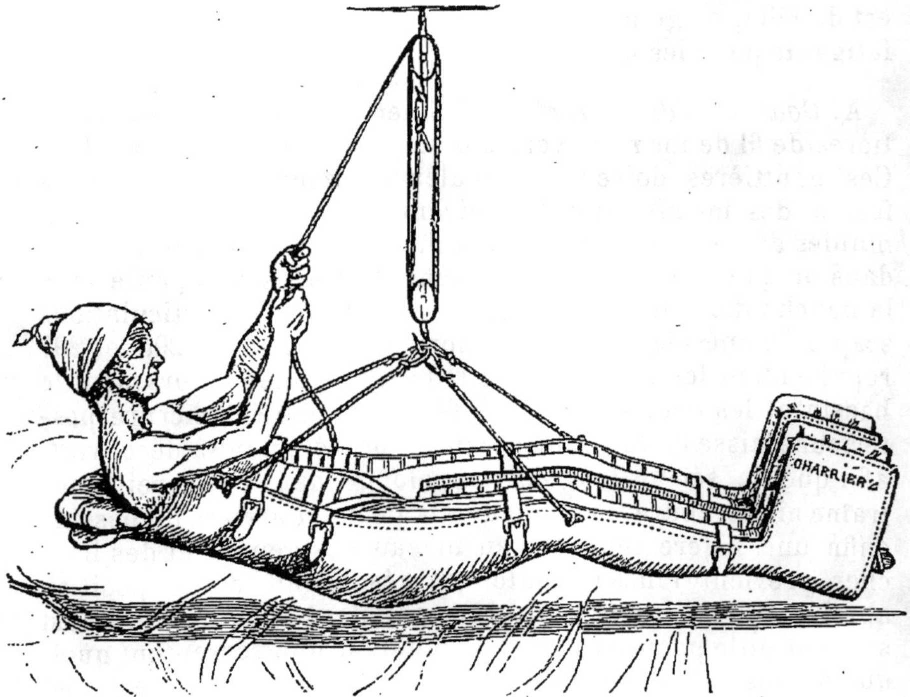

FIG. 298. — Grand appareil de Bonnet.

d'une moufle, le malade peut se soulever et satisfaire à toutes les exigences de la propreté sans qu'aucun mouvement étendu se passe dans l'articulation malade (fig. 298).

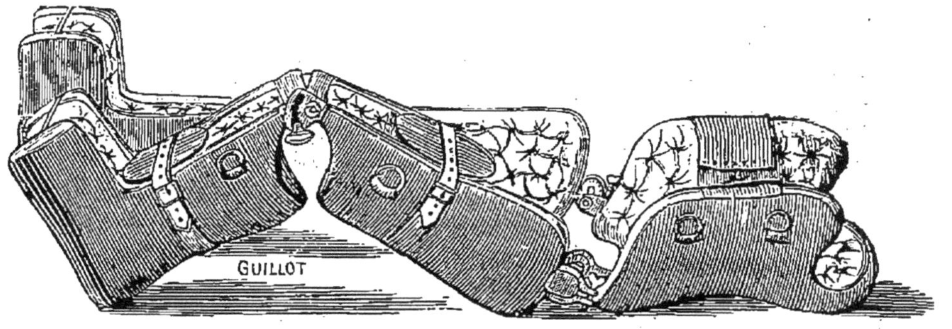

FIG. 299. — Gouttière articulée de M. Guillot.

M. Guillot a fabriqué des gouttières de Bonnet articulées au niveau de la hanche et du genou, ce qui permet de les employer dans certains cas où l'on n'a pu obtenir de suite l'extension du membre malade.

Un semblable appareil est applicable non-seulement aux coxalgies, mais encore aux fractures du col du fémur.

B. *Appareil de Guersant.* — Guersant[1] a proposé de remplacer la gouttière de Bonnet employée dans le traitement de la coxalgie par un appareil moins coûteux et assurant parfaitement l'immobilisation de l'articulation malade.

Cet appareil se compose : de deux attelles, d'une traverse de bois, de coussins, d'un bandage de corps et de mouchoirs.

La figure 300 représente une attelle, un coussin, les deux parties du bandage de corps et la traverse servant à fixer les attelles. La figure 302 montre l'appareil appliqué; enfin la figure 301 représente le bas de la jambe du côté malade, l'attelle correspondante et la planchette, le tout vu de profil.

1° Les deux attelles, un peu plus longues qu'une béquille, montent jusque sous les aisselles et dépassent les pieds de 5 à 6 centimètres. Elles sont symétriques et offrent trois mortaises : la première correspondant au bassin pour fixer le bandage de corps; les deux autres, au genou et au-dessus

1. *Bull. de thérap.*, 1864, t. LXVII, p. 496.

des malléoles, pour immobiliser le membre malade à l'aide de cravates. Enfin, au-dessous de la mortaise inférieure se trouvent deux échancrures pour fixer les liens inférieurs du cous-

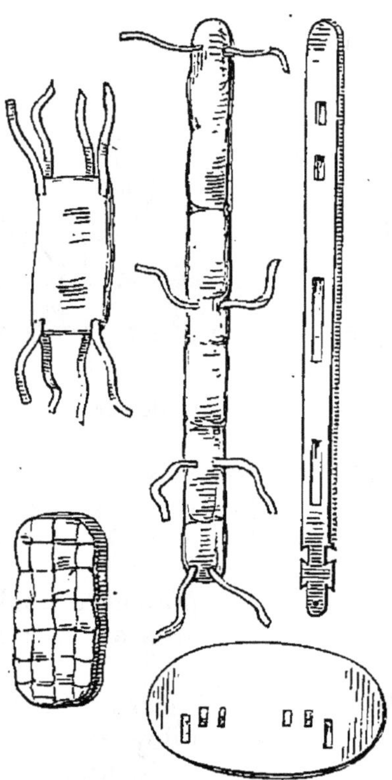

Fig. 300. — Pièces de l'appareil de Guersant.

sin. En haut, chaque coussin présente un gousset qui vient coiffer l'extrémité supérieure de l'attelle correspondante. L'extrémité inférieure des attelles se termine par un enfourchement se fixant solidement dans la mortaise de la traverse.

2° La traverse est irrégulièrement elliptique : l'arc postérieur est moins incurvé que l'antérieur. Elle offre six mortaises rectangulaires et dirigées verticalement. Deux grandes sont destinées à fixer les deux attelles; quatre autres plus petites servent à placer des liens extenseurs; elles sont situées en dedans des grandes mortaises. Cette traverse fixe les attelles, protége le pied et facilite le déplacement du malade qu'on peut porter sur le côté lorsqu'il est nécessaire d'examiner le plan postérieur du corps.

3° Les coussins, symétriques et remplis de balle d'avoine, sont un peu moins longs que les attelles. Leur extrémité supérieure est terminée par un gousset déjà décrit ; ils présentent trois paires de lacs pour les fixer à l'attelle correspondante.

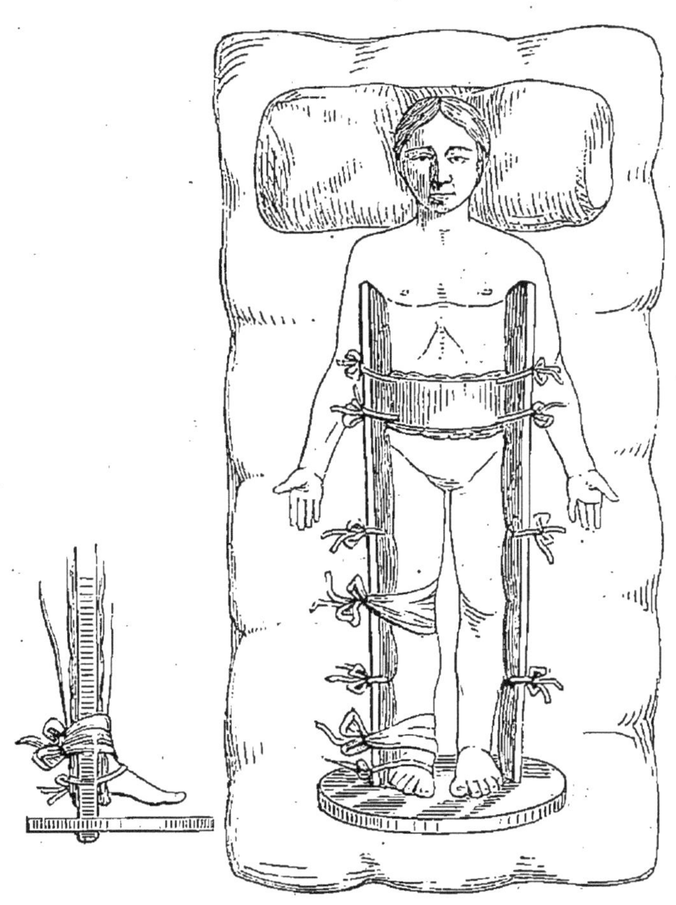

Fig. 301 et 302. — Appareil de Guersant.

4° Le bandage de corps est coupé, c'est-à-dire que la moitié postérieure est indépendante de l'antérieure. Il est de toile ou mieux de tissu élastique et porte quatre liens sur les petits côtés, garnis eux-mêmes de baleine ou d'osier. Les liens se fixent dans la mortaise des attelles. Pour amortir la pression trop dure du bandage de corps, on place entre ses deux parties et les téguments deux petits matelas ouatés un peu plus larges que les pièces du bandage coupé.

5° Les mouchoirs n'offrent rien de particulier, ils sont pliés en cravate. Dans quelques circonstances, pour soutenir le pied on fait usage d'une petite bande comme dans les appareils de fracture.

Quand les malades présentent une ensellure très-prononcée, et que le bandage coupé est insuffisant pour redresser le bassin, on ajoute à l'appareil un bandage de corps ordinaire placé sous les fesses. Les chefs du bandage sont ramenés en avant entre les coussins et la hanche, puis renversés en arrière en faisant poulie de renvoi sur les attelles.

Enfin, s'il y a tendance au déplacement des surfaces articulaires, on assujettit deux lacs extenseurs autour de la jambe, à l'aide d'un bandage roulé, et l'on vient les fixer dans les petites mortaises de la traverse. L'appareil préparé, on endort souvent les malades pour l'appliquer.

« Nous sommes alors mieux à notre aise, dit Guersant[1], pour donner aux membres et au bassin une position régulière, et nous profitons en même temps du sommeil chloroformique pour bien constater l'état de l'articulation malade.

» Lorsque le malade est dans l'attitude désirée, nous faisons glisser l'appareil tout monté de bas en haut, puis nous passons sous la région lombaire le petit matelas et le bandage postérieur, et nous avons soin de nouer à deux, afin que les attelles soient également attirées des deux côtés.

» Nous ferons remarquer ici qu'il faut nécessairement serrer d'abord en arrière, car les pièces de l'appareil ont une grande tendance à se déplacer en avant et à laisser le grand trochanter faire saillie en arrière.

» Le demi-bandage antérieur et le petit matelas sont fixés en dernier lieu. Après avoir fixé le tronc, on noue successivement les cravates de bas en haut, en ayant soin de ne pas comprimer trop fort pour ne pas gêner la circulation. »

Le temps que doit durer l'immobilisation varie beaucoup; dans tous les cas, on défait de temps en temps les cravates pour permettre quelques mouvements et prévenir ainsi la roideur des articulations. Enfin Guersant a imaginé de couper l'appareil au niveau du jarret et de fixer inférieurement les attelles par une traverse postérieure. De cette façon, avec

1. *Gazette des hôpitaux*, n° 143, 1860.

deux béquilles auxiliaires, il fait marcher prématurément et évite les inconvénients d'un séjour prolongé au lit.

C. *Appareil de M. R. Marjolin.* — Il est encore plus simple que le précédent; il consiste à placer sur les deux membres un appareil de Scultet, ou une bande roulée, puis des coussins et des attelles; les attelles externes s'élevant jusque sous les aisselles. Un bandage amidonné ou dextriné est, en outre, appliqué du côté malade, il doit envelopper le membre lésé, le bassin et la base du thorax en entourant les deux attelles externes [1].

Cet appareil est long à confectionner, se dérange assez facilement et se salit très-vite; de plus, il a l'inconvénient de comprimer la base du thorax et l'abdomen; fait auquel on remédie tant bien que mal, en interposant une épaisse couche d'ouate entre l'appareil et les tissus sous-jacents, ou bien même en pratiquant la section médiane de l'appareil inamovible, de manière à en former deux valves mobiles.

D. *Appareil de Nélaton* [2]. — Indépendamment de l'immobilité, quelques-uns de ces appareils ont pour but la compression méthodique, et, par conséquent, résolutive. « Parmi ces derniers, dit Nélaton, voici celui que j'ai imaginé, et auquel je donne la préférence :

« La cuisse, la hanche et l'abdomen étant recouverts d'une épaisse couche d'ouate, j'immobilise et comprime toutes ces parties à l'aide d'un bandage roulé fortement serré, qui, au niveau de la hanche malade, revêt la forme d'un *spica*. Or on sait que le *spica* dit de *l'aine* nécessite, pour la solidité de son maintien, l'enroulement autour du ventre d'un certain nombre de tours de bande qui, au bout de peu de temps, causent au malade une certaine gêne, s'ils sont trop serrés, et se relâchent dans le cas contraire. Pour parer à ce double inconvénient, j'ai l'habitude de réunir tous les tours de bande qui recouvrent la paroi antérieure de l'abdomen, à l'aide d'une autre bande portée au niveau de la ligne médiane, et qui les enserre solidement, comme on peut le voir sur la figure 303. »

D'après Nélaton, cet appareil, imité de Bonnet (de Lyon), et très-simple, devrait être substitué à la plupart des appareils mécaniques construits dans le même but. Or nous lui préfé-

1. In Labbé, *Thèse d'agrég. en chirurgie*, Paris, 1863.
2. *Élém. de pathol. chirurg.*, t. II, p. 846 et 848, 2e éd., 1869.

rons de beaucoup l'appareil suivant conseillé par M. le professeur Verneuil[1].

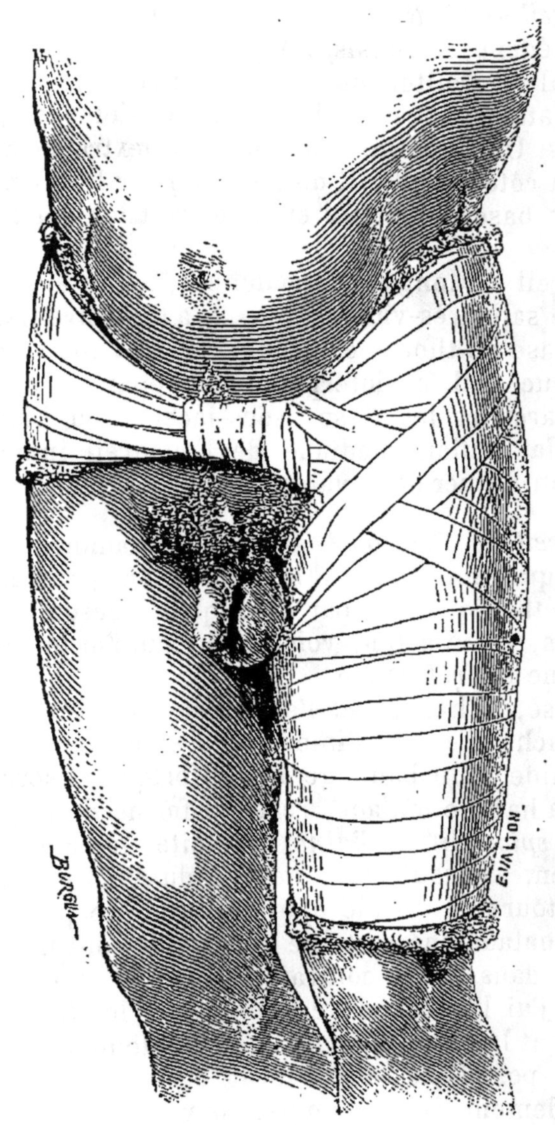

Fig. 303. — Appareil de Nélaton.

E. *Appareil de M. le professeur A. Verneuil.* — Il se compose : 1° d'un maillot en coton garni d'ouate; 2° d'attelles en

1. R. Philipeaux, *Traité de thérap. de la coxalgie*, p. 443 et suiv., Paris, 1867.

fil de fer; 3° de bandes sèches et dextrinées; il est donc en somme facile à construire et à peu de frais.

Le *maillot*, fait en tricot de coton, doit être collant, descendre jusqu'à la cheville et monter sur le thorax jusqu'aux mamelons. Il est garni extérieurement d'une couche d'ouate assez épaisse et bien régulière fixée par des points de fil. Seule la jambe saine n'est pas garnie d'ouate.

Les *attelles*, destinées à soutenir le bandage avant sa dessiccation et surtout à le rendre plus solide, sont des attelles en fil de fer, souples, résistantes cependant et peu lourdes. On peut utiliser soit deux attelles, dont une est placée au côté externe du membre, tandis que l'autre forme ceinture; soit, ce qui vaut mieux, une attelle en T dont la grande branche joue le rôle d'attelle externe, tandis que la petite branche peut être recourbée en demi-cercle autour du tronc.

Dans quelques cas, pour mieux maintenir la correction obtenue, il est nécessaire de placer une troisième attelle, soit en avant, soit en arrière du membre malade.

Les bandes doivent être en vieille toile; il faut en avoir 10 à 15 mètres pour les jeunes enfants, 20 à 30 mètres pour les adolescents. Les 2/3 de ces bandes doivent être dextrinées.

Quelques rubans de fil, un peu d'ouate et des pinces pour couper ou courber les attelles en fil de fer sont encore nécessaires.

Voici comment on applique cet appareil : le redressement obtenu, à l'aide de l'anesthésie, on passe rapidement le maillot, qui doit être tendu à sa partie supérieure pour éviter les plis. L'attelle en ceinture est placée entre la crête iliaque et les fausses côtes, pour éviter toute compression osseuse, et d'ailleurs elle se maintient mieux en ce point.

Les deux bouts de cette attelle sont attachés ensemble de façon à ne pas trop serrer l'abdomen, sans pour cela laisser les parties trop lâches; de plus, cette attelle doit être modelée sur la forme de l'abdomen et de l'épine dorsale pour être bien supportée.

L'attelle externe est un peu coudée au niveau du grand trochanter pour ne pas blesser cette saillie. Cela fait, les attelles sont assujetties par quelques tours de bandes sèches, puis on applique la bande dextrinée.

Cette dernière doit entourer d'abord la jambe, puis la cuisse, puis la ceinture, enfin on termine par un spica de l'aine. On laisse ainsi à découvert, les organes génitaux, le pli inguinal du côté sain et la région anale.

Le professeur Verneuil indique une dernière précaution, qui consiste à laisser sur le maillot une zone périphérique de 2 à 3 travers de doigt de coton non capitonné; de façon que les circulaires dextrinés appliqués on puisse renverser cette zone sur la circonférence de l'appareil. On obtient ainsi un bourrelet de coton protégeant les parties molles contre l'action des bandes dextrinées devenues rigides.

De nombreux appareils mécaniques ont encore été inventés, dans ces dernières années, pour immobiliser les articulations, et en particulier pour traiter la coxalgie. Quelques-uns même ont été déjà décrits à propos des fractures, tels sont les appareils de MM. Ferd. Martin, L. Le Fort, Hennequin[1]. Mais la plupart d'entre eux ont une application tout à fait restreinte et ne peuvent être décrits ici[2].

2° *Exercice élémentaire des fonctions des jointures.* — Bonnet a démontré que la réduction des luxations pathologiques et leur immobilisation étaient des conditions de guérison très-importantes. Avant lui les surfaces articulaires étaient immobilisées dans la position qui semblait devoir être la plus favorable, à savoir : l'articulation du coude dans la demi-flexion, celle du genou dans l'extension. Mais il a prouvé que l'ankylose n'était pas indispensable, et qu'il était possible, même après des désordres assez étendus, de rendre aux articulations leur mobilité. C'est alors que, reconnaissant l'insuffisance du massage et des efforts tentés par les mains du malade, du chirurgien ou de ses aides, il a imaginé une série d'appareils extrêmement ingénieux. Ces appareils, on le conçoit, doivent varier avec l'espèce d'articulation, avec l'étendue et la direction des mouvements normaux : aussi peut-on dire qu'il existe au moins autant d'espèces d'appareils qu'il existe d'articulations.

Nous nous contenterons de décrire et de représenter les appareils destinés à rendre leurs mouvements aux articulations du genou, de l'épaule et du coude.

A. *Appareil d'extension et de flexion de la jambe sur la cuisse* (fig. 302). — Cet appareil se compose : 1° de deux parties arti-

1. Pages 317 et 319.

2. Nous renvoyons le lecteur aux *Traités classiques* et aux *Traités spéciaux sur la coxalgie.* — Voyez aussi Gaujot, *loc. cit.*, p. 357-372.

culées entre elles, dont l'une embrasse la cuisse, l'autre la jambe, 2° d'un support destiné à maintenir le mécanisme à une hauteur suffisante, et à porter une poulie ; 3° d'une corde

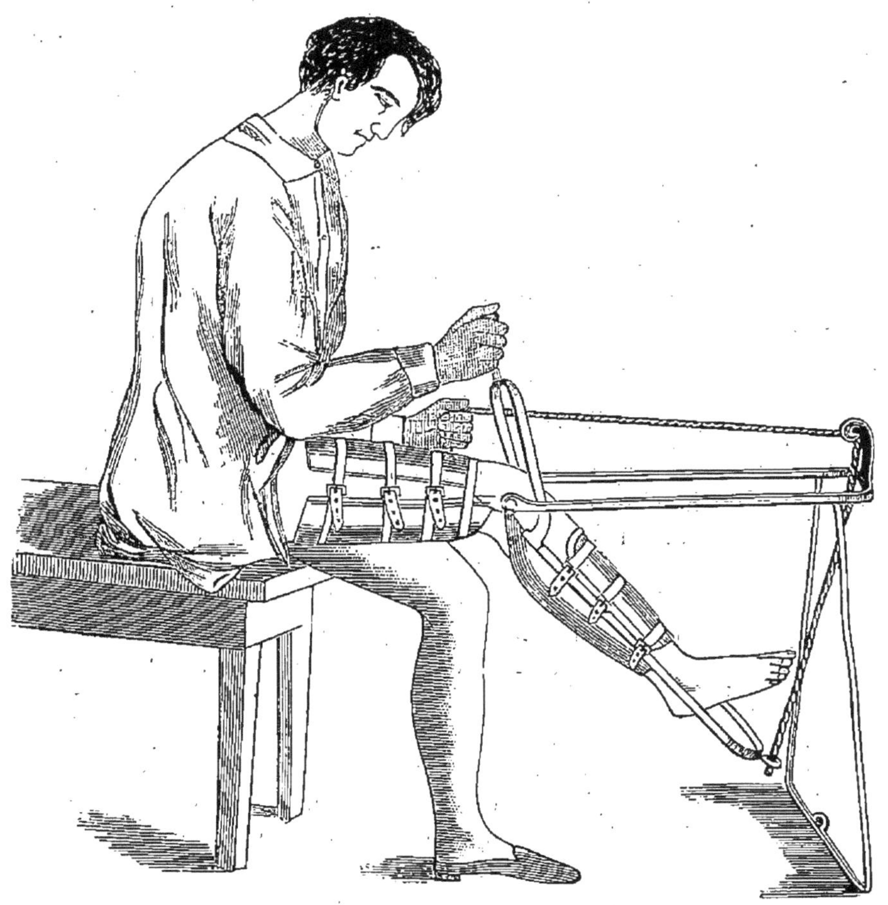

Fig. 304. — Appareil de Bonnet pour le genou.

attachée au bas de la partie jambière, et d'un manche fixé en haut de celle-ci. Toute la charpente de l'appareil est d'acier, les surfaces qui doivent être en contact direct avec le membre sont de cuir matelassé.

La figure 304 permet de comprendre que le malade peut étendre la jambe en tirant la corde réfléchie sur la poulie. Le manche lui sert à produire la flexion, et en passant de l'un des mouvements à l'autre avec plus ou moins de rapidité, il force le tibia à jouer sur le fémur comme il le fait dans l'état normal.

B. *Appareils destinés à rétablir la mobilité de l'épaule.* — Il suffit de jeter un coup d'œil sur les figures ci-contre pour comprendre le mode d'action de ces appareils.

L'un (fig. 305) est destiné à communiquer des mouvements de rotation à la tête de l'humérus; l'autre (fig. 306) a plus

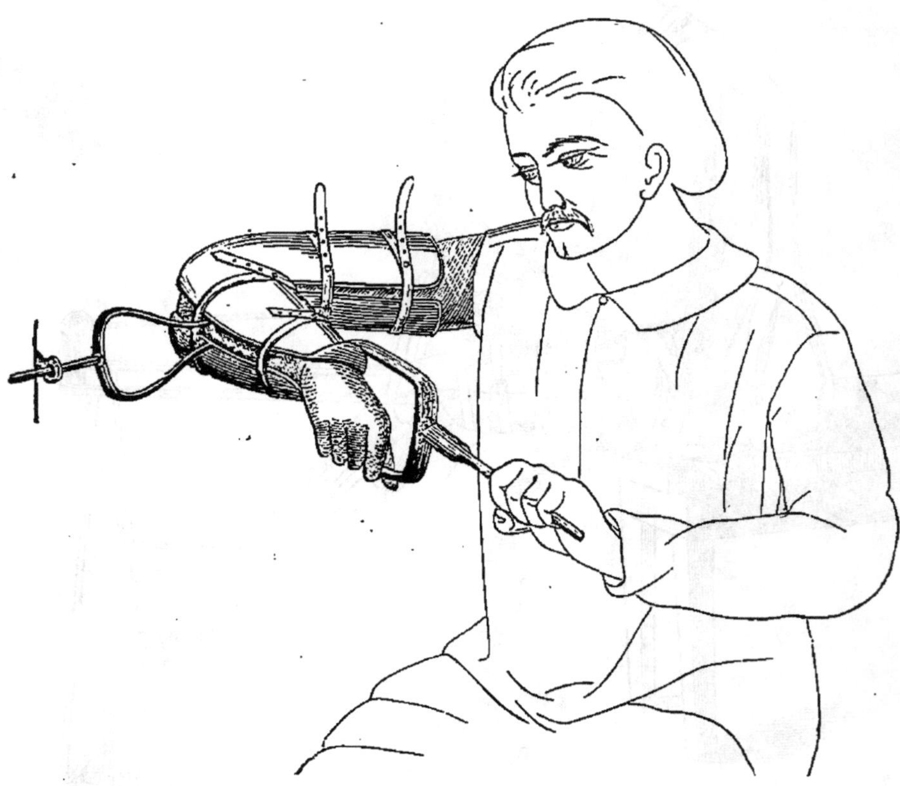

FIG. 305. — Appareil de Bonnet pour l'épaule.

spécialement pour but de rétablir les mouvements d'élévation et d'abaissement de l'humérus.

C. *Appareil destiné à rétablir la mobilité du coude* (fig. 307). — Cet appareil se compose : 1° d'une gouttière fixée sur une planche, et qui sert à assujettir le bras; 2° de deux tiges parallèles entre lesquelles l'avant-bras est retenu au moyen d'un bracelet : ces tiges sont articulées à charnière en dedans et en dehors du coude, pour se prêter aux mouvements de l'avant-bras sur le bras; 3° d'un arc de cercle gradué qui sert à mesurer l'étendue de ces mouvements quand la tige externe glisse sur lui.

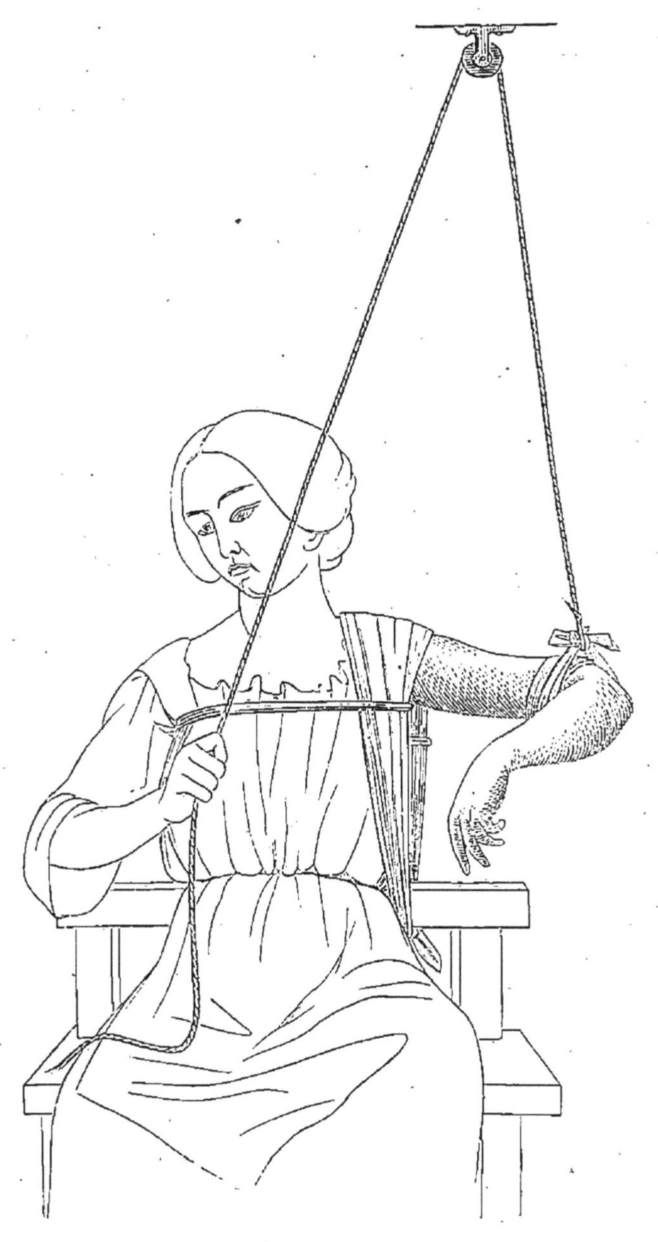

Fig. 306. — Appareil de Bonnet pour l'épaule.

Le malade, ou de préférence un aide, saisit l'une des tiges

latérales, et fait exécuter à l'avant-bras des mouvements alternatifs de flexion et d'extension. Une vis de pression qui prend point d'appui sur l'arc de cercle permet de maintenir pendant un temps convenable l'avant-bras dans la direction où il a pu être amené.

Pour que l'instrument fonctionne bien, il est nécessaire d'assujettir la planche qui le supporte, et le plan sur lequel se meut le membre doit être incliné de manière que l'avant-bras se dirige obliquement en dedans. Cette direction n'oblige

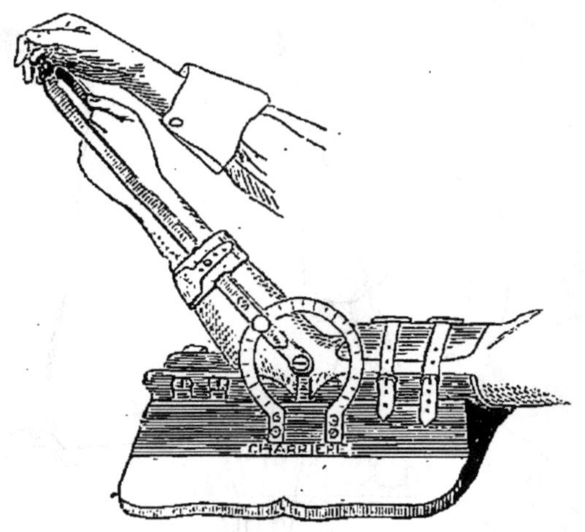

Fig. 307. — Appareil de Bonnet pour le coude.

à aucun effort, c'est celle où le membre se place en quelque sorte instinctivement.

Les quelques appareils que nous venons de décrire suffisent pour comprendre le but que Bonnet s'est proposé d'atteindre à l'aide de ces machines. Pour plus de détails, nous renvoyons le lecteur au traité même de Bonnet[1].

3° *Déviations acquises ou congénitales des articulations.* — Elles nécessitent l'emploi d'appareils plus ou moins complexes, dits appareils d'orthopédie, que nous ne pouvons décrire ici[2].

Les fractures non consolidées, ou récemment consolidées, les paralysies de certains muscles ou de certains groupes musculaires, leur rétraction, etc., demandent aussi l'emploi

1. Bonnet, *Traité de thérapeutique des maladies articulaires*, in-8°, Paris, 1853. — Voyez aussi Gaujot, *loc. cit.*, t. I, p. 397-416.

2. Voyez Malgaigne, *Leçons sur l'orthopédie*. Paris, 1862.

d'appareils mécaniques spéciaux qu'il nous est impossible même de mentionner [1].

CHAPITRE IX

DES BANDAGES HERNIAIRES

1° Bandages herniaires.

Les bandages herniaires sont des appareils destinés à maintenir les hernies.

Tout bandage herniaire se compose essentiellement de deux parties, une pelote qui doit agir sur l'ouverture normale ou

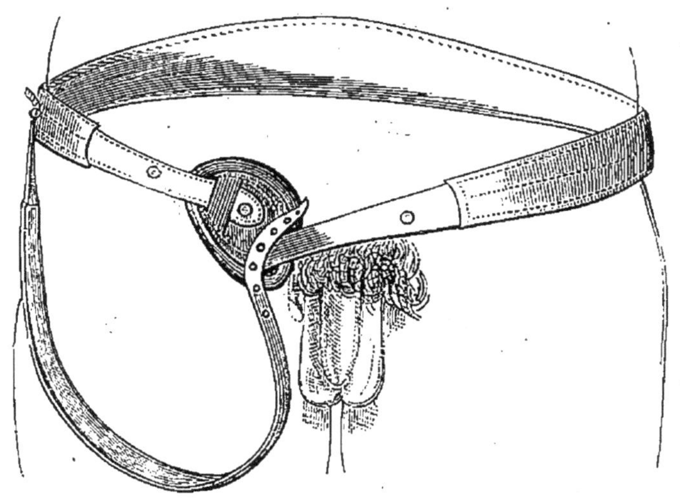

FIG. 308. — Bandage à pression molle.

anormale par où s'échappent les viscères, et une ceinture destinée à soutenir la pelote et à lui communiquer une pression plus ou moins énergique.

Au centre de la pelote herniaire est une partie métallique, dite *écusson*, recouverte de tous côtés par de la peau de chamois rembourrée de laine, de bourre de soie, etc. Cette pelote,

1. Consultez Gaujot, *loc. cit.*, t. I, 1re section, p. 273, et 2e section, p. 291 (APPAREILS D'ORTHOPÉDIE).

dont la forme varie selon les espèces de hernies à maintenir, est unie à une courroie qui peut être *molle*, *élastique* ou *rigide*. De là trois grandes classes de bandages herniaires[1] :

I. Les bandages à pression molle.
II. Les bandages à pression élastique.
III. Les bandages à pression rigide.

I. Bandage herniaire a pression molle (fig. 308). — Généralement abandonné aujourd'hui, ce bandage se compose d'une pelote maintenue par une courroie molle qui entoure les lombes et se fixe par ses deux extrémités à des boutons placés sur la pelote herniaire. Cet appareil, désigné par les fabricants sous le nom de *bandages des prisons*, est peu solide et ne maintient que difficilement les parties, d'où son abandon général.

II. Bandages herniaires a pression élastique. — Leur invention est due à Lequin et Blegny, qui introduisirent dans la courroie de l'appareil précédemment décrit une tige métallique élastique, jouant par conséquent le rôle d'un ressort et maintenant avec plus d'efficacité la pelote herniaire, à laquelle cette tige doit être unie.

Ces bandages à pression élastique offrent deux genres, qui résultent à la fois du mode d'union de la tige métallique avec la pelote, et de la forme de l'arc métallique lui-même. Ces genres ont été désignés sous les noms de bandage *français* et bandage *anglais*.

A. *Bandage français*. — Ce bandage, qu'on a plus spécialement appelé *brayer*, se compose : 1° d'un *ressort d'acier* courbe pouvant s'adapter autour du bassin, et légèrement tordu sur lui-même; 2° d'une *pelote* de forme variable dans les diverses espèces de bandages : cette pelote est supportée par le ressort d'acier, qui souvent présente, au point où elle se trouve fixée, une partie plus étroite et légèrement tordue, désignée sous le nom de *col*; 3° d'une garniture de peau de daim qui enveloppe le ressort et la pelote; 4° enfin de *sous-cuisses* qui servent à fixer le bandage.

Le ressort d'acier ou corps du bandage est cloué à l'écus-

1. P. Tillaux, in *Dict. encycl. des sciences médicales*, t. X, p. 548, 1869.

son de la pelote, par celle de ses extrémités qui correspond au

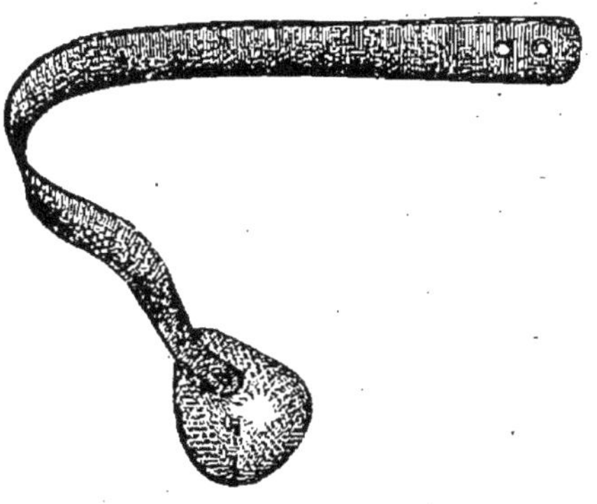

FIG. 309. — Bandage sans garniture.

collet, à son autre extrémité il offre deux trous destinés à maintenir la garniture (fig. 309).

Il y a trois espèces principales de ces bandages : l'*inguinal*, le *crural* et l'*ombilical*.

1° *Bandage inguinal* (fig. 310). — Il sert à contenir les her-

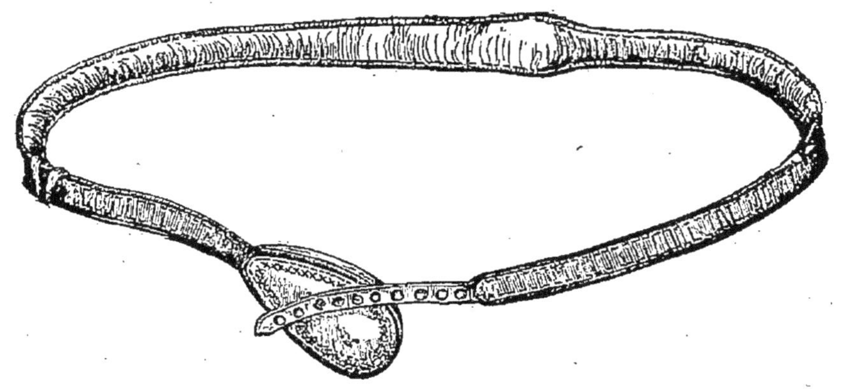

FIG. 310. — Bandage inguinal.

nies inguinales : la torsion du ressort doit être telle qu'il existe entre la partie qui sera appliquée sur la hernie et celle qui doit porter sur la dépression sacro-lombaire, un écartement de 6 centimètres environ.

La pelote est immobile sur le ressort; elle a la figure d'un demi-ovale, dont la grosse extrémité correspond au pilier interne de l'anneau ; elle doit être dirigée de telle sorte qu'elle appuie d'avant en arrière, de bas en haut, et un peu de dedans en dehors, dans la direction du trajet inguinal ; elle prendra toujours un point d'appui sur le pubis, afin que la hernie ne glisse pas entre l'os et là pelote. Tel n'est cependant pas l'avis de A. Richard, qui assure que le bord inférieur de la pelote doit toucher le pubis sans jamais y appuyer [1].

La face postérieure de la pelote est convexe, plus épaisse au centre qu'à la circonférence; toutefois elle doit aussi présen-

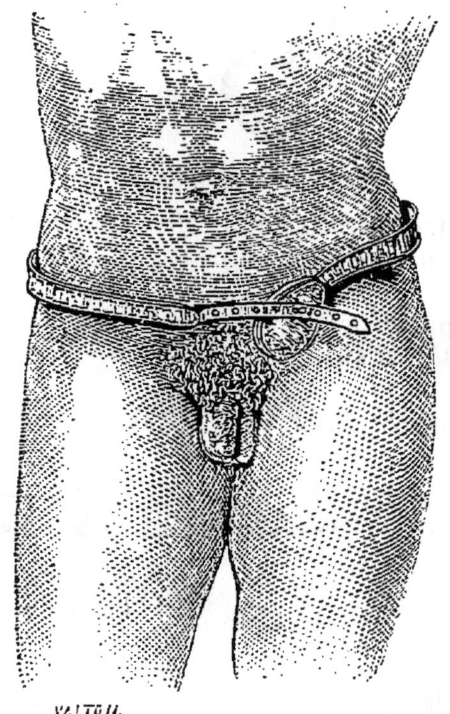

Fig. 311. — Bandage inguinal appliqué.

ter une épaisseur plus grande en bas qu'en haut, afin de mieux s'opposer au passage de la hernie.

Ce bandage doit embrasser étroitement le côté du bassin correspondant à la hernie; en général, son bord supérieur doit être distant de la crête iliaque de trois travers de doigt (A. Richard). Il faut aussi que l'appareil ne serre pas le malade, « ce doit être une simple application, un contact » [2].

1. *Pratique journalière de la chirurgie*, p. 177, Paris, 1868.
2. *Idem*, p. 179.

On fabrique encore des bandages inguinaux à deux pelotes, lorsque avec le même bandage on veut contenir une hernie de chaque côté. Ces appareils sont fortement courbés en avant des pubis, afin de permettre à la saillie de ces os de laisser les muscles droits de l'abdomen passer avec facilité au-des-

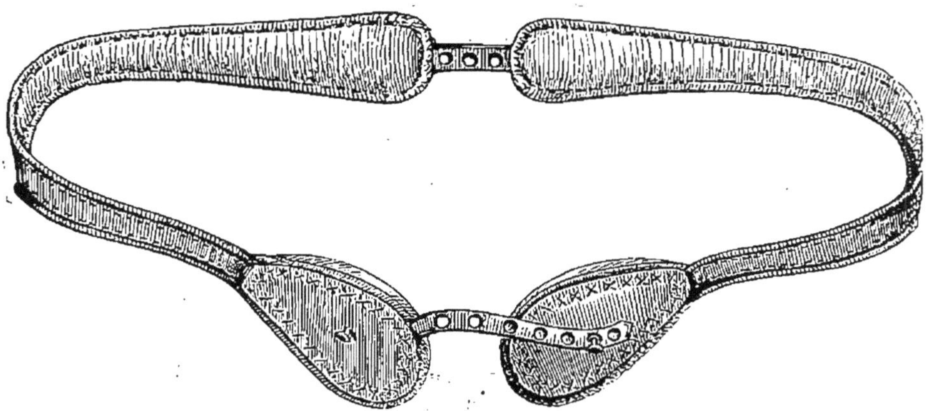

Fig. 312. — Bandage inguinal double.

sous du ressort; ils s'appliquent difficilement et compriment inégalement les deux hernies : aussi conseille-t-on de placer

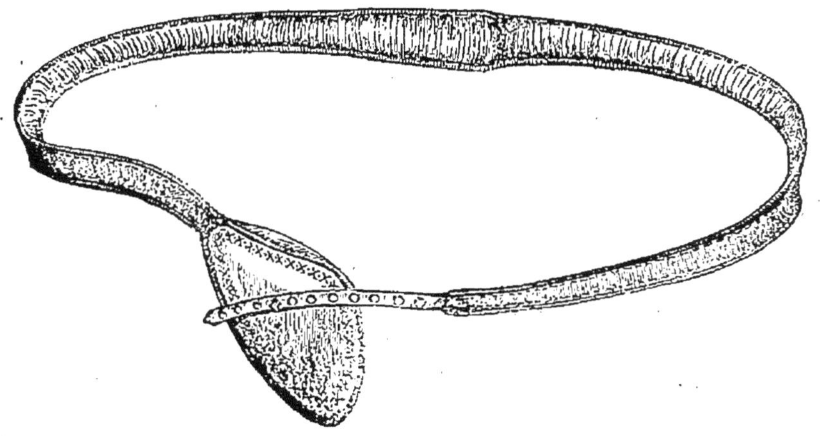

Fig. 313. — Bandage à bec de corbin.

le ressort du côté de la hernie qui a le plus de tendance à sortir.

On doit préférer à cet appareil le bandage représenté figure

312, dans lequel les deux pelotes et les deux ressorts sont réunis en avant et en arrière par une courroie.

Dans les cas où l'on a affaire à de grosses hernies inguinales, on augmente les dimensions de la pelote et on la prolonge par en bas, ce qui lui ajoute une sorte de bec, d'où le nom de *bandage à bec de corbin* donné à ce brayer (fig. 313). Comme on le voit, la pelote est triangulaire, et son angle inférieur est recourbé du côté de l'abdomen; cet appareil, qui

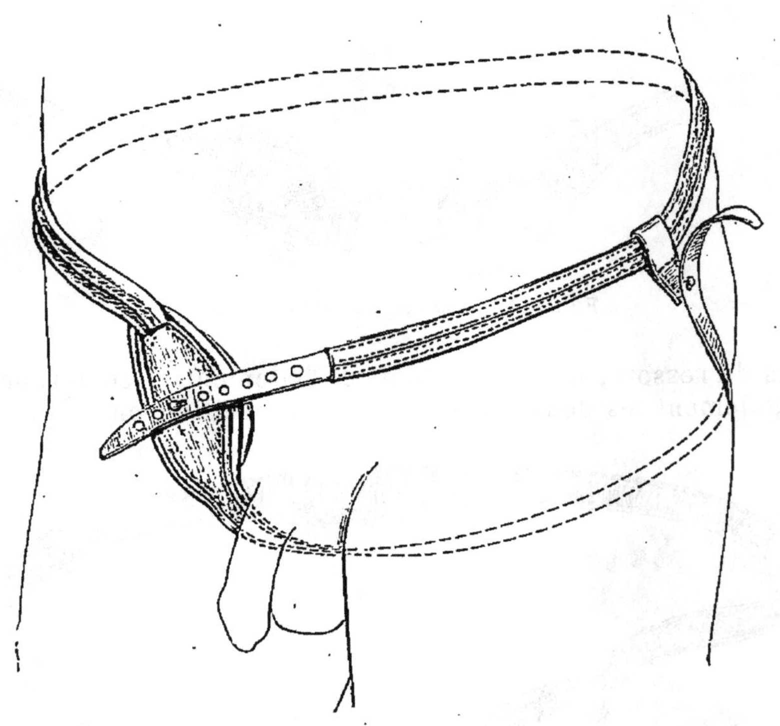

FIG. 314. — Bandage de M. Simoneau.

prend un point d'appui assez énergique sur le pubis, est indiqué lorsqu'on doit maintenir des hernies directes, souvent volumineuses (A. Richard).

Dans certaines circonstances, on peut encore se servir du bandage modifié par M. A. Simoneau, dans lequel le sous-cuisse part directement de l'angle inférieur de la pelote herniaire. Il doit être conduit sur la hanche du côté opposé, en traversant obliquement le périnée et le pli fessier. Ajoutons toutefois que l'emploi, en quelque sorte exceptionnel, du sous-cuisse, ne permet que rarement d'utiliser cet appareil (fig. 314).

2° *Bandage crural.* — Destiné à contenir les hernies de ce

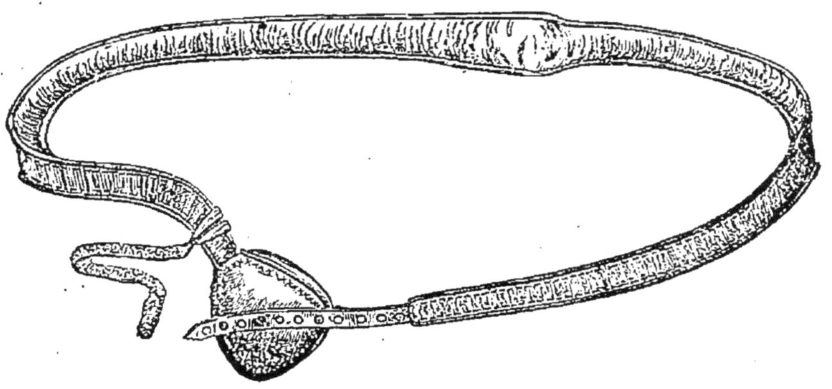

Fig. 315. — Bandage crural.

nom, il est, comme le précédent, formé d'un ressort en demi-

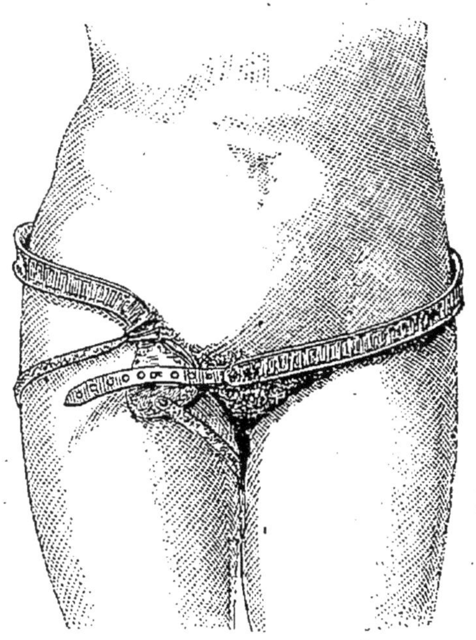

Fig. 316. — Bandage crura appliqué.

cercle, qui embrasse la hanche du côté malade. Le col est plus court que celui du bandage inguinal; car la hernie crurale est placée un peu en dehors de la hernie inguinale; la pelote est ovalaire, à grosse extrémité dirigée en bas; sa hauteur est de 7 à 8 centimètres environ, sa largeur de 4 à 5; l'angle que forme la pelote avec le col est un peu moins ouvert que dans le bandage inguinal; le col est donc plus oblique. La direction de la pelote doit être telle que, par son ressort, elle repousse les parties plus directement en haut que le brayer décrit précédemment (fig. 315).

J'ai déjà dit que les sous-cuisses étaient parfois nécessaires pour maintenir en place les bandages : mais en raison de l'extension et de la flexion constantes de la cuisse, le bandage

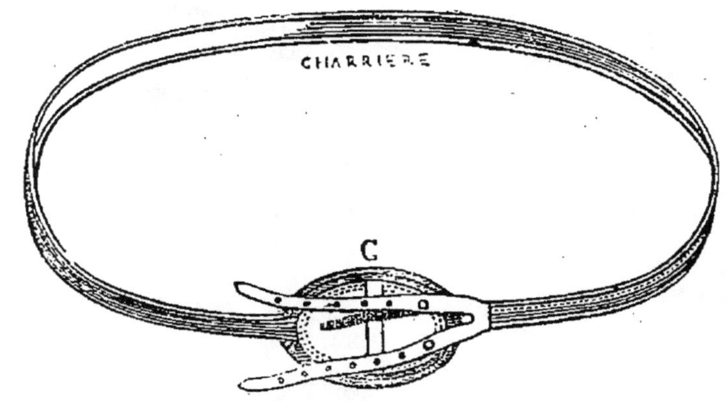

FIG. 317. — Bandage ombilical.

crural est beaucoup plus susceptible de se déranger, aussi les sous-cuisses deviennent-ils presque indispensables pour le maintenir (fig. 316).

Les sous-cuisses le plus souvent utilisés sont des lanières de peau de daim; cependant quelques chirurgiens préfèrent l'emploi de tubes de caoutchouc vulcanisé, qui, parfaitement extensibles, permettent au malade de faire toute espèce de mouvement.

3° *Bandage ombilical.* — Il sert à contenir les petites hernies ombilicales, et les hernies peu volumineuses de la ligne blanche. Comme les précédents, il se compose d'un ressort demi-circulaire devant embrasser la moitié du tronc, et terminé par une courroie qui doit en achever le tour. Il n'a pas de col oblique; sa pelote demi-circulaire, très-large, très-épaisse au centre, et beaucoup plus mince sur les bords, est courbée dans toute son étendue suivant une direction horizontale (fig. 317). On fabrique aussi des bandages ombilicaux à deux ressorts latéraux dont le mode d'action ressemble alors presque complétement à celui des bandages anglais.

Tous les bandages dont nous venons de parler ont leur pelote convexe et ne doivent être appliqués que pour maintenir les hernies entièrement réductibles. Mais lorsque les hernies sont irréductibles complétement ou en partie, elles ne peuvent plus être contenues par les brayers ; car la pelote pesant sur la partie déplacée pourrait causer l'inflammation, et quelquefois l'étranglement des viscères herniés.

Quand ces hernies sont très-volumineuses, elles ne peuvent être maintenues que par un suspensoir bien fait ; mais si la partie irréductible est peu considérable, des bandages à *pelote concave* peuvent, non-seulement les contenir sans aucune espèce d'accident, mais encore, comprimant d'une manière uniforme les organes déplacés, ils finissent par faire rentrer la hernie chez les malades qui gardent le repos. Aussi doit-on diminuer graduellement la concavité de la pelote et user d'une pelote convexe, dès que la hernie est rentrée dans la cavité abdominale.

On a imaginé des bandages à pelotes mobiles, afin qu'elles puissent se prêter à tous les mouvements, sans cesser de comprimer la hernie. Ces bandages sont fort ingénieux, fort commodes, et la mobilité des plaques, que l'on pourrait croire nuisible pour une contention parfaite, paraît au contraire la favoriser.

B. *Bandage anglais.* — Inventé par Salmon, ce bandage présente deux pelotes réunies par une tige métallique faisant l'office de ressort. Il consiste donc :

1° En un ressort principal courbé suivant ses faces, ayant parfois plusieurs trous destinés à allonger ou à raccourcir à volonté le bandage ;

2° En deux pelotes placées aux extrémités du ressort et contenues au moyen de vis. L'une de ces pelotes, destinée à maintenir la hernie, est ovale ; l'autre, qui sert de point d'appui en arrière, est ronde.

On peut résumer en quelques mots les différences qui existent entre ce bandage et le bandage français : « Il n'offre aucune torsion, ni inclinaison, et ses branches restent parallèles. Il entoure le tronc du côté opposé à la hernie. Il ne touche le sujet que par ses deux pelotes et ne cherche aucun soutien autour du tronc. Les pelotes sont mobiles en tous sens. Il n'a jamais de sous-cuisse et pourrait se passer de ceinture bien que souvent cette dernière règle ne soit pas appliquée[1]. »

Ce bandage a aussi reçu le nom de *côté opposé*, parce que son ressort doit embrasser la hanche du côté opposé à la hernie; il en résulte que la pelote herniaire agit précisément contre

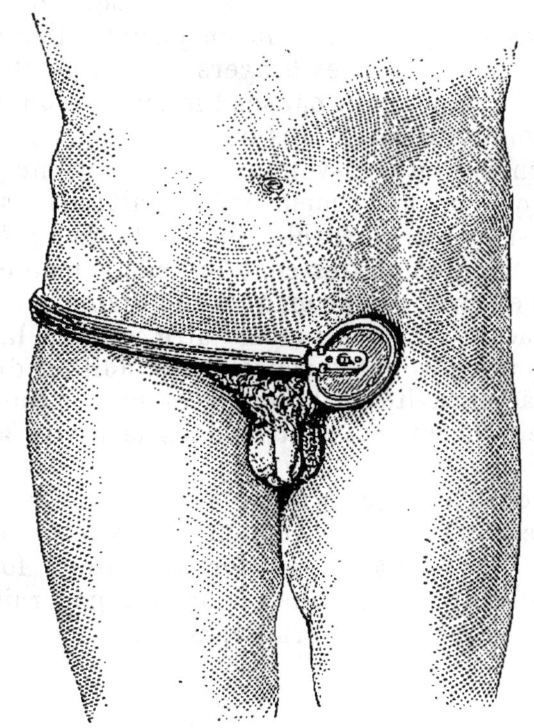

FIG. 318. — Bandage anglais.

la direction suivant laquelle la hernie tend à sortir, avantage sur lequel il n'est pas besoin d'insister.

La plaque de devant sera placée sur l'ouverture herniaire, et toujours dans le sens du pli de la cuisse. La plaque de derrière doit être mise à la base de la colonne vertébrale, en arrière du sacrum.

Le ressort de ce bandage est construit de telle manière qu'il ne comprime pas la hanche, et que la pression s'exerce seulement en avant et en arrière. M. Wickham a modifié ces appa-

1. A. Richard, *loc. cit.*, p. 182.

reils en appliquant au ressort du bandage une vis de pression au moyen de laquelle on peut augmenter ou diminuer la compression, lorsque le bandage est appliqué.

D'un autre côté, nous avons dit que la pelote de ces bandages était mobile dans tous les sens; de là les divers modes d'articulation de la pelote avec le ressort, inventés par les fabricants d'instruments de chirurgie et sur lesquels nous ne

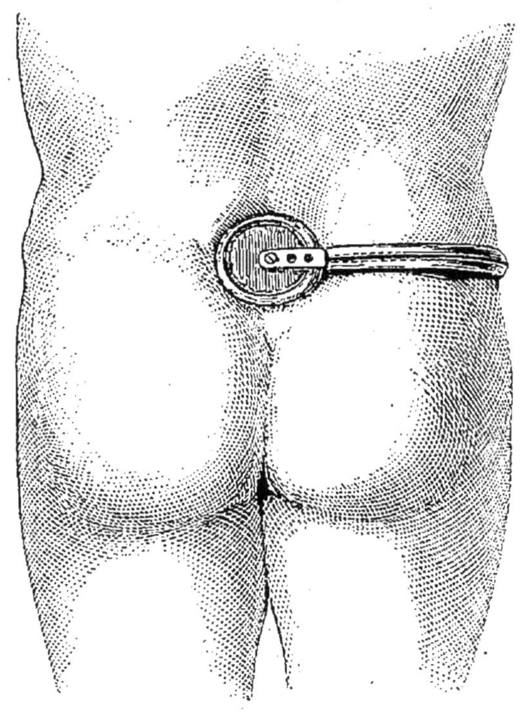

Fig. 319. — Bandage anglais.

pouvons insister ici. C'est ainsi que Charrière construisit un bandage dit *énarthrodial*, dans lequel la pelote est articulée avec le ressort du bandage par une extrémité arrondie rappelant une tête osseuse, et par conséquent l'*énarthrose*. Les figures 318 et 319 représentent le bandage anglais appliqué pour une hernie inguinale; c'est d'ailleurs pour ces hernies qu'il doit être employé de préférence.

III. Bandage a pression rigide. — Il a été inventé par M. Dupré et construit par MM. Robert et Collin. Cet appareil se compose d'une tige rigide, placée en travers sur la partie antérieure du ventre, contournée sur la forme de cette région, et supportant une ou deux pelotes de compression, selon que la hernie est simple ou double. Aux deux extrémités de cette tige est fixée une demi-ceinture flexible destinée à s'appliquer sur la région lombaire; des boucles et des pattes permettent de l'attacher en arrière et de la serrer à un degré convenable.

La tige rigide n'est pas horizontale, elle peut décrire jus-

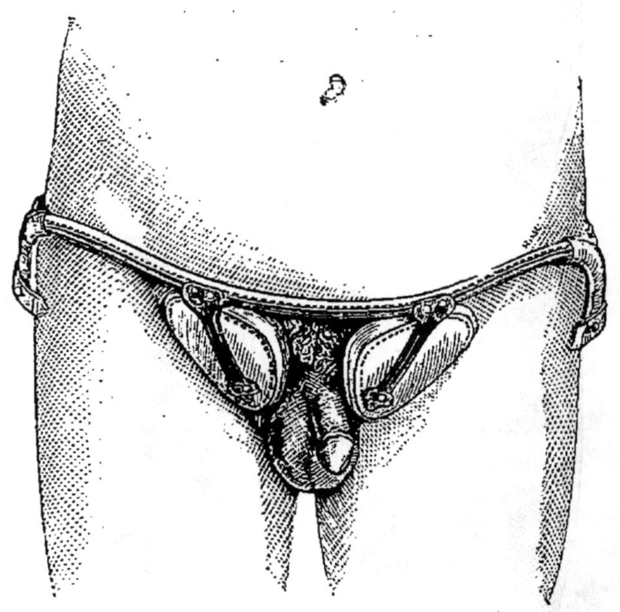

FIG. 320. — Bandage de M. Dupré.

qu'à trois courbes, dont une médiane à concavité supérieure et deux latérales à concavité inférieure; des deux côtés, cette tige médiane se termine par deux petites tiges verticales, qui s'appliquent étroitement sur les parties externes du bassin.

La pelote destinée à maintenir la hernie est assujettie sur l'une des arcades latérales de la tige rigide, à l'aide de lames fenêtrées, rivées aux deux côtés de ces arcades. Une vis passant à travers la fenêtre s'engage dans un écrou rivé lui-même à l'écusson ou platine, support de la pelote, et la fixe sur la lame fenêtrée. Enfin la pelote est mobile dans le sens transversal et dans le sens antéro-postérieur; de plus, on peut facilement la remplacer s'il en est besoin.

A la demi-ceinture postérieure sont annexées deux lanières de cuir, qui viennent se fixer latéralement à un bouton que présente la partie inférieure des petites branches verticales de la tige rigide, ce qui permet de faire basculer les pelotes à volonté.

Cet appareil est excellent pour contenir les hernies difficiles, et demande à être fait exprès pour chaque malade, ce qui en limite fatalement l'emploi. Les figures 320 et 321 représentent ce bandage appliqué pour une hernie inguinale double.

2° Application des Bandages.

Pour appliquer les bandages herniaires, on fait coucher le

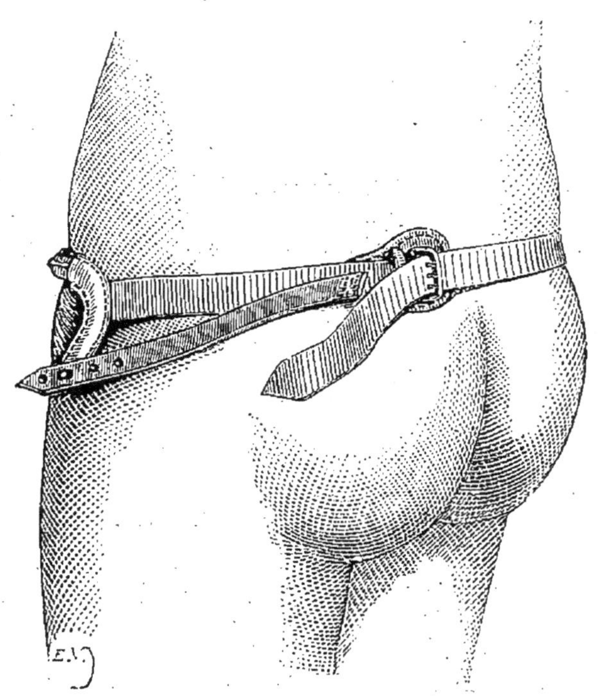

FIG. 321. — Bandage de M. Dupré.

malade; on réduit complétement la hernie, et un doigt est placé sur l'ouverture herniaire, afin d'empêcher les viscères de sortir de nouveau. Cela fait, on déploie le bandage, dont on place l'extrémité postérieure en arrière pendant que la plaque est ramenée sur la hernie, et l'on retire la main au fur et à mesure que l'on fait avancer la pelote sur l'orifice par où s'échappent les viscères. On ramène ensuite la courroie en avant, et on la fixe solidement aux clous ou aux crochets qui sont sur la face externe de la plaque. Lorsque des sous-cuisses sont nécessaires, ils doivent être placés immédiatement.

Quand le bandage est posé, on fait lever le malade, on examine si la plaque est bien ajustée sur l'anneau, si le ressort s'adapte convenablement au contour de l'os des iles; enfin, on doit faire tousser le malade afin de s'assurer si la hernie est bien maintenue.

Il est évident que le détail de cette manière de faire variera quelque peu, lorsqu'il s'agira de placer un bandage anglais ou un appareil de M. Dupré.

Tout bandage herniaire doit tenir du premier coup; il faut qu'un déplacement de 3 ou 4 lignes ne nuise pas à son efficacité; car si un bandagiste s'est trompé en le plaçant, comment espérer que les malades, qui sont loin d'avoir les connaissances nécessaires, éviteront toujours ce léger déplacement[1] ?

L'usage des brayers est quelquefois suivi de gêne dans les premiers jours de leur application; mais, au bout de quelque temps, le malade s'y accoutume : il peut même facilement conserver son bandage pendant la nuit.

Les accidents qui peuvent résulter de l'emploi d'un bandage trop serré sont le gonflement inflammatoire du scrotum et du testicule, des varices du cordon, quelquefois même la gangrène de la peau et des parties sous-jacentes. Dans ces circonstances on cesserait l'usage du bandage, ou mieux on se servirait d'un brayer moins serré.

Chez les sujets trop maigres, dont le ventre est déprimé, la pelote se trouve portée en haut par les mouvements de flexion de la cuisse; alors les sous-cuisses sont indispensables. On a prétendu que, chez ces mêmes individus, une pelote trop convexe écartait l'ouverture de l'anneau.

Chez ceux qui sont trop gras, le bandage, repoussé par la saillie du ventre, peut descendre au-dessous de la hernie; on a conseillé alors de soutenir la pelote par des scapulaires.

Les bandages herniaires peuvent seuls amener la cure radicale des hernies lorsque le sujet est jeune, qu'il reste tranquille et que la maladie est récente.

Le malade devra, autant que possible, conserver son bandage le jour et la nuit, car le moindre effort peut faire sortir l'intestin, qui peut s'étrangler. D'ailleurs, ce n'est qu'en conservant constamment un bandage que l'on peut espérer la gué-

1. Malgaigne, *Leçons cliniques sur les hernies*, p. 164.

rison radicale d'une hernie. Toutefois, la plupart des malades retirent leur bandage dès qu'ils sont dans le décubitus dorsal, et cela sans grands inconvénients : il est bon d'ajouter cependant que le décubitus n'abolit pas les efforts; si, par exemple, il y a des quintes de toux pendant la nuit, il est parfaitement indiqué de garder le bandage. Le malade devra éviter tout effort violent, et s'il y était forcé par les circonstances, une main appliquée sur la pelote la maintiendrait solidement fixée, afin que l'intestin ne la fît pas céder. La même précaution doit être prise dans les efforts de vomissement et de défécation.

Il arrive quelquefois que les malades, afin d'éviter la gêne

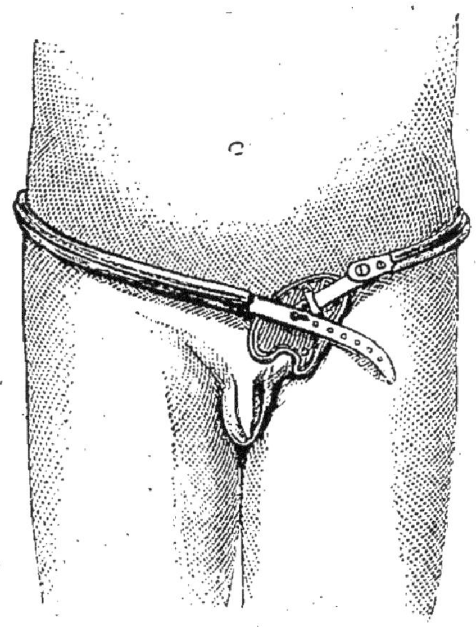

Fig. 322. — Bandage de Richter.

que leur cause un bandage dont la garniture est altérée par la sueur, appliquent la pelote par-dessus leur chemise. Or la chemise se déplace, le bandage contient mal la hernie; aussi vaut-il beaucoup mieux envelopper la pelote et toute la garniture d'un morceau de linge fin, que l'on renouvelle toutes les fois que des soins de propreté l'exigent.

En résumé, pour qu'un bandage remplisse toutes les conditions désirables, il faut : 1° que la hernie soit réduite ; 2° que la pelote porte exactement sur le trajet ou sur l'ouverture qui donne passage aux viscères déplacés; 3° que la hernie soit bien maintenue et ne sorte pas dans des efforts physiologiques, toux, éternûment, etc, ; 4° enfin que la pression exercée par la pelote soit suffisante, en même temps que supportable au patient.

Ces conditions ne sont pas toujours faciles à réaliser; de là, la multiplicité des modifications qu'on a fait subir aux appareils que nous avons décrits comme types. Dans quelques circonstances, par exemple, la hernie n'est pas réductible en entier; il reste dans le sac de l'épiploon adhérent, ce qui n'empêche pas d'appliquer un bandage; seulement, on a soin que la pelote soit excavée, quitte à diminuer peu à peu cette excavation pour remettre les choses en place. Nous avons déjà signalé ce fait.

Dans d'autres cas, la pelote est échancrée en un point pour ne pas comprimer un organe placé aux environs de la partie herniée; tel est, par exemple le *bandage à pelote échancrée* de Richter, applicable aux hernies des petits garçons, alors que le testicule n'est pas descendu au fond des bourses et qu'il accompagne l'intestin dans sa réduction (fig. 322).

Dans ces derniers temps, on a fabriqué des *bandages herniaires de caoutchouc* (Bourjeaurd, Galante), Ils sont constitués par une ceinture très-haute, circulaire, embrassant le bassin comme le ferait un caleçon, et formée de tissu élastique, comme celui qu'on emploie pour confectionner les bas élastiques. A ce caleçon se trouvent ajoutées une ou deux pelotes de caoutchouc, selon qu'on a affaire à une hernie simple ou double, pelotes présentant un conduit destiné à les remplir d'air.

Ces bandages ne seraient applicables qu'aux enfants ou aux hernies faciles à maintenir sans effort (P. Tillaux).

La réduction des hernies par le *taxis* ou par la *bande élastique* de M. Maisonneuve sera étudiée dans la seconde partie de l'ouvrage.

CHAPITRE X

DES CEINTURES

Elles varient selon le but qu'on se propose d'obtenir par leur emploi, et suivant les parties sur lesquelles elles sont appliquées. Tantôt elles sont confectionnées avec du coutil; d'autres fois, avec une étoffe de caoutchouc, analogue à celle dont nous avons parlé à propos des bas lacés; enfin, on peut les faire en peau.

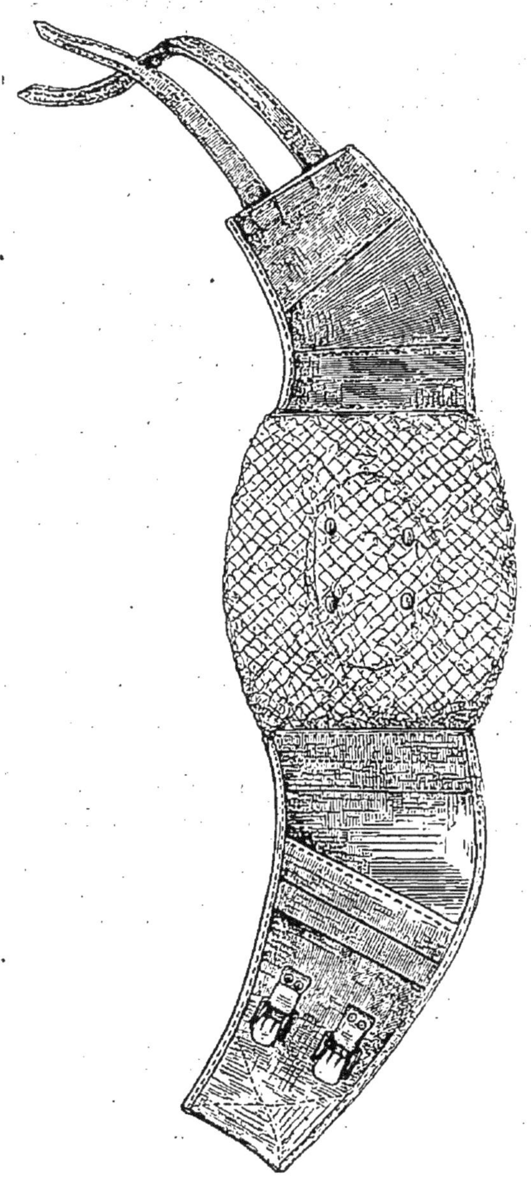

Fig. 323. — Ceinture ombilicale.

Les ceintures peuvent être divisées en: ceintures *ombilicales*, ceintures *abdominales* ou *ventrières* et ceintures *hypo-*

gastriques. Tandis que ces deux dernières sont surtout utilisées dans les affections des organes du petit bassin chez la femme, les premières sont particulièrement employées pour la contention plus ou moins exacte des hernies ombilicales ou ad-ombilicales.

1° *Ceintures ombilicales.* — Nous avons déjà indiqué le mode de contention des hernies ombilicales à l'aide des bandages: mais, vu la mobilité des parois abdominales, l'enfoncement de l'ombilic, la facile excoriation de la peau de cette région, il arrive très-fréquemment que ces bandages ne peuvent être supportés. Dans ces conditions, qui se présentent surtout chez les femmes, M. le professeur Gosselin conseille l'emploi d'une ceinture de coutil, ou d'une simple serviette à laquelle on fait fixer par quelques points de suture une boule d'ouate. « La boule était placée sur l'ouverture herniaire, la serviette ou la ceinture était serrée autant que possible, et le corset achevait de maintenir le tout en place [1]. » Il est certain que cet appareil maintient très-mal la hernie; mais enfin il est indiqué toutes les fois que le bandage ne peut être enduré.

Les ceintures ombilicales sont encore employées lors des hernies ombilicales en partie irréductibles, ou volumineuses. Dans le premier cas, on conseille surtout de porter une ceinture de coutil ou de tissu de caoutchouc; dans le second cas, on peut utiliser les mêmes moyens de contention; mais il arrive que les viscères herniés ont perdu *droit de domicile* dans l'abdomen, et qu'on est obligé de les recevoir dans une sorte de sac ou de suspensoir, adapté à la ceinture abdominale, et rappelant plus ou moins l'ancien appareil de Hilden, modifié par Scarpa [2].

La ceinture la plus ordinairement employée est une large bande d'étoffe, élastique en avant et au centre, formée de coutil sur les parties latérales et bouclée en arrière. La partie qui répond à l'abdomen est formée de tissu de caoutchouc ou de tricot de coton (Bourcy). Dans quelques cas, elle reçoit, dans des trous pratiqués à l'avance ou dans les mailles de son tissu, une plaque de forme et de dimensions variées, légèrement convexe, parfois concave, avec une demi-sphère centrale (fig. 323 et 324). Ces pelotes doivent être supprimées toutes

1. *Leçons sur les hernies abdominales*, p. 449, Paris, 1865.
2. S. Duplay, *Thèse d'agrégation en chirurgie*, Paris, 1866.

les fois que les malades ne les supportent que difficilement.

Les ceintures ombilicales sont aussi utilisées pour traiter l'exomphale des nouveau-nés; celles que l'on emploie sont

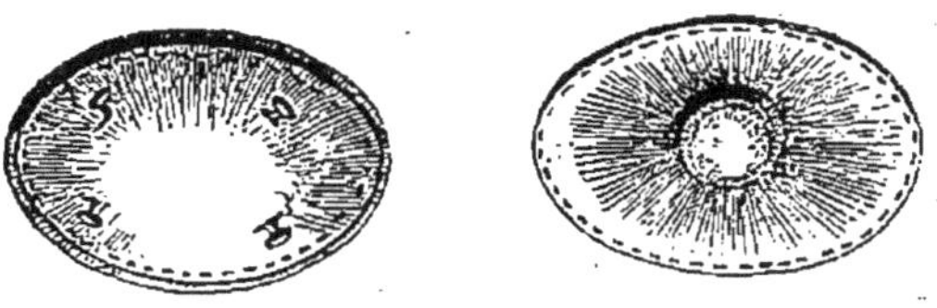

FIG. 324. — Pelotes de la ceinture.

analogues aux ceintures décrites plus haut; toutefois, elles doivent être larges, recouvrir tout l'abdomen, et être assujet-

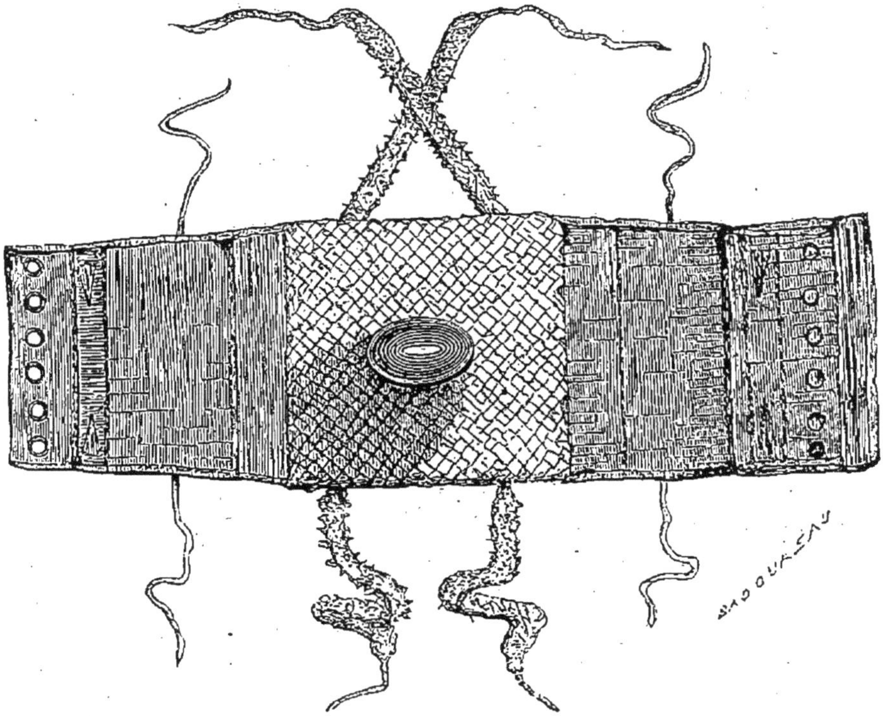

FIG. 325. — Ceinture ombilicale pour les enfants nouveau-nés.

ties par des sous-cuisses et des bretelles en tricot élastique. La pelote doit être convexe et assez large pour que son déplacement léger n'entraîne pas la sortie possible des viscères abdominaux (fig. 325). Une pelote petite a l'inconvénient de pénétrer dans l'anneau et d'empêcher sa rétraction physiologique.

2° *Ceintures abdominales.* — Elles sont spécialement indi-

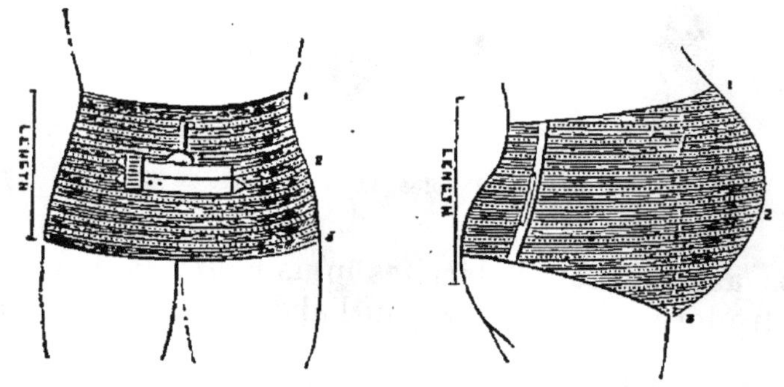

FIG. 326. — Ceintures abdominales de M. Bourjeaurd.

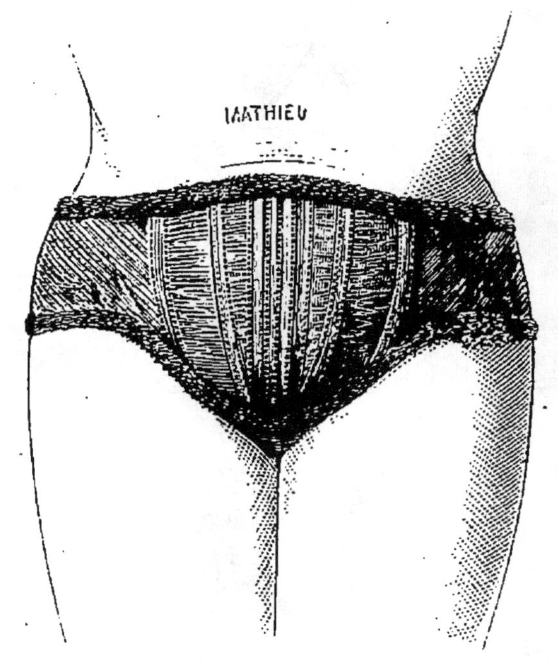

FIG. 327. — Ceinture abdominale de tissu anglais élastique.

quées chez les femmes très-grasses ou chez celles dont les parois abdominales ont été relâchées à la suite de grossesses répétées. Souvent aussi on les emploie pour traiter les affections et surtout les déviations de l'utérus; c'est évidemment là un moyen mécanique pour soutenir le poids des viscères abdominaux.

Les éventrations, suite de couches, ou résultant d'une opération, comme l'ovariotomie ; les tumeurs abdominales, kystes ou tumeurs fibreuses, nécessitent souvent l'emploi des ceintures abdominales, et même de plaques destinées à renforcer la ceinture.

Ces ceintures peuvent être faites en coutil, en peau de daim ou de chamois ; le plus souvent, elles sont en tissu élastique (coton et caoutchouc, soie et caoutchouc) ; d'autres fois, une partie de la ceinture est en coutil et les goussets sont en tissu élastique.

Parmi les ceintures de tissu élastique, nous devons signaler les ceintures de M. Bourjeaurd (fig. 326), et celles fabriquées par MM. Galante, Mariaud, Mathieu [1].

On peut, dans certaines conditions, ajouter à ces ceintures un coussin, situé immédiatement au-dessus du pubis, et qui a pour but d'agir médiatement sur l'utérus dévié ou malade. Dans ces cas, la hauteur de la ceinture doit être sensiblement diminuée, et elle joue un rôle analogue à celui que remplissent les ceintures hypogastriques.

3° *Ceintures hypogastriques.* — Comme leur nom l'indique, ces ceintures agissent spécialement sur l'hypogastre, et d'une façon indirecte sur l'utérus, d'où leur si fréquent emploi dans les déviations et dans les autres affections de cet organe.

Elles sont formées d'un coussin large, épais, quelquefois élastique, le plus souvent dur et résistant, constitué par du crin recouvert de peau de chamois. La face externe de ce coussin présente une plaque métallique plus ou moins large qui est maintenue par une ceinture ou un ressort analogue à celui qu'on adapte aux pelotes des bandages. Cette union a lieu à l'aide d'un système tel, que l'inclinaison de la pelote hypogastrique puisse varier au gré de la malade ou du chirurgien, et c'est ordinairement à l'aide d'une clef que cette mobilité est obtenue. Toutefois J. Charrière l'a remplacée par deux boutons faisant corps avec l'appareil; d'ailleurs ce mécanisme varie quelque peu selon les fabricants d'instruments de chirurgie (fig 328).

M. Dupré a appliqué à la construction de ces ceintures

1. Ch. Bourjeaurd, *De la compression élastique, etc.* Paris et Londres, 1862.

les préceptes qu'il a suivis à propos des bandages ; aussi a-t-il fait fabriquer, par MM. Robert et Collin, une ceinture à tige antérieure rigide, avec demi-ceinture molle postérieure : c'est la tige antérieure rigide qui supporte la pelote hypogastrique. Enfin, au lieu d'une pelote unique antérieure, quelques praticiens préfèrent employer deux pelotes latérales (Raspail), qui n'agissent pas aussi directement sur la vessie.

Lorsqu'on applique ces diverses ceintures, il faut avoir soin

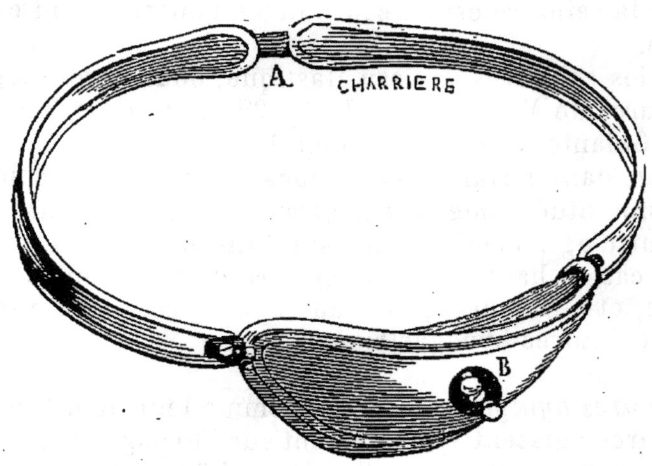

Fig. 328. — Ceinture hypogastrique de J. Charrière.

que le ressort ou la ceinture molle passe au-dessous des crêtes iliaques, afin que la pression de l'appareil ne s'exerce qu'exclusivement sur l'hypogastre. On conçoit que si la ceinture pressait sur l'abdomen, l'effet thérapeutique qu'on cherche à obtenir en repoussant en haut et en arrière le poids des viscères abdominaux serait presque totalement perdu.

Dans un certain nombre de cas, alors que les déviations utérines sont peu marquées et que les symptômes morbides sont principalement dus à des phénomènes d'inflammation, on peut remplacer ces appareils, toujours coûteux et fort souvent difficiles à faire accepter par les malades, par un bandage de corps, une serviette pliée, qui, passant au-dessous des hanches, comprime l'hypogastre et prend son point d'appui en bas de la région lombaire, vers la base du sacrum.

CHAPITRE XI

DES PESSAIRES

On donne le nom de *pessaires* à des appareils destinés à être introduits dans le vagin, soit pour maintenir l'utérus dans sa position normale : ce sont les pessaires dits *utérins*; soit pour soutenir les hernies qui font saillie dans le vagin : ces derniers ont reçu le nom de pessaires *vaginaux* [1].

Enfin on a imaginé des pessaires *intra-utérins* ou redresseurs de l'utérus, appareils spéciaux dont nous ne nous occuperons pas ici.

Pour maintenir le vagin ou l'utérus, les pessaires ordinaires prennent leur point d'appui, non sur le périnée ou les tubérosités ischiatiques, comme on l'a dit, mais bien sur le vagin qui, en vertu de sa tonicité, embrasse le pessaire avec exactitude et l'empêche de se déplacer.

Toutefois l'emploi des pessaires ordinaires devient impossible chez les femmes lymphatiques, molles et multipares, chez celles atteintes d'un prolapsus utérin ancien avec hypertrophie, enfin dans les cas de déchirure du périnée. Dans ces circonstances, en effet, l'anneau vulvaire dilaté ou déchiré, les parois vaginales relâchées, ne peuvent plus soutenir les pessaires, qui glissent et s'échappent au moindre effort. Aussi a-t-on dû se servir de pessaires à tige prenant un point d'appui sur des liens qui se fixent à une ceinture abdominale.

« Les pessaires agissent donc de deux manières : ou bien ils s'appuient sur le vagin en le distendant, ou bien ils supportent le col ou l'ensemble de la tumeur, en prenant leur point d'appui au dehors sur une ceinture abdominale. On a désigné plus spécialement ces derniers sous le nom d'*hystérophores* [2]. »

Nous avons donc à étudier : 1° les pessaires non pourvus de tige, et 2° les différents pessaires à tige.

1° *Pessaires sans tige.* — La nature de la matière qui entre

1. Malgaigne, *Médecine opératoire*, 6ᵉ édition, p. 722.
2. Legendre, *De la chute de l'utérus*, 1860.

dans la composition de ces instruments est extrêmement variée: on a fabriqué des pessaires d'or, d'argent, d'étain, d'aluminium, d'ivoire, de buis, de liége, etc.; des éponges taillées ont été introduites dans le vagin et ont été employées à la place des pessaires; enfin les pessaires qui sont le plus fréquemment en usage sont formés d'une espèce d'étoupe recouverte d'huile siccative de lin: ils sont généralement désignés sous le nom de *pessaires de gomme élastique*.

Ces derniers pessaires ne sont pas beaucoup plus avanta-

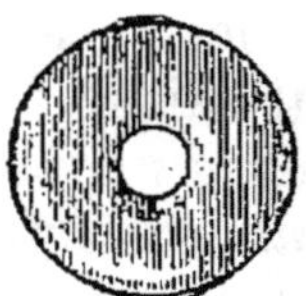
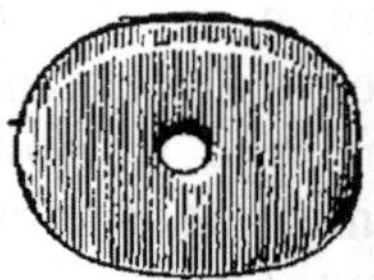

Fig. 329. — Pessaires en gimblette.

geux que les autres; cependant, comme ils possèdent une certaine élasticité, ils ont moins d'inconvénients que les pes-

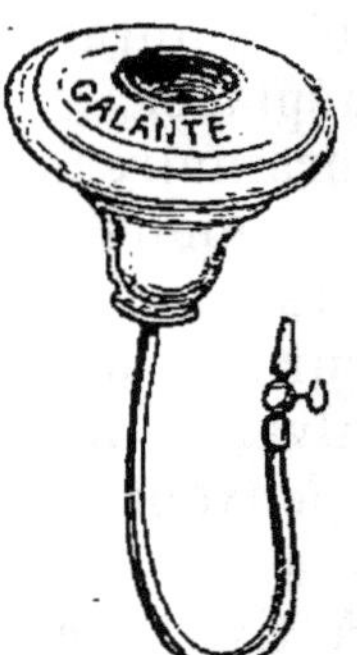

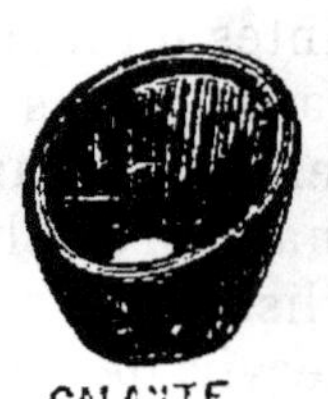

Fig. 330. — Pessaires en bondon.

saires complétement rigides. Enfin on fabriqué des pessaires de caoutchouc vulcanisé, dits *pessaires à réservoir d'air*; ils sont très-élastiques et remplissent assez bien le but qu'on se propose d'atteindre.

La forme des pessaires est aussi extrêmement variable; nous ne signalerons que ceux qui sont le plus souvent employés.

Les *pessaires en gimblette* (fig. 329), ont la forme d'un anneau épais légèrement déprimé; ils sont percés à leur centre d'une ouverture ordinairement circulaire; les uns sont arrondis, les autres sont ovales (Levret), d'autres enfin ont la forme d'un huit de chiffre (Bruninghausen).

Les *pessaires en bondon* (fig. 330) ressemblent à un cône allongé, à base en forme de cupule et à sommet tronqué; la base reçoit le col de l'utérus. Ces instruments sont percés d'un canal central qui donne passage à l'écoulement menstruel.

Les *pessaires élytroïdes* de M. Cloquet ont exactement la forme du vagin; ils ont été confectionnés sur des modèles obtenus en coulant du plâtre dans le vagin de cadavres de femmes dont la matrice était dans une position normale. Ces pessaires sont cylindroïdes, aplatis d'avant en arrière, courbes suivant leur longueur: leur face postérieure convexe s'accommode à la concavité correspondante du rectum, leur face antérieure concave reçoit la convexité de la vessie; leur extrémité supérieure présente une cuvette ovale à grand diamètre transversal, l'extrémité inférieure se termine à droite et à gauche par deux angles arrondis. Le centre de l'instrument est percé d'un trou qui donne passage aux règles; la longueur des instruments est en rapport avec la profondeur des vagins. Ces pessaires ont l'avantage de ne point se déplacer une fois qu'ils ont été appliqués; ils ne compriment ni la vessie, ni le rectum; enfin ils sont assez solidement maintenus en prenant leur point d'appui sur les parties latérales du vagin, au-dessus des grandes lèvres, à droite et à gauche.

Les fils métalliques ont été depuis longtemps employés à la confection des pessaires. Jean Bauhin se servait de pessaires de fil d'argent; Preunel faisait avec des fils de fer des pessaires ayant la forme de cônes tronqués et composés d'anneaux décroissant de la base au sommet; ces anneaux cédaient à la pression et revenaient à leur premier état lorsqu'ils cessaient d'être comprimés; l'intérieur de ces pessaires était garni d'un ruban de fil, l'extérieur d'une bandelette de cuir très-doux.

Mais nul plus que Mayor n'a cherché à vulgariser l'usage des *pessaires en fil de fer;* le métal forme la carcasse de l'instrument, qui est recouvert de coton cardé et de taffetas gommé.

Parmi les pessaires dits vaginaux, Malgaigne préconise le *pessaire en sablier*. Il est de gomme élastique et constitué par deux troncs de cône opposés par leurs sommets. La partie supérieure de l'appareil offre un entonnoir qui reçoit le col utérin, la partie inférieure présente un renflement ou un petit entonnoir pour soutenir le rectum ou la vessie qui tendent à descendre.

Les pessaires *en raquette* ou en *cylindre échancré*, de Hervez de Chégoin, sont surtout employés contre les déviations utérines. D'après cet auteur, ils ne doivent agir que sur le

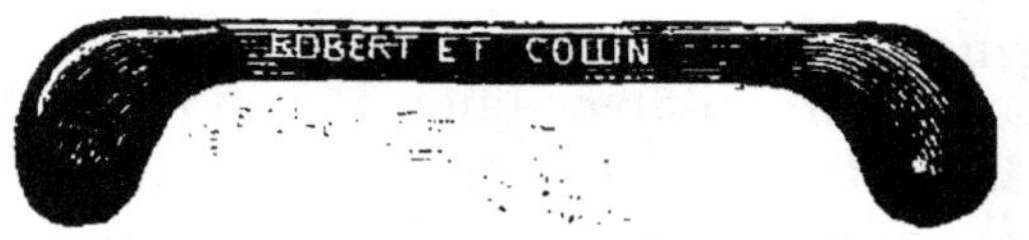

Fig. 331. — Pessaire Kilian.

corps de l'utérus, et non exclusivement sur le col, comme le font les pessaires en gimblette et en bondon.

Le pessaire *élytro-mochlion* du docteur Kilian (fig. 331)

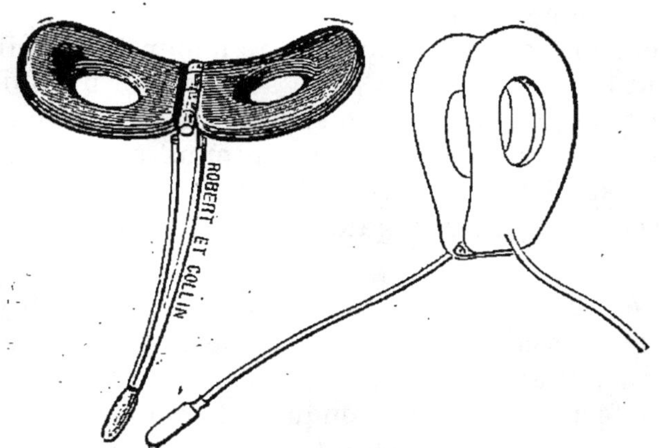

Fig. 332. — Pessaire de Zwanck.

diffère beaucoup des précédents, il agit en écartant les parois vaginales et soutient médiatement l'utérus. Il se compose d'un ressort assez doux, plié en U et terminé par deux extrémités mousses, plates, assez épaisses et revêtues de gomme élastique. Pour l'introduire, on rapproche les deux branches de l'U, qui s'écartent d'elles-mêmes dès qu'elles sont abandonnées par suite de l'action du ressort. On peut en rapprocher le pessaire de M. Hodge [1].

1. J. Marion Sims, *Notes cliniques sur la chirurgie utérine* (trad. par Lhéritier), Paris, 1866.

Les hystérophores de Zwanck (fig. 332), de Schilling (fig. 333), de Pertusio (fig. 336) sont construits d'après les mêmes principes et agissent de la même façon [1].

Celui de Zwanck a reçu de nombreuses modifications parmi

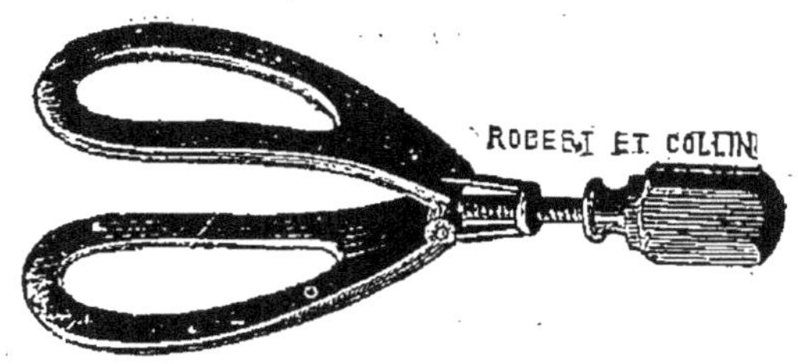

Fig. 333. — Pessaire de Schilling.

lesquelles on peut citer celles dues à Eulemburg (fig. 334), Savage, etc.

Ces derniers instruments ont un grand inconvénient, c'est que les pressions qu'ils exercent sur les parties latérales du

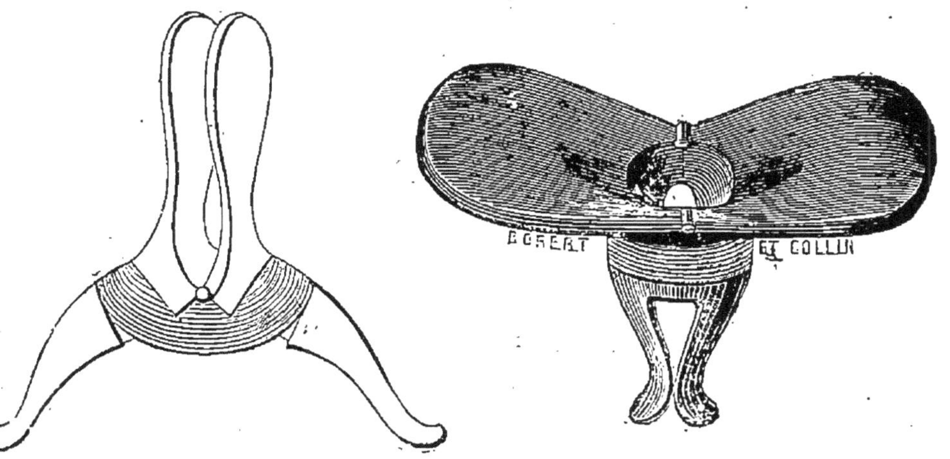

Fig. 334. — Pessaire d'Eulemburg.

vagin sont très-difficilement supportées par les malades, et peuvent même déterminer des accidents graves.

Les chirurgiens américains se sont efforcés de changer la

1. De Scanzoni, *Traité des maladies des organes sexuels de la femme*, Paris, 1858.

forme des pessaires, de les rendre aussi légers que possible, et surtout de leur faire prendre un point d'appui solide, non

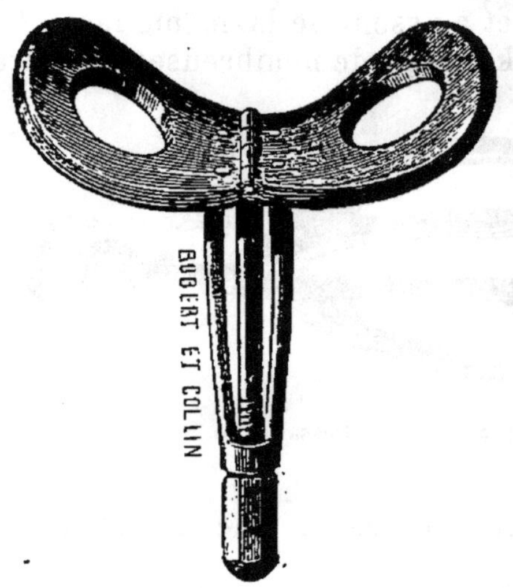

FIG. 335. — Pessaire de Zwanck modifié.

plus sur les parois vaginales, mais sur la face postérieure du pubis. Ces pessaires, disposés presque tous en forme d'anneau,

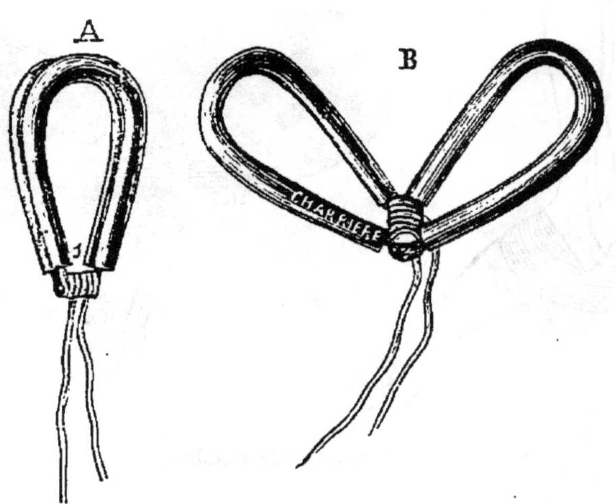

FIG. 336. — Pessaire de M. Pertusio.

sont principalement employés pour parer aux déviations utérines [1].

1. J. Marion Sims, *loc. cit.*

M. Meigs a imaginé un pessaire fort simple et fort léger, constitué par un anneau circulaire élastique qui n'est autre qu'un ressort de montre recouvert de gutta-percha. Cet anneau est introduit dans le vagin, de manière que les deux extrémités

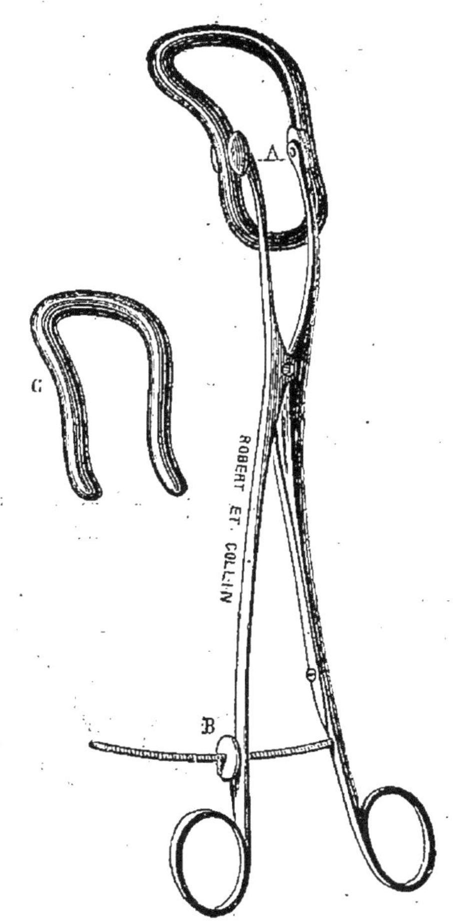

FIG. 337. — Pessaire de M. Hodge et porte-pessaire.

de son diamètre antéro-postérieur portent, l'une dans le cul-de-sac postérieur du vagin, l'autre derrière la symphyse du pubis.

M. J. Marion Sims a modifié un peu cet appareil, d'abord en faisant ces anneaux avec de l'étain adouci de plomb, ce qui les rend malléables, facilite leur introduction, permet de les courber suivant leur plan, et, enfin, de ménager une concavité au point où l'anneau vient s'appuyer contre le pubis. Cette concavité a pour objet d'empêcher une pression toujours douloureuse au niveau du col de la vessie. MM. Sims et Hodge ont fait faire des anneaux d'aluminium, et des porte-pessaires ont été inventés pour faciliter l'application de ces appareils (fig. 337). M. Collin les fabrique en caoutchouc durci (fig. 338).

Plus récemment, M. Gairal (de Carignan) [1] fit construire un *pessaire élastique*, qui n'est autre qu'un anneau, qu'on introduit en l'allongeant par une pression exercée sur les extrémités d'un de ses diamètres. Une fois dans le vagin, cet anneau reprend sa forme circulaire, distend la cavité vaginale, et maintient ainsi indirectement l'utérus. Notons que cet anneau élastique a été modifié par M. Créquy, qui en a fait aplatir les bords, dans le but de le rendre plus facile à appliquer et plus solide [1].

Enfin, M. Dumontpallier [2] se sert aussi d'un pessaire-anneau,

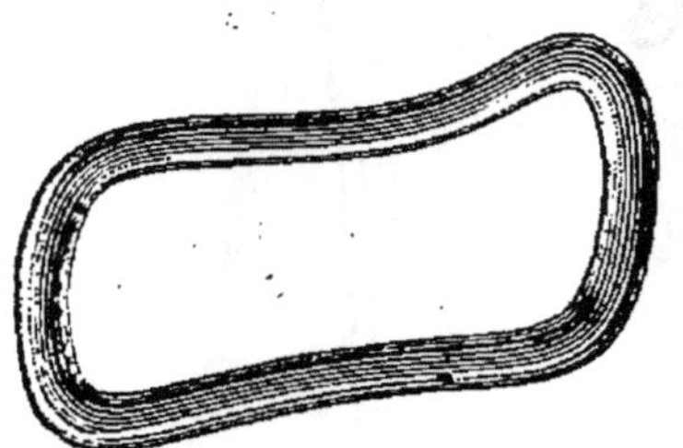

Fig. 338. — Pessaire de M. Sims.

composé de plusieurs spirales d'un ressort de montre, très-souple et très-élastique, dont les extrémités sont retenues par un fil métallique circulaire ; de plus, les tours des spirales, au milieu de leur course, sont maintenus dans le même plan par un petit anneau qui laisse à chaque spirale son indépendance. Le tout est recouvert d'une mince couche de caoutchouc, ce qui permet de le laisser en place pendant plusieurs mois sans qu'il puisse s'altérer (fig. 339).

Comme le pessaire élastique de M. Gairal, comme d'ailleurs les anneaux-pessaires de Meigs [3], de M. Sims, de Hogde, le

1. Société de thérapeutique, 14 avril 1875, et *Bull. de thérapeutique*, t. LXXXVIII, p. 377, 1875.
2. *Bull. de thérapeutique*, t. XCI, p. 88, 1876.
3. *Ibid.*, t. XCIII, p. 193, 1877.

pessaire de M. Dumontpallier n'agit qu'en prenant son point d'appui sur les parties molles du bassin, et, ainsi que le dit l'auteur, en devenant une tige circulaire de réflexion pour les

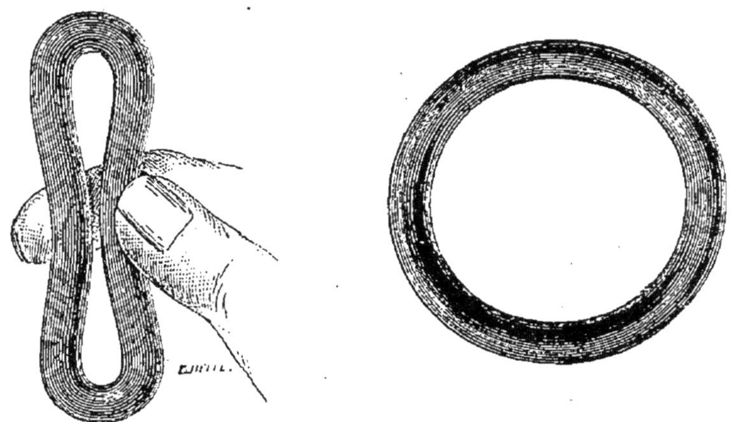

FIG. 339. — Pessaire de M. Dumontpallier.

parois vaginales, lesquelles s'engagent avec le col utérin dans l'intérieur même de l'anneau.

Voici comment on place ces pessaires: on saisit l'anneau de la main droite, entre le pouce et l'index, et vu l'élasticité on le transforme facilement en un 8 de chiffre allongé. On le glisse alors le long de la paroi postérieure du vagin et jusqu'en arrière du col, en se guidant sur l'index gauche préalablement placé dans la cavité vaginale. On abandonne alors l'anneau, qui reprend sa forme arrondie.

Les *pessaires en bilboquet, à pivot, à tige*, imaginés à la fin du siècle dernier par Levret [1], sont formés d'une espèce de cuvette soutenue par trois branches qui se réunissent sur une tige commune. La cuvette reçoit le col utérin, elle est percée de trous qui laissent passer le sang des menstrues; l'extrémité de la tige présente des ouvertures dans lesquelles on engage les liens destinés à maintenir le pessaire en place (fig. 340).

La tige de pessaire en bilboquet de Récamier renferme un ressort à boudin qui rend plus douce la pression que la matrice exerce sur le pessaire.

M. Maillot a fait confectionner un pessaire qui mérite d'être signalé. L'extrémité supérieure de son instrument, très évasée,

1. M. Levret, *Journ. de méd.*, t. XXXIV, p. 449.

reçoit le col de l'utérus ; l'extrémité inférieure, moins évasée, est l'orifice d'un large canal qui permet le passage facile des règles et à travers lequel on peut constater la position et

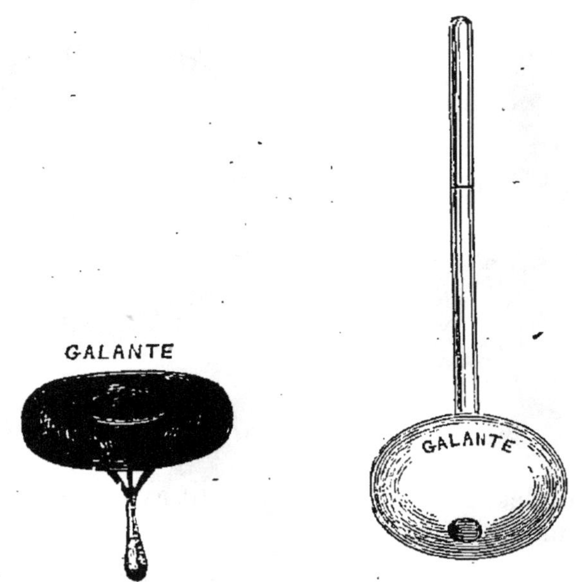

Fig. 340. — Pessaires à tige.

l'état du col utérin. A cette extrémité inférieure se fixent des cordons qui vont s'attacher à une ceinture hypogastrique.

Parmi les pessaires à tige qui ont acquis une certaine renom-

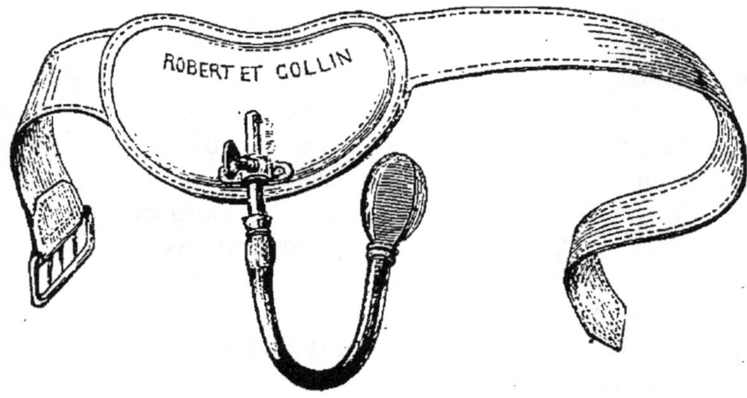

Fig 341. — Hystérophore de Roser modifié par Scanzoni.

mée, nous devons citer l'*hystérophore* de Roser modifié par Scanzoni (fig. 341). « Il consiste en une plaque (hypogastrique) de fer-blanc recouverte de cuir, de la forme d'un rein, de 14 centimètres de long sur 8 et demi de large. A cette plaque s'adapte, au moyen d'une vis, l'extrémité d'une branche recourbée destinée à être introduite dans le vagin. Cette branche présente, à 5 centimètres au-dessous de l'extrémité qui s'adapte dans l'agrafe, une charnière qui lui permet un mouvement libre à droite et à gauche. De là, la branche descend dans une longueur de 5 centimètres et demi, puis se recourbe en arrière, puis en haut et en avant, décrivant un arc de cercle tel, que la branche ascendante, longue de 5 centimètres et demi, se trouve à 5 centimètres et demi de la branche descendante, à l'endroit où elles sont le plus éloignées l'une de l'autre. La branche courbe consiste en un ressort d'acier large de 5 millimètres, assez fort, renfermé, dans toute sa longueur, dans un tube de caoutchouc vulcanisé, et terminé par un bouton d'ébène de 4 centimètres de long, sur 3 de large et demi d'épaisseur, assujetti au moyen d'une vis pour pouvoir être monté ou abaissé à volonté[1]. »

On voit que cet appareil a surtout pour but de soutenir la paroi antérieure du vagin, il n'agit donc que dans les cas de cystocèle. Son application est quelquefois très-douloureuse et ne peut être continuée.

Cet hystérophore a d'ailleurs été très-perfectionné par Charrière sur les indications de Becquerel. La ceinture a été remplacée par un ressort d'acier; la tige servant à la compression a été brisée au moyen d'une charnière; enfin, la pelote introduite dans le vagin est de gutta-percha, d'ivoire poli ou de métal recouvert de caoutchouc vulcanisé.

Enfin, nous terminerons l'énumération déjà longue de ces appareils à tige par la description des pessaires de MM. Grandcollot et Coxeter, du *releveur utérin* de M. Borgniet et de l'*hystérophore sus-pubien* de M. Dumontpallier.

« Le pessaire Grandcollot (fig. 304) se compose d'une ceinture hypogastrique à deux pelotes; entre elles se trouve une armature métallique à doubles brisures latérales, dans l'écartement desquelles est placée l'insertion d'un col de cygne suspenseur du pessaire et courbé convenablement pour s'adapter sur le pénil. Ici déjà, existe un système de mouvement par le-

1. De Scanzoni, *Traité des maladies des organes sexuels de la femme*, p. 115. Paris, 1858.

quel ce col de cygne peut, au gré des chirurgiens, être fixé ou exécuter des mouvements variés de rotation et d'inclinaison[1].

» Au col de cygne se trouve adaptée une tige intra-vaginale

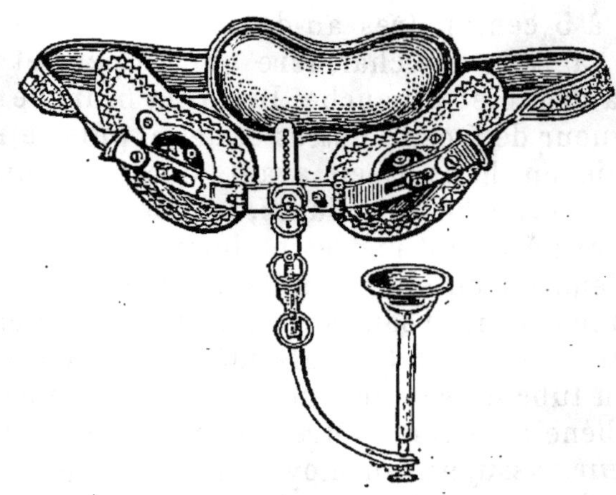

FIG. 342. — Pessaire de M. Grandcollot.

munie d'une cuvette à son extrémité supérieure. Cette tige est rectiligne, formée de deux cylindres creux emboîtés et glissant l'un sur l'autre, s'allongeant et se raccourcissant à volonté et contenant :

» Un ressort à boudin dont la puissance, indépendante des changements de longueur de la tige, demeure invariable;

» Un système d'excentrique qui lui permet de se renverser plus ou moins sur son axe et même d'exécuter autour de lui une révolution complète. Ce mécanisme en rend l'introduction très-facile, et lui permet d'être appliqué aux déviations de l'utérus, quelle que soit la position anormale prise par cet organe.

» Enfin la tige rectiligne est articulée avec le col de cygne, de manière à pouvoir tourner sur elle-même et exécuter des mouvements de circumduction.

» Il résulte de l'ensemble de ces brisures que la cuvette, une fois placée de manière à embrasser exactement le col de l'utérus, peut exécuter tous les mouvements que ce col lui-même exécute dans les divers mouvements du tronc, et qu'elle

1. Robert, *Rapport à l'Académie de médecine*, séance du 11 janvier 1862.

ne peut exercer aucune pression fâcheuse sur les organes qui l'avoisinent. »

Cet instrument est, comme on le voit, très-compliqué, par conséquent très-exposé à se déranger facilement; de plus, les malades le supportent difficilement, cependant il aurait rendu des services.

Le *pessaire* de Coxeter, beaucoup plus simple, consiste en

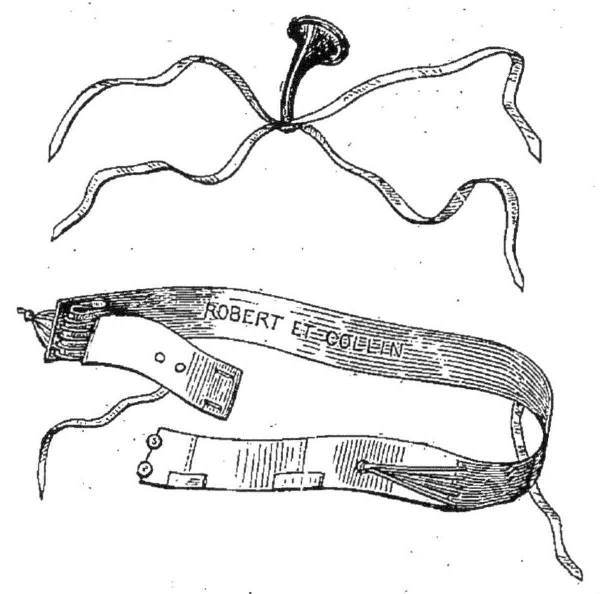

Fig. 343. — Pessaire de Coxeter.

une ceinture élastique prenant son point d'appui au-dessus des hanches, et qui sert à maintenir, à l'aide de quatre liens, un pessaire de gutta-percha perforé à sa partie supérieure. Les liens qui supportent le pessaire peuvent être détachés de la ceinture, d'où la possibilité d'enlever l'appareil sans déboucler la partie circulaire qui entoure le bassin (fig. 343 et 344).

On peut rapprocher du pessaire de Coxeter l'appareil connu sous le nom de *releveur Borgniet* (fig. 345).

Il se compose d'un cylindre creux A, de caoutchouc vulcanisé qui est facilement introduit dans le vagin et dont le sommet est excavé pour recevoir le col utérin. Sa base rétrécie est fixée par un écrou métallique inaltérable sur une plaque creuse de caoutchouc B, C, D, E, véritable plancher périnéal artificiel, terminée en avant et en arrière par des tubes sous-cuisses en caoutchouc T, T, qui, à l'aide de lanières, s'attachent à une petite ceinture, ou bien à un corset.

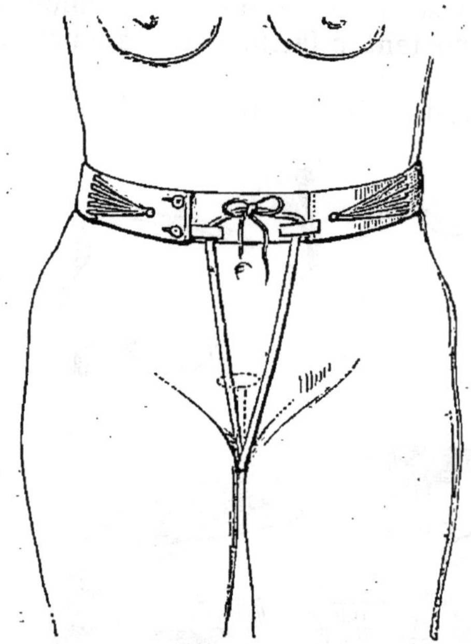

FIG. 344. — Pessaire de Coxeter appliqué.

M. Borgniet a aussi construit un *redresseur utérin*. Dans cet appareil le cylindre du releveur est remplacé par une cupule

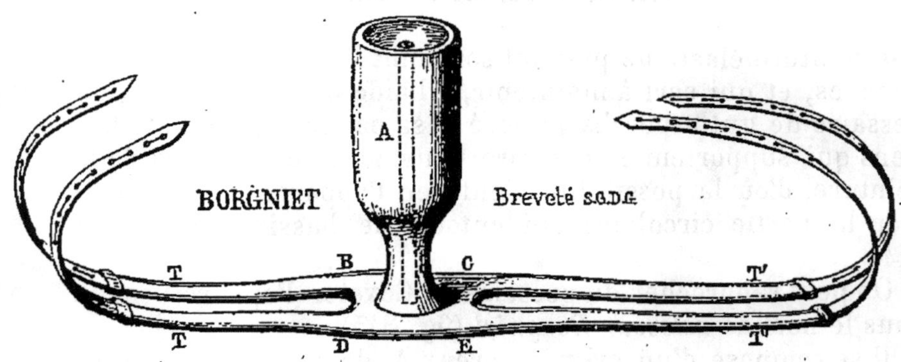

FIG. 345. — Releveur de M. Borgniet.

évasée, en forme de demi-sphère creuse coupée obliquement. Selon la déviation utérine, la partie la plus élevée se place en avant ou en arrière du col.

Ces appareils, surtout le premier d'entr'eux, nous ont rendu de bons services dans les cas de prolapsus utérin; telle est aussi l'opinion de M. le professeur Gosselin[1].

Quant à l'*hystérophore sus-pubien* de M. Dumontpallier, il n'est autre qu'un anneau pessaire présentant sur son arc antérieur une tige métallique fixée solidement. Cette tige *t*,

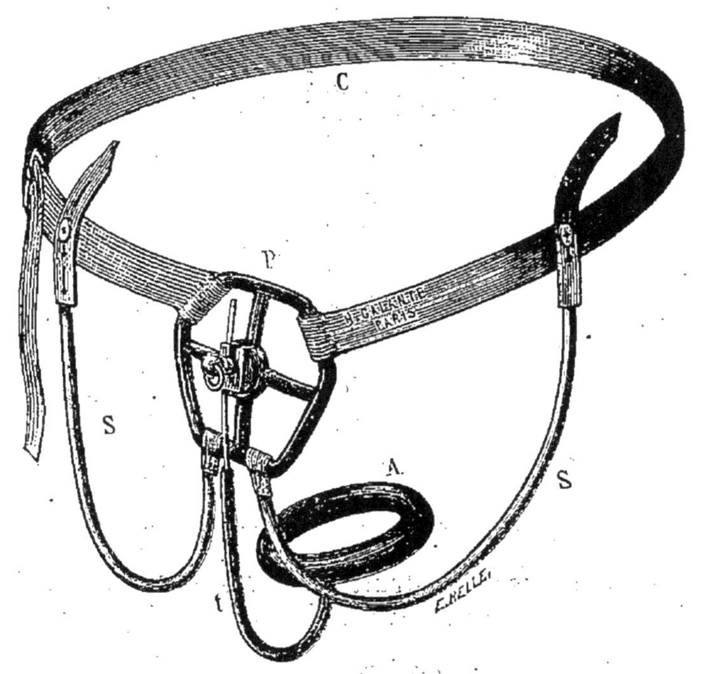

Fig. 346. — Hystérophore de M. Dumontpallier.

qu'on peut courber à volonté, vient se fixer sur une armature sus-pubienne P, à l'aide d'une mortaise et d'un tenon fixé par une vis à anneau. Une ceinture C et deux sous-cuisses *s*, *s*, complètent cet appareil.

Application des pessaires. — Quel que soit le pessaire que l'on veuille appliquer, il est quelques précautions que nous croyons devoir signaler : ainsi la vessie et le rectum doivent avoir été préalablement vidés; la femme sera couchée sur le dos, la tête basse, le bassin élevé, les cuisses légèrement fléchies sur le bassin et écartées, les jambes fléchies sur les cuisses; la matrice sera repoussée dans sa situation

1. *Leçons de clinique chirurg.*, etc., t. II, p. 551, 1875.

normale. Le chirurgien enduit le pessaire dont il a fait choix d'un corps gras ou mieux de glycérine, s'il s'agit d'un pessaire en caoutchouc, et se place sur le côté droit de la malade : avec le doigt indicateur et le médius de la main gauche, il écarte les grandes lèvres, la main droite présente l'instrument à l'entrée du vagin.

Le pessaire en gimblette est placé de champ et verticalement, de telle sorte que la direction du diamètre du cercle qu'il présente soit dirigée dans le sens vulvo-anal. Il en est de même pour les anneaux métalliques des chirurgiens américains. Il faut faire attention, dans cette manœuvre, à ne pas comprimer le canal de l'urèthre; il suffit pour cela de placer un peu à gauche de ce conduit la circonférence de l'instrument. Lorsque le pessaire a été introduit doucement dans le vagin, on engage le doigt dans son ouverture centrale et on le ramène dans la position horizontale. Si le pessaire est oblong, on l'introduit dans le vagin par un des sommets et on le retourne de manière à placer transversalement le grand diamètre de l'ellipse : cette manœuvre est quelquefois très-difficile.

Les pessaires en bondon sont introduits la base en haut, le sommet en bas; il est bon, lorsque le pessaire est un peu volumineux, d'en comprimer la base, afin de lui donner une forme oblongue analogue à celle de la vulve.

Il est quelquefois difficile d'introduire le pessaire en bilboquet, car la cuvette présente souvent des dimensions assez considérables, et la disposition de la tige s'oppose à ce qu'on puisse donner à la cuvette la position la plus favorable à son introduction. Il est inutile d'ajouter que la tige de l'instrument doit faire saillie en dehors du vagin, et qu'elle doit être fixée à l'aide de cordons sur une ceinture abdominale.

Lorsque les pessaires ont été introduits, il faut faire lever la malade, la faire marcher, tousser, afin de s'assurer que l'instrument peut rester en place et maintient convenablement l'utérus. Le chirurgien doit encore demander si le pessaire ne cause pas de douleur, car il arrive assez souvent que les malades ne peuvent en supporter l'usage. On peut, dans quelques circonstances, arriver à faire conserver à des malades des pessaires qui, après la première application, causaient une douleur assez vive pour provoquer des accidents : il faut dans ce cas les accoutumer peu à peu à la présence d'un corps étranger dans le vagin, en introduisant un pessaire de très petit volume, puis un peu plus gros, etc., jusqu'à ce qu'il soit possible de faire garder un instrument assez volumineux pour qu'il puisse maintenir convenablement les organes.

Les accidents qui résultent de la présence de pessaires dans le vagin sont primitifs et consécutifs. Les premiers suivent immédiatement l'introduction du pessaire; les seconds sont dus à son séjour trop longtemps prolongé.

Accidents primitifs. — La compression que le pessaire exerce sur la vessie et sur le rectum détermine fort souvent des troubles fonctionnels de ces deux organes; aussi observe-t-on de la dysurie, de la constipation; on constate encore des douleurs souvent très-vives du côté des lombes, des aines, des cuisses, de l'engourdissement des membres abdominaux. Ces accidents, qui peuvent être combattus par le repos, des lavements émollients, des bains entiers, des bains de siége, sont quelquefois assez intenses pour qu'on soit obligé d'ajourner ou de modifier l'application du pessaire.

Accidents consécutifs. — Ceux-ci tiennent à l'irritation que la présence du corps étranger exerce sur la muqueuse vaginale et aussi au contact du col de l'utérus avec la substance du pessaire. Ces accidents, caractérisés par un léger écoulement, disparaissent en général assez rapidement et ne nous occuperaient pas, si le pessaire n'était susceptible de s'altérer et de déterminer alors des symptômes beaucoup plus fâcheux.

En effet, au bout d'un certain temps, les pessaires, et ici il est surtout question des pessaires de gomme élastique, se recouvrent d'une incrustation calcaire plus ou moins épaisse formée en grande partie de mucus et de phosphate de chaux. Ces instruments altérés deviennent une cause permanente d'irritation : ils déterminent l'inflammation et l'ulcération du vagin, qui alors se couvre de végétations et devient le siége d'un écoulement purulent extrêmement fétide. Dans une observation rapportée par M. Cloquet, on voit un pessaire de liége, renfermé dans le vagin plus de dix ans, recouvert d'une telle quantité de végétations, qu'on avait pensé à un cancer du vagin. On a relaté des cas dans lesquels des pessaires avaient causé la perforation de l'une ou de l'autre cloison du vagin et déterminé des fistules vésico-vaginales et recto-vaginales. Les ulcérations du cul-de-sac postérieur doivent être redoutées dans l'application des anneaux américains.

Les accidents du côté de l'utérus sont aussi fort remarquables : outre les ulcérations du col, que l'on observe fréquemment, on voit quelquefois le col de la matrice s'allonger et s'engager dans la cavité du pessaire; alors le col s'étrangle et les symptômes les plus fâcheux peuvent en être le résultat.

Pour prévenir ces accidents, les malades doivent user de certaines précautions que nous allons rapidement passer en revue. Les soins de propreté doivent entrer en première ligne : les malades prendront souvent des bains, se feront des injections : celles-ci ne seront pas seulement bornées au vagin, mais il faudra introduire la canule de l'appareil dans l'ouverture centrale du pessaire, afin que le liquide puisse baigner le col de l'utérus, la partie supérieure du vagin et entraîner les mucosités déposées sur la face supérieure du pessaire.

Les pessaires, sauf ceux qui sont en caoutchouc ou en métal inoxydable, doivent être souvent renouvelés, et à cet égard les intervalles de temps sont extrêmement variables : ainsi, chez certaines femmes, les pessaires s'altèrent avec la plus grande facilité, il faut alors les renouveler au bout de vingt à vingt-cinq jours; chez d'autres femmes, au contraire, le pessaire peut être conservé pendant plusieurs mois.

Malgré les soins les plus assidus, nous conseillons de déplacer souvent le pessaire, soit par exemple tous les cinq ou six jours, de le laver et de ne le réappliquer qu'après avoir fait une injection abondante dans la cavité du vagin.

Pour enlever le pessaire, on fera placer la femme dans la position qu'on lui avait fait prendre lors de son application, et avec le doigt introduit dans le vagin on ramène peu à peu l'appareil au dehors en lui faisant exécuter un mouvement de renversement inverse de celui qui a servi à le mettre en place ; dans certaines circonstances cette extraction est assez pénible, surtout quand le pessaire est resté longtemps appliqué, et qu'il est incrusté de phosphate calcaire. Il est généralement bien plus facile de retirer les pessaires quand on a eu soin de passer une anse de fil dans leur cavité; il suffit alors d'engager le doigt dans l'anse de fil et de tirer à soit pour amener le pessaire au dehors.

Lorsqu'on a retiré un pessaire, il faut recommander à la malade quelques jours de repos, afin que des mouvements trop brusques ne viennent pas détruire le bénéfice que l'on a obtenu de l'application de l'instrument.

Pessaire à réservoir d'air. — Le docteur Gariel a cherché à parer aux accidents que déterminent les moyens ordinaires de contention de l'utérus en faisant construire des pessaires de caoutchouc vulcanisé, pessaires qu'il appelle *à réservoir d'air*.

Le *pessaire à réservoir d'air* (fig. 347) se compose de deux pelotes de caoutchouc vulcanisé, creuses à l'intérieur et munies chacune d'un tube d'une longueur de 15 à 20 centimètres. Un robinet relie les deux pelotes ensemble. Lorsque ce

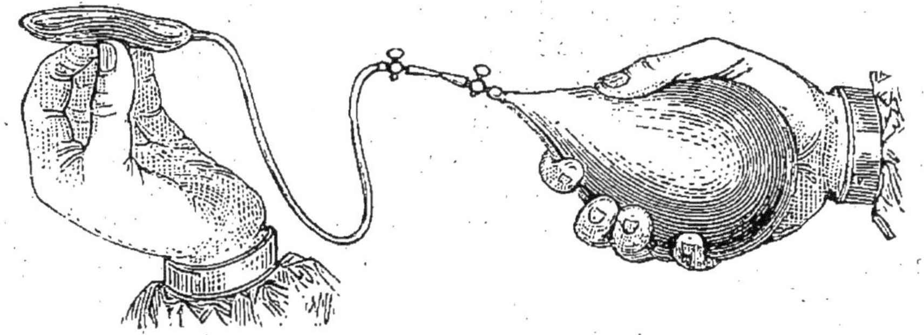

Fig. 347. — Pessaire de Gariel.

robinet est ouvert, l'air, préalablement introduit dans l'appareil, se répartit d'une manière égale dans les deux pelotes; mais la pression de la main sur l'une d'elles fait passer tout l'air que contient cette pelote dans l'autre pelote; on ferme le robinet, et la communication se trouve interceptée. L'instrument est alors préparé.

Pour s'en servir, on roule sur elle-même la pelote vide d'air (*pelote-pessaire*) (fig. 347), qui offre ainsi un volume insignifiant; on l'introduit dans la cavité vaginale, et l'on ouvre le robinet : l'air, chassé de la pelote restée à l'extérieur (*pelote-insufflateur*) par la pression de la main, passe dans la pelote-pessaire, qu'il dilate et à laquelle il donne un volume plus que nécessaire pour maintenir exactement les déplacements de l'utérus les plus considérables; on ferme le robinet, et l'appareil se trouve solidement fixé.

Son retrait s'opère en ouvrant le robinet; l'air, chassé de la pelote-pessaire par l'action combinée de l'élasticité du caoutchouc et des parois vaginales, reprend sa place dans la pelote-insufflateur, où il est tenu en réservoir pour une nouvelle application.

Ces manœuvres, exécutées avec la plus grande facilité, sont comprises dès la première séance par les malades les moins intelligentes. D'ailleurs l'appareil est encore plus facile à manier aujourd'hui, la pelote insufflateur étant remplacée par un insufflateur de caoutchouc (Galante, sorte de petit soufflet) qui permet de gonfler autant qu'on le veut la pelote-pessaire (fig. 348).

A cet insufflateur s'adapte à frottement l'extrémité du tuyau de caoutchouc de la pelote-pessaire, extrémité terminée elle-même par un petit embout de cuivre et fermée par un

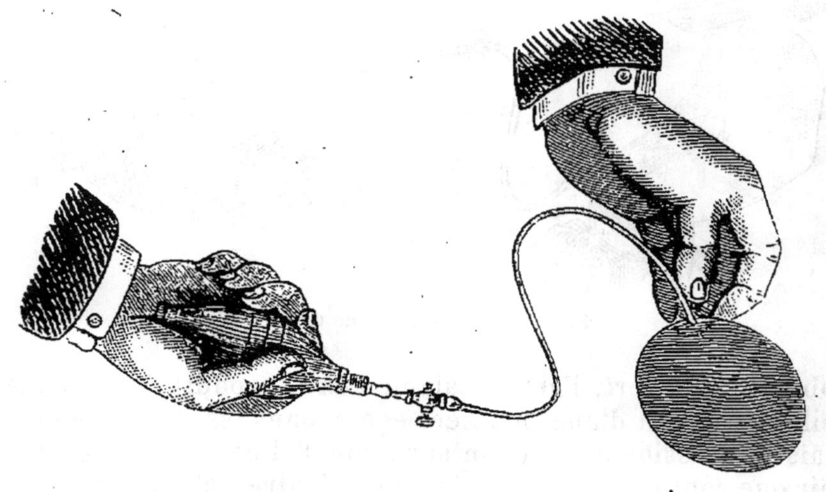

FIG. 348. — Pelote-pessaire de Gariel et insufflateur.

robinet. L'appareil en place ne se compose plus alors que de la pelote-pessaire.

Au moment de l'introduction, la pelote-pessaire doit être réduite à son plus petit diamètre possible par la manœuvre indiquée plus haut (ce diamètre n'excède jamais 1 à 2 centimètres); on la trempe dans une décoction mucilagineuse ou simplement dans l'eau, et on la présente à l'anneau vulvaire, qu'elle traverse toujours sans donner lieu à la plus légère douleur; une fois introduite, on la dilate par l'insufflation. Cette dilatation, dans le plus grand nombre des cas, peut être complétement faite de prime abord; cependant quelques malades, dont la sensibilité est exaltée par de longues souffrances, ne supportent l'entière dilatation de la pelote-pessaire qu'au bout de plusieurs séances; il faut alors, par des degrés successifs de dilatation, habituer le vagin au contact d'un corps étranger volumineux.

La pelote-pessaire convenablement dilatée, dit Gariel, remédie efficacement aux déplacements de l'utérus et du vagin, n'est jamais douloureuse et ne détermine aucune réaction sympathique sur les organes voisins.

Les pessaires en gimblette (pessaires rigides, aplatis sur deux de leurs faces et présentant une ouverture médiane) ne peuvent soulever et maintenir le col de l'utérus en place. Leur diamètre doit toujours être proportionné à la dilatabilité de l'anneau vulvaire. Or, il arrivé que ce diamètre, toujours trop considérable au moment de l'introduction, est fort souvent insuffisant à remplir la cavité vaginale. Cependant, en admettant qu'un de ces pessaires soit assez volumineux pour arc-bouter contre les parois du vagin et pour soutenir exactement le col de l'utérus pendant que le chirurgien le place : dans ce cas encore, la contention est illusoire. En effet, il n'est pas un praticien qui ne sache qu'au premier effort que fait la malade le pessaire le plus méthodiquement placé subit un mouvement de bascule, et que le col de l'utérus se trouve reposer non plus sur l'ouverture médiane de l'appareil, mais sur une des parois latérales. Dans cette position, le col utérin se trouve en contact avec une surface dure dont le peu de largeur l'expose à glisser, soit en avant, soit en arrière.

Le pessaire à réservoir d'air, au contraire, introduit sous un petit volume, peut prendre, par l'insufflation, un développement assez considérable pour refouler l'utérus au delà même de sa position normale. Il ne peut basculer dans la cavité vaginale à cause de son volume.

Le pessaire en gimblette produit une pression douloureuse dans les points avec lesquels il est en contact; il détermine sur les parois vaginales, sur le col de l'utérus, une inflammation suivie d'hypersécrétion muqueuse ou purulente, quelquefois même d'ulcération.

La pelote de caouthouc vulcanisé, dont les parois sont molles et élastiques, s'adapte exactement aux parties qu'elle est chargée de maintenir; elle remplit l'office d'un coussin élastique sur lequel le col de l'utérus repose mollement; elle ne produit jamais ni inflammation, ni hypersécrétion d'aucune sorte.

Les pessaires auxquels Gariel donne la préférence sont ceux qui sont en forme de pelote, ils remplissent parfaitement toutes les indications; cependant il a imaginé des pessaires à réservoir d'air offrant toutes les formes anciennes. Ces instruments sont préférables aux pessaires rigides, en ce sens que leur introduction est plus facile, puisqu'on les introduit vides d'air et qu'ils sont insufflés en place ; mais ils ne sont pas indispensables, car l'ouverture centrale que l'on remarque sur le pessaire en gimblette, et dans les pessaires à cuvette droite ou oblique (fig. 349), devient inutile, vu la possibilité de retirer le pessaire chaque jour.

Voici les préceptes que doivent suivre toutes les malades qui font usage du pessaire à réservoir d'air :

1° Elles doivent le placer le matin, au moment du lever ; il est préférable que cette application soit faite dans le lit même :

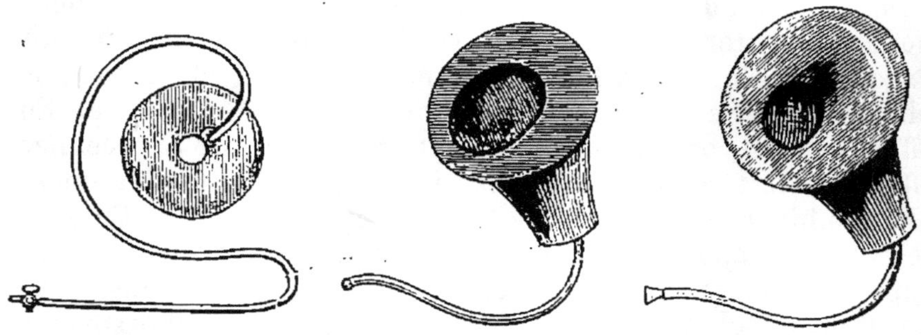

FIG. 349. — Pessaires en gimblette et à cuvette de Gariel.

en effet, dans la position horizontale, l'introduction est plus facile ; d'ailleurs la malade, en évitant toutes les occasions de déterminer le déplacement même momentané de l'utérus, augmente dans une proportion considérable ses chances de guérison complète ;

2° Elles le garderont toute la journée, pendant tout le temps, en un mot, qu'elles tiennent la position verticale ;

3° Elles le retireront le soir, au moment du coucher.

La pelote-pessaire, enlevée chaque jour et lavée à grande eau matin et soir, ne peut déterminer aucune inflammation des organes avec lesquels elle se trouve en contact. Pendant que la malade fait ses injections, aucun corps étranger ne se trouvant interposé entre le col ultérin et les liquides injectés, l'ablution est parfaite, le séjour des mucosités vaginales impossible.

Le col de l'utérus reste douze heures sur vingt-quatre éloigné de tout contact : cette circonstance prévient le développement de la fluxion sanguine que pourrait à la rigueur déterminer le frottement continuel du corps le plus doux.

La facilité de donner au pessaire à réservoir d'air un grand développement après son introduction indique l'emploi de cet appareil dans les cas de prolapsus les plus considérables, même lorsque le col utérin a dépassé l'orifice vulvaire de plusieurs centimètres. Il est évident cependant que la dilatation du pessaire doit avoir une certaine limite, et que, dans ces circonstances, il est fréquemment impossible de maintenir le prolapsus utérin. D'un autre côté, la pression exercée par l'appareil sur le rectum et la vessie n'est pas toujours très-bien tolérée.

Si le pessaire Gariel est parfaitement utilisable pour les prolapsus des parois vaginales, on conçoit qu'il ne puisse être

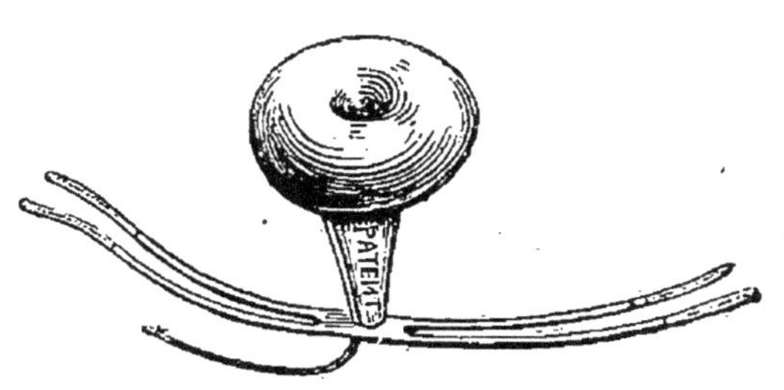

Fig. 350. — Pessaire de M. Bourjeaurd.

comparé aux anneaux américains décrits plus haut, et qui sont particulièrement indiqués dans les déviations utérines s'accompagnant de métrite, ou entraînant presque fatalement la stérilité. Dans ce dernier cas, les anneaux auraient l'avantage de permettre la cohabitation et la fécondation, faits sur lesquels insiste M. Sims.

Dans quelques circonstances, l'usage de la pelote de Gariel exige l'addition d'un second appareil : c'est lorsqu'il y a déchirure de la cloison recto-vaginale, en même temps qu'abaissement d'un des organes contenus dans le petit bassin. Dans ce cas, la pelote ne trouvant plus de point d'appui naturel, il faut lui en créer un, à l'aide d'une ceinture périnéale.

Cette ceinture est formée d'un plancher de caoutchouc vulcanisé, remplaçant la cloison recto-vaginale détruite ; au milieu de ce plancher passe le tube destiné à l'insufflation de la pelote-pessaire : l'appareil s'attache en avant et en arrière à une ceinture abdominale, à un bandage de corps ou même au corset de la malade, au moyen de tubes de caoutchouc vulcanisé. Ces tubes ont un grand avantage sur les sous-cuisses ordinaires, c'est qu'ils ne se mettent jamais en corde et ne déterminent pas d'excoriations. Une vaste échancrure, située au niveau du méat urinaire, permet la miction, sans dérangement de l'appareil. La pelote-pessaire ne doit être insufflée que lorsque l'appareil est fixé.

La figure 350 représente un pessaire construit d'après les mêmes principes, par M. Bourjeaurd.

Dans quelques cas, la ceinture périnéale offre au niveau de l'ouverture vulvaire un coussin de peau rembourrée, de caoutchouc, de gutta-percha, et même de buis qui maintient assez bien le prolapsus utérin. Dans le même but, M. Bourjeaurd emploie un système fort simple, c'est un coussin à air uni une ceinture élastique abdominale.

Avant de terminer cet article, nous ne pouvons nous empêcher de signaler à l'attention des praticiens les excellents résultats obtenus par les chirurgiens anglais et américains, de l'emploi prolongé des *pessaires de coton*, qui ne sont autres que des tampons d'ouate qu'on introduit périodiquement dans le vagin en facilitant leur glissement à l'aide d'une poudre inerte ou légèrement astringente comme le sous-nitrate de bismuth. Il est bien entendu que l'emploi de ces pelotes de coton n'est indiqué que dans ces cas de déviation plus ou moins physiologiques qui s'accompagnent d'accidents du côté du col ou de la muqueuse utérine. Nous avons retiré de grands avantages de ce mode si simple de contention de l'utérus ; il n'a qu'un inconvénient, c'est la nécessité d'un renouvellement fréquent ; aussi M. Marion Sims a-t-il fait construire un instrument dit *porte-tampon*, à l'aide duquel les malades peuvent elles-mêmes introduire le pessaire de coton[1]. Un simple fil entourant préalablement la pelote permet de la retirer facilement.

Enfin, Raciborski a proposé l'emploi de pessaires formés de segments de typha dont le duvet est maintenu par une enveloppe de tulle clair. Ces pessaires en forme de cylindres longs de 7 à 8 centimètres peuvent combattre les déviations ou être imprégnés de liquides médicamenteux agissant alors d'une façon directe sur le col ultérin ou sur les parois vaginales. L'extrémité vulvaire de chaque pessaire présente une petite tige arrondie faisant une légère saillie, et qui permet à la malade de le retirer comme elle veut. Ces pessaires se gardent la nuit, quelquefois le jour, et sont alors maintenus en place par un bandage en T. Enfin, pour rendre plus facile

1. M. Sims, *loc. cit.*

l'emploi de ce moyen thérapeutique, Raciborski a inventé un petit spéculum muni d'un mandrin, que les malades peuvent introduire elles-mêmes, et auquel elles substituent le pessaire de typha[1].

CHAPITRE XII

DES INDICATIONS QUE DOIVENT REMPLIR LES PANSEMENTS ET LES BANDAGES

Nous avons déjà dit que les pansements devaient remplir toujours quelques indications particulières; le plus souvent, il est vrai, les pansements sont destinés à plusieurs usages, et, pour en donner un exemple, un pansement peut être à la fois compressif et contentif, préservatif et calmant. etc. D'autres fois, au contraire, le pansement ne remplit qu'un seul but : ainsi un pansement peut n'être que simplement compressif, lorsqu'il n'y a lieu d'appliquer autour d'un membre, par exemple, qu'un bandage spiral destiné à le comprimer. Nous allons passer successivement en revue chacune des indications particulières que peuvent présenter les pansements.

Parmi ces indications, les unes sont très-simples, communes à presque tous; nous en avons d'ailleurs dit quelques mots au commencement de cet ouvrage, et c'est pour ne pas laisser de lacunes qu'il en sera question ici. Tels sont les pansements *contentifs*, qui doivent maintenir toutes les pièces d'appareil appliquées sur une partie malade, les pansements *préservatifs*, destinés à abriter les parties malades du contact de l'air froid ou chargé de miasmes, de l'action de la lumière dans les maladies des yeux, en un mot, de préserver les parties contre les agents extérieurs.

Les pansements *calmants*, *excitants*, *cicatrisants*, présentent entre eux la plus grande analogie; ils ne diffèrent que par la nature du topique appliqué sur la partie malade. Une plaie est-elle trop irritée, cause-t-elle une douleur trop grande, une application émolliente ou narcotique rendra le repos au malade. La plaie a-t-elle mauvais aspect, la suppuration est-elle peu abondante, de mauvaise nature, un topique légèrement excitant lui rendra bientôt ses qualités ordinaires : le pus sera épais,

1. *Gazette des hôpitaux*, 1866, p. 30.

crémeux, comme il convient, et le topique aura déterminé une inflammation que l'on pourrait appeler *cicatrisante*, car elle aura rendu la cicatrisation beaucoup plus facile. On arrive encore au même but au moyen de la cautérisation ou des caustiques.

Il arrive quelquefois que les plaies sécrètent du pus qui a contracté une mauvaise odeur. Les pansements qui ont pour but, soit de masquer cette odeur fétide, soit de la détruire, ou de modifier la surface de la plaie, de manière à changer l'odeur du produit de la sécrétion, sont des pansements *désinfectants*. Nous y reviendrons plus loin.

Les pansements *détersifs* sont ceux qui sont destinés à faire évacuer le pus ou tout autre liquide, qui stagne dans des trajets fistuleux, dans des clapiers ou dans le fond des plaies. On remplit facilement ces différentes indications, soit au moyen d'injections de toute nature faites dans les trajets fistuleux, soit au moyen d'incisions faites à propos ; celles-ci sont désignées en particulier sous le nom de *contre-ouvertures*. Enfin la compression latérale sur un trajet fistuleux fera couler le pus qui stagne dans un clapier ; des mèches, des sétons, des tubes à drainage, placés dans ces trajets, serviront de conducteur à la matière purulente et favoriseront la sortie de ce liquide.

Si les pansements que nous venons d'examiner doivent leurs différentes propriétés aux différents topiques, ceux que nous allons étudier maintenant doivent surtout la variété de leurs usages à la forme des bandages qui les composent.

Au commencement du chapitre des bandages, nous avons vu qu'ils pouvaient être classés d'après leurs usages ; mais nous avons préféré les étudier d'après leur forme. Nous allons ici développer les usages des bandages, en ayant soin toutefois de décrire les topiques qui quelquefois sont employés avec eux.

Quelques-uns sont trop simples pour qu'il doive encore en être question, et ce que nous en avions déjà dit est suffisant. Nous ne décrirons que les *bandages* et les *pansements unissants*, ou la *réunion* ; les *bandages* et les *pansements divisifs*, ou l'*écartement*, les *bandages* et les *pansements compressifs*, ou la *compression*. Enfin nous terminerons par les *bandages suspensifs*, ou la *suspension*.

§ 1. — De la réunion des plaies.

Les pansements unissants sont ceux qui doivent rapprocher ou maintenir rapprochées les parties divisées dont on veut obtenir la réunion. Quoique la compression latérale sur des trajets fistuleux, sur des foyers en suppuration, favorise le recollement des parties tout en faisant évacuer le pus, ce pansement ne doit pas être décrit parmi les pansements unissants. Il en est de même de l'appareil contentif des fractures, qui, cependant, se rapproche autant des pansements unissants que le précédent. Mais c'est surtout à propos des plaies que nous devons étudier le pansement unissant.

Toutes les plaies ne doivent pas être réunies; il en est même dont il faut favoriser l'écartement. C'est ce que nous allons voir dans le paragraphe suivant. Mais les plaies récentes, non contuses, qui ne renferment pas de corps étrangers entre leurs bords , doivent souvent être réunies. Nous décrirons plus tard quelles sont les indications qui nécessitent la réunion, quelles sont les différentes espèces de réunion. Ici, nous nous bornerons à énumérer les moyens à l'aide desquels la réunion peut être obtenue. Ces moyens sont :

1° La *position*, procédé très-puissant qui consiste à mettre les parties dans la position la plus favorable pour que les bords des solutions de continuité se touchent : ainsi la position fléchie est de rigueur dans les plaies transversales; les membres, au contraire, affectés de plaies longitudinales doivent être tenus quelquefois dans l'extension.

2° La *compression*, qui, tout en rapprochant les bords des solutions de continuité, s'oppose à la contraction musculaire, et par conséquent maintient les lèvres de la plaie réunies. La compression se fait, ou parallèlement aux deux bords de la plaie au moyen de compresses graduées, ou bien circulairement. (Voy., pour plus de détails, le paragraphe destiné à la description de la *Compression*).

3° Les *agglutinatifs*, qui maintiennent rapprochés les divers bords des plaies. Employés seuls, ils ne procurent qu'un médiocre avantage, excepté dans les plaies superficielles, c'est-à-dire dans celles qui n'ont pas entamé les tissus musculaires, surtout lorsqu'il n'y a pas de perte de substance.

4° Les *bandages* employés pour la réunion des plaies sont des bandages invaginés, appelés à cause de leur usage bandages unissants des plaies longitudinales et des plaies transversales. Nous avons vu comment on doit les appliquer (p. 235).

5° Les *sutures* sont des moyens très-puissants pour obtenir la réunion des solutions de continuité; nous les décrirons plus loin.

6° Enfin plusieurs *topiques* favorisent la cicatrisation des plaies, soit en modifiant la surface suppurante, soit en détruisant les excroissances qui empêchaient la réunion : tels sont la cautérisation, les topiques irritants, etc. Nous ne nous y arrêterons pas.

§ 2. — De l'écartement.

S'il est des plaies qui doivent être réunies, il en est d'autres dont la réunion doit être empêchée : c'est au moyen de pansements *divisifs* qu'on y arrive.

Les solutions de continuité dont la réunion ne doit pas avoir lieu sont : celles qui sont faites pour détruire des brides, des cicatrices dont la formation causait des difformités horribles à la vue, ou qui privaient le malade d'un membre; celles qu'on pratique sur les muscles ou les tendons (*ténotomie, myotomie*), afin de rendre à une partie sa forme normale; celles qui sont faites pour évacuer un liquide, le pus, par exemple; enfin celles que l'on pratique à l'orifice des conduits naturels rétrécis, dans le but de les élargir.

On conçoit parfaitement que dans ces cas la réunion soit formellement contre-indiquée, puisque le chirurgien a fait des solutions de continuité pour écarter les tissus. Mais les fistules qui tendraient à se rétrécir, lorsqu'elles doivent encore donner passage à une certaine quantité de liquide, les plaies au fond desquelles existent des corps étrangers, ne doivent pas non plus être réunies. On sait que la peau a beaucoup plus de tendance à se réunir que les parties sous-jacentes; c'est pour cela qu'il faut avoir soin de ne pas la laisser se cicatriser avant que les parties profondes ne se soient modifiées de manière à former la cicatrice, qui doit toujours marcher de la profondeur vers la superficie. Enfin, à la suite de larges solutions de continuité avec perte de substance, dans les brûlures, les gangrènes de la peau, les pansements divisifs sont de rigueur : car, si l'on n'en faisait point usage, on verrait bientôt la peau tirée en tout sens par le travail de la cicatrisation, former ces brides dont nous avons déjà parlé au commencement de ce paragraphe ; or, si on les détruit quelquefois, à plus forte raison doit-on les prévenir.

Lorsque les plaies sont peu étendues, à la suite d'ouverture d'abcès comme dans les fistules, des mèches, des tampons de charpie, sont presque toujours suffisants pour empêcher la réunion ; mais les moyens que l'on doit employer lorsqu'il existe des pertes de substance doivent être plus énergiques. Ce sont des appareils composés de bandes, d'attelles disposées suivant les indications, mais le plus souvent de manière à tenir les parties dans l'extension ; des bandages croisés, qui, par leur disposition, servent soit à étendre les parties, soit à les fléchir en sens inverse de la solution de continuité. Enfin il arrive fort souvent que ces divers moyens ne sont pas assez puissants ; c'est alors à des appareils orthopédiques qu'il faut recourir.

§ 3. — De la compression[1]

Dans le sens le plus général, la compression désigne une action ou une force qui presse une partie sur une autre. Son effet, dans la plupart des cas, est de resserrer les parties : cependant si elle est appliquée de dedans en dehors, dans un canal ou un organe creux, elle agit en éloignant les parois. Cette variété de compression est la *dilatation*.

Toute espèce de pression détermine toujours une modification dans l'exercice des fonctions des organes, modification qui varie avec la durée, l'étendue, l'intensité de la compression, et avec la nature, la forme et la position du tissu comprimé.

Si la compression est légère, de courte durée, bornée à une surface peu étendue, elle suspend momentanément la circulation capillaire ; les tissus pâlissent, mais dès que l'action cesse, la coloration normale réapparaît, le sang afflue même dans la partie avec plus d'abondance. La compression est-elle exercée à un même degré, mais pendant un temps plus long, elle fait naître un sentiment de fatigue, d'engourdissement. C'est ce qui arrive chaque jour lorsqu'on reste longtemps dans la même position ; aussi ne doit-on pas chercher une autre cause à l'impossibilité de conserver longtemps la même attitude. Plus tard cette gêne se change en une dou-

1. Voy. le Supplément au *Dictionnaire des dictionnaires de médecine*, art. COMPRESSION.

eur souvent très-vive; l'inflammation des tissus, leur gangrène, sont fréquemment le résultat de cette compression trop longtemps prolongée à la suite d'un long séjour au lit, par exemple, chez des individus amaigris par la maladie et chez lesquels existe le plus souvent une cause prédisposante à l'altération des tissus.

Appliquée sur les divers organes, la compression produit des phénomènes qui varient avec la nature de ces organes mêmes. Est-elle exercée sur des organes mobiles, elle les déplace, les resserre. C'est à la compression que l'on doit attribuer l'atrophie du poumon dans l'hydrothorax. Est-elle exercée sur des organes plus résistants, sur les os, par exemple, elle les use, les perfore : les anévrysmes, les fongus de la dure-mère, en sont des exemples frappants. Appliquée sur les vaisseaux, elle y suspend le cours du sang, et détermine la gangrène, l'infiltration des membres, l'hydropisie; la compression exercée sur les nerfs donne lieu à des douleurs atroces, à la paralysie, etc.

Nous ne nous arrêterons pas à décrire les phénomènes morbides qui accompagnent la compression; ce que nous nous proposons d'étudier dans cet article est la compression considérée comme agent thérapeutique. Toutefois, faite dans ce but, elle détermine des phénomènes semblables à ceux que nous venons de passer en revue, depuis la gêne légère et momentanée jusqu'à la destruction, à la gangrène des tissus. Dans certaines circonstances, appliquée d'une manière peu méthodique, elle ne produit pas l'effet que l'on en attendait, elle détermine des lésions plus ou moins graves, elle est cause, en un mot, d'une maladie que le chirurgien doit combattre, mais qu'avant tout il doit éviter. Aussi, aurons-nous soin, en décrivant chaque mode de compression, d'en faire ressortir les avantages, d'en examiner les accidents et de faire connaître les moyens à l'aide desquels le praticien pourra éviter de nouvelles lésions.

Nous allons passer en revue les divers modes de compression, les effets qu'ils produisent et les indications qu'ils peuvent remplir.

A. *Compression circulaire.* — 1° *Sur une surface étroite.* — Cette espèce de compression s'emploie comme moyen compressif et comme moyen de section.

Employée comme moyen de section, elle n'est autre chose

que la *ligature* que nous examinerons plus loin. (Voy. aussi les *Sections mousses*.)

La compression circulaire pratiquée sur une surface étroite et employée pour exercer une véritable compression trouve de nombreuses applications dans la thérapeutique.

1° On suspend le cours du sang artériel et les hémorrhagies en appliquant une bande circulaire autour d'un membre, mais celle-ci devient bien plus efficace lorsqu'une compresse graduée a été placée sur le trajet du vaisseau. Nous y reviendrons en décrivant la compression latérale.

2° Lorsque l'on veut pratiquer la saignée du bras, celle du pied, un lien circulaire placé au-dessus du point où l'on veut faire la section de la veine est indispensable, afin de distendre les vaisseaux par l'accumulation d'une certaine quantité de sang, et de forcer celui-ci à sortir par la plaie. Après l'opération de la phlébotomie, un bandage convenablement serré est encore indiqué pour arrêter l'écoulement du sang.

3° Immédiatement après l'inoculation d'un virus ou d'un poison, on peut retirer des avantages de la compression circulaire pour empêcher l'absorption.

4° Elle réussit encore à prévenir et à arrêter les crampes; elle s'oppose, dit-on, au développement d'un accès épileptique lorsque celui-ci est précédé d'un sentiment de froid, de tressaillement, de douleur, en un mot d'*aura* dans un membre.

5° Un lien circulaire suffit dans quelques circonstances pour empêcher le pus de fuser entre les interstices celluleux des muscles.

6° Enfin, appliquée à l'extrémité des moignons, à la suite des amputations, elle s'oppose à la rétraction des parties molles.

Une bande, un lacs, sont suffisants pour faire cette espèce de compression; si une constriction très-forte était nécessaire, il faudrait faire usage du *garrot*.

Lorsque le lien est médiocrement serré, ce mode de compression offre peu d'inconvénients : elle peut rester appliquée pendant un temps assez long. Il n'en est pas de même quand une constriction considérable est nécessaire; un sentiment de torpeur, d'engourdissement dans toute la partie inférieure du membre comprimé, se fait remarquer aussitôt après l'application du bandage; le cours du sang est suspendu; le membre se tuméfie, devient rouge, livide, se refroidit, et la gangrène ne tarderait pas à se produire si la compression était continuée pendant quelque temps. Nous ne conseillons donc la constriction violente d'un segment de membre que comme moyen extrême et provisoire.

2° *Compression circulaire sur une large surface.* — Cette espèce de compression présente *deux indications* bien tranchées : 1° dans certains cas, elle a pour but de faciliter la circulation de la lymphe et du sang veineux, de diminuer le volume des parties œdématiées, de prévenir des engorgements œdémateux, de favoriser la résolution des liquides épanchés; 2° elle maintient les parties dans leur position naturelle, rapproche les parties divisées et s'oppose aux contractions musculaires.

La compression circulaire a reçu de nombreuses applications en thérapeutique. Nous allons passer rapidement en revue les diverses affections contre lesquelles elle a été conseillée.

Depuis les temps les plus anciens, les ulcères atoniques ont été combattus avec succès par la compression. Les ulcères variqueux ont aussi parfaitement guéri à l'aide de ce moyen. Il ne faudrait cependant pas croire que dans tous les cas la compression seule suffise pour faire disparaître les ulcères; mais ce moyen, combiné avec une médication interne lorsqu'elle est nécessaire, avec la cautérisation, le repos, la situation, peut apporter des changements notables dans la maladie.

L'engorgement œdémateux des membres disparaît rapidement sous l'influence d'une compression bien faite, mais celle-ci ne doit être appliquée que quand la cause de l'infiltration a cessé. En effet, il serait tout à fait inutile, il serait même dangereux d'appliquer un bandage compressif lorsque l'œdème est le symptôme d'une affection organique quelconque.

La compression rend chaque jour les plus grands services dans les cas de varices : ce n'est que dans des circonstances fort rares que l'on peut espérer la cure radicale de cette affection; mais, employée comme moyen palliatif, la compression empêche l'augmentation du volume des tumeurs variqueuses, soutient les veines, prévient leur rupture, et fait disparaître chez les malades l'état de malaise et de gêne qui résulte de la dilatation de ces vaisseaux.

La compression a encore trouvé de nombreuses applications dans le traitement des brûlures un peu étendues, dans l'érysipèle, dans l'inflammation du tissu cellulaire sous-cutané des membres, dans celle du testicule, dans les phlegmasies articulaires, dans le renversement de l'intestin.

Dans les diverses circonstances que nous venons d'indiquer, la compression est modérée : elle ne s'oppose pas à la contraction des muscles : dans certains cas même elle la favorise. Mais dans les fractures elle doit être plus énergique, car elle doit s'opposer aux contractions musculaires.

La consolidation des fractures ne peut être régulière, elle ne peut même être obtenue que par l'immobilité. L'état de contention permanente dans lequel se trouve placé le membre joue le plus grand rôle, à la vérité, dans le traitement des fractures; mais la compression ne laisse pas que d'avoir une grande importance. Elle empêche les contractions musculaires qui pourraient déplacer les fragments, sinon suivant leur longueur, du moins suivant leur circonférence ; elle favorise l'absorption des liquides épanchés autour du foyer de la fracture; elle s'oppose à l'engorgement œdémateux du membre après la consolidation des os; enfin elle soutient le cal, qui, après la levée de l'appareil, pourrait ne pas avoir une suffisante solidité.

La compression seule est employée dans le traitement des fractures des os courts et des os larges, tels que les côtes, la clavicule, le bassin.

Les moyens que l'on emploie pour obtenir cette espèce de compression sont extrêmement variés ; nous pouvons cependant les diviser en quatre catégories principales :

1° *Bandes*. — La partie est comprimée à l'aide d'un bandage spiral appliqué de bas en haut.

2° *Bandelettes agglutinatives*. — Ce mode de compression est utilisé spécialement dans le traitement des ulcères et des plaies.

3° *Bandages*. — Ce sont des appareils à bandelettes séparées, tels que l'appareil de Scultet, le bandage à dix-huit chefs, etc. C'est dans cette catégorie que nous rangerons les bandages de corps employés pour maintenir les fractures de la clavicule, celles des os du bassin.

4° *Bas lacés*. — De peau, de coutil, ou de tissu élastique

(Bourjeaurd), ils sont fort souvent appliqués autour des membres variqueux; les genouillères servent à comprimer le genou.

Les accidents que peut entraîner la compression circulaire exercée sur une surface étendue, sont assez nombreux et assez graves pour que le chirurgien mette tous ses soins à les éviter.

Lorsque la compression est faite pendant un temps trop long, le membre sur lequel elle est appliquée s'atrophie, diminue de volume. Ce résultat est un inconvénient de la médication, et nous l'avons rappelé afin que la compression ne soit pas portée au delà du temps nécessaire à la guérison de la maladie que l'on veut combattre.

La diminution graduelle de la partie comprimée nécessite une réapplication fréquente de l'appareil, car au bout de quelques jours le bandage ne remplit que très-imparfaitement l'usage auquel il est destiné. Il est bon d'ajouter que cet inconvénient est en partie évité à l'aide des bandages élastiques, des appareils ouatés et des appareils amovo-inamovibles.

La gangrène est souvent à redouter à la suite d'une compression trop forte; le sang, en effet, ne circule qu'avec difficulté, n'arrive plus dans les capillaires, et la peau est frappée de sphacèle. D'un autre côté, la circulation du sang veineux et de la lymphe se trouvant ralentie au-dessous de la partie comprimée, celle-ci s'engorge, s'œdématie et peut même être frappée de mort. Ces accidents sont fort graves, mais peuvent toujours être évités.

Lorsqu'on veut exercer la compression sur un des segments d'un membre, il faut toujours comprimer le membre depuis son extrémité : c'est ainsi que pour la compression du bras on enveloppera les doigts, puis la main, ensuite l'avant-bras, enfin le bras; c'est un précepte dont on ne doit jamais s'écarter lorsque la compression doit être prolongée pendant quelque temps. Il faut éviter d'appliquer un appareil trop serré; il ne faut même le serrer que médiocrement, lorsqu'on prévoit un gonflement inflammatoire. Dans ces cas l'appareil doit être surveillé avec le plus grand soin, car le gonflement des parties molles peut rendre la constriction trop forte, alors qu'on aurait cru appliquer un appareil même trop lâche.

Quand un appareil compressif doit être appliqué sur une partie dont la peau est déjà malade, quand, par exemple, on y a fait mettre des sangsues, des ventouses sèches ou scarifiées, on doit le surveiller avec le plus grand soin, car la gangrène y est encore plus à craindre que lorsque les parties sont saines.

Dans l'application d'un bandage compressif, il faut avoir soin qu'il n'y ait pas de plis, ni d'ourlets qui, en comprimant certaines parties plus que d'autres, puissent être cause d'accidents.

Pour éviter l'engorgement des parties inférieures, il faut toujours serrer plus fortement un bandage compressif à l'extrémité du membre et aller en diminuant vers la partie supérieure. Il faut encore, lorsque la constriction doit être portée très-loin, ne serrer que graduellement, c'est-à-dire réappliquer souvent l'appareil et chaque jour le serrer davantage; de cette manière les tissus s'accoutument à la compression et les accidents sont beaucoup moins à craindre.

Mais si la gangrène survient dans un appareil trop serré, on peut encore l'observer quand on abandonne trop tôt la compression. C'est à J.-L. Petit qu'on doit cette remarque[1].

Enfin, lorsqu'on juge nécessaire d'imbiber les linges et les bandes qui servent aux appareils contentifs de liqueurs résolutives, il faut se rappeler que les appareils se resserrent en séchant, et qu'une constriction qui paraissait convenable pourrait devenir trop forte.

B. *Compression latérale ou sur un point limité.* — La compression latérale est celle qui agit uniquement sur des points du tronc ou d'un membre; souvent elle est combinée avec la compression circulaire : car dans certains cas cette dernière est destinée à maintenir les pièces d'appareil destinées à la compression; dans d'autres circonstances, un bandage spiral doit être appliqué depuis l'extrémité du membre, afin d'en diminuer l'engorgement.

Jadioux[2] a rangé les cas qui réclament cette compression sous sept chefs :

1° Pour dilater certains organes ou certains conduits : *dilatation ;*

2° Pour diminuer légèrement la capacité d'une cavité et en soutenir les parois;

3° Pour affaisser ou réunir les parois d'un foyer, d'un conduit ou d'un canal quelconque;

1. J.-L. Petit, *Œuvres chirurgicales*, édition Pigné, 1 vol. in-8°, p. 132.

2. *Thèse de Paris*, 1810, n° 4.

4° Pour affaisser, atrophier des excroissances, ou même des organes;

5° Pour résister à la tendance qu'ont certains fluides à s'écouler par leurs conduits excréteurs;

6° Pour résister à la tendance de certains organes à sortir de leur cavité;

7° Pour extraire ou déplacer certains corps étrangers ou organes.

Nous allons examiner successivement chacun de ces différents points, auxquels nous ajouterons la compression que l'on exerce pour rapprocher les bords d'une solution de continuité transversale ou longitudinale. Cette compression ne doit être considérée que comme compression latérale, car la compression circulaire faite dans ces circonstances n'est qu'un moyen accessoire destiné à prévenir les accidents d'une compression latérale et à soutenir les agents compressifs.

I. *De la compression considérée comme moyen de dilater certains organes ou certains conduits. — De la dilatation.* — La dilatation a pour but d'augmenter le calibre naturel d'un canal, d'une cavité ou d'une ouverture quelconque; de le rétablir lorsqu'il est diminué ou complétement effacé; d'entretenir le libre trajet de certaines fistules.

Les occasions d'employer la dilatation dans le but d'augmenter le calibre d'un des canaux naturels sont assez rares. Cependant, pour extraire certains polypes de l'utérus, pour examiner et cautériser le col utérin, il est nécessaire de dilater le vagin à l'aide du spéculum.

Il est à remarquer que dans ces circonstances ce sont des parties saines sur lesquelles on applique la dilatation, tandis que, dans les cas que nous allons examiner, elle est exercée sur des parties malades.

Le rétrécissement et l'oblitération des canaux sont les lésions pour lesquelles la dilatation est le plus souvent employée.

Les moyens à l'aide desquels on obtient cette dilatation varient suivant les conduits qui sont affectés, leur genre de lésion et les procédés dont on fait usage. Quoi qu'il en soit, pour être utile, la dilatation doit remplir les conditions suivantes: 1° les instruments ne doivent pas être introduits avec violence; 2° il faut éviter les déchirures, les fausses routes; 3° il ne faut dilater le canal que dans le point affecté; 4° un libre cours doit, autant que possible, être laissé aux matières qui traversent habituellement le canal.

Les principaux agents de la dilatation sont :

1° Les *membranes distendues par des fluides*. L'idée du dilatateur est fort ancienne ; aussi Ducamp, dans son *Traité des rétrécissements de l'urèthre*, p. 170, dit-il : « Je n'ai pas inventé le dilatateur, je n'ai fait que le perfectionner et le rendre propre à l'usage auquel il est destiné. Je ne sais pas trop à qui faire honneur de l'idée première de cet instrument ; il se compose d'une petite poche que l'on introduit vide dans le lieu que l'on veut élargir et que l'on gonfle ensuite avec de l'air ou de l'eau, afin de distendre fortement et de dilater les parties sur lesquelles on agit. » En effet, Perilhe (*Histoire de la chirurgie*, t. II) parle d'un vétérinaire grec, nommé Absyrte, qui maintenait en place la matrice renversée, à l'aide d'une vessie de cochon. Desault mentionne des chirurgiens qui, pour dilater l'urèthre afin d'extraire les calculs de la vessie, introduisaient dans le canal un boyau de chat vide et noué par un bout, que l'on remplissait ensuite d'air, afin de distendre et d'agrandir le canal.

L'instrument de Ducamp est applicable à un très-grand nombre de cas, car il réduit la principale pièce de l'appareil, le tube, à une simple membrane qu'il gonflait avec de l'air. Mais, ainsi que le fait remarquer Costallat[1], la membrane se développera dans les parties saines situées au-dessus et au-dessous du rétrécissement, et acquerra le diamètre naturel à ces parties avant d'exercer d'action sur la coarctation, et lorsqu'on augmentera la tension de la membrane pour agir sur le rétrécissement, on agira en même temps d'une manière plus énergique sur les parties saines, et l'on sera exposé à des ruptures et à des hémorrhagies.

Gariel a modifié d'une manière fort ingénieuse l'instrument de Ducamp. Son appareil se compose d'une sonde de caoutchouc vulcanisé, terminée à son extrémité par un renflement qui s'efface complétement quand la sonde n'est pas distendue, de sorte que la sonde, portée sur un mandrin, peut être facilement introduite dans le canal de l'urèthre. Cette sonde se trouve munie à son extrémité d'un robinet pourvu d'un pas de vis auquel s'adapte une poche de caoutchouc remplie d'air ; cette poche porte le nom d'*insufflateur*.

1. *Essai sur un nouveau mode de dilatation appliqué aux rétrécissements du rectum*. 1834, in-8.

La sonde uréthrale avec renflement est destinée à la compression des tumeurs de la prostate et des fongosités du col de la vessie, à la dilatation des rétrécissements du canal de l'urèthre.

Dans les deux cas, le renflement a un siége qui lui est propre.

Toutefois nous ferons un reproche à l'instrument de Gariel, c'est que la sonde est trop volumineuse pour être engagée dans un rétrécissement même peu étroit; mais cet instrument pourrait rendre des services, quand le calibre du conduit dans lequel on met la sonde est assez grand?

La sonde à renflement est surtout applicable à la dilatation des rétrécissements de l'œsophage, du rectum, du vagin, etc.

Gariel donne à la sonde affectée à la dilatation du rectum le nom de *suppositoire dilatateur*.

2° Les *corps solides* susceptibles de se gonfler par l'humidité: telles sont la *cordé à boyau*, la *racine de gentiane*, la *laminaria digitata*. Enfin un des meilleurs moyens que l'on puisse employer, est l'*éponge préparée* en petits cylindres de grosseur et d'étendue variables.

Les substances que nous venons d'examiner ont l'avantage de dilater lentement et d'une manière constante, tandis que celles que nous allons passer en revue agissent d'une manière brusque et l'effet est produit instantanément. Leur seul mode d'action ultérieure est d'empêcher les parois du conduit de revenir sur elles-mêmes; leur action, en un mot, est essentiellement passive. En effet, lorsque ces corps ont séjourné pendant un certain temps dans un canal, celui-ci augmente de diamètre, les corps dilatants deviennent plus ou moins libres, et l'on est obligé de les remplacer par d'autres plus volumineux: telles sont les sondes de Bowmann, pour la dilation du canal nasal; les bougies métalliques ou emplastiques, pour celle du canal de l'urèthre. Ces corps ne remplissent pas la quatrième indication que nous avons posée, puisque les liquides ne peuvent traverser le canal: aussi, lorsqu'ils doivent rester à demeure, doit-on préférer, toutes choses égales d'ailleurs, les sondes aux bougies, qui remplissent exactement la même indication quant à la propriété d'écarter les parois de l'urèthre, et qui permettent l'excrétion de l'urine.

Le séton formé de fils, dont on augmente le nombre au fur et à mesure que le canal nasal s'élargit, aurait jadis rendu des services dans le traitement de la fistule lacrymale. Les mèches de charpie, dont on peut aussi augmenter la grosseur, sont très-fréquemment employées dans le pansement des fistules à l'anus opérées; elles sont encore utiles lorsqu'on se propose d'entretenir le trajet de certaines fistules; mais ces derniers moyens de dilatation, nous le répétons, sont peu énergiques: ils maintiennent les parties éloignées, aussi pourraient-ils plutôt être rangés dans cette espèce de pansement que Gerdy appelle *pansement divisif*, que dans la dilatation.

Dans la plupart des cas, lorsqu'on veut dilater un canal, on laisse le corps dilatant à demeure; dans quelques circonstances, au contraire, celui-ci est retiré aussitôt qu'il a franchi l'obstacle qu'il est destiné à vaincre: tel est, par exemple, le procédé de Béniquié, pour le traitement des rétrécissements du canal de l'urèthre. Enfin, on a réussi à guérir les fissures à l'anus sans autre opération que la dilatation du sphincter.

Outre la compression qu'ils exercent de dedans en dehors, compression dont les effets sont identiques avec ceux que nous avons signalés au commencement de cet article, les corps dilatants causent dans les canaux où ils sont introduits une irritation plus ou moins vive. Ils y déterminent une sécrétion plus abondante des mucosités normales, et si leur action est prolongée pendant quelque temps, il s'établit une légère inflammation qui donne à cette sécrétion l'apparence du pus. Quelquefois même l'inflammation est tellement violente, que l'on est obligé de renoncer à la dilatation, mais il est bon de noter que cette inflammation joue un rôle dans la thérapeutique de certains rétrécissements (Voillemier).

II. *De la compression comme moyen de diminuer les dimensions d'une cavité ou d'en soutenir les parois.* — A la suite de l'opération de la paracentèse, les parois de l'abdomen doivent être soutenues par un bandage de corps ou une ceinture abdominale. Cette compression est destinée à s'opposer à la lipothymie, à l'engorgement trop rapide des vaisseaux qui ne sont plus comprimés par le liquide ou par les parois abdominales; elle peut encore, sinon prévenir la récidive de l'hydropisie, du moins la retarder dans sa marche. Cette même compression est encore pratiquée à la suite de l'accouchement, lorsque le ventre était très-volumineux pendant la gestation, lorsque la femme a déjà eu plusieurs enfants, enfin lorsque le ventre est très-flasque et conserve après l'accouchement une grande capacité.

Elle a été appliquée avec succès dans les hydropisies articulaires.

III. *De la compression comme moyen d'affaisser ou de réunir les parois d'un conduit ou d'un canal, d'un foyer ou d'un kyste.* — La compression est souvent appliquée sur les vaisseaux artériels et veineux ; nous avons déjà parlé de la compression circulaire dans le traitement des varices. La compression latérale trouve aussi de nombreuses indications : c'est ainsi que les doigts d'un aide, le tourniquet, le garrot, arrêtant le cours du sang dans une artère pendant la durée d'une opération, suspendent une hémorrhagie avant l'application de moyens hémostatiques définitifs. Dans quelques cas cette compression, mécanique ou digitale, est employée d'une manière continue ou comme moyen hémostatique définitif, pour guérir un anévrysme ou une tumeur vasculaire. Ce mode de compression est souvent insuffisant comme moyen définitif : il n'agit avec un peu d'énergie que quand on peut avoir un point d'appui solide, un os, par exemple ; elle est d'autant plus sûre qu'il y a moins de parties molles entre les os et le vaisseau que l'on peut obturer.

Récemment on a conseillé la compression des vaisseaux artériels pour combattre et maîtriser les accidents inflammatoires (Vanzetti).

Dans certains cas d'incontinence d'urine, on a essayé la compression du canal de l'urèthre chez l'homme et chez la femme. On l'a encore appliquée sur le canal de Sténon, soit temporairement, soit définitivement, afin d'obtenir la guérison des fistules salivaires.

Lorsque de vastes foyers purulents ont été ouverts, on peut hâter l'évacuation du pus à l'aide d'une pression méthodique sur les parois du foyer. La compression serait un peu plus énergique dans le cas où le foyer est tellement disposé que le pus séjourne dans sa cavité. Ce mode de pansement est à plus forte raison indiqué, quand le pus croupit dans le fond des clapiers, qu'il prend une odeur fétide et détermine des accidents.

On obtiendra l'expulsion du pus en appliquant, sur les points d'où l'on voudra le faire sortir, des compresses épaisses, des compresses graduées, des boulettes de charpie, que l'on maintiendra à l'aide d'un bandage circulaire.

Ce même mode de traitement est aussi employé pour les ulcères fistuleux ou sinueux; il peut encore aider au recollement de la peau, quand celle-ci a été séparée par la suppuration des parties qu'elle recouvre. Enfin, dans certains cas de fistules à l'anus, on aurait obtenu la guérison à l'aide de mèches introduites dans le rectum. On peut comprendre le mécanisme de ce mode de guérison, si l'on réfléchit que dans ces circonstances le chirurgien a pour but de rapprocher la paroi rectale de la paroi pelvienne du foyer.

Les kystes, dont triomphe plus facilement la compression,

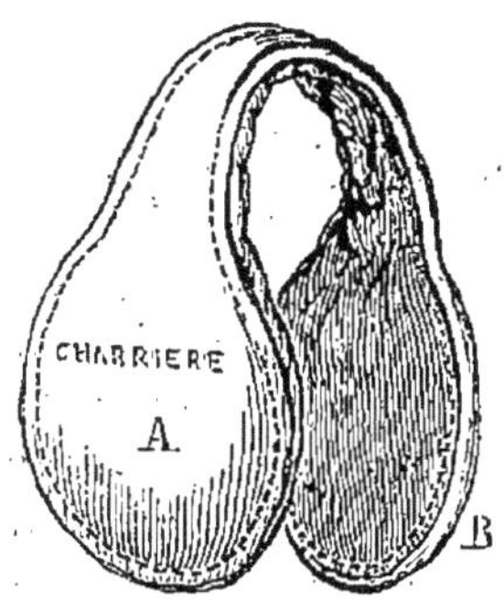

FIG. 351. — Appareil compresseur.

sont ceux que l'on observe sur le dos de la main et au poignet, dans le voisinage des tendons extenseurs : une compression violente brise ces kystes, une compression plus douce favorise la résolution du liquide et empêche la reproduction du ganglion. On peut employer dans ce but l'appareil représenté figure 351.

IV. *De la compression comme moyen de réunion des plaies.* — Les bandages unissants des plaies longitudinales et des plaies en travers sont souvent employés pour rapprocher les lèvres des solutions de continuité. Ces appareils agissent en exerçant une certaine pression sur les téguments; cette compression est exercée obliquement à la surface des parties molles, de manière à faire glisser en sens opposé les parties divisées. Quoique, dans la plupart des cas, un bandage circulaire soit nécessaire pour éviter l'engorgement des tissus au-dessous des parties divisées, nous avons rangé ici ce mode de pansement, car la compression circulaire n'est qu'un moyen auxiliaire destiné à prévenir des accidents; la compression réellement thérapeutique est exercée sur un point en général peu étendu et limité à la partie lésée.

Les fractures de certains os courts : de l'olécrane, du calcanéum, nécessitent le même mode de traitement que les plaies en travers.

Lorsque les téguments peuvent être facilement déplacés en sens contraire, lorsque la plaie est d'une petite étendue, la réunion peut être obtenue à l'aide des bandelettes agglutinatives. Dans ces circonstances il est le plus souvent inutile d'appliquer un bandage spiral; cependant celui-ci devient nécessaire lorsque les bandages compriment un peu toute la circonférence d'un membre.

Les sutures ne sont également qu'une compression beaucoup plus limitée, mais utilisée lorsque la plaie est profonde, lorsque la contraction des muscles sous-cutanés écarte trop fortement les bords de la plaie. La suture est aussi très-souvent employée pour des plaies situées dans les régions où les bandages unissants et les bandelettes agglutinatives s'appliquent mal et sont facilement dérangés.

Nous ne décrirons pas ici les diverses espèces de bandages, ni les sutures, nous renvoyons aux articles qui traitent spécialement de ces moyens chirurgicaux.

V. *De la compression comme moyen d'affaisser, d'atrophier des excroissances et même des organes.* — C'est à l'aide de la compression que l'on a proposé d'atrophier la glande parotide dans les fistules salivaires. On a encore essayé d'affaisser certains polypes mous des fosses nasales à l'aide du tamponnement.

Dans la réduction du paraphimosis il faut toujours, pour faciliter le recouvrement du gland, l'affaisser plus ou moins. Cette pression doit être exercée latéralement de manière à allonger le gland, et non d'avant en arrière, car on l'élargirait davantage et l'on mettrait obstacle au glissement du prépuce.

La compression sur l'éperon qui existe entre les deux bouts du canal intestinal, dans les anus contre nature, a pu, dans certains cas, suffire pour la guérison.

Les engorgements œdémateux qui attaquent le prépuce et qui coïncident souvent avec le phimosis, sont puissamment combattus par la compression.

Enfin on exerce la compression sur des parties malades, comme les cancers, les tumeurs adénoïdes, dans le but, soit d'atrophier ces productions, soit d'y ralentir la circulation. Il serait impossible de donner les règles applicables à tous ces cas où la compression doit être pratiquée ; cependant il est des principes généraux dont il ne faut pas s'écarter. Ainsi, il faut toujours prendre un point d'appui solide et comprimer la tumeur dans tous les sens.

VI. *De la compression comme moyen de résister à l'écoulement de certains fluides.* — Nous avons indiqué dans les paragraphes précédents les moyens à l'aide desquels on peut arrêter les hémorrhagies ; il est encore quelques cas cependant qui nécessitent une compression particulière. Ainsi, lorsque, par exemple, l'artère divisée est dans un canal osseux, comme l'artère nourricière du tibia, une des artères alvéolaires, etc., on peut empêcher l'écoulement du sang en introduisant un peu de cire ramollie dans le canal osseux ou dans l'alvéole. Le même moyen a été conseillé quand l'artère principale d'un membre a été ossifiée : dans ces circonstances, on place un petit morceau de cire dans l'intérieur du vaisseau.

Lorsque l'épanchement sanguin se fait dans un cavité, on peut encore obtenir la cessation de l'hémorrhagie en bouchant hermétiquement les orifices par lesquels le sang peut s'écouler au dehors : c'est ainsi que l'on peut se rendre maître des hémorrhagies nasales à l'aide du tamponnement. On arrête, par un moyen analogue, les hémorrhagies utérines et celles que l'on observe à la suite des opérations qui se pratiquent sur le rectum.

La nature fait quelquefois elle-même cette compression. C'est ainsi que dans les cas d'épanchements sanguins dans la poitrine, le sang épanché se coagule, comprime l'ouverture des vaisseaux qui l'ont laissé échapper, et arrête de cette manière l'écoulement d'une nouvelle quantité de liquide.

Enfin, on exerce encore la compression sur l'orifice des vaisseaux coupés transversalement ; mais cette méthode est peu efficace et ne peut triompher que d'hémorragies produites par l'ouverture de petits vaisseaux. On se sert, pour faire cette compression, de petits morceaux d'agaric, de bourdonnets de charpie saupoudrés de gomme arabique ou de colophane.

On peut encore, à l'aide de la compression latérale, guérir certaines fistules : les fistules salivaires, les fistules stercorales, etc. Dans les premières, la compression peut être exercée ou sur la parotide, ou sur le canal de Sténon. Dans les secondes, on exerce la compression, ou bien sur l'orifice de la fistule, ou bien sur l'éperon formé par l'adossement des deux parois mésentériques de l'intestin.

VII. *De la compression comme moyen de résister à la tendance de quelques organes à sortir de leur cavité.* — La compression est fort employée : 1° pour prévenir les hernies; 2° pour les réduire; 3° pour les maintenir réduites; 4° pour les guérir radicalement.

1° Chez les enfants qui crient beaucoup et qui ont l'anneau ombilical un peu dilaté, il est prudent d'empêcher l'intestin de s'engager dans cet anneau à l'aide d'un petit bandage dont on peut continuer l'usage pendant plusieurs mois.

A la suite des plaies des téguments de l'abdomen, on voit survenir des éventrations; à la suite d'une distension considérable des parois abdominales, après l'accouchement ou l'évacuation du liquide d'une hydropisie, on peut observer des hernies de la ligne blanche : aussi est-il indiqué de soutenir les parois abdominales à l'aide d'un bandage de corps ou de tout autre bandage convenable.

2° Lorsque la hernie existe, si l'intestin sort de la cavité abdominale, elle détermine des accidents qu'on ne saurait trop se hâter de faire disparaître en faisant la réduction des viscères herniés. Dans la plupart des cas, la hernie se réduit d'elle-même; la position horizontale, quelques pressions exercées sur la tumeur, suffisent pour faire rentrer l'intestin dans la cavité abdominale. Mais lorsque la hernie est étranglée, cette complication nécessite des manœuvres particulières que nous décrirons sous le nom de *taxis*.

3° Pour maintenir les hernies réduites, on fait surtout usage des *bandages herniaires* ou *brayers*. Ceux-ci, comme on l'a vu[1], ont une forme particulière pour chaque espèce de hernie : ils doivent, en effet, comprimer dans la direction du déplacement.

Il est assez rare qu'on ait l'occasion d'employer d'autres bandages que les bandages élastiques. Nous devons cependant mentionner le spica de l'aine, dont on fait usage pour maintenir quelques hernies, alors que l'état des téguments est tel, que ceux-ci ne peuvent supporter la pression d'une pelote poussée par un ressort.

4° C'est à l'aide des brayers que l'on peut espérer de guérir radicalement les hernies par la compression; dans ces circonstances, l'application du bandage doit être continuée pendant longtemps et sans interruption.

1. Voy. p. 500.

La masse encéphalique peut s'échapper par les écartements qui existent quelquefois entre les os du crâne des enfants nouveau-nés, ou par une ouverture accidentelle faite aux parois de cette cavité après l'opération du trépan. On peut, à l'aide de plaques métalliques ou de cuir bouilli, prévenir ce déplacement, et, s'il est opéré, on peut réduire peu à peu la tumeur à l'aide de très-douces pressions.

Dans la chute du rectum, on réduit l'intestin par la pression, et on le maintient en place à l'aide d'un tampon ou d'un pessaire d'ivoire soutenu par un bandage; on peut encore utiliser la ceinture périnéale de Gariel. C'est également à l'aide d'un pessaire que l'on maintient en place la matrice dans les cas d'antéversion, de rétroversion ou de chute de l'utérus. On peut le remplacer par le tamponnement du vagin ou par l'introduction d'une éponge fine soutenue par un bandage approprié.

VIII. *De la compression comme moyen de déplacer et de redresser certains organes ou d'extraire certains corps étrangers.* — L'action des appareils orthopédiques sur les déviations des membres et du tronc n'est souvent qu'une compression. Celle-ci a été employée avec succès dans plusieurs cas de dépression du thorax avec saillie du sternum; elle fut alors exercée d'avant en arrière à l'aide d'un bandage analogue aux bandages herniaires, mais à pelotes larges et plates.

Enfin, à l'aide de la pression, on peut faire sortir des calculs engagés dans le canal de l'urèthre, on peut encore extraire des corps étrangers placés superficiellement.

On peut voir par l'énumération rapide que nous venons de faire combien sont nombreuses les applications de la compression, combien il existe d'instruments et d'appareils destinés à exercer une pression sur nos tissus; on en trouvera décrits un grand nombre dans les divers articles de cet ouvrage. Si, dans quelques cas nous sommes entré ici, dans certains détails, c'est que ces appareils ou instruments étaient moins connus ou n'avaient pas trouvé place dans d'autres articles.

Nous sommes loin d'avoir énuméré toutes les affections qui nécessitent une compression. Nous avons omis les unes, parce que l'analogie qu'elles offrent avec d'autres maladies nous aurait exposé à des répétitions inutiles; les autres, parce que la compression n'est pas exercée d'une manière aussi directe, tels sont : le *massage*, les efforts que l'on fait pour obtenir le redressement des ankyloses angulaires, des cals difformes, etc.

Nous terminerons cet article par la description d'un mode de compression fort ingénieux, imaginé par le docteur Gariel, qui le désigne sous le nom de *compression rémittente.*

Son appareil se compose : 1° d'une genouillère, ou d'un brassard de caoutchouc vulcanisé qui entoure le membre au niveau du point où l'on veut exercer la compression : cette genouillère peut d'ailleurs être remplacée par quelque tours de bande appliqués circulairement autour du point à comprimer ; 2° d'une pelote de caoutchouc vulcanisé, de forme ou de dimen-

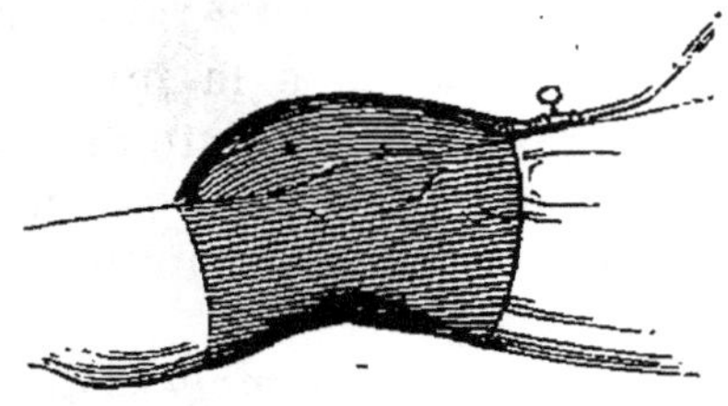

Fig. 352. — Appareil compresseur de Gariel.

sions que l'on peut faire varier avec les indications. Cette pelote est munie d'un robinet.

Voici comment s'exprime le docteur Gariel sur l'application de son procédé :

« Je place sur la tumeur la pelote vide d'air, et je la recouvre de quelques tours de bande assez serrés pour donner lieu à une compression efficace, assez lâche pour ne pas provoquer de douleur. Telle est la compression normale, habituelle, que doit supporter le malade. Maintenant, une, deux, trois fois, quatre fois ou plus par jour, j'augmente cette compression autant et aussi peu que je le veux, en introduisant de l'air extérieur dans la pelote. Cette introduction d'air peut se faire avec la bouche lorsqu'elle ne doit pas être considérable ; mais, ordinairement, elle est mieux faite au moyen d'un insufflateur ; l'air est maintenu dans la pelote par un petit robinet qui s'adapte au robinet de l'insufflateur, pendant tout le temps que le malade peut supporter cette exagération de compression. Lorsqu'il survient de l'engourdissement ou de la douleur, on fait cesser immédiatement et à volonté ces accidents, en donnant issue à l'air contenu dans la pelote, et sans qu'il soit nécessaire de défaire le bandage. »

§ 4. — De la suspension.

La suspension est destinée à soutenir les organes qui, par

leur augmentation de volume ou de poids à la suite des inflammations ou des dégénérescences, fatiguent le malade en exerçant des tiraillements extrêmement pénibles. La suspension sert encore à soutenir des hernies trop volumineuses, qui ne peuvent être réduites, etc.

La suspension se fait au moyen de bandages suspensifs, de bandage croisés, etc; mais surtout au moyen de petites bourses que nous avons déjà désignées sous le nom de *suspensoirs*. Lorsqu'il existe des déplacements trop considérables, dans les éventrations par exemple, lorsque le poids de l'utérus est trop fatigant pour une femme enceinte, une serviette ou une ceinture lacée sont les moyens suspensifs qui doivent être employés; des corsets bien faits et peu serrés sont souvent mis en usage pour soutenir les seins engorgés. Enfin, on se sert des pessaires pour soutenir la matrice qui tombe par son propre poids, ou pour la maintenir en place dans les antéversions et les rétroversions de cet organe.

En étudiant les appareils de fracture, nous avons indiqué avec détails les hamacs, les appareils à suspension de Mayor, ceux du docteur Smith, etc., nous n'y reviendrons donc pas ici.

CHAPITRE XIII

DES PANSEMENTS EN GÉNÉRAL [1]

Les pansements sont excessivement variés; il est cependant des règles générales qui peuvent se rapporter à toute espèce de pansement, et ce sont ces règles que nous allons exposer ici.

Le chirurgien qui fait un pansement, doit avoir soin de placer le malade de telle sorte que celui-ci puisse garder la même position sans être gêné pendant toute la durée du pansement, et que lui-même ait les mouvements bien libres. Il doit faire attention à ce que tous les objets dont il peut avoir besoin soient à sa portée : instruments, pièces d'appareils, topiques, eau chaude, eau froide, éponges, vase vide pour recevoir les pièces de pansement qu'il retire, lumière; tout doit être prêt; à cet égard, on ne saurait avoir trop de précautions. Aussi, si ce n'est pas le chirurgien qui prépare tout ce qui lui est néces-

1. Supplément au *Dictionnaire des dictionnaires de médecine*, art. PANSEMENT, p. 575.

saire, il doit toujours vérifier s'il ne lui manque rien. Pour que cette vérification soit plus facile, tous les objets doivent être disposés dans l'ordre où ils doivent servir, sur une table, ou mieux sur un plateau de bois transportable. Enfin, le nombre des aides doit être suffisant : il vaut mieux qu'ils soient trop nombreux, afin de n'avoir pas à compter sur des personnes étrangères.

« La sensibilité des personnes étrangères à l'art, inaccoutumées à considérer un semblable spectacle (les plaies avec de grands délabrements), leur cause des émotions si vives, qu'au lieu d'un auxiliaire pour un pansement vous pourriez avoir une personne en défaillance, c'est-à-dire une malade de plus qui vous empêcherait de terminer un pansement commencé. Surtout dans les campagnes, et même à la ville, on est accablé d'importuns et de bavards, attirés plutôt par la curiosité que par le besoin d'être utiles : il faut les obliger à se retirer[1]. »

Enfin, le chirurgien doit indiquer à chacun des aides la place qu'il doit occuper et ce qu'il a à faire pendant la durée du pansement.

Lorsque tout sera disposé, une alèze, un drap plié en plusieurs doubles devra être placé au-dessous de la plaie, afin de garantir le lit, et l'on procédera au pansement.

Les pansements doivent être faits avec une certaine rapidité, sans toutefois que cette rapidité soit préjudiciable au malade; le chirurgien doit être prêt à s'arrêter dès que ses manœuvres deviennent douloureuses ; il doit en rechercher la cause afin d'y remédier, si cela est possible. La plaie sera le moins longtemps possible exposée au contact de l'air ; enfin, on aura soin de fermer les portes, les fenêtres, pour éviter les courants d'air *directs*.

C'est avec la plus grande douceur que le chirurgien devra enlever l'appareil qui recouvre la plaie. Il détache la bande ou le bandage sans causer aucune secousse à la plaie affectée ; il imbibe avec de l'eau tiède toutes les parties collées par du sang ou du pus desséché, puis il enlève, en usant des mêmes précautions, les compresses pièce à pièce jusqu'à la charpie. Enfin, il enlève cette dernière avec les doigts et les pinces à pansement. Si quelques brins étaient adhérents aux bords de la plaie, il faudrait les couper et les retirer brin à brin aussitôt que l'appareil est entièrement défait.

1. Gerdy, *Traité des bandages*, 2e édition, 1839, t. II, p. 62.

Les plaies doivent être nettoyées avec soin : il faut enlever, à l'aide de boulettes de charpie le pus qui séjourne dans les anfractuosités ; il faut nettoyer chaque jour le pourtour des plaies et ne pas y laisser s'accumuler ces croûtes composées de cérat et de pus qu'on rencontre si souvent autour d'elles. Il est très-facile de les enlever chaque jour avec le bord de la spatule ; au contraire il devient très-difficile de les détacher lorsqu'on les a laissées augmenter de volume. L'action de ces croûtes n'est certainement pas sans influence sur la cicatrisation des plaies, car elles irritent la peau et déterminent au-dessous d'elles des ulcérations qu'avec un peu de propreté on aurait pu prévenir[1].

Si les soins de propreté sont nécessaires pour mener une plaie à bonne fin, une propreté excessive peut être nuisible. Aussi, s'il faut arroser les plaies avec un peu d'eau tiède pour faciliter la sortie du pus accumulé dans les clapiers, s'il faut même quelquefois faire des injections lorsque les clapiers sont profonds, s'il faut enfin enlever avec des boulettes de charpie le pus dont la présence pourrait déterminer une irritation plus grande et empêcher le recollement des tissus ; on doit bien se garder, lorsque la suppuration coule facilement au dehors, lorsque le pus n'est pas sécrété en grande quantité, de laver les plaies à chaque pansement, car les lotions trop répétées rendent le fond des plaies blafard, fongueux, et retardent la cicatrisation. On doit éviter aussi d'enlever avec la charpie la moindre parcelle de pus : on s'exposerait souvent à détacher la pellicule qui recouvre les bords de la plaie, on irriterait la surface des bourgeons charnus, manœuvres qui retardent la cicatrisation au lieu de l'accélérer[2].

Quand la plaie a été convenablement nettoyée, il faut procéder à l'application du nouvel appareil. Personne n'ignore que la nature de la lésion ou de la maladie fait nécessairement varier le pansement. Ces modifications peuvent encore tenir aux accidents, ou aux complications qui peuvent survenir pendant le traitement. Quant aux pansements nécessités par les diverses espèces de maladie, nous ne pouvons les décrire dans cet arti-

1. Nous avons déjà dit que l'emploi de la glycérine ou l'usage des pansements à l'alcool empêche en partie la formation de ces croûtes et par suite leur action nuisible sur les bords de la plaie.

2. Le fréquent lavage des plaies n'offre pas les inconvénients signalés ici, lorsqu'on emploie des liquides excitants, comme les alcooliques et en même temps les antiseptiques, par exemple les solutions alcooliques et phéniquées, dont nous parlerons plus loin.

cle; nous renvoyons au traitement de ces affections. Nous ne parlerons ici que du pansement le plus souvent employé, du pansement à plat, en insistant sur les pansements que l'on fait à la suite des opérations chirurgicales.

Dans un *pansement simple*, la plaie sera couverte d'un linge fenêtré enduit de cérat au-dessus duquel on met de la charpie. Le cérat est destiné toujours à prévenir l'adhérence de la charpie à la plaie : aussi quand on applique un plumasseau sur la plaie, doit-on également l'enduire de cérat ; ou bien, si l'on juge convenable de faire usage de la charpie sèche, il est indispensable de couvrir tout le pourtour de la plaie d'une bandelette découpée et cératée.

Nous avons vu que les chirurgiens modernes ont substitué au linge cératé le linge imbibé de glycérine, ou bien qu'ils l'ont tout à fait supprimé en appliquant directement sur la plaie la charpie imbibée de liquide (alcool ou eau simple, etc.). Dans ce cas il est absolument indispensable de recouvrir le tout d'une couche imperméable, de taffetas gommé par exemple, afin d'éviter la dessiccation de l'appareil.

La quantité de charpie que l'on placera sur une plaie en suppuration variera avec la quantité du pus sécrété dans l'intervalle de chaque pansement. Après la charpie, on appliquera des compresses en nombre suffisant, et l'on maintiendra l'appareil à l'aide d'un bandage contentif, une bande roulée, un bandage de corps, etc.

La charpie, les compresses, les bandes doivent être appliquées mollement ; cependant l'appareil doit être assez serré pour que les mouvements du malade ne le dérangent pas. D'un autre côté, il est important de ne pas exercer une constriction trop forte, la douleur, la gangrène, pouvant être la conséquence de l'oubli de ce précepte. Nous ajouterons toutefois que, dans certains cas, il est nécessaire d'exercer une constriction assez grande, soit sur un membre tout entier, comme dans le pansement des fractures, ou quand on veut obtenir la résolution d'une inflammation ; soit sur une partie du membre, quand on veut arrêter une hémorrhagie, chasser le pus qui séjourne dans les anfractuosités des plaies et obtenir le recollement des tissus; mais cette compression doit être surveillée et de courte durée.

Le pansement que nous venons de décrire est le plus simple de tous. Dans un grand nombre de circonstances, une main exercée doit diriger la cicatrisation et apporter à ce pansement des modifications importantes, nécessitées par la marche de la maladie : ainsi il est souvent utile d'introduire des mèches dans les clapiers, de cautériser les bourgeons charnus trop saillants, d'activer la suppuration à l'aide de topiques excitants, ou simplement avec de la charpie sèche. Nous n'entrerons pas dans de plus grands détails à ce sujet; nous voulons seulement faire remarquer que l'habileté d'un chirurgien ne consiste pas seulement dans sa dextérité, mais qu'il doit posséder des connaissances en pathologie et en thérapeutique chirurgicales, afin de pouvoir faire les changements, les substitutions et les innovations que les divers états des maladies peuvent exiger.

Nous venons de dire qu'il était quelquefois utile d'introduire des mèches dans les foyers purulents : le chirurgien se propose, lorsque le foyer est récemment ouvert, d'empêcher la réunion immédiate des deux bords de l'incision, cette mèche doit être enduite d'un corps gras, d'huile par exemple, elle doit être assez mince pour ne pas mettre obstacle à l'écoulement du pus. Avec un peu de précaution, on peut toujours éviter l'occlusion du foyer purulent; cependant, lorsque l'ouverture est trop étroite, peut-être est-il avantageux, d'après le précepte formulé par M. Nonat, de promener un crayon de nitrate d'argent sur les deux lèvres de la plaie, on n'a point ainsi à craindre la réunion.

D'autres fois, la mèche a pour but de conduire au dehors le pus qui séjourne dans le fond des clapiers et dans les anfractuosités du foyer purulent; mais, comme le fait parfaitement remarquer M. Chassaignac, « cette pratique est loin de remplir le but qu'on se propose; le plus souvent, au contraire, elle a un résultat tout opposé, elle empêche le pus de s'écouler librement au dehors. Que se passe-t-il, en effet, chaque fois qu'on retire la mèche? On voit immédiatement un flot de pus s'échapper et témoigner par là de l'inutilité ou du moins de l'insuffisance du moyen employé comme agent évacuateur. Il ne saurait en être autrement; en effet, ou la mèche est assez volumineuse pour fermer complétement l'ouverture pratiquée, ou bien son volume moindre permet au pus de s'écouler entre elle et les bords de l'orifice. Dans le premier cas, la mèche fait l'office d'un véritable bouchon qui empêche, il est vrai, l'ouverture de se fermer, mais qui s'oppose en même temps à l'issue du pus, non pas complétement sans doute, car il s'en écoule un peu par suite de l'imbibition, mais cette quantité est si minime, que la plus grande partie du liquide purulent demeure emprisonnée. Dans le second cas, lorsque la mèche est moins volumineuse, l'inconvénient paraît au premier abord moins grand; en effet, l'ouverture n'étant pas entièrement obstruée, le pus peut s'écouler moins difficilement au dehors; mais même dans ce cas le tissu de la mèche, se gonflant par imbibition, apporte toujours quelque obstacle à la sortie du pus[1].»

Ce que nous venons de dire des mèches est parfaitement applicable au séton, et c'est pour remédier à ces inconvénients que M. Chassaignac a imaginé la méthode connue sous le nom de *drainage chirurgical*.

§ 1. — Drainage chirurgical.

« Le principe du drainage chirurgical est d'établir un écoulement continu du liquide au dehors, en d'autres termes, d'opérer une sorte de dessèchement des foyers purulents; il conduit à se servir de tubes de caoutchouc vulcanisé de diamètre variable, mais qui est moyennement celui d'une plume de corbeau, percés de distance en distance de petits trous semblables aux yeux d'une sonde. Ces tubes sont placés en travers des abcès, des foyers ou dépôts purulents, de manière que les liquides pénétrant par les trous pratiqués le long de leurs parois en parcourent aisément toute la longueur et viennent sourdre continuellement au dehors par les deux orifices, ou celui de ces orifices qui est placé dans la position la plus déclive [2]. »

Voici le procédé que conseille M. Chassaignac pour l'application des tubes à drainage :

Il prend un trocart long de 22 centimètres au moins; il a habituellement deux de ces instruments susceptibles d'être retournés bout pour bout, de manière à présenter, soit leur pointe, soit une extrémité mousse, afin de rechercher avec cette dernière le point par lequel devra s'effectuer la sortie. Le foyer purulent est traversé de part en part avec cet instrument; dans le cas où il prévoit que la peau offre une trop grande résistance, il l'incise avec une lancette; on peut cependant introduire les tubes dans les abcès qui ont été traversés de part en part avec le bistouri.

Lorsqu'on se sert du trocart, le tube à drainage est introduit dans la canule de l'instrument aussitôt qu'on en a retiré le poinçon; il est bon dans ces cas d'avoir à sa disposition des

1. *Gazette des hôpitaux*, 29 septembre 1835.

2. Chassaignac, *Traité pratique de la suppuration et du drainage chirurgical*, in-8. Paris, 1859, t. I, p. 121.

bougies uréthrales assez fines pour glisser facilement dans la canule ; le tube est noué à l'extrémité de cette bougie et est entraîné facilement. Quand la ponction et la contre-ponction ont été faites avec le bistouri, on introduit une sonde cannelée et dans sa cannelure on glisse un stylet aiguillé armé d'un fil qui entraîne le drain.

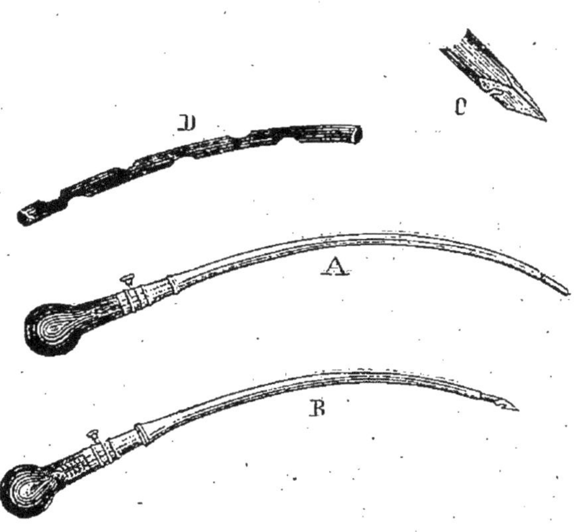

Fig. 353. — A, trocart à drainage, la pointe dans le manche. — B. le même armé pour la ponction. — C, pointe échancrée pour recevoir le fil. — D, tube à drainage.

Dans ces dernières années, M. Chassaignac a un peu modifié le *modus faciendi* de sa méthode, en ce sens que la pointe de son trocart droit ou courbe est munie d'une encoche qui permet d'y accrocher le bout du tube à drainage et de le faire passer dans la canule à mesure qu'on retire le trocart. On conçoit facilement qu'en retirant la canule et maintenant le tube par son extrémité libre, celui-ci reste en place et forme un véritable séton.

Lorsqu'il n'existe qu'une seule ouverture au foyer, on attache un fil à l'extrémité d'un tube en Y, on met ce tube à cheval sur la fourche d'un porte-mèche, sur lequel le tube est tendu comme sur une poulie de réflexion. On introduit le tout aussi profondément que possible, puis on lâche brusquement l'extrémité tiraillée par le fil et elle pénètre dans la profondeur de la cavité.

M. Chassaignac traverse habituellement les cavités purulentes de deux anses qui se croisent en forme d'X ; il s'est assuré que, quelle que soit l'étendue de la poche, les quatre ouvertures constamment béantes suffisaient pour l'élimination du contenu de la poche.

Lorsque l'opération est terminée, on recouvre la partie malade d'un cataplasme placé entre deux linges et recouvert d'un morceau de taffetas gommé afin de conserver l'humidité[1].

Très-fréquemment, M. Chassaignac associe l'usage des injections antiseptiques et surtout des injections iodées à l'emploi des tubes à drainage; ce qui est très-facile, puisqu'il suffit d'introduire le siphon de la seringue dans un des orifices dont est percé le drain élastique.

§ 2. — Position.

Les travaux de Gerdy, de Nélaton, de MM. Piorry, A. Guérin, etc., ont démontré combien était grande l'influence que la position exerce sur les phénomènes de la nutrition, tant dans l'état de santé que dans l'état de maladie.

Dans un excellent travail, Nélaton a fait ressortir les avantages que l'on pouvait attendre de la position dans un très-grand nombre d'affections. Il a démontré que la position suffisait pour faire avorter les phlegmasies légères, que la douleur et la tuméfaction disparaissaient ou diminuaient considérablement dans les phlegmasies plus intenses : aussi conseille-t-il de tenir la main très-élevée dans le panaris, de soulever fortement le testicule dans les cas d'inflammation de cet organe : Il ajoute : « Quel que soit l'organe enflammé, il faut, autant que cela sera praticable, lui donner une position telle, que la circulation en retour, sur laquelle la pesanteur exerce principalement son action, trouve dans cette puissance un auxiliaire et non un obstacle[2]. »

L'observation clinique a mis en relief les avantages que l'on l'on pouvait tirer de la position pour combattre les phlegmasies, elle a fait remarquer que c'était surtout au début des inflammations qu'elle agissait avec toute sa puissance.

Il ne faut pas croire que l'influence de la position se fasse seulement sentir dans les affections à marche aiguë. Le déve-

1. Chassaignac, *Traité pratique de la suppuration et du drainage chirurgical*, t. I, p. 144 et suiv.

2. *Thèse de concours pour la chaire de clinique chirurgicale*, Paris, 1851, p. 28.

loppement, la marche, la terminaison des ulcères, se trouvent singulièrement modifiés par la position donnée au membre [1].

La position que l'on doit donner n'est pas moins importante lorsqu'il existe un abcès. Après l'ouverture d'un foyer purulent, il faut que le pus s'écoule librement au dehors ; dans le cas contraire, surtout si l'ouverture de l'abcès est trop élevée, le liquide s'amasse dans les parties les plus déclives et donne lieu à des accidents qui nécessitent l'emploi de la compression et même des contre-ouvertures. Souvent il suffit de la position pour prévenir le croupissement du pus ; aussi doit-on, à moins de contre-indication, donner au malade une position telle, que l'ouverture de l'abcès soit dirigée en bas, tandis que le reste de la cavité se trouve plus ou moins élevé. Le même précepte devra également être suivi lorsqu'il sera nécessaire de faire dans le foyer des injections détersives ou antiseptiques ; le malade doit être placé de telle façon que le liquide puisse sortir par son propre poids ; dans le cas contraire, on pourrait craindre des accidents qui résulteraient du séjour du liquide dans une partie du foyer.

Dans le traitement des plaies, la position exerce une influence qui de tout temps a fixé l'attention du chirurgien ; ainsi la position la plus convenable est celle qui met en contact les lèvres de la solution de continuité. Il faut encore, pour que la réunion puisse se faire, que les lèvres de la plaie soient relâchées. Ce précepte, indiqué par tous les chirurgiens, ne soulève aucune espèce de contestation en ce qui concerne les plaies transversales ; mais, pour les plaies longitudinales, Boyer a donné le conseil de les tenir dans un certain état de tension. Cependant les auteurs du *Compendium*, ainsi que Nélaton, ne partagent pas l'opinion de Boyer, et, tout en donnant au membre une position telle, que les lèvres de la plaie soient le plus rapprochées possible, ils veulent qu'en même temps celles-ci soient mises dans le relâchement, les tissus étant ainsi moins exposés à des tractions douloureuses et à l'inflammation.

Si plusieurs couches de muscles ont été coupées, si surtout leurs fibres ont des directions différentes, comme il est impossible de relâcher un muscle sans en tendre un autre, on placera encore les parties dans une position telle qu'elles soient dans le plus grand relâchement possible.

1. Pour plus de détails, consultez les articles des Traités classiques sur les *Ulcères*, et Nélaton, thèse citée, p. 26.

S'il faut rapprocher les tissus pour prévenir des difformités, au contraire, il est quelquefois nécessaire de les écarter lorsque des opérations ont été pratiquées pour rendre aux parties leur forme normale. C'est ainsi que les membres doivent être placés de telle sorte que les bouts de tendons s'écartent l'un de l'autre lorsqu'on a pratiqué la ténotomie pour remédier à des difformités congénitales ou acquises : après la section du tendon d'Achille, par exemple, le pied sera étendu sur la jambe et la jambe fléchie sur la cuisse.

A la suite des amputations, des accidents peuvent survenir par la mauvaise position que l'on aura donnée au moignon. Par exemple, dans les « amputations partielles du pied avec lambeau plantaire, si celui-ci n'est pas suffisamment fixé au moyen d'un pansement bien fait, si, en même temps, le pied, placé sur le côté externe, est mal soutenu à cause de l'inégalité du plan qui le supporte, le lambeau pourra glisser de manière à abandonner plus ou moins complètement la surface traumatique qu'il est destiné à recouvrir.

« Dans les amputations circulaires elles-mêmes, lorsqu'elles sont faites sur des individus à chair flasque ou sur des sujets musclés, chez qui les suites de l'opération ont déterminé un amaigrissement rapide, si surtout on a conservé beaucoup de parties molles, si les pansements ne sont pas faits avec tout le soin désirable, les chairs du moignon sont entraînées du côté le plus déclive par la pesanteur.

» Heureusement la position qui contribue à produire le mal peut servir à le prévenir ou à le réparer. En même temps qu'on s'oppose aux contractions spasmodiques et au déplacement de l'os qui en est la conséquence, on doit soutenir les chairs à l'aide d'une plaque concave..., et surtout placer le membre dans une position telle, que les parties molles qui entourent l'os le suivent dans son mouvement d'élévation, ou du moins l'abandonnent le moins possible. S'il s'agit d'une amputation à lambeau, on devra, dans les pansements consécutifs, avoir égard au sens suivant lequel le lambeau a été taillé, et disposer le malade de façon que la base du lambeau soit élevée et que celui-ci retombe par son propre poids sur la place à laquelle il doit se réappliquer [1]. »

Les brûlures qui ont intéressé toute l'épaisseur de la peau, les plaies contuses qui ont amené la destruction de toute l'épaisseur des téguments, les plaies avec perte de substance,

1. Nélaton, *loc. cit.*, p. 102.

ne guérissent que par la formation d'un tissu cicatriciel dont la rétractilité tend à rapprocher les parties, qui bientôt s'immobilisent dans une situation vicieuse. C'est ainsi que l'on voit des doigts infléchis dans la paume de la main et y rester fixés, l'avant-bras fléchi sur le bras et ayant perdu tous ses mouvements d'extension. Il est important, dans ces diverses circonstances, de prévenir par une position convenable les conséquences d'une cicatrisation qui entraîne avec elle des infirmités graves souvent incurables. Or, comme les déviations produites sont d'autant plus difficiles à combattre que le travail est plus avancé, il importe de donner de bonne heure au membre une situation convenable. Si la perte de substance existe dans le sens de l'extension, le membre sera tenu dans la flexion; si la solution de continuité occupe le sens de la flexion, la partie sera tenue dans l'extension.

« Lorsque le tissu cicatriciel n'existe pas encore, et lorsqu'il est déjà en voie de développement, la conduite du chirurgien doit se borner à favoriser sa formation en même temps qu'il neutralise ses effets par une position attentivement surveillée; lorsque la cicatrice est complète, alors même qu'il est parvenu à conserver aux parties leur situation normale et l'intégrité de leur fonction, son rôle n'est pas terminé; les cicatrices conservent très longtemps après leur première formation la force rétractile qui leur est propre, Ce n'est donc pas assez d'avoir soustrait la partie malade à l'influence de cette rétractilité pendant la durée de la maladie, il importe de la protéger contre ses fâcheux effets jusqu'au moment très indéterminé où elle ne sera plus à craindre [1]. »

Nous ne pensons pas qu'il soit nécessaire de décrire longuement la manière de placer les parties dans la position qui doit être la plus convenable, et nous nous contenterons de donner quelques indications. Pour tenir un membre élevé, si c'est le membre inférieur, un coussin de balle d'avoine plus rempli à une de ses extrémités suffit lorsque l'élévation ne doit pas être considérable. Une chaise renversée et placée au pied du lit, de manière que la barre supérieure du dossier et la barre antérieure au siège portent sur le matelas, chaise qu'on recouvre d'un coussin, fournit encore un excellent moyen d'élévation. Si c'est le membre supérieur qui est lésé, et si le malade est debout, le bras peut être tenu en écharpe,

1. Nélaton, *loc.*, *cit.*, p. 120. — Voy. aussi P. Panas, *Des cicatrices vicieuses*, thèse d'agrégation en chirurgie. Paris, 1860.

la main plus élevée que le coude ; si le malade est couché, on peut soulever le bras et l'avant-bras, à l'aide de coussins. Nous avons vu Gerdy obtenir d'excellents résultats dans le traitement des inflammations de la main et de l'avant-bras, en tenant ce dernier élevé perpendiculairement et en le maintenant à l'aide d'un lien à la corde au moyen de laquelle les malades des hôpitaux se soulèvent et se tiennent assis sur leur lit.

Enfin, journellement, M. Cusco fait usage avec succès de son mode de suspension déjà décrit (p. 355), non seulement pour les fractures, mais encore pour toutes les affections chirurgicales de nature inflammatoire. On conçoit que l'usage du hamac-fanon doit être préféré au procédé de Gerdy décrit plus haut.

Pour faciliter l'évacuation d'un foyer, il faut quelquefois tenir les parties pendantes : c'est ainsi que M. Cloquet a obtenu la guérison d'un abcès de l'avant-bras dont le fond remontait vers l'articulation du coude, et dont l'ouverture était placée près du poignet, en faisant tenir la main et l'avant-bras pendants hors du lit.

Pour favoriser le rapprochement des plaies, l'écartement des tissus divisés par la ténotomie, pour combattre la rétractilité du tissu cicatriciel, on fera usage de bandages, d'attelles de carton, de bois, etc., d'appareils mécaniques, suivant les cas et suivant la puissance qu'il faudra employer pour combattre l'effort qui pourrait amener des malformations.

Il n'est pas toujours possible de donner au membre la position qui pourrait lui convenir le mieux. Ce que nous disons ici se rapporte principalement aux membres abdominaux, qui sont les parties auxquelles on a le plus souvent occasion de donner une position élevée ; c'est ainsi que les malades ressentent dans la partie élevée une sensation très pénible de picotement, d'engourdissement, analogue à celle que produit la ligature ou la compression d'un gros vaisseau. Aussi n'est-ce que graduellement et avec beaucoup de ménagements que l'on peut arriver à placer le membre dans une position convenable.

L'élévation peut encore amener des effets généraux sur lesquels nous croyons devoir nous arrêter. En entravant le cours du sang dans une partie considérable du corps, un membre abdominal par exemple, l'élévation produit une sorte de pléthore artificielle. « Cette pléthore, dans certaines conditions, peut donner naissance à des accidents qu'il est bon de prévoir et de rapporter à leur véritable origine : c'est ainsi que, chez des sujets, d'ailleurs prédisposés, on a pu observer des congestions céphaliques et pulmonaires, des hémoptysies, des épistaxis, etc., accidents qui disparaissent promptement dès que l'on rend au membre la position normale [1]. » Nous croyons cependant que la fréquence de ces accidents a été bien exagérée.

Si la position élevée produit des accidents lorsqu'on veut la mettre en pratique, ce n'est pas non plus sans inconvénients qu'on la cesse tout à coup. Tous les chirurgiens ont été frappés de l'infiltration des membres inférieurs, lorsque les malades, guéris d'une fracture de cuisse ou de jambe, marchaient pour la première fois : aussi conseillons-nous de modifier graduellement la position du membre, de le faire passer d'abord de la position élevée à la position horizontale, et de ne le mettre qu'avec beaucoup de précautions dans la position déclive. Nous recommandons d'appliquer autour du membre un bandage spiral médiocrement serré à l'effet de prévenir l'infiltration, et de ne permettre au malade de se servir de son membre que lorsque celui-ci aura, pour ainsi dire, repris ses habitudes physiologiques.

§ 3. — **Pansement provisoire.**

A la suite des amputations, des plaies d'une grande étendue, on procède à la ligature des artères ; mais dans la plupart des cas la constriction ne peut être portée que sur les plus gros vaisseaux, parce que l'écoulement du sang s'arrête spontanément dans les petites artères, qui se rétractent par le seul fait du contact de l'air froid. Au bout de quelque temps, la circulation se ranime et il peut survenir des hémorrhagies, sinon toujours inquiétantes, souvent assez considérables pour nécessiter la levée de l'appareil. On est alors obligé de détruire tout ce qui a été fait, d'enlever les caillots, et de rechercher des petits vaisseaux qu'on a beaucoup de peine à trouver. Des chirurgiens ont donc cherché à éviter tous ces inconvénients au moyen d'un pansement provisoire.

Dans ce but, on s'est borné à recouvrir la plaie d'un linge cératé et d'un peu de charpie pour absorber le sang s'il venait à s'en écouler, et à maintenir le tout fixé, soit avec une petite bande, soit avec une compresse longuette médiocrement serrée. Au bout de quelques heures, on enlève cet appareil et

1. Nélaton, *loc. cit.*

l'on nettoie la plaie beaucoup plus commodément et beaucoup mieux qu'immédiatement après l'opération ; puis on applique alors le premier appareil suivant l'indication. C'est surtout lorsqu'on veut obtenir la réunion immédiate des plaies qu'on a conseillé le pansement provisoire.

Ce n'est pas seulement dans le but de retirer de la plaie un véritable corps étranger pouvant empêcher la réunion immédiate que nous conseillons d'enlever les caillots. A la suite d'une plaie, pendant une opération, le sang s'échappe non seulement par les gros vaisseaux, mais encore par des artérioles trop petites pour qu'elles aient besoin d'être liées ; souvent le doigt de l'aide appliqué sur leur orifice suffit pour arrêter l'écoulement du sang, souvent même le caillot qui résulte de l'écoulement du sang est suffisant pour arrêter l'hémorrhagie. « Tant que le patient est sous l'influence de l'opération, surtout s'il y a une syncope, le moindre caillot suffit pour empêcher le sang de s'écouler; il est donc très important de l'enlever, si l'on a l'intention de réunir immédiatement : autrement, dès que le spasme sera dissipé, le sang, circulant avec plus de force, chasserait le caillot et donnerait lieu à une hémorrhagie. Les lotions doivent donc être faites à grande eau, avec une eau tiède à un degré variable, selon la température atmosphérique ; si l'eau était froide, elle crisperait l'extrémité des petits vaisseaux et empêcherait le sang de couler ; si elle était chaude, elle aurait le même effet... Par l'emploi des précautions que j'indique, on parvient à prévenir deux accidents, l'hémorrhagie consécutive aux grandes opérations qui oblige de lever l'appareil pour faire un nouveau pansement, et l'exposition de la plaie au contact de l'air pendant un temps plus ou moins long pour s'assurer si le sang n'en coule pas [1]. »

En faisant usage du procédé de Ph. Boyer, il est évident qu'on peut se passer d'un pansement provisoire, qui a toujours, il faut bien le dire, de graves inconvénients, surtout dans la pratique hospitalière,

D'ailleurs, empressons-nous d'ajouter, l'utilité de ce pansement, incontestable à l'époque où les plaies étaient enfermées dans des appareils compliqués, est bien moindre aujourd'hui qu'on s'efforce de simplifier autant que possible le pansement définitif. Lorsque, par exemple, un moignon re-

1. Ph. Boyer, *Du pansement des plaies*, thèse de concours, 1824, p. 41.

pose sur du taffetas ciré et est simplement recouvert d'un ou de plusieurs plumasseaux imbibés d'eau alcoolisée, ou bien de morceaux de flanelle ou de *lint* (procédé anglais) trempés dans le même liquide, de quelle nécessité serait un pansement provisoire? Dans d'autres cas, le pansement doit recouvrir la plaie aussi complètement que possible, et doit être laissé en place pendant fort longtemps : ici encore pas de pansement appliqué provisoirement.

§ 1. — Application du premier appareil.

Les solutions de continuité peuvent être réunies par première ou par seconde intention : dans le premier cas, on cherche à obtenir la cicatrisation immédiate sans suppuration; dans le second, la sécrétion du pus doit intervenir dans la cicatrisation.

A la suite des amputations, les chirurgiens réunissent, les uns immédiatement, les autres par seconde intention; nous ne voulons pas discuter la valeur de ces deux méthodes, nous constatons un fait, et nous allons exposer le mode de pansement qui convient, selon que l'on met l'une ou l'autre méthode en pratique.

Avant d'aller plus loin, nous devons dire qu'il est une certaine catégorie d'opérations chirurgicales, à la suite desquelles on doit empêcher la réunion des lèvres des plaies; nous voulons parler des abcès, des fistules à l'anus, etc. Dans ces circonstances il est nécessaire d'introduire, pendant les deux ou trois premiers jours au moins, une petite bandelette effilée ou une mèche de charpie, à l'effet d'empêcher le contact immédiat des bords de la solution de continuité, et par conséquent la cicatrisation.

Quelle que soit la méthode que l'on ait choisie pour le pansement d'une solution de continuité, les artères ayant été liées avec un fil de soie ou de lin ciré, toutes ces ligatures seront réunies en un faisceau que l'on place vers l'angle le plus déclive de la plaie. Si ce faisceau est trop volumineux, on le divise en deux ou trois plus petits, et on les dispose le plus convenablement possible en fixant les fils sur la peau, au voisinage des artères liées. On ne doit conserver qu'un des chefs du fil qui a servi à faire la ligature ; non qu'il y ait de l'inconvénient à les laisser tous deux, mais les faisceaux seraient plus volumineux, ce qui est inutile et fort souvent incommode.

On aura soin, lorsqu'il existera une ou plusieurs ligatures sur un ou plusieurs gros vaisseaux, et si en même temps il en existe d'autres sur des vaisseaux plus petits, d'indiquer par une marque la ligature faite sur les gros vaisseaux, soit en faisant des nœuds, soit en laissant un peu plus longs certains fils à ligature. Souvent les ligatures des petites artérioles sont coupées au ras du nœud, et l'on ne conserve que les fils des ligatures d'artères plus considérables.

Tous les fils à ligature seront maintenus dans une petite compresse, dite *compresse à ligature*, et fixés à la peau au moyen d'une bandelette de diachylon. Si ces précautions sont presque toutes indispensables lorsqu'on veut obtenir la réunion immédiate, il en est quelques-unes qui ne sont pas nécessaires lorsqu'on veut laisser suppurer la plaie. Ainsi, dans ce dernier cas, il suffit de fixer à la peau les ligatures des plus gros vaisseaux; celles des plus petits seront coupées à 3 ou 4 millimètres de la plaie, et, lorsque les fils se détachent, ils sont facilement rejetés au dehors par la suppuration.

Dans certains cas, surtout à la suite des amputations, on peut craindre que la rétraction des tissus, la contraction des muscles, ne viennent diminuer la longueur des lambeaux; ce phénomène pourrait raccourcir le lambeau et ne lui permettrait plus de recouvrir entièrement la plaie. D'un autre côté, les tiraillements qui en seraient le résultat inévitable pourraient s'opposer à la réunion immédiate et même détruire un commencement de réunion. Il faut donc appliquer autour du moignon une bande médiocrement serrée qui puisse s'opposer à ces accidents.

a. *Réunion immédiate.* — Lorsqu'on veut obtenir la réunion par première intention, après avoir pris toutes les précautions que nous avons indiquées plus haut, c'est-à-dire après avoir débarrassé la plaie des corps étrangers, des caillots, dont la présence entraverait nécessairement la cicatrisation, après avoir fixé les ligatures, les bords de la plaie seront exactement affrontés, de telle sorte que les tissus semblables se correspondent; la peau sera mise en contact avec la peau, les muscles avec les muscles, etc. Les parties seront ensuite maintenues en place, soit par des bandages unissants, soit par des bandelettes agglutinatives, soit enfin par des points de suture, et, si la plaie offre peu de profondeur, avec des serres-fines.

Les bandelettes de diachylon seront appliquées quand les

plaies sont peu profondes, et dans les cas où les tissus peuvent être mis en contact sans aucune difficulté et ne sont pas facilement déplacés.

Les serres-fines sont applicables à quelques-uns des cas où l'on emploie les bandelettes, quand la plaie est peu profonde par exemple ; mais, dans les amputations à lambeaux volumineux, les bandelettes ont sur les serres-fines l'avantage de soutenir la base du lambeau en fournissant, par leur agglomération sur les téguments, un point d'appui solide aux parties qui auraient de la tendance à tomber par leur propre poids. Les bandelettes ont encore l'avantage d'agir sur toute la longueur des lèvres de la solution de continuité, tandis que les serres-fines n'agissent que sur les bords de la plaie ; cependant, si celle-ci est peu profonde, si les tissus ne sont pas décollés au loin, les serres-fines l'emportent sur les bandelettes, car elles affrontent mieux les bords de la plaie et elles ne prédisposent pas aux érysipèles comme les bandelettes de diachylon.

Les sutures sont surtout préférables lorsque l'on veut fixer un lambeau volumineux qui a de la tendance à retomber; c'est ainsi qu'elles doivent être appliquées dans le pansement des plaies à lambeaux, dans les plaies de la tête avec décollement des téguments (voy. l'article *Sutures*).

Lorsque les bords de la solution seront bien affrontés, la plaie linéaire sera couverte d'un linge fenêtré et cératé, d'une couche légère de charpie, de compresses, ou mieux de charpie imbibée d'eau fraîche, d'eau alcoolisée, d'eau phéniquée, etc. Le tout, entouré de taffetas imperméable, sera assujetti à l'aide d'un bandage simple.

b. *Réunion par seconde intention.* — Celle-ci exige moins de précautions que la réunion immédiate ; la plaie sera pansée avec un linge fenêtré, cératé ou glycériné, et des plumasseaux de charpie imbibés ou non de liquide, et en quantité plus considérable que dans la réunion immédiate. Toutes ces parties seront couvertes de compresses, d'une toile imperméable, et maintenues à l'aide d'un bandage approprié.

Lorsqu'on craint une hémorrhagie capillaire, Ph. Boyer conseille d'employer des plumasseaux de charpie appliqués directement sur la plaie, ou mieux encore des boulettes de charpie, qui arrêteront plus facilement l'écoulement du sang que les plumasseaux.

A la vérité, quand le pansement est fait avec un linge cératé, le contact est plus doux, la levée du premier appareil est plus facile ; mais si l'on a soin de prendre pour la levée du premier pansement les précautions que nous indiquerons plus bas, on ne devra pas craindre les douleurs si redoutées des malades.

Dans certains cas, il est bon de se servir des bandelettes de diachylon, même quand on veut réunir par seconde intention, c'est lorsque le poids des lambeaux tend à les faire tomber.

Quel que soit le mode de pansement que l'on adopte, il faut avoir soin, lorsqu'on applique le premier appareil, de ne serrer que très peu les compresses et les bandes, afin de permettre le gonflement des parties ; l'oubli de ce précepte cause quelquefois des accidents très graves et presque toujours des douleurs intolérables.

a. *Levée du premier appareil dans les plaies réunies par première intention.* — La levée du premier appareil a été longtemps, pour les chirurgiens, et est encore pour les malades une source d'inquiétude. Lorsqu'on enlevait, le lendemain d'une opération, un appareil compliqué imbibé de sang desséché, adhérent au tissus, on conçoit combien les douleurs devaient être intolérables ; mais lorsque le pansement est fait aussi simplement que possible, la levée du premier appareil ne cause pas plus de douleur que la levée de tous les autres.

C'est, en général, vers le troisième, le quatrième, ou même quelquefois le cinquième jour que l'on doit lever le premier appareil, il faut attendre que la suppuration ait détaché toutes les pièces qui pourraient adhérer à la solution de continuité. La quantité de pus doit régler le chirurgien sur l'époque à laquelle il doit enlever le pansement ; les marques de pus qui tachent les bandes et les compresses, l'odeur qui s'exhale de l'appareil, sont les signes à l'aide desquels il devra se guider. Il peut arriver que les bandes et les compresses soient souillées le premier ou le second jour : dans ce cas il faut les changer, mais ne pas défaire complètement le pansement.

Lorsque la plaie a été réunie par des bandes, les précautions seront les mêmes que celles que nous indiquerons un peu plus loin dans le cas de réunion par seconde intention.

Si l'on a réuni à l'aide de bandelettes, celles-ci seront soulevées doucement, d'abord d'un côté de la plaie, puis du côté opposé, et détachées des téguments jusqu'au niveau de la solution de continuité; enfin, elles seront enlevées en masse dans le sens de la longueur de la plaie : on ne sera point ainsi exposé à exercer des tractions sur les bords qui présentent déjà un commencement d'agglutination. Si les bandelettes font le tour du membre, celles-ci seront coupées du côté opposé à la plaie et enlevées comme nous l'avons dit plus haut. Cette méthode est applicable à tous les cas où l'on fait un pansement avec des agglutinatifs : elle doit être suivie aussi bien pour les pansements subséquents que pour le premier pansement; c'est encore à elle qu'on aura recours quand on voudra changer une ou plusieurs bandelettes.

Quand la plaie a été réunie à l'aide de sutures, celles-ci seront enlevées du troisième au cinquième jour; le chirurgien sera surtout guidé par le degré d'inflammation des petites piqûres qui donnent passage aux fils ou aux aiguilles; on devra avoir soin de repousser les téguments en sens inverse et en raison directe de la traction que l'on devra exercer sur le fil et sur l'aiguille, pour ne pas exercer de tiraillements. Si l'on a fait usage de la suture entortillée, les fils seront laissés en place et l'on devra attendre qu'ils soient chassés par la suppuration.

L'appareil protecteur des bandelettes et des sutures pourra être enlevé avec soin et renouvelé dès le second jour; cette pratique permet d'examiner l'état de la plaie.

b. *Levée du premier appareil dans les plaies réunies par seconde intention.* — Nous avons dit plus haut que c'était vers le troisième, le quatrième, ou même le cinquième jour que le chirurgien devait enlever le premier appareil, alors que la sécrétion de pus avait détaché la charpie et les linges qui ont été placés en contact avec les parties saignantes.

La bande sera défaite en la pelotonnant dans la main; si les tours de bandes ont contracté des adhérences entre eux ou avec les compresses sous-jacentes, les parties profondes seront fixées avec les doigts de la main gauche et les parties superficielles décollées avec beaucoup de soin. Les compresses seront séparées les unes des autres avec la même précaution. Il arrive souvent que l'on peut enlever en une seule masse les compresses, la première couche de charpie, et même la seconde couche, au moins en partie. Enfin lorsque le linge cératé a empêché toute adhérence avec les parties profondes de l'appareil, ou bien que la sécrétion du pus a été assez abondante pour détacher complètement la charpie appliquée au fond de la plaie, il suffit de soulever doucement l'appareil tout autour des lèvres de la solution de continuité et de l'enlever en bloc. Cette méthode est celle à laquelle nous donnons la préférence ; nous conseillons même, dans les cas où la suppuration ne serait pas encore assez abondante pour permettre de la pratiquer, d'attendre que la sécrétion soit devenue assez considérable. Il arrive souvent que quelques brins ou quelques boulettes de charpie restent adhérents au fond de la plaie ; dans ces cas il ne faut point exercer de tractions sur ces parties dès qu'elles résistent à un simple ébranlement ; il faut attendre un peu, la suppuration finira par les détacher. Quelques chirurgiens conseillent d'enlever les parties que l'on n'aurait pu détacher sans tiraillement, en faisant des ablutions d'eau froide : cette pratique est au moins inutile lorsque la plus grande partie de l'appareil n'est pas détachée par le pus, et il vaut mieux attendre ; cependant on devra toujours humecter les linges, la charpie, quand une très petite partie de leur étendue est adhérente à la plaie, surtout si cette partie est en même temps unie aux autres pièces d'appareil.

Nous proscrivons (A. Jamain) également les ablutions d'eau tiède pour nettoyer la surface de la plaie du pus qui la recouvre ; si le pus est en trop grande quantité, il sera épongé avec de la charpie bien molle, en appuyant légèrement et jamais en frottant la surface de la plaie. Si la peau environnante est tachée de pus ou de sang, elle sera nettoyée avec une éponge ou un linge mouillé. Ajoutons toutefois que les injections de liquides détersifs, excitants et antiseptiques dans toutes les anfractuosités de la plaie, donnent de bons résultats et sont conseillées par la plupart des chirurgiens modernes.

Pour faire le second pansement, on couvre la plaie d'un linge fenêtré ou d'un plumasseau imbibé de liquide alcoolisé, etc., puis on applique une quantité de charpie proportionnée à l'abondance de la suppuration, des compresses, souvent un morceau de taffetas gommé et enfin une bande. Tel est le mode de pansement que l'on doit employer lorsque les plaies marchent bien. Dans quelques cas, on est obligé de modifier ce pansement : ainsi on panse avec de la charpie sèche, on enduit les plumasseaux d'onguent digestif ou d'autres substances médicamenteuses, on est obligé de faire des lotions émollientes, chlorurées, etc. Ces modifications sont exigées par la marche de la plaie : nous ne faisons que les indiquer, ne pouvant dans cet article entrer dans les détails que comporterait ce sujet ; il est cependant un précepte que nous ne devons pas passer sous silence, il s'applique aux fils à ligature : il ne faut jamais exercer de tractions prématurées sur les fils des ligatures, car la déchirure du vaisseau avant son oblitération exposerait à des hémorrhagies consécutives. Dans presque tous les cas les fils se détachent d'eux-mêmes du sixième au dixième jour pour les petites artères, du douzième au vingtième pour les artères plus volumineuses.

« Cependant, dit Ph. Boyer, je ne saurais désapprouver le chirurgien qui ferait des tractions sur une ligature qui ne serait pas tombée après l'époque que l'expérience nous a appris être l'époque ordinaire de la chute des ligatures. Si donc, au bout de six à dix jours, je ne voyais pas tomber le fil appliqué sur une petite artère, telle que les mammaires externes dans l'ablation du sein, je n'hésite pas à tirer assez fortement. L'expérience m'a appris que, dans ces cas, une cause s'opposait à la sortie des fils, je ne dis pas à leur chute, car ils sont tombés, ils ont coupé le vaisseau, mais ils sont retenus par les bourgeons charnus qui se sont développés au fond de la plaie et les ont enlacés. Il est bon que le chirurgien soit prévenu de ce phénomène ; il est bon qu'il sache aussi que, dans cette circonstance, le tiraillement exercé sur le vaisseau produit la déchirure des bourgeons charnus et un écoulement de sang, phénomènes qui sont en raison de l'ancienneté de la plaie[1]. »

A moins d'indications spéciales, les pansements doivent être refaits toutes les vingt-quatre heures. Ils seront renouvelés plus souvent si la suppuration est très abondante, si le pus salit rapidement toutes les pièces d'appareil, et si, par son odeur, il incommode le malade. Nous n'insisterons pas davantage sur ce point, car un chirurgien éclairé saisira facilement les indications qui nécessitent des pansements fréquents. Il est quelques pansements qui se renouvellent à plusieurs jours d'intervalle, tels que le pansement des fractures, ceux des ulcères traités par l'application des bandelettes agglutinatives, etc.

§ 5. — Pansements rares.

Avant d'aller plus loin, examinons dans quel but on renouvelle les pansements, puis nous chercherons à déterminer si

1. *Loc. cit.*, p. 53.

quelques-unes de ces conditions ne peuvent pas être négligées, si quelques autres plus importantes peuvent être remplies par des pansements rarement renouvelés; si, enfin, les pansements *rares* facilitent la guérison des plaies.

Les pansements ont pour but d'enlever les pièces d'appareil souillées par le pus, par conséquent de remplacer des linges malpropres, répandant une odeur pénible pour les malades, de renouveler un appareil trop serré ou relâché, de permettre de surveiller la plaie et de porter remède aux accidents qui pourraient survenir; de remédier aux hémorrhagies, enfin d'appliquer sur la plaie des topiques nécessaires à la guérison.

Les pansements rares ne remplissent que très imparfaitement la première condition des pansements. Larrey conseille, il est vrai, d'enlever tout le pus qui pourrait sortir à travers les pièces de l'appareil; en outre on pourrait détacher une partie des bandes, des compresses, à l'effet de faire disparaître la plus grande partie de l'appareil souillé par le pus; mais on en laisse toujours une certaine quantité qui répand une odeur souvent infecte, inconvénient très grand pour les malades et pour leurs voisins, surtout dans les hôpitaux. Nous verrons cependant que certains pansements rares n'ont pas ce grave inconvénient.

La seconde indication du pansement n'est généralement pas remplie par le pansement rare : cette indication est tellement précise, qu'à elle seule elle suffit pour le faire rejeter dans quelques cas. Quand l'appareil est trop serré, il serait blâmable de ne pas faire immédiatement un autre pansement; si l'appareil est lâche, bien que l'urgence ne soit pas aussi immédiate, il est trop indispensable de renouveler le pansement, sans quoi on s'exposerait à voir manquer le but pour lequel celui-ci a été fait: ainsi, pour les fractures, on s'exposerait à une consolidation vicieuse. Nous avons déjà dit que les fractures n'étaient pas pansées tous les jours, et cependant on ne peut pas appeler le pansement normal des fractures un pansement rare. Le pansement rare des fractures est celui qui est constitué par un appareil inamovible appliqué dans les premiers jours qui suivent la fracture et laissé en place jusqu'à l'entière consolidation. Ce pansement peut être avantageux dans certaines circonstances; mais il est vicieux, surtout s'il a été appliqué sur les parties qui ont augmenté de volume et qui, revenant sur elles-mêmes, laissent entre les parois de l'appareil et les téguments un vide qui permet aux fragments de jouer l'un sur l'autre.

De là d'ailleurs l'utilité des appareils amovo-inamovibles, et surtout des appareils ouatés qui maintiennent sur les parties une compression élastique et égale.

La surveillance d'une plaie, d'une fracture, etc., est indispensable dans une foule de cas; l'érysipèle, les fusées purulentes, la gangrène des téguments, sont des accidents assez graves pour que le chirurgien ait besoin de suivre la marche de la maladie.

Quant aux hémorrhagies qui peuvent survenir consécutivement, il est impossible qu'on n'ait pas songé à défaire le pansement pour en trouver la source et lier le vaisseau.

Enfin, quand il est nécessaire d'appliquer sur la plaie un topique médicamenteux, le pansement doit être renouvelé afin de renouveler le médicament.

On peut voir, par ce rapide exposé, que les pansements rares ne remplissent qu'imparfaitement les indications des pansements renouvelés toutes les vingt-quatre heures; cependant, si des chirurgiens dont l'autorité est d'un grand poids en ont préconisé l'usage, si dans certaines conditions leur emploi a été suivi de grands succès, c'est qu'ils présentent des avantages incontestables.

Parmi ces avantages, le premier, et certes le plus important de tous, c'est qu'ils mettent la plaie à l'abri du contact de l'air; de plus, ils permettent de laisser les parties dans une immobilité très favorable à la guérison d'un grand nombre d'affections chirurgicales.

Nous n'insisterons pas ici sur l'action de l'air sur les plaies, d'ailleurs nous en avons déjà parlé au commencement de cet article; nous ne ferons que rappeler l'action de ce fluide sur le pus : on sait qu'à une douce température il le décompose, le rend infect, et certes les pansements rares ne sont pas favorables dans ce cas, car ils laissent en contact avec les pièces d'appareil du pus qui est altéré par le contact de l'air. A la vérité on peut, jusqu'à un certain point, invoquer la non-accessibilité de l'air à cause des bandelettes de diachylon ou de l'ouate qui recouvrent comme d'une cuirasse la solution de continuité. Dans ces circonstances l'avantage du pansement rare sera incontestable.

Quant au repos, à l'immobilité, personne ne songe à contester cet avantage du pansement rare; mais n'est-il pas possible de faire un pansement simple sans faire éprouver aux parties un ébranlement préjudiciable? Dans la plupart des cas on peut arriver à ce résultat à l'aide d'appareils convenablement disposés.

Enfin, nous le répétons, dans le pansement rare, la surveillance n'est plus possible, ou du moins est trop imparfaite pour que nous ne préférions renouveler le pansement dans le plus grand nombre des cas (A. Jamain).

« Si le pansement est rare, le repos et la chaleur seront favorables au travail d'adhésion; s'il est fréquent, les mouvements qu'on imprime pour ôter et remettre les pièces d'appareil pourront troubler ce travail. D'un autre côté, le pansement rare ne permet pas de combattre l'inflammation, si elle est trop intense; de relâcher les moyens protecteurs et unissants, si le gonflement est devenu considérable.

» En présence de deux indications contradictoires, repos et surveillance, que faut-il faire? Rien d'absolu. Si la plaie est petite ou peu profonde, et que par suite l'adhésion soit probable, si le malade ne souffre pas, il vaut mieux ne rien toucher; si, au contraire, la plaie est étendue, profonde, composée d'éléments multiples, si cette adhésion immédiate que l'on cherche a peu de chances de s'opérer, et que l'inflammation suppurative soit plus probable, toutes conditions qui se présentent, surtout à la suite des grandes opérations, il vaut mieux renouveler le pansement extérieur le lendemain et le surlendemain [1]. »

En résumé, nous croyons que le pansement rare peut être utile dans les plaies peu graves dont on ne cherche pas la réunion immédiate, dans celles qui suppurent peu abondamment, quand, d'après la nature du mal, dans les ulcères par exemple, on ne croit pas avoir besoin d'une surveillance active, et surtout quand on ne craint pas de complications. Mais nous ne saurions l'adopter dans la réunion immédiate, à cause de la constriction que l'on fait subir aux parties, dans les plaies qui suppurent abondamment, dans celles qui exhalent une mauvaise odeur, et lorsqu'on a lieu de craindre des accidents.

Cependant si nous nous montrons peu partisan des pansements rares, nous proscrivons aussi les pansements trop fréquents; ceux-ci, en effet, irritent les plaies, en déchirant la surface et les bords, s'opposent à la formation des cicatrices, ne permettent pas aux médicaments d'agir convenablement, et fatiguent le malade en l'arrachant au calme et au repos.

Les pansements pourraient à la rigueur être faits à toute heure du jour; mais le plus ordinairement ils ont lieu le matin : on procure ainsi aux malades une journée plus calme.

1. Gosselin, *Des pansements rares*, thèse de concours pour une chaire de clinique chirurgicale. Paris, 1851, p. 29.

Il vaudrait peut-être mieux panser les malades le soir, car souvent la gêne qu'ils éprouvent, lorsqu'ils ne sont pas pansés, les empêche de dormir : c'est au chirurgien à déterminer lui-même à quelle heure il devra renouveler les pansements ; il est impossible d'établir des règles à ce sujet. Si un pansement ne devait être renouvelé qu'une fois dans les vingt-quatre heures, et si le malade ne pouvait dormir que difficilement, le pansement devrait être fait le soir ; si, au contraire, le malade n'éprouvait aucune gêne, l'heure du pansement serait à peu près indifférente. Lorsque les pansements doivent être renouvelés deux fois dans le même jour, ils doivent être faits le matin et le soir, environ à douze heures d'intervalle l'un de l'autre (A. Jamain).

Cette question des pansements rares s'est surtout imposée aux anciens chirurgiens, qui multipliaient à l'envi les pièces d'appareil ; faire un pansement était un véritable travail et une source d'ennuis et de souffrances pour le malade. Aujourd'hui il n'en est plus de même ; plus que jamais, suivant en cela les conseils formulés par M. Sédillot dès 1848 [1], on s'est efforcé de simplifier le pansement, à tel point que souvent l'appareil est constitué par un simple morceau d'étoffe de molleton de laine, de flanelle, imbibée de liquide antiseptique ou alcoolique, qui recouvre la plaie, le tout étant enveloppé d'un manchon fait de toile imperméable.

La question du pansement rare doit donc être posée à un autre point de vue ; c'est pour éviter le contact de l'air et surtout le contact d'un air infecté de miasmes que les chirurgiens modernes ont défendu cette manière d'agir, et que des tentatives fort heureuses ont été faites par S. Laugier, MM. Chassaignac, Trastour, J. Guérin, Maisonneuve, et surtout par M. A. Guérin. Nous allons examiner ces divers modes de pansement.

§ 6. — Pansements par occlusion.

Dès 1844 [2], S. Laugier préconisa l'emploi de l'occlusion des plaies en suppuration : « Ce pansement consistait dans l'application d'un morceau de baudruche recouvert d'une solution épaisse de gomme arabique [3]. De cette façon, la plaie était

1. *Ann. de thérapeutique*, t. VI, p. 238, 1848.
2. Comptes rendus de l'Académie des sciences, t. XIX, p. 914.
3. Dubreuil, thèse d'agrégation en chirurgie, p. 49, 1869.

abritée du contact de l'air, et se trouvait dans des conditions analogues à celles qu'on observe, lorsque les solutions de continuité se cicatrisent sous une croûte, résultant du dessèchement du sang et du pus.

La même année, M. Chassaignac[1] déclara que depuis quelque temps il employait un mode spécial de pansement des plaies, qu'il désignait sous le nom de *pansement par occlusion;* c'est ce mode de traiter les plaies que nous allons exposer ici.

Dans un travail remarquable dû à Trastour[2], de Nantes, les bases et le mode d'application de cette méthode ont été tellement bien exposés que nous ne pouvons mieux faire que de présenter ici les résultats mentionnés par cet observateur. C'est spécialement à l'occasion de fractures compliquées de jambe, que Trastour a rendu ses démonstrations plus évidentes.

Une fracture compliquée étant donnée, on construit sur la partie blessée une cuirasse avec des bandelettes de sparadrap qui sont croisées et qui se recouvrent par imbrication.

Le croisement des bandelettes est nécessaire à la solidité de la cuirasse; leur imbrication est indispensable pour prévenir les effets très nuisibles des bandelettes écartées. Elles ne doivent jamais être appliquées circulairement sous peine d'une imminence d'étranglement. Les cuirasses ainsi construites doivent toujours dépasser les limites de la lésion. Ces quatre conditions sont de rigueur.

L'objet qu'on a en vue, c'est de recouvrir la plaie d'une enveloppe protectrice, très solide, qui constitue le pansement interne ou immédiat.

Le pansement externe consiste dans l'application du linge criblé de trous, enduit d'une épaisse couche de cérat, puis de la charpie, des compresses et des bandes.

Enfin, au pansement externe on ajoute un appareil contentif.

1° *Comment prévient-on les effets de la rétention du pus?* — Par l'emploi du linge fenêtré enduit de cérat et débordant partout la cuirasse. Tel est, en effet, le moyen d'entretenir toujours la cuirasse souple et molle, de manière à permettre au pus de s'insinuer entre les bandelettes ou vers le pourtour du pansement, où il est absorbé par le pansement externe. Or celui-ci

1. Comptes rendus de l'Académie des sciences, t. XIX, p. 1006.
2. Arch. gén. de méd., 1852.

peut être renouvelé sans que la surface de la plaie soit mise à découvert. Le linge cératé remplit donc ici l'office d'une soupape de sûreté; car si la couche épaisse dont il est enduit assure la perméabilité des cuirasses, elle prévient également l'accès de l'air au milieu des liquides au sein desquels sa présence amènerait inévitablement la décomposition putride.

2° *Par quels moyens combat-on l'inflammation traumatique?* — Bien que la cuirasse soit par elle-même le plus puissant antiphlogistique, en ce sens qu'elle place la lésion dans des conditions qui se rapprochent autant que possible de celles des plaies sous-cutanées, nous avons recours aux moyens auxiliaires suivants : Ces moyens sont :

A. Les applications de sangsues, non sur les ganglions lymphatiques, mais sur le trajet des aboutissants lymphatiques de la partie blessée;

B. L'application à travers la cuirasse des mélanges réfrigérants, tels que les emploie le docteur Arnott;

C. La position du membre blessé.

3° *Quelles sont les règles du renouvellement du pansement?* — Le pansement doit rester en place huit à dix jours. Si le malade souffre, si la suppuration souille l'appareil, on renouvelle les pièces extérieures jusqu'au linge cératé exclusivement. On explore attentivement les environs de la plaie elle-même à travers la cuirasse. Si cette exploration fait craindre quelque complication, on enlève la cuirasse; sinon, on se borne à en laver la surface avec un liquide contenant quelques gouttes d'eau-de-vie camphrée ou de jus de citron; si la cuirasse s'affaiblit, on la soutient par l'addition de bandelettes supplémentaires.

Pour enlever cette cuirasse au bout du temps fixé, on glisse au-dessous d'elle et avec précaution une sonde cannelée servant à conduire les ciseaux destinés à couper les bandelettes. On lave la surface de la plaie, on la touche avec une solution d'azotate d'argent à 5 grammes pour 30 d'eau distillée et l'on reconstruit un pansement nouveau. L'exploration quotidienne est de rigueur.

Nous ne pouvons nous arrêter ici sur les avantages que présente ce mode de pansement, et les circonstances dans lesquelles il est indiqué; nous renvoyons le lecteur au très remarquable ouvrage de M. Chassaignac. Nous terminerons par quelques considérations sur les heureux résultats qu'on peut en obtenir dans les cas de fractures compliquées de plaie.

« Le pansement par occlusion, dit M. Chassaignac, nous fournit un moyen de différer l'amputation des membres atteints de fractures compliquées. Il y a deux avantages à rester dans l'expectative : 1° on évite quelquefois des amputations qui semblaient indispensables ; 2° on acquiert infiniment plus de chances de succès.

» On sait combien sont rares les terminaisons heureuses des amputations primitives pour cause traumatique, surtout s'il s'agit du membre inférieur ; on sait au contraire que l'amputation pour une maladie organique chronique est bien plus souvent suivie de succès. Eh bien ! l'amputation dans la deuxième période du traumatisme nous paraît plus favorable, par cela seul qu'elle se rapproche des conditions de l'amputation pour maladie chronique, et le moyen d'arriver sans danger à cette amputation secondaire nous est fourni par le pansement par occlusion.

» Grâce à ce mode de pansement, nous avons encore adopté comme règle de conduite de ne jamais faire d'amputation de doigts, quelque déplorable que soit l'état de ces appendices, par suite de violences traumatiques. Nous devons à cette pratique de conserver des doigts qui eussent été sacrifiés inutilement, et en laissant à la nature le soin de séparer le mort du vif, d'obtenir des moignons plus longs que ceux qu'une opération régulière eût pu laisser. Il y a avantage même à ne pas détacher tout de suite les bouts de doigts et de phalange qui ne tiennent que par de minces lambeaux. En effet, par cette séparation immédiate, on peut se donner l'embarras d'une petite hémorrhagie et exposer le malade à des douleurs inutiles, le doigt devant peut-être plus tard être détaché plus haut, soit par l'instrument du chirurgien, soit par le travail de la nature elle-même.

» On a exprimé, ajoute l'auteur, des craintes relatives à la production possible de plusieurs accidents sous l'influence du pansement par occlusion. Examinons sommairement ce que ces craintes ont de fondé.

» 1° *Étranglement inflammatoire.* — Cet accident n'est pas à redouter en raison des précautions apportées dans l'exécution de la cuirasse, les bandelettes n'étant jamais posées circulairement et pouvant être d'ailleurs facilement incisées, si l'on remarquait que telle ou telle partie de la surface recouverte par la cuirasse soit trop comprimée. D'une autre part, le traitement préventif et curatif de l'inflammation, lequel consiste en applications de sangsues suffisamment répétées à la racine des membres, sur les aboutissants lymphatiques et veineux de la partie blessée, a suffi dans tous les cas pour prévenir ou pour enrayer les accidents inflammatoires. Enfin l'élévation du membre blessé est un moyen adjuvant fort utile et qu'on ne néglige jamais d'employer.

» 2° *Fusées purulentes et abcès.* — On a dit qu'avec le pansement par occlusion on ne pouvait ni prévenir, ni combattre ce genre d'accident. C'est une erreur : car le pus a une issue facile sur les bords et à travers les imbrications de la cuirasse. De plus, on est en mesure de remédier assez vite à ces complications en raison des explorations faites à travers la cuirasse, dès qu'il y a le moindre indice à cet égard. Enfin l'amoindrissement de l'inflammation et de la suppuration rend les fusées et les abcès plus rares et moins redoutables.

» 3° *Fétidité du pus.* — On a dit que le pus accumulé sous la cuirasse devait se putréfier. C'est encore une erreur. Le pus, n'étant pas soumis à l'action du contact de l'air, ne s'altère pas ; de plus, il est très peu abondant, ainsi que nous l'avons déjà dit. Celui qui s'échappe de la cuirasse est absorbé par le pansement externe, qu'on renouvelle selon la nécessité. Enfin, on fait arroser souvent l'appareil d'alcool fortement camphré, pour que le malade ne soit pas incommodé par l'odeur lorsque celle-ci vient à être gênante.

» 4° *Érysipèles.* — Nous n'en avons jamais observé un seul cas qu'on pût rapporter légitimement à l'application des cuirasses. Le seul phénomène qui nous ait frappé, c'est, dans un certain nombre de cas, l'existence d'un petit érythème au pourtour de l'appareil, là où le pus s'est trouvé en rapport avec le pansement externe. Il n'est plus douteux pour nous, aujourd'hui, que ce ne soit pas par suite de la décomposition putride du pus qui arrive au contact de l'air, que survienne ce très léger accident[1]. »

1. Chassaignac, *Traité de la suppuration et du drainage chirurgical*, t. I, p. 514, in-8. Paris, 1859.

§ 7. — Ventilation des plaies et des ulcères.

« L'idée de ventiler directement les plaies, dit M. le professeur Bouisson[1], nous est venue en observant la guérison spontanée et à l'air libre des solutions de continuité superficielles faites à des animaux[2]. La prompte dessiccation des surfaces dénudées, la formation d'une croûte et la cicatrisation sous cet opercule protecteur, nous ont amené à penser que, en favorisant par la *ventilation directe* l'évaporation des liquides exhalés, on accélérerait l'organisation régulière du plasma, et qu'il en résulterait une *cicatrisation sous-crustacée* plus avantageuse, à divers titres, que celle qu'on obtient par les pansements ordinaires. »

Le but de la ventilation des plaies est le même que celui qu'on s'efforçait d'atteindre autrefois au moyen des topiques réputés siccatifs; il se rapproche aussi de celui qui caractérise la méthode des pansements rares et des pansements par occlusion. Mais la cicatrisation sous-crustacée nous paraît encore préférable, en ce que, fermant la solution de continuité avec les matériaux mêmes que fournit celle-ci, elle respecte davantage les opérations naturelles.

Le blastème cicatriciel qui, sur la surface des plaies, passe successivement de l'état amorphe à celui de stratification fibrillaire, finement granulée, avec apparition d'aires vasculaires, condensation graduelle de la masse et formation ultime d'une couche épidermique limitante, ce blastème, disons-nous, subit d'autant mieux les transformations qui aboutissent à la cicatrice parfaite, qu'il est plus exempt du contact ou de la présence du sang, du pus, en un mot des corps étrangers de toute nature. C'est pour ce motif que la cicatrisation offre de si grandes différences de caractère, de durée ou de gravité, suivant les conditions où elle s'opère. On peut résumer ces conditions en rappelant qu'il existe des plaies *sous-cutanées*, des plaies

1. Bouisson, *Tribut à la chirurgie*, t. II, p. 153. Montpellier, 1861.

2. La remarque faite par le professeur de Montpellier est juste dans une certaine limite; si quelques espèces animales, et parmi celles-ci le chien et les grands ruminants, suppurent à peine et offrent souvent ce mode de cicatrisation sous des croûtes plus ou moins épaisses, il est d'autres espèces, au contraire, qui suppurent presque fatalement et chez qui la réunion immédiate est difficile à obtenir : telle est l'espèce chevaline. Ajoutons d'ailleurs que ces faits sont connus de tous les vétérinaires et depuis fort longtemps.

affrontées, des plaies *sous-crustacées* et des plaies *nues*. Les premières se prêtent à l'organisation régulière du plasma à l'abri de l'inflammation. Les autres sont nécessairement envahies par ce processus pathologique; mais le procédé le plus rationnel pour les en affranchir, au moins à un certain degré, consiste à les ramener autant que possible aux conditions des plaies de la première catégorie, c'est-à-dire à les placer sous une couche isolante et protectrice, qui éloigne du travail réparateur les perturbations qui le retardent.

La ventilation a paru répondre à cette intention. Mise en usage dans le service de clinique chirurgicale à Montpellier, dès le mois de mars 1857, elle a été appliquée à des cas variés, notamment à des plaies chroniques ou récentes, à des ulcères locaux ou à des ulcères constitutionnels modifiés par un traitement général préalable, à des solutions de continuité relatives à des opérations chirurgicales. En général, les résultats obtenus furent encourageants.

Les plaies ventilées révèlent promptement l'effet produit : leur surface pâlit sous l'action réfrigérante du courant d'air; une croûte légère, résidu de l'évaporation de la sérosité du sang ou du pus, se fait à cette surface et y adhère. La reprise des séances de ventilation donne à la croûte une consistance graduellement croissante, et lui permet d'abriter la plaie contre l'action des corps extérieurs. Sous cet abri, le travail cicatriciel suit sa marche ordinaire; la matière plastique suit les métamorphoses connues; bientôt une lame épidermique sépare la cicatrice organique de la face profonde de l'opercule crustacé, et celui-ci, formé d'une matière inorganisée et caduque, se détache dans un délai variable.

Le mode de guérison obtenu dans ce cas est assimilable à celui dans lequel on produit des croûtes artificielles en recouvrant les plaies avec des substances spongieuses et absorbantes, qui s'imbibent des liquides séreux ou purulents et forment sur les solutions de continuité des enveloppes adhérentes plus ou moins heureusement tolérées par les tissus. L'application de charpie râpée sur les petites plaies, celle de coton ou de typha sur les brûlures, donnent lieu à ces opercules crustacés artificiels, sous lesquels la cicatrisation peut aussi s'accomplir.

Un exemple plus remarquable de cicatrisation sous-crustacée est celui qui a lieu à la suite de l'application de certains caustiques arsenicaux qui, après avoir détruit les parties malades, forment avec ces parties mêmes, chimiquement combinées avec le caustique, une eschare isolante qui se dessèche, passe à l'état de croûte, protège le travail plastique et laisse voir, en tombant, une cicatrice bien établie et que n'a troublée aucun accident. Appuyée par ces analogies, la ventilation locale des plaies assure des résultats moins exceptionnels et d'une application plus facile en thérapeutique.

M. Bouisson, passant en revue les effets thérapeutiques de la ventilation locale, les range sous les chefs suivants : action sédative, action siccative, action protectrice, action antiseptique; économie des médicaments extérieurs, des pièces de pansement; simplification du service des malades; propreté, salubrité.

La ventilation peut se faire très simplement, à l'aide d'un soufflet ordinaire, ou bien encore au moyen de ventilateurs spéciaux.

Cette méthode thérapeutique est applicable au traitement des plaies non réunies, récentes ou anciennes, d'une petite étendue ou de grandeur moyenne; ce moyen est aussi utilisé pour les ulcères rebelles à la cicatrisation. Parmi les difficultés inhérentes à cette méthode, on conçoit que l'abondance de la suppuration devra entraver beaucoup l'action de la ventilation, aussi ne la conseille-t-on que dans les plaies petites ou de moyenne étendue, ou bien encore dans les plaies peu profondes et secrétant une petite quantité de liquide purulent.

Il est vrai que, grâce à l'application de certains topiques déjà décrits, et en particulier de l'alcool, on peut facilement diminuer la suppuration et agir ensuite avec plus d'efficacité sur la plaie elle-même. Telle est, en effet, le *modus faciendi* préconisé plus récemment[1] par M. Béranger-Féraud; il diminue, s'il y a nécessité, la suppuration par un pansement alcoolisé, puis il fait une séance de ventilation qui doit durer de cinq à vingt minutes, jusqu'à ce que la surface de la plaie soit recouverte d'une mince pellicule, sorte de vernis brillant, légèrement ridé à la périphérie de la solution de continuité, où cette pellicule semble tirailler les parties saines. Cette couche doit être assez sèche pour qu'un papier de soie n'y adhère pas. Quelques heures après, la couche étant ramollie de nouveau par les liquides sécrétés, on recommence la ventilation; on voit qu'au début du traitement les séances doivent être rapprochées.

1. *Bull. de thérap.*, t. LXX, p. 59 et 112, 1866, et *Gaz. des hôpit.*, 1866, p. 101.

Tandis que M. Bouisson cherche surtout à obtenir une croûte résistante, M. Bérenger-Féraud se débarrasse autant que possible de celle-ci, pour ne conserver qu'une pellicule à la surface de la plaie. C'est que, si la croûte est trop épaisse. il n'est pas rare de la voir agir sur la cicatrice sous-crustacée, l'enflammer et même l'ulcérer, ce qui est un grave inconvénient.

Ce pansement par la ventilation se rapproche un peu de l'incubation de J. Guyot[1]; seulement, ici, l'air qui se renouvelle à la surface de la plaie n'est pas porté à une température élevée et constante. Mais il en diffère beaucoup au point de vue du but que se propose son inventeur, à savoir : protéger la plaie du contact de l'air par la formation rapide d'une croûte. C'est, en somme, un pansement par occlusion, aussi ne comprenons-nous pas comment M. Dubreuil[2] le classe avec les pansements inertes, comme l'emploi de la charpie, de poudres inertes, etc. Ajoutons toutefois, que depuis déjà quelques années ce mode de pansement aurait été abandonné par M. Bouisson lui-même.

§ 8. — Pansement à l'air libre ou à découvert.

Utilisé méthodiquement pour la première fois par V. von Kern (1809), défendu par Ph. von Walther, ce mode de pansement fut adopté en partie par Sédillot, E. Boeckel, Burow de Königsberg, Passavant, Th. Billroth, Esmarch, etc. Enfin les travaux les plus intéressants sur ce pansement sont dus à Rose de Zurich, et à Krönlein[3].

La plaie doit être laissée à l'air libre, sans pansement, sans tentative de réunion, et dans une position telle que les produits exhalés par sa surface puissent facilement s'écouler; de plus la partie blessée doit-être aussi immobile que possible.

Dans les amputations, les ligatures faites avec soin, la plaie lavée avec de l'eau froide, on met le moignon sur un coussin de balle d'avoine recouvert d'une compresse de fil de lin, une autre compresse est jetée par dessus la plaie de façon à la préserver des mouches, et un cerceau soutient les couvertures. Cette compresse peut être remplacée par un linge fenêtré huilé (E. Boeckel).

1. Voy. p. 76, et J. Guyot, *De l'emploi de la chaleur dans le traitement des maladies*. Paris, 1842.

2. Thèse d'agrégation en chirurgie, 1869, p. 14.

3. E. Schwartz, *Revue générale*, in *Revue mensuelle de méd. et de chir.*, p. 212, 1877. — Krönlein, *Arch. f. Kl. Chirurg.*, Bd. XIX, s. 1, 1876.

Il est bon que le coussin soit recouvert d'une toile imperméable, de façon que les liquides soient conduits dans un vase quelconque.

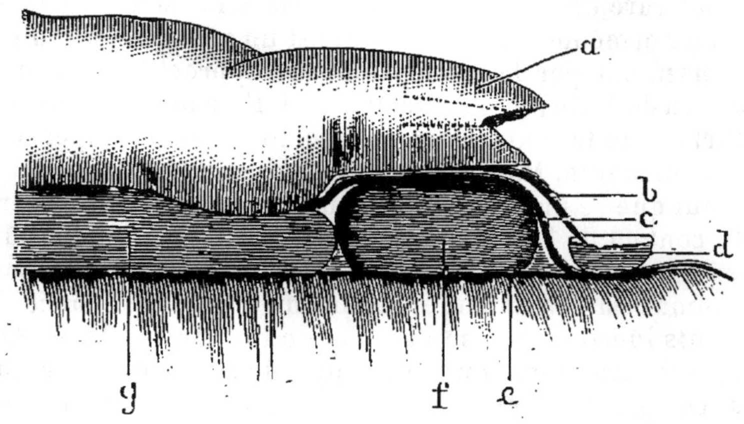

Fig. 354. — Pansement d'une amputation à l'air libre.

a, moignon d'amputation ; — *b*, taffetas ciré placé sous le moignon et conduisant le pus dans le vase *d* ; — *c*, second taffetas ciré qui recouvre le coussin de balle d'avoine et passe sous le vase *d*, il est destiné à maintenir la propreté du lit ; — *e*, matelas ; — *f*, coussin de balle d'avoine : — *g*, matelas d'eau.

Lors de fracture, de résection, le membre doit être immobilisé par un appareil platré avec une fenêtre ménagée au niveau de la plaie. Du taffetas imperméable sert à conduire le pus de la plaie dans un récipient inférieur.

Les pièces employées, en particulier le taffetas imperméable, doivent être tenues très propres et lavées avec une solution chlorurée ou phéniquée ; celle-ci n'est utilisée pour le lavage de la plaie que dans les cas où le pus de la plaie devient infect et où la plaie a un mauvais aspect.

Les avantages de ce procédé de traitement des plaies, qui se rapproche singulièrement de la ventilation de Bouisson, seraient :

1° L'exposition à l'air, celui-ci n'aurait d'action malfaisante, que dans les cas où le pus séjourne à la surface des plaies;

2° L'immobilité,

3° Le facile écoulement des liquides sécrétés.

D'ailleurs, d'après les statistiques publiées, ce mode de traitement ne le céderait en rien aux autres pansements.

Notons en terminant que cette méthode, qui, *à priori*, paraît singulière, étant donné les opinions généralement admises sur l'influence nocive de l'air, a été adoptée par la plupart des chirurgiens de Moscou, qui emploient tout en cherchant à obtenir la réunion des plaies par première intention[1]. Dans ce

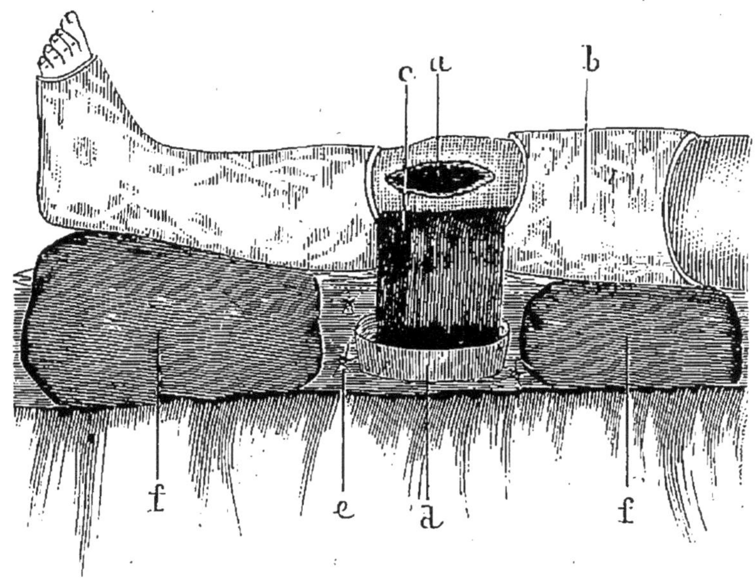

FIG. 355. — Pansement d'une résection.

a, résection du genou ; — *b*, appareil plâtré ; — *c*, taffetas gommé pour conduire les produits sécrétés dans le vase *d* ; — *e*, matelas ; — *f*, coussins de balle d'avoine.

but, ils utilisent soit les sutures au catgut, soit les sutures métalliques, proscrivant systématiquement l'usage des corps poreux, comme le sont les fils à ligature ordinaires.

§ 9. — Occlusion pneumatique et aspiration continue.

I. *Occlusion pneumatique.* — Depuis longtemps déjà et surtout depuis les recherches de M. Jules Guérin sur les plaies sous-cutanées, la plupart des chirurgiens ont considéré le contact de l'air comme une cause fréquente des accidents graves qui surviennent dans la marche des plaies, accidents entraînant trop souvent la mort des malades.

Le fait étant généralement admis, on a dû chercher à l'expliquer, et, si les théories n'ont pas manqué, il s'en faut de beaucoup qu'elles soient toutes satisfaisantes.

Pour M. Jules Guérin, le contact de l'air ferait naître l'in-

1. S. Dimitrieff, thèse de Paris, 1878, p. 321, et *Traitement rationnel des plaies, méthode d'aération*. Rapport à la Société de chirurgie de Moscou, 1877.

flammation, et surtout l'inflammation suppurative; de là l'indication de la méthode sous-cutanée, de là ses succès incontestables.

Les plaies sous-cutanées, en effet, se cicatriseraient par un mécanisme en quelque sorte physiologique, par *organisation immédiate*, suivant l'expression de M. J. Guérin. Nous n'avons pas à discuter ici ce qu'il y a de vrai dans l'interprétation des phénomènes que présentent ces solutions de continuité, phénomènes que nous considérons d'ailleurs, avec la plupart des chirurgiens, comme appartenant à l'inflammation; mais nous ne pouvons nier un fait, c'est l'innocuité presque absolue des plaies placées dans ces conditions spéciales. Or, M. J. Guérin s'est précisément efforcé de mettre les plaies exposées dans des conditions de cicatrisation sinon identiques, au moins analogues à celles dans lesquelles se trouvent les plaies sous-cutanées; de là la méthode d'*occlusion pneumatique*.

Sans remonter jusqu'à César Magatus[1], il est certain que des tentatives nombreuses avaient été faites pour préserver les plaies du contact de l'air. On peut y rapporter le pansement par occlusion de M. Chassaignac[2], l'appareil inamovible déjà décrit de Larrey[3], l'occlusion des plaies avec la baudruche gommée du professeur Laugier[4], voir même la ventilation des plaies préconisée par M. le professeur Bouisson (de Montpellier)[5]. Dans ce dernier cas, en effet, le but à atteindre, comme nous l'avons dit, est de faire recouvrir la plaie par une couche protectrice en quelque sorte naturelle.

Mais dans la plupart de ces essais, souvent couronnés de succès, comme nous avons été à même de l'apprécier dans le service de M. Chassaignac, l'occlusion des plaies était fréquemment incomplète, l'application du pansement n'était pas immédiate; enfin, ajoute M. J. Guérin[6], les liquides et les gaz exhalés par la surface de la solution de continuité s'altéraient en partie et séjournaient dans les appareils.

Pour parer à ces graves imperfections, l'auteur eut l'idée d'envelopper les parties exposées à l'air d'un manchon de tissu imperméable, dans lequel on ferait le vide d'une façon perma-

1. Académie de médecine, 6 février 1866.
2. Voy. p. 592.
3. Voy. p. 370.
4. Comptes rendus de l'Acad. des sciences, t. XIX, p. 914, 1844.
5. Voy. p. 597.
6. Mémoire lu à l'Académie de médecine le 6 février 1866, et *Gaz. médic.*, 1866, p. 87 et suiv.

nente; de là le nom d'*occlusion pneumatique* qu'il donna à sa méthode.

Cet appareil, dont le manchon doit fatalement varier selon les parties du corps où il doit être appliqué, fut employé dès 1866 et fournit, dit l'auteur, d'excellents résultats.

Les douleurs des blessés ou des opérés furent nulles, la résorption des liquides putrides fut supprimée; enfin, l'inflammation suppurative fut presque entravée. Grâce à cet appareil, M. J. Guérin avait la prétention de supprimer l'inflammation suppurative des plaies exposées; c'était évidemment là une vue de l'esprit, car dans ses communications ultérieures l'auteur l'abandonna pour les plaies non réunies par première intention, c'est-à-dire pour toutes les plaies qui doivent suppurer.

A cette époque, M. J. Guérin conseillait d'interposer, entre les téguments et la partie correspondante de l'enveloppe imperméable, une seconde enveloppe mince de tissu élastique perméable qui s'opposerait à l'action ventousante trop énergique du manchon.

Dans un deuxième mémoire[1], l'auteur revient sur le but de sa méthode. Voici d'ailleurs ce qu'il en dit : « L'occlusion pneumatique, dont tous les éléments tendent au même résultat, a donc pour but de réaliser la cicatrisation immédiate des plaies exposées[2] ». L'appareil employé agit comme protecteur, et fait appel à l'extérieur sur les liquides et les gaz qui peuvent se trouver en contact avec la plaie, ou qui sont exhalés par elle; du reste, l'auteur y a apporté des perfectionnements notables.

« Dans le système primitif[3], l'appareil principal consistait en un récipient pneumatique d'une capacité assez considérable pour suffire de lui-même pendant vingt-quatre heures à toutes les éventualités et à toutes les exigences de chaque cas particulier. Imaginé surtout pour les premières expériences, pour celles qui devaient démontrer, avec la précision scientifique, les propriétés et l'efficacité de la méthode, il offrait le double inconvénient de coûter cher et d'être d'un entretien compliqué; il était pour ce double motif difficile à introduire dans la pratique des hôpitaux.

» L'appareil que je viens soumettre à l'Académie a précisément pour but de parer à ces deux inconvénients. Il consiste

1. Académie de médecine, 26 novembre 1867.
2. *Gazette des hôpitaux*, 1867, p. 553.
3. Académie de médecine, séance du 26 novembre 1867.

dans un ballon hémisphérique en verre de cristal, offrant trois tubulures, l'une centrale, plus considérable, dans laquelle est logé un manomètre; les deux autres sont destinées, l'une à mettre le malade en communication avec l'appareil, l'autre à mettre l'appareil lui-même en communication avec un réservoir de vide. Avant de considérer le système en fonction, j'appellerai l'attention de l'Académie sur le manomètre accusant le degré de vide de l'appareil.

» Ce manomètre consiste en un tube barométrique terminé par une poire de caoutchouc, l'un et l'autre remplis de mercure. L'extrémité supérieure du tube est ouverte à l'air, et l'extrémité inférieure et la poire qui la termine plongent et sont hermétiquement renfermés dans la cloche de verre. A mesure que le vide s'opère dans le ballon, la boule de caoutchouc se dilate, sous l'influence de la pression atmosphérique, et ses parois, d'une épaisseur uniforme et suffisante pour résister à une pression de 3/4 d'atmosphère, font descendre la colonne de mercure, suivant une échelle graduée sur le tube et sur le côté de son étui protecteur. On a eu soin, avant d'établir la graduation, de fixer, par un temps d'épreuve suffisant, la concordance de dilatabilité et de l'élasticité de la poire de caoutchouc, avec les différents degrés de la pression atmosphérique.

» Cet appareil particulier pour chaque malade dans un hôpital est, comme je l'ai dit, en rapport avec un appareil central, réservoir collectif de vide; de telle façon que, lorsque le manomètre de caoutchouc accuse une insuffisance de vide dans le petit appareil, il suffit d'ouvrir le robinet de communication avec l'appareil central, pour rétablir le vide au degré voulu. »

Les enveloppes ou manchons de formes variées, préconisés par M. J. Guérin, sont de caoutchouc vulcanisé de 2 millimètres d'épaisseur; à leur côté ou à leur extrémité est un tube de caoutchouc vulcanisé, capable de résister à la pression atmosphérique et destiné à mettre la cavité du manchon en communication avec l'appareil qui a fait le vide. Pour éviter les plis formés par le manchon enveloppant la plaie exposée, et dans le but d'empêcher la formation de petits espaces vides pouvant agir comme les véritables ventouses, enfin pour favoriser la circulation des gaz et des liquides, on place, ainsi que nous l'avons déjà dit, entre le manchon de caoutchouc et les parties malades, une sorte d'enveloppe intermédiaire faite d'un tissu élastique, très fin et perméable, qui puisse se mouler sur les parties enfermées dans les manchons de caoutchouc.

Comme on le voit, les appareils de M. Jules Guérin sont en somme assez compliqués : s'il est possible à la rigueur de les installer dans une salle d'hôpital, il est beaucoup d'autres circonstances où il est absolument impossible de penser à les utiliser, par exemple en campagne. C'est, d'ailleurs, très probablement cette difficulté d'installation qui fait que cette méthode n'a pas été largement expérimentée ; ce qui serait à regretter, si l'on tient compte des succès nombreux obtenus par son emploi, tant en France qu'en Belgique, succès affirmés tout récemment par M. Jules Guérin[1].

Toutefois, dans ces dernières années, le but que s'était proposé M. J. Guérin paraît s'être quelque peu modifié; en effet, primitivement, il s'efforçait surtout de ramener les plaies exposées au type des plaies sous-cutanées, par conséquent d'empêcher leur inflammation et leur suppuration; accessoirement l'auteur se préoccupait des liquides ou des gaz exhalés par la plaie, ce qui se conçoit bien d'ailleurs, puisque la suppression de l'action de l'air entraînait, selon la théorie de M. J. Guérin, l'absence de suppuration. Mais lorsqu'il s'agit de plaies avec perte de substance, M. J. Guérin admet que la suppuration est en quelque sorte fatale; il est vrai qu'elle est peu considérable, de bonne nature, que les bourgeons charnus ont un aspect excellent; mais enfin il y a du pus, ce qui ne nous étonne nullement. C'est alors que l'auteur insiste sur l'aspiration continue, parce que le pus sécrété ne s'altérerait pas, vu la tendance au vide, et alors même qu'il serait altéré, l'aspiration constante l'entraînerait au dehors et empêcherait son *absorption*.

En effet, un des grands avantages de l'*occlusion pneumatique* serait l'aspiration continue, mais cette dernière qualité a surtout été mise en relief par M. Maisonneuve.

II. *Aspiration continue.* — L'appareil de M. Maisonneuve diffère bien peu de celui de M. J. Guérin, et d'ailleurs il le reconnaît lui-même, en disant que ce dernier « a eu l'honneur de réaliser l'aspiration continue » par l'emploi de son appareil[2]. Toutefois le but que s'est proposé d'atteindre M. Maisonneuve est très différent de celui que poursuivait M. J. Guérin, qui ne cherchait, au moins dans ses premiers essais, qu'à éviter l'action excitante, en quelque sorte phlogistique de l'air.

1. Académie de médecine, séance du 9 août 1870.
2. *Gazette des hôpitaux*, 1867, p. 594 (lettre).

Pour M. Maisonneuve[1] les accidents si nombreux qui compliquent les plaies à la suite des traumatismes ou des opérations chirurgicales sont toujours le résultat d'un empoisonnement. Pour ce chirurgien, les liquides exsudés à la surface des plaies meurent au contact des corps étrangers ou de l'air extérieur, se putréfient et deviennent alors de redoutables poisons pour l'économie. Il fallait donc chercher à empêcher cette putréfaction rapide des liquides à la surface des plaies, et pour cela on devait les soumettre à une aspiration continue, les entraînant au fur et à mesure qu'ils meurent et les transportant dans un récipient adapté à cet effet, avant l'apparition de leur putréfaction.

Cette méthode a surtout été appliquée au pansement des amputations. Voici comment on l'exécute, d'après les indications mêmes de M. Maisonneuve[2] :

« Après avoir comme d'habitude arrêté l'écoulement du sang au moyen de la ligature des vaisseaux, on nettoie la plaie avec le plus grand soin, on la lave avec de l'alcool, on l'essuie avec un linge sec, on en rapproche doucement les bords au moyen de quelques bandelettes de diachylon, *en ménageant avec soin des intervalles propres à l'écoulement des liquides ;* on applique ensuite une couche de charpie imbibée de liquides antiputrides, tels que l'acide phénique, la teinture d'arnica, le vin aromatique ou quelque autre substance analogue, puis on maintient le tout avec quelques bandes de linge imbibées des mêmes liquides.

» C'est seulement après ce pansement préliminaire, qui n'est guère que le pansement usuel, qu'on procède à l'application de l'*appareil aspirateur*.

» Cet appareil se compose : 1° d'une sorte de bonnet de caoutchouc muni d'un tube de même substance ; 2° d'un flacon de 4 ou 5 litres de capacité, muni d'un bouchon percé de deux trous ; 3° d'une pompe aspirante, munie aussi d'un tube flexible (*a, b, c*, fig. 356).

» Le moignon d'amputation, enveloppé de son pansement, est d'abord coiffé du manchon de caoutchouc ; l'orifice de celui-

1. *Mémoire sur les intoxications chirurgicales* (10 décembre 1866, Académie des sciences).

2. *Note sur la méthode d'aspiration continue, etc.*, lue à l'Académie des sciences le 4 novembre 1867.

ci embrasse exactement le pourtour du membre, tandis que l'extrémité de son tube est adapté à l'une des ouvertures du bouchon. A l'autre s'adapte le tuyau de la pompe aspirante, puis on fait agir le piston.

» Bientôt l'air contenu dans le flacon est en partie aspiré et chassé. Les liquides du pansement, mêlés à ceux qui suintent de la plaie, sont aspirés eux-mêmes et viennent tomber dans le flacon. Le manchon de caoutchouc, privé de l'air qu'il contenait, s'affaisse et s'applique exactement sur le moignon.

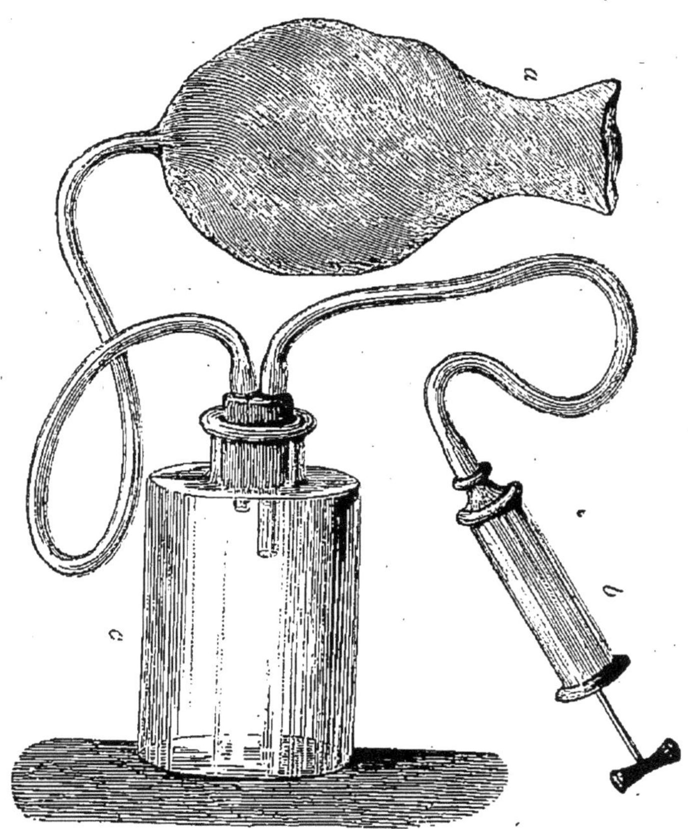

Fig. 356. — Appareil aspirateur de M. Maisonneuve.

» Le poids de l'atmosphère exerçant par son intermédiaire une compression puissante, maintient exactement en contact les surfaces divisées en même temps qu'il expulse des profondeurs de la plaie tous les liquides non organisables.

» D'une autre part, l'aspiration continue produite par la raréfaction de l'air du flacon, exerce sur ces mêmes liquides un appel incessant qui, non seulement empêche leur stagnation dans les pièces du pansement, ce qui serait certainement très nuisible, mais encore et surtout ne permet pas que ces mêmes liquides morts puissent séjourner dans les profondeurs de la plaie, et y devenir, en se putréfiant, la cause de ces accidents redoutables dont nous avons exposé le mécanisme dans un précédent travail. »

D'après M. Maisonneuve, ses premières tentatives furent faites en 1849 à l'hôpital Cochin, c'est-à-dire qu'elles sont bien antérieures aux premières communications de M. J. Guérin. D'ailleurs, nous n'avons pas à discuter ici cette question de priorité, puisqu'il résulte de l'aveu même de M. Maisonneuve que ses essais furent incomplets et qu'il n'a pu ap-

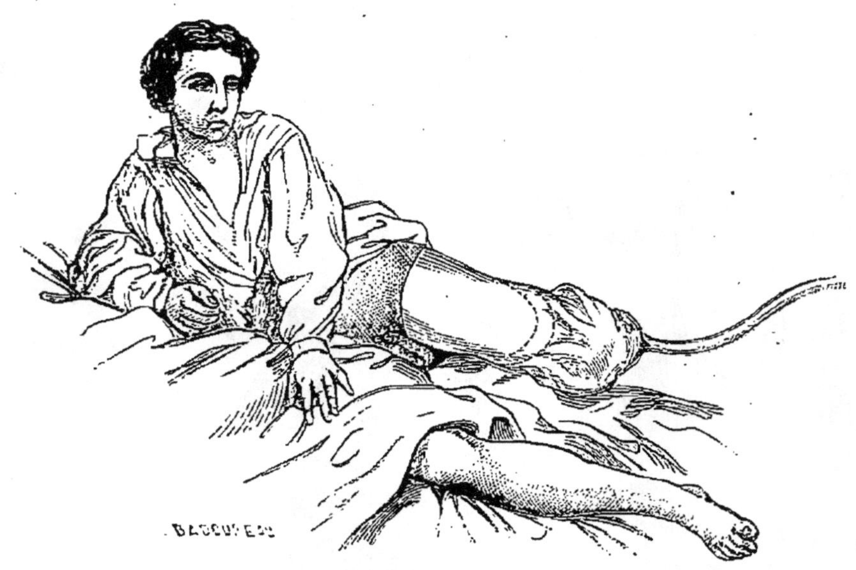

Fig. 357. — Manchon appliqué après une amputation de cuisse.

pliquer sérieusement sa méthode qu'après l'invention de M. J. Guérin, l'appareil de ce dernier possédant une précieuse qualité, celle d'agir d'une manière continue.

D'un autre côté, l'appareil de M. Maisonneuve est plus simple, plus facile à installer, d'où peut-être la possibilité de sa généralisation.

C'est qu'en effet, jusqu'ici, ces appareils d'occlusion et d'aspiration n'ont guère été utilisés que par leurs inventeurs, ou du moins les quelques chirurgiens qui les ont imités n'ont pas paru très enthousiastes de leur emploi, ce qui doit très certainement tenir à la difficulté d'installation des appareils et à la fréquente nécessité de les modifier presque pour chaque cas particulier. C'est là, on le comprend facilement, un des graves inconvénients de ces méthodes, bonnes en elles-mêmes et basées sur des faits scientifiques incontestables, surtout aujourd'hui où l'on a poussé assez loin l'étude des produits septiques nés à la surface des plaies, et où leur influence nuisible sur les malades paraît être une vérité démontrée.

§ 10. — Pansements ouatés de M. Alphonse Guérin.

Depuis longtemps déjà, sur le conseil du docteur Anderson, la ouate fut employée dans le traitement des brûlures, et de l'aveu de la plupart des chirurgiens les résultats obtenus par son usage sont assez satisfaisants. Les vives douleurs, l'inflammation des plaies qui résulte du contact de l'air et des pansements répétés, sont très notablement diminuées sous l'influence de ce mode de traitement, qui constitue en fait un pansement rare, et presque un pansement par occlusion.

Toutefois, malgré les efforts de Mayor (de Lausanne), les avantages de ce mode de thérapeutique des brûlures furent peu remarqués au point de vue du traitement général des plaies ordinaires ou chirurgicales, et tout l'honneur de la généralisation méthodique de ce pansement appartient à M. Alph. Guérin.

Ce chirurgien admet depuis fort longtemps déjà que les accidents graves d'infection purulente qui se développent chez les blessés tiennent à un véritable empoisonnement produit par des éléments miasmatiques contenus dans l'air des divers endroits où des malades sont réunis en grand nombre. Ces éléments nuisibles, déposés à la surface des plaies ou absorbés par elles, intoxiquent véritablement le blessé, d'où l'indication absolue de protéger la plaie du contact de l'air et surtout de cet air nuisible et empoisonné.

Il est certain que beaucoup des méthodes passées en revue dans les précédents chapitres ont pour but de soustraire les surfaces traumatiques, bourgeonnantes ou non, à l'action nuisible de l'air. Mais, il faut bien le dire, le problème était bien difficile à résoudre; aussi la plupart des appareils décrits ci-dessus n'agissent-ils que d'une façon imparfaite et permettent-ils toujours le contact d'une certaine quantité d'air vicié, soit avec la plaie elle-même, soit avec le pus ou les liquides sécrétés par elle. Aussi en résulte-t-il l'apparition de phénomènes encore mal connus produisant la putréfaction des matériaux organiques, et une cause imminente d'intoxication pour le blessé.

Or, fait important à noter dès à présent, toutes ces difficultés théoriques et pratiques sont résolues par l'emploi du pansement ouaté, tel que M. A. Guérin le préconise. En effet, si le pansement ouaté n'empêche pas le contact de l'air, il s'oppose absolument à ce que la moindre particule, organique ou non, puisse se déposer sur la plaie, être absorbée par elle, ou bien altérer les liquides qu'elle sécrète. C'est là une des propriétés remarquables de la ouate, qui, en somme, agit comme un tamis, comme un filtre d'une extrême finesse, et d'une finesse d'autant plus grande que le coton est plus comprimé, ce qui se conçoit bien facilement.

Cette propriété filtrante de la ouate, connue depuis longtemps dans les laboratoires, fut bien mise en relief par les expériences de Schröder et de Dusch, par les recherches de Pasteur sur la génération spontanée, et plus récemment encore par celles de Tyndall, qui démontra que de l'air ainsi filtré était *optiquement pur*, c'est-à-dire ne renfermait plus la moindre particule pouvant devenir visible sous l'influence d'un rayon de lumière très intense[1].

Comme nous l'avons déjà dit, pour que le pansement fait avec de la ouate joue le rôle d'un filtre parfait, il faut que la ouate soit assez serrée, d'où la nécessité d'une certaine compression, compression élastique comme on le sait, depuis l'emploi fréquent du coton dans les appareils de fractures, et en particulier dans les appareils déjà étudiés ici et dus à M. Burggraeve.

Or, précisément, les deux buts que M. A. Guérin s'efforce d'atteindre dans sa méthode sont : 1° de filtrer l'air qui peut arriver au contact de la plaie ; 2° d'exercer sur les parties voisines et sur la plaie elle-même une compression élastique suffisante pour empêcher le développement d'une inflammation ou d'un engorgement trop intense.

Comme ce pansement a été plus particulièrement employé dans les plaies étendues qui succèdent aux amputations, nous allons exposer avec soin le *modus faciendi* de M. A. Guérin dans ces circonstances.

Supposons, par exemple, qu'il s'agisse de panser une am-

1. Voy. *Revue des cours scientifiques*, 1869, p. 242 et 284.

putation circulaire de cuisse. L'hémostase étant complète, la plaie est lavée à l'eau tiède, ou bien avec un mélange d'eau et d'alcool camphré ou phéniqué ; on l'essuie ensuite avec soin. Les fils à ligature sont coupés ras, sauf celui de l'artère principale, qui est arrêté comme on le fait d'ordinaire. Le moignon étant soutenu, la manchette cutanée est tendue suivant un de ses diamètres par un aide, et l'on y applique des couches d'ouate de façon à combler complètement le vide formé par le cône creux résultant d'une amputation bien faite. Il est évident que la ouate adhère aussitôt aux tissus sous-jacents encore humides. Ce remplissage fait, on place des lames d'ouate qui doivent recouvrir la plaie et l'extrémité du moignon, en se rabattant par leur circonférence sur le membre amputé; puis des bandes d'ouate sont enroulés autour du membre, de manière à remonter jusqu'au pli de l'aine, et même à entourer le bassin[1].

L'accumulation de ces bandes doit être telle que le volume des parties recouvertes de coton soit au moins le triple de leurs dimensions normales. C'est alors qu'on commence à appliquer les bandes. On agit ici comme on le ferait pour établir une compression élastique, c'est-à-dire que la striction exercée par la bande doit être progressive, et qu'elle doit arriver à être aussi énergique que possible à la fin du pansement. Il faut avoir placé soi-même un de ces appareils, pour se douter de la force qu'on doit employer pour le serrer d'une façon convenable, et, très fréquemment, malgré l'emploi d'une force assez grande, l'appareil est assez peu serré pour qu'on soit obligé d'ajouter de nouvelles bandes compressives. Il est bien entendu que la compression qu'on exerce ainsi doit être, autant que possible, répartie d'une façon régulière sur le segment du membre et sur la portion adjacente du tronc.

Nous venons de voir qu'en effet, dans l'amputation de la cuisse, le pansement doit remonter jusqu'à la racine du membre, et même entourer le bassin. De même, dans l'amputation du bras, le cou et la poitrine doivent être recouverts d'ouate. Pour les amputations de l'avant-bras ou de la jambe, il faut que l'appareil remonte jusqu'à la racine du membre, afin que la plaie soit suffisamment protégée du contact d'un air altéré.

Dans les amputations à lambeaux, M. A. Guérin n'a d'abord

1. Dans l'emploi de ces feuilles d'ouate nous conseillons de retirer toute la partie glacée, qui pourrait nuire à la solidité du pansement et empêcher l'occlusion complète qu'on se propose d'obtenir.

pas tenté la réunion immédiate, mais celle-ci fut faite ultérieurement en particulier par M. Désormeaux, et elle donna d'excellents résultats; les moyens de réunion utilisés furent des fils de fer, de la tarlatane collodionnée, des bandelettes de diachylon; dans tous les cas, le reste du pansement est fait comme nous l'avons indiqué plus haut. A-t-on affaire à une résection, la perte de substance résultant de l'ablation des surfaces articulaires est comblée par du coton, et le reste du pansement est toujours fait de la même manière.

Le membre amputé ou réséqué doit être bien surveillé, et il faut s'efforcer de le maintenir dans la position horizontale, ce qui s'obtient en mettant une simple alèze sous le moignon.

Ce pansement appliqué, le phénomène qui surtout frappe le chirurgien, c'est l'absence de douleurs spontanées ou déterminées par le contact des corps voisins, voire même par leur choc.

C'est là un fait caractéristique dont nous avons été témoin nombre de fois. Si dans quelques circonstances la fièvre traumatique et la sensibilité persistent, c'est que le pansement est défectueux, c'est que la compression est inégale, que l'air pénètre jusqu'à la plaie, ce qui se reconnaît souvent à la facilité avec laquelle le pus traverse l'appareil et vient salir l'alèze placée au-dessous du moignon.

Dans ce cas, il faut ou recommencer le pansement alors qu'il est trop défectueux, ou mieux le réparer.

A cet effet, de nouvelles couches d'ouate, maintenues par des bandes, doivent être ajoutées à celles qui sont déjà placées autour du membre. Du reste, cette sorte de révision de la compression doit être faite tous les deux ou trois jours, jusque vers le dixième ou douzième jour de l'application de l'appareil.

Les liquides sécrétés par la plaie forment avec le coton une sorte de magma qui fait adhérer les couches d'ouate aux téguments avoisinant la plaie, d'où une occlusion parfaite; aussi l'air ne peut-il arriver au contact de la solution de continuité qu'en traversant les couches épaisses du pansement.

C'est pour obtenir cette agglutination qu'il est nécessaire de bien maintenir le membre dans l'immobilité et dans la position horizontale, afin que le pus ne tende pas à se frayer un passage par un endroit placé dans une trop grande déclivité.

M. F. Guyon a cherché à faciliter ces adhérences de l'ouate aux téguments en employant le collodion; c'est évidemment là un excellent conseil qui doit être mis en pratique autant que possible.

Dans le cas où il y aurait une hémorrhagie, le sang s'infiltrerait vite entre l'appareil et la peau, et l'on s'en apercevrait très probablement à temps. Il faut avoir grand soin de ne pas confondre l'écoulement séro-sanguinolent qui suit toutes les amputations et qui filtre assez facilement à travers l'ouate, avec un écoulement sanguin nécessitant l'enlèvement de l'appareil. Dans le premier cas il ne faut pas enlever l'appareil, mais y ajouter de l'ouate et des bandes.

L'appareil doit rester en place jusqu'au quinzième ou vingtième jour, et, en général, il ne répand pas l'odeur si repoussante et, en quelque sorte, caractéristique des pansements dits rares. Évidemment, il y a un peu d'odeur, mais elle est fade, facile à faire supporter au malade en répandant sur l'appareil soit du camphre en poudre ou en solution dans l'alcool, soit de l'eau phéniquée. En résumé, il est certain que, même fait tous les jours, un pansement simple est plus odorant pour peu que la suppuration soit abondante.

Pour renouveler, comme d'ailleurspour faire le premier pansement, il faut transporter le malade en bon air, par conséquent, hors des salles de l'hôpital; cette précaution doit aussi être prise vis-à-vis des pièces du pansement, et surtout de l'ouate, qui doit être vierge et n'avoir jamais séjourné dans un lieu infecté, comme dans une salle de blessés [1].

Les bandes et les couches d'ouate enlevées, on voit que celles-ci adhèrent aux téguments par leur partie profonde; toutefois, ces adhérences ne sont pas toujours complètes, et elles manquent dans les divers points où le pus tendait à se faire jour à l'extérieur en passant entre le coton et la surface cutanée. Dans ces divers endroits la peau est rouge, quelquefois excoriée et un peu enflammée.

Le pus contenu dans le manchon ouaté est généralement en petite quantité, sa coloration est jaunâtre, il est épais, crémeux, louable, en un mot. Son odeur n'est pas repoussante, elle se rapproche de celle des pièces anatomiques macérées, elle est fade.

Le moignon est en quelque sorte amoindri, amaigri, la peau est normale, il n'y a pas de traces d'œdème, ni de phlogose dans les tissus voisins de la solution de continuité. Celle-ci est recouverte de bourgeons charnus rouges, abondants et pleins

1. Il est utile de signaler le danger qu'il peut y avoir à appliquer un appareil ouaté le soir, à moins qu'on ne se serve d'une lampe pour s'éclaire (Hervé).

de vie. Si des fragments de coton leur sont adhérents, on les laisse en place; quant aux ligatures on ne s'en préoccupe pas. Le pansement est refait en suivant strictement les règles indiquées pour l'application du premier appareil; nous n'avons donc pas à y revenir.

Pendant quelques jours les malades se plaignent un peu, puis tout rentre dans l'ordre; on surveille toujours le pansement, on le répare s'il en est besoin; enfin, ce deuxième appareil n'est enlevé que le plus tard possible. Il est rare qu'il faille faire un troisième pansement à l'ouate, ordinairement on le remplace par des bandelettes de diachylon.

Dès l'application du deuxième pansement, les malades peuvent se lever, ce qu'ils ont souvent fait déjà à l'insu du chirurgien; de plus, l'épaisse couche d'ouate qui recouvre les parties lésées les protège d'une façon très efficace contre les chocs et même les chutes sur le moignon.

On voit par ce qui précède quelle est l'importance de la méthode préconisée par M. A. Guérin; grâce à elle, les opérés ne souffrent pas, n'ont pas d'accidents primitifs prolongés; ils conservent de la gaieté, de l'appétit; ils peuvent se lever très vite; enfin, leur transport, et, par conséquent, leur dissémination, est facile, avantage inappréciable pour ceux qui ont été témoins des encombrements des hôpitaux ou des ambulances en temps de guerre.

Grâce à cette méthode, la surface traumatique est maintenue à une température constante, bien mieux que dans la *boîte à incubation* de J. Guyot; cette surface est préservée du contact de l'air altéré par des corpuscules organiques, ce qui n'arrive que d'une façon incomplète dans les pansements par occlusion simple, pneumatique et autres; enfin, la plaie et les tissus voisins sont soumis à une compression élastique soutenue, fait sur lequel insiste beaucoup M. A. Guérin. Du reste, les résultats statistiques fournis par l'auteur du pansement à l'ouate sont réellement merveilleux : alors que dans son service il perdait presque tous les grands opérés, depuis qu'il emploie méthodiquement l'ouate il a obtenu 19 succès sur 34 opérations [1].

Le pansement ouaté n'est pas seulement applicable au traitement des plaies d'amputation ou des résections, M. A. Guérin et après lui la plupart des chirurgiens de Paris, l'ont utilisé avec succès dans le pansement des fractures compliquées.

1. Pour plus de détails, voy. R. Hervé, *Archives générales de médecine*, 1871, n° de décembre, et thèse de doctorat, 1874.

« Après les lavages, l'ablation des fragments complètement détachés, la recherche des vaisseaux qui donnent du sang et dont la ligature doit être préférée à l'emploi de tout autre moyen palliatif, la fracture sera réduite et le membre maintenu dans cette situation convenable.

» En général, il ne faut pas chercher à rapprocher les bords de la plaie ; au contraire, il est préférable de garnir à l'aide de petits fragments d'ouate, non tassée, les anfractuosités de la plaie et les espaces compris entre les divers fragments. De cette manière on façonnera dans ce point un coussinet très souple, très élastique, par lequel la compression arrivera, mieux répartie, sur les fragments et les parties qui les entourent directement [1]. »

Puis une grande lame d'ouate recouvrira tout le segment du membre, sur lequel on l'enroulera, pendant que des aides le maintiendront dans la situation que la réduction lui a donnée.

Si la plaie est petite, il suffit de la recouvrir exactement avec une lame d'ouate, sans en interposer entre les lèvres. Du reste, M. Hervé, dans le but de faciliter l'accolement du fourreau d'ouate aux parties sur lesquelles on l'applique, enduit préalablement celles-ci d'une solution de gomme arabique.

Les couches d'ouate sont placées successivement jusqu'à ce que la quantité en soit suffisante; on fait alors la compression avec des bandes en fixant d'abord la position du membre, puis en donnant à l'appareil une consistance, une forme et un aspect convenables.

Dans le but de rendre ces appareils plus solides, M. le professeur Ollier (de Lyon), les entoure d'une bande silicatée [2]; nous croyons avec M. Hervé [3] qu'il est plus simple de placer de chaque côté du membre deux attelles qu'on introduit entre les couches d'ouate. Les attelles peuvent être en bois, en fil de fer (Verneuil), plâtrées (Tillaux), etc.

Ultérieurement, une fois que la fracture est en voie de guérison, on peut utiliser, pour renouveler le pansement, du procédé préconisé par M. le professeur Verneuil. Celui-ci « dispose avec de l'ouate plusieurs appareils de Scultet superposés; ceux-ci sont appliqués successivement, en imbriquant aussi exactement que possible les lames de coton; un appareil de

1. Hervé. *Thèse citée* p. 39.
2. L. Ollier, *De l'occlusion inamovible*, etc., p. 15. Lyon, 1873.
3. Hervé, *loc. cit.*, p. 43.

Scultet ordinaire en bandes de toiles termine l'appareil. Une jambe fracturée, ainsi pansée et placée dans une gouttière garnie, se trouve certainement dans les conditions que, à cette période du traitement, il faut demander aux appareils de M. A. Guérin [1].»

Nous terminerons en indiquant brièvement les précautions qu'il faut prendre pour enlever un appareil ouaté appliqué sur une fracture compliquée.

Dès que les bandes qui ont servi à faire la compression auront été enlevées, le membre sera ramené sur le lit et bien maintenu dans la rectitude par les aides; le chirurgien déchirera couche par couche, et sur la ligne médiane l'ouate qui entoure le membre. La dernière lame mise à nu, le plus souvent adhérente aux téguments, devra être détachée avec précaution; si même les adhérences aux bords de la plaie sont très intimes, on pourra ne pas les enlever tout à fait. Dans ce cas, la fracture ouverte est transformée en une fracture fermée.

Lorsque la suppuration a eu lieu, que par conséquent la dernière lame d'ouate s'enlève facilement, on vérifie l'éta de la plaie, on la lotionne avec un liquide antiseptique, puis, s'étant assuré de l'état de la consolidation, on réapplique l'appareil, soit comme le fait M. A. Guérin, soit avec la modification deja signalée de M. le professeur Verneuil [2].

§ 11. — Des pansements désinfectants.

Avant de passer à la seconde partie de cet ouvrage, nous croyons utile de consacrer un chapitre spécial à la désinfection des plaies. Cette question, intéressante à plus d'un titre, a donné lieu à un grand nombre de communications aux sociétés savantes.

Depuis longtemps déjà la désinfection des plaies a été le sujet d'essais multipliés; aussi voyons-nous la thérapeutique posséder un grand nombre de substances dites *désinfectantes*. Parmi elles nous pouvons citer: les poudres de rue, de sabine, les feuilles de noyer; les acides minéraux, le citron, le vinaigre, les gommes-résines, les caustiques, etc.

Mais ces divers médicaments agissent-ils d'une façon identique? Évidemment non, et pour accepter leur titre de désinfec-

1. Hervé, *loc. cit.*, p. 46.
2. Hervé, *loc. cit.*, p. 83 et suiv..

tants il faut tout d'abord bien déterminer les propriétés que doit posséder une substance pour être réputée désinfectante.

Sous l'influence d'un mauvais état général ou local, on sait que les plaies prennent un vilain aspect; elles sécrètent un pus séreux, mal lié, dit de *mauvaise nature*, qui souvent ne tarde pas à contracter une odeur infecte par son contact avec l'air. Dans d'autres circonstances, le pus, accumulé en grande abondance, stagne dans des clapiers ou près de réservoirs contenant des gaz; il subit alors une sorte de putréfaction rapide et acquiert une odeur plus ou moins repoussante. Or, dans ce dernier cas même, l'état général de l'organisme influe souvent sur la vitalité de la plaie et facilite la septicité des produits sécrétés. La suppuration tenant à la syphilis, à la scrofule et surtout au cancer, donne encore naissance à des produits morbides ayant une odeur insupportable. Et, dans ces conditions, cela dépend surtout du mode de vitalité de la plaie, modifiée par la cause qui lui a donné naissance.

Il résulte de ces quelques considérations que l'altération du pus dépend souvent d'un état général qui réagit sur les plaies et sur leur sécrétion; et d'autres fois d'un état spécial des plaies qui leur fait excréter des produits morbides très facilement altérables, répandant une odeur infecte.

Pour qu'une substance soit désinfectante, elle doit donc remplir deux conditions: enlever l'odeur des matières sécrétées, et modifier la vitalité des surfaces sécrétantes, afin de ramener la sécrétion purulente à son type normal. Aussi depuis longtemps les divers auteurs qui se sont occupés de la désinfection des plaies avaient-ils admis une analogie presque complète entre les médicaments désinfectants et les détersifs.

Or, parmi les substances employées jadis comme désinfectantes, nous voyons les unes agir surtout en modifiant la vitalité des plaies, les autres en détruisant ou masquant seulement l'odeur des produits morbides. Les substances caustiques, les acides minéraux, végétaux, les teintures alcooliques, sont surtout des modificateurs de l'état des plaies.

Le cautère actuel, employé par Guy de Chauliac, Ambroise Paré, etc., remplissait encore mieux les indications: il détruisait les produits sécrétés et excitait vivement les surfaces sécrétantes.

Les matières résineuses, odorantes, agissent bien aussi en modifiant les plaies, mais leur action excitante est peu intense, et ces substances n'ont pu être admises comme désinfectantes que parce qu'elles masquaient par leur odeur propre celle des sécrétions morbides.

Aujourd'hui le nombre des produits employés pour désinfecter les plaies est assez considérable. Cela ne veut certes pas dire que leurs propriétés justifient toujours leur titre, tant s'en faut; la multiplicité des désinfectants tendrait à prouver, au contraire, qu'il n'en est peut-être pas un seul qui remplisse parfaitement les indications nécessaires à la désinfection des plaies.

D'après leur composition chimique et leur mode d'action, Giraldès divisait les désinfectants en :

1° Désinfectants cédant aux matières organiques l'oxygène qui entre dans leur composition (permanganate de potasse);

2° Désinfectants abandonnant indirectement de l'oxygène (chlore et dérivés);

3° Désinfectants enlevant l'eau des matières albuminoïdes (chlorure de sodium);

4° Désinfectants coagulant l'albumine (tannin, alcool);

5° Désinfectants qui agissent sur les parties putréfiées (sulfate de fer, de zinc, charbon) [1].

Nous allons passer rapidement en revue les divers désinfectants préconisés, et nous verrons quels sont ceux qui sont employés le plus ordinairement aujourd'hui.

La *poudre de plâtre et de coaltar* de MM. Corne et Demeaux a été beaucoup vantée il y a déjà quelques années; cependant l'usage de cette poudre présente un certain nombre d'inconvénients signalés par Velpeau.

Tout d'abord nous devons dire qu'appliquée à la surface des plaies elle peut donner lieu à de vives douleurs, et ne peut être supportée par les malades. En outre, Velpeau lui reproche : 1° de salir le linge des malades; 2° de durcir et de peser sur les plaies ou autour d'elles; 3° de colorer en jaune roux très tenace les compresses, les linges usités pour les pansements; 4° de nécessiter un fréquent renouvellement pour obtenir une action désinfectante continuelle ; enfin 5° de dégager une odeur bitumineuse que tout le monde ne peut supporter facilement. Malgré ces reproches, le rapport de Velpeau est assez favorable à l'emploi de ce désinfectant : il lui reconnaît des propriétés incontestables, et pour détruire l'odeur des plaies et pour modifier avantageusement leur surface.

Ces résultats, obtenus aussi par les chirurgiens militaires lors de la guerre d'Italie, ont été vivement contestés, soit par MM. Faure, Bonnafont et Langlois, qui ont expérimenté aux

1. *Mouvement médical*, 11 avril 1869.

Invalides, soit par MM. Follet et Rigault (d'Amiens). Ces auteurs ont nié l'action désinfectante du coaltar; ils pensent qu'il ne fait que masquer par son odeur forte et pénétrante celle des plaies en suppuration. En outre, en formant des croûtes dures, difficiles à enlever, adhérentes aux bords des plaies, il empêcherait mécaniquement l'odeur fétide de se répandre dans l'air.

Pour étudier et pour analyser en quelque sorte l'action de ce désinfectant, Renault (d'Alfort) a fait un certain nombre d'expériences. Il résulterait de ces recherches que le plâtre, le charbon végétal et animal n'agissent nullement comme désinfectants. le plâtre cependant atténue un peu l'odeur des sécrétions morbides. Le coaltar seul donne aux pansements une odeur propre et forte qui se substitue à celle des liquides sécrétés. L'essence de térébenthine, l'huile de schiste, ne font que masquer l'odeur des plaies. En résumé, le plâtre agirait surtout comme absorbant et le coaltar comme corps odorant; MM. Chevreul et Dumas partagent complètement cette opinion d'ailleurs contestable.

Nous ferons remarquer, en effet, que M. Calvert croit à une action spéciale du coaltar, action due à l'*acide carbolique* qu'il contient; et nous devons ajouter que cette opinion est très acceptable, car l'acide carbolique ou phénique est généralement employé aujourd'hui, et avec succès, pour la désinfection des plaies. Or, il suffit d'une petite quantité d'acide phénique pour obtenir une action désinfectante très marquée.

Le mélange de plâtre et de coaltar, préconisé par MM. Corne et Demeaux, a été modifié de toutes manières. Ainsi on a substitué au plâtre : l'argile la chaux (Royssac), la terre, en un mot une poudre absorbante (Burdel, de Vierzon). D'autre part, le coaltar a été remplacé par le goudron de houille, le goudron végétal, une huile empyreumatique quelconque. Ces mélanges divers ont donné des résultats variables; ainsi la chaux occasionne de violentes douleurs et ne peut être employée, tandis que l'argile aurait la propriété de ne pas adhérer aux plaies comme le fait le plâtre (Desportes et Chalin). Enfin MM. Lebœuf et Lemaire ont préconisé l'emploi du coaltar saponiné : c'est une émulsion de coaltar par la teinture de saponine; ce produit a donné des résultats assez peu satisfaisants à Velpeau.

On peut rapprocher de l'action du coaltar, du goudron, de l'huile de schiste, etc., comme antiputrides, celle des eaux minérales bitumineuses, comme les eaux de Visos, ou bien encore celle de la vase des rivières, préconisée par M. T.-P. Desmartis (de Bordeaux).

Le *charbon pulvérisé* est employé depuis fort longtemps comme désinfectant; il agit surtout comme absorbant, mais a peu d'action sur les surfaces sécrétantes; aussi faut-il le renouveler très fréquemment pour obtenir une désinfection toujours relative.

Les sachets, la charpie, le papier carbonifère de MM. Malapert et Pichot, ont une action désinfectante assez limitée; cependant on a retiré quelques avantages de leur emploi. Toutes ces préparations carbonifères ont l'inconvénient de noircir les plaies et les appareils de pansement. On a mêlé le charbon avec des substances pulvérulentes destinées à augmenter l'absorption des liquides; ainsi M. Herpin (de Metz) a mélangé le plâtre au charbon, et, dès 1845, il s'est servi de cette préparation pour le pansement des plaies.

Plus récemment enfin, M. Louis Beau (de Toulon) a combiné l'emploi du charbon avec celui du coaltar saponiné.

La plaie et même les parties voisines de ses bords sont recouvertes d'une couche de charbon coaltaré, de 1 à 2 millimètres d'épaisseur. Cette poudre est composée de 4 parties de charbon de bois léger et d'une partie de coaltar. Au-dessus de cette couche on ajoute de la charpie préalablement imprégnée de la même poudre coaltarée, puis des compresses, enfin le tout est arrosé de coaltar saponiné au 10e [1].

Les propriétés antiseptiques de l'*acide carbonique* étaient connues depuis longtemps; cependant ce n'est que récemment qu'il a été employé comme désinfectant. M. Herpin, le premier, en a conseillé l'usage, mais l'emploi de ce gaz a été surtout préconisé par MM. Leconte et Demarquay.

Ces observateurs lui ont reconnu une action cicatrisante et antiseptique, surtout sur les affections de nature carcinomateuse; il agit aussi dans ces circonstances comme anesthésique et calme rapidement les douleurs. Malheureusement l'application de l'acide carbonique nécessite l'usage d'appareils spéciaux, soit pour donner des douches, soit pour le mettre en contact avec la surface des plaies. Nous avons déjà vu[2] que pour remplir cette dernière indication Demarquay employait des manchons de caoutchouc présentant une ouverture par laquelle on fait arriver le gaz acide carbonique.

1. *Du traitement des plaies en général et en particulier d'un nouveau mode de pansement antiseptique par le coaltar et le charbon.* Paris, 1873.

2. Page 127.

Le *chlore* agit, comme on le sait, d'une façon spéciale sur les matières organiques, il les détruit en les oxydant ; aussi est-il utilisé très fréquemment comme antiseptique. Nous en dirons autant des chlorures basiques de soude, de potasse et de chaux, usités le plus ordinairement pour la désinfection des plaies. Malgré les avantages incontestables qu'ils présentent, on leur reproche d'agir surtout en substituant leur odeur à celle du produit sécrété ; aussi, pour obtenir des résultats satisfaisants, faut-il renouveler fréquemment les pansements.

Du reste, ces substances excitent les plaies, agissent comme modificateurs, et tendent à faire revenir la sécrétion à son type normal.

Récemment, M. E. Hermant[1] a utilisé un mélange à parties égales d'alcool camphré et de chlorure de chaux liquide.

La *solution alcoolique d'iode* a été préconisée comme antiseptique par M. Boinet dès 1839. Depuis, l'usage de l'iode s'est généralisé, et l'on en a retiré de grands avantages en injections dans les foyers profonds, anfractueux, où le pus séjourne et se décompose. En outre, l'iode agirait comme un profond modificateur de la surface des foyers purulents ; cependant on lui reproche de donner quelquefois lieu à de l'inflammation, et d'avoir une odeur qui n'est pas toujours facilement supportée par les malades.

Des chirurgiens anglais ont utilisé les solutions *bromées*.

L'*iodure de potassium* en dissolution a été aussi conseillé dans ces derniers temps comme antiputride ; son mode d'action doit être rapproché de celui de l'iode. M. J. Bienfait (de Rheims) l'a employé avec succès dans un cas d'empyème consécutif à une scarlatine, et dans un kyste du foie.

Le *perchlorure de fer* a été utilisé par Deleau comme antiseptique ; ce sel est surtout un caustique, et à ce titre il remplit assez bien les conditions d'un désinfectant. En 1859, M. Salleron[2] se servit de perchlorure pour combattre la pourriture d'hôpital et l'infection purulente. Enfin ce sel a été préconisé par M. Bourgade au Congrès médical international de 1867[3] comme un excellent moyen prophylactique à opposer aux complications qui surviennent pendant la cicatrisation des plaies.

1. *Archives de médecine belges*, p. 407, 1876.
2. *Mémoire sur l'emploi du perchlorure de fer*, etc., 1859.
3. Pages 227 et suiv.

Le pansement se fait avec des plumasseaux imprégnés d'une solution de perchlorure de fer à 30 degrés; un gâteau de charpie imbibée d'eau recouvre le tout et modère l'action caustique du perchlorure, s'il venait à s'écouler sur les téguments. Les plumasseaux adhérents aux tissus sous-jacents forment un véritable magma, une sorte de pansement par *occlusion*, qui n'est éliminé que lors de l'apparition de la suppuration, c'est-à-dire sept à huit jours plus tard. On panse ensuite au vin aromatique.

Le perchlorure a-t-il une action caustique ainsi que l'admettent MM. Bourgade et Burin-Dubuisson; nous sommes absolument de cet avis; cependant M. Dubreuil[1] conteste cette opinion et n'aurait jamais pu produire d'eschares à la suite de l'application du perchlorure de fer usité dans les hôpitaux de Paris?

L'emploi du perchlorure a cependant un grave inconvénient, c'est que son application est très douloureuse.

M. Rodet (de Lyon) a préconisé le mélange d'acide citrique et de perchlorure de fer pour panser les chancres; par ce moyen on pourrait empêcher l'action du virus en le détruisant?

L'*azotate de plomb*, le *chlorate de potasse*, la *glycérine*, ont encore été conseillés comme désinfectants, mais ils ne sont pas ordinairement employés, au moins exclusivement dans ce but.

M. Frémy a préconisé l'usage du *sous-nitrate de bismuth*; cette substance agit d'abord comme absorbant mécanique; et en outre se combine avec l'hydrogène sulfuré dégagé par les liquides septiques.

Le *sel marin*, en solution, a été vanté dans le pansement des plaies par Senné[2] et Dewandre[3]; plus récemment M. Houzé de l'Aulnoit[4] a conseillé de traiter les foyers purulents par des injections d'eau salée. Quoi qu'il en soit, l'action antiseptique du chlorure de sodium ne nous semble pas bien démontrée.

L'*acide sulfureux*[5] et en général les *sulfites* et les *hyposulfites*,

1. Thèse d'agrégation en chirurgie. Paris, 1869.
2. *Bull. gén. de thérap.*, t. II, p. 78, 1832.
3. *Bull. gén. de thérap.*, t. LX, p. 282, 1865.
4. *Association française pour l'avancement des sciences* (séance du 25 août 1878).
5. J. Balfour, *Edinb. med. Journ.* p. 103, 1876, et Th. W. Keates, *the Lancet*, vol. II, p. 712, 1876.

jouissent de propriétés antiseptiques indéniables qui ont été plus spécialement utilisées par les médecins italiens, Capparelli, Polli, Tagiuri, Mirone, etc., et plus récemment par M. A. Minich (de Venise).

Ce dernier chirurgien préconise surtout l'usage d'une solution composée d'une partie de sulfite de soude pour neuf parties d'eau et une partie de glycérine. Cette solution doit être utilisée pour désinfecter les instruments, les mains du chirurgien, enfin pour laver les plaies et en imprégner les pièces du pansement[1].

MM. de Piétra Santa et Constantin Paul[2] proposent de substituer aux sulfites, l'emploi des hyposulfites, qui seraient plus inaltérables.

Chloral. — Dans ces dernières années et surtout depuis les travaux de MM. Beaumetz et Hirne[3], un certain nombre de chirurgiens italiens et français ont préconisé l'emploi des solutions d'hydrate de chloral dans le pansement des plaies et des ulcères de mauvaise nature[4].

Tantôt ils utilisèrent des solutions concentrées au 10e par exemple; mais dans ces cas celles-ci agissent comme des caustiques et provoquent des douleurs assez vives; nous n'avons pas à nous en occuper ici.

Le plus souvent, les solutions doivent être au 100e ou à 2 p. 100; c'est à cette dose que MM. Marc Sée[5], Créquy, Panas, Cusco, etc., ont préconisé l'emploi de l'hydrate de chloral comme excitant et antiseptique.

La plaie doit être lavée avec soin avec la solution chloralée; si elle est anfractueuse, il faut y faire des injections ou mieux encore y pulvériser la solution comme dans le pansement à l'acide phénique de M. Lister. Les mains du chirurgien, les instruments de pansement, doivent être plongés dans la solution chloralée, de même que la charpie qu'on applique sur la plaie.

Ce pansement, très propre et d'une odeur presque agréable,

1. *Académie des sciences*, 7 août 1876, et *Cura antisettica delle ferite*, etc. Venezia, 1876.

2. *Journal d'hygiène*, p. 253, 1876 et *Bull. gén. de thérap.* 1865, vol. LXIX, p. 145

3. *Union médicale*, 1873, t. XV, p. 793 et *Bulletin gén. de thérap.*, 30 juillet, 1873.

4 Coignard, *Thèse de Paris*, 1874, n° 177 — M. V. Lomüller, *Thèse de Paris*, 1876, n° 248.

5. *Journal de thérapeutique*, 1875, p. 537.

nous a rendu de grands services et mérite d'attirer l'attention des praticiens.

Enfin, nous terminerons cet exposé des produits désinfectants par l'étude plus importante des pansements faits avec le permanganate de potasse, l'acide phénique, l'acide borique, l'acide salycilique, l'acide picrique et l'acide thymique.

Le *permanganate de potasse* agit en oxydant les matières organiques, aussi les chimistes avaient-ils signalé depuis longtemps déjà ses propriétés antiseptiques. Utilisé d'abord en Angleterre et en Amérique, il a été introduit en France par MM. Castex[1] et Demarquay[2]. Le permanganate s'emploie dissous dans l'eau, soit pour imbiber les pansements, soit pour faire des injections.

Les solutions sont ordinairement au 100e (Dubreuil), toutefois la quantité de permanganate peut être très notablement augmentée.

En injections dans l'ozène, le docteur Reclam propose la solution suivante : eau, 240 grammes; permanganate de potasse, 50 grammes.

Le permanganate n'irrite pas les plaies, est d'un facile emploi, enfin coûte très peu; aussi peut-il être préconisé comme un assez bon désinfectant[3].

Acide phénique ou carbolique. — Découvert par Runge en 1834, bien étudié par Laurent (1836), cet acidene fut employé en médecine que beaucoup plus tard, lorsqu'on chercha à déterminer l'élément antiseptique par excellence du coaltar et des résidus de la distillation de la houille. Les propriétés toxiques de cet agent ont été mises au jour par les travaux de M. Lemaire, et dès 1859[4] cet auteur avait reconnu son action énergique sur les organismes animaux et végétaux inférieurs.

En tenant compte des recherches si intéressantes de M. Pasteur sur la fermentation, et du rôle important que jouent les molécules vivantes dans la production de ce phénomène, il était tout à fait indiqué d'employer l'acide phénique précisément dans le but d'empêcher ou d'arrêter les modifications que subissent les matières fermentescibles. Et comme les particules

1. *Mém. de l'Acad. de médecine.* Rapport par Blache, 23 juin 1863.
2. *Bull. gén. de thérapeutique*, t. LXIX, p. 433, 1865.
3. G. A. Mounier, *Thèse de Paris*, 1878, no 357.
4. *De l'acide phénique et de ses applications, etc.* Paris, 1863.

organiques (microphytes ou microzoaires) sont généralement regardées aujourd'hui comme une cause fréquente des maladies, on comprend facilement comment l'attention des médecins fut attirée sur les propriétés antiputrides ou antifermentescibles de l'acide carbolique.

Si véritablement l'acide phénique détruit les germes animaux ou végétaux, il devient un précieux agent antiputride n'altérant pas par un mécanisme chimique plus ou moins net les produits infects de la putréfaction, mais agissant en empêchant celle-ci de se produire.

MM. Calvert et Lemaire[1] ont prouvé que si le coaltar dont nous avons précédemment parlé a une véritable action antiseptique, il la doit tout entière à la petite quantité d'acide phénique ou de phénate de soude qu'il renferme; il était donc bien plus logique et bien plus simple de se servir d'une solution d'acide phénique pour obtenir une action antiseptique, c'est ce que proposa M. Lemaire et ce qui fut adopté ultérieurement.

Indépendamment de ses propriétés antiputrides, *antizymotiques*, suivant l'expression généralement adoptée, l'acide phénique joue le rôle d'un caustique. Sous l'influence d'une solution phéniquée même faible, la peau pâlit, semble se resserrer, on éprouve une sensation désagréable et parfois douloureuse. L'action est-elle prolongée, l'épiderme se fendille, s'exfolie, le derme est mis à nu; il se fait des crevasses, puis une véritable plaie, qui entraîne fatalement une cicatrice. On conçoit facilement que cette action caustique soit bien plus énergique et plus rapide dans le cas où la solution phéniquée est plus concentrée où même saturée. Ainsi donc, l'acide phénique est à la fois antiseptique et caustique et nous verrons que cette dernière propriété, nuisible jusqu'à un certain point, a nécessité l'application de couches imperméables à la surface des plaies, dans le but de les protéger contre l'action trop directe de cet agent, utilisé presque exclusivement alors comme antizymotique.

Dès 1859, les médecins de Saint-Mary et de Lock Hospital employèrent le carbolate ou phénate de chaux dans le pansement des plaies; en France, comme nous l'avons déjà dit, ce ne fut que plus tard, après les essais faits sur le coaltar, qu'on se décida à utiliser l'acide phénique; et, parmi les chirurgiens qui en firent l'essai, on peut citer MM. Maisonneuve, A. Richard, Demarquay, Giraldès, etc.

1. Labbé, *Arch. génér. de méd.*, octobre 1871, p. 450. (*Revue critique.*)

Les résultats obtenus étaient encourageants, aussi la plupart de ces chirurgiens furent-ils imités par leurs collègues, et le pansement à l'acide phénique, combiné d'ailleurs avec le pansement à l'alcool, ne tarda pas à se généraliser.

Ce pansement à l'alcool phéniqué fut très largement employé pour le traitement des plaies dans la guerre de 1870-71, et sans partager pour lui l'enthousiasme de certains chirurgiens, nous ne pouvons accepter l'assertion de quelques médecins qui lui refusent toute action sur la marche et sur la guérison des lésions traumatiques [1].

D'abord très concentrées, les solutions d'acide phénique ont été successivement diluées et employées au 1/100e (Maisonneuve), voire même au 1/1000e; ce sont surtout ces solutions assez étendues qu'on combine avec l'usage des liquides alcooliques déjà signalés (p. 57).

D'ailleurs l'application de ce pansement est fort simple et se rapproche beaucoup de la manière de faire d'Amussat (p. 53). Dans une amputation, par exemple, les plumasseaux de charpie imbibés de la solution phéniquée sont placés, soit sur les parties réunies, soit sur la surface qui doit suppurer; quelques compresses sont ajoutées aux plumasseaux; enfin le tout, entouré d'un enduit imperméable (taffetas gommé ordinairement) est maintenu par un triangle de Mayor, ou une bande roulée aussi courte que possible.

Tel est le *modus faciendi* généralement adopté, et qui certes n'est pas à l'abri de tout reproche, surtout si on le compare à la méthode de pansement préconisée par M. Lister d'Edimbourg. Pour cet habile chirurgien[2], en effet, le pansement à l'acide phénique constitue une véritable méthode nécessitant une application rigoureuse, et qu'il s'est efforcé de perfectionner jusque dans ces derniers temps. Comme d'une part cette méthode, qu'il appelle lui-même *antiseptique*, a donné des résultats excellents, non seulement entre ses mains, mais aussi entre celles des chirurgiens étrangers et français; que, d'autre part, on a voulu la comparer à celle qu'a préconisée M. A. Guérin (*pansement à l'ouate*), on nous permettra d'y insister quelque peu.

Méthode et pansement de M. Lister. — Par sa *méthode antiseptique.* M. Lister, se propose : 1° de détruire à l'aide de

1. Labbé, *loc. cit.*
2. Aujourd'hui à Londres.

l'acide phénique les germes qui peuvent venir se déposer sur la solution de continuité pendant et après l'intervention du chirurgien; 2° d'empêcher l'accès de ces germes, et leur influence sur les liquides sécrétés par la plaie. C'est donc un pansement antiseptique, et, comme nous allons le voir, un pansement par occlusion. Toutefois, il faut remarquer que M. Lister ne craint pas l'action de l'air sur les plaies, au même titre que M. A. Guérin; comme M. Maisonneuve, il veut éviter la putréfaction des liquides excrétés par les surfaces dénudées, et pour cela il ne filtre pas l'air comme le fait M. A. Guérin, à l'aide de la ouate, il cherche à entretenir une sorte d'atmosphère phéniquée autour de la plaie et la rend *sous-phéniquée*[1], comme on l'a dit avec assez d'à-propos.

La première précaution qu'indique M. Lister est de plonger dans une solution phéniquée tout ce qui doit être en contact avec la plaie, par conséquent les doigts du chirurgien et de ses aides, les instruments, les sutures, les ligatures mêmes. La solution qu'il emploie pour laver les doigts et les instruments a contenu depuis un trentième jusqu'à un centième d'acide phénique. Les couteaux à amputation, la scie, peuvent être imprégnés d'huile phéniquée (un cinquième). Quant aux ligatures formées de fil de soie, elles sont plongées dans une solution phéniquée assez concentrée, et cela deux heures avant l'opération; puis on les lave dans la solution au centième avant de les employer, afin de ne pas avoir de véritables ligatures caustiques.

Toutes ces précautions ont pour but d'empêcher l'apport à la surface de la plaie d'éléments organisés nuisibles. De plus, lorsque c'est le chirurgien qui fait la plaie, il lui faut opérer dans une atmosphère antiseptique, atmosphère qu'on obtient par la pulvérisation d'une solution phéniqueé au 40e. Dans ce but, M. Lister a fait construire un pulvérisateur spécial dont l'emploi est toujours embarrassant et dispendieux, aussi ses disciples préfèrent-ils utiliser des appareils analogues à ceux qu'on a adoptés pour la pulvérisation de l'éther (appareil Richardson). Cette atmosphère antiseptique doit être entretenue jusqu'à la fin de l'opération, y compris l'application des sutures, si l'on tente la réunion par première intention.

1. *Gazette des hôpitaux*, 1867, p. 559.

On comprend que s'il s'agit d'une plaie résultant d'un traumatisme non chirurgical, on doit laver avec grand soin toute la surface mise à nu, avec la solution phéniquée au trentième ou au centième.

Reste à faire le pansement externe, et supposons qu'on ait pratiqué une amputation. Les lambeaux sont unis avec des fils métalliques ou mieux avec des fils de soie enduits de cire phéniquée; toutefois on peut placer dans la profondeur de la plaie une sorte de drain formé d'une bande de *lint* (voy. p. 55) ou tissu-charpie trempée dans l'huile phéniquée. Le pansement externe est fait à l'aide de l'emplâtre phéniqué, qu'on étend entre deux linges fins, comme on le ferait pour un cataplasme. Cette couche d'emplâtre, formée d'huile phéniquée et de blanc d'Espagne, doit largement recouvrir et même déborder les parties exposées au contact nuisible de l'air. Un tissu imperméable peut recouvrir le tout.

Ce pansement primitif de M. Lister a été modifié par lui : au mélange de craie et d'huile de lin bouillie contenant un cinquième d'acide phénique, il a substitué deux substances emplastiques d'un usage plus commode. L'une est composée d'emplâtre simple additionné d'acide phénique [1], on l'étale sur une toile comme le diachylon. L'autre emplâtre était composé de laque en écailles (3 parties, pour 1 partie d'acide carbolique cristallisé). Des plaques très minces sont faites avec cette pâte; sur une des faces on étend une mince couche de gutta-percha pour empêcher les adhérences de l'emplâtre avec la plaie, sur l'autre on met une feuille de paillon d'étain [2]. Ces feuilles phéniquées sont fixées à l'aide des bandelettes emplastiques qui les maintiennent appliquées sur la solution de continuité.

Dans quelques cas on interpose entre la plaie et les emplâtres décrits ci-dessus une feuille de papier d'étain qui empêche que la plaie ne soit directement irritée par le contact de l'acide phénique. Le pansement est fixé comme de coutume, et peut rester quelques jours en place.

Enfin, plus récemment encore [3], M. Lister a fait son pansement externe avec l'*antiseptic Gauze*, tissu de coton lâche

1. *Journal de médecine et de chirurgie*, t. XL, 2e série, p. 76.
2. *Idem*, p. 76.
3. In Holmes, *A system of surgery*, vol. V, p. 617 (*Antiseptic pansement*, by M. Lister).

imprégné d'acide phénique mêlé de résine et de parafine. La résine joue le rôle de véhicule et la paraffine empêche les adhérences du pansement aux surfaces dénudées, etc. Ce pansement absorbe le pus dans une certaine limite, et maintient une atmospère carbolique autour de la plaie. Au-dessus de ce tissu de coton, dont on dispose sept à huit couches, on met une toile imperméable.

Le même tissu (*antiseptic Gauze*) peut être employé pour faire le bandage circulaire compressif du moignon, bandage destiné, comme on le sait, à empêcher la rétraction des parties molles.

Dans le cas où l'on se sert de l'emplâtre adhésif ordinaire pour recouvrir les bords de la plaie, on a soin de tremper cet emplâtre dans une solution contenant deux vingtièmes d'acide phénique.

Enfin les parties sous-jacentes, peau, tissu de cicatrice commençant, surface de la plaie, peuvent être préservées de l'action irritante de l'acide par un tissu spécial, formé de soie huilée, recouverte des deux côtés par du vernis copal, le tout enduit d'une légère couche de dextrine. Ce *Protective plaster*, comme l'appelle M. Lister, est, en somme, destiné à remplacer les feuilles d'étain primitivement usitées dans le pansement des plaies offrant une assez large étendue.

Les pansements faits par la méthode antiseptique doivent être renouvelés tous les jours, surtout au début, après une amputation et alors qu'il faut éviter une rétention des liquides exhalés par la plaie nouvelle. Une précaution indispensable à prendre, c'est de recouvrir la plaie d'un morceau de *lint* imbibé d'huile phéniquée, dès que le pansement est enlevé, ou mieux encore, de ne toucher au pansement que sous une nouvelle pulvérisation de liquide antiseptique.

Peu à peu les pansements doivent être éloignés et ils doivent devenir aussi rares que possible, ce qui serait assez facile à mettre en pratique, puisque, d'après M. Lister et quelques autres chirurgiens anglais, l'effet presque constant de la méthode est de diminuer et presque d'abolir la suppuration. Ce fait a été confirmé par MM. Grenser [1], J. Lucas Championnière, Saxtorph, Volkmann, etc.

Les règles du pansement de Lister ayant encore été un peu modifiées dans ces dernières années, nous allons les résumer

1. *Arch. der Heilkunde*, 1870, p. 83.

brièvement en nous servant du travail de M. Just Championnière sur la *Chirurgie antiseptique* [1].

Deux solutions d'acide phénique doivent être preparées d'avance, l'une forte à 5 p. 100, l'autre faible à 2,50 p. 100.

Les instruments, les éponges, doivent être soigneusement lavés dans la solution forte, c'est encore cette solution qui doit servir pour nettoyer les téguments sur lesquels devra porter le traumatisme chirurgical.

Les mains du chirurgien et celles des aides seront plongées dans la solution faible, la solution forte étant un peu caustique.

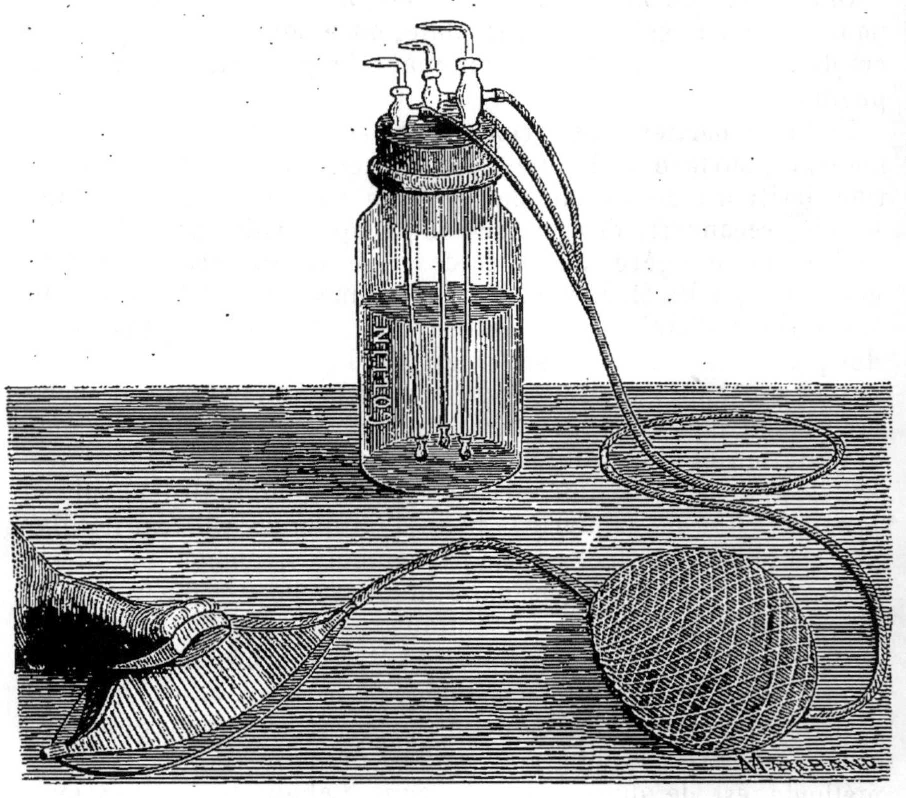

Fig. 358. — Pulvérisateur à 3 becs de Collin.

Le nuage de vapeur phéniquée doit être fait à l'aide d'un pulvérisateur Richardson, ou mieux avec un appareil à vapeur construit sur le type du pulvérisateur de Siegle. M. Just Championnière a fait fabriquer, par M. Collin, un pulvérisateur à

1. Un volume. Paris, 1876.

trois becs, en verre, dont le soufflet est mû facilement à l'aide du pied (fig. 358).

Pendant l'opération les éponges peuvent être plongées dans la solution faible, mais l'opération terminée les parties seront lavées avec la solution forte, ce qui leur donne une couleur grise ou chocolat clair, toute spéciale et caractéristique.

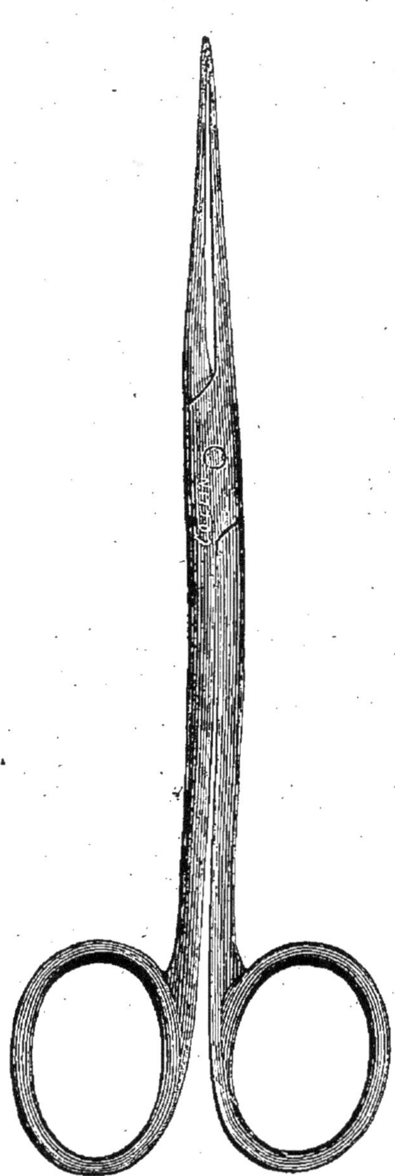

Fig. 359. — Pince à fistule de Lister.

Pour faire la réunion immédiate, tout en facilitant l'écoulement des liquides de la plaie, M. Lister a remplacé le *lint* par un tube à drainage de Chassaignac; seulement ces tubes, préalablement plongés dans la solution forte, sont introduits debout dans l'ouverture de la plaie et ne décrivent pas d'anse. Ils sont coupés au ras de la solution de continuité, et à leur extrémité externe sont fixés deux fils destinés à les retenir et à les retirer facilement. Pour introduire ces tubes, M. Lister se sert d'une pince dite *pince à fistule* (fig. 359).

La suture des bords de la plaie est généralement faite avec des fils d'argent; souvent M. Lister y ajoute une suture profonde, constituée par un grand fil d'argent, qui à ses deux extrémités traverse une plaque de plomb et s'enroule sur elle. La suture doit être recouverte de *protective* mouillé dans l'eau phéniquée faible; *a fortiori* ce *protective* doit-il être placé sur une plaie non réunie, pour la préserver de l'action incessante de l'acide phénique dégagé par le pansement.

Au-dessus du *protective*, on met quelques fragments de *gaze antiseptique*, trempés dans la solution faible; enfin on surajoute huit feuilles de la même gaze humectée de solution faible du côté qui répond à la plaie et aux téguments. Un morceau de toile imperméable, *mackintosh*, dont la surface lisse est tournée vers la plaie, doit être interposé entre la septième et la huitième feuille de gaze antiseptique. Notons que ce dernier pansement doit notablement dépasser les limites de la région où existe la solution de continuité des téguments. Enfin le pansement sera fixé en place avec des bandes faites de gaze antiseptique; ces bandes sont très commodes, très solides et ne glissent pas.

Nous devons ajouter que la méthode de M. Lister est en quelque sorte complétée par l'emploi qu'il fait du *catgut phéniqué*, pour pratiquer les ligatures des vaisseaux; nous reviendrons sur ce point à propos de l'*hémostase*.

Malgré les avantages qu'elle paraissait présenter, la méthode de M. Lister, acceptée en Angleterre, en Danemark, en Suisse et en Allemagne, avait été peu expérimentée en France. Dans ces dernières années seulement, à l'instigation de M. Just Championnière, et en présence des résultats obtenus par MM. Saxtorph, Wolkmann, Nussbaum, etc., ce mode de pansement est entré dans la pratique d'un grand nombre de chirurgiens, parmi lesquels nous pouvons citer MM. Verneuil, Guyon, Panas, etc. Nous ajouterons que les résultats obtenus ont été généralement très satisfaisants et que pour notre compte nous avons expérimenté cette méthode avec grand succès.

Quelques chirurgiens ont essayé de simplifier le mode de pansement du professeur Lister. C'est ainsi qu'au lieu de gaze antiseptique ils ont utilisé de la charpie, de l'ouate phéniquée, du coton perméable phéniqué (Dupouy); que le *protective* a été remplacé par de la baudruche, le *mackintosh* par du taffetas gommé. Bien entendu, ils ont laissé de côté la pulvérisation et quelquefois le lavage des instruments ou des mains dans les solutions antiseptiques. Quoi qu'il en soit, il ne s'agit plus là du pansement de Lister, mais d'un simple pansement à l'acide phénique, plus ou moins bien fait, et qui d'ailleurs paraît avoir donné d'assez bons résultats[1].

1. S. Pozzi, *Quelques observations à propos du pansement de Lister*, in *Progrès médical*, 1876.

Camphre phéniqué. — Cette substance, de consistance sirupeuse et qu'on obtient en mélangeant une solution alcoolique d'acide phénique avec du camphre en poudre, a été utilisée par M. Soulez de (Romorantin) dans le pansement des plaies[1]. Ce praticien se sert de mélange au 20e de camphre phéniqué soit avec l'huile d'olives, soit avec une infusion de saponaire, ou encore de la teinture d'écorce de panama. Un carré d'ouate est imprégné du mélange huileux et appliqué sur la plaie, on le recouvre de cinq à six autres carrés imbibés du mélange de camphre phéniqué et de saponaire; le tout est recouvert d'une mince feuille de caoutchouc, d'une autre couche d'ouate sèche et maintenu avec une bande.

Notons que la solution de camphre dans l'acide phénique, qui, pour Yvon, n'est pas le résultat d'une composition chimique[2], avait été déjà utilisée par Buffalini; ce dernier dissolvait dans l'alcool parties égales de camphre et d'acide phénique[3].

Acide borique. — Son emploi a été aussi préconisé par M. le professeur Lister, dans le traitement des plaies et des ulcères.

La solution aqueuse destinée au lavage des plaies, ou à humecter les pièces de pansement, est saturée à la température ordinaire et contient environ 4 p. 100 d'acide borique. Le *boracic lint* est préparé en plongeant dans l'eau bouillante saturée d'acide borique des morceaux de *lint*; on les fait sécher et l'acide en excès cristallise dans le tissu; ces cristaux très doux ne blessent pas les plaies sur lesquelles on applique le *lint*, préalablement mouillé dans la solution aqueuse. Du reste, entre la plaie et le *lint*, on met le *protective* et un tissu imperméable doit recouvrir tout le pansement.

Ce pansement rendrait de grands services lorsque la gaze antiseptique phéniquée ne peut être employée, ou bien lorsqu'elle irrite trop les téguments. Dans quelques cas encore, le *boracic lint* est remplacé avec avantage par un onguent borique, qu'on applique sur un linge fin ou sur de la mousseline; c'est surtout pour les plaies de la face que ce pansement est utilisé.

Voici, d'après M. Just Championnière la composition de cet onguent :

1. *Bulletin général de thérapeutique*, t. XCI, p. 145, 1876.
2. *Bull. gén. de thérap.*, t. XCI, p. 263, 1876.
3. *Gaz. méd. ital. lomb.*, 1873.

Acide borique lavé..................	1 partie en poids
Cire blanche.........................	1 partie
Para fine............................	2 parties
Huile d'amandes................ ..	2 parties.

La quantité d'huile peut être un peu augmentée, de façon à rendre le mélange plus mou et d'un emploi plus facile [1].

Acide salycilique. — Les propriétés antiseptiques de cet acide ont été utilisées pour la première fois par M. Thiersch [2]. Ce chirurgien a même cherché à remplacer par cet agent l'acide phénique du pansement de Lister. La solution préconisée par M. Thiersch contient une partie d'acide pour 300 parties d'eau; c'est elle qui sert à laver les mains de l'opérateur, des aides, et à nettoyer les instruments. On l'utilise encore pour la pulvérisation, pour nettoyer la région sur laquelle doit porter le couteau du chirurgien, etc.

L'opération doit être faite avec les mêmes précautions que dans la méthode de Lister, toutefois ici on pulvérise de l'eau salycilée; même mode de pansement ultérieur au point de vue des sutures et du drain, préalablement trempé dans le liquide antiseptique.

La plaie est protégée avec une enveloppe de gutta-percha fenêtrée, sorte de *protective*, puis on l'entoure d'une bonne couche d'ouate salycilique, qu'on comprime fortement par une bande.

Pour préparer l'ouate salycilique, on dissout l'acide salycilique dans l'alcool, puis dans l'eau. Des couches d'ouate dégraissée sont placées dans cette solution titrée, on les y soumet à une certaine pression, enfin on les y laisse séjourner plusieurs heures. L'ouate est ensuite séchée et enveloppée dans du papier. Dans quelques cas l'ouate peut être remplacée par de l'étoupe (*salycilic jute*).

Il résulte des recherches de M. Thiersch que le pansement à l'acide salycilique offrirait les mêmes avantages que le pansement de Lister; de plus, il n'est pas odorant et pourrait rester appliqué plus longtemps en place sans être changé [3].

Notons toutefois, parmi les inconvénients de l'emploi de

1. Just Championnière, *loc. cit.*, p. 146 et suiv.
2. *Sammlung klinischer Vorträge*, nos 84 et 85. Leipzig, 1875.
3. A. Hénocque, *Dictionnaire encyclopédique des sciences médicales*, 3e série, t. VI, p. 292, 1877.

l'ouate salycilique une action irritante et sternutatoire assez incommode.

Sans employer le pansement à l'acide salycilique, comme le recommande M. Thiersch, on peut conseiller, dans une certaine mesure toutefois, l'emploi de la solution antiseptique d'acide salycilique soit pour laver les plaies, soit pour les panser en utilisant l'ouate ordinaire (Hénocque).

M. le professeur Guyon a préconisé l'usage des injections vésicales d'acide salycilique au 300e; les injections vaginales ont été aussi utilisées avec succès par MM. Siredey et Maurice Raynaud.

On a encore conseillé dans le pansement des plaies l'emploi d'une poudre d'acide salycilique et d'amidon.

Acide thymique. Thymol. — L'acide thymique, congénère de l'acide phénique et qui, tout en ayant des propriétés antiseptiques énergiques, a l'avantage d'exhaler une odeur agréable, a été préconisé dans le traitement des plaies par MM. Bouilhon et Paquet[1]. Giraldès fit des essais analogues[2] et se servit d'un mélange de 900 d'eau, 100 d'alcool et 2 ou 4 d'acide thymique.

M. Lewin utilise pour panser les plaies la solution de thymol dans l'eau. Cette solution au millième peut être plus concentrée en y ajoutant de l'alcool[3].

Hans Ranke[4] a utilisé avec un certain succès l'acide thymique en solution à 1 ou 2 p. 100 (Buchholtz); notons d'ailleurs que cet acide est peu soluble dans l'eau et que cette solubilité peut être augmentée par l'addition d'une petite quantité d'alcool et de glycérine.

Hans Ranke préconise la solution, suivante : acide thymique 1 partie, alcool 10 parties, glycérine 20 parties et eau 2000.

La plaie, les instruments, les mains des aides et de l'opérateur doivent être lavés dans cette solution, qui d'ailleurs les altérerait moins que la solution phéniquée.

Les drains, utilisés comme dans le pansement de Lister, sont plongés une semaine dans la solution d'acide thymique.

Les ligatures sont faites avec le catgut.

Une gaze antiseptique est aussi préparée avec l'acide thymique,

1. *Bull. gén. de thérap.*, 15 juin 1868.
2. *Mouvement médical*, 1869, p. 172.
3. *Bull. gén. de thérap.*, t. XCI, p. 329, 1876.
4. *Ueber das Thymol, etc.* in *Samml. kl. Vorträge*, nº 128, Leipzig, 1878.

celui-ci est fixé à l'aide du blanc de baleine et de la résine. L'étoffe ainsi préparée est souple, facile à utiliser, peu irritante et renferme pour 1000 parties de gaze, 500 de blanc de baleine, 50 de résine, et 16 d'acide thymique.

Au-dessus de cette couche plus ou moins épaisse de gaze thymique (7 à 8 couches) on place une feuille imperméable en gutta percha et on assujettit le tout à l'aide de bandes de flanelle.

Bien entendu, on peut employer la pulvérisation de la solution thymique, comme on le fait pour le pansement de Lister.

La gaze peut être placée directement sur la plaie, il n'est pas besoin de *protective*, toutefois on peut utiliser dans ce but soit une lame mince de gutta-percha, soit le parchemin dans lequel on conserve la gaze imprégnée d'acide thymique.

Acide picrique. — M. E. Curie préconise l'emploi de l'acide picrique dans le traitement des plaies ; il se sert du coton picrique et d'une solution aqueuse de cet acide [1].

Pour préparer le coton picrique, M. P. Vigier [2] fait dissoudre l'acide picrique dans l'éther ou l'alcool à 94°, dans les proportions de 0,25 centigrammes d'acide pour 25 grammes d'éther ou d'alcool. Cette quantité est suffisante pour imbiber une carde d'ouate du poids de 10 grammes qu'on fait ensuite sécher à une douce chaleur.

Ce mode de pansement a été peu utilisé jusqu'ici.

Térébenthine, essence de térébenthine. — Le docteur Werner (de Dornach) [3] a employé il y a déjà quelques années la térébenthine dans le traitement des plaies : 1000 grammes de térébenthine de Venise étaient mêlées avec 25 grammes de bicarbonate de soude et 10 litres d'eau distillée, et ce mélange était maintenu pendant cinq à six jours à une température au-dessus de 75°, à l'aide d'un bain-marie. Il en résultait une substance savonneuse dont il suffisait d'imbiber les compresses appliquées à la surface des plaies. Une couche de taffetas gommé empêchait le desséchement des parties ; du reste, le pansement devait être imbibé de temps en temps à l'aide d'une éponge qu'on trempait dans le mélange térébenthiné.

Quant à l'*essence de térébenthine*, préconisée surtout pour

1. *Comptes rendus de l'Acad. des sciences*, 30 octobre 1876.
2. *Bull. gén. de thérap.*, t. XCI, p. 506, 1876.
3. *Gaz. des hôpitaux*, p. 446, 1865, et *Bull. gén. de thérap.*, t. LXVIII, p. 219, 1865.

combattre la pourriture d'hôpital[1], elle aurait donné d'excellents résultats dans le traitement des plaies à M. Brulet, de Dijon[2]. Sous l'influence de ce pansement fort simple, peu coûteux et parfaitement supporté par les malades, les plaies se détergent, suppurent à peine et sont totalement désinfectées. Un autre avantage de ce pansement serait d'éloigner les mouches qui tourmentent si souvent les blessés pendant l'été.

On peut encore rapprocher de ces divers pansements celui qu'a expérimenté M. E. Waddy[3]. Ce chirurgien anglais utilise un hydrocarburé, le *térébène*, qu'on emploie pur ou dissous dans l'eau et à l'aide duquel les plaies peuvent être réunies par première intention sans utiliser les sutures. L'absence de suppuration en fait aussi un pansement rare très précieux.

Eucalyptus globulus. — Dans ses leçons en 1871, le professeur Gubler préconisa l'usage d'infusion ou de décoction des feuilles de cette plante dans le traitement des plaies.

Demarquay et M. Gimbert (de Cannes) utilisèrent avec quelque succès l'alcoolature et l'eau distillée d'eucalyptus.

Enfin M. Martineau conseille l'emploi d'un alcoolé d'eucalyptol, mêlé avec le chloral, comme injections antiseptiques.

Signalons encore en terminant l'usage comme antiseptique du *sulfure de carbone*[4], du *pétrole* et de l'*acide benzoïque* (Kraska).

1. Hachenberg, in *Bull. de thérap.*, t. LXVII, p. 42, 1864.
2. V. Blanquet, *Thèse de doctorat.* Paris, 1878, n° 285.
3. *On the use of Terebene in surgical dressings*, in *British med. Journal*, vol. I, p. 676, 1877.
4. Guillaumet, *Thèse de Paris*, 1876, n° 88.

SECONDE PARTIE

DES OPÉRATIONS DE PETITE CHIRURGIE

CHAPITRE PREMIER

RÉUNION DES PLAIES PAR PREMIÈRE INTENTION. — SUTURES.

Nous n'avons pas à revenir ici sur le traitement général des plaies, ni sur les différentes modifications qu'il faut apporter à la thérapeutique des diverses espèces de solutions de continuité; mais le point sur lequel nous devons attirer l'attention est le traitement local, et surtout les petites opérations qu'il nécessite.

Le pansement des plaies doit varier suivant les indications qu'elles réclament. Ainsi, il faut quelquefois les réunir immédiatement; d'autres fois la réunion immédiate est impossible, soit qu'il y ait une trop grande perte de substance et que les bords de la solution de continuité ne puissent pas être mis en contact, soit que les lèvres de la plaie doivent être éliminées ou au moins suppurent, comme cela se présente pour les plaies contuses, pour celles qui sont produites par les projectiles lancés par la poudre, etc. Enfin, la perte de substance est tellement considérable, dans certains cas, que ce n'est qu'au moyen de l'autoplastie que l'on peut espérer prévenir des cicatrices difformes ou vicieuses, ou bien encore oblitérer des orifices qui restent fistuleux[1].

1. Pour plus de détails, voyez le chapitre PLAIES dans notre *Manuel de pathologie chirurgicale*, t. I, p. 22, 3e édition, 1877, et Malgaigne *Manuel de méd. opérat.* (8e édition, par L. Le Fort) 1re partie, p. 82 et suiv., 1874.

Nous ne parlerons ici que des moyens à l'aide desquels on cherche à obtenir la réunion immédiate.

Ce sont : 1° la *situation;* 2° les *agglutinatifs;* 3° les *bandages;* 4° les *sutures;* 5° la *compression.*

1° *Situation.* — La position la plus convenable est celle qui met en contact les bords de la solution de continuité. La flexion, dans les plaies transversales, relâchant les tissus, favorise la réunion. La flexion doit être faite du côté de la lésion ; et dans les cas où la flexion serait impossible du côté de la solution de continuité, il faut au moins maintenir les parties dans l'extension et empêcher la flexion du côté opposé. Dans les plaies longitudinales, on conseille de fléchir les parties dans le sens opposé à la solution de continuité, et de les étendre lorsque la flexion est impossible; mais ces préceptes sont souvent impossibles à réaliser.

En effet, la position n'est jamais suffisante pour mettre les bords des solutions de continuité en contact ; et, si l'on tend fortement les plaies longitudinales, il peut arriver, ainsi que le font remarquer les auteurs du *Compendium de chirurgie,* que les tissus divisés soient exposés à des tractions douloureuses qui rendent très pénible, quelquefois impossible, l'application des autres moyens propres à maintenir les plaies éunies. Aussi conseillent-ils toujours le relâchement des parties, la réunion étant d'autant plus facile par les bandelettes et les bandages, que les tissus seront moins tendus.

La position ne peut guère être mise en usage que pour les plaies des membres et du cou ; du reste, elle est toujours moins efficace pour les plaies de la tête et du tronc.

2° *Agglutinatifs.* — Ceux dont on se sert pour réunir les plaies ont la forme de bandelettes. Nous avons déjà vu comment les *bandelettes de diachylon* devaient être taillées (p. 39). Leur largeur ne doit pas dépasser un centimètre, car alors elles s'appliqueraient mal et formeraient des godets ; leur longueur, si elles sont placées sur les membres, sera telle qu'elles en puissent faire une fois et demie le tour ; si elles étaient appliquées sur le tronc, la longueur doit être assez considérable pour que l'on puisse prendre un point d'appui éloigné de 20 à 30 centimètres au moins des bords de la solution de continuité. Si l'emplâtre était trop dur, il serait ramolli à une douce chaleur.

Toute la partie des téguments sur laquelle les bandelettes

seront accolées devra être rasée et essuyée avec soin : car l'humidité empêche les bandelettes de se coller convenablement; les poils, se fixant dans l'emplâtre, causeront par leur arrachement des douleurs très vives aux malades, lorsqu'on voudra défaire le pansement.

Lorsqu'on a pris tous ces soins préliminaires, on procède à l'application des bandelettes; on peut le faire de deux façons :

a. On place la moitié de la bandelette sur un des côtés de la plaie; quand celle-ci est solidement fixée, on rapproche les bords de la solution de continuité; on essuie parfaitement le sang ou la sérosité, afin que l'humidité ne s'oppose pas à l'agglutination de l'emplâtre; puis on place le reste de la bandelette du côté opposé. Ce procédé est applicable à toutes les solutions de continuité : toutefois, il présente moins de solidité que celui que nous allons décrire tout à l'heure. La bandelette appliquée la première est celle qui correspond à la partie

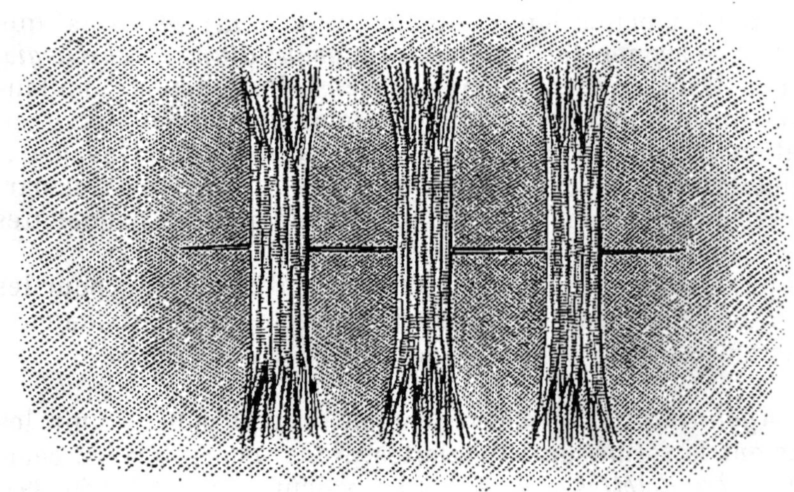

Fig. 360. — Suture sèche à bandes séparées.

moyenne de la solution de continuité; les autres doivent être placées alternativement en haut et en bas jusqu'à ce que la plaie soit ouverte en entier.

b. Ce procédé n'est applicable que lorsque les parties ne présentent pas un volume trop considérable pour que les bandelettes ne puissent en faire le tour. C'est surtout aux membres que ce procédé est employé : on place la partie moyenne de la bandelette sur la face opposée à la lésion et l'on ramène les deux chefs l'un à droite l'autre à gauche, de manière à les entrecroiser sur la plaie; on porte ensuite les chefs sur les parties latérales de la solution de continuité jusqu'à ce qu'ils soient épuisés.

La constriction circulaire que les bandelettes exercent autour du membre augmente considérablement la solidité de l'appareil. En outre, par ce procédé, les bords de la plaie sont bien plus faciles à affronter.

Ces bandelettes doivent être appliquées d'un des angles de la plaie jusqu'à l'autre angle; on commence le plus souvent par l'angle inférieur; de plus, elles doivent s'imbriquer de telle sorte qu'il n'existe aucun intervalle entre elles.

Nous avons déjà vu (p. 42) que des *bandelettes collodionnées* pouvaient être employées pour la réunion des plaies par première intention (fig. 360); dans tous les cas, elles sont appliquées d'après les mêmes règles, aussi n'y insisterons-nous pas.

Toutefois, nous examinerons quelques variétés de *sutures sèches* préconisées par MM. Mazier, Vésigné et Goyrand (d'Aix).

Suture de Mazier. — Elle consiste en deux morceaux de toile ourlés sur le bord, par lequel ils doivent se correspondre. Ces bandes, dites *colligateurs*, sont fixées à l'aide de collodion parallèlement aux bords de la plaie et à une distance variable de 3 à 10 millimètres. Ceci fait, on suture à l'aide d'un fil les deux bords ourlés des colligateurs, qui, ramenés encore l'un vers l'autre, entraînent fatalement le contact des bords de la plaie.

Suture de M. Vésigné. — Des bandelettes armées d'épingles sont placées perpendiculairement aux bords de la solution de continuité à l'aide de collodion. Il faut avoir soin qu'elles se correspondent bien, et que les épingles qui les traversent d'un bord à l'autre soient bien parallèles à la plaie. Les bandelettes fixées, les bords de la plaie sont rapprochés, et les épingles sont réunies à l'aide de fil ciré.

Suture de Goyrand (d'Aix). — Deux bandelettes ayant la largeur de la plaie sont imbibées de collodion et collées parallèlement sur les deux côtés de la solution de continuité. Des rubans étroits sont ensuite collés sur ces bandelettes et perpendiculairement à elles, de sorte qu'il suffit de nouer ces rubans pour réunir la plaie (fig. 361).

Enfin M. Kœberlé s'est servi de sutures sèches collodionnées pour soutenir une réunion obtenue au moyen de sutures ordinaires. Ce sont des fils de coton qui, collés de chaque côté de la plaie, sont réunis en petits faisceaux et noués sur la ligne médiane [1].

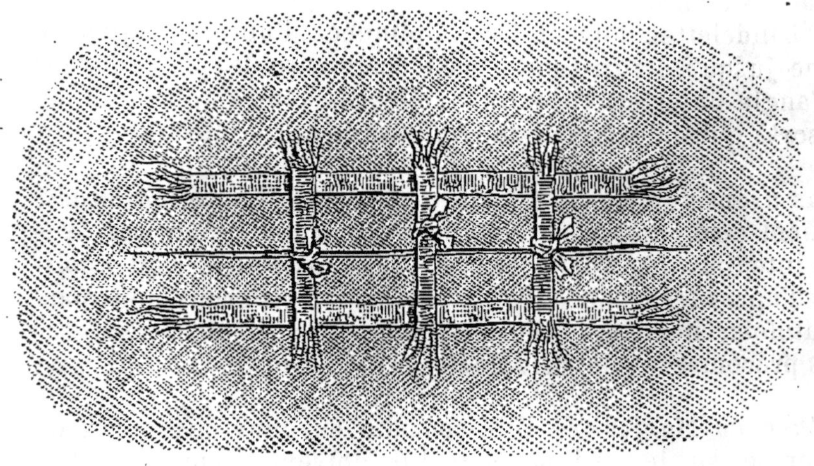

Fig. 361. — Suture sèche de Goyrand.

Les *emplâtres* sont fort rarement employés comme agglutinatifs, surtout lorsque les plaies ont une étendue un peu considérable. De plus, ils s'appliquent beaucoup plus mal que les bandelettes, ce qui a fait abandonner leur usage.

Emplâtres jumeaux. — Ils sont formés par deux emplâtres agglutinatifs à un bord desquels sont fixés des cordons, dont le nombre est en raison de la largeur de l'emplâtre.

Pour en faire usage, on place sur un des côtés de la plaie un des deux emplâtres, le côté qui supporte les cordons tourné vers la solution de continuité; l'autre emplâtre est appliqué de même sur l'autre côté. Lorsque ces emplâtres sont très adhérents, on les rapproche l'un de l'autre, et en même temps les bords de la plaie, puis on noue les cordons. Ces moyens de réunion présentent toujours l'inconvénient de tous les em-

1. *Nouveau dictionnaire de médecine et de chirurgie* (Collodion), t. VIII, p. 729 et 730, 1868.

plâtres, c'est-à-dire de se fixer difficilement sur les surfaces inégales. Les cordons sont loin de maintenir les lèvres de la plaie aussi bien en contact que les bandelettes agglutinatives.

Les agglutinatifs, outre l'impossibilité de pouvoir rapprocher les plaies un peu profondes, provoquent fort souvent des accidents auxquels le chirurgien doit donner toute son attention : je veux parler des érysipèles.

Pour les éviter, Gerdy conseillait un moyen très simple : il consiste à appliquer sur les bords de la plaie, dans une étendue de 5 à 6 centimètres, des bandelettes de linge cératé, afin d'empêcher le contact immédiat de l'emplâtre avec la peau près de la solution de continuité. Il est vrai que le contact prolongé du cérat avec les bords de la solution de continuité n'est pas très favorable à la réunion primitive de la plaie et peut aussi l'irriter.

Lorsque les plaies sont profondes, on peut placer des compresses graduées parallèlement à leurs bords et appliquer des agglutinatifs par-dessus. Il faudrait surtout faire usage de ce moyen lorsque les surfaces sont inégales, les compresses graduées comblant l'espèce de pont que formeraient les bandelettes au niveau de la plaie; les mêmes préceptes seraient conseillés avec les emplâtres jumeaux.

3° *Bandages.* — Les bandages unissants des plaies sont ceux que nous avons déjà indiqués sous le nom de *bandages invaginés* (p. 235).

4° *Sutures.* — On doit recourir à la suture toutes les fois que les plaies intéressent une partie dans toute son épaisseur, par exemple aux paupières, aux joues, aux lèvres, et lorsque les moyens que nous venons de décrire ci-dessus sont insuffisants, tant à cause de l'étendue de la plaie que de son décollement.

Après avoir joui de la plus grande vogue, la suture a été presque entièrement proscrite par l'Académie de chirurgie; ce qui fut un tort, car il est des cas dans lesquels elle est à peu près indispensable, et ne présente pas les dangers qu'on lui a reprochés. Dans une foule de circonstances, en effet, elle est bien préférable aux agglutinatifs, et s'oppose à toute espèce de déplacement, fait très important quand on veut obtenir la réunion immédiate. Elle fixe parfaitement les plaies à lambeaux, en les empêchant de s'enrouler, elle met les parties saignantes dans un contact parfait; et si, quelquefois, elle a pu déterminer l'étranglement par suite de l'inflammation, si les fils ou les aiguilles ont ulcéré et détruit la peau, il n'en est pas moins vrai qu'avec un peu de précaution on pourra prévenir ces accidents. C'est ainsi qu'il ne faut jamais trop rapprocher les points de suture, afin qu'ils ne s'opposent pas au gonflement de la partie enflammée; cependant, l'intervalle qui les sépare ne doit pas être trop considérable, car la plaie se réunirait mal. Lorsque l'inflammation des lèvres de la plaie est très intense, quand les sutures sont appliquées sur des parties très vasculaires, et qui peuvent être facilement coupées par la présence d'un corps étranger, elles doivent être retirées de bonne heure. Il n'y a pas d'ailleurs beaucoup d'inconvénients à passer des points de suture à travers les parties douées d'une grande vitalité; car, d'un côté, si l'on est forcé d'enlever l'appareil de bonne heure, d'un autre côté, les parties se réunissent beaucoup plus promptement.

Nous décrirons les espèces suivantes :

a. *Suture entrecoupée* (fig. 362). — Elle a pour caractère d'être formée par un ou plusieurs fils passés perpendiculaire-

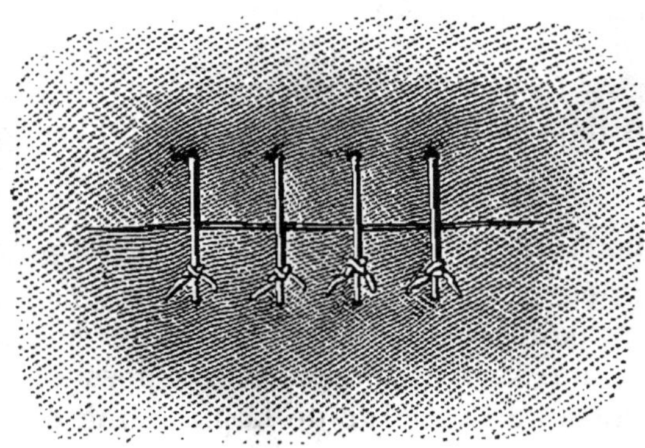

Fig. 362. — Suture entrecoupée.

ment à l'axe de la plaie, et dont les chefs sont ramenés et noués en avant. Pour faire cette suture, on se sert d'aiguilles et de fils. Les aiguilles sont le plus souvent aplaties, pointues à une des extrémités, et tranchantes sur leurs bords. Les unes sont courbes sur toute leur longueur, *aiguilles courbes* (fig. 18); les autres, courbées seulement vers la pointe, sont les *aiguilles droites*. L'autre extrémité est percée d'un large chas dans lequel on engage un fil simple, double ou triple.

Les fils de lin ou de soie sont cirés; leur volume est en rapport avec l'épaisseur des parties que l'on veut rapprocher.

On peut pratiquer la suture entrecoupée :

1° En engageant les deux extrémités du fil chacune dans une aiguille, puis on perce la peau des deux côtés de dedans en dehors.

2° Une seule extrémité du fil est engagée dans une aiguille et la peau est percée en un seul temps, d'un côté de dehors en dedans, de l'autre de dedans en dehors.

Dans ces deux variétés, on a besoin d'autant de fils qu'on doit faire de points de suture.

3° On ne se sert que d'un fil et d'une seule aiguille. Commençant la suture par un des angles de la plaie, on traverse les téguments comme dans la seconde variété, de droite à gauche, par exemple ; on recommence de l'autre côté de gauche à droite, à une distance convenable du premier point de suture, en laissant dans l'intervalle des deux points de suture une longueur assez grande de fil, pour que, celui-ci étant coupé, on puisse le nouer avec le fil de l'autre côté.

Quel que soit le procédé qu'on ait employé pour faire cette espèce de suture, les règles qui doivent accompagner la ligature des fils sont exactement les mêmes. On doit, avant de nouer les fils, régulariser la coaptation, nouer les fils les uns après les autres d'une des extrémités de la plaie à l'autre, faire les nœuds à la partie la moins déclive, afin qu'ils soient moins tachés par le sang ou le pus, et qu'ils puissent être facilement aperçus lorsqu'on voudra enlever les points de suture.

Les sutures doivent être enlevées le troisième, le quatrième, et même le cinquième jour; il suffit de couper le fil au niveau du nœud, de le saisir, et de tirer doucement avec les doigts ou une pince, pendant qu'avec la main on maintient solidement les lèvres de la plaie, afin que l'ébranlement causé par les tractions ne détache pas les bords de la solution de continuité encore imparfaitement réunis.

b. *Suture à anse.* — Imaginée par Ledran pour l'entérorhaphie, cette suture est mauvaise en ce qu'elle fronce la partie sur laquelle les points de suture sont appliqués. En effet, comme dans la suture entrecoupée on passe des fils à travers les tissus; puis, au lieu de les nouer un à un, on les réunit en un gros faisceau qu'on fixe à l'extérieur. Les fils doivent être séparés et enlevés un à un quand on défait la suture.

c. *Suture continue, en surjet* (fig. 363). — Cette suture se fait avec une aiguille plutôt droite que courbe, de la même manière que la troisième variété de la suture entrecoupée; seulement les fils doivent être tirés assez fort pour affronter les bords de la plaie. En fait, cette suture décrit des tours de spire depuis une extrémité de la plaie jusqu'à l'autre; il est important de faire remarquer qu'il ne faut pas en fixer les extrémités avant qu'on se soit assuré qu'elle réunit bien les lèvres de la solution de continuité. Si la suture était trop lâche, il faudrait la serrer en tirant sur les deux extrémités

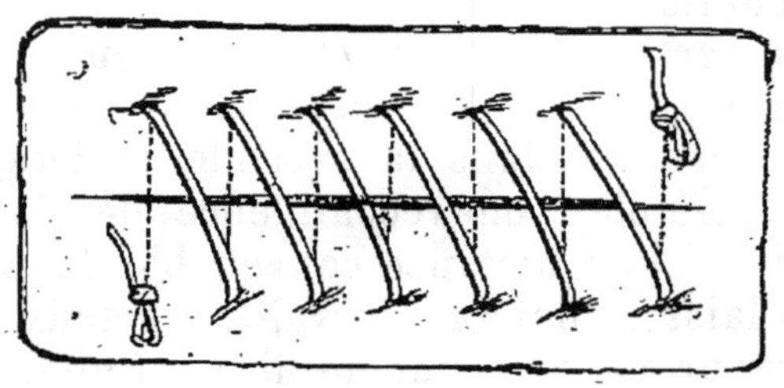

FIG. 363. — Suture en surjet.

des fils; si elle était trop serrée, et si elle faisait faire un pli aux téguments, on la relâcherait un peu. On arrête les deux extrémités en les fixant au moyen d'un nœud coulant à la spirale voisine.

d. *Suture à points passés* ou *en faufil* (fig. 364). — Cette espèce de suture a la plus grande analogie avec la précédente; seulement, au lieu de décrire des tours de spire, elle forme des zigzags sur les deux faces des bords de la plaie. On la commence comme la suture en surjet; mais, au lieu de décrire un tour de spire, en avant de la solution de continuité, on passe les fils de la manière suivante : on traverse les deux lèvres de la plaie, l'une de dehors en dedans, l'autre de dedans en dehors; l'aiguille est ensuite conduite au-dessous de la seconde piqûre de la peau, c'est-à-dire de celle qui est faite de dedans en dehors; de telle sorte que l'anse de fil apparent à l'extérieur soit parallèle à la solution de continuité. Puis on traverse avec l'aiguille les deux lèvres de la plaie, l'une de dehors en dedans, l'autre de dedans en dehors, mais en sens inverse des piqûres précédentes, c'est-à-dire de gauche à droite, si le premier point de suture a été fait de droite à gauche. On continue ainsi jusqu'à ce que les lèvres de la plaie soient rapprochées dans toute leur longueur. On a prétendu qu'elle étranglait moins que la suture en surjet, qu'elle facilitait la réunion des parties sous-cutanées; mais elle soutient moins bien les lèvres de la solution de continuité.

M. le professeur Verneuil a proposé une espèce de suture en faufil qui donne exactement les mêmes résultats que celle que nous venons de décrire, mais qui offre cet avantage incontestable, à savoir, que les fils ne pénètrent pas dans l'intérieur de la plaie. Ainsi le fil pénètre dans les tissus parallèlement à l'axe de la plaie, et son trajet est donc à une certaine distance des bords de la solution de continuité, tandis que les

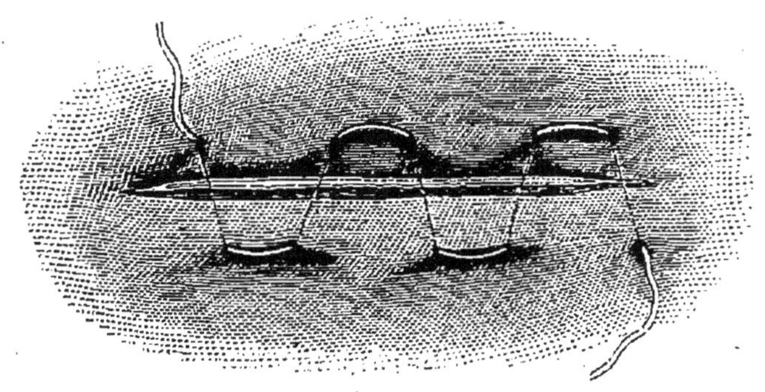

Fig. 364. — Suture à points passés.

fils obliques se trouvent à la surface. En somme, cette suture est absolument l'inverse de la suture précédente.

L'aiguille est plongée sous les tissus et, conduite parallèlement à l'axe de la plaie, elle sort à la distance voulue; le fil est ensuite conduit obliquement de l'autre côté de la solution de continuité, où l'aiguille traverse de nouveau les tissus, ainsi qu'il a été dit plus haut.

Sous le nom de *suture mixte* et *en faufil*, M. Bertherand décrit une espèce de suture fort ingénieuse. Il passe, de chaque côté de la plaie, et à 1 centimètre de la solution de continuité, un fil qui, traversant les tissus de part en part, forme une anse dans laquelle on peut engager un bout de sonde, un tuyau de plume, etc., qui, parallèle à l'axe de la plaie, doit servir de support. Le nombre de ces anses est proportionné à la longueur de la solution de continuité. Puis il passe, perpendiculairement à la plaie, un long fil qui part en dehors de l'un des supports et va sortir au delà de celui du côté opposé

Ceci fait, il noue les anses de fil de manière à fixer les supports; puis il noue chaque fil transversal qui, embrassant les supports en dehors, rapproche les lèvres de la solution de continuité sans exercer sur elle aucune espèce de traction qui puisse lui être préjudiciable.

e. *Suture en bourse.* — Cette espèce de suture, due à Dieffenbach, n'est employée que pour réunir les bords d'une plaie de petite étendue et avec perte de substance; elle a été surtout appliquée pour obtenir l'occlusion des fistules stercorales, urétrales, parotidiennes, etc. Elle n'est possible que dans les régions où la peau est mince et assez mobile pour pouvoir se froncer comme l'ouverture d'un sac.

Après avoir avivé les bords de la solution de continuité, on enfonce une aiguille armée d'un fil à travers les téguments à une certaine distance des bords de la plaie; l'aiguille est conduite parallèlement à ceux-ci, et sort bientôt pour former un premier point à une distance égale de celle qui sépare l'ouverture d'entrée de l'ouverture de sortie; on enfonce de nouveau l'aiguille, toujours en suivant la direction des bords de la plaie, en formant un cercle si la plaie est circulaire; on continue jusqu'à ce que le fil soit arrivé au point de départ. On saisit alors les deux chefs, on exerce sur eux des tractions comme on le ferait sur les cordons d'une bourse, la peau se fronce et les surfaces saignantes se mettent en contact.

f. *Suture entortillée* (fig. 365 et 366). — Pour faire cette suture, on prend plusieurs aiguilles métalliques, qui doivent rester à demeure dans la plaie, et un long fil ciré. On introduit une des aiguilles à une des extrémités de la plaie, en l'enfonçant d'un côté de dehors en dedans, de l'autre de dedans en dehors. Pour introduire facilement les épingles à travers les tissus, on les graisse avec un peu de cérat ou d'huile, et l'on se sert d'une pince à torsion dans les deux mors de laquelle sont creusées deux rainures qui forment, par l'adossement des mors, une gouttière maintenant solidement l'épingle. Le volume de la pince donne au chirurgien une force assez grande pour faire pénétrer les épingles dans les tissus. Cette espèce de pince a reçu le nom de *porte-épingle* (fig. 367).

Lorsque l'aiguille est introduite, on l'embrasse, en passant au-dessous des extrémités laissées libres de chaque côté des téguments, la partie moyenne d'un fil ciré, qui alors décrit une anse dont la convexité regarde la plaie; on applique la deuxième aiguille ainsi qu'il a été dit plus haut. On reprend alors le fil, on le fait entre-croiser en avant de la plaie; on le repasse derrière les deux extrémités de l'aiguille, on l'entre-croise de

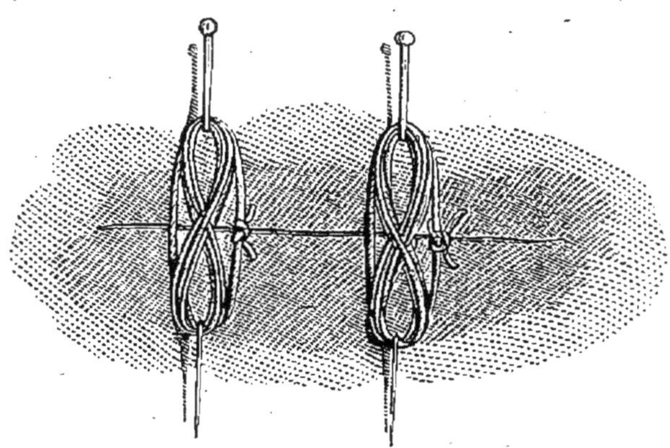

Fig. 365. — Suture entortillée (points séparés).

nouveau, et l'on décrit ainsi des huit de chiffre en nombre suffisant pour fixer solidement l'aiguille. Cela fait, on passe

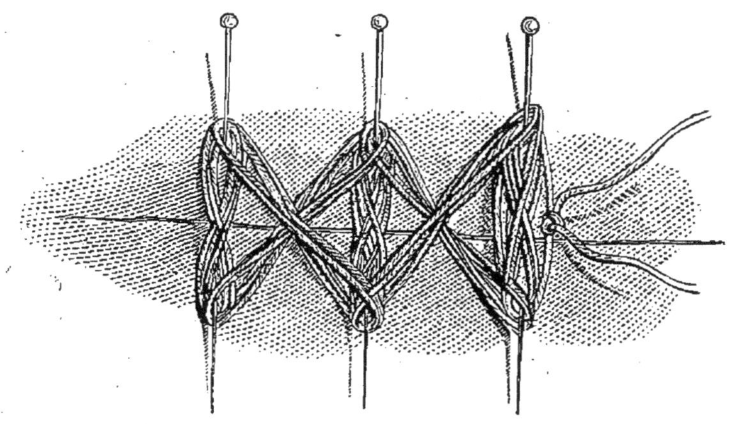

Fig. 366. — Suture entortillée (points réunis).

immédiatement au-dessous, en laissant les fils en avant de manière à former une espèce d'X. On se comporte pour la troisième aiguille comme pour les précédentes, et l'on continue jusqu'à ce que toutes les aiguilles soient solidement fixées

On arrête l'extrémité du fil par un nœud, ou bien en le roulant et le plaçant sous une des aiguilles.

A cette manière de faire M. le professeur Le Fort préfère les points de sutures isolés et indépendants (fig. 365).

Les aiguilles qui ont été employées pour faire cette suture sont droites ou courbes, fines ou grosses : on en a fabriqué

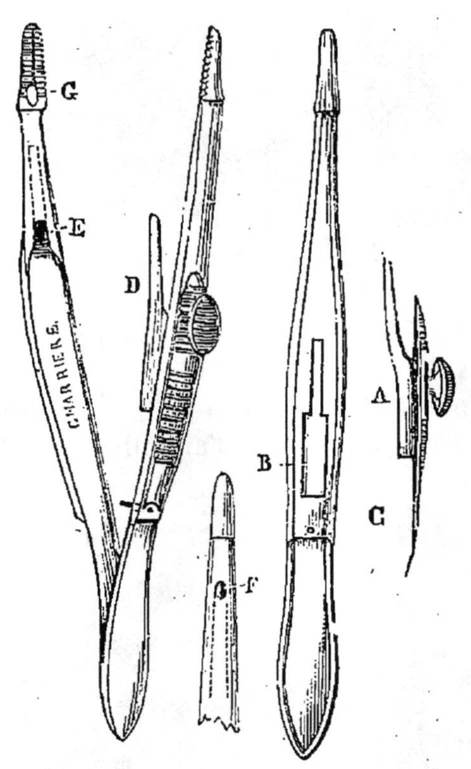

Fig. 367. — Pince à ligature et porte-épingle.

avec de l'or, de l'argent, du cuivre, etc. On a imaginé de placer à l'extrémité d'une tige métallique une petite pointe en fer de lance, qui servait à introduire cette tige dans la plaie et qui pouvait s'adapter à tous les cylindres métalliques.

Mais on se sert le plus communément d'épingles dont on aiguise la pointe en les frottant sur un corps dur, du grès par exemple. Celles que l'on préfère sont des épingles à insectes, qui sont très longues, très fines, et qui, en raison de cette dernière propriété, déchirent beaucoup moins les tissus que les autres.

Une fois la suture terminée, il faut avoir soin de couper la pointe de l'aiguille avec de forts ciseaux.

Les aiguilles doivent être enlevées aux mêmes époques que tout autre point de suture, c'est-à-dire lorsque l'on suppose que la plaie est bien réunie et avant que les tissus soient déchirés. Il faut avoir soin, en les retirant, de fixer solidement les bords de la solution de continuité, sans quoi les tractions pourraient les décoller. On laissera aussi en place les fils durcis par le sang et le pus qui coulent par les piqûres; ils font l'office d'agglutinatifs et empêchent les décollements consécutifs.

Afin que les parties voisines ne soient pas blessées par la pointe ou par la tête des aiguilles, il est bon de placer au-dessous d'elles une petite compresse ou un petit morceau de diachylon.

La suture entortillée, telle que nous venons de la décrire, exerce sur toute la plaie une pression uniforme, et les fils ne cèdent point lorsque le gonflement inflammatoire vient à s'emparer des parties molles; il en résulte que dans certaines circonstances le chirurgien est obligé de retirer prématurément les épingles, et le succès de l'opération se trouve compromis. Pour obvier à cet inconvénient, on a proposé de fixer les épingles à l'aide d'agents mobiles ou élastiques. Le premier procédé est désigné sous le nom de *sutures à bandelettes*, le second sous celui de *suture élastique*.

1° *Suture à bandelettes*. — Dans cette variété les fils sont remplacés par des bandelettes de diachylon. Celles-ci présentent à leur partie moyenne une fente longitudinale qui commence à 1 centimètre environ de leur extrémité; il faut deux bandelettes pour chaque point de suture.

On applique cette suture de la manière suivante :

Les épingles sont placées comme de coutume, mais à une distance plus grande; on engage une de leurs extrémités dans la fente d'une des bandelettes, on passe ensuite l'autre extrémité dans l'autre bout de la même fente. Cette bandelette est appliquée exactement sur la peau, et l'on exerce une traction suffisante pour rapprocher les deux lèvres de la plaie; on conçoit que la traction est principalement exercée sur le côté de la plaie qui répond au point où la bandelette a été engagée dans l'épingle. On place alors une bandelette dans l'autre extrémité de l'épingle et l'on agit de la même manière; on a donc ainsi deux bandelettes superposées dans une étendue de 2 centimètres environ, libres dans tout le reste de leur longueur, et qui, collées aux téguments voisins de la suture, peuvent être relâchées ou resserrées très-facilement.

2° *Suture élastique.* — Nous avons peu de chose à dire de cette suture. En effet, elle s'applique comme la suture entortillée : on a soin alors de passer autour des épingles des fils de caoutchouc au lieu de fils cirés. D'autres fois on prend des bandelettes de caoutchouc au lieu de bandelettes de diachylon, lorsqu'on préfère appliquer la suture à bandelettes; dans ce dernier cas, une seule bandelette de caoutchouc suffit pour appliquer la suture.

g. *Suture à plaques latérales.* — A côté de la suture entortillée se place naturellement la suture à plaques latérales.

On prend de petits parallélépipèdes de liége de 1 centimètre de base sur 5 millimètres environ de hauteur, une épingle est engagée dans un de ces petits corps et passée comme de coutume entre les lèvres de la plaie, un second morceau de liége est engagé dans la pointe. Ces deux corps sont rapprochés jusqu'à ce que les lèvres de la plaie soient affrontées, on recourbe alors les deux extrémités des épingles, afin d'empêcher les deux points d'appui de s'écarter. Cette espèce de suture a l'inconvénient de tenir les bords de la plaie renversés en dehors.

Legros (d'Aubusson) a fait connaître un nouveau mode de suture qu'on peut rapprocher de la suture entortillée. Il consiste à introduire, à une certaine distance des bords de la plaie, deux épingles d'entomologiste de manière à passer sous l'épiderme et à raser le derme. La sensibilité cutanée serait ainsi ménagée?, et l'on fait décrire aux épingles une sorte d'arc sous-épidermique. On obtient ainsi deux points d'appui pour un fil ciré double et graissé, dont on fait passer le plein sous les extrémités de l'épingle inférieure; on croise les chefs au milieu de la plaie, on les ramène sous les extrémités de l'épingle supérieure. Un nœud simple fait sur la peau, entre les extrémités de cette dernière épingle, arrête le fil.

D'après l'auteur, cette suture aurait l'avantage d'être peu douloureuse, de ne pas irriter les lèvres de la plaie, de ne pas les déchirer, enfin de pouvoir être serrée et desserrée à volonté, sans toucher à la solution de continuité[1].

h. *Suture enchevillée* (fig. 368). — Pour cette suture on passe entre les lèvres de la plaie des fils doubles, et l'on place de chaque côté un petit cylindre solide, une plume, un morceau de bougie, etc., ou bien un petit cylindre d'emplâtre : cette dernière substance a l'avantage de pouvoir prendre la forme des parties. Ensuite on passe un des chefs du fil en avant, l'autre en arrière de ce cylindre, puis on approche les deux

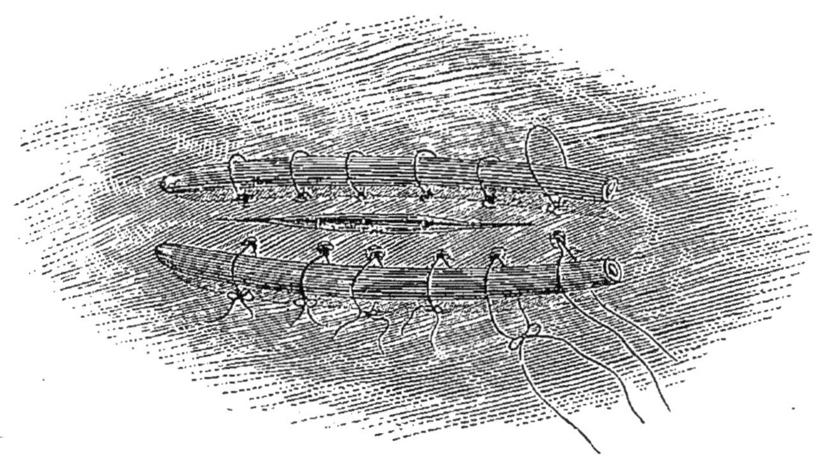

Fig. 368. — Suture enchevillée.

lèvres de la plaie et l'on noue les fils sur le cylindre de l'autre côté. Cette suture a l'avantage d'exercer une pression égale sur tous les points qui doivent être en contact, d'être très solide et de ne pas déchirer les parties. Elle réunit aussi les parties profondes; mais de cet avantage résulte un inconvénient : elle ne met pas en contact parfait les divisions de la peau qui sont renversées légèrement en dehors; cependant on peut y remédier en recouvrant la face antérieure de la plaie d'un fil spiral, que l'on fixe de chaque côté aux deux cylindres latéraux. Cette suture est très avantageuse pour réunir les plaies très longues et rectilignes.

3° *Règles générales des sutures.* — 1° La plaie doit être lavée,

1. *Gazette des hôpitaux*, 1863, p. 104.

débarrassée du sang ou de tout autre corps étranger qui s'opposerait à sa réunion.

2° Les lèvres de la plaie seront mises en contact; les tissus de même nature doivent, autant que possible, se correspondre.

3° Les fils ne seront pas assez serrés pour opérer une constriction trop forte sur les tissus, afin que l'inflammation consécutive ne cause pas de symptômes d'étranglement.

4° Les sutures doivent être placées à une profondeur assez grande pour qu'il ne reste pas au-dessous d'elles une cavité dans laquelle le pus ou le sang pourrait s'accumuler.

5° Si l'on supposait que la suppuration dût survenir, il faudrait laisser à la partie la plus déclive un intervalle qui pût permettre au pus de sortir facilement.

6° Le nombre des points de suture sera toujours assez considérable pour que dans leur intervalle les plaies ne puissent s'entr'ouvrir.

7° La distance entre les points de suture variera donc avec la nature des tissus, la profondeur et le décollement de la plaie. Les sutures seront toutefois placées, pour la même solution de continuité, à une égale distance les unes des autres.

8° La nature des tissus blessés, la profondeur de la plaie, détermineront la distance qui doit exister entre les lèvres de la plaie et les bords de la suture. C'est ainsi que dans les plaies superficielles elles seront placées de 3 à 5 millimètres, et ne devront jamais, dans les plaies profondes, dépasser 8 à 10 millimètres.

9° En général, on appliquera le premier point de suture à la partie moyenne de la plaie; si cependant celle-ci intéressait le bord libre d'un organe, il faudrait placer le premier point de suture près du bord libre.

10° On ne doit serrer les fils que lorsque tous les points de suture sont appliqués; des aides rapprocheront les bords de la plaie.

11° Il faut avoir soin de ne pas blesser des vaisseaux ou des filets nerveux considérables, en traversant les tissus pour appliquer des sutures.

12° On devra autant que possible éviter les fibres musculaires dans lesquelles la présence de corps étrangers pourrait déterminer des contractions violentes qui s'opposent à la réunion des plaies. Cependant, dans le bec-de-lièvre, les points de suture traversent les parties charnues qui entrent dans la structure des lèvres, et n'y causent pas d'accident.

4° *Sutures métalliques.* — Les diverses espèces de sutures que nous venons de décrire sont les plus usitées; or on voit qu'à l'exception de la suture entortillée, toutes se font à l'aide de fils organiques.

Depuis longtemps, cependant, on emploie des fils métalliques pour les sutures; mais c'est surtout dans ces dernières années que l'usage de ces fils a été plus répandu, et qu'on les a préconisés, non seulement pour des sutures spéciales, mais encore d'une façon générale pour remplacer les fils organiques.

La suture métallique a été d'abord usitée à l'étranger. Dieffenbach en 1826, Marion Sims (de New-York) en 1845, enfin Simpson (d'Édimbourg), employèrent des fils de plomb, d'argent, soit pour la staphylorrhaphie, soit pour l'oblitération des fistules vésico-vaginales, etc. En France, Dupuytren, Velpeau, ne font que la mentionner dans leurs ouvrages. Les auteurs du *Compendium de chirurgie*, et avec eux Malgaigne, Richet, Bauchet, se montrent peu favorables à l'emploi de cette suture, tandis que Vidal (de Cassis), MM. Verneuil, Follin, Letenneur (de Nantes) et Ollier ont préconisé l'emploi des fils métalliques pour les fistules vésico-vaginales, pour le bec-de-lièvre, enfin d'une façon générale.

De tous les reproches adressés à la suture métallique, le principal est une section trop rapide des tissus étreints par l'anse du fil, section accompagnée d'inflammation et pouvant s'opposer à l'union des lèvres de continuité. Or, pour vérifier l'exactitude de ce grave reproche, M. Ollier a fait un certain nombre d'expériences comparatives, qu'il a publiées dans un travail très intéressant à consulter[1]. Nous emprunterons à cet auteur les considérations qui vont suivre :

Des expériences de M. Ollier il résulte que les fils métalliques très fins, fils qu'il nomme *capillaires*, ont une supériorité marquée sur les fils organiques. Les fils d'argent, de plomb, de fer, de platine, ulcèrent et coupent bien moins vite les tissus que les fils ordinaires. Ce fait a été encore constaté, au moins en ce qui concerne les fils d'argent, par Letenneur (de Nantes)[2]. En outre, les fils métalliques développent moins de suppuration sur leur trajet, et cette innocuité relative est en rapport inverse du diamètre des fils, ceux d'un

1. Ollier, *Considérations sur les sutures métalliques*, in *Gazette hebdomadaire*, 1862, nos 9, 12, 17, 23.

2. Letenneur (de Nantes), *Note sur l'emploi des fils d'argent en chirurgie*, in *Gazette médicale*, 1863, n° 16.

volume assez considérable pouvant donner lieu à quelques symptômes inflammatoires. Il résulte des faits précédents que le séjour des fils dans les tissus est plus longtemps toléré, et qu'une fois enlevés ils ne donnent lieu qu'à une très légère cicatrice, bien moins apparente que celle des fils organiques.

A quoi sont dus ces divers avantages? A l'inaltérabilité des fils métalliques et à la fixité des points de suture. Cette inaltérabilité est évidente pour les fils d'argent, de plomb et de platine, mais les fils de fer s'oxydent un peu; aussi M. Ollier conseille-t-il d'employer des fils de fer étamés, surtout quand ceux-ci présentent un certain volume. Non pas que l'oxyde de fer ait une action nuisible sur les tissus, mais il rend la surface du fil irrégulière, rugueuse, ce qui peut avoir de graves inconvénients quand on veut retirer la suture.

Dans toutes ses expériences, M. Ollier a toujours préféré les fils de fer aux autres fils métalliques, et ce sont les sutures faites avec des fils très fins qui lui ont donné les meilleurs résultats. Les fils fins qu'il appelle *capillaires* ont de $0^{mm},08$ à $0^{mm},11$ de diamètre. Ils sont parfaitement supportés par les tissus, ils ne donnent lieu à aucune inflammation : aussi peut-on multiplier leur emploi sans inconvénient.

Dans les autoplasties, ils peuvent rendre de très grands services : en effet, les sutures principales placées, ils servent au perfectionnement de l'opération, d'où le nom de *fils de perfectionnement* que leur a donné M. Ollier. Quand les plaies à réunir sont peu profondes et que leurs lèvres ont peu de tendance à s'écarter, on doit faire usage des fils métalliques fins. Au contraire, si la plaie est profonde et béante, on doit employer des fils d'un certain calibre : les fils trop fins couperaient les tissus au lieu de les soutenir. Enfin, nous devons ajouter que les règles générales des sutures indiquées précédemment, sont entièrement applicables aux sutures métalliques.

Pour introduire les fils métalliques dans les tissus, on peut se servir d'une aiguille courbe ordinaire, surtout si l'on emploie les fils de fer capillaires. Si les fils ont un diamètre plus considérable, on peut faire usage de l'aiguille de Martin ou de celle de Simpson qui est courbe. Elle est formée d'une tige métallique pointue, creusée d'un canal qui se termine en biseau à la pointe de la tige. On traverse les tissus avec cette aiguille, puis on passe le fil en l'introduisant dans le canal de l'instrument[1].

1. Un grand nombre d'autres aiguilles perforées ou non ont été in-

Les fils métalliques fins peuvent être noués comme les fils ordinaires. S'ils présentent un certain volume, on tord ensemble leurs deux extrémités. Mais pour les sutures faites dans les cavités profondes, on est obligé d'employer des instruments spéciaux que nous ne pouvons indiquer ici. Cependant nous signalerons un procédé d'arrêt assez simple : il consiste à passer .es deux extrémités de l'anse métallique dans un grain de plomb percé à cet effet d'un ou de deux trous ; on peut faire glisser le grain de plomb aussi loin qu'il est nécessaire, et il suffit de l'aplatir avec une pince pour compléter la suture. (*Suture en bouton* de Bozeman.)

Pour retirer les fils, rien n'est ordinairement plus facile, il faut les sectionner soit avec une pince, soit avec de forts ciseaux. Cependant les fils qui pénètrent profondément et qui offrent un volume assez considérable sont parfois difficiles à enlever, à cause des inflexions rigides qu'ils présentent. Aussi faut-il toujours avoir soin de soutenir les lèvres de la solution de continuité quand on retire les points de suture ; cette règle est d'ailleurs générale.

Les diverses espèces de sutures faites avec les fils métalliques sont la *suture entrecoupée*, quand on réunit des plaies qui tendent peu à s'écarter, et la *suture enchevillée*, dans le cas contraire.

Serres-fines (fig. 369). — Vidal (de Cassis) a proposé de

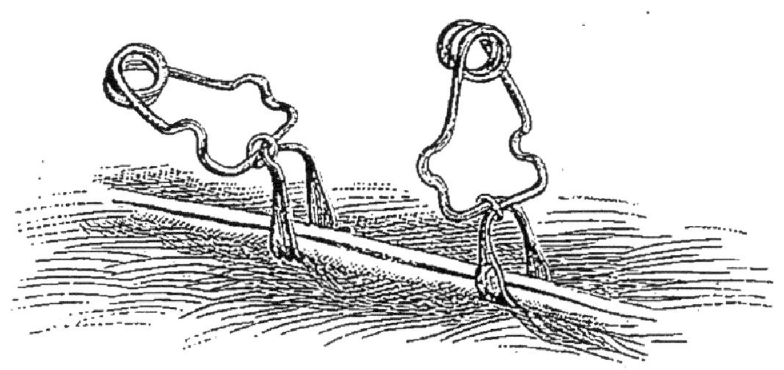

Fig. 369. — Serres-fines de Vidal (de Cassis).

rapprocher les lèvres des solutions de continuité à l'aide de petits instruments auxquels il a donné le nom de *serres-fines*.

ventées, ainsi que des porte-aiguilles, en particulier pour la fistule vésico-vaginale et pour la staphylorrhaphie. Nous ne pouvons y insister dans ce manuel élémentaire.

Les *serres-fines* de Vidal (de Cassis) ont une direction verticale, comme une pince. Ces serres-fines ont une hauteur qui gêne le pansement, elles peuvent ainsi être ébranlées; de là un tiraillement des bords de la plaie ou une chute des serres-fines, pour peu que celles-ci manquent de ressort. Ces inconvénients ont conduit Charrière à couder la serre-fine dans le point où les branches se croisent, de manière que les deux parties de l'instrument forment à peu près un angle droit. Dans ce nouveau modèle, il n'y a de vertical que les extrémités prenantes des pinces; le reste est horizontal. La hauteur de l'instrument est donc très bornée et les inconvénients signalés précédemment sont moindres.

L'application des serres-fines est extrêmement simple : les lèvres de la plaie sont rapprochées, les bords saignants affrontés et maintenus en place avec une pince; le chirurgien saisit alors la serre-fine, la presse entre les deux doigts dans le point où elle présente sa plus grande largeur. Cette pression doit être d'autant plus considérable que la serre-fine est plus volumineuse et plus résistante. Les deux mors sont appliqués de chaque côté des bords de la solution de continuité, et lorsque la serre-fine est en place, on la lâche et l'élasticité du ressort suffit pour la maintenir.

Quelquefois on est obligé de se servir de serres-fines d'un très petit volume, alors les doigts éprouvent quelque peine à placer convenablement l'instrument; d'autres fois il est nécessaire d'appliquer ces petits instruments dans une cavité : on se sert alors d'une pince spéciale désignée sous le nom de *pince porte-serre-fine :* quel que soit d'ailleurs le moyen que l'on emploie, l'application est toujours la même.

On doit appliquer les *serres-fines coudées* en commençant par une extrémité de la plaie : on place la première serre-fine à l'extrémité droite, de manière à diriger les mors à gauche; ce qu'on pourrait appeler la queue de l'instrument est dirigé en sens opposé. Les autres serres-fines sont appliquées de la même manière en marchant vers l'extrémité opposée de la plaie. Ainsi placés, ces petits instruments se trouvent imbriqués et forment une espèce de voûte à toute la plaie, voûte très solide et pouvant permettre un pansement méthodique.

On reprochera peut-être à ce mode de pansement d'obliger le praticien à enfreindre ce principe de chirurgie qui veut que, dans le pansement d'une plaie, les premiers moyens d'union soient d'abord appliqués vers le milieu de la solution de continuité. On pourra, pour obéir à ce principe, commencer par l'application, sur le centre de la plaie, d'une ou deux serres-fines verticales, de celles que Vidal appelle *de sûreté;* puis on fera l'application des serres-fines coudées d'après la règle que nous venons de faire connaître. On pourrait même faire marcher les petites serres-fines, en les faisant partir de chaque extrémité de la plaie en les dirigeant vers son centre, vers les serres-fines de sûreté : celles-ci seraient alors enlevées immédiatement pour être remplacées par de plus petites, ou bien on ne les laisserait que cinq ou six heures en place, ce qui vaudrait mieux.

M. M. Duval a proposé de remplacer les serres-fines par des *pinces unissantes*, dont le mécanisme se rapproche beaucoup de celui de son compresseur artériel, que nous étudions plus loin. (Voyez *Hémorragies*.)

5° *Compression.* — La compression se fait au moyen de bandages; nous avons vu plus haut comment on appliquait les compresses graduées afin de déterminer le rapprochement des bords des solutions de continuité.

Mais sur les plaies à lambeau, on est souvent obligé d'appliquer au-dessous des bandages des compresses, afin d'amener le recollement des téguments. Il en est de même des foyers purulents dont a évacué le pus. La compression se fait encore pour faciliter la réunion des canaux fistuleux, etc.

Tous les moyens que nous venons d'indiquer peuvent être mis en usage pour amener la réunion immédiate des plaies. A l'exception du premier, ils sont employés seuls; mais le plus souvent on se sert de plusieurs d'entre eux, en combinant leur action. C'est ainsi que pour l'opération du bec-de-lièvre on pratique la suture et l'on applique souvent aussi un bandage unissant, etc.

Le pansement des plaies, après la réunion, est souvent inutile; après l'application des bandages invaginés il ne reste plus rien à faire : lorsqu'on a mis les bandelettes en usage, une simple bande suffit pour empêcher qu'elles ne se dérangent. Si cependant la plaie était au contact de l'air, il suffirait d'un pansement à plat; on lèverait le premier appareil, et l'on ferait les pansements suivants, ainsi que nous l'avons dit plus haut.

CHAPITRE II

DE L'HÉMOSTASE

Les hémorragies surviennent d'ordinaire à la suite des plaies faites par les instruments tranchants; le plus souvent les piqûres déplacent les vaisseaux et les écartent sans les diviser. Les plaies contuses, surtout les plaies d'armes à feu, déterminent une désorganisation autour des vaisseaux qui empêche le sang de s'écouler au dehors, aussi sont-elles assez rarement accompagnées d'hémorragies, surtout d'*hémorragies primitives*. Ce n'est que plus tard, lorsque l'inflammation élimine les escarres, que l'hémorragie apparaît, elle est alors appelée *hémorragie consécutive*.

Nous allons jeter un rapide coup d'œil sur les signes principaux des hémorragies [1].

L'hémorragie est *artérielle*, *veineuse* ou *capillaire*, suivant la nature des vaisseaux blessés. Les symptômes étant très différents, les accidents qui les accompagnent étant très variables, nous allons successivement donner les divers caractères de chacune de ces hémorragies.

1° *Hémorragie artérielle.* — Cette hémorragie est caractérisée par un écoulement de sang rouge et vermeil; écoulement se faisant par jets saccadés, isochrones aux battements du pouls. Si l'on comprime les parties entre la plaie et le cœur, l'hémorragie s'arrête; quand la compression est exercée entre le plaie et les extrémités, elle n'apporte que peu ou point de changement dans la quantité de sang qui s'écoule. Il est souvent impossible de percevoir les pulsations artérielles au-dessous du point où le vaisseau est divisé.

Examinons maintenant la cause de chacun de ces phénomènes, et nous verrons que quelques-uns peuvent manquer, ou bien être très modifiés.

Si une grosse artère se trouve blessée vers la racine d'un membre, en un point où il existe peu de vaisseaux anastomo-

1. Voyez, pour plus de détails, les *traités classiques*.

tiques, si l'artère est complètement divisée, si la plaie est largement béante, nous trouverons tous les caractères que nous venons de signaler.

Mais quand la lésion existe beaucoup plus bas vers l'extrémité d'un membre, à l'artère radiale par exemple, le bout supérieur donnera un jet de sang saccadé, isochrone aux battements du cœur, rouge vermeil. Le bout inférieur, recevant de l'artère cubitale une grande quantité de sang par les anastomoses de la paume de la main, donnera également un jet saccadé de sang rouge, peut-être un peu moins rouge que celui du bout supérieur. La compression entre la plaie et le cœur sur la radiale fera cesser l'écoulement de sang par le bout supérieur; la compression entre la plaie et les extrémités fera cesser l'écoulement par le bout inférieur.

Si les anastomoses ne sont pas aussi larges que celles de la radiale avec la cubitale, le bout inférieur laissera passer encore une certaine quantité de sang; mais il sera plus noir et coulera en nappe. On conçoit que dans ces deux cas, surtout dans le premier, il sera possible de sentir les pulsations artérielles au-dessous de la plaie, phénomène qui peut se produire encore si un vaisseau ne se trouve divisé qu'en partie.

Dans quelques cas, la plaie des téguments peut être assez étroite pour empêcher le sang de s'écouler entièrement au dehors. Arrêté par les inégalités de la solution de continuité, le sang coule en nappe; mais la plus grande partie du liquide passe le long de la gaine des vaisseaux, et fuse dans les mailles du tissu cellulaire, qui sont distendues et déchirées. La peau sera violette, tendue, gonflée; et il sera impossible de sentir à travers elle les pulsations des vaisseaux divisés; la tumeur sera agitée de battements profonds, expansifs, isochrones aux battements du cœur.

Rarement l'hémorragie artérielle s'arrête seule; ce n'est que lorsque la plaie est très étroite, que le sang se coagule à travers les fibrilles du tissu cellulaire, et forme par son caillot une espèce de bouchon qui s'oppose à sa sortie. Cependant, lorsque les tuniques du vaisseau sont complètement divisées, qu'elles se rétractent inégalement, on peut encore espérer voir l'hémorragie se suspendre. Enfin des syncopes longtemps prolongées peuvent faciliter l'hémostase.

2° *Hémorragie veineuse.* — L'hémorragie veineuse est caractérisée par un écoulement de sang noir en jet continu ou en nappe. L'écoulement cesse lorsqu'on comprime entre la plaie et les capillaires; il augmente lorsque l'on comprime entre la plaie et le cœur, ou si l'on fait contracter les muscles d'où viennent les vaisseaux blessés.

Quand une veine volumineuse est divisée entièrement, et que les bords de la plaie permettent au sang de s'échapper facilement au dehors, les caractères que nous avons indiqués plus haut existent tous; mais si une portion seulement du calibre du vaisseau est divisée, une partie de la colonne du sang remonte vers le cœur, et l'autre partie coule en nappe par les bords de la plaie. Si l'on comprime entre la solution de continuité et le cœur, tout le sang s'échappera par la plaie en formant un jet dont le volume sera en raison de la grandeur de l'incision. C'est ce phénomène qui se passe dans la saignée.

Lorsque les bords de la plaie ne sont pas parallèles à ceux de la veine, le sang s'épanche dans le tissu cellulaire et forme une tumeur désignée sous le nom de *thrombus*.

Le plus souvent l'hémorragie veineuse s'arrête spontanément.

3° *Hémorragie capillaire*. — L'écoulement de sang à la suite des hémorragies capillaires n'est jamais très considérable, à moins qu'il n'existe quelques prédispositions particulières. En effet, on a observé des individus chez lesquels des hémorragies capillaires survenues à la suite de blessures insignifiantes ont pu causer la mort. Nous ne parlerons pas de ces cas exceptionnels [1].

Le sang qui s'écoule par les vaisseaux capillaires est plus rouge que le sang veineux, moins rouge que le sang artériel, et coule en nappe.

Il est important de noter que toutes les hémorragies ont d'autant moins de tendance à s'arrêter que les pertes de sang ont été plus considérables, ou qu'elles se sont succédé avec une plus grande rapidité. En effet, le sang est plus séreux, il entre dans sa composition une bien moins grande quantité de fibrine et le caillot se forme beaucoup plus difficilement [2].

En résumé, le pronostic des hémorragies varie : 1° avec la

1. Voyez : Sanson, *Des hémorrhagies traumatiques*, thèse de concours de clinique chirurgicale, 1836.

2. Cette opinion n'est pas partagée par tous les chirurgiens, et les faits de guérison des anévrismes par la méthode de Valsalva semblent prouver que la diminution de la masse du liquide sanguin n'entraîne pas fatalement une diminution dans sa coagulabilité.

nature du vaisseau blessé : aussi les hémorragies artérielles sont-elles beaucoup plus graves que les hémorragies veineuses; 2° avec le calibre du vaisseau : c'est ainsi qu'une hémorragie artérielle peut être moins dangereuse que celle qui tient à la lésion de la veine principale d'un membre, la fémorale par exemple; cette lésion serait même plus grave que celle de l'artère correspondante?

Hémostase ou *Traitement*. — Un grand nombre de moyens plus ou moins rationnels ont été conseillés pour arrêter les hémorragies; toutefois ils ne sont pas également efficaces, et d'ailleurs ne peuvent pas être appliqués à tous les cas.

1° *Absorbants*. — La charpie, l'éponge fine et sèche, l'agaric de chêne, les toiles d'araignées, sont souvent employés pour arrêter les hémorragies. Chacune de ces substances n'agit pas d'une manière spéciale; il en est de même des poudres inertes, telles que la colophane, que l'on place quelquefois à la surface d'une plaie saignante; elles forment avec le sang une espèce de magma solide, qui n'arrête l'hémorragie qu'en apportant à l'écoulement sanguin une digue qu'il ne peut franchir.

Les absorbants les plus commodes sont ceux qui, sous forme de poudres, peuvent être facilement introduits dans le fond des solutions de continuité. Dans tout autre cas, les substances absorbantes doivent être assez souples pour s'adapter à la forme des parties : c'est ainsi qu'il faut, lorsque l'agaric présente une résistance assez grande, le frotter entre les doigts, afin d'en augmenter la souplesse.

Les absorbants seuls ne peuvent être mis en usage que pour arrêter une hémorragie capillaire, encore faut-il que celle-ci soit peu considérable; cependant, unis à la compression, ils peuvent arrêter des hémorragies plus sérieuses. L'agaric de chêne, dont on fait l'amadou, agit non seulement en absorbant les liquides, mais encore par le nitrate de potasse que l'on y incorpore fréquemment.

2° *Réfrigérants*. — Ils diminuent le calibre des vaisseaux ouverts et déterminent une espèce de crispation des tissus. En effet, toutes les plaies exposées au contact d'un corps froid tendent à se resserrer: aussi voit-on souvent des solutions de continuité qui, exposées au contact de l'air, ne fournissaient pas de sang, donner lieu à une hémorragie plus ou moins abondante, aussitôt que le pansement est fait et que la plaie est échauffée.

L'eau froide est souvent employée pour arrêter les hémorragies. On a reproché aux réfrigérants de causer une réaction vive qui détermine une inflammation quelquefois très-intense; mais leur plus grand inconvénient est de permettre à l'hémorragie de reparaître aussitôt qu'on en a cessé l'emploi.

C'est ici le lieu de parler d'un précepte que certains chirurgiens ont conseillé lorsque l'on a terminé une opération, soit : laver la plaie avec de l'eau tiède. En agissant ainsi, le sang, que la constriction des parties avait empêché de couler, s'échappera des vaisseaux que l'application d'une douce chaleur rendra perméables; les vaisseaux pourront donc être liés, et les hémorragies consécutives deviendront d'autant moins fréquentes.

3° *Styptiques. — Astringents.* — Les solutions de *sulfate de fer* et *de cuivre*, l'*alcool*, l'*eau de Rabel*, l'*eau vinaigrée* et le *perchlorure de fer*, sont les styptiques le plus souvent usités; ils agissent en resserrant les tissus, par conséquent le calibre des vaisseaux, et en facilitant ou en provoquant la coagulation du sang. Leur action présente donc beaucoup d'analogie avec celle des réfrigérants; on leur a reproché les mêmes inconvénients. Ils sont en général employés à l'état liquide, rarement à l'état pulvérulent; c'est alors la poudre d'alun dont on a fait le plus fréquent usage.

Les eaux hémostatiques, dont on a si longtemps abusé et dont on abuse encore la crédulité du public, ne sont autre chose que les liquides styptiques qui resserrent les tissus et facilitent la coagulation du sang; elles n'ont pas de plus grandes vertus que les liquides que nous avons mentionnés au commencement de cet alinéa.

Les réfrigérants, les styptiques, ne peuvent être mis en usage que pour arrêter des hémorragies capillaires; il ne faut jamais compter sur leur action lorsque le calibre des vaisseaux divisés est un peu considérable.

4° *Compression.* — Elle peut être perpendiculaire au vaisseau : c'est la *compression directe;* ou parallèle au vaisseau : c'est la *compression latérale.*

La compression peut se faire au moyen des doigts d'un aide, mais alors elle n'est généralement que provisoire; il en est de même d'une pelote que l'on maintient sur le vaisseau. Pour établir une compression définitive, on se sert de compresses graduées plus ou moins épaisses, de bourdonnets de charpie, de disques d'agaric superposés en pyramide, etc. Mais il est trois appareils spécialement employés pour faire la compression : ce sont le *garrot*, le *tourniquet* et le *compresseur*.

1° Le *garrot* de Morel (1674) n'est autre chose qu'un lien circulaire fortement serré au moyen d'un bâtonnet que l'on fait tourner, afin de diminuer la longueur du lien, en le tordant. L'application du garrot a été très perfectionnée : par exemple, comme par ce procédé il faut serrer très fortement les parties molles, on a placé en avant du vaisseau, entre le lien circulaire et les parties molles, une compresse graduée sur laquelle la compression est principalement exercée; sur la partie opposée

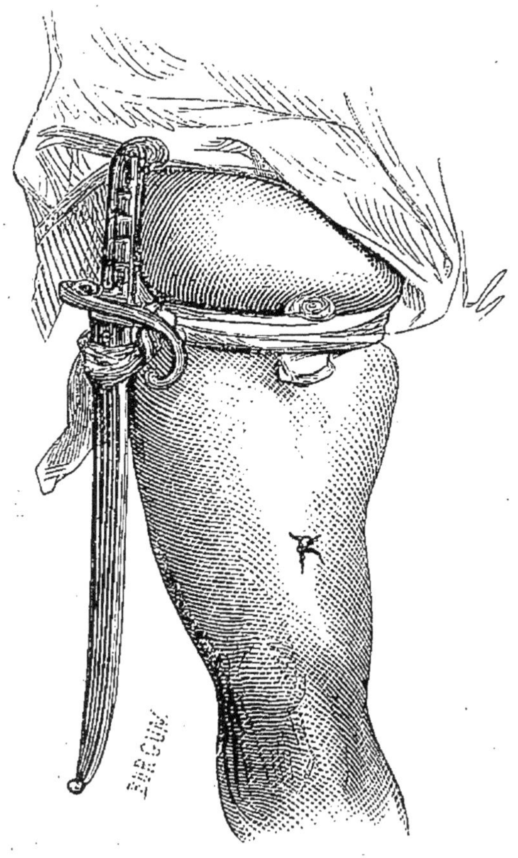

Fig. 370. — Garrot improvisé.

à la compresse graduée, on met une lame de corne ou d'ivoire, afin de donner un point d'appui au bâtonnet. Cette plaque doit s'adapter sur les parties molles dans une assez grande étendue, afin d'empêcher le plissement de la peau qui peut résulter de la constriction.

Le garrot offre plusieurs inconvénients, entre autres celui de contondre les téguments, de ne pouvoir lever et rétablir instantanément la compression, enfin de produire une constriction générale arrêtant le cours du sang veineux. Aussi, aujourd'hui, le garrot est-il remplacé avantageusement par les appareils que nous allons décrire, les tourniquets, les compresseurs.

Toutefois, comme le fait remarquer M. le professeur Le Fort, il est utile sur les champs de bataille, et dans ces cas le mouchoir, la cravate du blessé, serrés à l'aide du fourreau

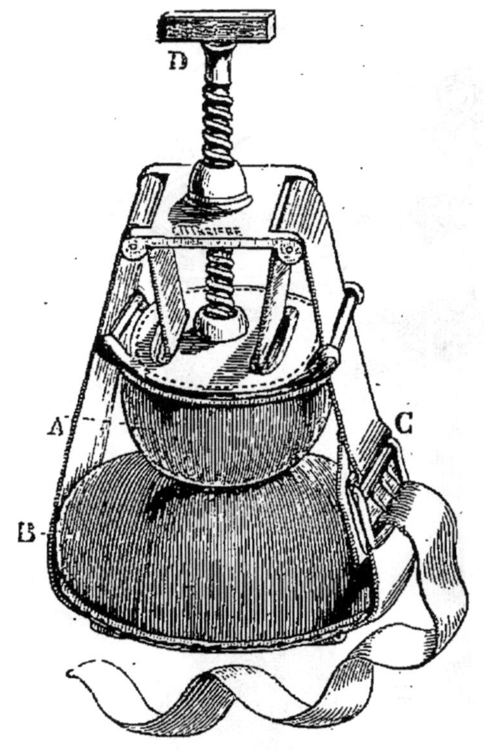

FIG. 371. — Tourniquet de J.-L. Petit modifié.

de sabre, peuvent être employés, en ayant soin d'appliquer sur la partie qui correspond à l'artère un tampon ou quelque autre corps pouvant exercer une certaine constriction (fig. 370).

2° Le *tourniquet*, imaginé au commencement du dernier

siècle (1716) par J.-L. Petit, a été perfectionné en Angleterre, en Allemagne, en France. Il présente sur le garrot l'avantage d'exercer la compression sur une partie beaucoup moins étendue, sur le vaisseau seulement, et de pouvoir être appliqué à demeure, tandis que le garrot doit toujours être surveillé et

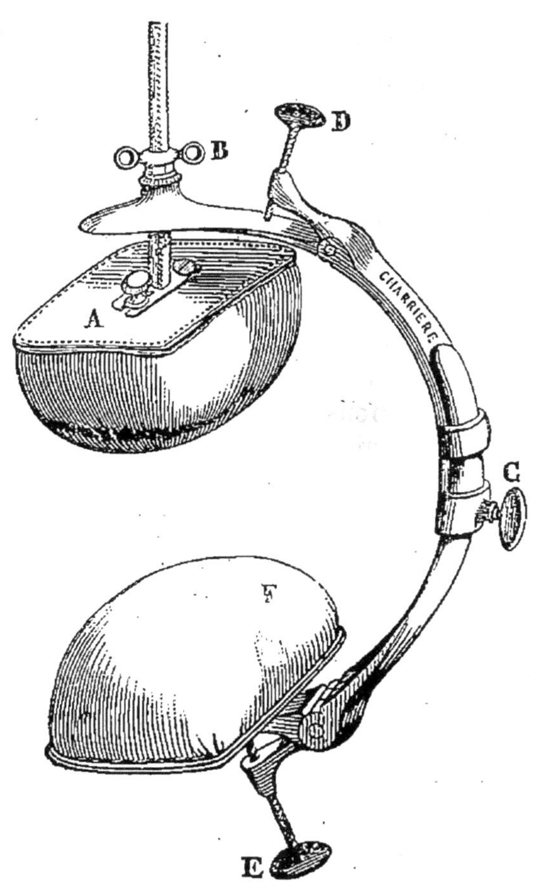

FIG. 372. — Compresseur de Dupuytren modifié.

même maintenu par un aide : aussi le garrot n'est-il employé que lorsqu'on manque de tourniquet, car il peut être facilement improvisé; pour cela il suffit, en effet, d'un lien circulaire et d'un morceau de bois.

Le tourniquet de J.-L. Petit, modifié par D. Larrey (fig. 371), se compose : 1° d'une plaque garnie d'un coussin destiné à garantir les parties sur lesquelles elle repose; 2° d'une seconde plaque mobile à l'aide d'une vis, et qui, en s'éloignant de la première, entraîne un lacs qui à son tour affaisse la pelote compressive sur le vaisseau, et par conséquent le comprime. La plaque inférieure a une étendue transversale de 12 centimètres environ; la plaque supérieure n'est large que de 6 centimètres.

3° Le *compresseur de Dupuytren* n'est autre chose que le tourniquet de J.-L. Petit, dont les lacs sont remplacés par un arc métallique brisé à sa partie moyenne, et dont les deux parties viennent s'engager l'une dans l'autre. La pelote inférieure est placée sous le membre, la pelote supérieure sur le vaisseau, et il suffit pour comprimer de faire descendre celle-ci au moyen d'une vis. Cet instrument est fort commode, n'exerce aucune pression latérale; malheureusement il se dérange quand le malade fait le moindre mouvement; de plus, il a un poids assez considérable.

Ces divers inconvénients ont fait perfectionner l'appareil de Dupuytren, et les modifications ont porté sur l'arc métallique et sur le mécanisme qui fait mouvoir la pelote compressive (fig. 372). L'arc métallique C a été pourvu de brisures à charnières et à rallonges; il se compose de deux lames d'acier recourbées pouvant glisser l'une sur l'autre, de manière à former un demi-cercle. Ces lames sont maintenues l'une contre l'autre à l'aide d'anneaux, et elles sont arrêtées grâce à une vis de pression. Aux points où l'arc métallique s'unit aux colonnes compressives existe une brisure à charnière réglée par une vis D, E. La pelote de pression A est mue par un mécanisme analogue à celui qui existe dans le tourniquet de J.-L. Petit.

On a encore construit un certain nombre d'autres compresseurs, parmi lesquels nous signalerons les compresseurs à pression continue de Charrière et de M. M. Duval, qui paraissent être appelés à rendre de réels services.

Le compresseur à *pression continue* de Charrière est construit de façon à utiliser la force élastique développée par la tension des ressorts métalliques. Dans ce but, les bandes qui relient les pelotes destinées à la pression et à la contre-pression exercent leur action non directement sur les pelotes, mais sur deux lames d'acier trempées en ressort, qui supportent à leur centre les pelotes compressives.

Charrière a fait fabriquer deux modèles de ces compres-

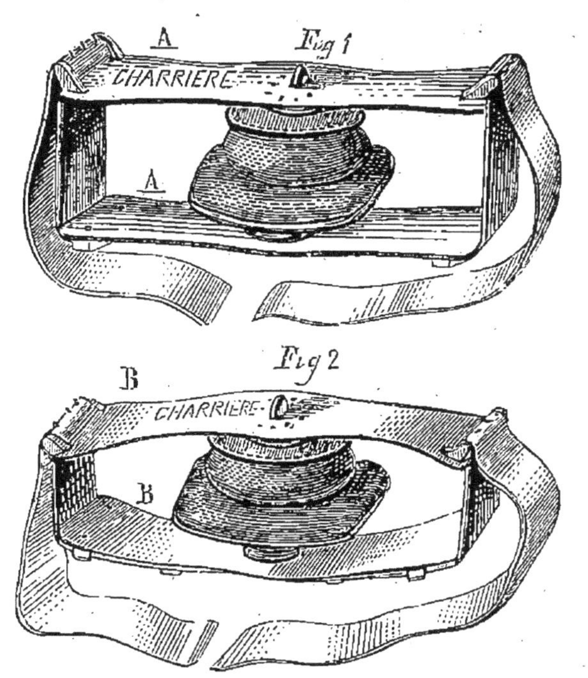

FIG. 373. — Compresseur à pression continue.

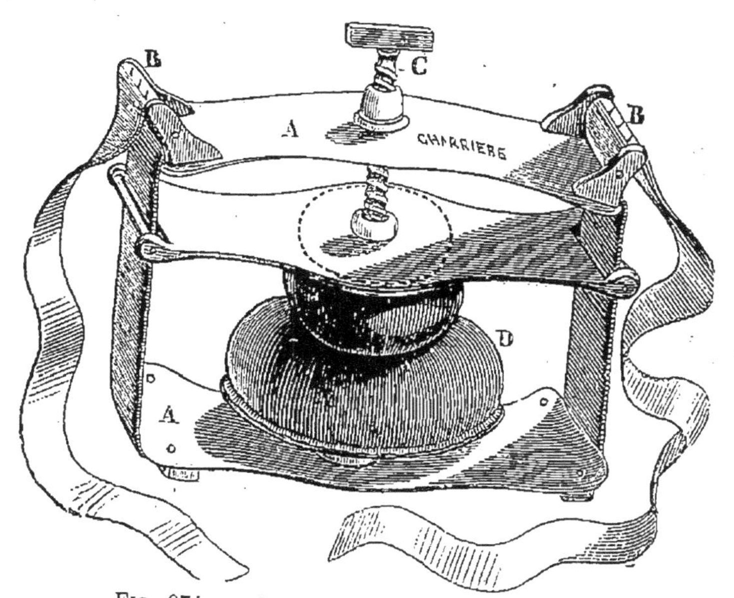

FIG. 374. — Compresseur à pression continue.

seurs : dans l'un (fig. 373), la pelote de pression est directement appliquée au ressort d'acier; dans l'autre (fig. 374), elle est mobile à l'aide d'une vis de pression semblable à celle qui existe dans le tourniquet de J.-L. Petit.

Le compresseur de M. Marcellin Duval se compose de deux tiges d'acier qui supportent à une de leurs extrémités deux pelotes compressives; à leur partie moyenne elles sont roulées en spirale de manière à faire deux spires concentriques, C (fig. 375). Chacune des deux extrémités de la tige, c'est-à-dire la portion qui prolonge les spirales à droite et à gauche, est percée d'un trou dans lequel s'engage une vis de rappel A. La pression est exercée par la seule élasticité du ressort,

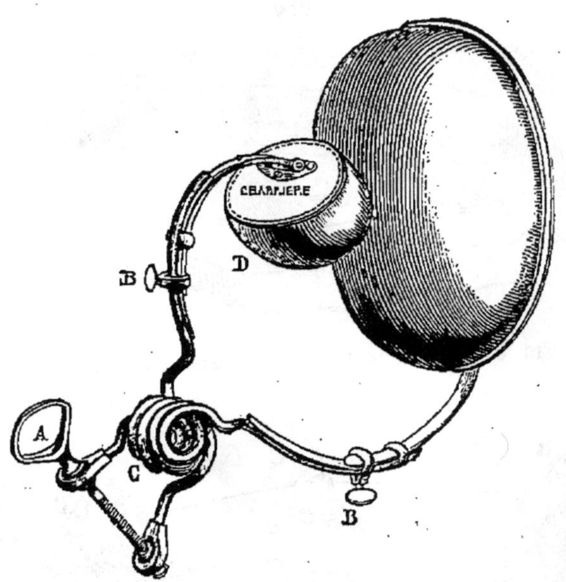

FIG. 375. — Compresseur de M. M. Duval.

mais en tournant la vis de gauche à droite on rapproche les deux extrémités des tiges, et la pression devient plus considérable. En tournant en sens contraire, ces deux extrémités s'éloignent, et l'on diminue le degré de pression.

Les deux tiges du compresseur de M. M. Duval peuvent être allongées ou raccourcies à volonté, comme le montre la figure ci-contre. En outre, la pelote D étant articulée, on peut diriger la compression dans le sens que l'on désire sans avoir besoin de changer le point d'appui.

Quant aux nombreux appareils compresseurs conseillés pour le traitement des anévrismes, nous ne pouvons les décrire ici : aussi renvoyons-nous le lecteur au traité de M. le professeur Broca [1] et à celui de M. Gaujot [2].

La *compression latérale* peut être immédiate ou médiate. La première est presque entièrement abandonnée, et à juste titre, car elle consiste à appliquer dans la plaie elle-même des bourdonnets de charpie, au-dessus de ceux-ci des compresses graduées. On conçoit parfaitement que, dans ce cas, la réunion immédiate soit tout à fait impossible, et que cette compression détermine une inflammation considérable et des douleurs excessives; aussi lui a-t-on avec juste raison préféré la compression latérale médiate.

La *compression latérale médiate* doit être exercée entre la plaie et le cœur si elle est destinée à combattre une hémorragie artérielle, entre les capillaires et la plaie si elle a pour but de faire cesser une hémorragie veineuse. Cette compression peut être faite dans le but d'arrêter momentanément le sang, dans les opérations par exemple; alors les doigts d'un aide intelligent sont le meilleur moyen à utiliser. En effet, celui-ci peut sentir les battements du vaisseau, et s'il vient à le laisser échapper, il le retrouvera facilement.

Compression digitale. — Voici comment on doit faire cette compression : l'aide déterminera l'endroit où il veut comprimer, c'est-à-dire recherchera un point où l'artère est superficielle, et où elle se trouve séparée d'un plan solide, d'un os, par une épaisseur peu considérable de parties molles. Il s'assurera de la position de l'artère, puis placera les quatre doigts de la main droite ou gauche sur le vaisseau et perpendiculairement à lui; il pressera légèrement d'abord, puis il augmentera la pression jusqu'à ce que les doigts de l'autre main, placés au-dessous du point comprimé, ne sentent plus les battements artériels; alors il restera en place sans diminuer la compression et sans l'augmenter. Comme cette compression est très-fatigante, elle ne tarderait pas à devenir impossible par l'engourdissement des doigts, si l'on n'avait soin de ménager ses forces en ne pressant pas outre mesure. D'ailleurs, si l'opération était assez longue

1. *Des anévrismes et de leur traitement.* Paris, 1856.
2. *Loc. cit.*, p. 423.

pour que, malgré cette précaution, l'aide fût fatigué, il pourrait changer de main, mais sans lâcher le vaisseau, en plaçant les doigts de la main libre à la place des deux doigts de la main fatiguée; puis, quand ceux-ci seraient bien appliqués, il retirerait cette dernière. Il pourrait encore soutenir les doigts qui compriment en pesant avec ceux de l'autre main ou mieux en faisant agir sur eux par les doigts d'un second aide; car il est préférable d'avoir une main en sentinelle, afin d'explorer le vaisseau et d'être plus prompt à le saisir si, par un mouvement inopportun du malade ou par toute autre circonstance, on venait à lâcher la compression.

On peut encore exercer la compression au moyen d'une pelote en forme de cachet; toutefois ce moyen ne doit être appliqué que si le vaisseau est extrêmement profond et quand la compression doit être considérable; dans ce dernier cas, le garrot, le tourniquet et le compresseur peuvent aussi être mis en usage.

Lorsque l'on veut employer la compression latérale médiate comme moyen hémostatique définitif, on applique sur le vaisseau une compresse graduée que l'on fixe au moyen d'un lien circulaire. Il va sans dire que dans ces conditions il est toujours nécessaire de rouler un bandage spiral depuis l'extrémité du membre jusqu'au-dessus du point où s'exerce la compression.

Préférable sans contredit à la compression latérale immédiate, la compression latérale médiate est encore un mauvais moyen quand elle doit oblitérer définitivement les artères; en effet, elle est douloureuse, elle comprime en même temps les veines collatérales, peut même les enflammer, et détermine des engorgements des extrémités que le bandage spiral le mieux appliqué ne peut prévenir.

La *compression directe*, ainsi que nous l'avons déjà dit, est un mauvais moyen pour arrêter les hémorragies; cependant on peut l'employer comme moyen hémostatique provisoire dans les opérations, et alors les doigts d'un aide sont suffisants : celui-ci place un doigt sur l'orifice des vaisseaux sectionnés par l'opérateur. Ce procédé, recommandé par J.-L. Petit dans l'extirpation de quelques tumeurs vasculaires, n'est guère applicable que dans les points où les tissus sectionnés sont placés sur un plan osseux résistant.

Hémostase par la compression élastique. Méthode et appareil d'Esmarch. — Cette méthode d'hémostase satisfait à trois indications : 1° la suppression de la circulation artérielle ; 2° la suppression de la circulation veineuse ; 3° le refoulement du sang contenu dans le membre sur lequel on opère[1].

Cette dernière indication avait été déjà remplie en partie par M. le professeur Guyon, qui faisait élever le membre à opérer, pendant quelques instants, de manière à faciliter l'écoulement en retour du sang veineux.

D'un autre côté, MM. Maisonneuve et Chassaignac avaient proposé de comprimer circulairement le membre à l'aide de tubes en caoutchouc pour y arrêter la circulation artérielle.

En Italie, Grandesso Silvestri (de Vicence) et après lui Vanzeti (de Padoue), faisaient soulever le membre à amputer, l'entouraient assez fortement depuis son extrémité jusqu'à sa racine, et enfin appliquaient un lacet élastique circulaire pour obtenir l'hémostase[2].

En fait, la méthode était presque créée; toutefois, c'est à M. Esmarch qu'elle doit d'être entrée dans la pratique, grâce aux modifications ingénieuses qu'il lui a fait subir.

Le membre sur lequel doit être pratiqué l'opération (amputation, résection, ligature d'artère, etc.) doit être entouré d'une bande de caoutchouc, depuis son extrémité, jusque au-dessus du point où l'on doit agir. La bande de caoutchouc peut être une simple bande, analogue à celle qu'utilise M. Maisonneuve pour la réduction des hernies volumineuses ; M. Esmarch conseille l'emploi d'une bande formée d'un tissu de soie et de caoutchouc, bande colorée en rouge. Cette dernière serait plus solide, plus simple, elle doit avoir une longeur de 8 à 10 mètres, et une largeur de 4 à 5 centimètres.

Le chef initial de la bande doit être laissé libre. Si l'on agit sur le membre inférieur, il est bon de placer un peu d'ouate entre les orteils pour diminuer la sensation pénible produite par la constriction.

Les tours de bande doivent être légèrement serrés, et chacun d'eux doit empiéter d'un tiers ou de moitié sur celui qui précède ; enfin il ne faut faire ni renversés ni huit de chiffre.

Arrivé au point où doit cesser la constriction, on fait encore deux ou trois tours circulaires, et le globe de la bande élastique est confié à un aide.

On enroule alors sur ces derniers tours de bande ou immédia-

1. Terrillon, *Bull. de thérap.*, 15 janvier 1874.

2. Grandesso Silvestri, *Gaz. med. ital. prov. Venete*, n° 30, p. 309, 1871.

tement au-dessus deux un tube de caoutchouc qui présente environ le volume du pouce. Ce tube doit être soumis à une traction assez intense surtout lorsque les sujets sont gras ou fortement musclés; ses deux extrémités sont fixées soit à l'aide d'un crochet et d'une chaîne, soit par un coulant en métal, ce qui évite de faire un nœud pouvant se desserrer.

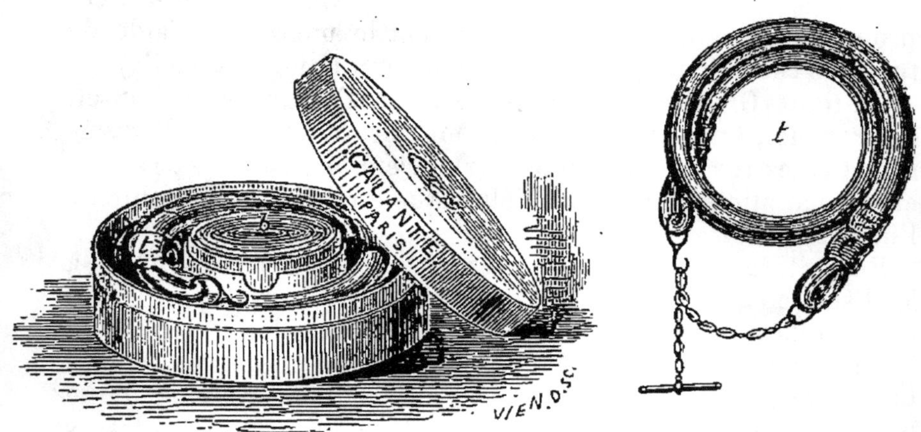

FIG. 376. — Appareil d'Esmarch. — *b*, Bande élastique; — *t*, tube de caoutchouc.

Ceci fait, on déroule de l'extrémité, vers la racine du membre, la bande élastique, jusque au niveau du tube de caoutchouc, qui peut même être laissé seul en place.

Dans les cas où le membre à opérer est souillé de sang ou de pus, on peut le recouvrir, comme le conseille M. Esmarch, d'une couche d'ouate ou d'un taffetas imperméable, pour éviter de salir la bande de tissu de soie et de caoutchouc.

Dès que la bande est enlevée, le segment de membre mis à découvert présente une pâleur caractéristique et est complètement exsangue, aussi peut-on opérer sans perdre de sang, et aussi facilement qu'on le ferait sur le cadavre. Toutefois, il est très important de pratiquer au fur et à mesure la ligature des grosses artères faciles à reconnaître, et qui sont intéressées pendant la manœuvre chirurgicale.

Quand l'opération est terminée, on enlève peu à peu la constriction circulaire, manœuvre qui n'est pas toujours très commode, car lorsque le tube est trop tendu, il est souvent difficile de décrocher la chaîne.

C'est pour remédier à ce grave inconvénient que M. Nicaise a proposé de substituer au tube de caoutchouc une bande élastique longue de 70 à 80 centimètres, et qui porte une série d'anneaux sur une de ses faces. Une de ses extrémités est terminée par un crochet que l'on introduit dans l'un ou l'autre des

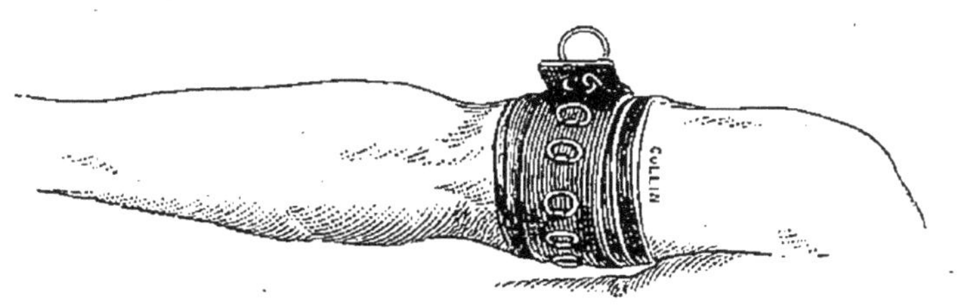

FIG. 377. — Bande élastique de M. Nicaise.

anneaux, selon les dimensions du membre[1]. Grâce à cet appareil, on évite toute compression exagérée et on gradue plus facilement la constriction du membre (fig. 377).

Le tube de caoutchouc peu à peu desserré, une congestion notable du membre succède à l'ischémie, la surface de la plaie se couvre d'un suintement sanguin assez abondant, les petites artérioles donnent du sang ainsi que les surfaces osseuses intéressées.

Cet écoulement de sang, parfois assez abondant, paraît résulter d'une paralysie vaso-motrice, et constitue un des inconvénients de la méthode d'Esmarch. Pour y remédier on a conseillé d'attendre quelque temps avant de faire le pansement, afin de pouvoir lier les artérioles qui peuvent donner du sang et de s'assurer que l'écoulement sanguin est bien arrêté.

M. Nicaise[2], avant d'enlever la bande, applique sur la plaie de grosses éponges imbibées de solution phéniquée, qu'il laisse en place jusqu'à ce que les téguments aient repris leur couleur normale, puis il fait le pansement.

Cette méthode nous semble préférable à celles qu'ont proposées certains chirurgiens, soit le lavage de la plaie à l'eau glacée (Esmarch) ou bien le passage d'un courant électrique sur la solution de continuité (Reidinger).

Torsion. — Cette opération, imaginée par Amussat (1828)

1. *Bull. et mém. de la Soc. de chirurgie*, nouv. série, t. II, p. 215, 1876, et *Gaz. médicale*, 1876, p. 430.

2. *Bull. et mém. de la Soc. de chirurgie*, nouv. série, t. II, p. 867, 1876, et *Gazette médicale*, 1876, p. 401.

préconisée surtout par Thierry[1], n'est applicable qu'aux artères, elle consiste à saisir l'extrémité du vaisseau et à le tordre plusieurs fois sur lui-même avec une pince spéciale dite *pince à torsion*. Celle-ci présente des mors beaucoup plus larges que ceux de la pince ordinaire, de plus elle est pourvue d'une espèce de petit verrou qui glisse sur une des faces de la pince et s'engage dans une petite mortaise creusée dans l'épaisseur de l'autre branche de la pince. La torsion peut être *libre* ou *limitée*.

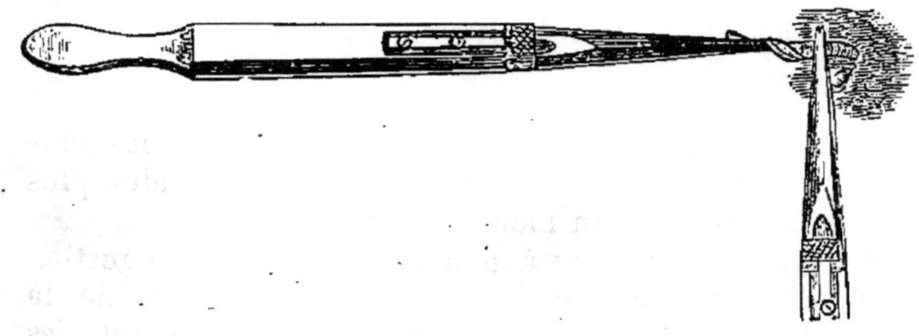

Fig. 378. — Torsion limitée de l'artère.

La *torsion libre* consiste à saisir avec une pince l'extrémité d'une artère et à la tordre plusieurs fois. Elle n'est guère applicable qu'aux petits vaisseaux et aurait l'inconvénient d'étendre quelquefois très loin la lésion des tuniques artérielles. Cependant elle a été préconisée dans ces derniers temps par M. Tillaux, qui l'a utilisée avec succès dans les grandes amputations.

La *torsion limitée* est applicable aux artères d'un plus gros calibre. Pour la pratiquer, on saisit avec une pince l'extrémité du vaisseau, on l'attire au dehors de la plaie, on le saisit en travers à une certaine distance de son extrémité avec une autre pince. Puis on tord toute la partie qui est au delà de la seconde pince. Elle offrirait sur la méthode précédente l'avantage de limiter la déchirure des tuniques moyenne et interne du vaisseau (fig. 378).

La torsion telle que la préconise M. Tillaux est non limitée et complète, c'est-à-dire qu'après avoir saisi l'extrémité de l'artère avec la pince, on imprime à celle-ci des mouvements de

1. *De la torsion des artères.* Paris, 1829.

rotation sur son axe jusqu'à ce que le bout artériel saisi soit complètement détaché[1].

La pince dont il se sert n'est autre qu'une pince à torsion ordinaire dont les mors sont plus longs et s'adaptent plus complètement l'un à l'autre. A l'extrémité opposée aux mors se trouve une sorte d'ailette, destinée à faciliter la torsion en donnant aux doigts une plus large prise.

L'extrémité de l'artère, isolée dans une étendue de 12 à 15 millimètres, doit être saisie obliquement, surtout lorsqu'elle est volumineuse; puis, soutenant la pince de la main gauche et la maintenant dans la même direction que l'artère, on saisit l'ailette de la main droite et on imprime des mouvements de torsion sur place, sans exercer de traction. Ces mouvements, ni lents, ni rapides, sont continués jusqu'à ce que le bout artériel se détache et reste entre les mors de la pince.

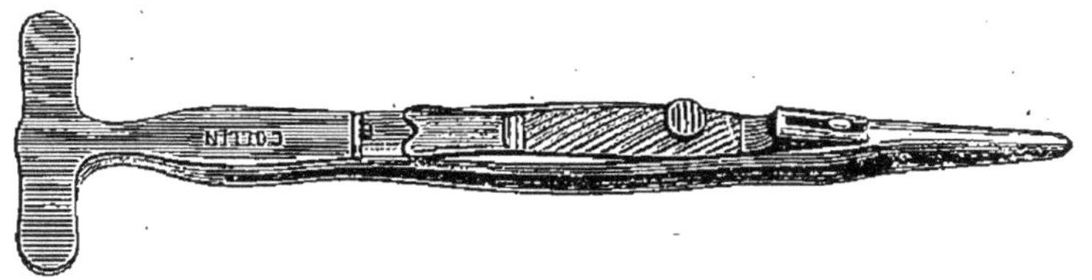

Fig. 379. — Pince à torsion de M. Tillaux.

Je ne parlerai pas d'une multitude d'opérations abandonnées aujourd'hui, que l'on a pratiquées sur les artères afin d'arrêter l'écoulement du sang : tels sont la *mâchure*, le *refoulement*, le *froissement*, l'*arrachement*, etc. ; comme la torsion, ces divers procédés agissent en lésant les deux tuniques internes du vaisseau.

6° *Ligature*. — C'est le plus simple et le plus sûr de tous les moyens hémostatiques.

La ligature se fait au moyen d'un fil de chanvre, de lin, de soie, assez solide pour qu'il ne se brise pas en serrant l'artère. On a imaginé des ligatures faites avec des substances animales, considérées comme absorbables, afin que la réunion par première intention puisse être possible. A. Cooper, par exemple, a obtenu avec un morceau de boyau de chat l'absorption de la

1. *De la torsion des artères*, in *Bull. et mém. de la Société de chirurgie*, nouv. série, t. II, p. 231, 1876, et Magon, thèse de Paris, 1875.

ligature; des substances absorbables sont de nouveau utilisées et avec succès depuis les travaux de M. Lister.

Les ligatures utilisées par M. le professeur Lister sont faites de catgut (boyau de chat, corde à boyau, corde à violon) fabriqué avec des intestins de mouton (Just Championnière).

Les cordes, de diverses grosseurs, doivent baigner pendant 4 à 6 mois dans le mélange suivant : des cristaux d'acide phénique sont fondus dans un 10e de leur poids d'eau, on ajoute 5 parties d'huile d'olive et on mélange intimement le tout[1].

La corde à boyau, qui d'abord se gonfle, se ramollit et devient opaque, prend ultérieurement une consistance plus ferme et devient transparente et solide.

Le catgut ainsi préparé peut rester plongé dans le liquide et doit y être conservé indéfiniment.

Les ligatures au catgut auraient la propriété précieuse de ne pas irriter les tissus, et de pouvoir être résorbées, de disparaître sans laisser de traces[2]; quelques auteurs admettent même que le catgut s'organise et devient partie intégrante de l'organisme du sujet sur lequel on l'a employé (Fleming).

Quoi qu'il en soit, cette substance peut rendre de grands services en évitant la suppuration et permettant la réunion immédiate complète, aussi croyons-nous devoir en conseiller l'usage.

Les ligatures exercent sur les vaisseaux une constriction circulaire qui empêche le sang de passer; par suite de la rupture des tuniques moyenne et interne, il se fait un caillot obturateur et il se développe une inflammation, sous l'influence de laquelle le vaisseau s'oblitère jusqu'à une certaine hauteur, quelquefois jusqu'au niveau de la première collatérale[3].

Le fil qui doit servir à faire une ligature doit être assez volumineux pour que la tunique externe ne soit pas coupée; il ne doit pas être trop gros, car il ne romprait pas les tuniques interne et moyenne, et l'on courrait le risque de ne point voir le vaisseau s'oblitérer.

Lorsqu'un vaisseau est lié, il se passe, au bout d'un certain temps, dans la partie sur laquelle la constriction a été faite, un travail d'élimination; la ligature tombe : cette espèce de liga-

1. Just. Championnière, *Chirurgie antiseptique*, p. 63, 1876.

2. Talamon, *Sur l'emploi du catgut*, in *Rec. mens. de méd. et de chir.*, t. I, p. 376, 1877.

3. Consultez pour plus de détails les *traités classiques*. Voyez aussi Cocteau, thèse de Paris, 1867, n° 46.

ture a été désignée sous le nom de *ligature permanente*. Lorsqu'elle est appliquée sur un vaisseau sain, il est excessivement rare que l'oblitération ne soit pas le résultat de son application. On a craint, il est vrai, la mortification du vaisseau avant son oblitération; mais il est parfaitement démontré que, dans la plupart des cas, le caillot est formé au plus tard vers le quatrième ou le cinquième jour, et que la ligature ne tombe que du dixième au vingtième jour.

Si l'artère était malade, le vaisseau se romprait beaucoup plus tôt, le caillot se formerait mal, et une hémorragie consécutive serait à craindre.

C'est précisément dans le but de prévenir les hémorragies consécutives qu'on a apposé des ligatures dites *ligatures d'attente;* elles étaient appliquées afin de serrer un peu le vaisseau et de diminuer la colonne sanguine qui vient frapper la ligature, et elles étaient aussi destinées à être serrées fortement, si une hémorragie consécutive venait à se déclarer. Mais, outre qu'elles irritent la plaie en y laissant plusieurs corps étrangers, ces ligatures ont l'inconvénient d'enflammer le vaisseau sur les points où elles sont appliquées : aussi sont-elles à juste titre abandonnées.

Quant aux *ligatures temporaires*, c'est-à-dire à celles qui sont appliquées pendant quelques heures par exemple, elles paraissent avoir, dans beaucoup de circonstances, déterminé l'oblitération des artères sans rupture complète du vaisseau; et si quelquefois elles ont échoué, on a attribué cet insuccès aux tiraillements que l'on faisait éprouver au vaisseau en détachant la ligature.

Les anciens comprenaient quelquefois dans l'anse de fil une épaisseur plus ou moins grande de parties molles, ou bien ils passaient sous le vaisseau une épingle qui traversait les téguments de part en part, et serraient toutes les parties molles, au moyen d'un fil qui embrassait alternativement les deux extrémités de l'épingle; cette pratique, désignée sous le nom de *ligature médiate*, est abandonnée aujourd'hui.

Les ligatures doivent être immédiatement appliquées sur les vaisseaux : aussi faut-il isoler ceux-ci avec soin et éviter de comprendre dans l'anse du fil les veines et les nerfs qui accompagnent l'artère.

Quant aux *doubles ligatures*, elles doivent être mises en usage lorsqu'on craint de voir l'hémorragie revenir par le bout inférieur du vaisseau sectionné; dans toute autre circonstance, elles sont inutiles.

Les ligatures se font tantôt sur l'extrémité d'un vaisseau divisé; d'autres fois sur la continuité d'un vaisseau divisé complètement ou incomplètement; dans tous les cas, elles doivent être perpendiculaires à son axe.

Lorsque le vaisseau est divisé complètement et qu'on en fait la ligature dans la plaie, le chirurgien en saisit l'extrémité plus ou moins dénudée, au moyen d'un tenaculum (fig. 380)

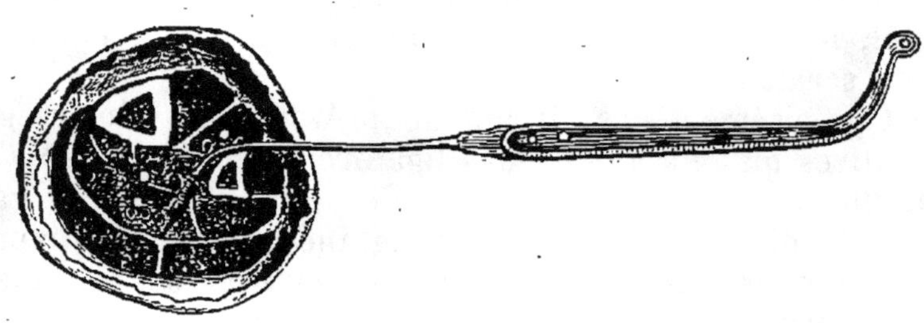

Fig. 380. — Tenaculum.

pour les très petits vaisseaux, et le plus souvent à l'aide d'une pince à disséquer ou d'une pince à ligature, en appliquant chacun des deux mors de la pince sur deux points opposés de l'axe de l'artère, et en les rapprochant de manière à mettre les deux faces internes du vaisseau en contact. Lorsque toutes les parties molles ont été séparées aussi bien que possible, un aide, muni d'un fil ciré, passe la partie moyenne de celui-ci sur une des faces du vaisseau, ramène les deux chefs sur l'autre face, fait un premier nœud qu'il serre en introduisant

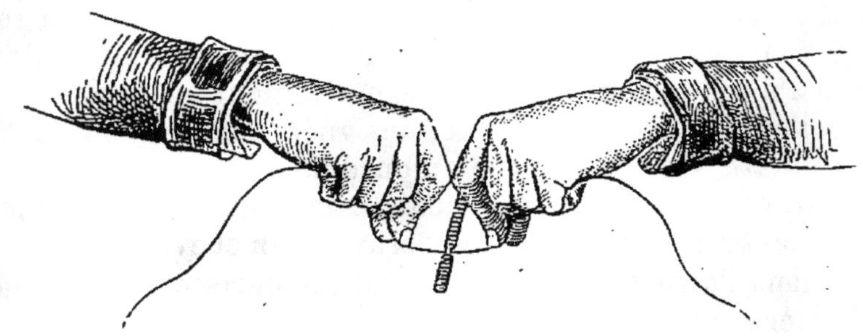

Fig. 381. — Manière de serrer la ligature.

les deux doigts indicateurs ou les deux pouces dans le fond de la plaie, et en pressant les deux fils à l'aide de la face palmaire des doigts : il peut ainsi serrer convenablement le fil, sans exercer de tractions sur le vaisseau (fig. 381). La constriction doit être assez forte pour rompre les tuniques interne et moyenne. Ce nœud est rendu plus solide par un second nœud, fait de la même manière.

Dans quelques cas il suffit de saisir l'extrémité du vaisseau et d'y placer une petite serre-fine, cet instrument remplace ainsi la ligature.

Lorsque, au contraire, le vaisseau est divisé en partie seulement ou qu'il ne l'est pas du tout, la ligature étant pratiquée sur un point où une incision a été faite dans le but de découvrir l'artère, le fil sera passé au-dessous d'elle au moyen d'un stylet aiguillé que l'on glissera sur la sonde cannelée, et on le serrera, ainsi qu'il a été dit tout à l'heure, en introduisant les doigts indicateurs, ou les pouces, dans le fond de la plaie, aussi près que possible du nœud.

Si enfin une grosse veine était ouverte par une petite incision, et si l'on craignait une hémorragie grave, il faudrait la lier. Mais comme la gangrène pouvait suivre, disait-on, la ligature de la veine principale d'un membre, on a conseillé de saisir avec la pince les bords de la plaie que l'on met en contact, et d'exercer avec le fil une constriction circulaire, immédiatement au-dessous de la pince. On laisse ainsi au-dessous de la ligature une partie du canal du vaisseau, qui permet à la circulation de se faire. (*Ligature latérale.*)

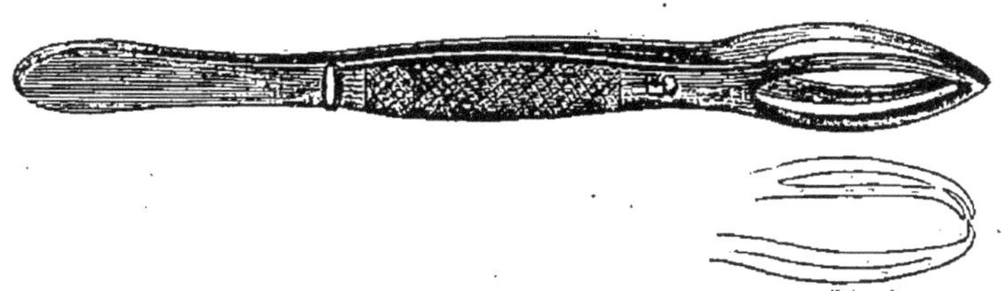

FIG. 382. — Pince à ligature (modèle anglais).

Appliquer une ligature sur un vaisseau saisi avec la pince à torsion ou avec la pince ordinaire, n'est pas toujours facile, surtout si l'artère est profonde, et dans ces cas il n'est pas rare d'éprouver de grandes difficultés à passer l'anse du fil à ligature jusqu'au delà des mors de la pince qui tient le vaisseau. Pour y remédier dans une certaine mesure, on a construit des pinces à ligature à mors très larges, fenêtrés ou non, se terminant parfois par des griffes destinées à tenir solidement le vaisseau saisi. Grâce à cette disposition des mors, le fil à ligature glisse et vient en quelque sorte s'appliquer de lui-même sur l'artère (fig. 382).

On a encore imaginé un certain nombre d'instruments plus ou moins ingénieux qui d'ailleurs sont peu entrés dans la pratique.

Parmi eux nous pouvons signaler la *pince porte-ligature* de M. Judée : c'est une pince à torsion ordinaire offrant un petit bouton sur le mors où n'existe pas la fermeture, un fil est placé autour du bouton, et ses deux extrémités sont ramenées sur la face du manche qui lui fait suite. La pince ainsi préparée, on va à la recherche de l'artère et l'on pousse le verrou dès qu'elle est saisie. Alors on fait passer les deux extrémités du fil sur l'autre branche de la pince, et l'artère se trouve comprise dans l'anse de la ligature. Il suffit ensuite de faire le nœud pour lier le vaisseau.

Cintrat a aussi inventé un appareil destiné à porter les ligatures sur des artères situées profondément, appareil

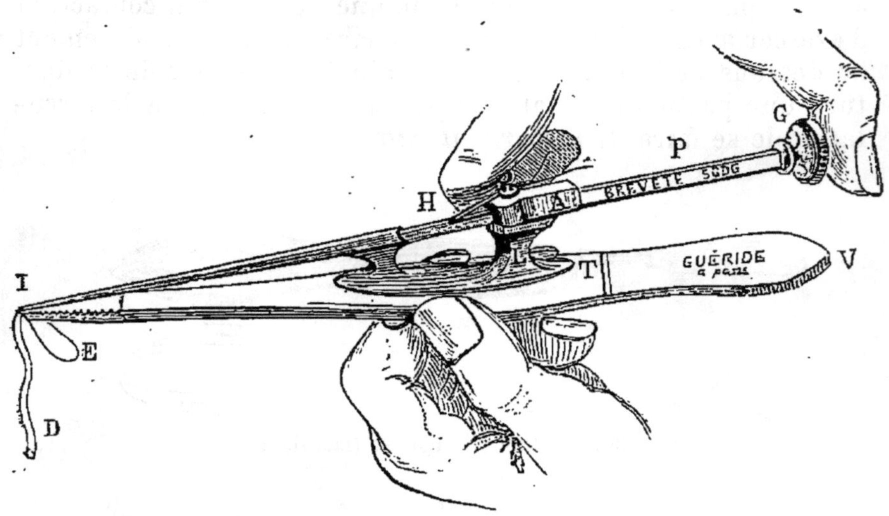

FIG. 383. — Ligateur automatique de Cintrat.

auquel il a donné le nom de *ligateur automatique*, parce qu'il permet de se passer de toute espèce d'aide. Il se compose d'une aiguille (fig. 383) portant une anse de fil E, dont les deux extrémités passent par deux trous situés au bout de l'aiguille et viennent sortir par l'orifice H; les deux chefs sont fixés au bouton placé en arrière de l'orifice H. Les fils ne peuvent être placés qu'après avoir fait monter le coulant A jusqu'au milieu de la crémaillère P ; il faut donc faire redescendre le coulant A jusqu'à son point d'arrêt, et cela en soulevant le bouton d'un ressort.

L'aiguille ainsi armée de son fil est introduite dans la gaine représentée dans la figure ci-contre ; l'appareil peut alors s'adapter à une pince à ligature dont l'un des mors offre un conduit par lequel passe le fil et l'extrémité de l'aiguille. L'anse de fil est rabattue sur l'autre mors, et dès que l'artère est saisie il faut tirer sur les chefs du fil à l'aide du coulant A, le pouce agissant sur le bouton G.

Il suffit de deux tours de l'aiguille sur elle-même pour faire la ligature.

Acupressure. — Ce moyen hémostatique, inventé par Simpson, d'Édimbourg[1], a été surtout utilisé en Angleterre. Il consiste à comprimer l'artère lésée avec la partie moyenne d'une aiguille d'acier dont les deux extrémités ou, pour mieux dire, les deux parties latérales sont maintenues par les tissus voisins.

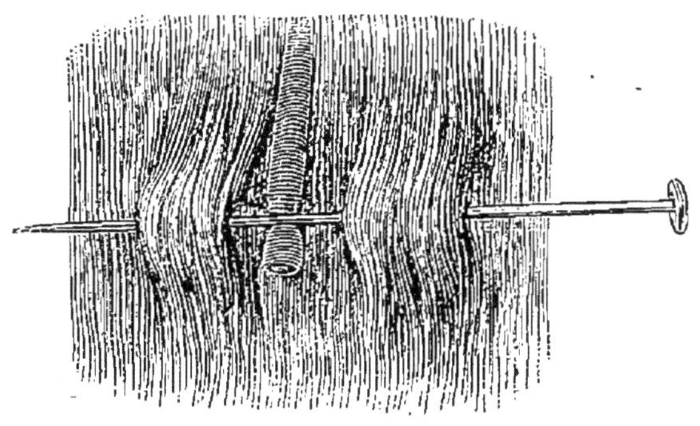

FIG. 384. — Acupressure avec une seule aiguille.

Soit, par exemple, à appliquer l'acupressure pour arrêter le sang d'une artère contenue dans un lambeau d'amputation (fig. 384) : l'aiguille est enfoncée du côté de la surface sectionnée à une certaine distance du vaisseau et perpendiculai-

1. Simpson, *De l'acupressure*, trad. franç. Paris, 1864. — Voyez aussi H. Pernet, thèse de Paris, 1868, n° 179.

rement à lui; elle ressort à quelques millimètres de l'artère, passe en avant d'elle et est ensuite réintroduite dans les tissus de l'autre côté, si bien que sa pointe est libre à la surface du lambeau.

Les aiguilles d'acier employées pour l'acupressure ont un chas par où s'engage un fil métallique ténu destiné à les retirer, ce qui se fait au bout de quatre à cinq jours.

Le procédé que nous venons de décrire a été quelque peu modifié, et en particulier on a conseillé de faire passer l'aiguille en arrière de l'artère et de la maintenir à l'aide d'une anse de fil métallique, qui est tordue sur elle. Dans ce cas, l'artère est pressée entre la partie moyenne de l'aiguille et l'anse métallique (fig. 385).

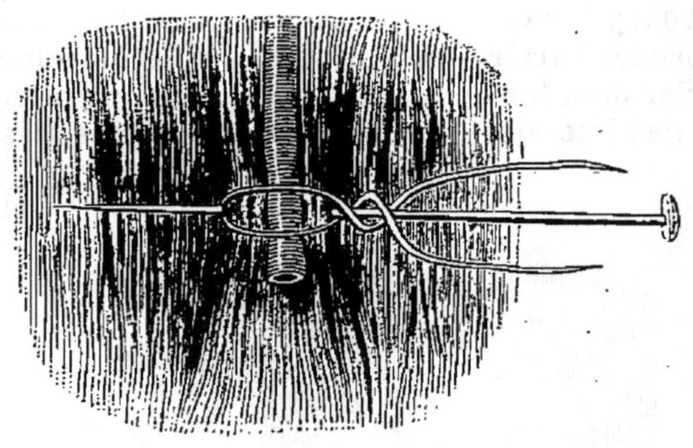

Fig. 385. — Acupressure avec une aiguille et un fil.

Uncipression. — Cette méthode d'hémostase a été imaginée par Vanzetti (de Padoue) en 1874, pour arrêter les hémorragies artérielles dans les plaies faites par des instruments piquants.

Cette méthode consiste à tenir écartés les bords de la solution de continuité, à l'aide de deux crochets portés dans le fond de la plaie et maintenus en place pendant vingt-quatre, quarante-huit heures, et même plus longtemps.

Dans quelques cas, il suffit d'un seul crochet pour obtenir l'hémostase, parfois il peut être utile d'en employer plusieurs.

La pression directe ou indirecte exercée à l'aide des crochets sur l'artère, la courbure qu'elle subit par suite du tiraillement en dehors des lèvres de la plaie, la traction exercée sur les parties, telles seraient les diverses causes qui concourent à l'hémostase.

Parfois l'uncipression doit être répétée, il faut replacer les crochets dans des points différents, leur faire exercer une traction dans plusieurs sens, enfin utiliser des crochets de courbures variées.

Notons que, d'après Vanzetti, la douleur causée par l'emploi et l'application des crochets serait, en général, passagère et moindre que celle produite par une pince.

Nous n'insisterons pas plus longtemps sur ce mode d'hémostase généralement peu employé malgré ce qu'a pu en dire l'auteur italien[1].

Forcipressure. — M. le professeur Verneuil désigne sous ce nom l'application plus ou moins prolongée d'une pince (*forceps, forcipis*) sur un vaisseau divisé ou non, dans le but d'obtenir l'arrêt de la circulation du sang.

Tantôt la pince sera placée sur le trajet même du vaisseau: la forcipressure est alors *latérale;* tantôt, au contraire, l'extrémité sectionnée sera pincée: la forcipressure est *terminale.*

L'application de la pince peut être encore *passagère* ou bien *prolongée ;* dans le premier cas, l'hémostase est temporaire: dans le second, la pince est un agent définitif d'hémostase.

Nous n'avons pas à exposer ici l'histoire et les avantages de la forcipressure, sur ce point nous renverrons le lecteur désireux de s'instruire au remarquable travail de M. le professeur Verneuil[2].

Les instruments utilisés pour pratiquer cet aplatissement des vaisseaux ont été variés ; toutefois on peut dire que les plus communément employés sont les pinces à ligature ordinaire et les pinces à pansement, qui se trouvent à la portée de tous les praticiens.

Dans ces dernières années, la forcipressure ayant été plus particulièrement utilisée comme moyen d'hémostase, soit temporaire, soit définitif, pendant les opérations d'ovariotomie, M. Kœberlé (de Strasbourg) fit construire des pinces dites *hémostatiques*, ayant la forme des pinces à pansement

1. Verneuil, *Analyse du mémoire de M. Vanzetti et réflexions*, in *Bulletin de la Société de chirurgie*, 3ᵉ série, tome III, page 562, 1874.

2. *Bulletin et mém. de la Société de chirurgie*, t. I, p. 17, 108, 273, 522, 645, Paris, 1875.

avec arrêt de Charrière ou de pinces croisées très légères[1], elles sont représentées dans la figure ci-contre.

De son côté, M. Péan[2] se servit de pinces fort analogues,

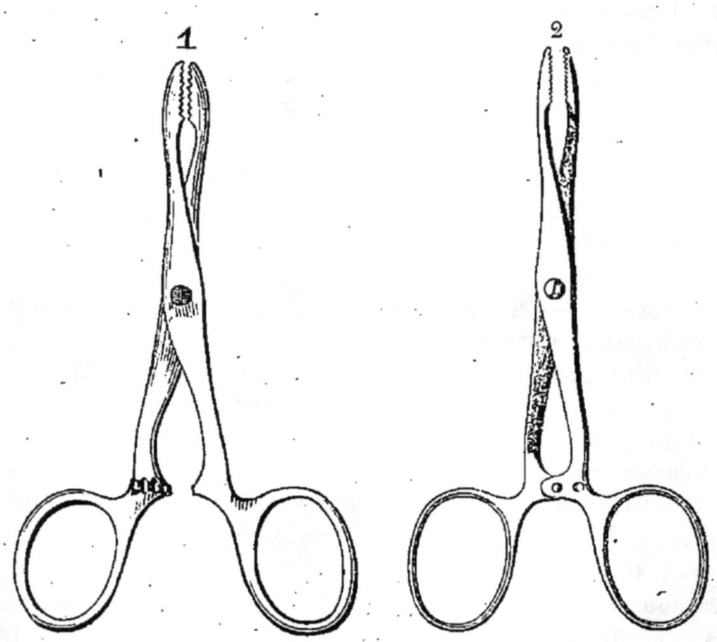

Fig. 386. — Pinces de M. Péan et de M. Kœberlé.

dont la forme des mors fut ensuite modifiée, pour répondre à des indications spéciales.

Notons que ces deux chirurgiens se disputent l'invention de ces pinces hémostatiques. Invention faite par Charrière, dès 1858.

Destinée à remplacer la ligature des gros vaisseaux, la forcipressure a été tentée par Desault en 1790, et pratiquée surtout en Italie par Assalini; tombée pendant quelque temps dans l'oubli, cette méthode d'hémostase paraît plus favorablement jugée depuis la publication de quelques observations recueillies récemment en Angleterre et en France. D'après M. le professeur Verneuil, la forcipressure semble convenir sur-

1. Kœberlé, *De l'hemostase définitive par compression excessive*, Paris, 1877.

2. Péan, *Du pincement des vaisseaux*, etc., Paris, 1877.

tout au traitement des anévrismes et paraît indiquée plus particulièrement pour combattre les hémorrhagies secondaires.

L'application d'une pince est plus facile que celle d'une ligature, en ce sens qu'elle ne nécessite pas la dénudation rigoureuse du vaisseau qu'on veut oblitérer. D'un autre côté, le séjour de l'instrument dans la plaie ne semble pas déterminer une trop grande gêne aux opérés.

La forcipressure a encore été utilisée avec de grands avantages pendant les opérations; elle est alors multiple et passagère; dans ces cas, au lieu de placer les doigts des aides, des éponges, ou des ligatures sur les vaisseaux successivement sectionnés, on y met des pinces hémostatiques. Ce procédé plus facile, moins encombrant et surtout très rapide, a été conseillé pour la première fois par Carl Graefe et publié par Angelstein en 1831.

L'opération terminée, on procède à l'hémostase définitive à l'aide des ligatures, souvent même celles-ci peuvent être évitées, le vaisseau pincé étant suffisament oblitéré. Toutefois nous croyons avec M. le professeur Verneuil qu'il ne faut pas trop se fier à cette hémostase primitive, sauf dans les cas où les parties sectionnées peuvent être réunies par première intention à l'aide de sutures superficielles et profondes.

Dans quelques circonstances cependant, on peut laisser les pinces hémostatiques à demeure et les enlever au bout de douze ou vingt-quatre heures, comme le conseillent MM. Kœberlé et Péan. Toutefois nous croyons qu'il ne faut suivre ces préceptes que dans les cas où les vaisseaux sectionnés sont d'un volume peu considérable.

En résumé, la forcipressure est une méthode d'hémostase déjà ancienne, trop abandonnée pendant ces dernières années, et qui tend aujourd'hui à reprendre un certain rang dans la pratique chirurgicale. Nous ajouterons qu'elle nous a rendu de grands services dans beaucoup de circonstances.

CHAPITRE III

RUBÉFACTION.

La *rubéfaction* est cette coloration rouge et douloureuse de la peau, avec un léger gonflement, qui disparaît dès que la stimulation qui l'a produite cesse d'agir.

Lorsque les causes stimulantes sont énergiques ou qu'elles se prolongent pendant un certain temps, il se forme sur la peau des phlyctènes plus ou moins larges, remplies de sérosité : il y a *vésication*.

On conçoit parfaitement que la plupart des moyens qui doivent produire la vésication peuvent déterminer la rubéfaction ; mais il en est quelques-uns qui sont exclusivement employés pour rubéfier la peau : ce sont les sinapismes. Les frictions peuvent aussi déterminer la rubéfaction ; trop longtemps prolongées, elles feront saigner la peau, déchireront l'épiderme, mais jamais elles ne détermineront la vésication. Ajoutons encore l'emploi des orties et celui de quelques appareils spéciaux, généralement peu usités.

Nous n'avons pas à étudier ici le mode d'action des médicaments rubéfiants ; à cet égard nous renverrons le lecteur à la thèse d'agrégation de M. M. Raynaud[1].

§ 1. — Frictions.

Les frictions sont assez rarement employées, cependant on les met quelquefois en usage pour assouplir les articulations, pour rendre aux muscles une partie de leur action, ou bien pour rappeler la chaleur à la surface de la peau. On se sert pour cela de brosses plus ou moins rudes, de brosses de flanelle, d'un morceau de laine ou bien encore d'un linge sec et un peu dur ; ces divers tissus sont promenés rapidement sur la surface de la peau ; mais il faut avoir soin de ne pas déchirer l'épiderme.

§ 2. — Sinapismes.

On donne le nom de *sinapisme* à une espèce de pâte dont la base est la farine de moutarde, supportée sur un linge et appliquée à nu sur la peau.

La farine de moutarde doit sa propriété irritante à une huile volatile qui se trouve dans les semences du *Sinapis nigra*. Cette huile se dégage lorsqu'elle est en contact avec un liquide. Mais tous les liquides n'ont pas au même degré la propriété de faire dégager cette huile volatile : aussi est-il im-

1. *De la révulsion*, Paris, 1866.

portant, pour que le sinapisme agisse rapidement, de choisir la substance qui isolera plus rapidement le principe actif de la farine de moutarde.

L'eau froide est de tous les liquides celui qu'il faut préférer. Trousseau a démontré que l'eau à la température de 75 degrés coagulait l'albumine qui forme une des parties constituantes de l'huile essentielle de la moutarde; que les acides concentrés et les alcalis caustiques jouissaient des mêmes propriétés; que l'eau moins chaude empêchait le dégagement de l'huile volatile; que le sinapisme n'agissait que quand cette eau était refroidie. Il a encore démontré que le vinaigre dont on se servait autrefois comme véhicule, quand on faisait des sinapismes, altérait aussi l'huile volatile; et qu'ainsi préparé le sinapisme agissait bien plus lentement que lorsqu'il était confectionné avec de l'eau froide. On doit donc, pour faire un sinapisme, prendre de la farine de moutarde pure; toute substance autre que la farine de moutarde gênerait l'action du sinapisme; la mêler avec de l'eau froide ou de l'eau dont la température ne soit pas au-dessus de 50 degrés, de manière à en faire une pâte assez consistante que l'on étend sur un linge comme la pâte destinée à cenfectionner un cataplasme. On replie les bords du linge sur tous les côtés, afin d'empêcher la pâte de s'étendre au delà du point sur lequel on veut agir, puis on l'applique sur la peau.

Quelquefois on ajoute aux sinapismes des corps qui, par leur âcreté, peuvent augmenter l'action rubéfiante; tels sont le poivre, l'ail, la poudre ou la teinture alcoolique de cantharides. Le poivre pulvérisé et la poudre de cantharides sont étendus à la surface du cataplasme; l'ail doit être réduit en pulpe à froid et mêlé à la substance même du sinapisme; enfin on mêle la cantharide à la masse, ou mieux encore on se borne à la mélanger avec la couche superficielle. On peut encore accroître la force active des sinapismes en les préparant avec la farine dont on a préalablement extrait l'huile fixe douce par expression. Si, au contraire, on veut donner au médicament une moindre énergie, on y parvient en mêlant la farine de moutarde avec des quantités plus ou moins considérables de farine de graine de lin, ou bien on se contente de saupoudrer de farine de moutarde un cataplasme de farine de graine de lin[1].

On peut appliquer les sinapismes sur toutes les parties du

1. Soubeiran, *Nouveau Traité de pharmacie*, t. I, p. 427.

corps, selon le but que l'on veut atteindre; toutefois la face est presque la seule partie sur laquelle on ne mette pas de sinapisme.

La durée de temps pendant lequel le sinapisme doit rester appliqué est très importante à déterminer; car enlevé trop tôt, il ne produirait presque rien; laissé trop longtemps, il pourrait amener la vésication. Il faut, en général, laisser le sinapisme d'un quart d'heure à une demi-heure au plus, suivant le degré de sensibilité des individus. D'ailleurs on est averti le plus souvent par les malades qui se plaignent de douleurs très vives aux points où le sinapisme est placé. Chez les individus qui ont perdu connaissance, il faut surveiller ce topique avec soin; car non seulement les malades ne sentent point son action, mais encore le sinapisme paraît ne pas avoir agi sensiblement, et ce n'est qu'au bout de quelques jours, lorsque la sensibilité est revenue, que la rougeur et même la vésication et les escarres se manifestent.

Blanc et Trousseau pensent « que jamais on ne doit laisser un sinapisme préparé à l'eau appliqué plus d'une heure, et que, dans le cas même où le malade ne se plaint pas, il faut l'enlever au bout de ce temps, si toutefois la sensibilité est éteinte ou émoussée [1]. »

Cette règle est sujette à de nombreuses exceptions. Voici l'opinion de M. L. Deslandes : « En général, dit-il, plus la peau est fine, délicate, vivante, plus la sinapisation est facile. Ainsi, l'effet des sinapismes est, toutes choses égales d'ailleurs, plus rapide, plus intense chez les enfants que chez les vieillards, chez les femmes que chez les hommes, sur des membres pleins de vie que lorsqu'ils sont insensibles et glacés, sur les parties fines de la peau que sur celles dont l'épiderme est épais, calleux. Cependant et malgré ces données, on peut ne prévoir que très imparfaitement l'effet qu'aura un sinapisme. Il ne faudra qu'un quart d'heure chez un sujet pour que la rubéfaction ait lieu, tandis qu'il faudra deux, trois et même six fois plus de temps chez un autre sujet qui cependant paraît être dans des conditions analogues. On ne peut donc prescrire d'une manière absolue le temps que doit durer l'application d'un sinapisme. A quoi donc reconnaître qu'il faut la faire cesser? Ce n'est pas à la rougeur de la peau, car, le plus souvent, ce n'est que postérieurement à l'enlèvement du cataplasme que la rubéfaction se montre. Ce ne peut donc

1. *Archives générales de médecine*, t. XXIV, p. 74.

être qu'à la douleur, à l'irritation locale qu'il cause ; aussi ai-je l'habitude de dire : « Vous retirerez les sinapismes quand le malade les aura suffisamment sentis. » Cependant, j'en conviens, cette indication est extrêmement vague : le sinapisme, suivant la manière de sentir du malade et celle de juger des assistants, sera retiré ou trop tôt ou trop tard, et l'on sera exposé à voir l'effet aller au delà ou rester en deçà de celui qu'on voulait obtenir. Mais les inconvénients sont plus à craindre encore lorsqu'on prescrit d'une manière absolue la durée de l'application. Mieux vaut donc encore s'en rapporter à la sensation du malade pour la limiter[1]. »

Lorsqu'on a retiré le sinapisme, il faut laver la place où on l'a appliqué avec de l'eau tiède et l'essuyer avec un linge sec; si l'irritation était trop vive, on pourrait couvrir la partie malade d'un linge enduit de cérat, ou avec une carde d'ouate.

Il arrive quelquefois que les douleurs qui suivent l'application du sinapisme sont extrêmement opiniâtres; on a conseillé pour les calmer l'éther sulfurique, versé goutte à goutte sur le point douloureux. On a recommandé encore des onctions avec un mélange à parties égales d'eau de chaux et d'huile d'amandes douces, ou avec un mélange composé d'onguent populéum, 30 grammes, et de 6 décigrammes d'extrait de belladone, de stramoine ou de jusquiame. Enfin, on peut prescrire un cataplasme de farine de graine de lin, préparé avec une décoction de 8 grammes de feuilles de belladone, de jusquiame ou de stramoine par litre d'eau.

Lorsqu'on ne veut produire qu'une rubéfaction très légère, on se contente d'appliquer des cataplasmes saupoudrés de farine de moutarde. On peut laisser ces cataplasmes sinapisés beaucoup plus longtemps que les sinapismes; il faut néanmoins les surveiller. Si l'on voulait que l'action du sinapisme fût plus lente, on pourrait le préparer avec du vinaigre.

Dans le cas où l'on veut déterminer une irritation prolongée, on promène des sinapismes; c'est principalement aux membres inférieurs que l'on détermine cette action. Pour user de cette médication, il ne faut laisser les sinapismes appliqués que pendant dix ou quinze minutes au plus. Cet espace de temps est nécessaire pour produire une rubéfaction légère et suffisante, car une rubéfaction trop violente et en même temp trop étendue pourrait causer des accidents.

1. *Dictionnaire de médecine et de chirurgie pratiques*, en 15 vol., t. XIV, p. 626.

Lorsqu'on veut, au contraire, obtenir une action très énergique et très rapide, on peut remplacer le sinapisme par la solution révulsive de moutarde de M. Fauré (de Bordeaux). Elle consiste en un mélange de 12 parties en poids d'huile volatile de moutarde, et de 250 parties d'alcool à 25 degrés. On applique cette liqueur avec un morceau de flanelle fine ou de linge fin, que l'on peut humecter à plusieurs reprises. Après deux ou trois minutes l'effet est produit. Cette liqueur excite sur la peau une vive irritation; toutefois, en réglant convenablement l'application de ce moyen, on peut obtenir à volonté, soit la rubéfaction simple de la peau, soit le soulèvement de l'épiderme et la formation d'une ampoule.

Tout récemment enfin la farine de moutarde a été disposée en couches plus ou moins minces à la surface d'un papier épais, si bien que, pour appliquer un de ces sinapismes, il suffit d'humecter la surface active avec de l'eau froide ou tiède. Ce sont là les sinapismes Rigollot, dont l'usage est très répandu aujourd'hui.

M. Vincent (de Saintes) a proposé, sous le nom de *sinapisme instantané* l'application directe de l'essence de moutarde sur les téguments. Cette essence, contenue dans un tube bien fermé, est versée sur une feuille de papier des dimensions du sinapisme Rigollot, et le tout est appliqué sur la peau. L'action rubéfiante est ainsi très rapide et très énergique. En utilisant deux tubes au lieu d'un, on peut produire une vésication [1].

Beaucoup d'autres substances irritantes peuvent être employées comme rubéfiants : l'ail pilé, la poix de Bourgogne, la pommade d'Autenrieth, l'huile de croton, par exemple; mais la farine de moutarde est d'un usage beaucoup plus facile.

Les bains de pieds, les manuluves, soit sinapisés, soit préparés avec de l'eau chargée de potasse, de soude, d'ammoniaque, d'acides minéraux, peuvent encore servir comme rubéfiants; il en a déjà été question.

L'eau chaude appliquée pendant un temps assez court, le feu à distance, peuvent encore déterminer la rubéfaction. Mais ces moyens sont peu employés : nous y reviendrons, du reste, en parlant de la cautérisation.

Les sinapismes sont conseillés dans le cas où l'on veut établir une excitation générale ; mais le plus ordinairement

1. *Bull. gén. de thérap.*, t. XCI, p. 115, 1876.

c'est comme moyen révulsif ou dérivatif qu'on s'en sert. Le premier mode d'agir leur est commun avec tous les topiques excitants; le second offre quelque chose qui leur est propre. Effectivement, les sinapismes se prescrivent surtout dans le cas où les maladies sont mobiles de leur nature, comme le rhumatisme et la goutte; leur prescription dans les affections du poumon, du cœur, de l'estomac, est, pour ainsi dire, populaire et domestique. On emploie aussi les sinapismes dans les affections cérébrales.

C'est, par le fait, un moyen d'essai plus doux que le vésicatoire et qui ne répugne pas aux malades comme celui-ci. On ne se sert même quelquefois que de cataplasmes de graine de farine de lin saupoudrés de farine de moutarde, pour ne produire qu'une légère *sinapisation*. On prescrit cette modification du sinapisme pour provoquer la sueur aux extrémités, en les enveloppant chacune d'une sorte de chausson semblable, dans les cas de douleurs vagues, de congestions vers la tête ou la poitrine, etc., pour provoquer les règles, etc. Dans des circonstances analogues, nous avons prescrit avec avantage des cataplasmes de farine de lin très chauds et dont le véhicule était l'eau salée ou le vinaigre.

Les rubéfiants agissent comme révulsifs. Quel que soit l'agent dont on se sert, l'action est toujours la même; ils ont sur les autres dérivatifs un avantage très grand : d'abord on peut les faire agir sur une très large surface sans qu'il en résulte d'inconvénients pour le malade, à moins que l'on n'emploie un agent trop énergique qui cause une très vive douleur à un malade déjà en proie à une fièvre intense; ensuite on peut faire durer leur action aussi longtemps qu'on le désire, en les promenant sur les téguments, ainsi que nous l'avons déjà exposé en décrivant les sinapismes.

§ 3. — **Urtication.**

L'*urtication* a la plus grande analogie avec la rubéfaction. Les frictions légères, et pendant une courte durée, avec la pommade d'Autenrieth, ou l'huile de croton tiglium, déterminent une éruption qui peut être comparée à celle que provoquent les piqûres d'ortie. Mais ce n'est pas encore là l'urtication proprement dite, celle-ci est déterminée en flagellant une partie du corps avec des orties brûlantes (*Urtica urens*). Ce remède est peu commode pour celui qui l'applique, il ne peut pas toujours être mis en usage, il est excessivement douloureux, et les résultats qu'on en obtient sont loin d'en compenser les inconvénients.

M. Blatin[1] a proposé de produire l'urtication à l'aide d'une pommade composée d'axonge dans laquelle on incorpore par simple mélange sans trituration, les soies épineuses du poil à gratter (*Dolichos pruriens*, Lin.) à la dose de 50 centigrammes pour 30 grammes de graisse. Son action est immédiate, elle produit une sensation analogue à celle qu'excite le contact des orties. Le malade est obligé de frictionner pendant dix, quinze à vingt minutes la partie que le médicament a touchée. Pendant la friction, la chaleur brûlante et le prurit s'apaisent et disparaissent complètement en moins d'une demi-heure. La peau se couvre ordinairement de papules blanches et plates, qui ne tardent pas à s'effacer, et elle devient le siège d'une chaleur incommode.

L'urtication produite par les soies épineuses du *Dolichos pruriens* n'est due qu'à l'introduction de ces soies dans nos tissus; des essais variés ont démontré qu'elle ne dépendait d'aucune matière soluble de nature irritante. La dose de pommade à employer dans chaque friction est de 50 à 60 centigrammes.

M. Blatin pense qu'en associant à cette pommade diverses substances médicamenteuses et, entre autres, des sels solubles, de l'hydrochlorate de morphine, par exemple, on les ferait facilement pénétrer dans le tissu même de la peau, comme s'ils avaient été inoculés avec une aiguille ou avec une lancette.

Dans les essais qu'il a tentés de cette médication, aucun malade n'a éprouvé d'inconvénients; les enfants eux-mêmes la supportent facilement; la main qui fait la friction n'en ressent pas l'effet. Quant aux indications, ce sont précisément les mêmes qui déterminent le praticien à recourir à la pommade stibiée ou à l'huile de croton.

Certaines chenilles possèdent des propriétés urticantes : telles sont les chenilles du *Bombyx processionnea*, de la *Phalæna quercus*, du *Liparis auriflua*, etc. Aussi les nids de processionnaires ont-ils été proposés pour déterminer une rubéfaction cutanée rapide. L'action urticante de ces nids tient à la pénétration, dans le tissu de la peau, des poils fins et pointus dont ils sont formés. En outre, M. Ch. Morren

1. *Revue médico-chirurgicale*, 1853, t. XIII, p. 150.

admet l'existence d'une manière spéciale, active, dans l'intérieur de ces productions pileuses.

§ 4. — Instruments révulseurs.

On peut rapprocher de l'action urticante des poils animaux et

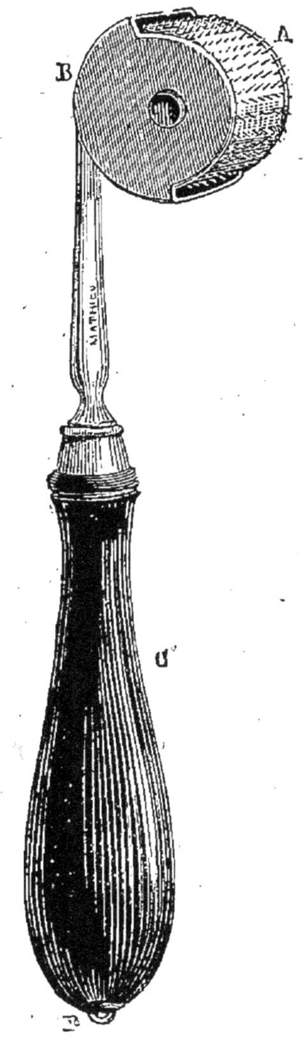

Fig. 387. — Roue révulsive de Mathieu.

surtout végétaux, celle qui est produite par les divers instruments révulseurs proposés pour donner lieu à une rubéfaction rapide.

Parmi eux nous citerons : 1° Le *dermabioticon*, inventé par Baunscheidt (de Bonn). C'est un plateau circulaire, muni de 40 aiguilles et supporté par un manche ; ce disque entre et sort à volonté dans une sorte d'étui, selon que l'on veut cesser ou produire la rubéfaction. L'emploi de cet instrument donne naissance à une éruption vésiculeuse assez confluente.

2° La *roue révulsive* de Mathieu (fig. 387) n'est rien autre qu'un cylindre A, muni d'aiguilles saillantes d'un millimètre et demi. Le cylindre, monté sur une chape B, avec manche C, peut être promené sur la surface cutanée ; on peut même augmenter son action révulsive en agissant avec un courant électrique dont les conducteurs peuvent être introduits dans l'anneau D.

3° Le *révulseur Dreyfus*, qui se compose d'un tube dans lequel remonte une rondelle munie de fines aiguilles. Un mécanisme analogue à celui des scarificateurs fait sortir brusquement ces aiguilles par un mouvement de détente (fig. 388).

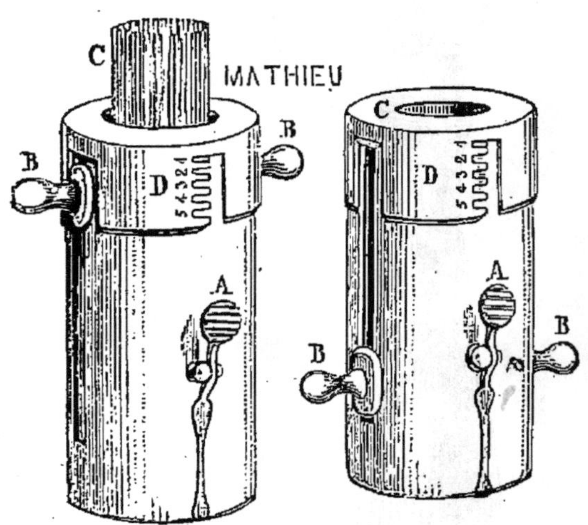

Fig. 388. — Révulseur Dreyfus.

4° L'instrument que nous venons de décrire a été modifié par M. Morpain, de façon à pouvoir graduer la puissance en poids du choc des aiguilles. Il se compose, dit l'auteur, d'un cylindre en métal dans lequel se meut, au moyen d'un ressort à boudin, une rondelle garnie de trente-sept aiguilles. Cette rondelle joue librement sur la tige, ce qui lui permet un mouvement de recul sans lequel les aiguilles pénétreraient trop profondément dans les tissus et pourraient se briser.

Pour manœuvrer l'appareil, on tire sur la barrette jusqu'à ce que la tige vienne accrocher dans un ressort fixé à l'extrémité supérieure de l'instrument. La tige, étant graduée, permet de régulariser la force à donner à la projection des aiguilles, force qui peut varier de 2 à 7 kilogr. Une simple pression sur un bouton fait aussitôt partir les aiguilles.

M. Galante a construit un petit modèle de ce révulseur, qui peut se mettre dans une trousse ordinaire et ne contient que dix-sept aiguilles.

CHAPITRE IV

VÉSICATION.

La *vésication* est une irritation de la peau assez intense pour faire naître, sous l'épiderme, des ampoules remplies de sérosité.

Nous avons vu que les agents qui rubéfiaient la peau pouvaient déterminer la vésication lorsque leur action était prolongée ; mais de même qu'il est des moyens particuliers pour la rubéfaction, de même il y en a d'autres exclusivement destinés à la vésication.

La plupart des plantes âcres sont vésicantes, comme presque toutes les renonculacées : la renoncule âcre, la renoncule scélérate, la clématite ; presque toutes les euphorbiacées : les tithymales, l'épurge, etc. ; mais les vésicants dont on fait de nos jours un plus fréquent usage sont l'ammoniaque, l'eau bouillante et la cantharide.

L'*ammoniaque*, lorsqu'elle est pure, produit très rapidement la vésication. Pour s'en servir, il suffit d'imbiber de ce liquide concentré une compresse pliée en plusieurs doubles et d'appliquer le linge sur la peau : l'effet est presque instantané. Toutefois ce moyen est fort peu employé, à moins qu'il ne soit très urgent d'agir rapidement ou qu'on n'en possède pas de meilleurs.

Darcq (de Stenay) propose, pour obtenir la vésication à l'aide de l'ammoniaque, un procédé fort ingénieux :

Dans un verre de montre plat, il verse huit ou dix gouttes d'ammoniaque très concentrée, il recouvre le liquide d'une pièce de linge taillée sur un diamètre un peu moindre que celui du verre, et applique lestement ce petit appareil sur la peau préalablement rasée. Aussitôt qu'autour du verre on remarque une zone rosée large d'environ 2 centimètres, on peut être certain que la vésication est achevée. Dans certaines occasions, trente secondes sont à peine nécessaires pour obtenir ce résultat. Il ne reste plus qu'à ôter l'appareil, laver la place et arracher avec des pinces à dissection l'épiderme, qui vient aisément et d'un seul lambeau[1].

Cependant nous croyons utile d'indiquer un moyen plus simple d'appliquer les vésicatoires à l'ammoniaque. Pour cela, il suffit d'un disque d'amadou de la grandeur du vésicatoire à poser, et d'un morceau de diachylon plus grand que le disque. L'amadou, préalablement imbibé d'ammoniaque, est placé sur la peau et recouvert aussitôt du morceau de diachylon. L'évaporation du liquide actif est ainsi empêchée, et au bout de quelques minutes l'effet vésicant est produit.

L'ammoniaque mélangée avec l'axonge forme la *pommade de Gondret ;* elle est d'un usage assez fréquent. Lorsqu'au moyen de cette pommade on veut produire la vésication, on en étale sur un linge une couche épaisse de deux millimètres environ, de la grandeur qu'on veut donner au vésicatoire, et l'on a soin, au moyen d'une bandelette de diachylon, de circonscrire la peau tout autour du lieu d'élection. Sans cette précaution, la pommade pourrait fondre et déterminerait une irritation au delà des limites où l'on veut la circonscrire. Cela fait, on laisse la pommade en contact avec la peau pendant quelques minutes, jusqu'à ce que le malade se plaigne de vives douleurs, puis on l'enlève en retirant le linge. S'il en restait quelque portion, on la laverait avec un peu d'eau tiède. La pommade de Gondret ne détermine pas toujours la vésication ; souvent il n'y a qu'une très forte rougeur avec quelques petites phlyctènes suffisantes pour établir un vésicatoire permanent ; cela tient à la volatilité de l'ammoniaque, aussi cette pommade s'altère-t-elle très vite et ne doit-elle être employée que fraîche.

Dans ce cas, il ne faut pas la laisser appliquée pendant plus d'un quart d'heure, car elle pourrait déterminer la cautérisation : aussi le chirurgien ne doit-il jamais abandonner un malade auquel il applique un vésicatoire de cette nature, car il peut en résulter des accidents. En soulevant le coin de la

1. *Bulletin de thérapeutique,* 1843, t. XXV. p. 368.

compresse, il est facile de s'assurer de l'effet qu'a pu produire la pommade; et lorsque la vésication est assez considérable, il faut enlever l'appareil.

Pour éviter l'évaporation de l'ammoniaque, M. Tonnelé conseille de remplir de pommade ammoniacale une de ces petites cupules de fer-blanc que détachent les ferblantiers quand ils pratiquent des trous dans les plaques de tôle étamée, et de maintenir l'appareil en contact avec la peau pendant dix à douze minutes. Le contour de cette petite cupule sera passé à la lime, afin de la débarrasser des bavures, de détruire les inégalités; de cette manière la pommade liquéfiée ne peut fuser sur la peau.

La pommade de Gondret est employée encore pour déterminer de la rougeur sans vésication; dans ce cas, on en frotte matin et soir avec le doigt la partie que l'on veut irriter, jusqu'à ce que la peau devienne rouge.

Le mélange d'une partie d'ammoniaque avec deux parties d'huile camphrée, étendu sur un morceau d'ouate et appliqué pendant dix ou quinze minutes, est un très bon vésicant, plus facile à préparer et à manier que la pommade de Gondret.

La *chaleur* produit aussi très rapidement des vésicatoires, mais il est difficile d'en mesurer les effets. On l'emploie de diverses manières[1]: tantôt on trempe un linge dans l'eau bouillante et on l'applique sur la peau pendant quelques secondes. Mais si par ce procédé ont peut avoir très vite un vésicatoire, il peut arriver que l'on produise des escarres. On peut encore appliquer un cautère nummulaire, chauffé au rouge brun, sur un linge mouillé plié en quatre doubles, et placé sur la partie que l'on veut irriter. Ce moyen n'est pas plus sûr que le précédent. La vésication à l'aide d'un *marteau* trempé dans l'eau bouillante et placé ensuite sur la peau, est un procédé certain; il est plus commode; il ne faut le laisser appliqué que pendant un temps très court. Nous y reviendrons, du reste, en décrivant la cautérisation.

Plusieurs insectes de la famille des coléoptères ont la propriété d'être vésicants, ce sont : la cantharide (*Meloe vesicatoria*), le *Mylabris variabilis*, la *Coccinella quinquepunctata*. Mais la première, la cantharide, est beaucoup plus active que les autres, et aussi bien plus facile à se procurer. La cantharide doit sa propriété à un principe immédiat, la *cantharidine*.

Diverses préparations ayant pour base la cantharide sont employées pour faire des vésicatoires, ce sont :

1° La *cantharidine*, qui, appliquée sur la peau au moyen d'un papier ou d'un linge huilé, produit d'une manière très rapide et très sûre la vésication.

M. Laboulbène se sert d'une solution au centième dans le chloroforme; il suffit d'étendre le liquide sur les téguments pour qu'au bout d'un quart d'heure ou d'une demi-heure l'épiderme se soulève. En cinq ou six heures la vésication est produite, de plus, cette application serait moins douloureuse que celle d'un vésicatoire[1].

2° Un *papier vésicant*, dont il suffit de tailler un morceau de la grandeur que l'on veut donner au vésicatoire.

3° Mais le moyen le plus sûr et le plus communément employé est celui-ci : on taille un morceau de peau fine, de diachylon, ou même de linge, un peu plus grand que le vésicatoire que l'on veut établir, et l'on y étale, soit l'emplâtre épispastique, soit du levain, du diachylon gommé, etc., ou tout autre emplâtre qui puisse recevoir les cantharides à sa surface. On a soin de laisser tout autour un espace de 4 à 5 millimètres. On saupoudre cet emplâtre de cantharides finement pulvérisées, et l'on exerce une légère pression sur tous les points de la surface, afin que la couche de cantharides fasse corps avec l'emplâtre. On borde l'emplâtre tout entier avec du diachylon gommé, afin de le faire adhérer à la peau. Puis, la peau étant convenablement nettoyée, rasée, frottée avec du vinaigre si l'on veut obtenir une action plus prompte, on y applique l'emplâtre, que l'on fixe avec une compresse et des bandelettes de diachylon, ou au moyen d'un bandage contentif approprié.

L'application d'un papier huilé sur la surface de l'emplâtre vésicant, en attendant son application, le dispose à bien agir et ranime au besoin cette disposition; de telle sorte que, par ce moyen, il est possible de faire servir au besoin plusieurs fois le même vésicatoire. M. Lauray, avec le même écusson, a établi successivement trois vésicatoires volants, et en l'appliquant une quatrième fois il a produit encore une rubéfaction; il s'était contenté d'essuyer légèrement avec un linge humide l'emplâtre qui venait de servir, et de le conserver en le recouvrant d'un papier huilé.

4° Depuis quelques années on a remplacé les anciens emplâtres à vésicatoires par une toile vésicante plus active que le papier vésicant signalé plus haut. Nous donnons ici la formule de M. Lavie (de Brezolles) :

1. G. Coutisson, thèse de Paris, 1878, n° 234, p. 31.

Poix noire et poix de Bourgogne de chaque.	100	grammes
Axonge et cire jaune, de chaque..........	50	—
Poudre de cantharides....................	120	—

On coupe des bandes de toile cirée, larges de 15 centimètres et longues d'un mètre, on les tend convenablement et on les couvre de la matière emplastique chauffée au bain-marie. Celle-ci doit être étendue à l'aide d'un pinceau jusqu'à ce que la couche soit d'une épaisseur convenable [1].

Outre son action vésicante, la cantharide possède la propriété d'agir d'une manière spéciale sur les organes génito-urinaires : aussi faut-il, lorsque l'on fait usage de cet insecte, s'assurer s'il n'existe pas déjà une irritation de la vessie. Il faut aussi remarquer qu'il y a quelques personnes dont l'irritabilité de cet organe est tellement grande, que l'application de la cantharide sur la peau est pour ainsi dire impossible : ainsi Gerdy rapporte qu'une jeune fille de vingt ans rendit avec ses urines des flocons de fausses membranes, dix heures après l'application d'un vésicatoire. Mérat et Delens [2] disent que les accidents sont d'autant plus fréquents que la poudre employée contient ces insectes plus en nature et plus grossièrement pulvérisés. Ces accidents sont toutefois assez rares; mais chez les personnes nerveuses prédisposées aux irritations de la vessie, il faut prendre de grandes précautions. On a proposé de saupoudrer de camphre la surface du vésicatoire qui doit être en contact avec la peau. La propriété sédative du camphre empêche-t-elle l'action des cantharides sur les organes génito-urinaires? Il faut avouer que cette précaution est souvent insuffisante.

Quoi qu'il en soit, il n'y a aucun inconvénient à saupoudrer de camphre la surface d'un emplâtre vésicant.

Il n'est pas toujours facile de couvrir l'emplâtre d'une couche uniforme de camphre, cette substance, quand elle est pulvérisée, se prenant en grumeaux. M. Vié a conseillé de dissoudre le camphre dans l'éther jusqu'à saturation de ce liquide, de répandre une quantité suffisante de cette dissolution sur l'emplâtre et de l'étendre rapidement avec le doigt. Bientôt l'éther s'évapore et laisse une couche de camphre très uniforme. Cadet-Gassicourt propose d'humecter la surface des emplâtres avec la teinture éthérée de cantharide saturée de camphre.

1. *Répertoire de pharmacie*, 1852, t. IX, p. 29.
2. *Dictionnaire de thérapeutique*, etc., t. II, p. 300.

Les accidents dont nous venons de parler sont beaucoup moins à redouter lorsque la cantharide n'est pas appliquée directement sur la peau : aussi l'emploi des vésicatoires anglais, c'est-à-dire dans lesquels on aurait incorporé la cantharide avec l'emplâtre, pourrait-il quelquefois prévenir l'irritation des voies urinaires. On a aussi proposé de couvrir les cantharides d'une couche de cérat, ou bien d'interposer entre la surface du vésicatoire et la peau une feuille de papier huilé. En effet, les corps gras, ainsi que l'a démontré Robiquet, sont d'excellents dissolvants de la cantharide. Cette propriété a conduit Bretonneau à employer des vésicatoires légèrement humectés d'huile : il a remarqué que l'action du vésicatoire était plus prompte, plus énergique, et qu'elle n'était pas même sensiblement diminuée par l'interposition entre le vésicatoire et la peau d'une feuille de papier Joseph qui se laisse facilement pénétrer par le principe vésicant dissous dans l'huile. Ce mode d'application offre plusieurs avantages que nous nous empressons de signaler. L'épiderme n'est en contact ni avec la poudre de cantharide, ni avec la matière emplastique, qui alors n'adhère point à l'emplâtre lorsqu'on enlève le vésicatoire. On évite donc, par ce procédé, la déchirure de l'épiderme, que l'on voudrait quelquefois conserver, quand on applique, par exemple, un vésicatoire volant; d'un autre côté, on n'a pas à craindre l'action prolongée de parcelles de cantharide qu'il est toujours très difficile d'enlever. Il faut faire attention à n'employer qu'une très légère quantité d'huile, car si elle était en trop grande abondance, elle pourrait couler sur la peau et déterminer une vésication plus étendue qu'on ne le désire; on peut, quand on craint des accidents du côté des voies urinaires, se servir d'huile camphrée au lieu d'huile ordinaire.

D'après M. Hish, pharmacien à Saint-Pétersbourg, le collodion combiné avec la cantharidine peut remplacer avec avantage les emplâtres et les pommades épispastiques ordinaires. On l'applique sur la peau, préalablement enduite de cérat ou d'axonge, à l'aide de pinceaux imbibés de liqueur cantharidale. Ce collodion est préparé ainsi qu'il suit : par la méthode de déplacement on épuise une quantité voulue, 500 grammes, par exemple, de poudre grossière de cantharide par 500 grammes d'éther sulfurique et 90 grammes d'éther acétique; puis dans 60 grammes de ce soluté de cantharide on dissout 12 décigr. 50 centigrammes de poudre-coton. Le collodion cantharidal se conserve très facilement et très longtemps sans altération, dans un flacon hermétiquement fermé.

Œttinger a préconisé l'emploi de parties égales de teinture éthérée de cantharide et de collodion.

Enfin on peut encore obtenir la vésication en mettant en contact avec la peau de l'écorce de garou (*Daphne gnidium*), après l'avoir fait macérer dans du vinaigre.

CHAPITRE V

VÉSICATOIRES.

Les vésicatoires sont *volants* ou *permanents*.

Le *vésicatoire volant* est celui qui est appliqué dans le but, soit d'irriter la peau, soit de déterminer une évacuation plus ou moins grande de sérosité (Velpeau). Dans tous les cas, le vésicatoire volant ne doit point suppurer, ou du moins aussitôt que la vésication est produite, on doit favoriser la cicatrisation de la plaie.

Le *vésicatoire permanent*, au contraire, doit déterminer une irritation continue, et doit suppurer pendant un temps plus ou moins long.

§ 1. — **Vésicatoires volants.**

Certains praticiens ont appelé *vésicatoire volant* celui qui ne reste pas assez longtemps en contact avec la peau pour déterminer des phlyctènes; d'autres, et c'est cette opinion qui me paraît préférable, ont appelé ainsi le vésicatoire qui ne doit pas suppurer.

Quand on pose un emplâtre vésicant pour obtenir un vésicatoire volant, on le laisse, en général, moins longtemps appliqué sur la peau que quand on veut produire un vésicatoire permanent; cependant il n'y a pas grand inconvénient à le laisser pendant un temps aussi long.

On devra se rappeler que la vésication est beaucoup plus rapide chez l'enfant que chez l'adulte; chez ces derniers il ne faut pas moins de six ou huit heures pour que l'action soit complète; tandis que chez l'enfant le vésicatoire produit son effet en quatre heures et même en deux heures. On ne saurait donc recommander trop de surveillance, surtout chez les enfants très jeunes. Il faut savoir encore que chez l'enfant l'action des vésicants détermine une irritation beaucoup plus vive que chez l'adulte.

La phlyctène étant produite, on évacue la sérosité, soit en perçant l'ampoule à sa partie déclive, soit en enlevant l'épiderme brusquement, ou, ce qui est mieux, après l'avoir coupé circulairement avec des ciseaux.

Il est à remarquer que la seconde méthode diffère beaucoup de la première. Quand on enlève l'épiderme, bien que la cicatrisation ne se fasse pas plus longtemps attendre, qu'elle soit même quelquefois moins longue, la plaie étant tout à coup au contact de l'air, le malade éprouve une douleur excessivement vive que l'on peut éviter avec quelques précautions.

Il arrive souvent que les sujets sont très irritables et qu'il faut user de grandes précautions pour enlever l'épiderme, opération excessivement douloureuse. Il est bon d'appliquer alors sur le vésicatoire un cataplasme émollient; l'épiderme se détache le lendemain avec une facilité beaucoup plus grande, et l'on panse avec du linge ou un papier brouillard enduit de cérat. On emploie aussi le beurre frais; mais il ne tarde pas à rancir et à produire une irritation qui retarde la guérison. Quand on ne veut pas enlever l'épiderme, on perce, avec une lancette ou avec des ciseaux, la phlyctène dans le point le plus déclive, pour donner issue à la sérosité accumulée au-dessous, et l'on fait le pansement comme il a été dit plus haut. Dans les deux cas la guérison ne se fait pas longtemps attendre; trois à six jours sont le plus souvent suffisants.

Douglas Maclagan prescrit un mode de pansement qui épargne des douleurs aux malades, et rend très rapide la guérison des vésicatoires. Voici comment il procède :

Après avoir laissé l'emplâtre en place pendant le nombre d'heures suffisant pour produire la vésication, il l'enlève et le remplace par un cataplasme de mie de pain et de lait, qu'il laisse appliqué pendant deux heures. Lorsque le cataplasme est enlevé, si l'épiderme ne se déchire pas de lui-même, on le déchire de manière à donner issue au liquide, puis on recouvre immédiatement la plaie avec une épaisse couche de coton. Si au bout de quelques heures cet appareil est imbibé par la sérosité qui s'écoule du vésicatoire, on en enlève le plus qu'on peut sans détacher l'épiderme, et on le remplace par une nouvelle couche de coton. Lorsqu'un nouvel épiderme s'est formé, celui que le vésicatoire avait soulevé vient avec le coton et l'on trouve au-dessous de lui une surface cicatrisée, lisse et polie.

Dans beaucoup de cas, le vésicatoire peut n'être appliqué que pendant cinq ou six heures, même chez l'adulte. Après avoir retiré l'emplâtre, on place à la surface de la peau une épaisse couche d'ouate qu'on maintient à l'aide d'un bandage approprié. L'inflammation cutanée résultant de l'application du vésicatoire continue, les phlyctènes apparaissent et il suffit de les percer pour donner issue au liquide exhalé sous l'épiderme. Les parties trop humides du pansement ouaté sont renouvelées, en ayant bien soin de ménager la couche épidermique soulevée. Grâce à ce procédé, le vésicatoire volant peut très rapidement guérir, ce qui dans certains cas est d'une utilité incontestable.

Ajoutons que dans le pansement des vésicatoires volants nous préférons l'emploi de la ouate au cérat classique.

Le premier pansement d'un vésicatoire mérite une grande attention : en effet, la méthode de pansement sera le plus souvent subordonnée à la maladie que le vésicatoire sera destiné à combattre. Si l'on veut, comme le fait remarquer Martin-Solon, sortir le malade d'un état comateux profond, il faut, après avoir incisé la circonférence de la vésicule et même sans cette précaution, saisir l'épiderme et l'enlever rapidement. La douleur causée par le contact subit de l'air et des pièces du nouveau pansement sur les houppes nerveuses du derme, excite fortement le système nerveux, cause un ébranlement salutaire, renouvelle et augmente la fluxion sur la surface du vésicatoire. Lorsque au contraire la douleur causée par la vésication est suffisante et qu'il faut en épargner de nouvelles au malade, on incise circulairement la vésicule pour faire sortir la sérosité, et l'on applique par-dessus l'épiderme une compresse enduite de beurre ou de cérat que l'on a eu la précaution de chauffer pour mettre la température en rapport avec la peau.

Si, au moyen de ce vésicatoire, on veut obtenir l'évacuation d'une certaine quantité de sérosité, de manière à déterminer une émission séreuse, comme le professait Velpeau, la grandeur du vésicatoire doit dépasser la partie malade de quelques centimètres dans tous les sens.

Les pansements consécutifs des vésicatoires volants sont

excessivement simples. Un linge, un morceau de papier brouillard enduit de cérat, de la ouate suffisent dans tous les cas; au bout de deux ou trois jours, l'épiderme soulevé par la sérosité se détache : ce fait ne présente aucune indication particulière, car à cette époque la surface dénudée, si elle n'est pas tout à fait cicatrisée, n'est plus douloureuse. Au bout de quatre ou cinq jours la cicatrisation est généralement complète.

Les vésicatoires volants ne laissent point après eux de cicatrice; toutefois ils peuvent déterminer une coloration plus foncée de la peau, une sorte de tache pigmentaire persistante (Robert).

Il arrive quelquefois qu'au lieu d'une seule phlyctène remplie d'une sérosité citrine, il en existe plusieurs, soit que les adhérences de l'épiderme avec le derme n'aient pas été complètement détruites, soit que l'irritation de la surface cutanée n'ait pas été partout égale. Il faut alors ouvrir toutes les phlyctènes les unes après les autres, et faire écouler la sérosité, comme nous l'avons dit tout à l'heure.

§ 2. — Vésicatoires permanents.

Les *vésicatoires permanents* sont ceux qui doivent suppurer. Les premiers pansements du vésicatoire permanent sont exactement les mêmes que ceux des précédents, seulement il faut toujours avoir soin d'enlever l'épiderme. Cependant, si chez des personnes à sensibilité très vive on était obligé de laisser l'épiderme, il ne faudrait pas trop s'en préoccuper, car on peut l'enlever le lendemain : alors il se détache avec facilité et sans causer de douleurs trop vives.

Les pansements consécutifs sont généralement renouvelés toutes les vingt-quatre heures et sont principalement faits le matin; les malades et les personnes qui les entourent sont moins gênés par l'odeur qu'exhalent toujours les vésicatoires, même ceux qui sont traités avec le plus grand soin. Ces pansements se font avec de la pommade aux cantharides, au garou, à la sabine, en un mot, avec une pommade irritante, ou bien avec des taffetas irritants préparés à l'avance. La pommade à la sabine est spécialement employée en Angleterre; en France, on se sert plutôt de pommade aux cantharides ou au garou. Je ne m'arrêterai pas à décrire ces diverses pommades; je dirai seulement que la pommade épispastique verte, qui contient des cantharides en nature, est la plus active, et qu'elle agit davantage sur les voies urinaires; que la pommade épipastique jaune a une action moins énergique que la précédente, ne renferme que le principe actif de la cantharide, et, par conséquent, n'irrite pas autant la vessie que la précédente; enfin que la pommade au garou est la moins active de toutes. Quant aux taffetas et aux papiers vésicants préparés à l'avance, ils sont fort commodes, produisent le plus souvent tout l'effet désirable. Bien plus, lorsque les vésicatoires sont trop douloureux, on leur incorpore de l'extrait d'opium ou de belladone, afin de calmer l'irritation. On a aussi préparé des papiers vésicants plus actifs les uns que les autres, et pouvant être employés selon les indications.

Comme le vésicatoire permanent doit suppurer quelquefois pendant longtemps, il faut faire attention à plusieurs particularités. D'abord on empêchera l'emplâtre qui doit déterminer la vésication, ou les pièces d'appareil qui supportent la pommade, de se déplacer. On y arrive en les maintenant solidement fixées avec des bandelettes de diachylon qui viennent se croiser sur le milieu de l'emplâtre. Il faut encore prendre soin de ne pas irriter la peau saine qui est autour du vésicatoire, car il pourrait arriver que l'action de la pommade épispatique fût assez considérable pour déterminer la vésication des téguments, et alors le vésicatoire s'agrandirait outre mesure. On évite facilement cet accident en taillant dans un linge une lunette de la grandeur du vésicatoire, et en appliquant le papier brouillard enduit de pommade par-dessus la lunette; de cette manière, il n'y a que la surface que l'on veut faire suppurer qui soit en contact avec la pommade, et la peau environnante se trouve complètement garantie par la lame de linge.

Il arrive quelquefois que le vésicatoire ne suppure pas ou suppure mal au bout d'un certain temps; cela tient, ou à ce que la pommade n'est pas assez irritante, ou à ce qu'elle l'est trop. Dans le premier cas, on peut facilement y porter remède en augmentant l'énergie de la pommade; dans le second, on peut la rendre moins forte en y ajoutant un peu de cérat ou d'axonge. Mais lorsque le vésicatoire est trop irrité, il se couvre d'une couche blanche pseudo-membraneuse, que l'on enlève bien facilement en plaçant sur le vésicatoire de petits cataplasmes de fécule de pommes de terre ou de farine de riz.

Lorsque ces pseudo-membranes sont peu épaisses, on peut les enlever en passant une lame mince entre le derme et la fausse membrane; il s'écoule un peu de sang, ce qui procure un dégagement avantageux.

Quand il existe des fongosités molles, décolorées, il faut les réprimer avec le nitrate d'argent. Mais il peut arriver que ces fongosités se développent avec une telle rapidité, que la cautérisation ne soit plus suffisante; on doit alors les exciser avec des ciseaux courbes sur le plat. Il arrive même, quand on ne fait pas attention, que la cicatrisation ait lieu par-dessus ces fongosités, et que la cicatrice présente des tumeurs pédicellées qui la rendent difforme. Ce n'est que sur de vieux vésicatoires que cet accident peut se rencontrer.

Si le vésicatoire était trop douloureux, il faudrait incorporer de l'opium à la pommade; si la surface était pâle, on l'exciterait légèrement avec du quinquina; enfin, s'il se formait des escarres gangreneuses, on emploierait le charbon, le citron, etc.; en un mot, on le traiterait comme une plaie gangrenée.

Lorsque la suppuration est trop abondante ou trop fétide, on renouvelle plus souvent les pansements; on pourrait, dans le second cas, incorporer à la pommade une certaine quantité de charbon porphyrisé. Si la surface du vésicatoire est saignante et douloureuse, on calmera l'irritation avec les cataplasmes émollients.

L'exhalation sanguine se produit-elle sans douleurs, on pourra toucher la surface de la plaie avec un crayon de nitrate d'argent, ou la couvrir avec une poudre astringente de ratanhia ou de quinquina.

Souvent, enfin, les ganglions lymphatiques, auxquels vont se rendre les vaisseaux irrités par la présence du vésicatoire, se tuméfient; il suffit de diminuer l'excitation du vésicatoire et d'appliquer des cataplasmes émollients sur la tumeur ganglionnaire.

Des accidents du côté des voies urinaires peuvent être causés par la pommade dans laquelle seraient incorporées des cantharides; on lui substituerait alors de la pommade au garou ou à la sabine.

Il faut éviter que la partie sur laquelle se trouve appliqué un vésicatoire exécute des mouvements trop violents. De plus, elle doit être garantie contre les chocs à l'aide d'un bandage à plaque. Enfin, quand on prendra un bain, on y plongera la partie couverte des pièces de pansement, et l'appareil sera changé en sortant de l'eau.

Lorsque le vésicatoire permanent a suppuré pendant assez longtemps, le derme se trouve profondément altéré à sa surface et à une profondeur plus ou moins grande : il en résulte après la cicatrisation des traces ineffaçables, analogues à celles que produisent les brûlures aux 3e et 4e degrés.

§ 3. — **Vésicatoires appliqués à la méthode endermique.**

On applique souvent sur les téguments de petits vésicatoires pour dénuder la surface du derme, afin de faire absorber par la peau des substances médicamenteuses.

Les moyens d'établir les vésicatoires destinés à absorber ne diffèrent pas de ceux que nous avons indiqués dans les deux paragraphes précédents; cependant M. Lambert, à qui l'on doit d'avoir généralisé et fait un corps de doctrine de cette méthode si souvent en usage de nos jours, repousse les vésicatoires faits avec l'eau bouillante. L'action de cet agent, dit-il, est incertaine; de plus, l'eau bouillante mortifie le plus souvent la surface du derme, de sorte qu'il ne peut plus absorber. Il conseille, afin d'épargner la douleur de la vésication, d'entourer les vésicants de cataplasmes émollients.

Lorsque, après avoir enlevé l'emplâtre vésicant, on trouve une phlyctène intacte, on peut faire une incision de l'épiderme à la partie la plus déclive de la phlyctène, et glisser le médicament par cette petite ouverture : tel est certainement le meilleur moyen de faire absorber les médicaments, car l'action de l'air sur le derme dénudé n'a en aucune façon modifié sa faculté d'absorber. Lorsque l'on ne peut user de ce procédé, on se contente d'enlever l'épiderme, et de placer sur le derme la substance destinée à être absorbée.

La présence du corps étranger sur le derme mis à nu détermine une irritation qui se manifeste par la formation d'une pellicule plus ou moins épaisse; celle-ci se reproduit à chaque pansement, jusqu'à ce que la suppuration soit définitivement établie. Cette fausse membrane doit être enlevée chaque jour. Des concrétions couenneuses se manifestent même après l'établissement de la suppuration; dans quelques circonstances on est obligé, pour les faire disparaître, de faire usage de l'eau chlorurée.

On a remarqué que l'absorption était moins active lorsque l'inflammation était très violente; de plus, lorsqu'un exutoire existe depuis longtemps, qu'il est couvert de bourgeons charnus, de fongosités, il absorbe peu : aussi conseillons-nous de le remplacer.

Le siège de l'exutoire n'est pas indifférent : ainsi on a remarqué que l'action du médicament absorbé était d'autant plus énergique que le vésicatoire était plus rapproché du point malade. M. Lambert a observé que l'absorption était plus active à la partie interne qu'à la partie externe des membres; qu'elle s'exerçait mieux le soir que la nuit, dans les temps humides que dans les temps secs, en été qu'en hiver.

L'étendue du vésicatoire présente aussi une grande importance; elle doit être proportionnée à la quantité de substance que l'on veut administrer. M. Bailly pense qu'on retirera plus d'avantages de l'application des médicaments sur un grand nombre de petites surfaces, que de celle qui aurait lieu sur un exutoire unique qui les égalerait toutes en étendue.

Le médicament sera appliqué de préférence sur les points les mieux dénudés : on choisira la substance qui jouit de propriétés actives à petites doses : s'il est possible, celle-ci sera réduite en poudre impalpable. Si le topique est trop irritant, il sera mélangé à de la gélatine ou à de l'axonge. Les liquides seront versés lentement et goutte à goutte, les corps résineux seront étalés comme des emplâtres. La dose des médicaments sera graduellement élevée, lorsque l'affection pour laquelle ils auront été utilisés le nécessitera.

On peut aussi appliquer sur le derme dénudé des papiers dits médicamenteux. On les prépare en imbibant une certaine étendue de papier non collé avec une quantité connue du principe actif dissous, soit dans l'eau, soit dans l'alcool, etc.

On conçoit que, divisant cette feuille de papier en carrés égaux, on peut doser exactement la quantité de médicament contenue dans chaque carré, et, par cela même, appliquer facilement à la surface des vésicatoires de très petites doses de substances actives.

Les papiers médicamenteux ont été tout d'abord préparés avec l'atropine, non pour appliquer sur le derme dénudé, mais pour introduire sous les paupières, afin d'obtenir la dilatation de la pupille. C'est un pharmacien anglais qui, le premier, eut cette idée; depuis leur emploi a été généralisé et on les a proposés pour l'introduction des matières actives par la méthode endermique.

Nous ne pouvons nous arrêter à décrire l'action des médicaments administrés par la méthode endermique, nous signalerons cependant quelques observations faites par M. Lambert.

L'extrait de scille, la strychnine et l'émétique sont les médicaments qui entretiennent le mieux la suppuration des surfaces;

la quinine, la morphine, l'extrait de jusquiame occupent le second rang. Parmi les substances qui ont une action dessiccative, nous pouvons noter le protochlorure de mercure et l'acétate de plomb. « Il est à remarquer que la propriété qu'a tel ou tel médicament de faire suppurer ou dessécher une surface, ne paraît pas en raison directe de l'irritation qu'il produit, car les principes qui nous ont paru les plus douloureux au contact sont l'extrait de jusquiame, l'extrait de belladone, le protochlorure de mercure et l'iode. Ces deux dernières substances ont produit la mortification des points sur lesquels elles avaient reposé [1]. »

La dose d'extrait de belladone que l'on peut mettre sur la surface du vésicatoire ne doit pas dépasser 60 centigrammes, et il convient de commencer par une quantité moindre, autrement on voit survenir du délire et quelques-uns des accidents propres à l'intoxication par les solanées vireuses.

« Il est une chose dont on doit prévenir les praticiens : c'est que l'application de l'extrait de belladone sur le derme dénudé cause de très vives douleurs. Pour y obvier, nous avons l'habitude d'enduire d'extrait un morceau de toile fine que nous appliquons du côté où nous n'avons pas mis d'extrait. Nous recouvrons le tout d'un morceau de sparadrap agglutinatif : l'extrait se dissout ainsi peu à peu et ne cause pas de douleur [2]. »

L'application des médicaments sur la surface dénudée du derme détermine deux effets bien tranchés, une action topique immédiate et une action consécutive à l'absorption. Le premier effet généralement irritant, consiste ordinairement en un prurit ou une sensation de brûlure qu'accompagnent la rougeur et l'injection des parties dénudées. Le second effet se manifeste dix minutes, une, deux, trois heures après les applications : il s'annonce, en général, par un sentiment de chaleur qui se répand de la partie dénudée vers la cavité splanchnique la plus voisine et qui de là se propage dans toute l'économie en suivant le trajet des principaux troncs vasculaires et nerveux [3].

Dans les cas où des accidents se déclarent à la suite de l'application des médicaments, la première indication est de

1. Lambert, *Essai sur la méthode endermique*, p. 18.
2. Trousseau et Pidoux, *Traité de thérapeutique et de matière médicale*, t. II, p 69, 2e édition.
3. Lambert, *loc. cit.*, p. 23.

lever le pansement, de laver la surface de l'exutoire; on peut ensuite le couvrir d'une substance qui neutralise le poison ou en suspende les effets. M. Barry propose d'appliquer une ventouse sur la surface absorbante; M. Bouillaud a démontré que la compression de l'exutoire pouvait être efficace

CHAPITRE VI

CAUTÉRISATION.

La cautérisation est une opération à l'aide de laquelle on désorganise rapidement les tissus vivants, soit à l'aide de la chaleur, soit à l'aide de certains agents chimiques, soit enfin en se servant du courant électrique.

Les substances qui désorganisent les tissus par action chimique sont dites *caustiques* ou *cautères potentiels*. Tous les instruments ou appareils rougis au feu sont dits *cautères actuels* ou sont simplement appelés *cautères*[1]. Enfin, l'action cautérisante de l'électricité sera étudiée plus loin sous la dénomination de *galvano-caustique*.

§ 1. — **Caustiques**.

Les caustiques sont des substances qui en contact avec les tissus vivants se combinent avec eux, ou leur empruntent une partie des éléments qui les constituent. De là une décomposition dont le résultat fatal est la désorganisation des parties soumises à leur action et la formation d'une *escarre* ou portion de tissu mortifiée.

Les anciens divisaient les caustiques en deux sections : les *escarrotiques* qui agissent profondément sur les tissus vivants, et les *cathérétiques* dont l'action est beaucoup moindre. Cette division n'est pas admissible, en ce sens qu'on ne peut déterminer nettement la limite de ces deux ordres de substances, et qu'en outre l'action cautérisante est fréquemment subordonnée à la quantité de caustique employée et à la durée de son application.

1. On doit en rapprocher la cautérisation avec le *cautère à gaz* et avec le *thermo-cautère*.

Les caustiques sont utilisés à l'état solide, mou et liquide. Nous allons décrire les principaux de ces agents et indiquer la manière de les employer.

1° *Caustiques solides.* — a. *Potasse caustique, pierre à cautère.* — La potasse caustique, préparée à la chaux ou à l'alcool, est un des caustiques solides dont on fait le plus fréquent usage. On l'emploie : 1° pour établir des cautères ou fonticules, comme nous le verrons plus loin dans un paragraphe spécial; 2° pour ouvrir des abcès, lorsque par exemple les malades pusillanimes ont peur de l'instrument tranchant, ou bien lorsque les abcès sont situés trop profondément. On s'en sert encore quand on a besoin d'établir des adhérences entre les diverses couches qu'il faut traverser, à l'abdomen, par exemple, dans les abcès du foie. En outre il est certains abcès froids qui doivent être ouverts avec la potasse caustique.

La règle à suivre dans l'application de ce caustique est exactement la même dans tous les cas.

La première chose à faire est de bien saisir l'indication qui se présente. Veut-on avoir une ouverture étroite dans un abcès froid, il faut user du moyen employé pour la formation d'un cautère. Si, au contraire, on doit faire une large ouverture, on pratique sur un morceau de diachylon une fente un peu moindre que la longueur que l'on veut donner à la solution de continuité; puis on place sur cette ouverture de petits fragments de potasse caustique gros comme une tête d'épingle au plus, et on les recouvre d'un plumasseau de charpie afin que le liquide qui résulte de la liquéfaction de la potasse ne fuse pas dans les parties latérales et n'aille pas les cautériser. Toutes ces parties sont maintenues en rapport avec une plus large pièce de diachylon, et l'on applique l'appareil ainsi disposé sur l'abcès que l'on veut ouvrir. Au bout de peu de temps on a produit, de cette manière, une escarre allongée et à laquelle on a pu donner une direction déterminée. Bientôt cette escarre se détache et le pus sort par la plaie; il faut ajouter que si l'escarre tardait trop à se détacher, ou si le pus ne coulait pas à travers elle, on fendrait l'escarre avec un bistouri.

S'agit-il d'ouvrir un abcès situé profondément dans l'abdomen, un abcès ou un kyste hydatique du foie, un abcès de la fosse iliaque, par exemple, il faut appliquer un morceau de potasse caustique, ainsi qu'il a été dit tout à l'heure. Il se forme une escarre que le lendemain ou deux jours après on divise avec le bistouri; on réapplique une seconde fois un fragment de potasse de la même manière, et l'on continue jusqu'à ce qu'on soit arrivé au foyer. L'action du caustique irrite la peau et la membrane séreuse sous-jacente, les deux feuillets en contact contractent des adhérences; il est alors facile d'évacuer le foyer sans qu'il y ait crainte de voir le liquide s'épancher dans la cavité abdominale. Tel est le procédé de Récamier pour évacuer les kystes du foie, et celui de Bégin pour vider les abcès du même organe.

La potasse caustique est employée quelquefois pour cautériser les plaies; mais alors il vaut mieux se servir du nitrate d'argent, et s'il y avait un virus à détruire, un caustique liquide serait bien préférable.

La potasse caustique appliquée sur la peau forme en l'espace de quelques heures une escarre noirâtre qui en occupe toute l'épaisseur et s'étend rarement au tissu cellulaire souscutané. Il est à remarquer que, quelle que soit la quantité de potasse, l'escarre n'est jamais beaucoup plus profonde, mais qu'elle s'étend en surface. Aussi, a-t-on employé un trop gros morceau de potasse, on doit lever l'appareil au bout de cinq ou six heures, car la potasse fondrait et irait cautériser au loin, ce qu'il faut éviter. Le plumasseau dont on recouvre le fragment de potasse, et qui est placé entre les deux morceaux de diachylon, a pour but d'absorber le liquide et de l'empêcher de fuser. Il est encore à remarquer que la potasse se combine avec l'escarre, que, par conséquent, celle-ci n'a pas perdu toutes ses propriétés caustiques, et que, si on la lavait avec trop peu d'eau, il y aurait une certaine quantité de liquide qui irait désorganiser la peau au delà du point où l'on veut limiter la cautérisation.

b. *Azotate d'argent.* — L'azotate d'argent est le caustique le plus souvent employé; son usage est tellement répandu que, renfermé dans un étui appelé *porte-pierre* (figure 13), il doit toujours se trouver dans la trousse du chirurgien.

On l'emploie sous la forme de petits crayons que l'on coule dans une lingotière; dans quelques cas ces crayons doivent être taillés ainsi qu'il a été dit à l'article COLLYRES (page 88), c'est lorsqu'on ne veut porter la cautérisation que sur une surface peu étendue.

L'usage du nitrate d'argent a nécessité la confection d'appareils spéciaux : tels sont les *porte-caustique* pour la cautérisation des rétrécissements du canal de l'urètre; l'*anneau de Sanson* pour cautériser la conjonctive tout autour de la cornée. L'ouverture de cet anneau est assez large pour que toute la cornée soit, au centre de l'instrument, à l'abri de l'action du caustique; le pourtour de cet anneau est creusé en gouttière sur une de ses faces, de telle sorte que l'on puisse couler du nitrate d'argent dans sa cavité[1].

L'azotate d'argent cautérise moins profondément que la potasse, et son action est beaucoup plus rapide. Ce sel forme sur la peau des escarres d'un violet noir très foncé, sur les surfaces en suppuration des escarres blanches très minces, qui se détachent chaque jour. Si l'on veut cautériser une surface sèche, on doit avoir soin de mouiller le crayon; dans le cas contraire, le caustique, se trouvant délayé dans une trop grande quantité de liquide, ne produirait plus un résultat suffisant : aussi faut-il essuyer les plaies que l'on veut cautériser, et avoir soin d'étancher le sang qui s'écoule des vaisseaux quand on veut arrêter une hémorragie au moyen de l'azotate d'argent. Lorsqu'on s'est servi de ce caustique, on doit toujours avoir la précaution de l'essuyer; car, d'une part, il se couvrirait d'une croûte qui plus tard empêcherait son action; d'autre part, si l'humidité était trop grande, une certaine quantité de caustique pourrait se dissoudre.

Le nitrate d'argent sert pour cautériser les bourgeons charnus fongueux à la surface des plaies; non seulement la cautérisation enlève une couche très mince de leur surface, mais encore elle les stimule et change la nature de la suppuration.

A cet égard, il nous paraît utile de faire une remarque, c'est qu'on ne doit pas frotter le crayon de nitrate sur les surfaces bourgeonnantes, mais simplement les toucher d'une façon successive. De plus, il faut toujours avoir grand soin de ne pas passer le caustique sur la mince pellicule blanchâtre située à la périphérie des plaies, pellicule qui est l'indice d'une cicatrisation en voie de formation et qui serait fatalement détruite par le caustique lunaire.

On emploie encore le nitrate d'argent pour arrêter l'hémorragie à la suite de l'application des sangsues ou de l'ouverture d'un petit vaisseau, pour cautériser les ulcérations de la cornée, pour faire avorter les pustules de la variole, détruire

1. Cette pratique est presque tout à fait abandonnée par les ophtalmologistes modernes, et à juste titre, croyons-nous.

les rétrécissements de certains conduits excréteurs, enflammer les canaux fistuleux, et en faire adhérer les parois, etc.

Il serait trop long d'énumérer les cas dans lesquels on se sert du nitrate d'argent, mais je dois m'arrêter un instant sur la cautérisation des piqûres anatomiques. « On cautérise généralement ces sortes de blessures, soit avec le nitrate d'argent, soit avec le beurre d'antimoine. Nous croyons cette pratique plus nuisible qu'utile, parce que nous avons remarqué que, quand les accidents suivent une piqûre anatomique, presque toujours il y a coïncidence avec une prédisposition du sujet. La cautérisation est toujours suivie d'une petite inflammation, et même d'un peu de suppuration lors de la chute de l'escarre. L'inflammation paraît plus ou moins vive, et même, selon la disposition du sujet, se propage aux vaisseaux lymphatiques, de là aux veines, et occasionne le développement d'accidents très graves qui malheureusement enlèvent chaque année plusieurs élèves en médecine.

» Nous croyons beaucoup plus utile de faire saigner la petite plaie, de la laver à grande eau; le sang, en s'écoulant, entraîne une partie du venin que le scalpel a pu déposer, l'eau et la succion enlèvent le reste. Pour notre compte, nous n'avons jamais agi autrement dans ces circonstances, et nous savons que ceux qui s'occupent le plus de préparations anatomiques n'emploient jamais d'autre méthode. Nous ne voulons pas dire cependant qu'elle puisse être à l'abri d'accidents, mais nous sommes convaincu qu'elle les provoquera moins souvent[2]. »

L'autorité de M. Monod en pareille matière est trop puissante pour qu'il soit nécessaire de commenter sa manière de voir sur ce sujet. Quant à nous, nous pensons que la cautérisation des piqûres anatomiques est plus nuisible qu'utile.

L'indication est de faire saigner la plaie, de la laver et d'en faire la succion, surtout lorsqu'il s'agit d'une simple piqûre.

L'application du nitrate d'argent sur les plaies est quelquefois suivie de vives douleurs. Aussi, lorsqu'on doit faire une cautérisation un peu étendue, ou bien lorsque l'on veut porter le caustique sur le globe de l'œil, doit-on avoir soin de tenir prêts un bassin contenant de l'eau fraîche et une petite compresse ou une éponge fine, afin de laver la surface cautérisée et de dissoudre le nitrate d'argent qui resterait sur la plaie,

1. *Dictionnaire des études médicales*, t. IV, p. 254, art CAUTÉRISATION, par M. Monod.

dans une quantité de liquide assez grande pour que la solution n'exerce aucune action caustique. A cet égard, il est encore plus indiqué d'employer une solution étendue de sel marin qui décompose l'azotate d'argent en excès et le transforme en chlorure presque neutre.

Dans les hypertrophies de certains organes, lorsque l'on veut constater leur changement de volume, on se sert du nitrate d'argent pour en marquer les limites. Le nitrate d'argent cautérise l'épiderme, en change la couleur sans qu'il en résulte le moindre inconvénient ou la moindre douleur pour les malades, et la trace du crayon reste assez longtemps pour faire constater l'action des médicaments sur l'organisme, mais pas assez pour que la durée des marques noires puisse gêner le malade en quoi que ce soit. Depuis plusieurs années, Piorry a remplacé, pour cet usage, le nitrate d'argent par des crayons spéciaux, qu'il désigne sous le nom de *crayons dermographiques*.

Pour obvier à la trop grande énergie de l'azotate d'argent et à l'insuffisance du sulfate de cuivre dans certaines cautérisations pratiquées sur les paupières, nous avons déjà dit (p. 88) qu'on a imaginé des crayons dans lesquels l'azotate de potasse est mélangé à l'azotate d'argent dans une proportion en rapport avec l'effet que l'on veut produire. Ces cylindres caustiques, peu altérables à l'air, se conservent et se taillent absolument de la même manière que les cylindres de nitrate d'argent pur.

Dans le but de rendre plus énergique la cautérisation avec le crayon de nitrate d'argent, M. le docteur Thorel[1] imagina de retoucher la partie cautérisée avec un cylindre de zinc métallique. L'escarre primitivement d'un gris blanchâtre devient noire, ce qui résulte de la précipitation d'argent métallique, et le malade accuse une douleur plus intense, due très certainement à l'action de l'azotate de zinc.

Ce procédé de cautérisation, excellent pour détruire les végétations des organes génitaux, a été attribué à tort au professeur Corradi, de Padoue[2].

c. Le *sulfate de cuivre cristallisé* et taillé en crayon est un autre caustique solide employé surtout pour traiter les maladies des yeux et des paupières. On s'est aussi servi des crayons de *sulfate de cuivre fondu*, mais la difficulté était de lui faire

1. *Journal de méd. et de chirurgie pratiques*, p. 355, 1873.
2. *Revue de thérap. méd. chirurg.*, p. 248, 1875.

garder son eau de cristallisation. Pour arriver à ce résultat, M. Mariano Louet a proposé de fondre le sulfate cuprique avec de l'alun à base de potasse; voici les proportions qu'il emploie:

Sulfate de cuivre....................	30 grammes
Alun de potasse......................	15 —

Quand la fusion est complète, il suffit de couler le mélange dans une lingotière pour obtenir les crayons.

D'autres caustiques sont appliqués en poudre sur des fongosités : tels sont le *deutochlorure de mercure*, l'*acide arsénieux*, le *nitrate de mercure;* mais ils sont le plus souvent employés à l'état mou, ou en solution. Nous ne nous arrêterons pas davantage sur ces caustiques, nous dirons seulement que les anciens se servaient fréquemment de *trochisques* de minium, de précipité rouge, etc.; qu'ils plaçaient, soit dans les fistules, espérant en détruire les callosités; soit dans les tumeurs dites cancéreuses, afin d'amener la destruction du tissu anormal par la cautérisation.

d. *Caustique à la gutta-percha et au chlorure de zinc.* — L'ablation des tumeurs par les caustiques a dans ces derniers temps préoccupé vivement les chirurgiens; ils avaient surtout en vue de prévenir les érysipèles et les hémorragies. Ce n'est pas ici le lieu d'examiner les avantages et les inconvénients de ce mode opératoire, nous n'avons pas non plus l'intention de discuter la question de priorité pour tel ou tel procédé, nous nous contenterons d'exposer le *modus faciendi* et de signaler la substance employée pour obtenir la séparation de la tumeur. Nous exposerons donc dans ce paragraphe la méthode de MM. Maunoury et Salmon, c'est-à-dire l'application du *caustique à la gutta-percha et au chlorure de zinc*, et, dans le paragraphe suivant, nous examinerons cette espèce de cautérisation que MM. Girouard et Maisonneuve ont généralisée sous le nom de *cautérisation en flèches*.

Le caustique de MM. Maunoury et Salmon est constitué par la combinaison à la gutta-percha d'une quantité de chlorure de zinc proportionnée à la puissance de l'action que l'on veut produire. Le caustique préparé est taillé en lanières à l'aide desquelles on embrasse la tumeur dont on veut faire l'ablation. C'est à l'aide de lanières semblables que ces auteurs ont fait la section de toutes les parties molles d'un membre, afin d'en pratiquer l'amputation.

Leur manière de procéder est simple : ils commencent par escarrifier la peau à l'aide du caustique Filhos solidifié; le caustique est laissé en place pendant dix minutes à un quart d'heure, les parties voisines sont protégées par deux bandelettes de linge enduites d'onguent de la mère; lorsque la peau est peu épaisse, on se contente de promener le crayon jusqu'à la gélatinification des téguments. Dans le fond de l'escarre on place une lanière de caustique ayant à peu près le tiers de la largeur de l'escarre. Dans les séances suivantes, la partie escarrifiée est durcie et déprimée assez profondément; sur celle-ci, on fait avec des ciseaux une ouverture dans laquelle on passe une des lames de l'instrument, et l'on coupe sans effusion de sang, puis on continue à placer des lanières caustiques jusqu'à ce que la tumeur soit détachée.

S'il s'agit de détruire des muscles, quand on veut pratiquer une amputation par exemple, comme le chlorure de zinc n'a qu'une action pénétrante légère, on fait avec un cylindre de caustique Filhos ou de potasse, fixé dans un porte-nitrate, des trouées profondes au sein de ces parties, à 1 ou 2 centimètres de distance l'une de l'autre; dans chaque trouée on place des clous de caustique au chlorure de zinc et l'on applique de nouvelles lanières. On continue ainsi jusqu'à ce que l'on soit arrivé jusqu'à l'os. Si la partie qui doit être détruite renferme une artère volumineuse, celle-ci est ménagée, c'est-à-dire que le caustique n'est appliqué qu'à une certaine distance du vaisseau, et lorsque toutes les parties molles ont été séparées, l'artère est coupée et liée, enfin on procède à la section de l'os à l'aide de la scie.

e. *Cautérisation en flèches.* — La cautérisation en flèches, dit M. Maisonneuve, diffère essentiellement de tous les autres modes de cautérisation, en ce que le caustique, au lieu d'être appliqué à l'extérieur des tissus, et d'agir sur eux de dehors en dedans, est, par une manœuvre spéciale, porté d'emblée dans leur profondeur, de manière à opérer leur destruction de l'intérieur à l'extérieur.

Choix du caustique. — Tous les caustiques solidifiables peuvent à la rigueur remplir le but que nous signalons. Mais celui qui est préféré de beaucoup à tous les autres est la pâte de Canquoin, qui joint à une grande puissance hémostatique l'avantage de n'avoir aucune propriété toxique, et de se prêter avec une merveilleuse facilité à toutes les formes et à tous les degrés de consistance que l'on peut désirer. Cette pâte est composée, de :

Chlorure de zinc.....................	1 partie
Farine de froment..................	3 parties
Eau..	Q. s.

Pour en former des flèches, on dispose d'abord cette pâte en une sorte de galette; on la divise ensuite en rayons ou en lanières de formes et de dimensions variables, suivant l'emploi auquel on les destine, puis, au moyen de la dessiccation, on donne à ces lanières la résistance et la solidité nécessaires à leur usage.

Formes des flèches. — Trois formes principales m'ont paru nécessaires, dit M. Maisonneuve, pour remplir convenablement les diverses indications que peut présenter la nouvelle méthode de cautérisation. De là :

1° Les flèches coniques, plus spécialement destinées à la cautérisation circulaire (fig. 389);

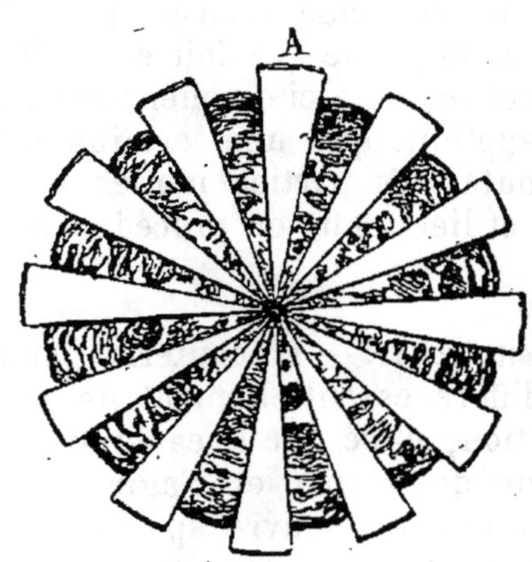

Fig. 389. — Flèches coniques pour la cautérisation circulaire.

2° Les flèches en lattes, affectées surtout à la cautérisation parallèle ou en faisceau (fig. 390);

3° Les flèches fusiformes, exclusivement réservées pour la cautérisation centrale (fig. 391).

Procédé d'introduction. — Lorsque les tissus que doivent traverser les flèches ont une consistance molle et friable, celles-ci présentent assez de résistance pour pénétrer directement dans leur profondeur. Mais quand le contraire a lieu, comme, par exemple, lorsqu'il s'agit de traverser la peau saine, ou bien encore des tissus lardacés et squirrheux, il devient nécessaire de leur préparer une voie en ponctionnant avec un bistouri pointu les parties qui offrent de la résistance.

Cette manœuvre est prompte et facile. Avec un peu d'habitude, on peut même l'exécuter sans la moindre effusion de sang, attendu que la flèche qui remplace la lame du bistouri obstrue la plaie d'une manière complète et s'oppose à toute hémorragie.

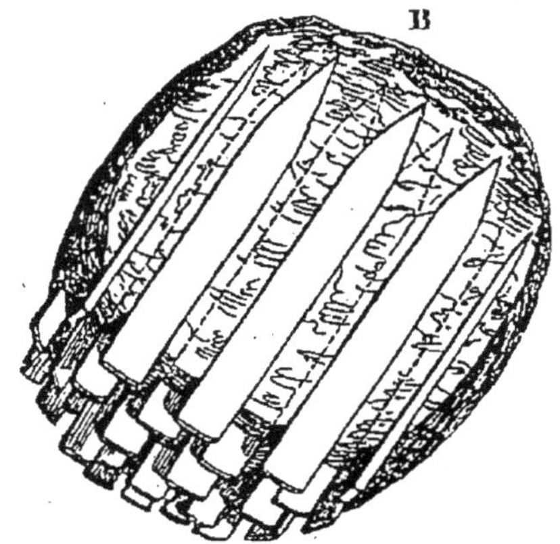

Fig. 390. — Flèches en lattes pour la cautérisation en faisceau.

Procédés divers de la méthode. — Ce mode de cautérisation se prête à des modifications nombreuses que nous pouvons

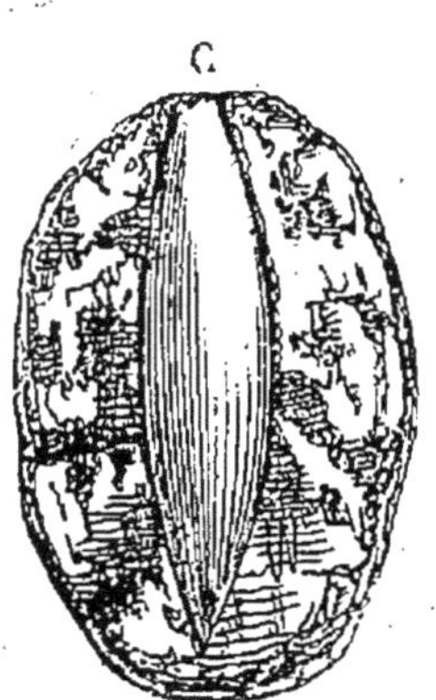

Fig. 391. — Flèche fusiforme pour la cautérisation centrale.

ranger en trois groupes principaux, sous les noms de : 1° *cau-*

térisation circulaire ou *en rayons;* 2° *cautérisation parallèle* ou *en faisceau;* 3° *cautérisation centrale.*

Cautérisation circulaire ou *en rayons.* — Dans ce procédé, on fait pénétrer les flèches caustiques à la base de la tumeur que l'on veut détruire, en les disposant suivant une ligne circulaire, et ayant soin de les espacer à leur point d'immersion de 1 centimètre environ l'une de l'autre. De cette manière, elles constituent par leur ensemble un plan qui circonscrit la tumeur et l'isole des parties saines. Comme la portion de tissu vivant comprise entre chaque flèche n'a qu'une faible épaisseur, sa destruction s'opère en un temps très court, et la tumeur, se trouvant ainsi privée de toute communication vasculaire ou nerveuse, cesse de vivre sans que le caustique ait le besoin d'en opérer la désorganisation directe (fig. 389).

Ce procédé produit d'emblée et en quelques heures la mortification des tumeurs les plus volumineuses; on n'agit, comme avec le bistouri ou la ligature, que sur une couche très mince de tissus; on ne détermine aucune effusion de sang; enfin il n'existe aucune réaction traumatique, et surtout on serait à l'abri des accidents terribles de l'infection purulente?

C'est particulièrement dans les tumeurs d'un certain volume et dans celles qui font une saillie prononcée à la surface du corps, comme les tumeurs du sein, que ce procédé trouve d'utiles applications.

Cautérisation parallèle ou *en faisceau.* — Dans ce deuxième procédé, les flèches caustiques sont enfoncées parallèlement entre elles par tous les points de la surface libre de la tumeur. Il en résulte qu'elles représentent ainsi dans l'intérieur des tissus une sorte de faisceau caustique, dans les interstices duquel les parties qu'il s'agit de détruire sont réduites à des lames de peu d'épaisseur et cèdent promptement à l'action désorganisatrice des flèches (fig. 390).

Comme on le voit, le deuxième procédé de la cautérisation en flèches opère la désorganisation directe des tumeurs en pénétrant leur masse tout entière. Ce procédé détermine une douleur plus vive que le précédent, mais il se prête à des applications spéciales du plus haut intérêt; il est utilisable surtout dans les tumeurs d'un accès difficile et qui, profondément enfoncées dans les chairs, ne font à la surface du corps qu'une faible saillie.

Cautérisation centrale. — Ce procédé consiste à introduire la flèche caustique au centre même de la tumeur qu'il s'agit de détruire. Le mode d'exécution est des plus simples : à l'aide d'un bistouri pointu, ou d'une espèce de fer de lance, on fait à la tumeur une ponction qui pénètre jusqu'un peu au delà de son centre. On peut même, si la chose paraît utile, creuser dans ce centre une sorte de petite cavité; puis, après avoir retiré l'instrument, on glisse à sa place une ou plusieurs flèches caustiques que l'on pousse jusqu'à ce qu'elles aient complètement disparu dans l'épaisseur des tissus (fig. 391).

Le caustique ainsi renfermé dans le centre de la tumeur, y détermine une escarre épaisse, sans manifester sa présence à l'extérieur par aucun trouble grave. L'orifice par lequel a eu lieu l'introduction de la flèche suffit pour donner issue à l'escarre, et, quand celle-ci est détachée, le chirurgien peut réitérer l'application du caustique, de manière à évider la tumeur de dedans en dehors et à la réduire à une sorte de coque dont l'affaissement et la cicatrisation s'opèrent ensuite graduellement.

Ce troisième procédé, moins puissant et moins énergique que les deux premiers, convient surtout pour la destruction de tumeurs superficielles, sans compromettre la peau qui les recouvre, comme les ganglions du cou, de l'aisselle, de l'aine.

2° *Caustiques mous.* — Les caustiques mous sont formés de caustiques solides pulvérisés, et réunis en une masse molle avec de l'eau, du miel ou un corps gras. Examinons ceux qui sont les plus usités :

a. *Pâte arsenicale, pâte du frère Côme, de Rousselot.* — Nous ne donnons pas les diverses formules des poudres arsenicales; nous ferons remarquer seulement qu'il entre dans leur composition une quantité notable d'acide arsénieux, un vingt-cinquième, quelquefois même un sixième dans la formule de Rousselot. Au moment de se servir de ces poudres, on les délaye dans un peu d'eau, jusqu'à consistance de bouillie, on étend la pâte avec un pinceau sur les surfaces ulcérées et on la recouvre avec un morceau d'agaric mouillé. Au bout de dix à vingt jours, l'agaric tombe avec l'escarre, et il arrive souvent qu'on trouve alors la cicatrice toute formée.

Des pâtes arsenicales produisent des escarres nettes bien circonscrites, mais elles ont un grave inconvénient : elles peuvent être absorbées, et alors déterminent des accidents d'empoisonnement. Aussi, quand on touche un ulcère dont la surface offre une étendue de plus de 3 centimètres carrés, faut-il diviser le traitement, afin de ne jamais exposer qu'une surface restreinte à l'absorption, et l'on ne cautérisera une nouvelle portion qu'après la chute de la première escarre.

Il est à remarquer que les pâtes arsenicales n'agissent que sur des chairs vives; quand les bords de l'ulcère sont calleux, il faut les aviver primitivement avec un vésicatoire.

La pâte arsenicale jadis très employée pour détruire les cancers détermine une douleur vive qui ne se dissipe le plus souvent qu'au bout d'un ou deux jours.

b. *Pâte de Vienne.* — La pâte de Vienne est faite avec la poudre de Vienne, formée de cinq parties de potasse caustique et de six parties de chaux vive, délayée avec un peu d'eau, mieux d'alcool, ou encore d'eau de Cologne.

M. Dujardin a remarqué que souvent le caustique de Vienne perd une grande partie de ses propriétés à cause des réactions chimiques qui ont lieu entre la potasse et la chaux, qui n'est jamais pure, et dont la composition varie suivant les localités; il a donc proposé de remplacer la poudre de Vienne par un des mélanges suivants :

1° Magnésie calcinée et potasse caustique, parties égales;
2° Argile séchée au feu et potasse caustique, parties égales;
3° Sable fin séché au feu et potasse caustique, parties égales;
4° Poudre impalpable de pierre ponce séchée au feu et potasse caustique, parties égales.

La pâte de Vienne est souvent employée pour établir des cautères, elle agit plus rapidement que la potasse caustique. Pour l'appliquer, on taille sur un morceau de diachylon une ouverture de la grandeur que l'on veut donner à l'escarre; on place le morceau de diachylon sur la peau et la pâte dans l'ouverture. Immédiatement après son application, le malade ressent une douleur assez vive, et au bout d'une demi-heure au plus toute l'action est produite, et l'on trouve une escarre noirâtre de la grandeur du rond que l'on a enlevé au diachylon. L'escarre tombe au bout de dix à douze jours.

« Les avantages du caustique de Vienne sont appréciés par tous les praticiens. Rapidité d'action, innocuité, voilà les utiles propriétés des caustiques potassiques. Mais à côté de ces avantages, la potasse présente l'inconvénient d'attirer vivement l'humidité, de tomber en deliquium, de diffluer, de produire des escarres irrégulières et non circonscrites. Le caustique de Vienne n'est pas déliquescent, son action est limitée au lieu d'application ; elle est plus énergique que celle de la potasse ; ce caustique ne présentait qu'un inconvénient, celui d'être très difficilement manié, à cause de sa consistance, et d'une application presque impossible pour les cautérisations utérines. Toutes ces difficultés viennent d'être vaincues par M. Filhos (Bouchardat). »

c. *Caustique Filhos.* — On fait fondre dans une cuiller de fer à bec et à manche 120 grammes de potasse caustique, on y ajoute, après la fusion, en deux ou trois fois, 40 grammes de chaux vive en poudre. On mélange avec une tige de fer, on chauffe jusqu'à parfaite fusion et l'on coule dans des tubes de plomb fermés d'un bout ayant environ 1 centimètre de diamètre.

« On conserve dans des tubes de verre ayant au fond quelques fragments de chaux vive. Pour employer le caustique, on découvre la longueur que l'on désire en entaillant le plomb avec un canif (Bouchardat). »

d. *Pâte au chlorure de zinc et d'antimoine, pâte de Canquoin.* — Cette pâte n'exerce sur l'économie aucune action vénéneuse, et peut être employée très commodément dans les mêmes conditions que la pâte arsenicale. Elle est formée d'un mélange de farine et de chlorure. L'humidité de l'air, rapidement absorbée par le chlorure, permet d'en faire une pâte assez résistante, très malléable, que l'on peut tailler pour lui donner la forme de la surface que l'on veut cautériser, et dont on peut graduer l'épaisseur selon la profondeur des tissus que l'on veut désorganiser. Si la quantité de farine que l'on ajoute au chlorure était assez considérable pour empêcher la pâte de se faire rapidement, on pourrait y ajouter un peu d'eau.

La *pâte de Canquoin* présente des degrés différents suivant le résultat que l'on veut obtenir. La pâte n° 1 est plus forte ; elle est formée de : farine, deux parties ; chlorure de zinc, une partie. La pâte n° 2 contient : farine, trois parties ; chlorure, une partie. La pâte n° 3, qui est la plus faible : farine, quatre parties ; chlorure de zinc, une partie.

Pour rendre cette pâte plus souple et plus active, on ajoute une demi-partie de chlorure d'antimoine : c'est ce qui constitue la *pâte antimoniale*.

L'application de cette pâte caustique cause une douleur très vive, suivie d'une violente inflammation autour de la plaie.

Cazenave et Devergie l'ont employée avec succès dans le traitement des lupus.

e. *Pommade au deutoxyde de mercure.* — Elle est d'un usage peu fréquent et peut causer, par absorption, des accidents de salivation.

f. On emploie encore comme caustique une substance inerte ou peu active combinée avec un acide puissant. Tels sont :

1. Le *caustique sulfo-safrané*, composé de : safran en poudre, 10 grammes, et acide sulfurique, 20 grammes. Velpeau se servait de cette substance dans les affections cancéreuses et les cancroïdes.

Pour faire usage de ce caustique, on étend avec une spatule, sur la partie que l'on veut détruire, une couche de 2 à 4 millimètres d'épaisseur, on la laisse à l'air et elle forme bientôt une croûte dure et noire comme du charbon, sonore et parfaitement sèche. Ce caustique ne peut être préparé longtemps à l'avance.

2. Le *caustique nitrique solidifié* de M. Rivallié.

M. Rivallié dispose dans un vase de terre des gâteaux de charpie dont les dimensions sont en rapport avec l'étendue du tissu qu'il veut détruire, et verse dessus, goutte à goutte, une certaine quantité d'acide nitrique à son plus haut degré de concentration. Du mélange de ces deux corps résulte une pâte gélatineuse à laquelle il donne la forme nécessaire pour qu'elle puisse s'appliquer facilement sur les tissus morbides, les tissus sains environnants étant protégés par des compresses mouillées. Le caustique est laissé en place pendant quinze ou vingt minutes, puis enlevé avec précaution ; on le remplace par des gâteaux de charpie imbibés d'eau, ou mieux d'une solution de sulfate acide d'alumine et de potasse ; ces gâteaux doivent être entretenus dans un état constant d'humidité.

Lorsque le chirurgien veut détruire une tumeur maligne volumineuse, il peut laisser le caustique en place pendant vingt-quatre heures ; dans ce cas on recouvre le caustique de gâteaux de charpie mouillée et l'on maintient le tout avec quelques compresses et une bande.

Les douleurs qui surviennent à la suite de l'emploi de ce caustique ne sont réellement vives que lorsqu'on est obligé d'attaquer la peau ; en effet, s'il agit sur des tumeurs ulcérées, les douleurs cessent au bout de deux ou trois heures. Lorsque le caustique est resté en place pendant vingt-quatre heures, on trouve le lendemain une escarre épaisse, jaune, de consistance de champignon et pouvant facilement s'enlever avec le bout d'une spatule. Cette cautérisation peut être renouvelée tous les jours jusqu'à destruction complète de la tumeur.

L'acide azotique a été quelquefois solidifié ou encore rendu pâteux par son mélange avec de l'amiante (Ferrand), de la fleur de soufre (Bourdin), du safran (Canquoin).

3° *Caustiques liquides.* — Les caustiques liquides agissent avec beaucoup de promptitude et d'énergie; on peut facilement les introduire dans des plaies étroites; ils se glissent dans les anfractuosités, et sont souvent d'une grande ressource pour détruire les virus ou les venins. Préférables aux caustiques solides dans ces derniers cas, leur emploi est beaucoup plus facile; car, agissant immédiatement, on peut enlever par le lavage le caustique qui reste sur la surface que l'on vient de cautériser, et il n'est pas à craindre, quand on prend quelque précaution, que la cautérisation s'étende loin de l'endroit où l'on veut l'appliquer.

Pour faire usage des caustiques liquides, on trempe dans la liqueur un pinceau fait avec quelques brins de charpie, ou mieux quelques brins d'amiante fixés à l'extrémité d'un petit morceau de bois ou de baleine. Si le caustique est énergique et si l'on veut produire une escarre superficielle, on enlève, en pressant sur le bord du vase, la plus grande partie du liquide contenu dans le pinceau, de manière que celui-ci ne soit que mouillé.

Si l'on veut cautériser une plaie étroite, il suffit de tremper un petit morceau de bois dans le liquide, et de déposer, dans l'intérieur de la plaie, la goutte qui reste à son extrémité.

Les caustiques liquides sont très nombreux :

a. *Acides concentrés.* — Les acides sulfurique, azotique, chlorhydrique sont peu employés. Ce sont des caustiques très puissants, mais leur application est douloureuse; il faudrait en faire usage, faute de mieux, si l'on avait à cautériser une plaie résultant de la morsure d'un chien enragé.

Bretonneau a préconisé l'emploi de l'acide chlorhydrique mélangé avec le miel rosat, pour cautériser les ulcérations de la bouche; d'ailleurs, on fait aussi usage de ce dernier acide étendu, et même pur, pour cautériser les gencives dans les cas de salivation mercurielle. L'*eau régale*, dans laquelle on avait fait dissoudre un centième d'or, a été utilisée pour cautériser les ulcérations cancéreuses et les lupus. Cette cautérisation est extrêmement douloureuse.

L'*acide chromique*, agent oxydant des plus énergiques, s'emploie en solution concentrée au tiers ou par moitié, et détermine des escarres brunes. Il a été plus particulièrement utilisé pour détruire les végétations (Marshall); appliqué avec de la charpie sur laquelle on verse sa solution très concentrée, il donne naissance à une vive chaleur; la charpie est rapidement détruite ainsi que les tissus sous-jacents. Cette cautérisation très douloureuse pourrait s'employer dans les cas qui réclament le fer rouge (Busch). Le même effet est obtenu avec l'acide solide ou pâteux.

Enfin, récemment on a préconisé l'emploi de l'*acide phénique* liquide, ou, pour mieux dire, en solution concentrée, pour traiter les plaies envenimées. Nous croyons que lorsqu'il s'agit de morsures d'animaux venimeux ou enragés, il ne faut avoir qu'une très médiocre confiance dans l'efficacité de ce caustique, évidemment trop faible.

b. *Chlorure d'antimoine.* — C'est un des caustiques les plus violents; il sert surtout à cautériser les plaies d'animaux enragés ou venimeux. Cette cautérisation est extrêmement puissante, très douloureuse, et toujours suivie d'une inflammation locale qu'il faut combattre au moyen d'un traitement approprié.

c. *Azotate acide de mercure.* — Ce caustique est souvent employé pour cautériser le col utérin; il cause peu de douleur et produit d'excellents résultats. Quand il a été appliqué, il faut avoir soin d'essuyer la partie cautérisée avec de la charpie, de crainte que quelques gouttes ne viennent à tomber sur le vagin, et ne forment une escarre inutile. Le nitrate acide de mercure doit toujours être employé concentré ; étendu d'une petite quantité d'eau, il n'agit plus que par son acide nitrique, dont l'eau s'empare, et le nitrate de mercure se précipite en jaune, n'étant maintenu en dissolution que par un excès d'acide. Ce sel peut être absorbé et produire de la salivation mercurielle.

d. *Ammoniaque.* — Depuis que Bernard de Jussieu a, dans une herborisation aux environs de Paris, obtenu un résultat si avantageux de l'emploi de ce caustique sur un étudiant qui avait été mordu par une vipère, l'ammoniaque est regardée comme un spécifique contre la morsure de ces espèces d'animaux. Gerdy a employé également l'ammoniaque avec beaucoup de succès sur son frère mordu par une vipère[1].

Mélangée avec de la graisse, l'ammoniaque forme la pommade de Gondret, dont nous avons déjà parlé en décrivant la vésication.

e. *Solution d'azotate d'argent.* — Souvent employée pour cautériser la surface des plaies, la solution de nitrate d'argent forme des escarres tout à fait semblables à celles que pourrait faire le nitrate d'argent fondu. Elle a été préconisée pour la cautérisation de la trachée-artère dans les cas de croup, avant et après l'opération de la trachéotomie. On a encore vanté ses effets pour cautériser les pustules de variole au début, afin d'empêcher leur développement à la face et d'éviter les cicatrices.

f. La *solution caustique d'iode*, préparée en faisant dissoudre de l'iode dans une solution d'iodure de potassium, est souvent employée pour cautériser les ulcérations des tumeurs scrofuleuses; elle produit des résultats assez satisfaisants.

g. Il est bon nombre de solutions qui sont encore employées comme caustiques : telles sont les solutions de *potasse*, de *sulfate de cuivre*, de *deutochlorure de mercure*, etc.; elles sont d'un usage peu fréquent, et agissent comme ces mêmes substances à l'état solide.

Le docteur Macke (de Sorau) emploie depuis quelques années et avec les meilleurs résultats le *collodion caustique*, solution de 4 grammes de deutochlorure de mercure dans 30 grammes de collodion, pour détruire les *nævi materni*, surtout chez les enfants.

L'application de ce caustique est facile et se fait à l'aide d'un fin pinceau de poils de vache; on peut avec précision et certitude limiter son cercle d'action, et sa dessiccation est si prompte, qu'il est impossible qu'il étende son action aux parties saines voisines, ou que le malade puisse l'enlever.

S'il survient une forte inflammation, on a recours à des applications froides; l'escarre qu'il détermine est solide, d'une

1. *Traité des pansements*, t. II, p. 152, 2e édition.

épaisseur d'une à deux lignes, suivant qu'on a fait une ou plusieurs applications successives; elle se détache après trois ou six jours, et la guérison a lieu par une cicatrice non difforme. La douleur est rarement intense et cesse assez rapidement. L'auteur assure qu'on n'a rien à craindre quant à l'intoxication.

D'un autre côté, le docteur G. Finco de Padoue préconise l'emploi du collodion au sublimé pour détruire les condylomes. Enfin, Debout conseille un mélange de collodion et de sublimé pour faire avorter les pustules de la variole.

h. La solution de *perchlorure de fer*, toujours acide, peut être aussi considérée comme caustique, mais ce n'est qu'exceptionnellement qu'on l'a utilisée dans ce but: aussi n'y insisterons-nous pas.

Remarques générales sur les caustiques.

Nous avons vu au commencement de ce paragraphe que l'application des caustiques était toujours suivie de la formation d'une escarre. Cette escarre est le plus souvent humide, car la plupart des caustiques n'ont d'action qu'en se liquéfiant : aussi certains caustiques n'agissent-ils pas, ou n'agissent qu'incomplètement, s'ils sont appliqués sur une surface tout à fait sèche; l'azotate d'argent est dans ce cas, comme nous l'avons déjà dit.

De même que les caustiques n'atteindraient pas le but qu'on se propose s'ils ne se liquéfiaient pas, de même ils l'atteindraient mal s'ils étaient trop étendus par un liquide, car ils deviendraient moins actifs. Et cela, non seulement parce que les molécules du caustique seraient plus divisées, mais encore parce que certains corps, n'agissant que par leur avidité pour l'eau, et décomposant les tissus en favorisant les combinaisons de l'oxygène avec l'hydrogène, trouveraient assez de liquide sur la surface des plaies pour que leur action fût à peu près nulle. Il est à remarquer, de plus, que l'action de ces mêmes caustiques pourrait être neutralisée par la présence à la surface des plaies, de pus, de sang, etc. Leur action porterait d'abord sur les parties qui recouvrent les tissus que l'on veut cautériser, et cette espèce d'escarre pourrait former une digue que le caustique aurait souvent de la peine à franchir : il faut donc avoir soin d'essuyer la plaie, soit avec un linge, soit avec de la charpie, afin d'enlever toutes les parties étrangères, liquides ou solides, dont la présence pourrait entraver l'action du caustique.

Il arrive fort souvent que le caustique, en se liquéfiant, fuse sur les parties voisines, et produit un escarre plus étendue qu'il n'est nécessaire : aussi doit-on avoir la précaution de préserver ces parties, soit avec de la charpie, soit avec un emplâtre.

Il est tout à fait impossible de déterminer d'une manière exacte la quantité de caustique nécessaire pour cautériser une surface; mais, d'un autre côté, nous avons vu que l'épaisseur de l'escarre était le plus souvent proportionnée à la nature du caustique employé, et que la portion du caustique qui n'avait point agi restait inactive sur la surface de l'escarre. Il faut avoir grand soin de ne point la laisser, car elle pourrait sinon produire une escarre plus profonde, du moins plus étendue; aussi on doit se garder de l'humidité, qui pourrait, en liquéfiant le caustique, l'entraîner vers les parties les plus déclives. Il faut donc laver plusieurs fois la région cautérisée, et avec une assez grande quantité de liquide, afin que le caustique soit assez étendu pour être inactif. Par la même raison, il faut beaucoup d'attention quand on se sert des caustiques liquides : car, employés en trop grande quantité, ils pourraient se répandre sur les parties environnantes.

Si l'emploi de quelques caustiques ne cause aucune douleur, il en est d'autres dont l'application est excessivement douloureuse : dans ce cas, l'eau froide a le double avantage de neutraliser le caustique porté sur l'organe malade en trop grande quantité, et de calmer les douleurs violentes, par son action sédative.

Lorsque les caustiques sont appliqués, ils déterminent une douleur plus ou moins vive, et une inflammation qui est le point de départ d'un travail particulier appelé *inflammation éliminatrice*, qui se termine par la chute des escarres. Les escarres ne se détachent pas toutes avec une égale facilité : plus elles sont épaisses, plus elles restent longtemps; plus l'inflammation est considérable, plus elles se détachent rapidement.

Ainsi un caustique qui agit lentement, mais dont l'action s'étend à une grande profondeur, produira une escarre très longue à se détacher. Les cathérétiques appliqués à la surface des plaies produisent des escarres qui se détachent très facilement et très vite : telles sont les escarres que laisse la cautérisation des bourgeons charnus avec le nitrate d'argent. Ces sortes d'escarres sont le plus souvent blanchâtres; les autres sont la plupart noires, mettent quelquefois quinze à vingt jours, quelquefois un mois et plus à se détacher.

Les caustiques laissent toujours, après la chute de l'escarre, une plaie plus ou moins profonde, résultant de la destruction de tous les tissus sur lesquels l'action du caustique a porté. Aussi faut-il éviter de les appliquer sur le trajet d'artères ou de nerfs importants, car il pourrait en résulter des accidents très graves, tels que l'hémorragie, qui succéderait à la chute de l'escarre, si la paroi de l'artère avait été détruite par le caustique. La douleur excessive, la perte de la sensibilité et de la motilité, le tétanos même pourrait suivre l'application d'un caustique sur le trajet d'un gros tronc nerveux.

Il est certains caustiques qui ne doivent être appliqués qu'avec les plus grandes précautions : tels sont ceux dans la composition desquels entrent des substances qui peuvent exercer une action toxique sur l'économie, telles sont les pâtes arsenicales, qui ont causé des accidents formidables et même la mort[1].

Les caustiques avec le deutochlorure de mercure peuvent également entraîner la mort. Pibrac, dans les *Mémoires de l'Académie de chirurgie*, en rapporte trois observations.

D'autres caustiques, sans causer des accidents aussi formidables, doivent être surveillés avec soin : tels sont ceux dans lesquels il entre des sels de cuivre, le nitrate acide de mercure. On a vu une seule cautérisation avec cette dernière substance produire la salivation.

Pour éviter les accidents, il ne faut jamais étaler ces divers caustiques sur de trop grandes surfaces, ni sur des surfaces saignantes, qui absorbent beaucoup plus facilement que les surfaces recouvertes de bourgeons charnus[2].

Injections caustiques. — Avant de terminer ce paragraphe il nous paraît utile de dire un mot des injections caustiques faites d'abord en Angleterre, puis en France, pour détruire ou modifier les tumeurs, car c'est surtout à ce dernier point de vue que se sont placés les chirurgiens anglais (Broabdent, Simpson, etc.).

Toutefois, malgré les recherches de MM. Luton, Richet et

1. *Dictionnaire de chirurgie pratique*, t. I, p. 159, art. ARSENIC.

2. Pour plus de détails, consulter Ch. Sarazin, *Nouv. Dict. de méd. et de chir. prat.*, t. VI, p. 567, 1867 ; et Th. Anger, *thèse d'agrégation en chirurgie*, 1869.

Nélaton, cette méthode thérapeutique est encore bien peu entrée dans la pratique.

Les injections d'acide acétique ont été plus spécialement

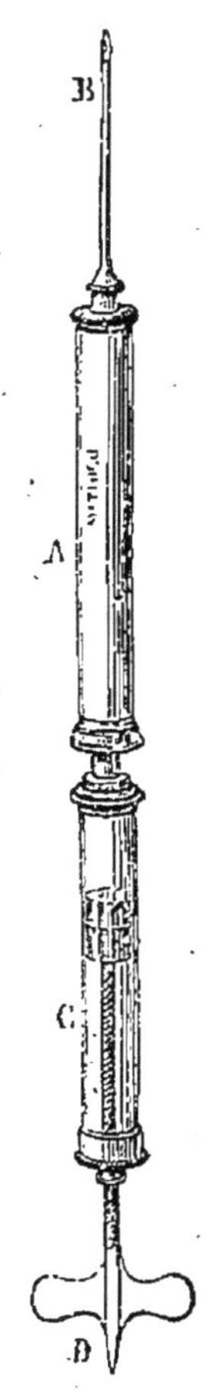

Fig. 392. — Seringue à récipient pour injections caustiques.

recommandées dans le traitement des cancroïdes, et sans grands résultats. M. Richet se servit d'injections de chlorure de zinc (une à cinq gouttes) pour traiter des loupes, un goître, des adénites suppurées. Mais, dans ces divers cas, l'injection portant son action caustique sur les téguments, elle agissait comme les substances précédemment décrites, c'est-à-dire qu'elle donnait lieu à une escarre.

Les phénomènes sont tout autres lorsque l'injection caustique est faite dans la profondeur des tissus, à l'abri de l'air; il y a formation d'une sorte d'escarre, mais celle-ci ne s'élimine pas, elle s'enkyste et se résorbe peu à peu. Tels sont du moins les résultats obtenus par Nélaton[1], qui jusqu'ici s'est borné à des expériences de physiologie pathologique et n'a rien publié sur l'application pratique de ce procédé.

Pour faire ces injections, nous croyons qu'il est très utile de se servir de l'appareil représenté dans la figure 392.

C'est une seringue de Pravaz C, D, à laquelle est ajouté un cylindre de verre A, garni de platine à ses deux extrémités, et offrant, en guise de canule, une aiguille creuse B en or ou en platine. Le liquide caustique, aspiré par la seringue de Pravaz, entre dans le récipient de verre; de cette façon le piston de l'appareil n'est pas détérioré et la seringue peut servir à d'autres usages.

§ 2. — Cautérisation par la chaleur.

Il est plusieurs moyens à l'aide desquels la cautérisation par la chaleur est possible.

Telles sont : la cautérisation avec les métaux chauffés à divers degrés, les cautérisations avec les liquides bouillants, la cautérisation par des corps que l'on fait brûler lorsqu'ils sont en contact avec la partie que l'on veut cautériser, par exemple : le phosphore, les diverses substances dont on fait des moxas; enfin la cautérisation par les rayons solaires et par la pile (voy. *Galvano-caustique*).

1° *De la cautérisation avec les métaux.* — Les appareils métalliques que l'on emploie pour cautériser ont reçu le nom de *cautères;* ce sont des instruments le plus souvent d'acier, composés d'un manche, d'une tige et d'une extrémité.

Les anciens se servaient de plusieurs espèces de métaux, l'or, l'argent, etc.; ils espéraient par ce moyen obtenir une cautérisation différente, parce que le métal n'était pas le même; mais on a fait justice de ce singulier préjugé. On préfère les cautères d'acier, parce qu'ils s'oxydent moins facilement que les cautères de fer, et que, comme ceux-ci, ils changent facilement de couleur à des températures différentes, ce qui permet d'apprécier à peu près leur température. On a préconisé les cautères de cuivre, car ce métal conduit mieux

1. Th. Anger, *thèse citée*, p. 67, 81.

la chaleur que le fer, agit plus vite, et, par conséquent, cause moins de douleur; mais il n'a pas l'avantage de changer aussi facilement de couleur que le fer. Enfin, par son inaltérabilité, le poli de sa surface, son pouvoir rayonnant, le platine serait peut-être préférable, si ce n'était son prix élevé (Ch. Sarazin).

La tige du cautère est longue de 20 à 25 centimètres environ, étroite, cylindrique, et terminée en haut par une partie plus large qui en établit la limite supérieure; son extrémité inférieure, appelée *soie*, s'engage dans la partie métallique du manche où elle est retenue à l'aide d'une vis de pression qui pénètre dans une échancrure creusée sur une des faces (fig. 393, 9).

Le manche (fig. 393, 10) se compose d'une partie métallique qui s'enchâsse dans un morceau de bois assez allongé, de 12 à 15 centimètres environ. Tantôt elle est à demeure; d'autres fois la soie se trouve fixée dans le manche par une vis de pression ou un ressort, de sorte que le même manche peut servir à plusieurs cautères.

Charrière a naguère imaginé une pince spéciale à pression continue et à point d'arrêt, pour saisir la soie du cautère. Cet instrument (fig. 394, A, B) est beaucoup plus commode que le manche mentionné plus haut.

L'extrémité qui doit cautériser est la plus importante, c'est d'après sa forme que les cautères ont reçu leur nom. Tels sont les cautères *en roseau conique* (fig. 393, 9), *cutellaire* ou *en rondache* (fig. 393, 16), *circulaire* ou *nummulaire* (fig. 393, 17), *olivaire droit* (fig. 393, 15), *olivaire courbe* (fig. 393, 18), etc. Déjà assez nombreux, les cautères l'étaient bien davantage autrefois, car Ambroise Paré a pu en figurer quarante espèces.

L'extrémité du cautère doit avoir assez de volume pour qu'il puisse s'y accumuler une quantité de calorique telle, que le cautère soit chaud pendant un temps suffisamment long : aussi faut-il, lorsque cette extrémité est effilée, qu'il y ait, un peu au delà de la courbure de la tige, une espèce de boule qui concentre le calorique (fig. 394, D).

Il arrive souvent que le chirurgien n'a pas sous la main un cautère; il peut alors le remplacer par une tige métallique quelconque. C'est ainsi qu'on s'est servi de ces tiges dont les femmes font usage pour relever et arrondir les plis des garnitures de leurs bonnets.

Le cautère doit être chauffé dans un réchaud où brûle du charbon de bois dur, dont on active la combustion à l'aide d'un soufflet. Il faut avoir soin, lorsque le manche est fixé au cautère d'une façon permanente, de le tenir assez loin du foyer pour qu'il ne vienne pas à brûler.

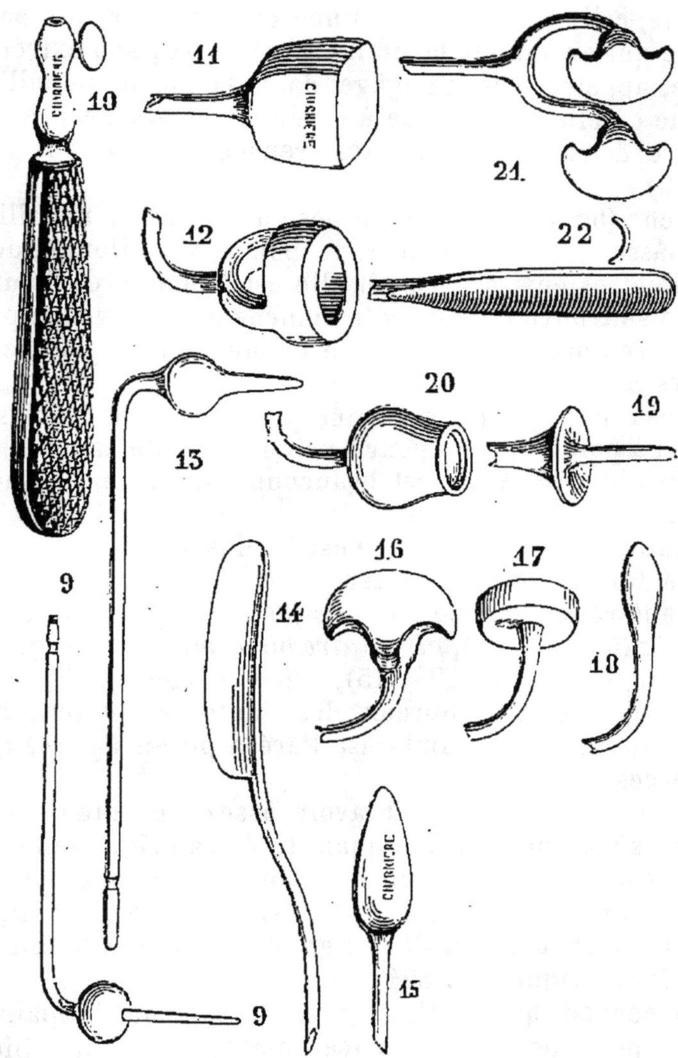

Fig. 393. — Cautères divers.

Le degré auquel doit être chauffé le cautère varie avec le résultat qu'on désire obtenir. Veut-on avoir une cautérisation profonde et rapide, on chauffe jusqu'au rouge blanc; le rouge jaune, le rouge cerise, le rouge obscur, cautérisent plus lent

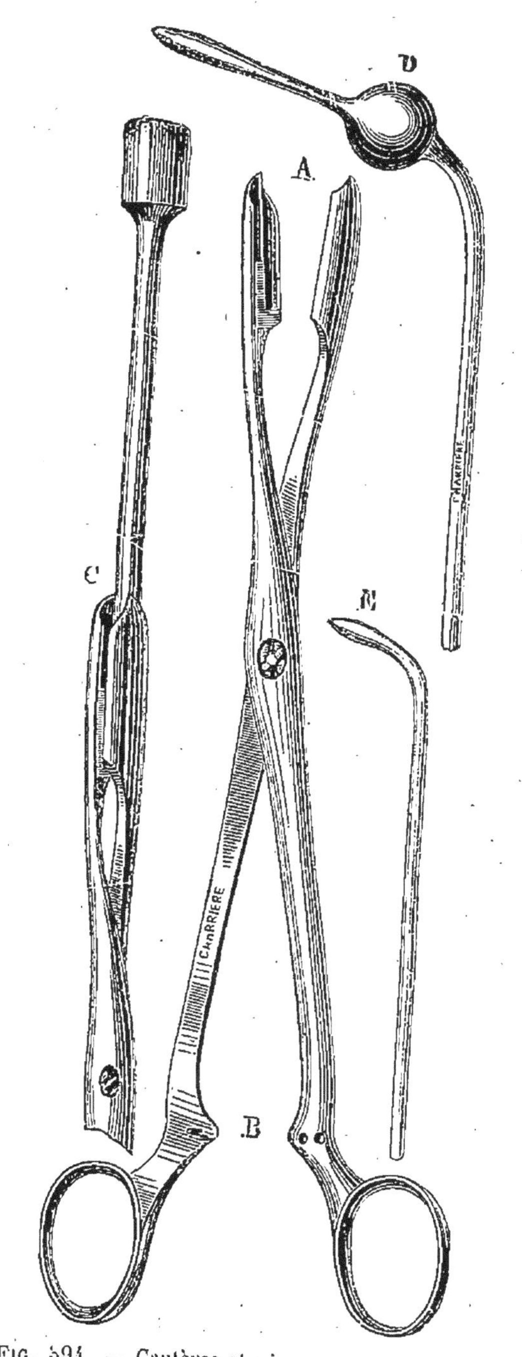

Fig. 594. — Cautères et pince porte-cautères.

ment et à des degrés beaucoup moindres ; le rouge gris est le plus faible degré que l'on choisisse. Il est bon de noter que la douleur est en raison inverse de l'intensité de la chaleur accumulée dans le cautère.

On peut distinguer trois espèces de cautérisations : la *cautérisation inhérente*, la *cautérisation transcurrente* et la *cautérisation objective*.

a. *Cautérisation inhérente.* — La cautérisation inhérente est celle qui est le plus souvent employée. Elle consiste à appliquer un cautère très fortement chauffé sur une partie que l'on veut profondément désorganiser. Immédiatement après son application, il se forme une escarre plus ou moins épaisse, selon la chaleur du cautère et la nature des tissus cautérisés. Si l'escarre n'était pas assez profonde, il faudrait employer plusieurs cautères, mais ne pas laisser le premier appliqué pendant plus de cinq ou six secondes. En effet, le cautère se refroidit très rapidement, cause une plus grande douleur au malade, et, adhérant fortement à l'escarre, il peut la déchirer et produire non seulement une douleur très vive et complètement inutile, mais encore des hémorragies.

Le lieu sur lequel on applique le cautère est nécessairement subordonné au point malade ; il faut seulement faire attention à ne pas l'appliquer dans le voisinage de gros troncs artériels, veineux ou nerveux, dont la lésion pourrait entraîner des accidents irréparables. Il est cependant des cas dans lesquels on ne peut pas même choisir : telles sont les morsures d'animaux venimeux, les hémorragies que la ligature, le tamponnement, n'ont pu arrêter. Il faut, dans ces circonstances, cautériser, quel que soit le point où la lésion existe, à moins qu'il ne soit probable que la cautérisation entraînera la perte du malade.

On doit prendre beaucoup de précautions quand on applique le cautère sur un point quelconque de l'économie.

Tout d'abord, on étanchera avec le plus grand soin les liquides qui s'écoulent d'une plaie, car la plus grande partie du calorique serait épuisée par la volatilisation de ces liquides, et le cautère serait refroidi avant qu'il pût se produire une escarre suffisante. De plus, les liquides, échauffés par le cautère, pourraient, en s'écoulant sur les parties voisines, causer des brûlures très douloureuses et complètement inutiles.

En second lieu, il faut préserver les parties environnantes de l'action du cautère; on peut y arriver facilement, si le trajet n'est pas fistuleux, en plaçant dans le voisinage du point où l'on veut pratiquer la cautérisation des linges imbibés d'eau contenant une certaine quantité d'alun en dissolution. Il faut, dans ce cas, faire attention à ce que l'eau ne touche pas le cautère, car elle le refroidirait et celui-ci ne produirait pas tout l'effet désirable. Si le trajet était fistuleux, on pourrait se servir d'une canule métallique; mais celle-ci a l'inconvénient de s'échauffer assez vite et de brûler les parties que l'on veut protéger. Un tube de carton lisse, sec ou imbibé de solution d'alun, est bien préférable; en effet, le carton est un mauvais conducteur de la chaleur et protége beaucoup mieux les parties environnantes. Il va sans dire que le carton est employé d'une manière tout aussi avantageuse quand on garantit de larges surfaces.

Voillemier a préconisé l'emploi du collodion pour abriter les parties situées immédiatement aux environs de celles qu'on doit cautériser. Voici dans quels termes il décrit sa manière de faire [1] :

« Les parties sur lesquelles on doit appliquer le fer rouge étant préalablement essuyées avec soin, on commence par les enduire d'une ou deux couches de collodion. Au bout de quelques minutes, ces couches sont sèches, ce dont on est averti par la couleur blanche qu'elles prennent. Il faut attendre ce moment pour agir; autrement les vapeurs d'éther qui se dégagent s'enflammeraient au contact du fer rouge. Ce petit accident est sans importance; il suffit de souffler sur ces vapeurs, ou pour les empêcher de s'enflammer, ou pour les éteindre; mais, comme il peut causer quelque frayeur au malade, on doit s'efforcer de le prévenir. Cela fait, on pratique la cautérisation suivant les règles ordinaires. Le collodion est détruit à l'instant dans les points touchés par le cautère, dont il n'affaiblit pas l'action, mais il reste étalé sur les parties voisines, sur lesquelles il forme une sorte d'épiderme artificiel. Cet épiderme est très mince, mais composé de cellulose pure, corps moins conducteur encore que le bois; il suffit pour protéger efficacement les tissus contre le calorique rayonnant qui s'échappe du cautère. »

La cautérisation terminée, la peau recouverte par le collodion est tout à fait saine, ce qu'on constate facilement si l'on

1. *Gazette des hôpitaux*, 1868, nº 61, p. 242.

vient à enlever l'épiderme collodionné; ajoutons qu'à cet égard il est préférable de le laisser en place, car il exerce une certaine constriction qui empêche un afflux trop considérable de liquides.

Ce procédé, utilisé pour cautériser les articulations, a été employé pour le creux axillaire, l'anus, régions où les parties voisines du point sur lequel on veut agir, sont très près du cautère. Dans quelques cas, enfin, on enduit de collodion le col utérin avant d'y poser le cautère actuel.

Lorsqu'on pratique la cautérisation pour détruire des parties cancéreuses que l'on ne peut atteindre avec le bistouri, il faut avoir le soin de cautériser jusqu'à ce que l'on suppose que le mal a été entièrement détruit; car s'il en restait encore quelques parcelles, on ne tarderait pas à le voir repulluler avec une nouvelle force.

La cautérisation inhérente est employée pour arrêter les hémorragies, les progrès de la gangrène, de la carie des os; pour désorganiser les productions de mauvaise nature, les cancers, par exemple; pour détruire les virus, les venins, introduits dans l'intérieur des plaies, etc.

Sous le nom d'*ignipuncture*, M. le professeur Richet emploie une méthode de cautérisation destinée plus spécialement au traitement des tumeurs blanches. « Elle consiste à plonger à plusieurs reprises et en des points différents, dans les tissus morbides que l'on désire modifier, un petit cautère à boule terminé par une aiguille longue et fine rougie à blanc[1] ».

L'aiguille, faite en platine, doit avoir 5 à 6 centimètres de longueur; sa base mesure 3 ou 4 millimètres de diamètre, son extrémité est à peu près mousse. Elle est fixée à la boule du cautère à l'aide d'un pas de vis. Quant à cette boule, elle est en acier et offre 2 centimètres de diamètre. Pour faciliter l'emploi de l'instrument, l'aiguille et le manche du cautère doivent faire un angle droit.

Les points où l'on veut pénétrer dans les tissus doivent être marqués, puis on y introduit franchement l'aiguille, qui peut pénétrer ainsi jusqu'à 4 centimètres au plus. On la retire rapidement, sans effort, et on applique un autre cautère au voisinage.

1. *Gazette des hôpitaux*, n° 33, 1870.

Cette méthode, en fait assez ancienne et qui n'est autre que celle proposée par Guersant pour cautériser les tumeurs érectiles, donnerait de bons résultats dans le traitement des affections chroniques des articulations, et en particulier dans celui des tumeurs blanches.

b. *Cautérisation transcurrente.* — La cautérisation transcurrente consiste à promener légèrement et avec vitesse sur la surface de la peau un cautère cutellaire ou à y appliquer la pointe d'un cautère conique, de manière à ne brûler que la moitié de l'épaisseur du derme. Le nombre et la direction des lignes doivent être en rapport avec la nature de la maladie et la disposition de la région où l'on veut pratiquer la cautérisation. Les lignes que l'on trace sur les téguments doivent être parallèles, ne jamais se croiser, et être éloignées de 2 centimètres, pour que l'ulcération ne détruise pas toute la surface de la peau. Pour éviter toute hésitation de la part du chirurgien, Malgaigne conseille de tracer d'abord les lignes avec de l'encre et d'effleurer à peine la peau avec le premier cautère, afin qu'il suffise à parcourir toutes les lignes tracées; puis on en emploie un second, ou bien l'on fait réchauffer le premier, et s'il est nécessaire, on le repasse sans appuyer sur les mêmes lignes[1].

Les escarres sont jaunes; d'abord étroites, elles s'élargissent au bout de quelque temps, lorsque l'inflammation éliminatrice commence à se développer. Cette espèce de cautérisation produit une douleur vive, mais peu profonde, qui se calme très rapidement, surtout si l'on enveloppe la partie brûlée de compresses mouillées. La cautérisation transcurrente peut être faite avec la plus grande facilité à l'aide de deux fils de platine que l'on maintient en contact par l'une de leurs extrémités, celle qui doit être en rapport avec les tissus et qui, par l'autre extrémité, communiquent avec les deux pôles d'une pile. Ce fil, enfoncé dans une fistule, peut parfaitement en cautériser les parois (voy. *Galvano-caustique*).

La cautérisation transcurrente s'emploie surtout dans les engorgements articulaires, pour en amener la résolution.

c. *Cautérisation objective.* — La cautérisation objective se fait au moyen d'un charbon ardent ou d'un métal chauffé au rouge; par cette espèce de cautérisation, on se propose d'ob-

1. Malgaigne, *Manuel de médecine opératoire*, 7e édit., p. 30, 1861.

tenir une rubéfaction intense et prolongée. Pour arriver à un résultat satisfaisant, il faut prendre un cautère assez large ou une plaque métallique chauffée au rouge; les charbons ardents se refroidissent trop vite; le cautère est placé aussi près du malade que la sensibilité le permet, puis on l'approche peu à peu jusqu'à ce qu'on ait produit tout l'effet désirable.

Malgaigne professe que dans les plaies en voie de cicatrisation, on obtient des résultats fort remarquables de cette méthode; il faut tenir le cautère à distance pour dessécher la surface traumatique sans l'irriter, et continuer pendant une heure et plus. Il a réussi souvent à obtenir ainsi en une seule séance, pour de petites plaies, une cicatrice complète, et si des plaies sont plus larges, on les voit, dit-il, quelquefois se rétrécir à vue d'œil[1].

Cuvellier a employé la cautérisation objective contre les névralgies et a imaginé dans ce but l'appareil représenté ci-dessous. Une toile métallique, tendue sur un cadre supporté lui-même par un manche, tel est cet appareil, d'ailleurs assez commode[2] (fig. 395).

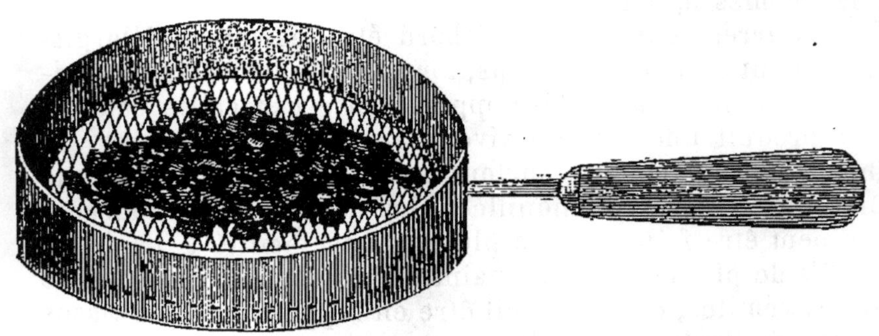

FIG. 395. — Cautère objectif de Cuvellier.

2° *De la cautérisation par les liquides bouillants.* — Jadis beaucoup employés, les liquides bouillants ne sont presque plus en usage pour pratiquer la cautérisation; excepté l'eau cependant. Si, en effet, les anciens croyaient agir d'une manière différente selon qu'ils employaient un liquide chargé de

1. Malgaigne, *loc cit.*
2. Malgaigne, *Manuel de médecine opératoire*, 8e édition, par L. Le Fort, 1re partie, p. 47, 1874.

tel ou tel principe médicamenteux, il est bien démontré aujourd'hui que la chaleur seule a de l'action. Par conséquent, les substances ajoutées à l'eau ne servent qu'à modifier sa température, et les autres liquides, l'huile, l'alcool, entrant en ébullition à des températures différentes, doivent cautériser à des profondeurs variables.

L'eau bouillante, appliquée sur la peau au moyen de compresses épaisses, d'éponges mouillées, peut produire quelquefois des escarres qui envahissent toute l'épaisseur du derme; ce qui s'explique facilement, puisque l'application d'une chaleur de 60 degrés, pendant quelques minutes, suffit pour désorganiser nos tissus.

Le cautère est préférable à l'eau bouillante quand on veut produire une escarre; en effet, son action est beaucoup plus rapide, et il n'y a pas à craindre les brûlures des parties voisines, qu'il faut avoir grand soin d'éviter en empêchant le liquide bouillant de s'écouler au delà du point que l'on veut cautériser.

Employée de cette manière, l'eau bouillante sert à faire des vésicatoires; mais le linge imbibé de liquide ne doit être laissé que très peu de temps appliqué sur la peau.

3° *Cautérisation par le marteau.* — On se sert souvent de corps métalliques trempés dans l'eau ou dans un liquide bouillant pour rougir la peau, et quelquefois pour déterminer la vésication et même la cautérisation : telle est la *cautérisation avec le marteau.*

Ce mode de cautérisation est très simple; on plonge un marteau dans l'eau bouillante et on l'applique sur la peau. Le marteau est un instrument que l'on rencontre très facilement, dont le volume permet de concentrer une quantité de calorique assez grande pour qu'il ne puisse se refroidir rapidement, et dont le manche de bois est assez mauvais conducteur de la chaleur pour que l'usage de cet instrument soit très commode. C'est à Mayor qu'on doit d'avoir popularisé ce procédé de cautérisation, auquel il a consacré un très long chapitre dans son *traité des bandages.*

Nous avons vu tout à l'heure qu'on pouvait, au moyen du marteau, produire des effets très différents; ceux-ci tiennent à la température du liquide dans lequel on plonge l'instrument, à son état de sécheresse ou d'humidité, enfin au temps pendant lequel on le laisse appliqué.

Si l'on plonge un marteau dans l'eau bouillante et qu'on

le retire ensuite, en séchant, sa température s'abaisse de 8 à 10 degrés; et si on l'applique sur la peau à cette température pendant dix secondes seulement, on produit une escarre. Il ne peut pas en être autrement, car la fibrine se coagule à 45 ou 46 degrés, l'albumine de 60 à 62 degrés, et l'instrument reste appliqué pendant assez longtemps pour que le calorique ait le temps d'agir sur nos organes et d'en déterminer la destruction en changeant l'état des principes albuminoïdes qui les composent.

Si l'on interpose entre les téguments et le marteau un morceau de linge ou de taffetas gommé, l'effet est moins rapide, et au bout de quatre ou cinq secondes on détermine la vésication.

Lorsqu'on plonge l'instrument dans un liquide de 55 à 65 degrés, la vaporisation de l'eau lui en fait perdre 7 ou 8, et si l'instrument reste appliqué pendant trois ou quatre secondes sur la peau, on produit également la vésication.

Veut-on produire la rubéfaction, on trempe le marteau dans l'eau à 55 ou 65 degrés, on applique l'instrument sur la peau et on le retire immédiatement; ou bien, si on le laisse pendant quelques secondes, il faut placer entre les téguments et le marteau un morceau de soie sèche.

On peut voir, d'après ces indications, que le marteau produit très rapidement des effets certains, subordonnés à des règles très précises, et dont il faut avoir soin de ne pas s'écarter, si l'on ne veut pas avoir à se repentir de sa négligence.

« Rayer a fait l'importante observation que les agonisants pouvaient être rappelés à la vie pendant quelques minutes par des applications du marteau de Mayor. J'eus la pensée qu'on pourrait utiliser cette découverte pour ranimer la sensibilité défaillante, dans les conditions où la vie s'éteint accidentellement sans qu'il existe des lésions irrémédiables dans les organes essentiels de la vie. Je suis convaincu que le marteau de Mayor rendrait, dans les cas d'asphyxie par strangulation, par immersion, par inspiration des gaz délétères, des services inattendus. J'étendrais aussi ce moyen à plusieurs autres empoisonnements où l'asphyxie joue un rôle considérable, tels que l'empoisonnement par l'acide cyanhydrique, par les strychnées, la ciguë, etc. Depuis que j'ai écrit ce qui précède, on a appliqué ce moyen thérapeutique dans les cas de fièvre intermittente pernicieuse. On peut ainsi gagner du temps pour faire absorber de la quinine et prévenir un accès mortel[1]. »

1. Bouchardat, *Nouveau Formulaire magistral*, 1872, 17e édition.

4° *Cautérisation par des corps en ignition.* — On a jadis préconisé le *phosphore* pour déterminer la cautérisation; Paillard en aurait obtenu de très bons résultats dans plusieurs cas. Cependant ce procédé est très douloureux et très incertain, car l'épaisseur des escarres est fort variable. Pour l'appliquer, on taille des morceaux de phosphore de différents volumes, depuis la grosseur d'une tête d'épingle jusqu'à celle de la moitié d'une lentille; on approche un corps enflammé du phosphore qui brûle immédiatement en dégageant une chaleur très intense. Si l'on veut produire une escarre assez large, on peut appliquer plusieurs petits morceaux de phosphore les uns à côté des autres, et les enflammer tous ensemble ou bien isolément. La douleur, très vive pendant la combustion du phosphore, est encore très intense après que le corps a cessé de brûler. En effet, il reste de l'acide phosphorique dans l'épaisseur de l'escarre et sur les phlyctènes de la circonférence, et si ces phlyctènes sont rompues, ce qui arrive le plus souvent, cet acide se trouve en contact avec la couche papillaire des téguments, et cause des douleurs intolérables. Dans ces cas, il faut neutraliser l'acide avec de l'ammoniaque étendue d'eau.

Le *camphre* peut cautériser de la même manière, mais son action est aussi incertaine.

La *poudre à canon* a été employée : elle brûle avec une rapidité extrême, et ne produit pas d'escarres assez profondes pour que l'on puisse compter sur elle.

Quelques auteurs ont proposé de remplacer le cautère actuel par de petits *crayons de charbon*, qui s'allument et brûlent comme le fait un cigare. La partie allumée se termine en pointe fine et est incandescente sur une longueur d'environ 1 centimètre; le crayon est assez résistant pour ne pas se rompre lorsqu'il est appliqué perpendiculairement aux tissus qu'on cautérise.

Voici la formule de ces crayons :

Poudre de charbon léger..........	20 grammes
Azotate de potasse..................	1gr,50
Gomme adragante.................	5 grammes
Eau..................................	24 —

On fait une masse pilulaire qu'on roule en petits cylindres, gros comme un crayon ordinaire [1].

1. *Gazette des hôpitaux*, 1866, p. 535.

Enfin, en brûlant au contact avec la peau du coton roulé en cylindre, des tiges d'*artemisia pontica*, on fait des *moxas* (voyez MOXAS).

5° *Cautérisation par les rayons solaires.* — La cautérisation par les rayons solaires, réunis en foyer à l'aide d'une ou plusieurs lentilles, est excessivement douloureuse ; elle a été plusieurs fois utilisée sans résultat bien satisfaisant.

6° *Cautère à gaz.* — Il a été employé par Nélaton pour augmenter la profondeur des escarres, toujours très superficielles dans la cautérisation au fer rouge.

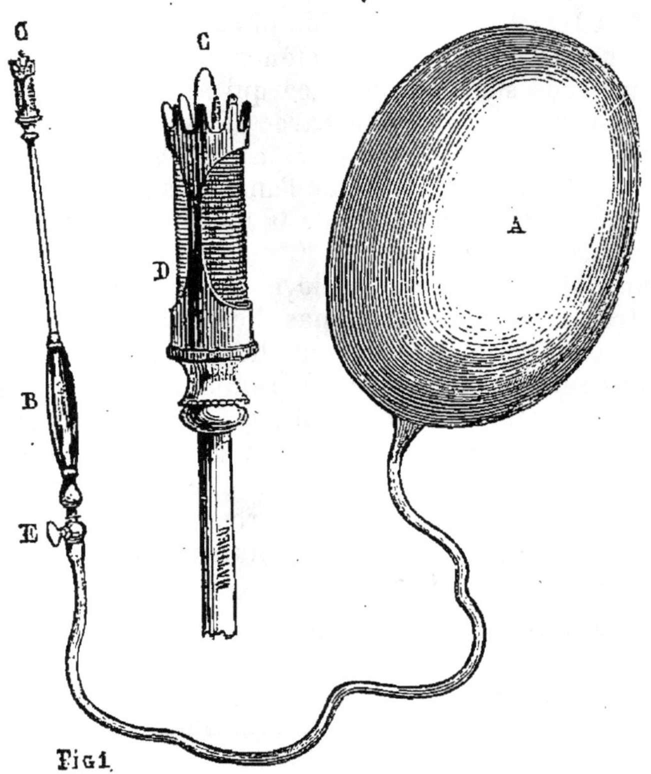

FIG. 396. — Cautère à gaz.

On peut utiliser dans ce but la combustion de l'hydrogène ou bien celle du gaz de l'éclairage. Le gaz est renfermé dans une vessie de caoutchouc A (figure 396), de 1 ou 2 litres de capacité; à cette vessie est annexé un tube élastique terminé par un appareil composé d'un manche B et d'un bec ou embout C, entouré lui-même d'une toile protectrice D. Un robinet E, sert à régler l'écoulement du gaz, écoulement qu'on produit facilement en exerçant une pression sur la vessie de caoutchouc. On peut ainsi obtenir une flamme de 12 à 15 millimètres de longueur, dont la dernière moitié peut avoir une température de 800 à 1 000 degrés.

Dans les cas où le cautère à gaz est employé pour détruire des tissus profondément situés, il faut avoir grand soin d'abriter les parois de la cavité où l'on agit. C'est ainsi que pour cautériser le col utérin, il faut faire usage d'un spéculum à double paroi, entre lesquelles on fait circuler incessamment un courant d'eau froide.

Thermo-cautère. — Cet instrument, dû à M. Paquelin, emprunte sa chaleur à la combustion sans flamme d'une substance hydrocarbonée. Sa construction repose sur la propriété que possède le platine, une fois porté à un certain degré de chaleur, de devenir incandescent au contact d'un mélange d'air et de vapeurs hydrocarbonées.

Le thermo-cautère se compose de trois parties principales : 1° un foyer de combustion, 2° un récipient à hydrocarbure volatil, 3° une soufflerie.

Le foyer de combustion, qui constitue le cautère proprement dit et peut offrir des formes variées, consiste en une chambre de platine à grande surface sous un petit volume. Deux tubes concentriques se rendent dans cette chambre : l'un, interne, est destiné à l'apport du mélange d'air et de vapeurs hydrocarbonées; l'autre, externe, sert de voie de dégagement aux produits de la combustion. Par son extrémité libre, ce dernier tube livre passage au tube interne, qui est fixé à l'aide d'un pas de vis sur un manche en bois canaliculé. Ce manche peut être allongé à l'aide d'un tube métallique supplémentaire.

Le récipient est un flacon fermé à l'aide d'un bouchon en caoutchouc, lequel est traversé à son centre par deux tubes métalliques. Au col de ce flacon est placé un crochet mousse double, ce qui permet de le suspendre soit à une boutonnière, soit au rebord d'une poche, soit enfin au cordon d'un tablier.

L'un des tubes, qui pénètre dans le récipient, reçoit de l'air lancé par la soufflerie; l'autre tube livre passage à cet air saturé de vapeurs hydrocarbonées. La substance hydrocarbonée liquide qu'on place dans le récipient est de l'*essence minérale;* celle-ci ne doit remplir que le tiers du flacon.

Enfin la soufflerie n'est autre qu'une poire, comme celle que l'on emploie dans l'appareil de Richardson, avec un ballon élastique muni d'un filet, destiné à régulariser le courant qu'on détermine par la pression intermittente de la poire en caoutchouc. Notons qu'en adaptant à la poire une courroie de caoutchouc, la soufflerie peut être mise en jeu à l'aide du pied, ce qui permet de se passer d'aide.

Les trois parties que nous venons de décrire sont reliées entre elles par deux tubes en caoutchouc à parois épaisses, dont l'un va du manche du cautère au récipient, l'autre du récipient à la soufflerie.

Enfin une lampe à alcool est nécessaire pour compléter cette instrumentation, d'un maniement fort simple, comme nous allons le voir (fig. 397).

Manière de se servir de l'instrument. — Le foyer de combustion du cautère, c'est-à-dire la chambre de platine, doit être placé dans la partie blanche de la flamme de la lampe à alcool. Au bout de quelque temps, soit une demi-minute, et toujours en maintenant le cautère dans la flamme, on fait fonctionner l'insufflateur; on peut même cesser de faire marcher l'appareil pendant près d'une demi-minute sans que le cautère s'éteigne; ce qui tient à ce qu'il a emmagasiné assez de chaleur pour se raviver de suite à l'aide de quelques insufflations du mélange combustible.

On conçoit que l'incandescence du cautère sera d'autant plus vive que le jeu de la soufflerie sera fait plus activement. On possède donc là un moyen de graduer la chaleur du cautère depuis le rouge sombre jusqu'au blanc éblouissant.

L'usage de cet instrument fort commode demande quelques précautions, que nous allons énumérer.

C'est ainsi que l'essence minérale devra être maintenue à une température de 15 à 20° pour former une suffisante quantité de vapeurs combustibles. Dans ce but on peut appliquer la main autour du flacon, ou bien le mettre dans la poche d'un vêtement. L'essence ne doit pas être exposée à l'action des rayons solaires, l'incandescence du cautère ne se produirait pas.

Enfin chaque fois qu'on s'est servi de l'instrument il est bon de renouveler la provision du réservoir.

Pour amorcer le thermo-cautère, il ne faut faire jouer la

soufflerie que lorsque le cautère a déjà acquis un certain degré de chaleur.

Les insufflations ne doivent pas être trop brusques, afin de ne pas dépasser le degré de chaleur utile à l'opérateur. On doit éviter de porter la chaleur au rouge blanc lumineux, ce qui peut fondre le tube intérieur du foyer de combustion.

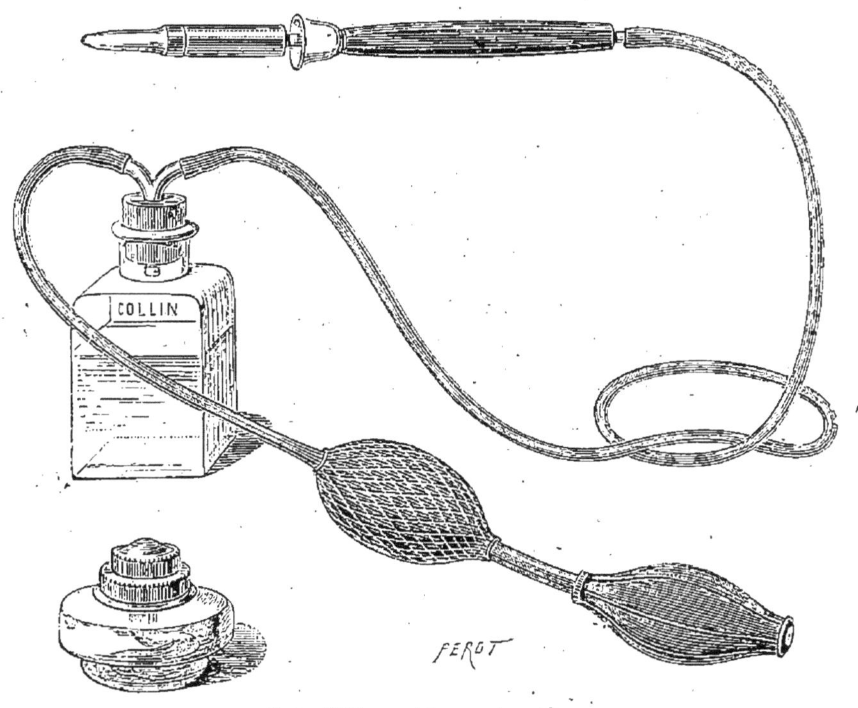

FIG. 397. — Thermo-cautère.

Après chaque opération, avant de laisser éteindre le cautère, il faut le porter au rouge vif, puis séparer brusquement le manche de l'instrument du tube de caoutchouc, alors que le platine est en pleine incandescence. Cette manœuvre a pour but de brûler les particules de carbone qui se déposent sur les parois de la chambre de platine, surtout lorsque le cautère est peu chauffé.

L'instrument refroidi à l'air libre, il faut en frotter l'extrémité avec un linge mouillé, pour le débarrasser des sels dont il s'est incrusté en traversant les tissus organiques.

Le cautère ne doit pas être plongé dans l'eau pour le

refroidir, la trempe diminuerait le pouvoir condensant du platine.

Si, pendant une opération, le cautère chauffait mal, il faudrait, à l'aide de quelques insufflations rapides, activer son incandescence, pour brûler le charbon de la chambre de platine; parfois même chauffer un peu l'instrument en le plongeant dans la flamme d'une lampe à alcool.

Enfin si, malgré toutes ces précautions, on ne pouvait faire rougir le cautère, il faudrait le chauffer fortement au rouge pendant deux ou trois minutes, à l'aide du chalumeau annexé à la lampe à alcool, comme le représente la figure ci-contre.

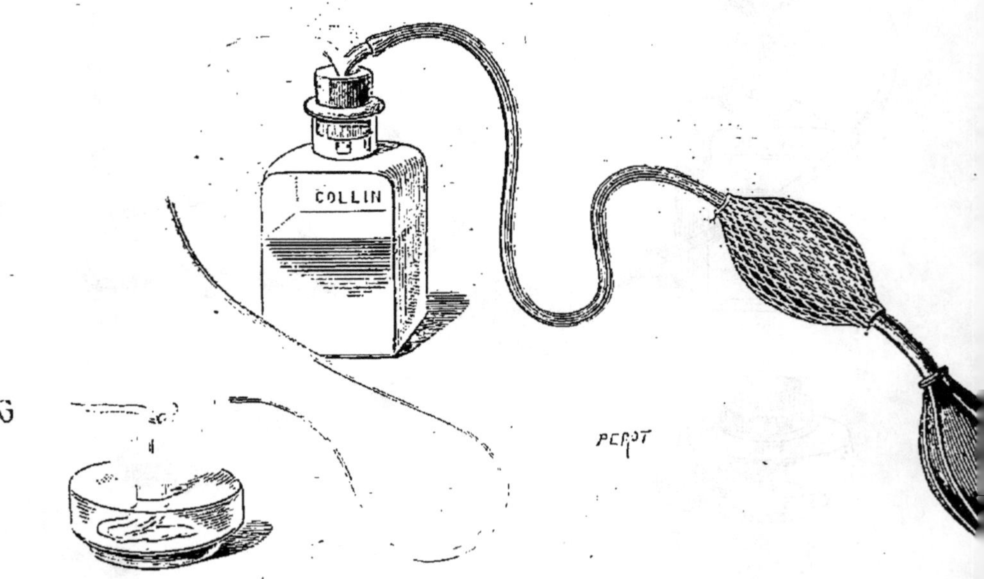

Fig. 398. — Thermo-cautère.

En résumé, à l'aide de cet appareil, le chirurgien peut en quelques instants avoir un cautère chauffé à la température qu'il désire. Il peut à son gré élever, abaisser ou maintenir à un même degré cette température. Si l'on opère sur une région vasculaire, la température doit être maintenue au rouge très sombre ; de plus, avec le cautère, il faut agir en comprimant, à petits coups, par saccades, en hachant, en laissant l'instrument le moins longtemps possible en contact avec les tissus[1].

Dans les cas où on agit dans une cavité, comme l'orbite, le

1. *Bull. de thérapeutique,* 30 août 1877.

vagin, il est bon, pour combattre les effets du rayonnement, d'irriguer de temps en temps avec de l'eau froide (Gosselin).

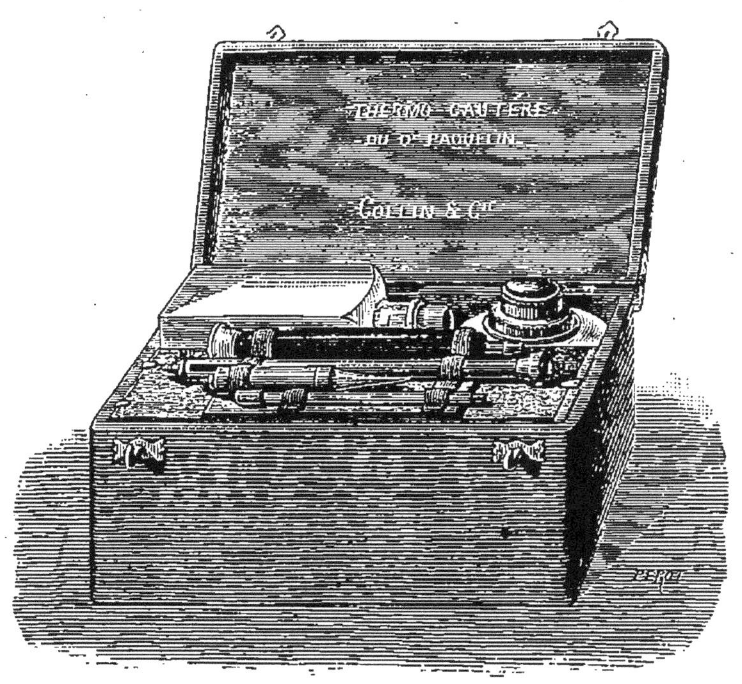

Fig. 399. — Boîte contenant le thermo-cautère.

M. Collin a pu renfermer les diverses parties constituantes du thermo-cautère dans une boîte de 12 centimètres de haut sur 20 de long et 13 de large; c'est-à-dire une boîte très facile à transporter (fig. 399).

De l'action de la cautérisation sur l'économie.

Quod remedium non sanat, ferrum sanat; quod ferrum non sanat, ignis sanat; quod ignis non sanat, insanabile dici debet.

On voit par cet aphorisme qu'Hippocrate avait la plus grande confiance dans l'emploi du feu pour guérir un certain nombre de maladies; ses successeurs ont continué à faire usage de la cautérisation. Mais déjà, du temps de Pline, elle était abandonnée en partie; car il se plaint de ce que les contemporains ont abandonné l'esprit d'Hippocrate pour se livrer à celui des systèmes.

Malgré l'exemple des Chinois et des Japonais, qui font un si fréquent usage du moxa; des Arabes et des Égyptiens, chez lesquels le coton que l'on brûlait sur les parties malades était un des principaux remèdes; quoique Linné ait rapporté que les peuples de la Laponie suédoise se servaient souvent et avec succès d'un vieux morceau de bois de bouleau qu'ils faisaient brûler comme un moxa, la cautérisation était, au commencement du siècle dernier, tout à fait abandonnée chez nous. Dionis, montrant à ses auditeurs diverses formes de cautère actuel, leur disait : « Vous pouvez juger par ceux-ci de tous les autres, qui ne diffèrent qu'en figures, et qui ne sont pas moins cruels. Je ne vois plus aucun chirurgien qui les mette en usage, et si je les ai fait graver, c'est plutôt pour vous en donner de l'horreur que pour vous conseiller de vous en servir. » Cependant, en 1751, de Lafaye[1] écrivait : « Les anciens faisaient peut-être un usage trop fréquent du cautère actuel; les modernes, au contraire, le négligent un peu trop. » En 1753, l'Académie de chirurgie mentionnait honorablement le mémoire de Louis sur l'usage du feu; mais, grâce aux efforts de Pouteau, qui vante la cautérisation dans ses *Mélanges de chirurgie*, 1760, et dans ses *Œuvres posthumes;* grâce à ceux de Percy, dont la *Pyrotechnie chirurgicale*[2] fut couronnée par l'Académie; à ceux de Dupuytren, de Larrey, ce moyen héroïque est désormais acquis à la chirurgie.

Les phénomènes qui accompagnent la cautérisation sont : la douleur, la formation d'une escarre par la destruction des parties cautérisées, la destruction des parties malades et des virus morbifiques, enfin l'inflammation qui détermine la chute de l'escarre.

La douleur est excessivement vive; toutefois plus la température des cautères est élevée, plus la cautérisation est rapide, moins la douleur est considérable. Aussi n'y a-t-il jamais d'inconvénient à porter la température du cautère au rouge blanc; et si, au moyen d'un cautère chauffé de cette manière, on voulait avoir une cautérisation superficielle, il faudrait se contenter d'appliquer l'instrument pendant un court espace de temps.

On a essayé d'empêcher la douleur d'être si intense en exer-

1. *Principes de chirurgie*, 5e édit., p. 201, 1751.

2. On y trouve un très long mémoire *sur les avantages du feu dans les douleurs rhumatismales fixes et invétérées* (1783), Metz, 1794, et Paris, 1811.

çant une contriction très forte sur la partie au-dessus du point qui doit être cautérisée; mais cette manœuvre a été rejetée comme inutile. La méthode anesthésique est bien préférable quand on veut épargner au malade les douleurs que détermine la cautérisation. La douleur diminue dès que le cautère n'est plus en contact avec les tissus, et l'on peut même la faire cesser presque immédiatement en versant un liquide froid sur l'escarre.

Le premier effet d'une cautérisation est de déterminer la destruction de toutes les parties qui sont en contact avec la chaleur : aussi l'emploie-t-on pour anéantir les venins ou les virus inoculés à la suite de morsures d'animaux venimeux ou enragés. Si, dans ces circonstances, le cautère peut rendre des services, l'action des caustiques nous paraît préférable; car non seulement le liquide pénètre beaucoup plus facilement dans des plaies anfractueuses, mais encore il neutralise le virus, en agissant avec plus d'énergie, et par action chimique. Mais c'est surtout pour détruire des parties malades que l'instrument tranchant n'a pu enlever, que l'on fait usage du cautère : tel est, par exemple, le cancer.

Le cautère produit sur les téguments une escarre noirâtre, dont l'épaisseur varie avec la température de l'instrument et le temps pendant lequel on l'a laissé appliqué. Il faut remarquer que l'action du feu sur nos organes détermine non seulement la carbonisation des solides et la volatilisation des liquides de l'économie; mais encore qu'elle se prolonge plus ou moins loin, cause l'oblitération des vaisseaux qui se dirigent vers la région cautérisée et dans son voisinage, et que, par conséquent, toutes les parties auxquelles ces vaisseaux vont se rendre sont frappées de gangrène. Aussi arrive-t-il pour la cautérisation ce que l'on remarque pour les brûlures au troisième ou au quatrième degré : c'est que la plaie s'élargit jusqu'à la chute de l'escarre, et qu'elle est plus large que l'escarre elle-même. L'escarre qui succède à la cautérisation se détache plus rapidement par les caustiques; en effet, l'action immédiate du cautère a déterminé vers la partie un afflux considérable de liquides, qui doit nécessairement causer plus vite l'inflammation et provoquer la chute de la partie morte.

La plaie qui résulte de la cautérisation guérit avec assez de rapidité, à moins que la suppuration ne soit entretenue artificiellement; mais il reste toujours une cicatrice plus ou moins apparente, en rapport avec l'épaisseur des parties qui ont été détruites.

La douleur que provoque la cautérisation imprime à l'économie une secousse violente, souvent très favorable, surtout quand on veut se servir de cette médication comme moyen dérivatif. L'inflammation qui se développe autour de l'escarre agit de la même manière, mais son action dure beaucoup plus longtemps. C'est en général l'inflammation qui agit avec le plus d'énergie pour déterminer la dérivation; elle est parfois même tellement intense, qu'elle provoque des accidents généraux, de la fièvre, que l'on est obligé de combattre par un traitement approprié. Quant à la suppuration, elle est quelquefois très utile; mais plus souvent encore on la supprime, sauf à réappliquer le cautère une seconde fois, car elle n'agit pas assez fortement pour que dans la plupart des cas il faille lui sacrifier l'application d'un second bouton de feu. Lorsque la cautérisation n'est employée que pour détruire des tissus morbides ou pour oblitérer des vaisseaux, l'action dérivative est tout à fait inutile; dans ces circonstances, il faut calmer la douleur qui succède à l'emploi du feu au moyen des réfrigérants, et combattre l'inflammation consécutive.

L'effet ultérieur de la cautérisation est de donner du ton à la partie sur laquelle elle est appliquée, de changer son mode de vitalité par l'excitation nerveuse qui résulte du cautère et de l'afflux sanguin qu'il détermine. De là cet aphorisme des anciens : *Ignis firmat partes.*

CHAPITRE VII

DE LA GALVANO-CAUSTIE

On doit ranger sous cette dénomination générale deux modes d'emploi du courant électrique qui tous deux ont pour résultat la cautérisation des tissus soumis à leur action.

Dans un premier mode, on utilise la chaleur que peut développer un courant électrique, et l'on s'en sert absolument comme on le ferait d'un corps métallique chauffé à une haute température. C'est là la véritable méthode *galvano-caustique*, *galvano-caustie*, ou mieux *galvano-caustique thermique*.

Dans un second mode d'emploi, le courant électrique est utilisé au point de vue des phénomènes chimiques qui se développent lorsque les deux électrodes sont plongés dans les tissus. Là encore il y a cautérisation, non plus par la chaleur, mais par action chimique, comme le ferait un caustique alcalin et acide. Cette méthode a été successivement appelée *électrolyse*, *électrolytie*, *méthode électrolytique*, enfin *galvano-caustique chimique*.

Comme le fait justement remarquer M. Sarazin[1], la première de ces méthodes nécessite des effets calorifiques intenses, par conséquent des courants de faible tension, mais de grande intensité, tandis que, pour la seconde méthode, il faut que les actions chimiques soient énergiques, d'où l'emploi de courants faibles, mais ayant beaucoup de tension. « Tel est le principe qui doit guider le chirurgien dans le choix de l'appareil chargé de fournir le courant galvanique[2]. »

I. — GALVANO-CAUSTIQUE THERMIQUE.

L'idée de pratiquer la cautérisation des tissus vivants à l'aide de la chaleur développée par un courant électrique n'est pas récente.

Davy (1807), Fabre-Palaprat (1836), Récamier et Pravaz (1841), firent des essais plus ou moins heureux dans ce sens; toutefois, ce ne fut qu'en 1845 que Heider (de Vienne) employa le fil électrique porté au rouge blanc pour cautériser la pulpe dentaire[3]. Viennent ensuite les recherches de Crussel (1846), de J. Marshall (1851), qui inaugura l'olive de porcelaine entourée d'une spire de platine; de Middeldorpff (de Breslau), qui utilisa l'anse de platine pour sectionner les parties molles comme le ferait un instrument tranchant.

Dès 1850 Nélaton, aidé des conseils de M. Regnault, put pratiquer un certain nombre d'opérations avec le galvano-cautère, et cela, à une époque où cette méthode paraissait presque inconnue en France. En 1853, Amussat fils utilisa le même procédé pour cautériser les ulcérations du col, les abcès du sein, etc.

Puis vinrent les recherches des professeurs Broca et Mideldorpff (1857), et enfin en 1862 celles de de Séré, qui établit qu'un

1. *Loc. cit.*, p. 582.
2. Consulter P. Broca, *Traité des tumeurs*, t. II, p. 458 et 531, 1866.
3. De Saint-Germain, *Nouv. Dictionn. de méd. et de chir.*, t. XII, p. 544, 1870.

couteau de platine n'est hémostatique que lorsqu'il est chauffé à la température de 600 degrés. Cet auteur fit construire un couteau galvano-caustique employé depuis par la plupart des chirurgiens de Paris pour l'ablation de tumeurs diverses.

« Deux parties fondamentales reliées par deux fils conducteurs constituent un appareil galvano-caustique quelconque [1].

» 1° Un générateur ou pile; 2° un cautère muni d'un manche isolant, destiné à le diriger et à en régler la température. »

Heider, Marshall, Middeldorpff, se servaient de la pile de Grove; puis viendraient celles de Sturgeon et de Daniell. A la rigueur, on pourrait utiliser la pile de Bunsen (Amussat) ou celle de Wollaston, qui peut être construite à peu de frais. MM. Grenet et Broca employèrent la pile à bichromate de potasse, et l'on peut dire qu'elle est généralement adoptée aujourd'hui pour l'application de la galvano-caustique thermique [2].

Les rhéophores en cuivre isolés qui partent de la pile sont mis en rapport avec le porte-cautère, supportant un cautère

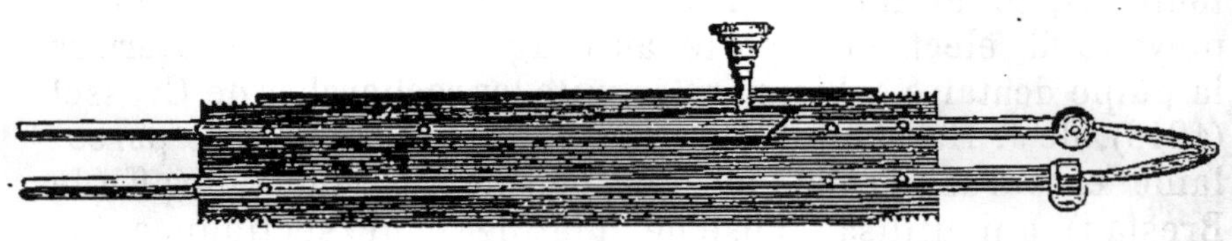

FIG. 400. — Porte-cautères et cautères galvaniques.

simple, une anse coupante, une aiguille, un couteau galvano-caustique, etc.

Les *cautères galvaniques* (fig. 400) se construisent de la manière suivante. Un manche d'ébène, pouvant être séparé en deux moitiés latérales, est traversé suivant sa longueur par deux fils de cuivre doré, qui reposent dans deux gouttières creusées dans chacune de ses moitiés. L'extrémité postérieure de chacun de ces fils reçoit la partie libre de l'un des rhéo-

1. De Saint-Germain, *loc. cit.*, p. 546-547.
2. Consulter les divers *Traités de physique médicale* pour connaître sa construction et son mode de fonctionnement.

phores; à l'extrémité antérieure saillante au delà du manche se visse un fil de platine disposé en anse. Dans son trajet à travers le manche, l'un des fils de cuivre, le supérieur, est obliquement coupé, de façon qu'au niveau de cette intersection on puisse à volonté interrompre le courant ou le rétablir. Veut-on lui faire traverser toute la longueur du fil, on presse sur un bouton placé sur le dos du manche et l'on abaisse ainsi un ressort qui tient les deux segments du fil écartés l'un de l'autre; de même en lâchant le bouton on interrompt la marche du courant.

Pour agir sur une plus large surface, on fait usage du *cautère à double tige* de Kuppelbrenner. Un manche d'ébène volumineux loge dans son intérieur deux gros fils de cuivre doré demi-cylindriques; les deux bouts postérieurs de ces fils s'écartent et reçoivent chacun une extrémité du conducteur de la pile; sur le trajet du fil supérieur même biseau que précédemment.

Les deux fils, après leur sortie du manche, s'étendent dans une grande longueur parallèlement l'un à l'autre, et forment en se juxtaposant, une sorte de cylindre dont les deux demi-cylindres constitutifs sont isolés au moyen d'une mince plaque d'ivoire; l'extrémité antérieure reçoit l'anse de platine. Quelquefois cet instrument doit avoir une forme courbe pour s'accommoder à la direction des parties.

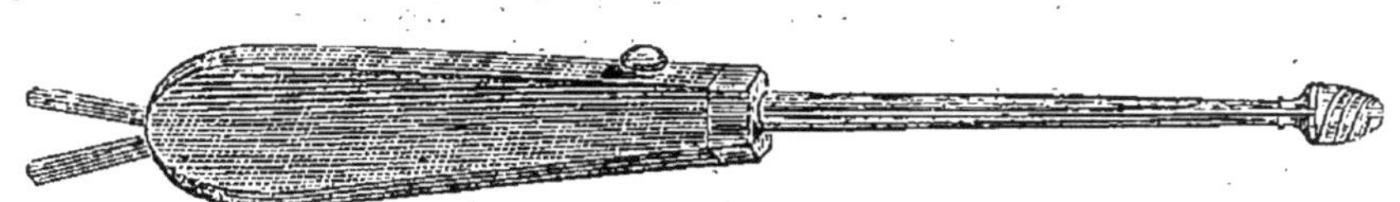

FIG. 401. — Cautère électrique avec bouton de porcelaine.

Les *cautères à olive de porcelaine* augmentent considérablement la surface du corps qui doit cautériser. Ils sont constitués par un fil de platine qui s'enroule en spirale autour d'une boule creuse de porcelaine extrêmement mince; pour empêcher le fil de glisser, la porcelaine offre à sa surface un sillon spiroïde, un trou creusé à l'extrémité de cette boule permet au fil de rentrer dans l'instrument. Ces cautères sont coniques, olivaires, aplatis, nummulaires, etc. (fig. 401).

Nous n'essayerons pas ici de décrire toutes les formes que l'on peut imprimer aux cautères galvaniques. Veut-on faire pénétrer le fil dans une cavité profonde, dans un rétrécissement, dans le sac lacrymal, etc.; le fil est réduit aux dimensions voulues, et la partie qui doit agir sur les tissus est seule

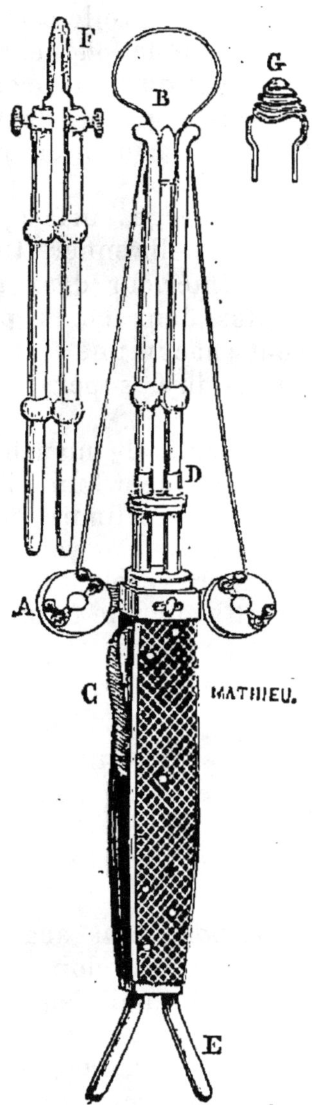

FIG. 402. — Galvano-cautère de Mathieu.

en contact avec eux, le reste est isolé au moyen, soit d'une petite gaîne d'ivoire, d'une bougie de gomme, etc. Veut-on faire à l'aide du galvanisme la section d'une tumeur, le cautère est constitué par des fils que l'on fait passer, soit dans des tubes de verre, soit dans des tubes métalliques et bons conducteurs, l'anse coupante fait saillie à l'extrémité des tubes. Les fils qui passent à travers les tubes permettent de donner à l'anse terminale le volume que l'on désire.

Sous le nom de *sétons galvaniques*, on désigne des fils de

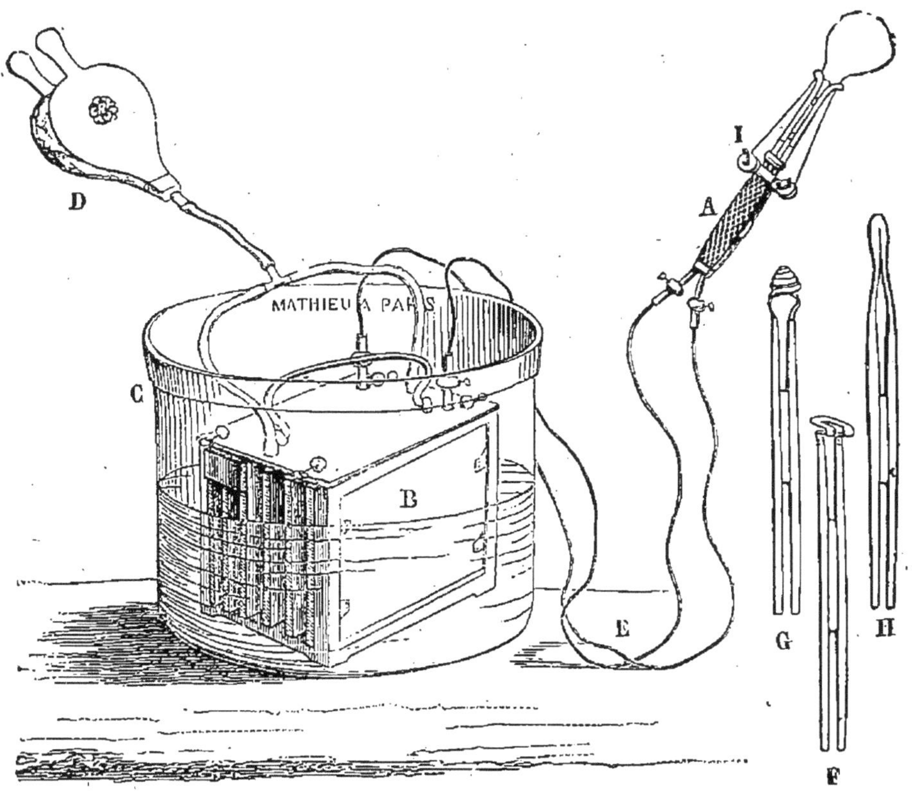

FIG. 403. — Appareil pour l'emploi du galvano-cautère.

platine de différentes grosseurs que l'on conduit au moyen d'aiguilles droites ou courbes à travers les canaux ou les tissus dans lesquels on se propose de développer un travail inflammatoire (Marshall).

Lorsqu'on se sert de l'anse coupante du cautère galvanique, on voit facilement qu'elle agit non-seulement par sa température, mais aussi en étranglant les parties comme le ferait la chaîne d'un écraseur ou le fil d'un serre-nœud. Mais, en se raccourcissant, le fil s'échauffe davantage et est exposé à fondre, accident qui n'est que trop fréquent et auquel on s'est proposé de remédier par bien des moyens.

On a cherché à modérer l'action de la pile et en particulier de celle de M. Grenet modifiée par Trouvé (fig. 404), soit en influençant la soufflerie, soit en diminuant la partie immergée de l'appareil (Guersant) et cela avec une pédale. D'un autre côté, Mathieu a ajouté au galvano-cautère deux barillets d'ivoire A (fig. 402) autour desquels s'enroule le fil de platine

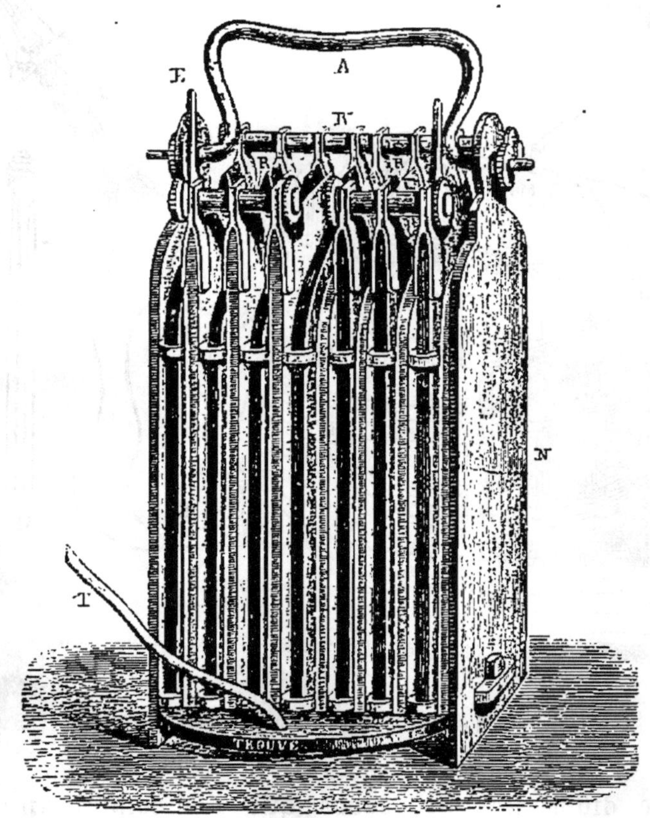

Fig. 404. — Appareil Grenet modifié par Trouvé. — A, poignée de la pile; — EE' tiges supportant les rhéophores; RR' contacts mobiles; — NN' plaque de caoutchouc durci formant la cage; — T, tube insufflateur.

formant l'anse B; si bien qu'en faisant tourner ces barillets d'une façon simultanée, le fil qui agit sur la tumeur est constamment renouvelé et ne peut se fondre. Malheureusement, les résultats obtenus ne sont pas très-satisfaisants, et Mathieu a dû encore modifier son appareil en ne faisant usage

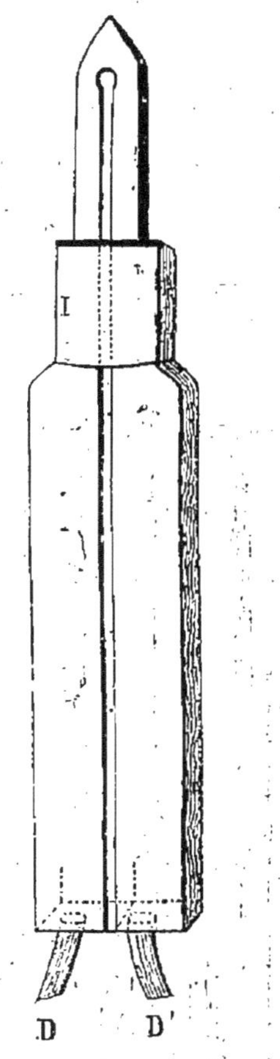

Fig. 405 — Couteau galvanique.

que d'un seul barillet placé dans le manche de l'instrument et autour duquel vient s'enrouler l'anse coupante à mesure qu'elle diminue au niveau du pédicule de la tumeur qu'on enlève.

De Séré a inventé un *couteau galvanique*, construit sur les mêmes principes que ceux du galvano-cautère, et dont l'emploi aurait donné d'assez bons résultats entre les mains de Nélaton, Demarquay, A. Richard, etc.

Il se compose d'une lame de platine A (fig. 405), offrant, comme on le voit, une échancrure médiane. Cette lame, qui en somme, n'est une anse très-aplatie, est soutenue par un manche métallique, C C', dont les deux parties sont isolées l'une de l'autre par une lamelle d'ivoire, B B'. Les rhéophores de la pile sont placés en D D'; la partie I est recouverte d'ivoire, de façon à faciliter le maniement de l'instrument. D'ailleurs, empressons-nous d'ajouter que ce couteau a été très-notablement perfectionné par son inventeur, qui surtout y a ajouté une échelle graduée, de façon que le chirurgien puisse savoir à quelle température est portée la lame de platine qui coupe les tissus.

C'est qu'en effet, à 1 500 degrés, le couteau tranche nettement et très-facilement les parties sans qu'il soit besoin de scier ou d'appuyer. Les vaisseaux restent béants, le couteau semble plongé dans un liquide qui ne le mouille pas, et paraît entouré d'un fourreau de globules à l'état sphéroïdal, d'où son isolement [1].

Porté à cette haute température, le couteau de de Séré est appelé couteau *hémorrhagique* (Nélaton); vers 600 degrés, au contraire, le couteau devient *hémostatique* et peut rendre des services pour enlever des tumeurs vasculaires.

On doit encore au même chirurgien la *cuiller galvano-caustique graduée*, sorte de couteau excavé, à bords assez tranchants, qui d'ailleurs est fort peu employé.

Sous le nom de *sécateur galvanique*, A. Amussat a fait construire par MM. Robert et Collin un instrument qui agit absolument comme l'anse coupante de Middeldorpf, et qui a aussi pour objet d'éviter le retrait progressif de cette anse pendant l'opération [2].

Ce n'est pas ici le lieu de discuter les avantages et les inconvénients de la galvano-caustique. Middeldorpf a employé la galvano-caustique dans un très-grand nombre de cas, qu'il serait trop long d'énumérer, et que l'on peut d'ailleurs résumer facilement. Partout où l'on applique le cautère actuel, on peut faire usage du cautère galvanique; ce dernier peut en outre être porté dans des cavités plus ou moins anfractueuses, profondes, par cela même inaccessibles au fer rouge. Le cautère galvanique, plongé dans les tumeurs érectiles, agit comme le cautère actuel, détermine la coagulation du sang et provoque l'inflammation de la tumeur, de manière à déter-

1. Duplomb, Blanchet, *in* thèses de Paris, 1862.
2. *Journal de médecine et de chirurgie pratiques*, 1867, p. 514.

miner sa cure radicale, au moins aussi sûrement et peut-être avec plus de certitude que les pointes de feu. Enfin, à l'aide des anses caustiques, on enlève parfaitement bien des tumeurs sans produire d'effusion de sang, à la condition toutefois que l'anse ne soit pas portée à une trop haute température.

Mais cet agent peut-il toujours être employé? M. Regnault a étudié cette question avec soin :

« Pour produire, fait-il remarquer, des phénomènes calorifiques puissants au moyen de la pile voltaïque, il ne faut donner au circuit une résistance considérable qu'entre deux points assez rapprochés, car l'intensité de la pile diminue avec l'augmentation des résistances dans le conducteur interpolaire.

» Le diamètre des fils de platine ne doit pas dépasser une faible limite, $0^{mm},50$ à $0^{mm},75$ au plus sur une longueur de 6 à 8 centimètres. On n'arriverait à rougir au blanc un fil métallique d'une plus grande section ou d'une plus grande longueur qu'à la condition d'employer des piles d'une puissance hors de toute proportion avec le but qu'on se propose d'atteindre. La faible masse que les conditions de production du phénomène thermique assignent au platine incandescent, est une raison pour rejeter l'emploi du cautère électrique toutes les fois que l'on veut détruire des tissus volumineux. Dans ces circonstances, en effet, il est nécessaire, indispensable, non-seulement d'avoir un cautère porté à une haute température, mais encore un poids de matières incandescentes suffisant pour détruire des parties gorgées de liquides, qui, dans l'opération, vont s'échauffer, se réduire en vapeur et absorber beaucoup de calorique sans que l'ustion ou la carbonisation se produise. »

Le défaut de masse du platine, relativement à son poids et la faible chaleur spécifique de ce métal, paraissent à M. Regnault un obstacle insurmontable à la substitution du cautère électrique aux cautères rougis à blanc par le feu, avec les formes et la masse que l'usage leur a assignées.

On a dit, il est vrai, que le fil de platine du cautère électrique, traversé sans cesse par un courant, compense par la continuité de son action ce qu'il perd sous les deux rapports susmentionnés. Les expériences de M. Regnault et les lois thermo-voltaïques démontrent qu'il n'en est point précisément ainsi. Le contact de tissus baignés de liquide refroidit le stylet d'une manière continue, l'empêche d'arriver à la haute température qu'il avait dans l'air. Par le seul fait du refroidissement, la résistance au passage de l'électricité dans cette partie du circuit diminue, et l'on sait que l'élévation de température est en raison inverse du pouvoir conducteur : l'augmentation de la quantité d'électricité produite dans le même temps est très-faible, à cause du rapport très-petit de la résistance du fil de platine aux résistances totales du système. M. Regnault conclut de ses observations sur ce sujet, que si l'on emploie le cautère électrique avec une pile assez intense pour faire rougir à blanc le platine dans l'air, c'est par des applications successives du stylet rougi hors des points attaqués que l'on aura la certitude d'arriver au résultat qu'on se propose.

Il n'y a certainement pas impossibilité à faire rougir à blanc un fil de platine au sein des tissus gorgés d'humidité, mais on se trouve en présence d'un ensemble de difficultés qui, dans la pratique, méritent d'être prises en sérieuse considération. M. Regnault appuie cette opinion sur le résultat de quelques expériences faites sur le cadavre. Que l'on veuille, par exemple, cautériser dans toute sa longueur un trajet fistuleux à deux orifices. Si la pile ne fournit pas une très-grande proportion de fluide électrique, le fil ne rougira pas dans l'épaisseur des tissus, il les chauffera plus ou moins fortement, mais sans produire une véritable action. Si, au contraire, la pile est très-puissante ou le fil très-fin, on aura toutes les chances possibles de le fondre. Quelquefois cette section s'opère même au sein des tissus, parce que la constitution du liquide à l'état sphéroïdal par le platine incandescent arrête la soustraction de calorique, et que le fil ne résiste pas à la trop forte proportion de l'électricité qui le traverse. Le plus souvent, c'est à l'un des orifices que le phénomène a lieu; en voici la raison. Quelle que soit l'intensité du courant, la portion du fil plongé dans les tissus leur cède de la chaleur, sa résistance diminue et l'intensité du courant augmente. Si, dans ces circonstances, la plus grande longueur du fil de platine sort à ras de la peau, elle fond presque instantanément, malgré les apparences contraires, ainsi que M. Regnault l'a constaté par des dissections minutieuses.

M. Regnault résume son travail en concluant de ses recherches :

« 1° Que les avantages de ces genres d'appareils résultent de leur faible masse qui permet de les porter aux plus hautes températures, sans avoir à redouter les effets du rayonnement sur les parties voisines de celles que l'on veut détruire.

» 2° Que cette qualité même du cautère électrique le rend impropre à la destruction de tissus volumineux, cas où le cautère reste seul efficace.

» 3° Que cet instrument a une grande supériorité sur les autres moyens pour les cautérisations exercées sur des surfaces peu étendues, situées dans le voisinage d'organes délicats ou dans la profondeur de quelques cavités naturelles.

» 4° Que le mode le plus sûr d'application consiste à répéter successivement les contacts du stylet incandescent et de la partie sur laquelle on opère.

» 5° Quant aux opérations dans lesquelles le fil de platine doit rester plongé dans les tissus (cautérisation de longs trajets fistuleux, excision et ablation de tumeurs volumineuses), sans nier absolument leur possibilité, j'ai déduit de mes expériences, dit M. Regnault, que l'opérateur se trouve entre deux écueils : ou de fondre le fil métallique, ou de ne pas le porter à la température nécessaire pour produire une véritable cautérisation[1]. »

Dans un très-remarquable rapport lu à la Société de chirurgie, M. le professeur Broca a étudié avec soin les appareils de Middeldorpf. Nous ne suivrons pas l'auteur dans tous les détails extrêmement judicieux qu'il développe, nous engageons le lecteur à consulter le travail de M. Broca[2], et l'extrait très-étendu du mémoire de Middeldorpf publié par Axenfeld[3].

En résumé, le cautère électrique agit avec énergie et rapidité, ce qui diminue les douleurs : de plus, on peut l'employer pour des cautérisations profondes; mais, malgré ces avantages et vu la facile extinction du fil de platine ou sa fusion, vu aussi les hémorrhagies, son usage n'est pas encore entré dans la pratique usuelle. Comme l'a fait remarquer M. de Saint-Germain, la galvano-caustique est une méthode qui n'a pas dit son dernier mot[4].

Plus récemment en effet M. E. Bœckel a étudié avec détail les conditions dans lesquelles on pouvait utiliser la galvano-caustique thermique, et y a apporté quelques perfectionne-

1. Becquerel, *Traité des applications de l'électricité à la thérapeutique*, in-8. Paris, 1857, p. 335.

2. *Gazette des hôpitaux*, 1856 (Société de chirurgie, 5 novembre).

3. *Archives générales de médecine*, 1855, 5e série, t. II, p. 145.

4. *Nouv. Dictionn. de méd. et de chir.*, t. XII, p. 544, 1870.

ments[1]. Tout d'abord, avec l'assistance de M. Redslob, il a construit une pile analogue à celle de Grenet, mais, assure-t-il, d'un usage plus facile; puis, préconisant surtout l'usage du serre-nœud galvano-caustique de Leiter, il s'est efforcé de faire diminuer l'intensité du courant, à mesure que l'anse coupante se rétrécit.

Dans ce but, M. Redslob, construisit un *modérateur*, formé d'une planchette de sapin, sur les côtés de laquelle sont disposés deux longs fils d'argentan faisant chacun 50 méandres. Ces deux fils ne communiquent que par l'intermédiaire d'une paire de roues massives en cuivre, réunies sur un axe du même métal, et qui peuvent circuler librement d'un bout à l'autre de la planchette. On conçoit que, selon la position qu'occupe la roue métallique, le courant passe soit par toute la longueur du fil, soit seulement par une partie de cette longueur, et comme le fil est mauvais conducteur le courant est affaibli ou augmenté à volonté.

Notons que ce modérateur n'indique rien de l'intensité absolue du courant, ni de la section plus ou moins rapide de l'anse galvanique. A cet égard, comme M. le professeur U. Trélat, M. E. Bœckel est obligé de s'en rapporter à la fumée qui se dégage et à la résistance qu'on éprouve à serrer la vis du serre-nœud.

II. — Galvano-caustique chimique.

La galvano-caustique chimique est mieux connue peut-être sous les noms d'*électrolyse*, de méthode *électrolytique;* cependant nous préférons la dénomination de galvano-caustique chimique, parce que ce nom seul indique le mode d'emploi et le mode d'action de cette méthode relativement nouvelle.

Cette méthode, comme le fait très-justement remarquer M. Ch. Sarazin[2], « est à la méthode de Middeldorpf ce que les cautères acides ou alcalins sont au cautère actuel. » Comme nous l'avons déjà signalé, le courant électrique qu'il faut employer dans ce cas doit avoir peu d'intensité et beaucoup de tension, ce qui est l'inverse lorsqu'il faut cautériser à l'aide du cautère galvanique qui agit par sa chaleur. Les piles qu'on a utilisées dans ce but sont : celle de Bunsen, la pile à colon-

1. *De la Galvano-caustie thermique*, Paris, et Strasbourg, 1873.
2. *Nouv. Dictionn. de méd. et de chir.*, t. VI, p. 582, 1867.

nes (Ciniselli), celle de Daniell, de Gaiffe, de Callot, modifiée par Trouvé (fig. 406).

Les principes sur lesquels repose cette méthode galvano-caustique, expérimentée surtout par Pravaz, Ciniselli, Broca, Nélaton, Scouttetten, ont été assez nettement formulés par M. Althaus (1868) ; ce sont : 1° la désorganisation mécanique des tissus, causée par l'hydrogène naissant ; 2° l'accumulation des alcalis au pôle négatif ; 3° la modification de nutrition produite par l'action physiologique d'un courant galvanique continu, sur les nerfs vaso-moteurs des parties soumises au courant.

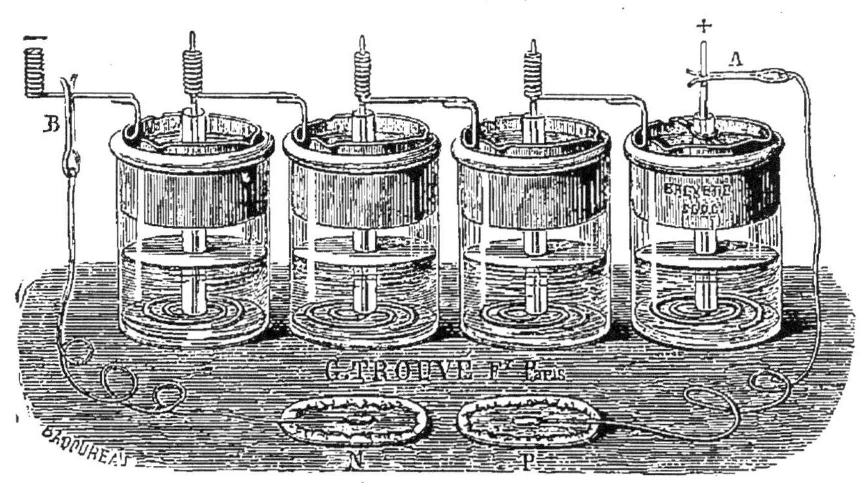

Fig. 406. — Pile Callot, modifiée par Trouvé.

En fait, l'appareil doit donc se composer d'une pile, dont les conducteurs se terminent en deux pointes ou aiguilles métalliques, qu'on doit faire pénétrer dans le tissu morbide sur lequel on veut agir. Ces aiguilles sont ordinairement en platine ou en or, pour ne pas être altérées, et cela surtout pour l'aiguille qui représente le pôle positif de l'appareil.

L'aiguille négative reste en effet polie, et l'eschare qui se forme à son niveau résulte de l'action des alcalis mis en liberté, d'où son aspect grisâtre et sa consistance molle. Elle forme un cône allongé, allant au-delà de l'extrémité de la pointe métallique implantée dans les tissus. L'aiguille située au pôle positif s'altère avec rapidité, par suite de la présence des acides mis en liberté à ce pôle, d'où l'indication d'utiliser des aiguilles de platine ou d'or. Dans ces cas, l'eschare qui entoure ces métaux inaltérables est jaunâtre, sèche et dure.

Dans quelques circonstances, on peut se dispenser d'enfoncer l'aiguille positive dans les tissus, et on ne se sert que de la cautérisation produite au pôle négatif. Il faut pour cela que le pôle positif se termine par une plaque que l'on appuie sur les parties voisines du point où l'on a implanté l'aiguille du pôle négatif; un peu de charpie ou un linge imbibé d'un liquide conducteur sert à empêcher le contact des téguments avec la plaque métallique. Si l'on interrompt le courant ou bien qu'on le ferme, il se produit presque toujours des secousses douloureuses dues à la formation de courants dérivés.

La durée de l'application des aiguilles est d'environ dix minutes; l'eschare formée au pôle négatif s'élimine vers le quinzième jour; s'il y en a une au pôle positif, elle est un peu moins longue à être expulsée.

Cette méthode, dont les chirurgiens se sont en somme assez peu servis, serait indiquée pour détruire les polypes naso-pharyngiens (Nélaton), pour traiter les kystes, les ganglions malades, les goîtres (Scouttetten). On l'a aussi utilisée pour combattre les rétrécissements des conduits naturels, et en particulier ceux de l'œsophage (Althaus) et de l'urèthre (Mallez et Tripier); ajoutons que les résultats obtenus méritent confirmation et ne paraissent pas avoir convaincu les chirurgiens.

Les chirurgiens italiens ont utilisé la galvano-caustique chimique pour provoquer la révulsion; à cet effet ils se servent d'une large plaque métallique qu'on applique sur les parties qu'on veut modifier [1].

Toutefois, comme pour la galvano-caustique thermique on peut aussi dire que la galvano-caustique chimique n'a pas dit son dernier mot, et elle nous paraît sérieusement mériter l'attention des praticiens [2].

1. Consultez : de Saint-Germain, *Nouv. Dictionn. de méd. et de chir. pratiques*, t. XII, p. 543, 1870.

2. Malgaigne, *Manuel de médecine opératoire* (8e éd. par L. Lefort), 1re partie, p. 58, 1874.

CHAPITRE VIII

CAUTÈRE

On appelle *cautère* ou *fonticule* un exutoire établi dans le tissu cellulaire sous-cutané, que l'on applique sur divers points du corps, et dont on entretient la suppuration pendant un temps plus ou moins long, suivant l'effet que l'on veut produire.

Les parties du corps sur lesquelles on pose des cautères varient avec le résultat que l'on cherche à obtenir. Si l'on veut établir un cautère permanent, il faut l'appliquer sur un endroit abondamment pourvu de tissu cellulaire, où les mouvements ne soient pas gênés, et où le pansement soit facile. On doit toujours éviter les saillies osseuses ou musculaires, et les points où il existe des nerfs et des vaisseaux assez considérables.

On appliquera donc les cautères :

Au bras, entre l'insertion inférieure du deltoïde et l'insertion sépérieure du brachial antérieur : c'est le cautère qui est le plus souvent employé.

A la cuisse, sur son côté interne, à 7 ou 8 centimètres au-dessus du condyle interne du fémur, en avant des tendons du couturier et du droit interne, sur le vaste interne un peu en avant du tendon du grand adducteur. Ce cautère est quelquefois trop gênant, et les pièces d'appareil y sont difficiles à maintenir.

A la jambe, au-dessous du condyle interne du tibia, entre le jumeau interne et les tendons du couturier et du droit interne. Ce cautère est préférable à celui de la cuisse.

A la nuque, Velpeau [1] conseille de le placer dans la fossette sous-occipitale, c'est-à-dire dans l'espèce de creux limité en haut par l'os occipital, sur les côtés par les splénius, en bas par l'apophyse épineuse de l'axis. Cette place lui semble préférable à celle qui est généralement indiquée, soit la partie moyenne de la région postérieure du cou.

Lorsqu'au contraire on ne veut établir qu'un exutoire passager, on peut, en se guidant d'après les mêmes règles, l'appliquer sur toute la longueur des gouttières vertébrales, en arrière

1. Velpeau, *Médecine opératoire*, 2e édit. 1839, t. I, p. 351.

des muscles qui forment la masse sacro-lombaire pour les maladies des vertèbres ou de la moelle ; sur toute la paroi antérieure du ventre, dans les affections chroniques des viscères abdominaux, mais principalement dans les régions du foie, du pylore ; sur les fosses iliaques; sur toutes les parois thoraciques, dans les espaces intercostaux et au-dessous des clavicules, dans les affections chroniques ou tuberculeuses du poumon. Enfin on applique les cautères, aux membres autour des articulations malades.

Ces divers cautères sont très-rarement uniques; le plus souvent on en met plusieurs à des distances variables les unes des autres.

On peut établir un cautère de diverses manières.

1° *Les caustiques*. — La *potasse à l'alcool* était jadis le caustique le plus employé pour établir un cautère. Elle doit être bien sèche et avoir été conservée à l'abri du contact de l'air; elle produit une eschare dont le diamètre est, en général, trois fois plus grand que le sien. Cette eschare est formée par la destruction de toute l'épaisseur de la peau.

Pour ouvrir un cautère avec ce caustique, on prend gros comme la moitié d'une lentille de potasse caustique, deux morceaux de diachylon d'inégale grandeur : le plus petit est percé d'un trou au centre; tous deux ont les angles fendus, afin qu'ils puissent mieux s'appliquer sur les téguments ; enfin un très-petit plumasseau de charpie. On place sur l'ouverture faite au morceau de diachylon (cette ouverture doit être moitié moins grande que l'eschare que l'on veut produire), le petit fragment de potasse, sur le diachylon le petit plumasseau de charpie, et on recouvre le tout par le plus grand morceau de sparadrap. L'appareil ainsi établi, on l'applique sur le point où l'on veut établir le cautère, et on le fixe solidement. De cette manière, la potasse est en contact avec la peau; mais la charpie absorbe la plus grande partie du liquide qui résulte de sa liquéfaction et empêche la formation d'une eschare trop étendue. En outre, la charpie se trouvant fixée entre les deux morceaux d'emplâtre, ne peut se déplacer; enfin les bords de l'emplâtre le plus grand dépassent l'appareil et le maintiennent solidement de tous côtés. Les inconvénients résultant du déplacement de l'appareil seraient de déterminer la formation d'une eschare beaucoup trop grande, ou bien de cautériser sur un point où l'on n'aurait pas voulu appliquer le cautère.

Si l'on voulait établir plusieurs cautères, il faudrait faire sur le plus petit morceau de diachylon autant de trous que l'on veut produire d'eschares, placer dans chacun des trous un fragment de potasse, et procéder de la même manière. On fera attention à ne pas trop rapprocher les ouvertures faites au diachylon, car les eschares étant, comme nous l'avons dit, le double des ouvertures, si celles-ci étaient trop rapprochées, il arriverait qu'au lieu de plusieurs eschares on n'en aurait qu'une seule, mais trop grande. Si, au contraire, on voulait établir un cautère très-allongé comme le sont ceux que l'on applique dans les gouttières vertébrales, on devrait assez rapprocher les trous, pour que chacun des petits fragments produisît une eschare qui puisse se réunir à l'eschare voisine.

Il ne faut jamais mouiller la potasse, car, en agissant ainsi on pourrait déterminer la formation d'une eschare très-étendue.

Aussitôt que la potasse est appliquée, le malade éprouve une légère chaleur, puis un peu de douleur ; celle-ci augmente pendant tout le temps que l'eschare met à se former, cinq ou six heures environ ; au bout de ce temps, elle diminue insensiblement. Dès que la douleur est affaiblie, il faut enlever l'appareil : tout l'effet est produit, et l'on trouve quelquefois une petite quantité de potasse qui n'a pas agi, mais toujours une eschare noirâtre, savonneuse, avec un cercle inflammatoire sur ses limites ; on panse alors avec un morceau de diachylon, que l'on fixe avec une compresse et un bandage circulaire.

Peu à peu, l'inflammation éliminatrice se développe ; elle est même quelquefois assez considérable pour causer des accidents généraux, alors on la combat par les émollients ; si au contraire elle était trop faible, il faudrait l'exciter avec une pommade un peu irritante. Sous l'influence de cette inflammation, l'eschare se détache de la circonférence vers le centre, se ramollit, devient grisâtre, et laisse après sa chute une petite ulcération dont on doit entretenir la suppuration.

Le temps que met l'eschare à se détacher est extrêmement variable ; la constitution du malade, le siége du cautère, la quantité de potasse employée, sont autant de causes qui y apportent des variations. Si elle se détache chez certains sujets au bout de dix jours, chez d'autres elle est quelquefois un mois à s'éliminer. Il arrive aussi qu'elle adhère à l'ulcération par une plus ou moins grande quantité de filaments, qu'il faut couper avec des ciseaux. Le pus qui se forme pendant le travail d'élimination sort entre la circonférence de l'eschare et les téguments.

Quelques chirurgiens ont conseillé, lorsque l'eschare était trop longtemps à se détacher, ou lorsqu'ils voulaient en accélérer la chute, de pratiquer à son centre une incision cruciale, et d'y introduire aussitôt le pois à cautère. Mais pour que cette méthode soit couronnée de succès, il faut que l'incision traverse toute l'épaisseur de l'eschare et que le pois soit en contact avec les tissus vivants, afin que sa présence puisse déterminer une irritation plus grande. L'incision complète de l'eschare a l'inconvénient de causer au malade une douleur assez grande, elle est souvent inutile car l'eschare ne se détache pas avec beaucoup plus de rapidité, et il vaudrait mieux activer la suppuration en pansant la surface du cautère avec une pommade irritante, telle que l'onguent basilicum, l'onguent de la mère, la pommade épispastique, etc.

Lorsque les eschares sont assez étendues, que la suppuration est considérable et que le pus sort difficilement à l'extérieur, on peut être obligé de les fendre crucialement, afin de rendre l'écoulement du pus plus facile.

La potasse présente, comme nous venons de le voir, plusieurs inconvénients; ce sont : l'irrégularité de l'eschare qui est subordonnée à la liquéfaction de la potasse, la lenteur de la cautérisation.

On peut facilement les éviter en faisant usage de la *pâte de Vienne.* Nous avons vu plus haut quelle était la manière d'appliquer ce caustique. Son action est beaucoup plus rapide que celle de la potasse; l'eschare qu'elle produit sur les téguments est toujours d'une grandeur égale à la surface du caustique employé, à moins que, par une ignorance ou une incurie que rien ne saurait justifier, on ne laisse cette pâte appliquée sans surveiller son action, et qu'on ne la maintienne en contact avec les tissus pendant un temps plus que suffisant pour déterminer la destruction de la peau. Chez les adultes, dix minutes suffisent pour produire assez d'effet; chez les enfants six minutes sont suffisantes. Il peut arriver, quand on fait usage de ce caustique et qu'on ne le laisse pas assez longtemps appliqué, que la peau ne soit pas brûlée dans toute son épaisseur : alors l'eschare est sèche, ne se ramollit pas par l'inflammation éliminatrice, qui manque complétement; et lorsque l'eschare se détache, au lieu d'une ulcération, on trouve une cicatrice parfaite. Dans ces cas on doit appliquer une seconde fois le caustique.

Il est quelquefois arrivé, lorsque les caustiques restaient trop longtemps en contact avec les téguments, que ceux-ci, les muscles ou les fascia sous-jacents, ont été perforés de telle sorte, que l'eschare avait pénétré jusque dans l'intérieur d'une articulation, dans la cavité abdominale ou dans le thorax. Aussi faut-il toujours surveiller les caustiques avec beaucoup de soin, laver l'eschare lorsqu'on la suppose suffisante, afin qu'il ne reste pas de potasse ou de pâte de Vienne qui puisse, en prolongeant son action, causer les accidents dont nous venons de parler.

2° *Le bistouri.* — L'emploi du bistouri pour établir les cautères est un moyen sûr, très-prompt, moins douloureux que le caustique; mais, d'un autre côté, il ne présente pas l'avantage de déterminer une irritation, souvent nécessaire lorsqu'on veut obtenir une révulsion active par l'emploi du cautère. Le cautère établi avec le bistouri ne détermine pas, comme le caustique, de perte de substance; il a beaucoup plus de tendance à se fermer. Enfin, l'action d'un corps étranger dans une plaie récente peut, dans certaines circonstances, causer des érysipèles et des phlegmons, accidents toujours fort graves.

Pour établir un cautère avec le bistouri, on peut ou tendre la peau avec le pouce et l'indicateur de la main gauche, et avec le bistouri, tenu de la main droite comme une plume à écrire, faire au lieu d'élection une incision qui occupe toute l'épaisseur de la peau. La longueur de l'incision sera proportionnée à la grandeur du cautère. Si cependant on voulait avoir un cautère très-grand, une incision cruciale serait préférable à une incision trop longue.

On peut encore faire un pli de la peau au lieu où l'on veut établir le cautère et, avec le bistouri tenu de la main droite comme un archet, on coupe la peau dans toute son épaisseur, perpendiculairement à la direction du pli. Si l'on voulait avoir par ce procédé une incision très-allongée, on ferait un pli beaucoup plus épais,

Aussitôt après l'incision, on place entre les lèvres de la plaie, soit un pois à cautère, soit une petite boulette de charpie que l'on maintient par un bandage assez fortement serré. Au bout de quelques jours l'action de ce corps étranger détermine la suppuration, et l'on fait les pansements consécutifs, ainsi que nous le verrons plus loin.

3° *Le vésicatoire.* — C'est, sans contredit, le plus mauvais moyen d'établir les cautères; car il est extrêmement douloureux. En outre, les téguments n'étant point ulcérés dans toute leur épaisseur, mais seulement à leur surface, sont simplement refoulés par l'action du pois, par conséquent tendent toujours à reprendre leur place; et si le cautère était laissé quelques heures seulement sans qu'il y eût de corps étranger qui comprimât les tissus, il ne tarderait pas à se fermer.

La suppuration est très-longue à s'établir, et l'on n'obtient jamais qu'une petite quantité de pus. Cependant, au bout d'un certain temps, la peau s'ulcère et le cautère se trouve établi. Mais ce procédé est beaucoup trop long; il vaut mieux appliquer sur la surface d'un ancien vésicatoire que l'on veut convertir en cautère, une couche très-mince de caustique qui produit une eschare dont l'élimination se fait très-facilement.

Pour établir un cautère au moyen d'un vésicatoire, ou bien convertir un vésicatoire ancien en cautère, il faut placer vers le point le plus favorable un pois que l'on maintient fixé à l'aide d'un petit morceau de diachylon et d'une bande assez fortement serrée. Si l'on voulait se servir d'un vésicatoire récent, on appliquerait un vésicatoire de petites dimensions; et après l'avoir fait suppurer pendant quelques jours, on placerait à son centre un pois qui serait fixé comme il a été dit tout à l'heure.

Quel que soit le procédé que l'on ait employé pour établir un cautère, il faut en entretenir la suppuration lorsqu'on veut le conserver pendant longtemps; si, au contraire, on veut avoir une suppuration moins longue, il faut se contenter d'irriter sa surface; si, enfin, on veut le supprimer, on doit faciliter sa cicatrisation. Nous allons successivement passer en revue ces divers modes de pansements consécutifs.

1. Pour faire suppurer la plaie qui résulte de la chute de l'eschare, on place au centre un pois ordinaire, ou bien de petites boules dites *pois à cautère*, préparées avec des rhizomes d'iris de Florence ou de petites oranges; ces pois se trouvent dans le commerce, ils sont généralement disposés en chapelets. On en fabrique de toutes dimensions; tous ceux du même chapelet ont le même volume. Un trou percé à leur centre sert non-seulement à les maintenir réunis, mais encore à passer un fil que l'on fixe sur les téguments, au-dessus du cautère, avec un petit morceau de diachylon; ce fil permet d'enlever facilement le pois et l'empêche de descendre. En effet, entraîné par son propre poids, il arrive souvent qu'il

presse sur la partie inférieure de l'ulcération, et fait, comme on dit, descendre le cautère. Ce fil est presque indispensable pour retirer le pois à cautère, lorsque les bords de l'ulcère se gonflent, de manière à en rendre l'orifice plus étroit que le fond. Si l'on se servait d'un pois ordinaire, il faudrait exercer une pression assez grande sur les parties latérales du cautère pour faire sortir le pois. Cette pression est très-douloureuse lorsque le cautère est enflammé ou quand l'orifice est assez rétréci pour que le pois ne puisse sortir qu'avec difficulté.

Un morceau de diachylon ou une feuille de lierre enduite d'un corps gras, une compresse et un bandage circulaire suffisent le plus souvent pour le pansement.

Souvent la plaie est trop étendue pour qu'un pois seul soit suffisant; alors on en met plusieurs les uns à côté des autres. Cette pratique est bien préférable à celle qui consisterait à appliquer dans le fond d'une plaie un pois d'un trop gros volume; car si sa largeur est suffisante, sa hauteur est le plus souvent trop considérable, aussi la pression que les pièces d'appareil exercent sur le pois est-elle très-douloureuse. Il faut donc, lorsque la plaie est peu profonde, mettre au fond ou bien plusieurs petits pois ou de plus gros fendus en deux parties égales et dont on tourne la convexité vers la plaie, ou bien enfin un morceau de racine d'iris, taillé comme il convient.

Si la suppuration était peu active, on pourrait enduire la feuille de lierre d'une pommade irritante; mais ce procédé est mauvais, car non-seulement la plaie elle-même n'est pas suffisamment excitée, mais encore cette pommade irrite les téguments autour du cautère, ce qu'il faut éviter avec soin; il vaut donc mieux enduire la surface du pois à cautère d'une couche très-mince de pommade épispastique. On a imaginé des pois couverts de substances qui rendent plus active la suppuration des cautères.

Il est à remarquer que les pois ordinaires augmentent considérablement de volume, qu'ils sont susceptibles de se déformer et d'exercer sur certains points du cautère une pression douloureuse : aussi leur a-t-on préféré les pois d'iris. Toutefois ces derniers sont encore plus susceptibles de se déformer et d'augmenter de volume que les pois d'orange ou de caoutchouc préconisés plus récemment.

Lorsque le cautère est trop douloureux, on peut enduire le pois de préparations opiacées, le placer dans la plaie et couvrir celle-ci d'un cataplasme émollient; on agirait de même si les téguments qui l'environnent étaient trop enflammés.

S'il existe une trop grande quantité de bourgeons charnus qui comblent toute la cavité du cautère, ou qui, faisant saillie à l'extérieur, empêchent l'introduction ou la sortie du pois, il faut les faire disparaître au moyen d'une légère cautérisation avec un crayon de nitrate d'argent.

Enfin, si l'on veut supprimer le cautère, il suffit de ne plus mettre de pois dans la plaie et de panser celle-ci avec un linge ou un morceau de papier brouillard enduit de cérat. On cautériserait les bourgeons charnus qui feraient saillie à l'extérieur, tant pour accélérer la cicatrisation que pour diriger la formation de la cicatrice.

II. Il arrive quelquefois que l'on veut entretenir la suppuration d'un cautère, sans cependant y introduire de pois, soit que les malades éprouvent de la répugnance pour ce mode de pansement, croyant n'avoir de cautère qu'autant que la plaie ne sera pansée qu'avec un pois, soit qu'on veuille, outre la suppuration, déterminer une irritation assez grande, analogue à celle que l'on avait causée primitivement par l'application du caustique. Il faut, dans ce cas, lorsque la cicatrisation commence à se faire, appliquer au fond de la plaie une couche très-mince de potasse caustique, favoriser la chute de l'eschare et recommencer de la même manière aussitôt que la cicatrice reparaît. On peut ainsi faire suppurer un cautère pendant fort longtemps. Si cependant on voulait établir un cautère permanent, on introduirait peu à peu un corps étranger dans la plaie, afin d'éviter une manœuvre assez douloureuse et qui n'atteint pas toujours complétement le but que le chirurgien se propose par l'application du cautère. Ce procédé a, du reste, l'avantage d'être commode pour les malades, car le pansement est excessivement simple; de plus, l'action du pois sur la surface en suppuration est quelquefois assez pénible pour que les malades ne puissent la supporter.

III. Si l'on veut cicatriser un cautère aussitôt après la chute de l'eschare, il faut panser la plaie, soit avec un morceau de diachylon, soit avec un linge enduit de cérat. La guérison ne se fait pas longtemps attendre. Ce cautère, que l'on peut désigner sous le nom de *cautère volant*, détermine une suppuration qui dure environ d'un à deux mois. On doit avoir soin, dans le pansement, de brûler avec la pierre infernale les bourgeons charnus trop saillants qui s'opposeraient à la cicatrisation ou qui pourraient déterminer la formation d'une cicatrice difforme.

Trousseau a préconisé une méthode dite *hypodermique*, qui consiste à introduire dans la profondeur des tissus des médicaments narcotiques. Le *modus faciendi* se rapproche beaucoup de celui que nous venons de décrire pour établir les cautères à l'aide du bistouri.

Dans la névralgie sciatique, par exemple, on fait coucher le malade sur le ventre, et, à l'aide d'un bistouri, on pratique au niveau de l'échancrure sciatique une incision cruciale de 1 centimètre $^1/_2$, et à son centre on place un pois médicamenteux. On réunit ainsi à l'efficacité d'un corps étranger agissant à la manière d'un cautère simple, celui d'un topique antinévralgique placé dans le voisinage du nerf malade.

Voici la formule du pois employé par Trousseau :

Extrait d'opium et extrait de belladone, de chaque..........................	2 grammes.
Poudre de gaïac et mucilage	q. s.

Faites vingt pilules contenant chacune 10 centigrammes de substance active.

Ces pilules, qu'on ne doit pas argenter, sont séchées à l'étuve, et, grâce à la poudre de gaïac qui entre dans leur composition, elle acquièrent la dureté du bois. On ne doit pas s'en servir le premier jour.

Une fois l'incision faite, on introduit dans la plaie un pois à manger qui a l'avantage sur le pois d'iris d'être souple, non irritant et d'accroître, par l'augmentation rapide de son volume, la cavité qui recevra dès le deuxième jour le bol médicamenteux. On place un seul pois narcotique dans la plaie, puis de chaque côté on met deux petits pois ordinaires ; le tout est maintenu par un peu de charpie et un morceau de diachylon. Si le troisième jour le malade n'a pas été trop narcotisé, on place deux pois médicamenteux, puis trois et quatre s'il est nécessaire.

Comme cette affection est très-persistante et sujette à récidive, une fois les douleurs dissipées, Trousseau donne le conseil d'entretenir la suppuration du cautère pendant deux ou trois semaines. On a par ce moyen un révulsif agissant d'une manière permanente et une porte toute ouverte pour y faire passer, en cas de retour de la douleur, de nouvelles substances narcotiques.

CHAPITRE IX

MOXA

On appelle *moxa* un petit cylindre de matière combustible que l'on fait brûler lentement sur la peau, de manière à y déterminer une eschare qui intéresse une partie ou la totalité des téguments.

Le moxa peut être établi sur presque tous les points du corps, il faut éviter cependant les régions où la peau est très-fine, où elle est en rapport trop immédiat avec des surfaces osseuses, des cartilages, de gros vaisseaux et de gros troncs nerveux. En effet, appliqué au voisinage de ces organes, le moxa pourrait causer des désordres extrêmement graves; et, de plus, comme les os conduisent très-bien la chaleur, celle-ci serait transmise avec une grande rapidité vers les parties profondes.

On a proposé une foule de moyens pour cautériser lentement la peau à l'aide d'une substance combustible.

En Chine et au Japon, on se sert d'un duvet qu'on retire des feuilles et des sommités desséchées de quelques espèces d'armoises; on les pétrit entre les doigts de manière à en faire de petits cônes dont on place la base sur la partie que l'on veut cautériser. Sarlandière a voulu en généraliser l'emploi; mais ces espèces de moxas ne produisent qu'une cautérisation superficielle; il en est de même des moxas que Percy faisait avec la moelle du grand tournesol (*helianthus annuus*), trempée dans une solution concentrée de nitrate de potasse. L'agaric de chêne, le papier trempé dans une solution de chlorate de potasse ou d'acétate de plomb, enfin, une multitude d'autres matières combustibles ont été employées pour faire les moxas. Mais la substance dont on fait le plus fréquemment usage est le coton cardé que l'on roule en cylindre et quel'on serre fortement dans une compresse que l'on coud sur un des côtés, ou que l'on fixe au moyen d'un fil roulé en spirale. C'est à Pouteau que l'on doit cette espèce de moxa, qui est certainement le plus commode et le plus facile à se procurer. Les Égyptiens, les Arabes ne se servent pas d'autre substance.

Voici comment Pouteau conseille de faire ces moxas[1] : « Pre-

1. Pouteau, *Œuvres posthumes*, t. I, p. 204.

nez du coton en laine, enveloppez-le avec une bande de toile large d'un pouce sur trois pouces de largeur. Que le coton soit aussi serré qu'il sera possible, parce qu'alors le feu sera plus vif, la bandelette bien arrêtée par quelques points d'aiguille, et l'on aura alors un cylindre d'un pouce de diamètre. On coupera ce cylindre transversalement par la moitié avec un tranchant bien affilé, ce qui donnera deux cylindres à base très-unie, et c'est cette base très-unie qui doit toucher immédiatement la peau, qu'on humecte auparavant avec un peu de salive, afin que le coton s'y colle en quelque façon. »

Le moxa de coton, fabriqué de cette manière, doit être assez fortement serré; car, s'il ne l'était pas, le feu s'éteindrait facilement, et, le moxa brûlant moins longtemps, la cautérisation serait plus superficielle; si, au contraire, le coton était trop serré, on aurait peine à faire arriver la combustion jusqu'à la base du cylindre. Percy employait aussi les moxas de coton, mais les serrait dans une carte comme on le fait pour la poudre dans la fabrication des pièces d'artifice : il enveloppait encore de coton ses cylindres de moelle d'*helianthus*.

M. Guépratte conseille, pour la fabrication des moxas, le procédé suivant. On prend un morceau de calicot dégommé par le lavage, on le plonge dans une quantité suffisante de sous-acétate de plomb liquide. Lorsque le tissu est bien imprégné, on le retire, on l'étend et on le sèche; puis on le découpe en bandelettes d'une hauteur égale à celle du moxa. On roule ces bandelettes à la manière des bandes, mais un peu mollement. On obtient ainsi un cylindre dont on retient les derniers tours par quatre points séparés. Pour l'application, on recouvre la région d'une dissolution de gomme arabique, et le moxa adhère suffisamment à la peau pour ne plus préoccuper le chirurgien. Le moindre contact d'un corps en ignition sur le centre de la base supérieure du cylindre l'enflamme, et aussitôt il brûle sans secours étranger, avec la régularité la plus parfaite, parallèlement à sa base, sans fusées, ni flammèches.

Les moxas tempérés de M. Regnault ne sont autre chose que de petits cylindres de coton très-peu serrés, d'un centimètre environ de diamètre qu'il maintient séparés de la partie sur laquelle il les applique par un disque de drap épais. Il emploie ces moxas sur la tête dans l'hydrocéphalie; ce moxa n'agit que comme un fort vésicatoire.

Enfin, dans le but de rendre la combustion du coton plus active, on a conseillé de l'imbiber d'une solution concentrée de nitrate de potasse; mais outre que cette solution est complétement inutile, puisque l'on peut faire brûler facilement le moxa sans elle, elle a l'inconvénient de dégager une fumée très-irritante. Le chlorate de potasse serait préférable au nitrate, car il permettrait au moxa de brûler sans qu'il soit besoin d'établir un courant d'air pour faciliter la combustion.

Pour appliquer un moxa, on prend un petit cylindre fait avec la substance que l'on a choisie. On mouille la face la plus lisse, on la met en contact avec les téguments, et on la maintient fixée avec un porte-moxa.

Le *porte-moxa* de Larrey (fig. 407) se compose d'un petit anneau traversé par deux tiges métalliques diagonales, qui se coupent à angle droit au centre de l'anneau. Ces deux tiges sont mobiles, peuvent être retirées avec la plus grande facilité. Quand on veut appliquer un moxa, on traverse la substance destinée à être brûlée, par ces deux tiges qui la maintiennent solidement au centre de l'anneau. Sur la face inférieure de l'anneau se trouvent trois petits pieds arrondis; ceux-ci sont de bois, car ils doivent être fabriqués avec une substance qui conduise mal la chaleur; enfin, sur un des bords de l'anneau se trouve un petit manche de métal, qui s'ajuste à l'aide d'un pas de vis sur un manche de bois, on peut de cette manière placer sur un même manche des anneaux de diverses grandeurs en rapport avec le volume des moxas.

Le porte-moxa de M. Guérin (fig. 408) n'est autre chose qu'une pince à pression continue, présentant à son extrémité deux croissants qui s'embrassent dans leur concavité. En pressant sur la partie moyenne de la pince, sur le ressort, on écarte les deux croissants entre lesquels on engage le moxa, puis celui-ci étant abandonné à lui-même, il se trouve convenablement serré et peut être facilement appliqué sur les téguments. Cet instrument, moins compliqué que celui de Larrey est plus commode.

Toutefois on peut facilement tenir le moxa avec une pince à anneau, et à son défaut, avec une tige métallique que l'on appuie sur le sommet du cylindre.

Afin de garantir les parties environnantes des étincelles qui pourraient voltiger pendant la combustion du moxa, on place tout autour de lui des compresses mouillées, ou bien encore un disque de carton percé au centre d'un trou, qui donne passage au moxa. Les Égyptiens se servent, au lieu de carton, d'une plaque de fer; mais cela est tout à fait inutile. Le moxa ainsi disposé, on allume son extrémité libre. On fera attention à enflammer toute la surface, car le cylindre brûlerait inégalement, et ne produirait pas tout l'effet désirable. Si le moxa est fabriqué avec une substance qui ne puisse brûler toute seule, il faut en activer la combustion à l'aide du souffle.

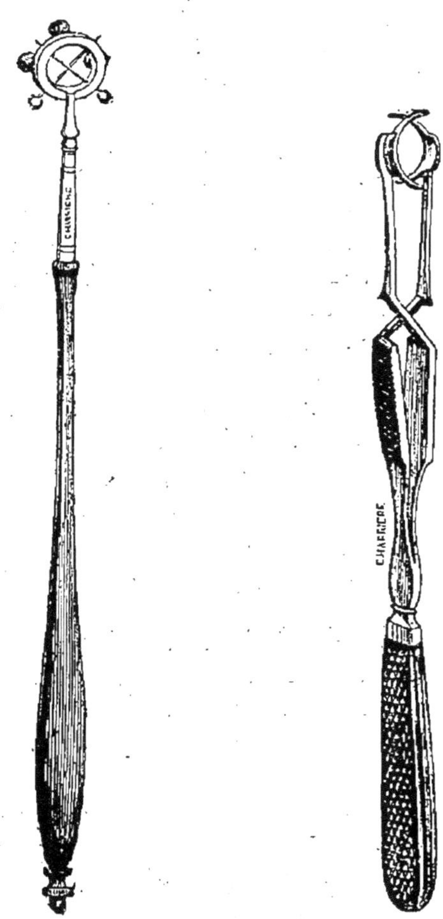

FIG. 407. — Porte-moxa de Larrey.

FIG. 408. — Porte-moxa de M. Guérin.

Mais la fumée qui est formée par la combustion du coton, les étincelles qui peuvent venir frapper le chirurgien à la figure, rendent ce moyen très-incommode; aussi vaut-il mieux se servir d'un tube, à l'aide duquel on dirige l'air sur toute la surface enflammée, et par conséquent on rend la combustion égale; ce moyen permet à l'opérateur de se tenir assez loin du foyer pour ne pas en être incommodé. On peut également se servir d'un soufflet dont l'opérateur dirige le tube, et qui est mis en mouvement par un aide, ou bien d'un éventail, d'un morceau de carton, au moyen desquels on peut violemment agiter l'air.

La partie supérieure du moxa brûle sans que le malade éprouve aucune sensation; mais bientôt se rapprochant de la peau, le patient ressent une chaleur supportable, mais qui peu à peu augmente et devient une douleur excessivement vive, lorsque la partie du moxa en contact avec la peau est enflammée. Gerdy compare cette douleur à celle que produirait un cachet que l'on enfoncerait dans les os.

Lorsque la combustion du moxa est presque achevée, on entend une crépitation analogue à celle du sel que l'on aurait jeté dans le feu. Cette crépitation est due à la peau, qui se fendille parallèlement à la circonférence de l'eschare.

On évitera de faire brûler le moxa trop vite, car on sera plus sûr de produire une irritation vive et une eschare profonde en agissant lentement.

L'action du moxa est d'abord de rougir la peau, puis, partout où elle est en contact avec le corps en combustion, elle se convertit en une eschare noirâtre fendillée, d'autant plus épaisse que la combustion a été plus longue, et autour de laquelle la peau brûlée moins profondément est rouge et souvent couverte de petites phlyctènes remplies de sérosité.

La douleur qui suit l'application du moxa disparaît en général très-rapidement : aussi est-il tout à fait inutile d'employer, ainsi qu'on l'a conseillé, des réfrigérants afin de la diminuer. D'ailleurs, à quoi bon arrêter un effet que l'on a voulu produire? Il arrive quelquefois cependant, que l'application du moxa a déterminé une douleur assez intense pour causer des accidents généraux; c'est alors qu'il faut tâcher de calmer l'irritation au moyen des réfrigérants et des émollients. Mais, dans les cas les plus ordinaires, il suffit, pour le premier pansement, de recouvrir la brûlure d'un morceau de diachylon ou d'un linge cératé, que l'on remplace aussitôt que le pus a commencé à se faire jour sur les parties latérales de l'eschare.

Il ne tardera pas, comme dans toute espèce de cautérisation, à se développer une inflammation consécutive. Cette inflammation fait détacher l'eschare, ainsi que nous l'avons dit, de la circonférence au centre; ce n'est qu'au bout de huit à quinze jours que celle-ci est complétement éliminée. A cette eschare succède une plaie que l'on peut guérir rapidement en la pansant simplement, ou dont on peut entretenir la suppuration au moyen de pansements faits avec la pommade épispastique, enfin que l'on peut convertir en cautère, en introduisant un pois dans son centre. Les pansements consécutifs sont absolument les mêmes que ceux des cautères établis à l'aide de caustiques.

J'ai rangé à dessein dans le chapitre consacré à la cautérisation, la cautérisation par le phosphore, par le camphre que l'on fait brûler en contact avec les téguments. En effet, au moyen du moxa on a voulu faire une cautérisation lente, tandis que la cautérisation avec ces substances est très-rapide; aussi ce sont de fort mauvais moyens pour faire des moxas; car, outre que leur action, ainsi que nous l'avons vu, est infidèle, ils n'atteignent pas le but que l'on se propose.

Le moxa est un des moyens révulsifs les plus énergiques, il a été employé pour traiter les tumeurs blanches, les caries vertébrales, les affections des viscères; on cite des cas dans lesquels des pneumonies chroniques, des pleurésies avec épanchement n'ont cédé qu'à des moxas. Ce mode de traitement a encore été utilisé pour combattre des névralgies, la névralgie sciatique par exemple, et pour guérir les paralysies; enfin M. Regnault aurait obtenu des succès en appliquant ses petits moxas sur la tête d'enfants affectés d'hydrocéphalie?

Lorsqu'on se sert de moxa pour des affections profondes, il faut souvent en placer plusieurs autour du point malade.

CHAPITRE X

ACUPUNCTURE

L'opération la plus simple de la chirurgie est sans contredit l'*acupuncture*. On donne ce nom à une ponction faite avec une aiguille qui traverse les tissus sans en rompre les fibres.

Inconnue des Grecs et des Romains, elle fut pratiquée dès la plus haute antiquité chez les Japonais et les Chinois. Importée en Europe par un chirurgien hollandais, Then-Rhyne, elle n'a jamais joui chez nous que d'une vogue passagère, malgré les efforts de Berlioz, Béclard, Bretonneau, etc., en France, de Scott et Churchill, en Angleterre.

Les recherches multipliées de M. Jules Cloquet lui ont rendu quelque célébrité, et l'ont placée parmi les agents thérapeutiques, sinon les plus puissants, du moins les plus singuliers.

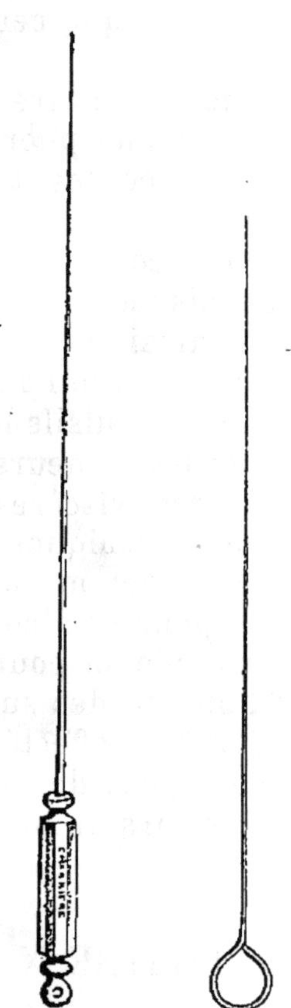

Fig. 409. — Aiguilles à acupuncture.

Pour pratiquer cette opération, on se sert d'une aiguille métallique, d'or, d'argent, de platine ou d'acier ; dans ce dernier cas il faut que l'aiguille soit recuite, afin qu'elle ne se brise pas dans la plaie.

Cette aiguille doit être très-acérée, longue de 10 à 15 centimètres, terminée par une petite boule de cire d'Espagne, ou mieux par un petit manche d'acier, long de 9 à 11 millimètres et taillé à pans, afin qu'il puisse être plus facilement roulé entre les doigts (fig. 409). Quand l'aiguille à acupuncture doit servir à l'électro-puncture, le manche doit être terminé par un petit anneau (fig. 409).

Il y a plusieurs procédés pour pratiquer l'acupuncture.

1er *procédé*. — *Simple piqûre*. — On fait pénétrer très-rapidement, et comme dans une piqûre ordinaire, la pointe de l'aiguille à travers les tissus. Ce procédé déchire les tissus, mais il l'emporte sur les autres par sa promptitude et sa simplicité, de plus il serait le moins douloureux.

2e *procédé*. — *Pression unie à un mouvement de rotation*. — La peau est tendue de la main gauche; on tient l'aiguille comme une plume à écrire, et on lui fait exécuter rapidement un mouvement de rotation pendant que l'on presse légèrement; ou bien, si l'aiguille que l'on doit employer est trop longue, dans la crainte de la voir se briser, on la tient sur le milieu avec le pouce et l'indicateur de la main gauche, tandis qu'avec la main droite on presse et l'on fait exécuter un mouvement de rotation. Ce procédé a l'avantage d'écarter les tissus sans les diviser, et de ne laisser aucune trace de l'opération lorsque l'aiguille est retirée.

3e *procédé*. — *Percussion sur l'aiguille*. — Pour faire la percussion, on se sert d'un petit maillet de corne, d'ivoire, ou de quelque autre substance analogue, que l'on rend plus pesant en ajoutant un peu de plomb sur le côté opposé à celui qui doit frapper.

L'aiguille est maintenue en place par la main gauche, et avec le maillet, tenu de la main droite, on fait de légères percussions sur le manche de l'aiguille, afin de la faire pénétrer. Plus les percussions sont légères, moins on est exposé à dilacérer les tissus; on peut même se contenter d'une légère percussion faite par le doigt indicateur de la main droite. Lorsque la peau est traversée, on continue l'opération comme dans le second procédé.

La profondeur à laquelle on doit faire pénétrer l'aiguille varie nécessairement avec la profondeur du mal que l'on se propose de guérir. Si autrefois on a craint de faire pénétrer l'instrument au delà de 3 ou 4 centimètres, on a vu combien les craintes que l'on pouvait avoir en l'enfonçant davantage étaient chimériques. En effet, il est parfaitement démontré que l'aiguille ne dilacère pas les tissus, mais semble seulement les écarter, de telle sorte qu'il n'y aurait rien à redouter;

quelle que soit la profondeur à laquelle pénètre l'instrument?

Quelles sont les parties du corps sur lesquelles on doit pratiquer l'acupuncture? Cette question est beaucoup plus difficile à résoudre que la précédente; car, en partant de la proposition énoncée plus haut, que l'aiguille sépare les mailles des tissus sans les dilacérer, quelques chirurgiens ont pensé qu'elle pouvait être faite sur tous les points du corps sans exception aucune. Mais on doit toujours, crainte d'accidents, éviter de pratiquer cette opération sur le trajet des gros vaisseaux, des gros troncs nerveux, ou bien dans le voisinage des cavités splanchniques ou des centres nerveux. Il est vrai que les tissus ne sont point déchirés, mais bien séparés par l'aiguille; cependant l'inflammation qui succède à la présence d'un corps étranger dans nos tissus doit toujours faire redouter des lésions qui pourraient occasionner des accidents fort graves.

Le nombre des aiguilles à employer dans l'acupuncture varie avec l'étendue de la maladie. Dance dit qu'il vaut mieux en mettre plus que moins, surtout quand elles sont rapprochées les unes des autres.

La durée de leur application est très-variable : quelquefois on les retire au bout de quelques minutes, d'autres fois on les laisse plusieurs heures et même deux jours.

Pour retirer l'aiguille, on applique deux doigts sur la peau au niveau du point où elle est entrée, et on la tire perpendiculairement.

L'acupuncture est en général peu douloureuse; quelquefois, au contraire, son application est extrêmement pénible. Je ne m'arrêterai pas sur les différentes sensations qu'éprouve le malade sur lequel on pratique cette opération, telles que la sensation d'une étincelle électrique qui sillonne les tissus, etc. Quoi qu'il en soit, la contraction des fibres musculaires peut, dans quelques circonstances, être assez forte pour tordre l'aiguille et même la rompre. C'est pour cela qu'il faut employer une tige qui ne puisse se briser facilement, surtout lorsqu'on veut laisser l'aiguille assez longtemps dans les tissus.

Pelletan a cherché à expliquer d'une manière évidemment trop ingénieuse les phénomènes curatifs de l'acupuncture. Il part de ces principes : que les nerfs qui se distribuent à nos organes sont le siége de courants opposés qui se comportent comme le fluide galvanique; que ces courants sont entretenus par le cerveau et la moelle épinière; que l'innervation dépend de la rencontre des courants opposés dans nos tissus. Or, dit-il, une aiguille introduite dans nos parties molles doit nécessairement rencontrer un certain nombre de filets nerveux, siége de courants opposés, et cette aiguille étant meilleur conducteur que le tissu nerveux et étant le conducteur le plus court, elle réunit ces courants et les empêche de traverser les tissus où se rendent les filets nerveux. Ainsi la douleur serait guérie parce qu'on aurait diminué l'innervation; l'engourdissement serait aussi le résultat d'une diminution notable dans l'innervation.

Il est certain que, comme Vicq d'Azyr, il ne faut voir dans cette opération qu'un mode particulier de révulsion [1].

Carrero a employé l'acupuncture pour rappeler à la vie des noyés et des asphyxiés, il enfonçait ses aiguilles dans le tissu du cœur et du diaphragme. Ce procédé lui a réussi sur un très-grand nombre d'animaux; il serait à désirer qu'il fût appliqué sur l'homme dans les mêmes circonstances.

Le professeur Trousseau a mis en usage l'acupuncture multiple dans le but de produire une adhérence protectrice de la paroi d'un kyste ovarique avec la paroi abdominale, et de faciliter ainsi les injections et l'écoulement du liquide kystique au dehors. Les aiguilles traversent successivement la peau, les tissus sous-jacents, le péritoine pariétal, puis s'enfoncent dans la tumeur en traversant la lame péritonéale qui la recouvre et les parois de la poche kystique.

A cet effet, Trousseau employait de vingt-cinq à trente aiguilles d'acier assez longues, détrempées à la flamme d'une bougie et pourvues d'une tête de cire à cacheter. Il les plaçait à 3 ou 4 millimètres l'une de l'autre. L'aire d'inflammation qui survient autour de chaque aiguille est au moins de 2 millimètres; il suffit qu'il en soit ainsi pour que le péritoine s'enflamme dans toute la surface représentée par le champ où les aiguilles sont implantées. On laisse les aiguilles en place cinq jours, et, au moment où on les retire, on voit sourdre de chaque piqûre un peu du liquide contenu dans le kyste, preuve des adhérences existant entre les deux feuillets péritonéaux. On pourrait faire alors la ponction; mais, pour plus de sécurité, Trousseau attendait un jour ou deux, afin que les adhérences se raffermissent. L'ouverture du kyste peut alors être faite, soit

1. Pour plus de détails, consultez Giraldès, *Nouv. Diction. de méd. et de chir.*, t. I, p. 392, 1864, et Debout, *Diction. encyclopédique*, t. I, p. 670, 1864.

avec un bistouri à lame étroite, soit avec un trocart, mais il est bon dans ce cas d'inciser préalablement la peau, afin d'éviter les secousses violentes qui pourraient détruire les adhérences.

Quand on fait usage de ce procédé, il est encore une précaution à prendre, c'est d'interposer un tissu quelconque entre la peau et la tête des aiguilles, un morceau de diachylon par exemple. De cette manière, la peau est protégée et ne s'enflamme pas.

Comme on peut le remarquer, le but que s'est proposé Trousseau diffère très-notablement de celui que les premiers chirurgiens s'efforçaient d'atteindre. Du reste, l'acupuncture a reçu bien d'autres applications, par exemple, pour explorer le contenu des tumeurs (abcès, kystes), pour donner issue à de la sérosité épanchée (œdème, hydrocèle), pour traiter les collections sanguines (Voillemier, Giraldès). Enfin, Velpeau en a préconisé l'usage dans la thérapeutique des tumeurs anévrysmales.

CHAPITRE XI

AQUAPUNCTURE

En 1866[1] M. Sales-Girons présenta à l'Académie de médecine un appareil destiné à faire l'*hydropuncture*, c'est-à-dire produisant un jet filiforme assez intense pour perforer le derme. Pour cela deux conditions sont indispensables, d'abord que le jet de liquide soit aussi fin que possible, ensuite que le liquide soit projeté sur la peau avec une force considérable; dans l'appareil de M. Sales-Girons cette percussion se faisait sous l'influence de la pression énorme de 25 atmosphères.

La seringue construite à cet effet par M. Galante présente une ampoule de verre *o*, qui contient le liquide à faire pénétrer sous la peau; en attirant à soi le piston ce liquide entre dans le corps de pompe, dont le diamètre n'excède pas 3 millimètres comme calibre; puis poussant le piston on obtient un jet, *a*, assez intense pour percer le derme (fig. 410).

Plus tard Mathieu fit un autre appareil (fig. 411); voici en quoi

1. *Gazette des hôpitaux*, 1866, p. 587.

il consiste : « A une pompe foulante B, est adapté un tube en plomb, et à l'extrémité de ce dernier un ajustage filiforme H,K,

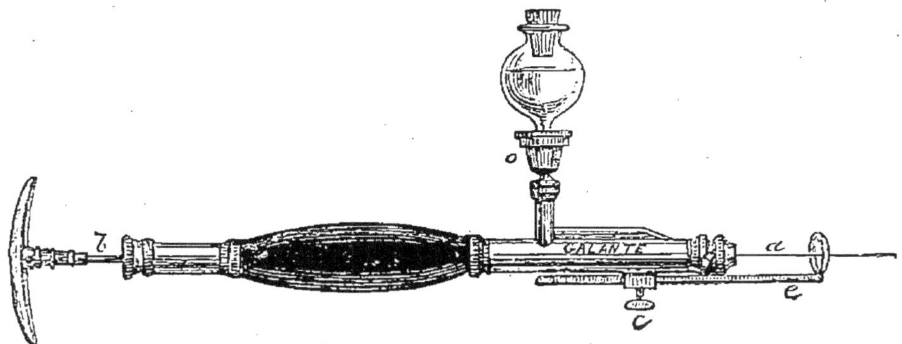

Fig. 410. — Appareil à aquapuncture de M. Galante.

qui est tenu éloigné de 1 centimètre environ de l'endroit à aquapuncturer. Une pression exercée sur le levier A, de la pompe suffit pour faire pénétrer sous la peau, par une petite piqûre

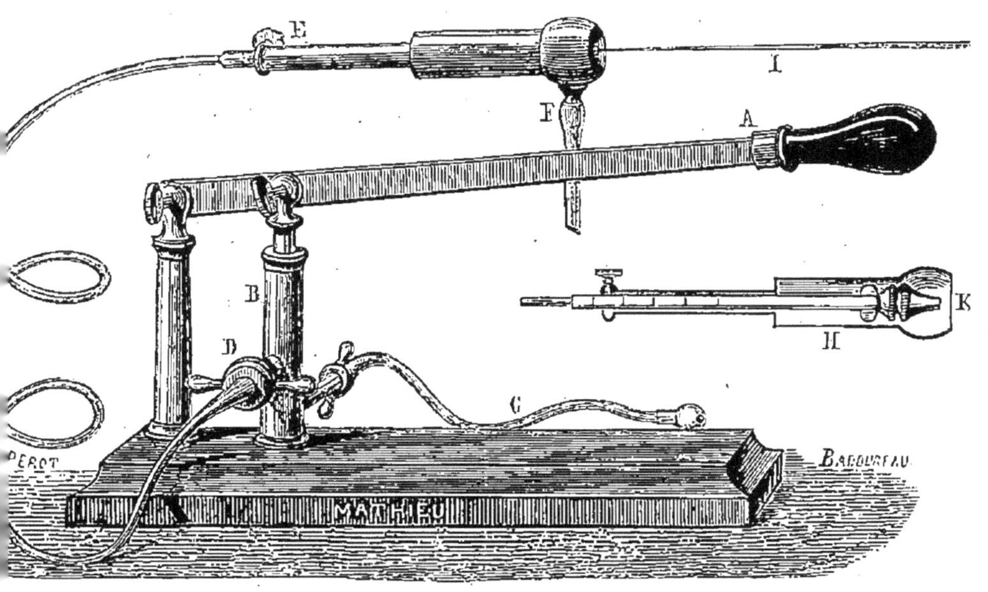

Fig. 411. — Appareil à aquapuncture de Mathieu.

capillaire, quelques grammes d'eau par lesquels le tissu cellulaire sous-cutané est soulevé et forme une petite élevure blanchâtre qui laisse parfois écouler de son centre une gouttelette de sang[1]. »

La douleur qui résulte de la pénétration de l'eau dans les tissus est d'ordinaire assez intense, mais elle ne tarde pas à se calmer assez vite, et au bout d'un quart d'heure à une demi-heure l'eau injectée sous la peau a été complétement résorbée. Cette méthode thérapeutique a été appliquée dans les névralgies (Siredey), les algies musculaires, et en particulier dans les algies symptomatiques. Son action peut être comparée à celle des injections sous-cutanées d'eau simple, injections qui réussissent aussi à calmer parfaitement les douleurs, au moins d'une façon momentanée[2].

CHAPITRE XII

ÉLECTRO-PUNCTURE ET GALVANO-PUNCTURE

Si à l'action des aiguilles on ajoute celle de l'électricité statique ou dynamique, on pratique l'*électro-puncture* ou la *galvano-puncture*.

La première partie de l'opération n'est autre chose que l'acupuncture : seulement il est inutile d'enfoncer les aiguilles aussi profondément. Ces aiguilles doivent être en fer et offrir un anneau au lieu de tête, et on comprend que c'est dans cet anneau qu'on fixe préalablement les fils des pôles de la pile lorsqu'on fait la galvano-puncture.

La seconde est l'application de l'électricité, soit au moyen de la machine électrique (Sarlandière, 1825), soit au moyen de la pile. Dans le premier cas, on place le malade sur un isoloir, et l'on approche successivement le conducteur de la tête des aiguilles; mais le second procédé est beaucoup plus commode.

Il est très-important de veiller à la force des piles et à l'intensité des décharges ou des courants électriques.

Les sujets chez lesquels on pratique l'électro-puncture ressentent souvent une douleur très-vive dans tout le trajet qui sépare les deux aiguilles; à cette douleur s'ajoute la contrac-

1. *Gazette des hôpitaux*, 1869, n° 127, p. 501.

2. Servajan, *Thèse de Paris*, 1872. — Siredey, *Bull. gén. de thérap.*, vol. LXXXIV, p. 467, 1873.

tion spasmodique des muscles que les aiguilles traversent. Ordinairement la douleur cesse lorsque l'action électrique n'agit plus; mais il arrive quelquefois que les aiguilles s'oxydent dans la plaie : j'ai vu, à l'hôpital de la Pitié, un érysipèle phlegmoneux consécutif à l'électro-puncture : il était dû probablement à l'action de l'oxyde sur les tissus traversés par l'aiguille (A. Jamain). Quelquefois la peau environnante se couvre de phlyctènes analogues à celles des brûlures, quelquefois encore de petits furoncles.

Ces accidents résultent fréquemment de ce que le courant employé est trop intense, et qu'au lieu d'agir en excitant les tissus, on les cautérise, comme nous l'avons vu en étudiant la galvano-caustique chimique (p. 767). Il faut donc utiliser des courants de faible intensité, surtout au début.

Il va sans dire que les aiguilles ne doivent pas être enfoncées, sauf indications spéciales, dans les cavités splanchniques, les nerfs, les vaisseaux, car il peut se développer de l'inflammation autour des aiguilles, et les accidents seraient beaucoup plus à craindre que dans l'acupuncture simple.

L'électro-puncture s'applique dans les mêmes circonstances que l'acupuncture; on doit seulement faire attention à ne pas employer ce moyen dans l'état aigu des maladies, dans la période de douleur des névralgies, par exemple. Quelques auteurs l'ont préconisée pour rappeler à la vie les asphyxiés, les personnes soumises à l'action du chloroforme, et, dans ce cas, on a conseillé d'enfoncer les aiguilles jusque dans le cœur[1].

Cette opération a encore été utilisée dans le traitement des paralysies, dans celui des anévrysmes (Guérard, Pétrequin), pour faire résorber le liquide des hydrocèles (R. Rodolfi, Burdel), pour guérir les varices (Schuh, de Vienne).

CHAPITRE XIII

SÉTON

Le séton est un exutoire assez rarement employé aujourd'hui; il constitue un véritable trajet fistuleux ordinairement

1. De Saint-Germain, *loc. cit.*, p. 538 et suivantes.

sous-cutané, offrant deux ouvertures et dont on entretient la suppuration à l'aide d'une mèche de fil, de coton, etc.

Le séton peut être appliqué sur toutes les parties du corps, mais le point où il est le plus fréquemment établi est la nuque. Les Arabes (Clot-Bey) emploient, depuis un temps immémorial, de petits sétons qu'ils placent dans le voisinage de l'orbite et surtout vers l'angle externe des paupières. Bouvier a préconisé l'emploi des sétons filiformes aux tempes, derrière les oreilles; passés dans l'épaisseur du cuir chevelu, ces sétons pourraient fournir de bons résultats dans le traitement de l'hydrocéphalie chronique (Demeaux). Dans les cas de pleurésie chronique avec épanchement, des sétons furent placés sur le thorax; on en a appliqué au pubis, dans les affections chroniques de la vessie ou de l'utérus, mais presque jamais aux membres, où cependant, d'après Demeaux, ils pourraient être d'une grande ressource dans les affections chroniques des articulations?

Le séton n'est pas toujours utilisé comme exutoire : alors ce n'est pas à travers le tissu cellulaire sous-cutané que l'on fait passer la mèche à séton, mais à travers un conduit que l'on veut dilater, ou bien un kyste dont on veut déterminer la suppuration : tels sont les sétons que l'on passait jadis dans le canal nasal pour guérir la fistule lacrymale, ceux que l'on emploie pour guérir les hydrocèles du cou, etc.

L'opération du séton est une des plus simples de la chirurgie. Les objets nécessaires pour la pratiquer sont : 1° Un bistouri droit ou une *aiguille à séton* de Boyer. Cet instrument est une aiguille plate, longue de 12 à 15 centimètres, large de 10 à 15 millimètres, terminée en pointe à l'une de ses extrémités comme une lancette à grain d'orge, et dont l'autre extrémité est percée dans presque toute sa largeur d'une ouverture transversale. Cette ouverture est destinée à recevoir la bandelette à séton que l'on passe dans le chas d'un stylet aiguillé lorsqu'on opère avec le bistouri. Pour rendre cette aiguille à séton portative, et afin qu'elle puisse être mise facilement dans la trousse, on peut la tenir fixée sur un manche. Une châsse tout à fait semblable à celle d'une lancette, C (fig. 412), porte sur l'une de ses faces, et en dedans, un petit tenon métallique, B, transversal, monté à pivot sur une des valves de la châsse. On engage l'ouverture transversale de l'aiguille à séton A dans le petit tenon, puis en faisant exécuter au pivot un mouvement suffisant, on place l'aiguille dans une position telle qu'elle puisse être recouverte par les deux valves qui sont maintenues en contact, lorsque l'instrument est fermé, par un petit anneau D qui glisse du talon vers l'extrémité opposée;

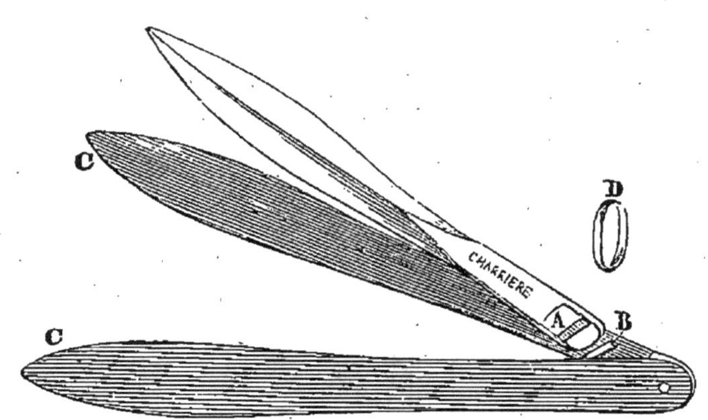

FIG. 412. — Aiguille à séton.

2° Un stylet aiguillé;

3° Une bandelette à séton large de 8 à 10 millimètres, assez longue pour qu'elle puisse suffire pour plusieurs pansements;

4° Une bande, une petite compresse carrée, un petit plumasseau de charpie, un linge troué enduit de cérat;

5° Enfin des alèzes, pour garantir le malade.

Comme c'est à la nuque que l'on place le plus souvent le séton, c'est cette variété de séton que nous allons décrire. D'ailleurs l'opération et les pansements suivants ne différant, dans tous les autres cas, que par la position à donner au malade, il sera bien facile de suppléer à la description, s'il était besoin de pratiquer cette opération sur tout autre point du corps.

Le malade est assis sur son lit ou sur une chaise, le dos tourné vers le chirurgien. Celui-ci rase parfaitement les cheveux qui descendent au niveau du point où l'on veut faire l'incision, et qui plus tard pourraient causer de la douleur en irritant les bords de la plaie. D'ailleurs la propreté exige que tous les poils qui sont autour des plaies soient rasés, afin que le pus ne fasse pas avec eux une masse compacte, dure, qui quelquefois peut causer des accidents et qui est toujours très malpropre De la main droite on tient le bistouri comme un archet de violon, le dos de l'instrument dirigé en haut, le tranchant en bas; si l'on se servait de l'aiguille à séton, on tiendrait son extrémité non aiguë entre le pouce et l'indicateur de la main droite. De la main gauche on fait un pli à la peau

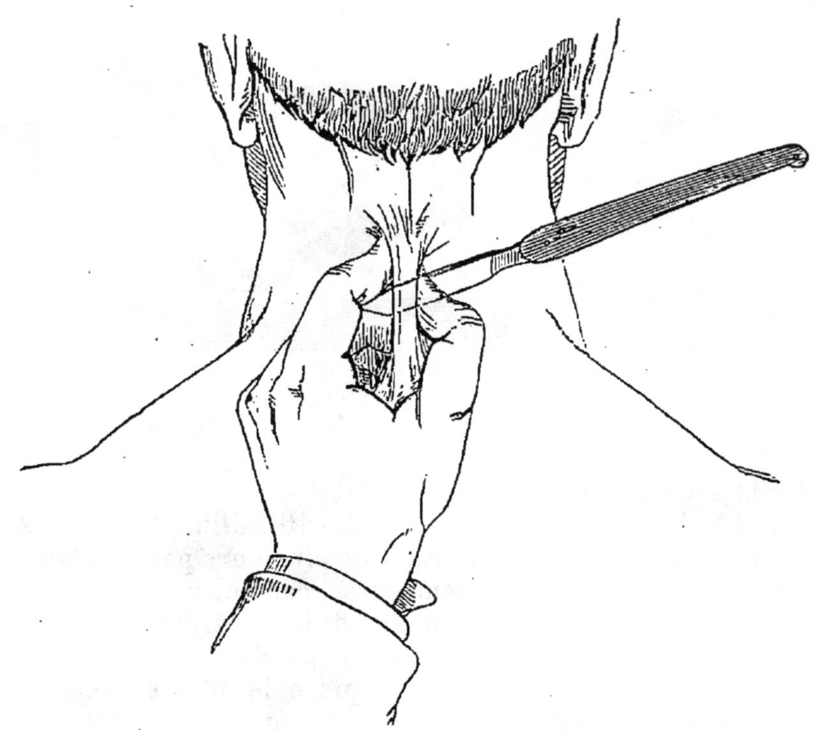

Fig. 413. — Premier temps de l'opération du séton.

longitudinalement, on confie à un aide l'extrémité supérieure du pli, tandis qu'on le maintient à sa partie inférieure. On enfonce alors la pointe du bistouri un peu obliquement, et l'on traverse le pli de part en part. Si l'on manquait d'aide, le chirurgien pourrait maitenir seul le pli de la peau. Il saisirait les téguments avec trois doigts de la main gauche, le pouce d'un côté, de l'autre le doigt indicateur et le médius légèrement écartés; le bistouri ou l'aiguille seraient enfoncés au-dessous du pouce et passeraient dans l'intervalle laissé entre les deux autres doigts (fig. 413).

Il résulte de cette opération une plaie allongée; sa longueur est proportionnelle à l'épaisseur du pli; elle doit être assez large pour qu'on puisse y introduire une mèche à séton. Si le bistouri était trop étroit, il faudrait, en retirant un peu la lame, couper la peau en sciant, et faire cette incision secondaire plus grande d'un côté que de l'autre, afin que le bord inférieur de la plaie, étant obliquement dirigé en bas (fig. 413), puisse servir de conducteur à la suppuration.

Pour rendre l'écoulement du pus encore plus facile, Bouvier conseillait le séton longitudinal : il y trouvait en outre cet avantage, que la cicatrice supérieure est cachée par les cheveux et que la cicatrice inférieure est recouverte par les vêtements; d'ailleurs, par ce procédé on peut obtenir une révulsion plus énergique, car on peut placer un fil beaucoup plus long que dans le cas où le séton est placé horizontalement. Dans quelques circonstances il a paru utile d'établir deux sétons longitudinaux, un de chaque côté de la ligne médiane de la région cervicale postérieure.

Lorsque l'incision est terminée, on glisse sur l'une des faces du bistouri laissé en place, le stylet aiguillé garni à son extrémité d'une mèche à séton préalablement enduite de cérat dans une longueur double de celle que doit avoir la plaie. On introduit la mèche dans l'ouverture supérieure, et lorsque l'aiguille est entièrement passée et a entraîné la mèche par l'autre ouverture, on l'enlève et on laisse la mèche à demeure (fig. 414). On recouvre le tout d'un petit morceau de linge troué enduit de cérat, d'un petit plumasseau de charpie et d'une compresse carrée. On replie alors sur la compresse toute la portion de mèche qui n'a pas été introduite dans la plaie, et l'on fixe l'appareil au moyen d'un bandage circulaire médiocrement serré.

La plaie donne une certaine quantité de sang; mais cette hémorragie, qui n'est jamais considérable, cesse bientôt, et au bout de quatre ou cinq jours, la suppuration étant établie, il faut procéder au second pansement. Celui-ci est très simple : on détache toutes les pièces d'appareil assez doucement pour ne pas faire sortir la mèche de la plaie, on graisse avec du cérat une petite partie de cette mèche, et avec des pinces à anneaux on la fait passer par le trajet fistuleux en tirant sur l'autre extrémité. On coupe avec des ciseaux toute la partie qui a été en contact avec la plaie, et l'on applique comme dans le premier pansement un linge cératé, un plumasseau, une compresse et un bandage convenablement serré.

Les pansements du séton doivent alors être renouvelés tous les jours, et même deux fois par jour, lorsque la suppuration est trop abondante.

Lorsque la mèche est usée, il faut en replacer une autre; pour cela on fixe la nouvelle mèche à l'ancienne à l'aide d'une couture très-lâche, ou bien encore en faisant une boutonnière à l'ancienne mèche; passant alors l'extrémité de la nouvelle mèche dans cette boutonnière, on l'entraîne facilement à travers la plaie. Si, comme nous allons le dire tout à l'heure, on était obligé de se servir d'une mèche de fil ou de coton ordinaire, il faudrait éparpiller les deux extrémités des deux mèches, les

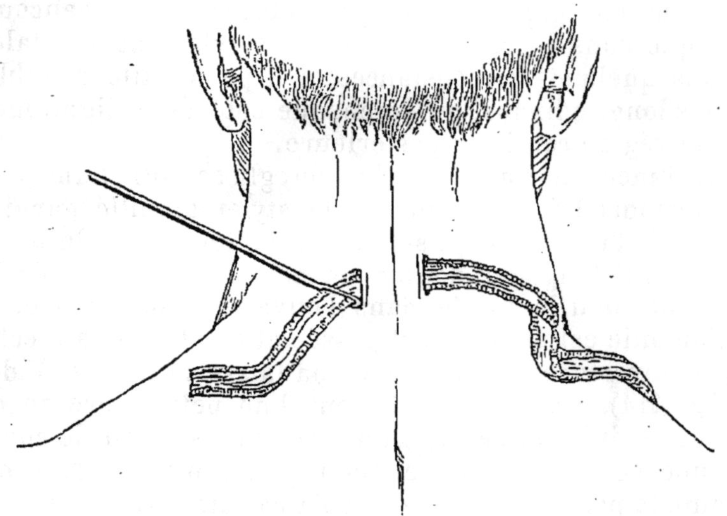

FIG. 414. — Deuxième temps de l'opération du séton.

réunir l'une à l'autre, et les fixer avec un fil spiral assez serré pour que leur réunion ne fît pas un volume trop considérable, et qu'elle pût traverser les orifices et le trajet fistuleux sans trop faire souffrir le malade.

On peut encore, et c'est ce procédé qu'il faudrait suivre, si, par suite de l'indocilité du malade ou par quelque autre circonstance, la mèche venait à abandonner la plaie; on peut encore, dis-je, introduire l'extrémité de la mèche dans le chas d'un stylet aiguillé, et lui faire traverser la plaie ainsi que nous l'avons indiqué pour le premier pansement.

Le côté de l'incision où l'on doit introduire la mèche n'est pas indifférent : ainsi nous avons vu que des deux ouvertures du trajet l'une devait nécessairement descendre plus bas que l'autre; il faut alors faire attention à passer la mèche de la partie la plus élevée vers la partie la plus déclive. Si on la plaçait en sens inverse, le pus, venant à couler sur la mèche, la salirait, pourrait même se concréter sur les bords; aussi, malgré la précaution de la graisser avec du cérat, la mèche serait trop dure, et le pansement causerait des douleurs très vives aux malades.

Les sétons sont quelquefois très douloureux, surtout chez les malades très irritables; on peut alors au lieu de la bandelette à séton, que l'on emploie le plus souvent pour le pansement, se servir d'une mèche de coton cylindrique : elle est beaucoup plus douce, cause moins d'irritation, et prévient souvent une douleur intolérable qui force à retirer la bandelette.

Lorsque la suppuration du séton marche mal, il faut, au lieu de graisser la mèche avec du cérat, se servir d'un onguent un peu irritant, tel que l'onguent basilicum, la pommade épispastique.

Enfin, lorsqu'on veut supprimer le séton, il suffit de retirer la bandelette.

Accidents. — Le séton peut quelquefois causer des accidents sur lesquels nous allons nous arrêter un instant.

Nous ne parlerons pas de l'hémorragie, qui n'est jamais considérable, puisqu'il n'y a pas de vaisseaux importants dans le point où l'on applique le séton. Si cependant elle était assez forte pour devenir inquiétante, la compression sur la plaie, en laissant la mèche en place, suffirait pour l'arrêter; il est bien entendu que dans ce cas, il faudrait attendre trois ou quatre jours de plus, avant de faire le second pansement.

La douleur qui dépend de la lésion des filets nerveux disparaît en général assez vite.

Mais les accidents qui surviennent le plus fréquemment sont l'inflammation et les abcès, qu'il faut combattre par l'emploi des émollients, et qui ne cèdent souvent qu'à l'extraction de la mèche.

Il arrive quelquefois que la peau se gangrène; il faut alors retirer la mèche et combattre cet accident par un traitement approprié. Il peut encore arriver, lorsque les deux incisions faites à la peau ne sont pas assez distantes l'une de l'autre, que le travail de suppuration détruise les téguments, et qu'il ne reste plus qu'une large plaie avec perte de substance. On évitera cet inconvénient en faisant le pli de la peau très épais; et si l'on était menacé de cet accident, il faudrait supprimer la mèche, laisser cicatriser le séton et en refaire une autre plus large, s'il était nécessaire.

Enfin les bords des ouvertures fistuleuses se recouvrent souvent de bourgeons charnus fongueux, qu'il faut réprimer par la cautérisation avec le nitrate d'argent.

« Presque toujours, dit Bouvier[1], il faut imputer au mode opératoire, au pansement vicieux, les accidents que peut entraîner le séton. Depuis plusieurs années, j'ai modifié cette petite opération, ainsi que le mode de pansement consécutif, de manière que non seulement elle puisse inspirer toute sécurité relativement à ses suites, mais encore qu'elle cesse d'être un épouvantail pour les malades.

» Au lieu du bistouri ou de la large lame à double tranchant assez improprement nommée *aiguille à séton*, je me sers d'une aiguille véritable, très étroite, terminée en fer de lance pour mieux pénétrer dans les tissus, droite ou courbe, suivant que le séton doit avoir une direction transversale ou longitudinale.

» Au lieu de la mèche de coton ou de la bandelette de linge effilée sur les bords, qui reste à demeure dans la plaie, j'emploie un simple fil ou un mince cordonnet couvert d'un enduit imperméable qui le rend peu altérable au contact du pus. La matière des fines bougies uréthrales est très propre à cet usage.

» Afin de rendre l'introduction du cordonnet plus facile, l'aiguille porte du côté opposé à la pointe, au lieu de chas, une fente ou pince faisant ressort, dans laquelle se trouve fixée l'extrémité du fil, que l'on évite ainsi de replier en deux, comme dans les aiguilles ordinaires. Veut-on passer un fil double ? Le milieu de l'anse qu'il représente est arrêté de la même manière dans la pince de l'aiguille, et l'anse reste entière quand on a enlevé l'instrument.

» On comprend que le passage de l'aiguille droite ou courbe, et du fil qu'elle entraîne après elle, à travers la base du pli longitudinal ou transversal formé avec les téguments, soit très peu douloureux, surtout s'il est rapide, ce qu'il est plus facile de réaliser avec l'aiguille droite, par conséquent en plaçant le séton en travers, que lorsqu'on le met en long. La

1. Bouvier, *Mémoire sur un procédé simple, commode et peu douloureux, pour établir et entretenir le séton à la nuque*, in *Bulletins de l'Académie de médecine*, 1855, t. XXI, p. 52.

douleur est à peu près nulle, quand on se sert d'une aiguille fine et qu'on ne passe qu'un fil très mince. C'est alors une sensation légère, comparable à celle que produit l'acupuncture, à celle que les écoliers éprouvent en se traversant le mollet avec des aiguilles, ou encore à la petite douleur perçue par les enfants à qui l'on perce les oreilles pour leur placer des boucles d'oreille.

» Le fil ou le cordonnet une fois en place, on noue ensemble ses deux extrémités, de manière à lui faire décrire un cercle ou une sorte d'anneau très lâche, que l'on retourne chaque jour quand la suppuration est établie, pour tirer au dehors la portion du fil qui baigne dans le pus, et faire entrer celle qui la veille était dehors. On ne renouvelle cette sorte de séton *perpétuel* ou *à demeure* que lorsque l'enduit imperméable a fini par s'altérer.

» Il peut arriver que les ouvertures tendent à se rapprocher, en ulcérant par la pression du cordonnet annulaire sur leurs bords correspondants. On remédie à cet inconvénient en détachant le fil et en faisant un ou plusieurs nœuds à chacune de ses extrémités pour l'empêcher de s'échapper de la plaie; on donne alors à ses deux bouts, devenus libres, la position la plus convenable pour prévenir le tiraillement des orifices.

» Que les deux bouts du fil soient réunis ou non, les pansements journaliers sont d'une telle simplicité, que le malade peut, à la rigueur, s'en acquitter lui-même. Il suffit de tenir le fil propre au moyen du lavage; le poli de sa surface rend à peine nécessaire l'emploi d'un corps gras pour faciliter son glissement. On l'enduit d'ailleurs, au besoin, comme les mèches ordinaires, de substances propres à augmenter l'irritation. En tous cas, la douleur des pansements est évidemment beaucoup moindre qu'avec les anciennes mèches, et ce simple exposé suffit, je pense, pour faire voir que ce mode de pansement est aussi infiniment plus commode.

» Quand l'irritation d'un premier fil paraît insuffisante, rien de plus facile que d'en ajouter un second, juxtaposé à côté du premier, sur lequel on le fixe de telle sorte que son extrémité fasse le moins de saillie possible, et que son passage soit peu douloureux. On peut de même ajouter progressivement un troisième, un quatrième, un cinquième fil, et ainsi de suite. Cette dilatation graduelle de la plaie, dans le cas où elle est indiquée, est beaucoup moins pénible pour les malades que l'ouverture instantanée d'un séton d'égales dimensions au moyen de l'instrument tranchant. En agissant ainsi par degrés, on a d'ailleurs l'avantage inappréciable de *doser*, en quelque sorte, le remède et de le proportionner au mal : car il est évident que l'on se gardera bien de grossir la mèche, si l'on voit les symptômes s'amender sous l'influence d'un séton simple, *filiforme*. Or c'est ce qui arrive dans une foule de cas où, par la méthode ordinaire, on aurait fait subir aux malades, sans nécessité, toutes les souffrances et tous les inconvénients d'un large séton.

» L'un de ces inconvénients, qui n'est pas sans quelque importance pour les femmes, c'est la formation de cicatrices difformes : on les évite généralement avec le séton étroit, surtout s'il est longitudinal, la cicatrice supérieure étant alors cachée par les cheveux, et l'inférieure ne formant qu'une petite marque au bas du cou, sur la ligne médiane.

» On craindra peut-être que le pus, ne pouvant imbiber le cordonnet et ne trouvant pas un écoulement facile par les orifices étroits du séton, ne s'amasse, ne fuse dans le tissu cellulaire, et ne donne lieu à des abcès, à des phlegmons plus ou moins étendus. J'ai vu, en effet, de petits abcès se former sur le trajet du fil, quand les ouvertures étaient très petites et la suppuration excitée par des pommades irritantes; mais, en général, cela n'a pas lieu, et l'on peut d'ailleurs toujours limiter ces collections sous-cutanées, qui ne font qu'ajouter à la puissance de la révulsion.

» J'ai fait un grand nombre d'essais sur les différentes substances dont on peut former des sétons; je n'en ai pas trouvé de plus convenable que le tissu des sondes et des bougies dites de *gomme élastique*, composées, comme on sait, d'une trame ou d'une mèche enduite d'huile de lin rendue siccative à l'aide de la litharge et du caoutchouc. Il faut seulement que les fils ou cordonnets préparés avec cette matière soient plus souples que les bougies ordinaires, afin de ne pas se casser à la surface et de ne pas causer de douleur par leur trop de rigidité. La gutta-percha, qui est encore plus inaltérable, est trop dure pour leur être préférée. Il en est de même, à plus forte raison, des anneaux métalliques, en usage dans plusieurs contrées de l'Europe aux XVe et XVIe siècles. Mais si, au lieu d'anneaux solides, on se sert de chaînes flexibles, on peut construire avec les métaux difficilement oxydables, tels que l'or, l'argent, le platine, des sétons assez avantageux, n'ayant d'autre inconvénient que leur prix élevé. »

Bouvier a montré à l'Académie une jeune fille qui portait

un séton d'argent. « C'est une chaîne très lisse, terminée par un bouton à l'une de ses extrémités, et portant à l'autre une vis sur laquelle se fixe un petit tenon plat que l'on remplace ensuite par un bouton semblable à celui de l'autre extrémité, afin que la chaîne ne puisse plus repasser par les ouvertures des téguments. Il va sans dire que l'on dévisse aisément ce second bouton lorsqu'on veut retirer la chaîne et fermer le séton. On devine également que cette chaîne présente une longueur suffisante pour pouvoir changer chaque jour la portion logée dans la plaie.

» Il est des ophtalmies remarquables par leur tendance à la récidive, qui après avoir cédé une ou plusieurs fois au séton, se produisent encore à des intervalles plus ou moins éloignés. Il serait pénible de garder alors, pendant des années, un séton suppurant, uniquement pour prévenir une rechute qui peut ne pas avoir lieu, et, d'un autre côté, quelle que soit la simplicité de l'opération, il est fâcheux d'exposer les malades à la subir aussi souvent. Le meilleur parti à prendre dans ces circonstances est de leur faire porter, après la guérison, une très petite chaîne métallique, sorte de *séton d'attente*, qui ne fait que conserver un trajet fistuleux sous-cutané prêt à recevoir, au besoin, un cordonnet ou une mèche plus active. Il se passe, dans ce cas, ce que l'on observe dans l'usage des boucles d'oreilles. La suppuration cesse complètement; il se forme une cicatrice sèche autour du corps étranger, dont la présence n'incommode nullement le malade et n'exige que quelques soins de propreté. »

Tel est le séton que l'on emploie comme exutoire. Nous avons vu en commençant qu'on s'en servait encore soit pour dilater les canaux naturels rétrécis, tels que le canal nasal, celui de Sténon dans des cas de fistules lacrymales ou salivaires, soit pour déterminer l'inflammation dans la cavité des kystes, afin de favoriser leur oblitération en les faisant suppurer. Les diverses opérations que nécessite l'application de ces sétons ne sont point du ressort de la petite chirurgie, aussi ne doivent-elles pas trouver place ici; quant à leurs pansements, ils sont très simples et se font de la même manière que pour le séton ordinaire.

Des mèches, des tubes à drainage sont introduits quelquefois dans les plaies dans le but de faciliter la sortie des corps étrangers : telles sont, par exemple, les plaies d'armes à feu compliquées de la présence de corps étrangers : projectiles, fragments de boutons ou de vêtements, esquilles, etc. D'autres fois, c'est pour faciliter la sortie du pus qui s'accumule dans les anfractuosités de la plaie qu'on y introduit des tubes à drainage; quoi qu'il en soit, ces espèces de pansements ne sont guère autre chose que des sétons, nous en avons déjà parlé [1].

CHAPITRE XIV

INCISIONS

On donne le nom d'*incisions* aux solutions de continuité faites par un instrument tranchant. Les incisions constituent à elles seules plus de la moitié de la médecine opératoire, car il est rare de pratiquer une opération chirurgicale sans qu'il soit besoin d'inciser les parties molles. L'ouverture des abcès, l'ablation des tumeurs, les amputations, etc., ne sont autres que des incisions plus ou moins complexes.

Les incisions peuvent être faites avec un très grand nombre d'instruments, mais les plus employés sont le bistouri et les ciseaux. Nous ne nous occuperons ici que de celles qui sont pratiquées avec ces deux instruments.

§ 1. — Des incisions faites avec le bistouri.

A. *Bistouri.* — On donne le nom de *bistouri* à des instruments ayant à peu près la forme d'un couteau, composés d'une lame longue de 8 à 12 centimètres environ, et reçue dans un manche de même longueur. Les deux pièces du bistouri s'articulent de manière à pouvoir jouer l'une sur l'autre, afin que le tranchant et la pointe puissent être reçus entre les deux lames de corne, d'écaille ou d'ivoire qui forment le manche.

Le bistouri ne doit pas s'articuler à ressort; car lorsqu'on le ferme, la lame vient frapper trop brusquement le manche et peut s'émousser; mais un autre inconvénient, c'est que le ressort d'acier situé au dos de l'instrument forme la base d'une gouttière dont les parties latérales, constituées par les deux faces du manche, empêchent de nettoyer convenablement le

1. Voyez *Drainage chirurgical*, p. 573.

bistouri. Si au contraire les deux lames sont isolées sur le dos et sur le ventre de l'instrument, il est facile d'essuyer entièrement leur face interne, en passant une compresse entre elles deux.

Comme il est important que la lame du bistouri soit solidement fixée sur le manche, de manière qu'il ne puisse s'ouvrir ou se fermer sans la volonté du chirurgien, l'extrémité adhérente de la lame, appelée *talon*, présente deux échancrures, l'une en avant, l'autre en arrière, dans lesquelles une petite tige métallique, mobile dans une mortaise pratiquée sur le dos des deux lames du manche, vient s'engager quand on veut tenir l'instrument ouvert ou fermé.

Il y a un très grand nombre de bistouris; la différence qui existe entre eux tient à la forme de leur lame. Nous ne parlerons que des trois formes le plus souvent employées, les autres bistouris étant en usage pour des opérations compliquées dont il ne doit pas être question dans cet ouvrage. Ces bistouris sont : 1° Le *bistouri droit* (fig. 415). C'est celui dont le

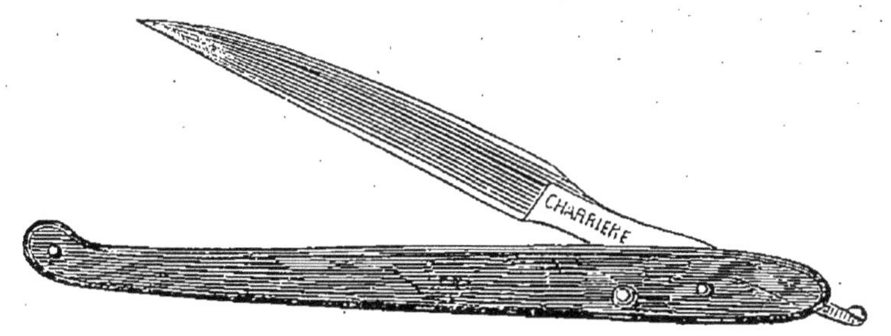

Fig. 415. — Bistouri droit.

tranchant est droit, la pointe se trouvant tout à fait au sommet du bord tranchant, ou bien celui dont le tranchant est légèrement convexe, de telle sorte que la pointe se trouve à la partie moyenne de la lame et forme le sommet de son axe. 2° Le *bistouri convexe* (fig. 416) est celui dont le tranchant est convexe et le dos droit; la pointe est en arrière au sommet du dos de l'instrument. Ce bistouri, ne devant coupar qu'avec la partie convexe du tranchant, peut être mousse sur ses deux bords, dans son tiers inférieur. 3° Le *bistouri boutonné* (fig. 417) est celui dont la lame est droite, étroite, tranchante par un de ses bords, et terminée à son sommet par un bouton mousse ou en forme d'olive qui remplace la pointe.

Afin que les bistouris tiennent moins de place dans les trousses, on peut faire supporter deux lames par un même

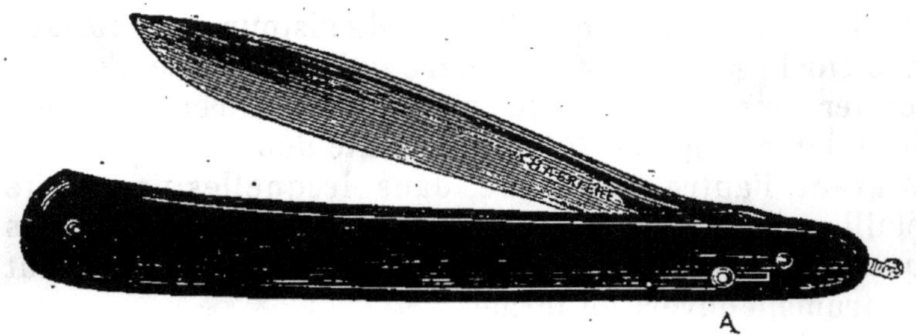

FIG. 416. — Bistouri convexe.

manche.

Les bistouris qui ne peuvent se fermer sont désignés sous

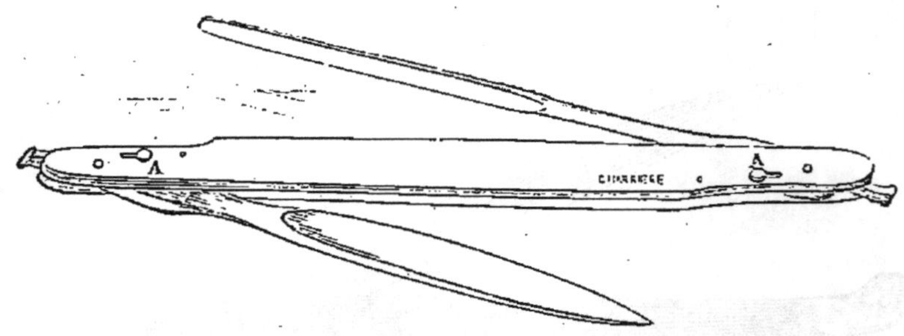

FIG. 417. — Bistouri droit et boutonné.

le nom de *couteaux :* tels sont les couteaux à amputation, à cataracte; ou bien sont appelés *scalpels.* Ces derniers sont, pour le volume et la forme, tout à fait semblables aux bistouris; leur lame est cependant un peu moins longue.

Le dos des bistouris, au lieu de se terminer, comme le dos des couteaux, par une surface plane sur les deux bords de laquelle se trouvent deux arêtes, doit présenter à sa partie moyenne une arête seulement. Ces deux bords doivent être mousses; de cette manière le bistouri peut glisser facilement dans la rainure d'une sonde cannelée.

B. *Manière de tenir le bistouri.* — Il y a trois manières principales de tenir le bistouri : 1° comme un couteau de table; 2° comme une plume à écrire; 3° comme archet. Mais il existe quelques nuances dans chacun de ces trois modes, nous allons les indiquer en leur donnant le nom de *positions.*

1° *Première position : bistouri tenu comme un couteau, le tranchant en bas* (fig. 418). — Troisième position de Malgaigne.

Dans cette position, le manche est renfermé tout entier dans la paume de la main, où il est fixé par le petit doigt et l'annulaire; le pouce et le médius sont placés sur l'articulation du manche avec la lame; l'indicateur appuie sur le dos, C'est la position la plus fréquente.

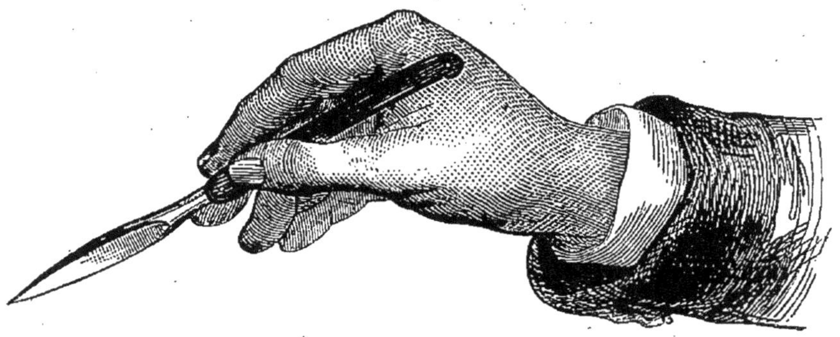

Fig. 418. — Bistouri tenu en première position.

2° *Deuxième position : bistouri tenu comme un couteau, le tranchant en haut* (fig. 419). — Quatrième position de Malgaigne.

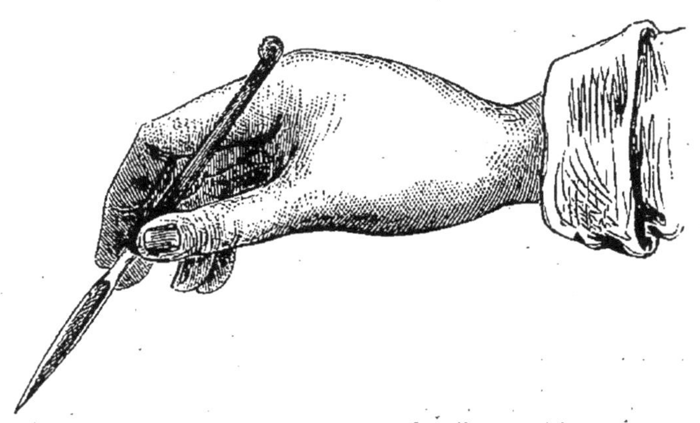

Fig. 419. — Bistouri tenu en deuxième position.

Cette position est la même que la précédente; seulement le

tranchant, au lieu d'être dirigé vers les tissus, est tourné dans le sens contraire; le doigt indicateur est placé sur le côté externe de la lame.

3° *Troisième position : bistouri tenu comme une plume à*

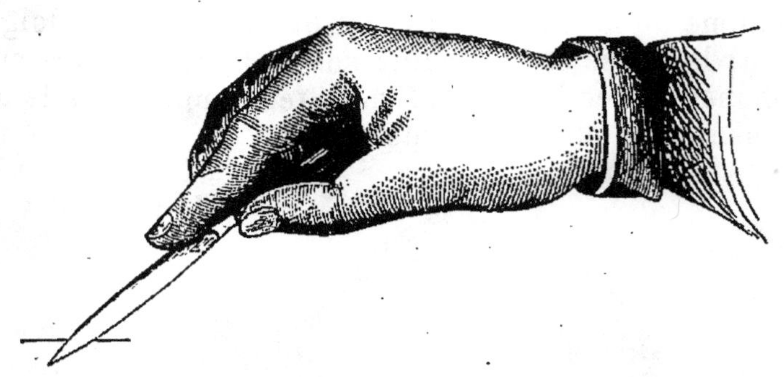

Fig. 420. — Bistouri tenu en troisième position.

écrire, le tranchant en bas (fig. 420). — Première position de Malgaigne.

Cette position renferme la troisième et la quatrième de Velpeau : dans la troisième, la pointe est dirigée en bas et en avant; dans la quatrième, la pointe est dirigée en bas et en arrière.

Le manche fait saillie sur le côté dorsal de la main; le pouce et l'indicateur saisissent l'instrument à l'articulation de la lame avec le manche; le médius est appliqué sur une de ses faces, les deux derniers doigts sont libres et servent à prendre un point d'appui.

4° *Quatrième position : bistouri tenu comme une plume à écrire, le tranchant en haut* (fig. 421). — Deuxième position de Malgaigne, cinquième de Velpeau. — Le tranchant est dirigé dans le sens du plan dorsal des doigts; le pouce et le médius saisissent l'instrument à l'articulation avec le manche, l'indicateur est appliqué contre une des faces de la lame.

5° *Cinquième position : bistouri tenu comme un archet* (fig. 422). — Sixième position de Velpeau.

Le bistouri est tenu sur une des faces par le pouce appliqué sur son articulation, et par les quatre autres doigts appliqués sur la face opposée; le manche de l'instrument est tout entier dans la paume de la main. Le tranchant peut être dirigé : 1° *en bas*, pour faire des scarifications, ouvrir de larges abcès

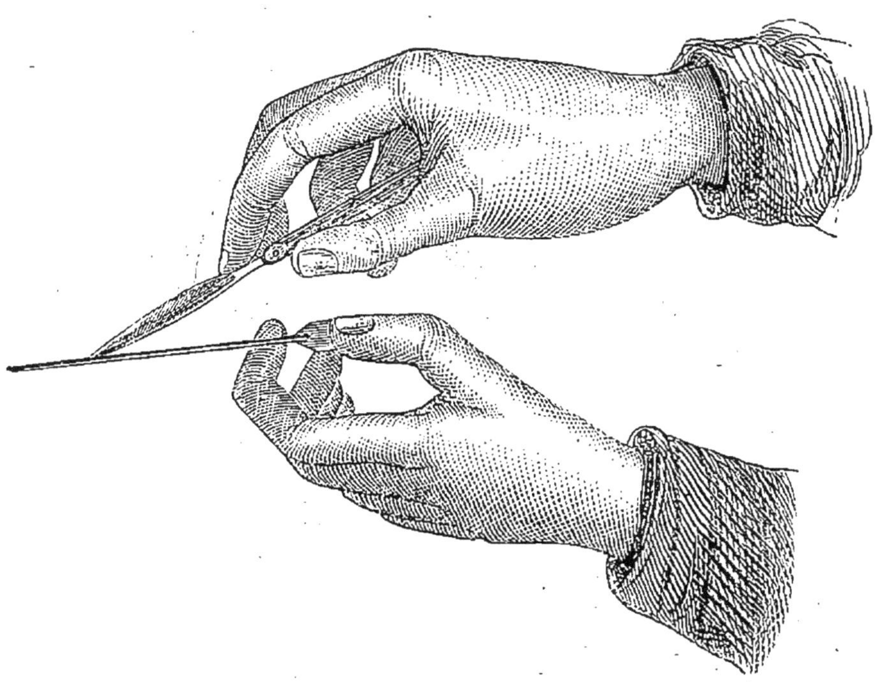

Fig. 421. — Bistouri tenu en quatrième position.

superficiels; 2° *en haut*, pour couper des brides légères, des

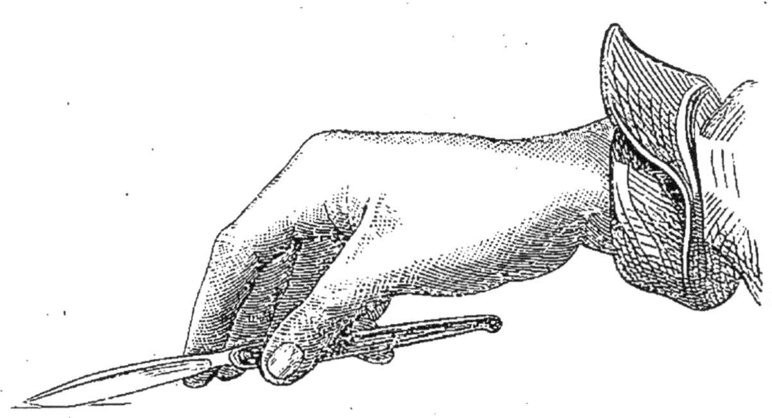

Fig. 422. — Bistouri tenu en cinquième position.

aponévroses sur la sonde cannelée; 3° à droite et à gauche : dans ce cas, le bistouri, au lieu d'être maintenu par les faces, est soutenu par le ventre et par le dos. Il sert à couper couche par couche et horizontalement, quand on craint de blesser quelque organe sous-jacent. On appelle cette manière de couper, *couper en dédolant.*

C. *Des diverses incisions.* — Il y a plusieurs manières de faire les incisions avec le bistouri : ou bien on appuie le tranchant de l'instrument sur les parties à inciser, c'est-à-dire de dehors en dedans, ou bien on fait pénétrer l'instrument en plongeant d'abord la pointe au milieu des parties molles et l'on fait l'incision de dedans en dehors. Cette dernière espèce d'incision se fait avec ou sans conducteur. Dans le premier cas, on introduit préalablement dans la plaie un stylet, une sonde cannelée, et cet instrument servant de guide au bistouri, on pratique l'incision plus sûrement et sans crainte de blesser des parties qu'il est important de ménager. Nous nous occuperons plus loin des incisions faites sur des conducteurs.

Les incisions sont *simples* lorsqu'elles sont faites dans une même direction et qu'on peut les terminer par un seul coup de bistouri. Elles sont *complexes* dans le cas contraire.

La plupart des incisions sont faites de *gauche à droite* quand on dirige la pointe ou le manche du bistouri directement en travers, en fléchissant les doigts, le poignet ou l'avant-bras préalablement étendu; on peut les pratiquer de la même manière de *droite à gauche*, mais alors on doit tenir le bistouri de la main gauche. On dit qu'elles sont faites *contre soi*, lorsque le bistouri est ramené du point de départ vers l'opérateur; *devant soi*, dans le cas contraire.

La position du chirurgien par rapport au malade a dû nécessiter ces modifications dans la direction des incisions.

1° Des incisions simples.

Les incisions simples sont le plus souvent droites, plus rarement courbes; à moins d'indications spéciales, elles doivent être parallèles au grand diamètre de la partie que l'on veut inciser, à la direction des gros vaisseaux et des gros troncs nerveux, à la direction des fibres musculaires, aux replis naturels des téguments. C'est ainsi qu'elles doivent être longitudinales sur les membres; parallèles aux fibres du muscle grand pectoral, sur la poitrine; parallèles aux filets du nerf facial, qu'il est important de ne pas blesser, à la face; dans la direction des plis naturels de la peau, à la plante du pied et à la main.

Il serait trop long d'énumérer la direction que doivent avoir les incisions sur les diverses parties du corps; ce que nous venons d'en dire doit suffire, surtout quand on possède des connaissances anatomiques assez précises, pour que jamais il n'y ait d'erreur grave et que l'on n'ait à déplorer un accident. Toutefois, à cause du siège qu'occupe la maladie, des parties importantes peuvent être lésées dans les incisions simples; c'est alors qu'il faut user de précautions très grandes, telles que de couper sur des conducteurs, d'inciser en dédolant, ou bien couche par couche, de dehors en dedans, en promenant très légèrement l'instrument sur la partie que l'on veut sectionner.

Pour pratiquer des incisions, on doit tendre la peau; ce qui peut se faire de plusieurs manières :

1° Avec le bord cubital de la main gauche, le pouce du même côté tirant en sens inverse. Cette méthode est un peu gênante pour le chirurgien, mais elle est plus sûre; car de cette manière il peut tendre également la peau sur toute la partie qu'il veut inciser, et les lèvres de la solution cutanée sont toujours parallèles à celles des parties profondes.

2° Une autre méthode tout aussi sûre, mais loin d'être applicable à tous les cas, consiste à saisir à pleine main les parties situées au-dessous du point qu'on veut inciser. Elle ne peut être mise en usage que pour le testicule ou pour les membres : encore faut-il que ceux-ci soient peu volumineux.

3° On applique la pulpe des quatre doigts sur la même ligne et dans le sens que doit parcourir le bistouri. La peau est, par cette méthode, solidement fixée; les ongles mêmes offrent un point d'appui à l'instrument. Mais ce procédé ne pourrait servir si l'on devait inciser sur des téguments mous, car la tension n'est possible que d'un seul côté. On pourrait, il est vrai, faire tendre l'autre côté par un aide : mais on n'est jamais aussi sûr d'un aide qu'on le serait de soi-même; il vaudrait donc mieux, si cela était possible, employer le premier procédé. Toutefois, si l'on avait à enlever une tumeur volumineuse ou à faire une incision trop étendue, cette méthode serait préférable à toutes les autres.

4° Quant à celle qui consiste à faire tendre les téguments par un ou plusieurs aides, elle ne peut être employée que dans les cas exceptionnels dont nous venons de parler, et lorsque l'opération doit être assez compliquée pour que le chirurgien ait besoin de l'entière liberté de ses mains.

5° Enfin, on peut inciser sur un pli de la peau. Nous avons vu, en décrivant le séton, comment on faisait ce pli et comment on en faisait tenir l'une des extrémités; le procédé est exactement le même pour l'incision. On peut l'exécuter de deux manières : soit en coupant du talon du bistouri vers la pointe, l'instrument étant tenu en cinquième position, le tranchant en bas; soit en faisant une ponction comme pour le séton, et le tranchant de l'instrument étant dirigé en haut; on coupe des parties profondes vers la superficie, de la pointe vers le talon. Il va sans dire que les incisions faites de cette manière sont perpendiculaires au pli des téguments et que la grandeur de l'incision est toujours double de la hauteur du pli.

a. *Incisions de dehors en dedans.* — Dans cette espèce d'incision, nous distinguerons quatre temps : 1° ponction, 2° abaissement de la lame, 3° la section, 4° l'élévation. Ces différents temps de l'incision sont à peine séparés les uns des autres. Ainsi, le bistouri étant tenu en troisième position et sa pointe étant plongée dans les tissus, on fait subir à l'instrument un léger mouvement d'abaissement, et l'on termine l'incision par un mouvement d'élévation, mais en sens inverse; on évite de cette manière des *queues*, qui, à la vérité, ne présentent pas grand inconvénient, mais qui prolongent inutilement la solution de continuité.

On peut faire les incisions de dehors en dedans avec un bistouri convexe ou avec un bistouri droit. Le premier coupe mieux, fait éprouver peut-être moins de douleur au malade; mais le bistouri droit a sur lui l'avantage de pouvoir couper plus longtemps lorsqu'il y a de longues dissections à faire; car, dans ces cas, la pointe de l'instrument doit surtout servir, tandis que c'est principalement le ventre qui agit dans le bistouri convexe.

L'instrument peut être tenu en première, en troisième ou en cinquième position.

Dans le premier cas, l'incision peut être faite d'une manière plus égale; il n'y a presque pas de crainte de faire des queues, le bistouri agit surtout de la pointe; dans le second, l'instrument agit également de la pointe, mais l'opérateur se sert de son petit doigt comme de point d'appui; il expose moins à blesser les parties sous-jacentes; enfin, dans le troisième, il coupe par le ventre comme un rasoir, il pénètre moins bien et moins vite.

b. *Incisions de dedans en dehors.* — Elles peuvent être faites avec ou sans conducteur.

1° *Sans conducteur*, les incisions peuvent être faites *devant soi* ou *contre soi*. Si on les fait *devant soi*, on engage le bistouri à travers les téguments par une ponction; l'instrument étant tenu en deuxième ou en quatrième position, on lui imprime un mouvement d'élévation et l'on coupe du talon vers la pointe, ou bien on peut traverser la peau une seconde fois et terminer l'incision en dirigeant l'instrument *contre soi*, c'est-à-dire de la pointe vers le talon.

Si l'on veut faire l'incision *contre soi*, on plonge l'instrument par ponction comme dans le cas précédent, le bistouri tenu en quatrième position, la pointe dirigée en arrière, c'est-à-dire vers l'opérateur; lorsqu'il a suffisamment pénétré dans les tissus, on le ramène rapidement à la perpendiculaire; on dégage ainsi la pointe, qui, lorsque l'incision est terminée, est dirigée en avant et le tranchant en bas.

S'il existait une ouverture préalable, quelle que soit celle des deux espèces d'incisions à laquelle le chirurgien ait donné la préférence, il faudrait autant que possible engager la pointe de l'instrument dans cette ouverture.

2° *Avec conducteur*. A moins que l'opération ne soit très facile, lorsqu'il existe une ouverture, on glisse un conducteur dans la solution de continuité. Si le trajet était assez grand, on pourrait y introduire le doigt indicateur; dans le cas contraire, il faudrait glisser ou une sonde cannelée ou un stylet cannelé. La sonde étant engagée jusqu'au fond du trajet fistuleux, on appuie fortement le pouce de la main gauche sur la plaque, de manière à en faire saillir la pointe. Si la sonde est munie d'un cul-de-sac, il faut, lorsque la pointe du bistouri est arrivée à l'extrémité, renverser le bistouri et couper du talon vers la pointe; ou bien encore faire une incision transversale sur le bec de la sonde, la dégager par cette incision, et conduire le bistouri sur toute la longueur de la cannelure de la pointe vers le talon, l'instrument étant maintenu pendant toute l'opération en deuxième, en quatrième ou en cinquième position, le tranchant tourné en haut.

S'il n'existait pas de cul-de-sac, on pourrait agir comme précédemment; mais il vaudrait mieux conduire le bistouri au delà de l'extrémité de la sonde, de manière à traverser les téguments, et inciser ou devant soi, du talon vers la pointe, ou contre soi, de la pointe vers le talon.

Quand on fait des incisions sur des conducteurs, il faut toujours se servir de bistouris droits; car les bistouris convexes, ayant leur pointe très fortement renversée en arrière, ne pourraient pas traverser aussi facilement les téguments.

2° Incisions composées.

Les incisions composées, n'étant formées que par la réunion de plusieurs incisions simples, sont soumises aux mêmes règles : ainsi elles peuvent être faites devant soi ou contre soi, de droite à gauche, de gauche à droite, de dehors en dedans ou de dedans en dehors, avec ou sans conducteurs. Nous allons en examiner quelques-unes.

1° Les *incisions en* V résultent de deux incisions droites, qui viennent se réunir à angle aigu vers la partie la plus déclive. L'*incision en* L est celle dont les incisions se réunissent à angle droit. On la pratique quand on a besoin de dénuder des os, ou des parties molles sur lesquelles on veut opérer; elles n'intéressent en général que la peau.

Pour une incision en V, on fait une première incision droite, comme nous l'avons dit plus haut; la seconde doit commencer par la base du V. En effet, si l'on commençait par la pointe du V, le bistouri enroulerait la peau, nécessairement mal soutenue, et l'incision se ferait difficilement ou mal; au contraire, dans le sens inverse, l'instrument tranchant tend la peau au fur et à mesure qu'il s'avance vers l'extrémité de l'incision. Il faut avoir soin, dans cette espèce d'incision, de couper entièrement la peau vers le point où les deux branches du V viennent se rencontrer : cela est indispensable lorsque l'on veut disséquer le lambeau; on doit encore éviter de faire des queues, qui font souffrir le malade sans nécessité.

2° L'*incision cruciale* ou *en croix* est formée par deux incisions simples qui se coupent à angle droit. L'*incision en* X est absolument la même que l'incision cruciale; elle n'en diffère qu'en ce que les deux incisions se coupent à angle aigu.

On les pratique dans les mêmes circonstances que les précédentes, et surtout quand on a besoin de mettre à découvert une tumeur peu volumineuse que l'on veut enlever, ou bien quand il faut ouvrir largement un foyer purulent ou un anthrax.

Pour une incision cruciale, on fait une première incision

droite comme nous l'avons vu précédemment, puis une deuxième perpendiculaire à la première, dirigée vers elle, enfin une troisième, dirigée toujours vers la première incision et venant la rencontrer au même point que la deuxième. Le même inconvénient que nous avons signalé pour l'incision en V se rencontrerait si l'on faisait les deuxième et troisième incisions des parties déjà coupées vers celles qui ne le seraient pas. L'incision cruciale doit donc se faire en trois temps; cependant lorsque la peau est indurée et ne recule pas devant le bistouri, on peut faire en une seule fois l'incision perpendiculaire à la première.

3° L'*incision en* T ressemble beaucoup à la précédente; elle se fait dans les mêmes circonstances et de la même manière, c'est-à-dire en dirigeant la seconde incision perpendiculairement à la première, de la circonférence vers la solution de continuité; elle se fait donc en deux temps.

4° L'*incision elliptique*, ainsi nommée à cause de sa forme en ellipse, est souvent pratiquée lorsqu'on veut enlever une partie des téguments malades ou sains recouvrant une tumeur très volumineuse; elle est formée par la réunion de deux incisions courbes.

L'incision inférieure doit être faite la première; un aide soutient la tumeur, le chirurgien tend la peau à la partie inférieure : l'incision supérieure doit être faite ensuite. Le chirurgien tend alors la peau en pressant sur la tumeur, tandis que l'aide tend la partie supérieure. Quand cette incision doit être d'une certaine longueur, l'aide doit faire attention à suivre le bistouri de l'opérateur et tendre la peau au fur et à mesure qu'il en est besoin.

Quelques praticiens ont conseillé de commencer cette espèce d'incision par la partie supérieure; ils évitent par ce moyen de couper deux fois des filets nerveux, et épargnent de cette manière une douleur assez grande au malade. Ce précepte est bon; mais il faut remarquer que le sang qui s'écoule de l'incision supérieure gagne les parties déclives et empêche le chirurgien de voir convenablement. D'ailleurs la douleur, souvent supprimée par l'anesthésie, n'est pas tellement considérable qu'il faille lui sacrifier un procédé qui a l'avantage incontestable de rendre l'opération plus facile et plus sûre, en permettant au chirurgien d'apercevoir parfaitement les points sur lesquels il porte l'instrument tranchant.

Il arrive quelquefois que l'on marque avec de l'encre la ligne que doit suivre le bistouri. Cette précaution est complètement inutile, à moins que l'on ne fasse l'opération dans des régions où la lésion de quelque organe important pourrait causer des accidents graves; d'ailleurs la ligne d'encre ne sert pas à grand'chose même dans ces circonstances.

5° L'*incision ovalaire*, ou mieux *en raquette*, dont on fait un si fréquent usage dans les amputations, n'est autre chose qu'une incision en V, dont les deux branches sont réunies par une incision courbe.

6° Quant aux *incisions en croissant*, elles sont moins souvent pratiquées que les précédentes; nous ne nous y arrêterons pas; il est d'ailleurs facile de comprendre comment elles doivent être faites en se conformant aux préceptes que nous avons donnés tout à l'heure.

3° Résumé des règles à suivre dans les incisions.

1° Le bistouri doit être bien tranchant, bien propre; sa pointe doit être très acérée, afin que la section des parties cause le moins de douleur possible, et qu'il ne reste pas dans la plaie de corps étrangers qui pourraient en augmenter l'irritation. On a conseillé de graisser l'instrument afin qu'il coule mieux dans les parties; cette pratique est à peu près inutile; une main habile fait glisser le bistouri très rapidement sans qu'il soit besoin de l'oindre d'un corps gras. On a encore conseillé de tremper la lame du bistouri dans l'eau chaude : je ne sais jusqu'à quel point cela est nécessaire. Il est bon cependant d'élever sa température : en effet, s'il ne coupe pas mieux, du moins il cause moins de douleur; car, outre la douleur résultant de l'action de l'instrument tranchant, le malade n'éprouve point celle produite par le contact d'un corps froid avec ses tissus.

2° Les parties sur lesquelles seront faites les incisions doivent être convenablement tendues.

3° Les incisions doivent être dirigées de telle sorte que l'instrument tranchant ne blesse que le moins possible de vaisseaux ou de filets nerveux, que les cicatrices soient aussi peu difformes que possible, et qu'elles ne puissent être tiraillées par la contraction des muscles ou par les mouvements du malade.

4° Le bistouri sera conduit en sciant, car il coupe plus facilement que si l'on se contentait de presser sur les téguments, et les incisions sont moins douloureuses.

5° Les incisions doivent être faites aussi rapidement qu'il est possible, sans compromettre la sûreté de l'opération, afin d'abréger la douleur qu'éprouvent les malades.

6° Du premier coup on donnera aux incisions toute la longueur qu'elles doivent avoir : quant à leur profondeur, cela est souvent impossible, quand on opère en avant de parties dont la blessure ferait courir des dangers au malade. D'ailleurs les incisions au-dessous de la peau sont bien moins douloureuses que celles qui sont faites aux téguments. Les incisions trop longues causent au malade des douleurs inutiles ; celles qui sont trop courtes n'atteignent pas ou atteignent mal le but que l'on se propose en les pratiquant.

7° Les incisions seront commencées sans queues et terminées de même ; car celles-ci sont douloureuses et complètement inutiles.

8° La lame du bistouri doit toujours couper la peau perpendiculairement à sa surface ; les incisions en biseau sont inutiles, plus douloureuses et guérissent moins vite.

9° Le bistouri sera dirigé de telle manière qu'il ne pénètre pas plus profondément que la maladie ne l'exige, et il ne faut jamais faire d'*échappées*, par lesquelles l'opérateur, ses aides et le malade lui-même pourraient être blessés.

10° Quand deux incisions doivent se toucher par un point commun, la seconde doit toujours se terminer sur la première.

11° Quand deux incisions seront faites l'une au-dessous de l'autre, l'inférieure doit être pratiquée la première.

12° Lorsque l'on veut faire plusieurs incisions qui doivent se rencontrer, on commencera par la plus longue ; les autres qui doivent rencontrer la première, devant être faites en plusieurs temps, seront par cela même considérablement raccourcies.

13° Les incisions qui sont pratiquées dans le voisinage d'organes importants doivent être faites lentement, couche par couche. S'il existait préalablement une ouverture, elles seraient faites sur un conducteur. Si enfin on était trop près d'un organe à ménager, il faudrait soulever les parties molles avec des pinces et couper en *dédolant*.

§ 2. — Incisions avec les ciseaux.

Les ciseaux qui servent à faire des incisions sont exactement les mêmes que ceux dont nous avons parlé au commencement de cet ouvrage[1].

Les ciseaux doivent être tenus de la main droite; il est fort rare de rencontrer un opérateur qui puisse s'en servir des deux mains, car il faut que les deux lames de cet instrument tombent perpendiculairement l'une sur l'autre, et le défaut d'habitude les fait facilement dévier; alors elles ne peuvent plus couper les parties molles, surtout celles qui ne sont pas tendues.

Le pouce doit être passé dans un des anneaux, le médius et mieux l'annulaire dans l'autre; le doigt indicateur placé au-dessous ou sur les parties latérales du point d'entre-croisement des deux lames augmente considérablement la force de l'opérateur (fig. 423). Il ne faut jamais, comme le font les couturières, placer le doigt indicateur dans l'anneau inférieur, l'instrument est bien moins solide.

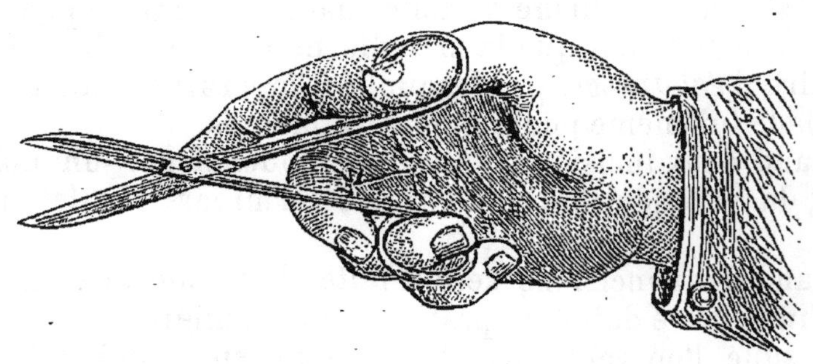

FIG. 423. — Position des ciseaux.

Les ciseaux coupent d'autant mieux que la partie des branches située au delà du point d'appui l'emporte sur la partie tranchante.

Pour pratiquer les opérations, on se sert d'une multitude de ciseaux de toutes les formes, de toutes les dimensions; nous ne les décrirons pas ici, car les opérations qui nécessitent l'usage de ces instruments ne sont point du ressort de la petite chirurgie; nous ne signalerons que les ciseaux droits et les ciseaux courbes sur le plat. Les premiers coupent perpendi-

1. Page 2.

culairement aux tissus ; les seconds, conduits parallèlement à la surface des plaies, sont principalement employés pour exciser les bourgeons charnus, les tumeurs peu volumineuses, etc.

Nous avons vu tout à l'heure que le bistouri agissait en sciant, mais un peu en pressant, car c'est surtout par la pression que l'on peut obtenir une section parfaitement nette. Or, on a rejeté les incisions faites avec les ciseaux, parce que, disait-on, ceux-ci ne coupent qu'en pressant, et déterminent une contusion en serrant les tissus; parce que l'incision n'est jamais bien nette. Il est facile de démontrer que les lames n'agissent pas en pressant seulement, puisque, lorsque l'on est obligé de les faire reculer, quand on veut couper une partie trop résistante, elles agissent un peu en sciant; la contusion, que l'on a mise en avant pour proscrire les ciseaux, est à peu près chimérique, ou tellement faible, qu'il est inutile d'en parler. En effet, le bec-de-lièvre ne s'opère-t-il pas avec des ciseaux, et cependant les bords de la solution de continuité ne sont pas contus, puisque la plaie se réunit par première intention. Quant à la section, il est facile de voir qu'elle est aussi nette que celle que l'on fait avec le bistouri. Ainsi donc c'est à tort que l'on a voulu presque proscrire les ciseaux des opérations chirurgicales; ils sont même d'une grande ressource quand on veut couper des brides celluleuses ou fibreuses, sur lesquelles le bistouri ne pourrait presque pas agir si elles n'étaient pas convenablement tendues.

Les incisions avec les ciseaux se font avec ou sans conducteur. Lorsque l'on veut couper une partie, on les introduit entr'ouverts, de manière à comprendre entre leurs lames tous les tissus que l'on veut couper, et en rapprochant les deux lames on incise facilement tout ce que l'on veut couper. Si l'on craignait de blesser les parties importantes en glissant la lame inférieure à travers les tissus, on pourrait la conduire sur l'indicateur de la main gauche, ou sur une sonde cannelée placée préalablement dans la plaie.

La section de la peau avec les ciseaux est plus douloureuse que celle faite avec le bistouri; on doit donc, autant que possible, éviter de s'en servir, quand on veut couper un lambeau cutané.

CHAPITRE XV

DISSECTIONS

Les *dissections*, en médecine opératoire, ne sont autre chose que des incisions du tissu cellulaire; elles sont souvent le complément des incisions complexes, des incisions en V, cruciales, etc.; lorsqu'on veut détacher un lambeau de peau.

Je ne m'arrêterai pas à décrire longuement ces incisions, qui appartiennent plutôt à la médecine opératoire qu'à la petite chirurgie. Je ferai remarquer seulement que l'on doit conserver le plus possible de tissu cellulaire adhérent aux lambeaux, la peau étant d'autant moins disposée à la gangrène qu'il reste un plus grand nombre de vaisseaux propres à la nourrir.

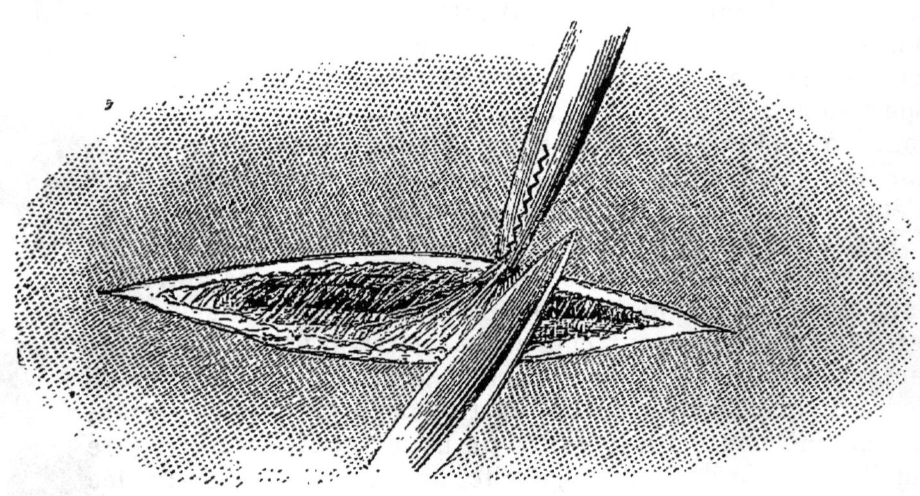

Fig. 424. — Dissection en dédolant.

Les dissections doivent être faites autant que possible d'un seul coup, c'est-à-dire d'un bord du lambeau à l'autre; lorsque la peau se trouve unie aux parties sous-jacentes par du tissu cellulaire lâche, le doigt est souvent suffisant par la séparer. Dans le voisinage des vaisseaux, il ne faut pas faire de dissections avec le bistouri, mais bien rompre les brides celluleuses en pressant avec l'extrémité d'une sonde cannelée, ou en tirant en sens inverse avec deux pinces tenues de chaque main : c'est ainsi que Gerdy isolait les artères dont il voulait faire la ligature. Enfin dans le voisinage des tumeurs que l'on ne veut pas ouvrir ou dont la blessure serait dangereuse, il ne faut disséquer qu'en dédolant, ou couper les brides celluleuses sur la sonde cannelée (fig. 424).

Lorsque l'on veut enlever une tumeur, il faut disséquer sur ses limites et faire attention à ne pas la couper. Dans ce cas, en effet, le liquide qu'elle pourrait contenir s'écoulerait au dehors, et la dissection serait beaucoup plus pénible; ou bien, si la tumeur était solide et de mauvaise nature, il serait à craindre d'en laisser une partie et de la voir plus tard repulluler. Ajoutons qu'il est toujours bien préférable, lorsqu'on le peut, d'énucléer la tumeur, c'est-à-dire de briser avec les doigts les brides qui la fixent aux parties environnantes, et de ne couper avec les ciseaux que les adhérences qui sont trop résistantes pour être déchirées.

CHAPITRE XVI

MOUCHETURES

Les *mouchetures* sont de petites incisions faites aux téguments dans le but de favoriser l'évacuation d'un liquide infiltré ou épanché.

On pratique les mouchetures sur toutes les régions du corps, sur la conjonctive affectée de chémosis, sur la langue, les amygdales, pour déterminer le dégorgement de ces organes en permettant au sang de s'écouler; on fait encore des mouchetures sur le scrotum infiltré, afin de faire évacuer la sérosité accumulée dans les mailles du tissu cellulaire.

Pour cette petite opération, il suffit d'une aiguille en fer de lance ou d'une lancette que l'on plonge dans les tissus malades perpendiculairement à la surface des téguments, et que l'on retire sans élargir la plaie; on peut se servir encore d'un bistouri à pointe très acéré. Cette petite opération est très facile à exécuter, ne cause aucune douleur, et doit être pratiqué très rapidement.

Les accidents qui peuvent en résulter tiennent non pas à l'opération elle-même, mais bien à l'état des tissus et du malade. En effet, elle est souvent suivie d'*érésipèle* qui se termine quelquefois par la gangrène de la peau ; or cela résulte de ce que celle-ci est distendue, amincie, ne reçoit plus de vaisseaux comme à l'état normal; c'est pour cette raison que les mouchetures des surfaces œdématiées devront être éloignées autant que possible les unes des autres, afin de couper le plus petit nombre de vaisseaux, déjà beaucoup trop rares.

CHAPITRE XVII

SCARIFICATIONS

Les *scarifications* présentent une très grande analogie avec les mouchetures ; je les place cependant dans un chapitre distinct, car il est important de ne pas confondre ces deux espèces d'opérations. Les premières sont de simples piqûres faites avec un instrument tranchant, de manière à produire une très petite incision ; les secondes, au contraire, pénètrent dans les tissus à des profondeurs qui varient avec les lésions auxquelles on veut porter remède, et ont une longueur qui est très différente et toujours proportionnée à l'étendue de la maladie.

On fait des scarifications sur toutes les parties du corps et même sur les membranes muqueuses engorgées, en particulier la conjonctive. Dans les érésipèles phlegmoneux, on pratique de larges incisions pour faire évacuer une certaine quantité de sang et provoquer l'avortement de l'inflammation ; on fait encore des scarifications pour faire évacuer des liquides infects accumulés dans l'épaisseur des parties sphacélées ; on les pratique sur la langue, pour en diminuer l'engorgement inflammatoire. Toutes ces scarifications doivent être faites avec le bistouri tenu en cinquième position. Nous décrirons plus loin les scarifications résultant de l'action d'un appareil spécial dit *scarificateur* (voyez *Ventouses scarifiées*).

CHAPITRE XVIII

DES SECTIONS MOUSSES

Si l'on étreint fortement une partie avec un fil métallique, on peut ou la faire tomber en gangrène, ou la couper immédiatement.

Il semble par là que la ligature ait deux manières d'agir : dans l'une, la constriction ne fait qu'intercepter la circulation dans les tissus embrassés par le lien, et ce n'est qu'après y avoir déterminé la gangrène qu'elle provoque leur chute; dans l'autre, les parties sont divisées comme elles le seraient par un instrument mousse (*section mousse*) et qui n'agirait qu'en pressant. Le premier mode est désigné sous le nom de *section lente*, le second sous celui de *section instantanée*.

a. *Section lente.* — Cette méthode d'ablation par la ligature était à peu près la seule conseillée jusque dans ces derniers temps. L'instrument, on le conçoit, n'agit qu'avec une extrême lenteur, il laisse adhérents les tissus morbides, qui ne tardent pas à tomber en gangrène et incommodent le malade et ceux qui l'approchent par une odeur extrêmement fétide, parfois présentant des dangers. De plus on est souvent obligé de laisser en place l'instrument constricteur, le serre-nœud dont on s'est servi pour faire l'opération. Aussi cette méthode n'est-elle appliquée que dans des cas tout à fait exceptionnels, alors que l'on veut détruire une tumeur située profondément, dans les fosses nasales, à la partie supérieure du pharynx, dans la cavité utérine, ou dans le pédicule de laquelle on soupçonne la présence de vaisseaux volumineux, susceptibles de fournir un écoulement de sang considérable dont on ne peut tarir la source qu'avec de grandes difficultés. On la conseille encore lorsqu'il s'agit d'enlever une tumeur chez des sujets anémiques et auxquels la moindre perte de sang serait préjudiciable; de plus, certains sujets pusillanimes préfèrent la ligature à l'incision. Enfin, quelques chirurgiens ont pensé que cette méthode pourrait être favorable en permettant à la cicatrisation de se faire de la manière suivante. Chaque jour le fil, en pressant sur les tissus, les détruit, de sorte que l'anse devient d'abord moins large, puis moins serrée. Les tissus ainsi sectionnés n'étant plus en contact avec le corps étranger, se cicatrisent; il en résulte qu'au moment où la ligature vient à tomber, la cicatrisation qui s'est faite graduellement est complète. C'est en partant de ce principe que l'on a conseillé d'opérer les fistules à l'anus par la méthode de la ligature, que l'on a cherché à détruire les brides qui tiennent les doigt réunis. Des insuccès nombreux ont forcé de renoncer à cette méthode, qui est aujourd'hui à peu près abandonnée et à laquelle on a substitué la section instantanée dont il n'était question autrefois que pour des tumeurs molles et d'un très-petit volume.

Cette ligature était pratiquée avec des fils de grosseur variée, de soie ou de chanvre, avec des cordes à boyau, enfin avec des fils métalliques d'argent, de platine, de fer ou de plomb. Quelquefois le fil était placé directement sur la base de la tumeur, mais le plus souvent il était conduit à l'aide d'un instrument désigné sous le nom de *porte-fil, porte-ligature*, et serré au moyen d'un *serre-nœud;* le plus employé était le serre-nœud de de Græfe (fig. 425).

Lorsque la tumeur était volumineuse, on introduisait à sa base un fil double, on dirigeait chacun des bouts vers les points opposés de la tumeur, de manière à étreindre le pédicule entre deux anses. Quelquefois les anses étaient plus nombreuses et la tumeur était isolée à l'aide de deux ou trois ligatures.

A. Richard a proposé de nouveau l'emploi de la ligature, pour opérer la section lente des tumeurs présentant un pédicule plus ou moins considérable. Seulement aux fils usités jadis il a substitué les fils de caoutchouc.

Cette *ligature élastique*, dont l'idée première appartient à Trousseau, agit en comprimant d'une manière continue et incessante : l'anse du fil élastique revient toujours sur elle-même, jusqu'à ce qu'elle tombe faute d'avoir des tissus à étreindre. Cette section complète présente un grand avantage et doit toujours faire employer les fils élastiques de préférence aux fils ordinaires.

En effet, dans les ligatures faites avec ces derniers, l'anse du fil, d'abord très serrée, ne tarde pas à devenir plus lâche à mesure que le sillon de section se creuse, et il arrive un moment où le pédicule de la tumeur n'est plus qu'embrassé par l'anse de la ligature, celle-ci ne revenant jamais complètement sur elle-même. Tous ces inconvénients disparaissent avec la ligature élastique, la constriction est continue et la section complète, aussi la réparation des tissus est-elle presque faite lors de la chute de la tumeur.

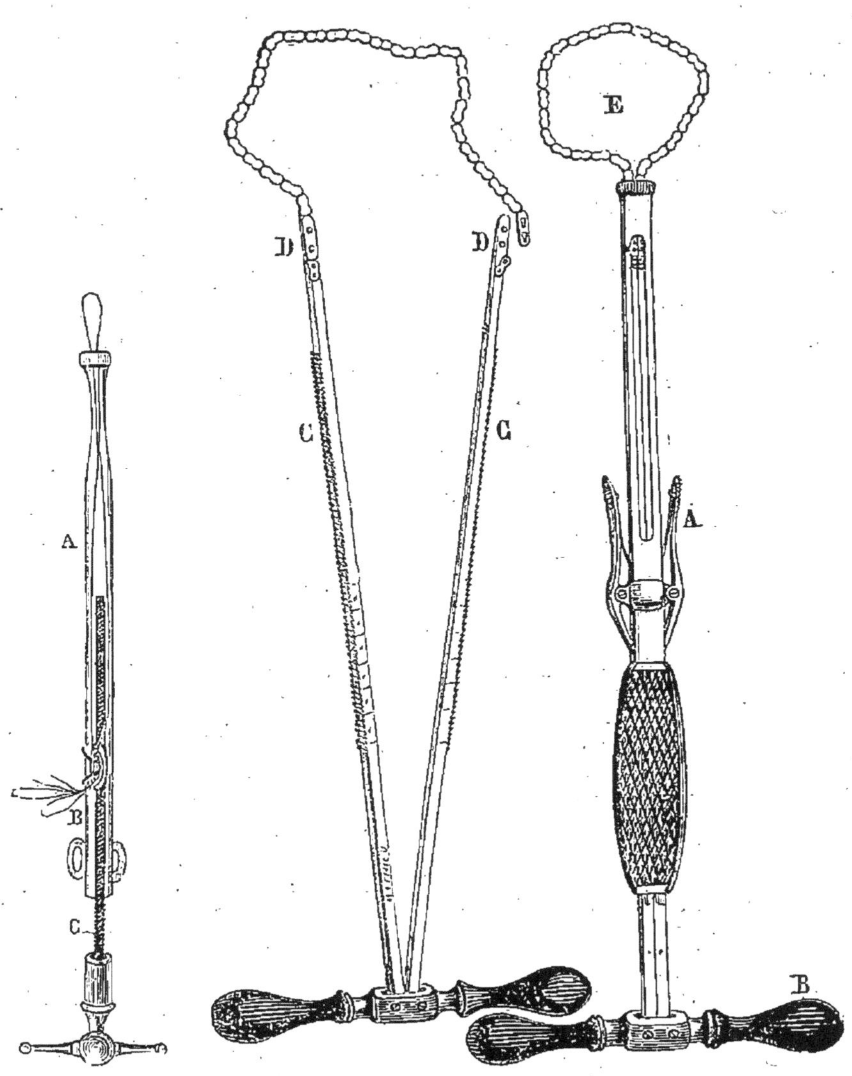

Fig. 425. — Serre-nœud de de Græfe.

Fig. 426. — Écraseur linéaire de M. Chassaignac.

Pour appliquer cette ligature, le chirurgien embrasse le pédicule de la tumeur à enlever, par un fil de volume variable, auquel on peut faire décrire un certain nombre de tours, selon l'épaisseur des tissus à sectionner.

b. *Section instantanée.* — Ainsi que nous l'avons dit, cette méthode est moderne et il était réservé à M. Chassaignac de la généraliser sous le nom d'*écrasement linéaire.*

M. Chassaignac pratique cette opération à l'aide d'un instru-

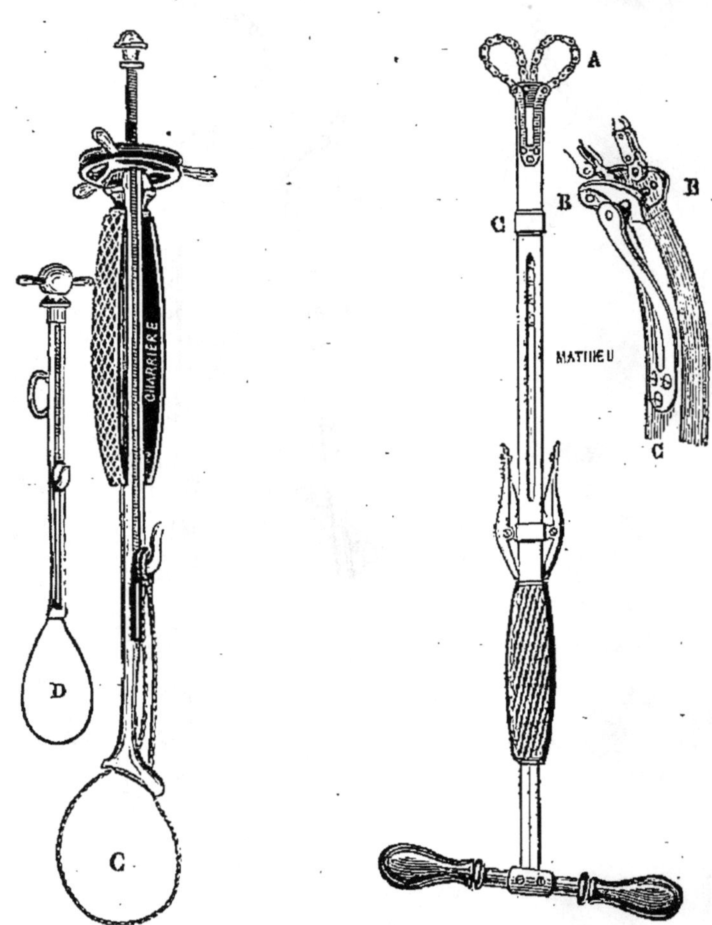

Fig. 427. — Serre-nœuds de M. Maisonneuve.

Fig. 428. — Écraseur à double chaîne de M. le professeur Verneuil.

ment spécial, facile à manœuvrer à la vérité, mais compliqué dans son mécanisme, et qu'il a désigné sous le nom d'*écraseur linéaire* (fig. 426). A l'aide de cet instrument, on peut enlever sans effusion de sang des tumeurs hémorrhoïdales volumineuses, des tumeurs de la langue; on a pu pratiquer l'amputation de la langue, celle du testicule, extirper des polypes utérins, etc.[1]. Entre les mains de M. Chassaignac la

1. Chassaignac, *Traité de l'écrasement linéaire*, in-18, figures, Paris, 1856.

section instantanée des tissus est devenue une méthode toute nouvelle, aussi n'a-t-elle pas tardé à avoir des détracteurs et des adhérents plus ardents peut-être que l'inventeur lui-même.

Bientôt, on s'est aperçu qu'il était difficile de couper une grande étendue et une grande épaisseur de téguments; on a vu aussi que l'écraseur pouvait être remplacé jusqu'à un certain point par un instrument moins compliqué, par un ancien serre-nœud légèrement modifié quant à sa forme, mais plus volumineux et plus solide, ainsi que le conseille M. Maisonneuve (fig. 427). A la chaîne de l'écraseur, susceptible de se briser, on a substitué des fils semblables à ceux qui étaient en usage autrefois, lorsqu'on se servait des serre-nœuds, mais plus résistants. M. Maisonneuve emploie avec avantage des cordes formées par plusieurs fils de fer réunis : il obtient ainsi un lien assez solide pour faire la section de toutes les parties molles d'un membre, dont l'os a été préalablement brisé à l'aide d'un appareil spécial.

Il est évident qu'une semblable méthode d'amputation, quoique vantée à nouveau[1], ne peut être défendue, mais nous avons voulu indiquer, en la citant, les effets qu'on a pu obtenir par ce mode de section. Quoi qu'il en soit, que l'on emploie le serre-nœud de de Græfe, celui de Charrière ou bien l'écraseur linéaire, il est toujours possible d'arriver au même résultat, c'est-à-dire d'enlever des tumeurs sans effusion de sang et en laissant une plaie dont la cicatrisation s'effectue en général sans dangers et sans complications.

Nous n'insisterons pas davantage sur cette question, cependant nous dirons, à propos de l'écraseur, que M. Chassaignac pense qu'il importe au succès de l'opération de couper les tissus par un mouvement alternatif de gauche à droite et de droite à gauche, ce que l'on obtient facilement à l'aide de son appareil. C'est pour obtenir ces effets que Charrière a construit un serre-nœud double, qui opère la constriction alternativement de chaque côté à l'aide de deux vis de rappel qui tirent chacune sur les extrémités du lien.

Plus récemment enfin, M. le professeur Verneuil a fait faire par Mathieu un écraseur à double chaîne (fig. 428), ce qui permet de sectionner simultanément les deux parties latérales d'une tumeur.

1. G. Gaujot, *Étude sur l'ablation des membres*, etc., in Arch. gén. de méd., août, septembre, octobre, 1878.

CHAPITRE XIX

PONCTIONS

On appelle *ponction* l'action de plonger dans les tissus un instrument piquant ou tranchant. Il en résulte que le plus souvent la ponction se fait de dehors en dedans; toutefois, dans quelques cas exceptionnels, on peut la pratiquer de dedans en dehors. La lancette, le bistouri, instruments à la fois piquants et tranchants, peuvent être utilisés pour faire les ponctions, mais il est plus ordinaire d'employer un instrument piquant, enveloppé d'une canule, c'est-à-dire un trocart.

Le *trocart* ou *trois-quarts* (fig. 429) est un instrument composé d'une tige métallique arrondie, terminée à l'une de ses extrémités par une petite pyramide triangulaire, taillée sur l'extrémité de la tige. La pointe de cette petite pyramide est très aiguë, les arêtes sont tranchantes. La tige est implantée dans un manche assez fort, présentant une extrémité arrondie et plus volumineuse que le reste. La tige du trocart est renfermée dans un étui métallique ordinairement d'argent, ouvert à ses deux extrémités. Cette canule s'étend sur toute la longueur du trocart, depuis la base de la petite pyramide, qui doit être toujours à découvert.

L'extrémité de la canule qui répond à la pyramide doit être assez rétrécie pour faire ressort sur la tige du trocart, de façon que s'appliquant exactement à la surface de la tige métallique, les tissus ne viennent pas arc-bouter sur la saillie de la canule et empêcher par cela même l'instrument de glisser et de pénétrer profondément.

L'autre extrémité de la canule présente une surface élargie, qui s'ajuste sur le manche et se termine par un bec de cuiller destiné à faciliter l'écoulement des liquides : c'est le *pavillon de la canule.*

Tel est le *trocart* ordinaire droit, ou *trocart de* J.-L. Petit; mais ces instruments ont subi de nombreuses modifications, au point de vue du volume, de la forme, de la disposition de la canule, et de l'agencement du manche avec la tige métallique de l'instrument.

Le volume des trocarts peut varier notablement selon le but qu'on se propose par leur emploi : ainsi il est un instrument beaucoup plus petit que le précédent; c'est le *trocart explorateur* (fig. 430). Il est aussi recouvert d'une canule s'ajustant

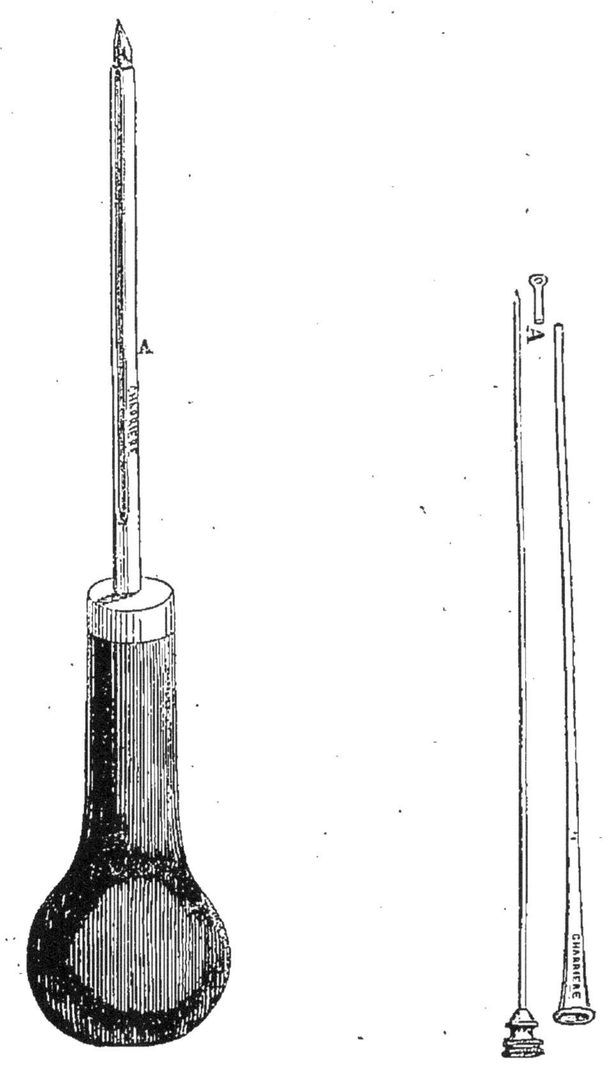

FIG. 429. — Trocart ordinaire FIG. 430. — Trocart explorateur.

parfaitement sur la tige; le manche est formé par une petite plaque analogue à celle qui est à l'extrémité d'un porte-mèche. L'extrémité de la canule en rapport avec le manche n'est pas élargie en forme de pavillon, mais bien en forme d'entonnoir, de manière à lui donner une largeur aussi grande que possible, eu égard au volume que doit avoir l'instrument.

Pour que les trocarts puissent être transportés facilement, on les renferme dans un étui de même forme qu'eux, afin qu'ils y soient maintenus solidement, et que la pointe ne soit pas émoussée. Comme le trocart explorateur serait trop volumineux dans une trousse, avec un étui, on a imaginé de couvrir la pointe par une espèce de petit couvercle d'argent, assez profond pour que la pointe ne puisse pénétrer jusqu'au fond : ce petit couvercle entre à frottement sur l'extrémité de la canule (fig. 430, A).

Le trocart ordinaire, au lieu d'être enfermé dans un étui, est aussi recouvert d'un petit couvercle qui entre à frottement sur l'extrémité supérieure de la canule; ce petit couvercle est pourvu d'un anneau et peut, à l'aide d'un fil, être attaché au pavillon de la canule : de cette manière il ne peut se perdre. Le seul avantage de cette modification est de rendre l'instrument plus portatif en diminuant son volume.

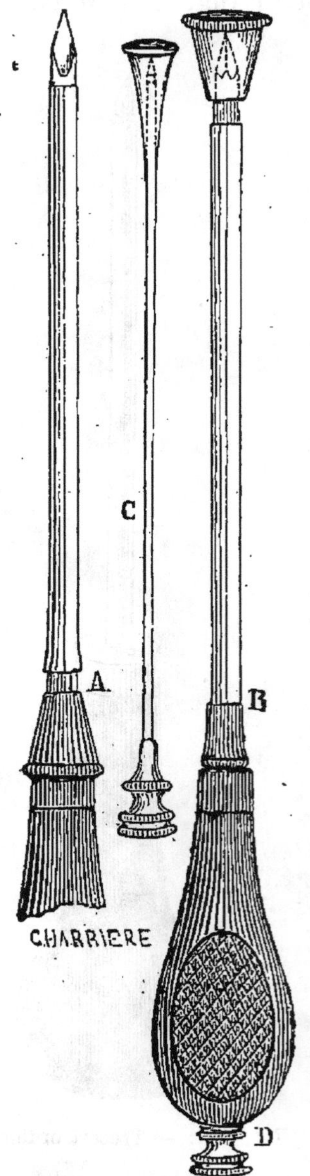

FIG. 431. — Trocarts modifiés de Charrière.

Charrière a apporté aux trocarts quelques modifications. Il a supprimé la grande gouttière qui terminait la canule des anciens trocarts, et l'a remplacée par un entonnoir dans lequel on peut facilement engager l'extrémité de la canule de toute espèce de seringue, et sur lequel il est extrêmement facile d'appliquer le doigt pour empêcher l'entrée de l'air ou la sortie du liquide. Au point de jonction de l'entonnoir avec la canule, existe une gorge circulaire A (fig. 431), au moyen de laquelle on fixe solidement la baudruche de Reybard lorsqu'on veut pratiquer la thoracentèse. Si l'on retourne la canule, celle-ci rencontre, vers le manche du trocart, une excavation circulaire B, qui sert de point d'arrêt et en même temps maintient toujours dans un état de parfaite conservation l'extrémité de la canule qui doit s'appliquer exactement au-dessus de la pointe d'acier du poinçon. Enfin la saillie de l'entonnoir autour de la pointe et l'aplatissement du manche ovale, rendent l'instrument plus portatif et permettent de le loger dans une trousse. Ajoutons encore que le manche et le poinçon peuvent être creusés jusqu'à une certaine hauteur et peuvent loger un *trocart explorateur*, dont la canule est établie d'après les mêmes principes (fig. 431, C).

Nous avons déjà dit que pour passer les tubes à drainage, M. Chassaignac se sert de trocarts offrant une échancrure sur un des côtés de leur pointe. Mais ce qu'il importe de faire remarquer dans la construction de ces trocarts, c'est que leur poinçon est rendu mobile sur le manche, et que l'on peut se servir de l'extrémité mousse ou de l'extrémité pointue.

Ce principe a été appliqué par Mathieu à la construction de tous les trocarts, or il offre un certain avantage, c'est que, lorsqu'on ne se sert pas de l'instrument, on retourne la pointe dans l'intérieur du manche, ce qui la préserve de toute altération (fig. 432).

Afin de faciliter l'introduction de trocarts de différentes grandeurs dans une trousse de poche, les fabricants d'instruments de chirurgie se sont efforcés de réunir en une seule pièce jusqu'à quatre trocarts de grosseurs différentes.

« Pour arriver à ce but, dit Mathieu, j'ai rendu creux chacun des poinçons, de manière à les faire entrer l'un dans l'autre » ; un seul manche sert à tous, et protège la pointe du plus gros trocart, qui engaine les autres (fig. 433).

D'autres trocarts ont été récemment inventés, mais dans un but spécial ; tels sont ceux de Barth, Nélaton, M. Panas. Le trocart à double courant, de Barth, a pour but d'opérer simultanément l'évacuation d'un épanchement contenu dans une cavité, et l'injection d'un liquide détersif[1].

Les trocarts de Nélaton et de M. Panas ont été construits pour pratiquer la ponction des kystes de l'ovaire dans l'opération de l'ovariotomie, et pour empêcher que le liquide du kyste ne tombe dans la cavité du péritoine[2].

1. *Gazette des hôpitaux*, 1866, p. 379 (*Acad. de médecine*).
2. *Gazette des hôpitaux*, 1867, p. 62 et 79 (*Acad. de médecine*).

§ 1. — Ponctions avec le bistouri.

La ponction à l'aide du bistouri est souvent le premier temps de l'incision avec laquelle elle se confond, quelquefois aussi des

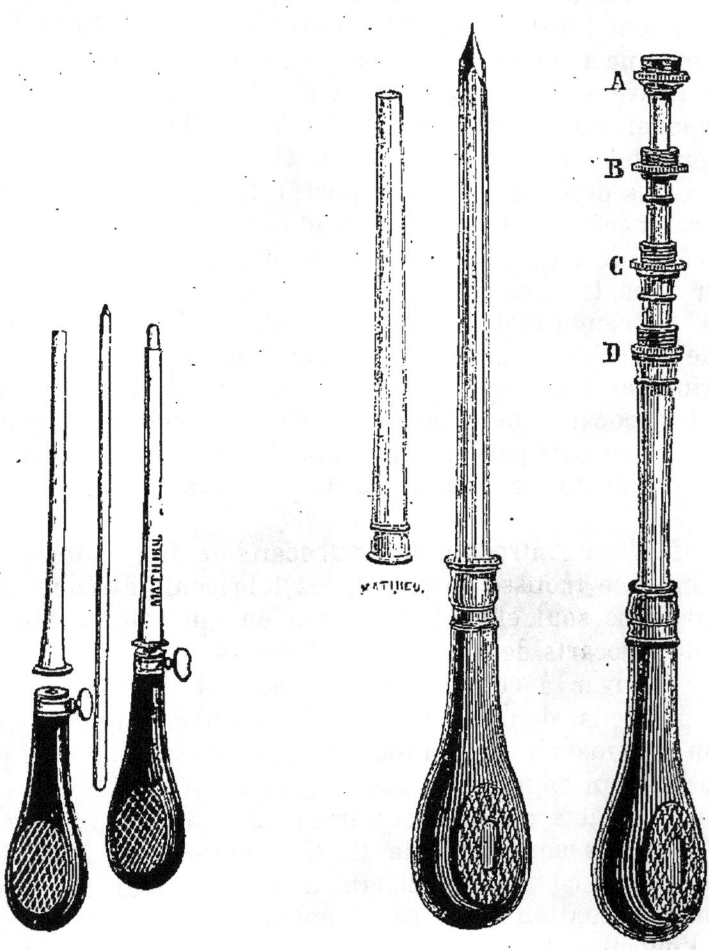

FIG. 432. — Trocarts à poinçon mobile.

FIG. 433. — Trocarts emboîtés de Mathieu.

ponctions sont faites avec le bistouri, afin de s'éclairer sur la nature des tumeurs ou pour donner issue à des liquides.

Pour pratiquer ces ponctions, le bistouri doit être tenu en première, troisième ou cinquième position (voyez à l'article *Incisions*, la position du bistouri). Si cependant les parties à traverser sont d'une épaisseur considérable et si elles doivent offrir une certaine résistance, le bistouri devra être tenu en deuxième ou en quatrième position. Quelle que soit d'ailleurs la position que l'on donne au bistouri, il faut en enfoncer brusquement la pointe. On limite avec le doigt indicateur appliqué sur la lame l'étendue que l'on veut donner à la ponction, et l'on pénètre du premier coup jusqu'à la profondeur voulue.

Les *ponctions sous-cutanées* diffèrent un peu de celles que nous venons de décrire; dans ces dernières, le chirurgien cherche à pénétrer à travers les tissus, de telle manière que la plaie des téguments ne communique pas avec la plaie intérieure. Ces ponctions que l'on pratique quand on veut empêcher l'air de pénétrer dans un foyer purulent, dans une articulation, par exemple, diffèrent des premières en ce que, au lieu de pénétrer directement jusqu'au foyer que l'on veut ponctionner, on déplace la peau en la faisant glisser sur le tissu cellulaire sous-cutané, on fait alors la ponction. Quand on a retiré l'instrument tranchant, la peau reprenant sa position normale, l'ouverture cutanée ne se trouve plus parallèle à l'incision profonde, et l'air ne peut pénétrer dans le foyer.

§ 2. — Ponctions avec la lancette.

La lancette est entièrement ouverte, ou seulement comme pour la saignée, la châsse faisant un angle droit avec la lame; la lame est saisie entre le pouce et l'indicateur à une distance de la pointe en rapport avec la profondeur que l'on veut donner à la piqûre; les autres doigts sont ou fléchis dans la paume de la main, ou bien, moins fortement fléchis, ils prennent un point d'appui sur les téguments. La lancette est enfoncée perpendiculairement et retirée de même; quelquefois cette ponction avec la lancette est le premier temps d'une incision.

§ 3. — Ponctions avec le trocart.

Avant de se servir du trocart, le chirurgien s'assurera de l'état de la pointe de l'instrument; il vérifiera si la tige joue bien dans la canule. L'instrument est saisi de la main droite; le manche est fixé dans la paume de la main, où il est assujetti par les trois derniers doigts fléchis : le pouce est placé à l'union de la canule et du manche; le doigt indicateur, appliqué sur la canule, est fixé à une distance en rapport avec la profondeur que l'on veut donner à la ponction. L'instrument est alors plongé perpendiculairement et avec force. Lorsqu'on a pénétré assez profondément, avec les doigts de la main gauche on retient le pavillon de la canule, et de la main droite on retire la tige du trocart en tirant sur le manche.

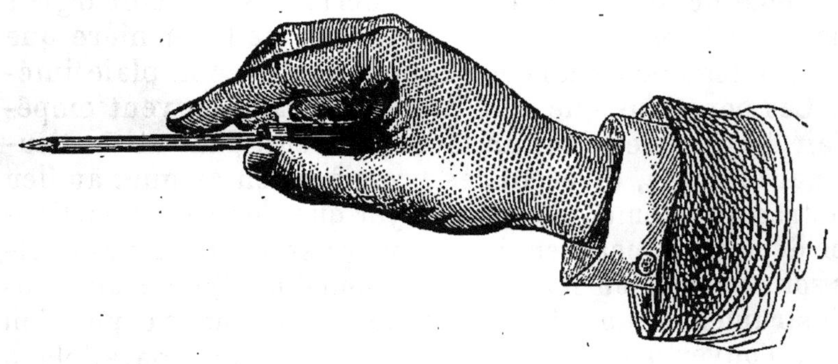

FIG. 434. — Ponction avec le trocart.

Aussitôt que cette tige a abandonné la canule, le liquide s'écoule; mais nous ferons remarquer qu'à mesure que le foyer se vide, les téguments reviennent sur eux-mêmes et finiraient par abandonner la canule, si l'on n'avait soin de presser toujours sur le pavillon en raison de la rétraction des tissus. Il est encore une autre précaution sur laquelle il est important de fixer l'attention de l'opérateur : lorsque l'on comprime afin de faire sortir les dernières gouttes de liquide qui sont dans la poche que l'on veut vider, il faut éviter d'appliquer la paroi de la poche contre l'ouverture de la canule, car, celle-ci se trouvant bouchée, le liquide ne pourrait plus sortir.

« Dans le procédé *ancien*, on plonge le trocart d'un coup brusque et avec la force nécessaire pour arriver immédiatement dans la cavité qu'il s'agit de vider[1].

» Mais pour cela il faut que la collection de liquide soit assez considérable, sans quoi, on risquerait de traverser la poche de part en part. C'est pourquoi, lorsque la collection est petite, après avoir saisi le trocart comme il a été dit, on le pousse doucement, à la force du poignet, de manière à le faire péné-

1. Malgaigne, *Manuel de méd. opérat.*, 8e éd. par L. Le Fort, p. 19, 1874.

trer en quelque façon couche par couche, et d'être toujours maître de l'arrêter à son gré. L'opération est plus longue, mais en revanche infiniment plus sûre. »

Pour retirer la canule, la main droite saisit le pavillon avec le doigt médius et le doigt indicateur, tire brusquement la canule en la faisant tourner sur son axe, tandis que les doigts de la main gauche pressent sur les téguments de chaque côté de la piqûre, afin d'empêcher les tissus d'être tiraillés.

CHAPITRE XX

ASPIRATION PNEUMATIQUE SOUS-CUTANÉE

Lorsque, dans le but d'évacuer une collection liquide, le chirurgien est forcé de plonger un trocart ou un bistouri dans la profondeur des tissus, il est très important que l'air ne pénètre pas dans le foyer purulent ou autre, que l'on ouvre.

C'est précisément pour éviter cette complication, dont la gravité a peut-être été exagérée, qu'on a inventé un certain nombre de procédés et d'instruments, que nous allons mentionner rapidement.

Boyer, qui traitait les abcès froids par les ponctions répétées, conseillait de déplacer légèrement les téguments avant de pratiquer l'opération, et cela pour éviter l'accès direct de l'air dans la cavité de l'abcès. En effet, par le retour des téguments à leur place habituelle, le parallélisme existant entre la solution de continuité de l'abcès et celle de la peau, était absolument détruit; d'où l'impossibilité manifeste de l'introduction de l'air dans les parties profondes. Cependant le procédé de Boyer était loin de mettre toujours à l'abri des accidents, aussi dut-on inventer des instruments spéciaux pour faire les ponctions sous-cutanées.

M. J. Guérin proposa l'emploi d'un trocart aplati dont la canule est munie d'un robinet, ce qui empêche l'entrée de l'air dans les cavités où l'on pénètre avec le trocart. On fait toujours un pli cutané avant de ponctionner l'abcès, puis, le trocart enfoncé, on retire la lame en fermant aussitôt le robinet de la canule. C'est alors qu'on adapte à cette canule une seringue qui, par un système de robinet, peut jouer le rôle de pompe aspirante et foulante. Le pus est donc ainsi aspiré et rejeté au dehors sans changer l'instrument de place (fig. 435).

Dans ce procédé on utilise et la ponction oblique de Boyer, et l'aspiration conseillée il y a déjà longtemps par M. A. Petit [1]. Ce dernier, en effet, ponctionnait les abcès avec une aiguille rougie, et appliquait des ventouses sur l'ouverture ainsi obtenue, afin de faciliter l'issue du pus à l'extérieur.

Jusque dans ces dernières années, l'appareil *aspirateur* de M. J. Guérin était à peu près le seul employé pour évacuer les abcès par congestion. Cependant nous devons signa-

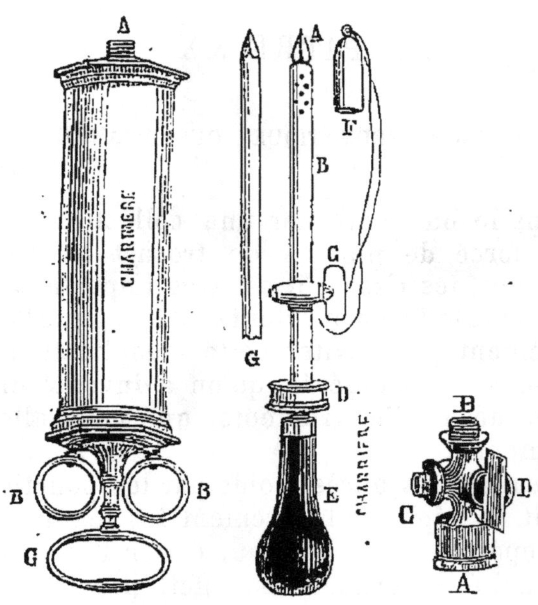

Fig 435. — Trocart plat et seringue aspiratrice de M. J. Guérin.

ler l'existence d'un autre appareil aspirateur, dû à S. Laugier, et destiné à pratiquer la saignée des os. On conçoit facilement que le principe qui ici a guidé le chirurgien est tout autre que précédemment; on ne se préoccupe pas de l'action de l'air, mais surtout de la possibilité d'exercer une aspiration énergique sur les ouvertures des rameaux vasculaires intéressés par la ponction (fig. 436).

Vers la fin de 1869, M. Dieulafoy présenta à l'Académie de médecine un *aspirateur pneumatique* auquel il a fait subir depuis un certain nombre de perfectionnements. Le principe

1. *Recueil des actes de la Société de médecine de Lyon*, 1798.

est toujours à peu près le même que celui qui a conduit M. J. Guérin à la construction de sa seringue évacuatrice; mais l'instrument de M. Dieulafoy n'est pas seulement applicable à l'évacuation des abcès froids, il peut servir dans un grand nombre d'autres circonstances, et, grâce à cet appareil, *l'aspiration pneumatique sous-cutanée* constitue une véritable méthode de diagnostic et de traitement (fig. 437).

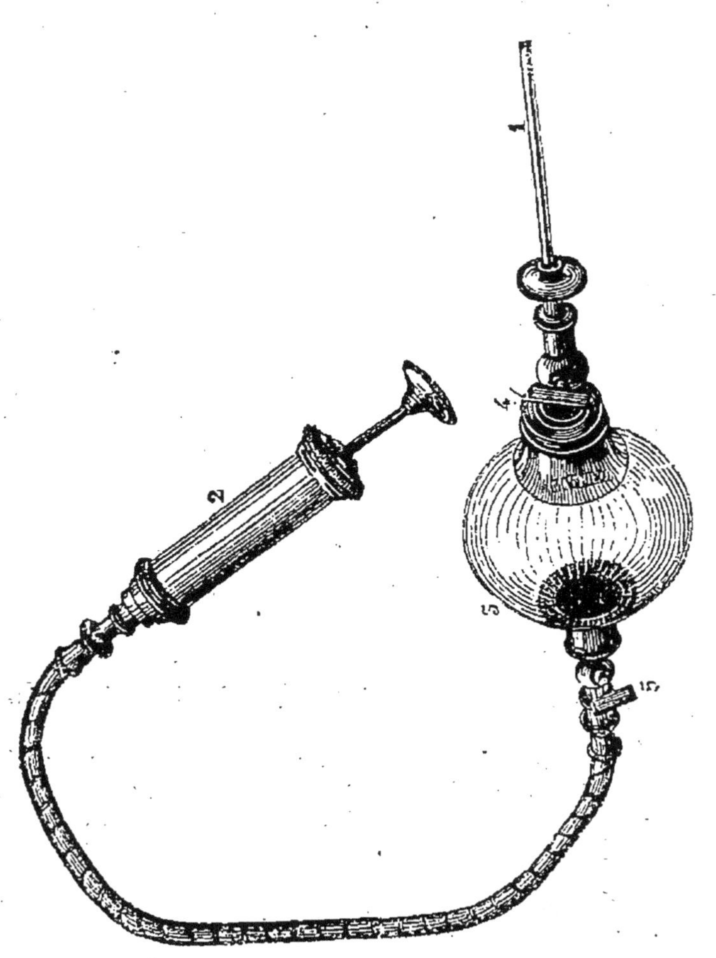

Fig. 436. — Appareil de S. Laugier pour la saignée des os.

Au lieu d'employer un trocart plat, ou même un trocart explorateur, M. Dieulafoy se sert de canules-trocarts « d'un volume si exigu, que les organes les plus délicats peuvent être traversés par elles, sans en être plus incommodés que par les aiguilles à acupuncture, dont on connaît la parfaite innocuité ; de là aussi la nécessité de forcer le liquide à se précipiter au dehors, au moyen d'une aspiration puissante[1] »

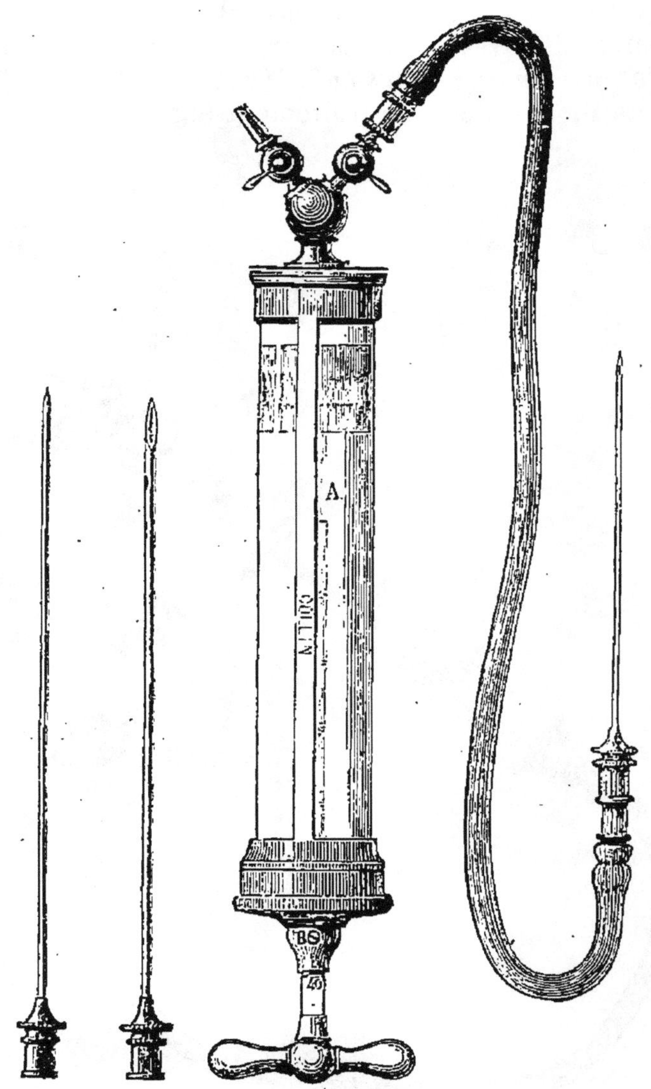

Fig. 437. — Aspirateur de M. Dieulafoy.

Cette aspiration a été obtenue à l'aide d'une seringue de verre à parois résistantes, faisant l'office d'une véritable machine pneumatique. « Pour faire le vide dans le corps de

1. *De l'aspiration pneumatique sous-cutanée*, 1870, p. 4.

pompe, dit l'auteur[1], je ferme d'abord les deux robinets situés inférieurement; j'attire le piston, et quand il est arrivé dans le haut de sa course, on lui fait exécuter un léger mouvement de rotation, et il s'arrête en ce point, grâce à une encoche pratiquée le long de sa tige. Voilà donc le vide préalablement formé, et nous sommes en possession d'un moyen puissant, d'une aspiration énergique, que nous pouvons utiliser quand le moment sera venu. » A-t-on affaire à une collection liquide évidente, l'aiguille-trocart est enfoncée dans les tissus, avec quelques précautions, c'est-à-dire qu'au lieu d'agir par pression comme on le fait pour le trocart simple, il faut combiner la pression avec des mouvements de rotation. A cet effet, on saisit l'aiguille entre le pouce et l'index, et on la fait rouler entre ces deux doigts.

Dès qu'on suppose la pointe de l'aiguille dans l'intérieur de la poche liquide, on la met en communication directe avec l'appareil où existe le vide, on ouvre le robinet, et le liquide se précipite dans le corps de pompe. Celui-ci est-il rempli, on ferme le robinet qui communique avec l'aiguille, et on ouvre celui qui est latéralement placé, de façon à vider l'aspirateur en poussant le piston.

Ce robinet fermé, on refait le vide et on rétablit la communication avec l'aiguille-trocart. On conçoit que cette manœuvre répétée un certain nombre de fois puisse vider entièrement une cavité assez vaste remplie de liquide, par exemple la vessie. On remarquera que cette évacuation se fait très facilement et sans bouger le malade.

Dans d'autres circonstances, l'existence de la collection liquide n'est pas certaine, et c'est à l'aspirateur qu'on a recours pour compléter le diagnostic.

« Supposons que nous allions à la recherche d'un épanchement de la plèvre. J'introduis, dit l'auteur, d'abord l'aiguille creuse (n° 1 ou n° 2) dans l'espace intercostal, et à peine a-t-elle parcouru un centimètre dans la profondeur des tissus, que je la mets en rapport, soit directement, soit au moyen d'un tube de caoutchouc, avec le corps de pompe dans lequel le vide est préalablement établi. Alors, et sur ce point j'appelle toute l'attention, j'ouvre le robinet correspondant, je pousse l'aiguille peu à peu, et c'est *le vide à la main* que je traverse lentement les tissus et que je vais à la découverte de l'épan-

1. *Loc. cit.*, p. 4 et 5.

chement; les yeux de l'opérateur restent fixés sur le corps de pompe de cristal, et au moment où l'aiguille rencontre le liquide, on voit celui-ci se précipiter avec force dans l'instrument; le diagnostic se fait lui-même, la manœuvre est absolument inoffensive et le but est atteint[1]. »

On concoit facilement que ce procédé d'exploration est applicable à n'importe quelle collection liquide et n'ait rien de spécial à la plèvre.

Dans ces explorations, il peut se faire qu'on ne rencontre absolument rien, et qu'on ait cru à tort à l'existence d'une collection liquide; or, ce résultat négatif n'entraîne avec lui aucun inconvénient, et les piqûres des aiguilles sont presque toujours d'une innocuité parfaite.

Mais l'aspirateur peut encore servir au traitement de l'affection qu'il sert à diagnostiquer, non seulement en évacuant le liquide, mais aussi en lui substituant une injection médicamenteuse, iodée ou alcoolisée. Il suffit pour cela de remplir l'aspirateur du liquide à injecter grâce au robinet latéral, puis à fermer celui-ci et à ouvrir le robinet qui communique avec l'aiguille-trocart ou le trocart.

Dans quelques cas, en effet, on peut substituer à l'aiguille un véritable trocart de petit calibre, par exemple lorsqu'il s'agit de vider des collections purulentes.

Les épanchements aigus ou chroniques des articulations, les collections séreuses ou séro-purulentes de la plèvre, l'hydrocéphalie, les abcès chauds ou froids, les kystes peuvent être évacués et traités par l'aspiration pneumatique sous-cutanée. Lors de rétention d'urine, on peut vider la vessie par ce même procédé, procédé de beaucoup préférable à la ponction sus ou sous-pubienne.

Enfin l'aspirateur pneumatique peut être utilisé pour combattre la tympanite qui apparaît dans les fièvres graves et lors d'occlusion intestinale.

Nous pouvons donc conclure avec M. Dieulafoy : 1° que, grâce à cett méthode, il est toujours possible de rechercher, sans grana danger, une collection liquide, quel que soit son siège et quelle que soit sa nature;

2° Que cette méthode peut, suivant les cas, servir de diagnostic ou de traitement.

L'appareil primitif de M. Dieulafoy présentait un assez grave défaut, à savoir la petite capacité du réservoir dans lequel on

1. *Loc cit.*, p. 5.

faisait le vide, ce qui nécessitait des manœuvres pénibles lorsqu'on avait à évacuer des collections liquides un peu considérables. C'est pour y remédier que l'auteur a fait construire par M. Collin, un aspirateur de plus grande capacité, dans lequel le piston se meut à l'aide d'une crémaillère (fig. 438).

Déjà M. Castiaux (de Lille) avait pu éviter les inconvénients signalés plus haut, en utilisant les instruments de la méthode vantée par M. Maisonneuve, dès 1866, dans le traitement des plaies par l'*aspiration continue*[1].

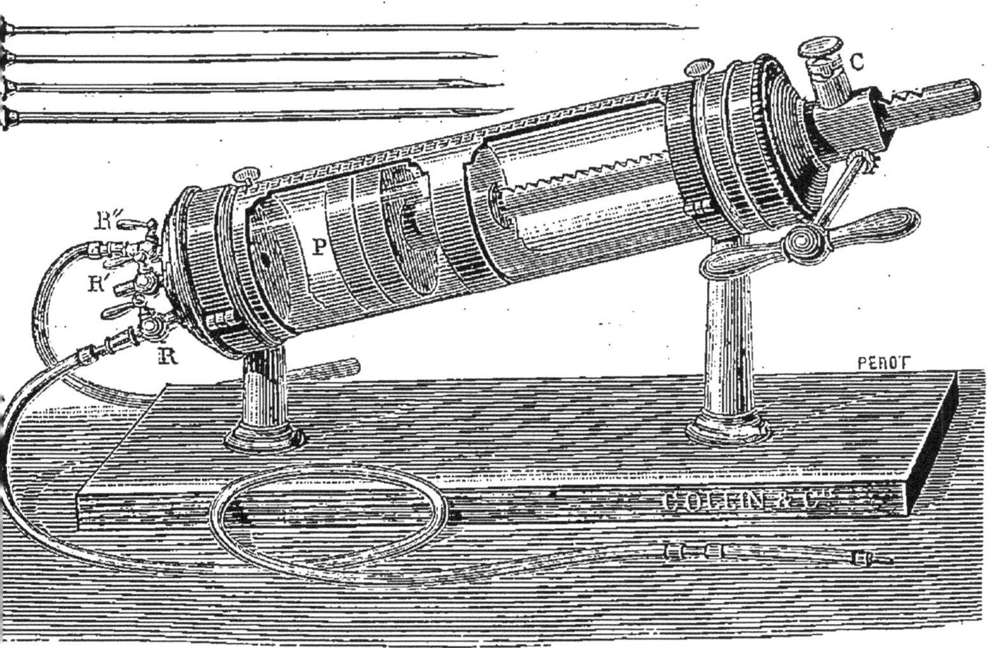

FIG. 438. — Aspirateur à crémaillère de M. Dieulafoy.

L'appareil de M. Castiaux[2] se compose : 1° d'un flacon gradué en verre, à parois épaisses, pouvant contenir 1 000 ou 1 800 grammes, et reposant sur une base en bois. Au goulot de ce flacon est cimenté une pièce en cuivre sur laquelle se visse un plateau portant : *a*, une pièce verticale munie d'un robinet auquel s'adapte un tube de caoutchouc; *b*, une pièce horizontale, munie aussi d'un robinet, qui se continue d'une part avec le tube en verre qui plonge dans le flacon, et d'autre

1. Voyez page 606.
2. Thèse de Paris, 1873, p. 20.

part avec un tube de caoutchouc qui doit correspondre au trocart (fig. 439).

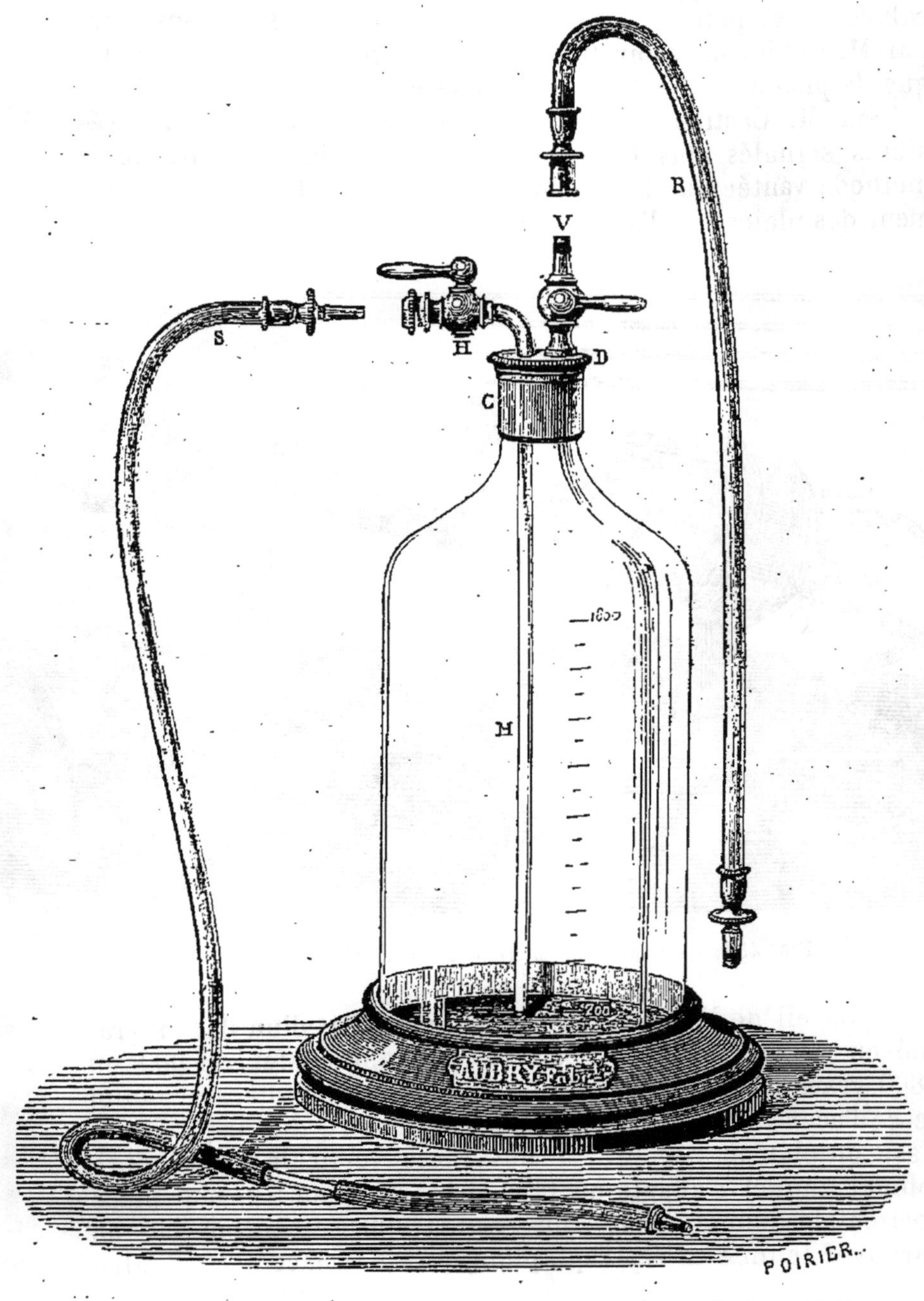

Fig. 439. — Aspirateur de M. Castiaux.

2° D'une pompe aspirante;

3° D'une pompe foulante;

4° D'une série d'aiguilles ou de trocarts munis de robinets et disposés de façon que, la ponction faite, l'adaptation de la canule du trocart au tube de l'appareil aspirateur puisse se faire sans avoir à craindre l'introduction de l'air dans la cavité renfermant le liquide pathologique. Nous ne pouvons que signaler ici cette disposition mécanique, longuement décrite dans le travail inaugural de M. Castiaux.

Le fonctionnement de l'appareil est assez simple, le vide est fait dans le flacon, à l'aide de la pompe aspiratrice; la ponction de la cavité remplie de liquide est pratiquée, on adapte le tube de caoutchouc au trocart, et ouvrant le robinet horizontal, le liquide se précipite dans le flacon en verre.

Cet instrument permet aussi de faire des injections dans la cavité qu'on a vidée; à cet effet le liquide à injecter est placé dans le flacon en verre, et à l'aide de la pompe foulante on comprime l'air dans le flacon, ce qui force le liquide à passer par le tube en verre, le tube en caoutchouc et la canule du trocart préalablement plongée dans la cavité qu'on veut irriguer.

L'appareil de M. Castiaux a été quelque peu simplifié par le professeur Béhier, en ce sens que le flacon à ajutage métallique, à parois épaisses et muni d'un support en bois, est remplacé par un flacon ordinaire, qui se ferme à l'aide d'un simple bouchon en caoutchouc percé de deux orifices (fig. 440).

Enfin, M. le professeur Potain a encore apporté des perfectionnements dans l'appareil aspirateur. La pompe présente deux orifices et peut être aspiratrice ou bien servir à refouler l'air. Le flacon peut être remplacé par une bouteille quelconque en verre et assez épaisse quand on veut faire des lavages avec l'appareil. Un bouchon en caoutchouc muni d'un double tube, s'adapte au flacon dans lequel on veut faire le vide. Enfin aux canules des trocarts se visse une petite pièce munie d'un robinet et d'une branche latérale sur laquelle se place d'avance le tube aspirateur (fig. 441).

Cet appareil a encore été récemment modifié par M. Laboulbène.

Ces divers aspirateurs nécessitent, pour leur fonctionnement, une pompe aspirante, véritable machine pneumatique qui puisse faire le vide, soit dans le corps de pompe lui-même (aspirateur Dieulafoy), soit dans un vase isolé (aspirateurs de

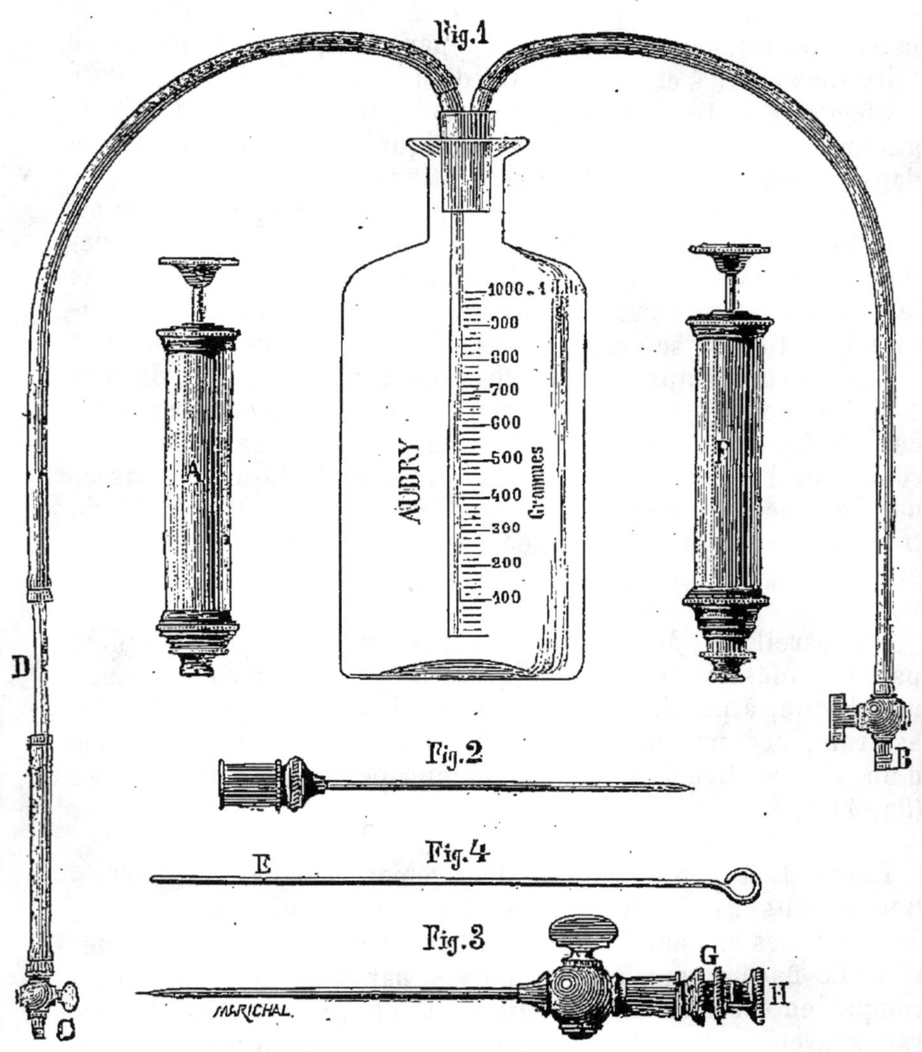

FIG. 440. — Appareil aspirateur de Béhier.

Castiaux, Béhier, Potain, etc.). Quelques auteurs ont encore cherché à simplifier ces appareils en supprimant la pompe et en lui substituant le vide qui résulte de la condensation de la vapeur d'eau, d'éther, de chloroforme, etc.

M. Regnard, par exemple, faisait le vide en se servant d'un ballon de verre dans lequel il versait quelque peu d'eau qu'on portait à l'ébullition. Il suffisait de fermer le ballon à l'aide d'un bouchon et de le laisser refroidir pour avoir un appareil aspirateur assez parfait.

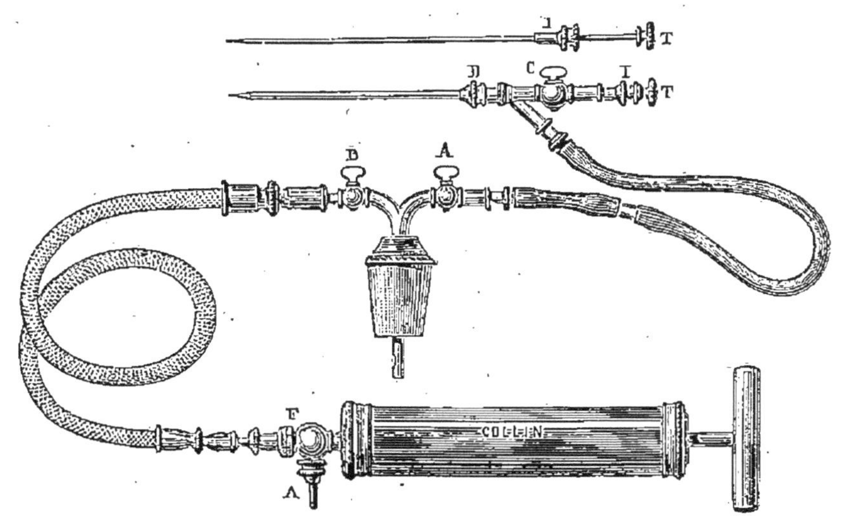

FIG. 441. — Aspirateur de M. le professeur Potain.

Plus récemment, M. Gibart a substitué avec raison à la vaporisation de l'eau, celle de l'éther qui peut se faire dans n'importe quel récipient, pourvu que celui-ci puisse être plongé dans un peu d'eau chaude. Quand le liquide (1 gramme d'éther) est évaporé, on bouche le vase avec un bouchon en caoutchouc, traversé par deux tubes; l'un s'adapte au tube aspirateur, l'autre à un petit tube en caoutchouc dont les parois reviennent sur elles-mêmes quand le vide existe dans l'appareil, ce qui est une indication excellente [1]. Notons que cet appareil peut aussi servir à faire des irrigations, mais alors il ne fonctionne plus comme les appareils précédents (fig. 442).

Dans ces derniers temps, M. Coudereau a fait construire un appareil aspirateur à double effet, quelque peu analogue à celui de M. Dieulafoy. La pompe offre deux ouvertures, qui sont obturées par deux rondelles métalliques tournant à frottement exact autour d'un axe commun. La rondelle interne fixée au corps de pompe est percée d'une ouverture unique,

1. Gibard, thèse de Paris, nº 45, 1878.

l'autre externe ayant deux ouvertures qu'on met alternativement en rapport avec l'ouverture précédente, en imprimant au corps de pompe un mouvement de rotation jusqu'à un cran d'arrêt (fig. 443).

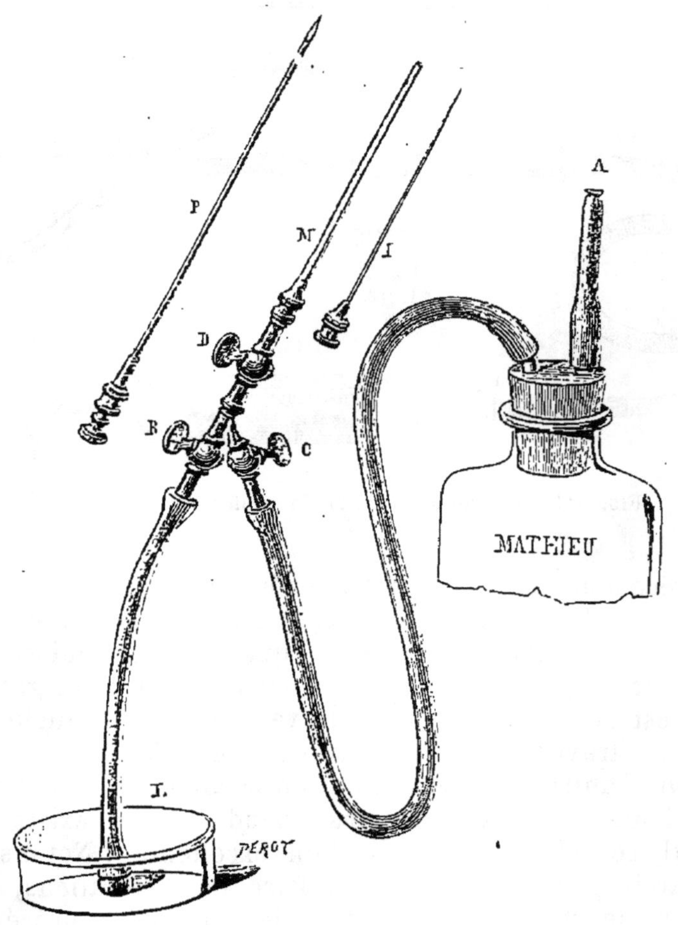

FIG. 442. — Aspirateur de M. Gibart.

Grâce à ce mécanisme, l'appareil peut servir comme pompe aspirante, comme pompe aspirante et foulante, enfin pour faire le lavage d'une cavité et y injecter un liquide médicamenteux.

Dans quelques cas, ainsi que nous l'avons dit, l'aspiration pneumatique sous-cutanée est utilisée comme moyen de diagnostic, par exemple pour aller à la recherche d'une collection liquide dans l'épaisseur des tissus. On conçoit qu'il faille alors employer des aspirateurs de petites dimensions, parfois même un simple trocart muni d'une ventouse peut suffire, tels sont les *trocarts explorateurs* construits par Mathieu, et dans les-

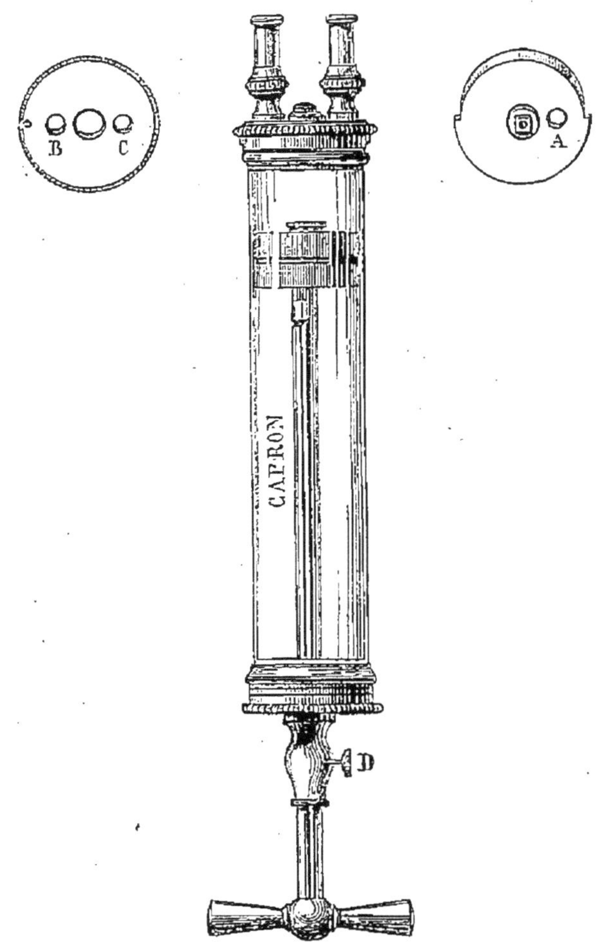

Fig. 443. — Aspirateur de M. Coudreau.

quels le vide est obtenu à l'aide d'un petit tube en caoutchouc vulcanisé qu'on presse entre les doigts et qui fait office de ventouse.

M. Castiaux fit construire, en 1873, un tube explorateur qui n'était autre qu'un tube ordinaire en verre T, présentant un robinet à chacune de ses extrémités; l'extrémité C C s'adaptait à la pompe aspiratrice, l'extrémité B, à la canule d'un trocart creux ou d'une aiguille (fig. 444).

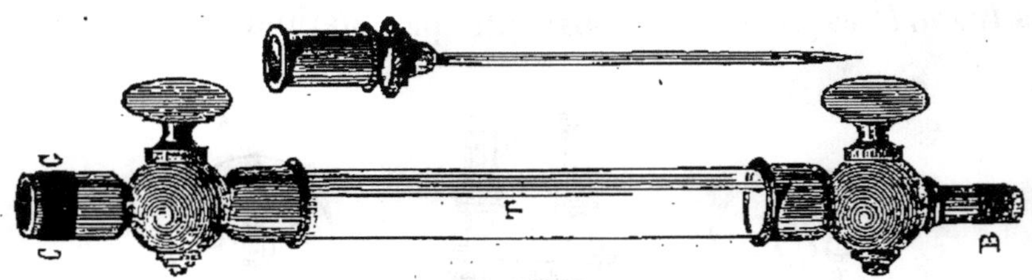

FIG. 444. — Tube explorateur de M. Castiaux.

Le robinet inférieur fermé, la pompe adaptée à l'extrémité supérieure C C, on fait le vide dans le tube de verre; puis on ferme le robinet supérieur. On adapte le trocart explorateur, et celui-ci plongé dans les tissus, on ouvre le robinet inférieur; se présente-t-il du liquide, celui-ci se précipite dans le tube explorateur[1].

Notons que M. Castiaux a modifié heureusement cet appareil, en remplaçant la seringue aspiratrice par un ballon de caoutchouc faisant l'office de ventouse[2].

CHAPITRE XXI

DE L'AKIDOPIRASTIQUE

Ce nom a été donné par Th. Middeldorpf (de Breslau) à une méthode d'exploration à l'aide des instruments piquants. D'ailleurs si le nom est nouveau, la méthode est fort ancienne et date très probablement des premières applications faites en Europe de l'acupuncture.

Lorsqu'il s'agit de déterminer la présence d'un liquide situé à une plus ou moins grande profondeur, nous avons déjà dit qu'on pratiquait des ponctions soit avec le bistouri, soit avec le fin trocart *explorateur* de Récamier, etc.; nous n'avons pas à y revenir. Souvent on n'emploie qu'une simple aiguille et elle sert à déterminer, dans de certaines limites, la nature de la

1. Thèse citée, p. 19.
2. *Bull. méd. du Nord,* t. XVI, n° 1, 1877.

production morbide qu'on explore et sur laquelle on avait quelques doutes. Il suffit en effet de faire décrire un mouvement en cercle à la partie de l'aiguille qui fait saillie hors des téguments, pour reconnaître si sa pointe est plongée dans un tissu résistant, mou, ou même dans un milieu liquide.

Nous avons pu voir très fréquemment M. le professeur Gosselin faire usage d'aiguilles ou d'épingles ordinaires pour assurer ou éclairer un diagnostic.

D'un autre côté, Malgaigne avait préconisé l'emploi des aiguilles à acupuncture pour déterminer avec exactitude la position des extrémités osseuses déplacées dans les luxations, ou même dans les fractures d'un diagnostic difficile.

Des corps étrangers, des séquestres pourront être encore diagnostiqués, grâce à l'emploi d'aiguilles plus ou moins longues; nous ne pouvons que signaler cet emploi des ponctions exploratrices.

Lorsque la tumeur à propos de laquelle on doit prendre un parti, est de nature suspecte et solide, on a pensé souvent à en enlever un petit morceau par une sorte de ponction, de façon à pouvoir soumettre ce fragment à l'examen microscopique. C'est dans ce but que furent inventés un certain nombre d'instruments, tels que le *trocart à harpon* de Küss (de Strasbourg), le trocart terminé par une sorte de tire-bouchon, ou *kélectome* de M. Bouisson (de Montpellier), le *trocart emporte-pièce* de Mathieu, etc.

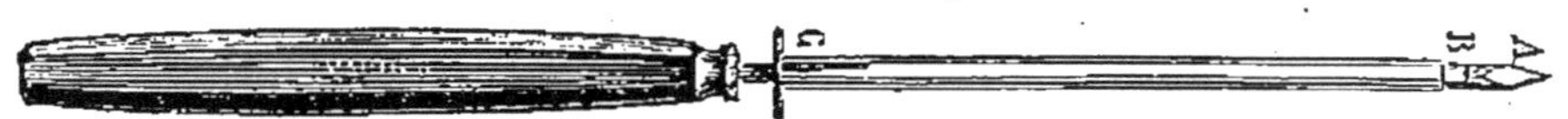

FIG. 445. — Trocart emporte-pièce de Mathieu.

Ce dernier se compose d'une pointe de trocart A, dont la base présente une fenêtre B (fig. 445). La canule est munie d'un bord tranchant. L'instrument introduit dans les tissus, on fait reculer la canule vers le manche, une petite partie de la tumeur s'engage dans la fenêtre B; on pousse alors la canule en avant, d'où la section nette des parties engagées dans la fenêtre et la possibilité de les ramener au dehors.

A ces divers instruments explorateurs on peut encore ajouter un *foret explorateur* à colonne torse, semblable à celui des dentistes (Middeldorpf). Ce dernier instrument est surtout employé comme explorateur des cavités osseuses, telle que la cavité crânienne ou bien les cavités médullaires, lorsqu'on suppose un abcès profond des os (E. Bœckel).

Récemment, enfin, des ponctions exploratrices ont été faites dans les muscles, elles avaient pour but de rechercher la présence des trichines (Kuchenmeister)[1].

CHAPITRE XXII

PERFORATION DU LOBULE DE L'OREILLE

La perforation du lobule de l'oreille est une opération tellement simple, qu'elle est souvent abandonnée aux bijoutiers et aux gens du monde. Mais, comme elle peut être suivie de quelques accidents, je crois devoir en dire quelques mots.

Cette opération est toujours pratiquée dans le but d'introduire dans la plaie faite à l'oreille une boucle d'oreille, par conséquent cette ouverture doit rester permanente.

Pour la pratiquer, on se sert, soit d'un emporte-pièce, soit d'un trocart très petit ; ce dernier est assez commode ; toutefois le premier, déterminant une perte de substance, lui est préférable.

Pour faire la perforation du lobule, on saisit celui-ci de la main gauche, on le place sur un bouchon de liège, afin que l'instrument perforateur, tenu de la main droite, trouve un point d'appui assez résistant, et puisse plus facilement traverser les parties molles. Si l'on choisit le trocart, on le plonge brusquement avec sa canule, jusqu'à ce que cette dernière ayant traversé toutes les parties molles, soit implantée dans le bouchon. Il est à remarquer que les bijoutiers traversent toujours le lobule d'arrière en avant, et de dehors en dedans, afin que la partie inférieure de la boucle d'oreille soit dirigée en avant, tandis qu'elle serait dirigée latéralement, si le lobule était percé perpendiculairement à sa surface. On enlève la tige du trocart comme après la ponction faite avec cet instrument, puis on dégage du bouchon l'extrémité de la canule ; on introduit dans celle-ci un fil de plomb et on la retire ; la canule, entraînant le fil de plomb, lui fait traverser la solu-

1. Pour plus de détails, consultez : Bœckel, *Nouv. Dic. de méd. et de chir. pratiques*, t. I, p. 504, 1864 ; et Bargy, thèse de Strasbourg, 1866, 2e série, n° 909.

tion de continuité. Les deux extrémités sont portées, l'une en avant, l'autre en arrière du lobule, et fixées ensemble, afin qu'elles ne puissent se déplacer. On pourrait encore mettre une mèche de linge dans l'ouverture, mais celle-ci se salirait bien plus que le fil métallique ; aussi serait-on obligé de la renouveler, et la cicatrisation des bords de la plaie se ferait attendre davantage. Il est indiqué de ne pas placer tout de suite la boucle d'oreille, dont les bords anguleux pourraient irriter la plaie, d'où la nécessité de la retirer et parfois même de la briser s'il survenait quelque accident. D'ailleurs le poids du bijou est quelquefois assez considérable pour déchirer le lobule, ou du moins pour en agrandir l'ouverture outre mesure.

La présence du fil de plomb dans la plaie détermine une irritation suivie d'une sécrétion peu abondante de pus, et de la cicatrisation. On peut alors retirer le fil et le remplacer par l'anneau.

Il est à remarquer que quel que soit le corps que l'on place dans l'ouverture, celle-ci tend toujours à descendre : aussi vaut-il toujours mieux faire l'ouverture plus haut que plus bas.

Si l'on se servait de l'emporte-pièce, on agirait comme on le fait avec le trocart. Après avoir traversé le lobule, on dégagerait l'instrument de l'extrémité du bouchon, on enlèverait du centre de l'instrument les parties détachées du lobule, et on les remplacerait par le fil métallique qui, entraîné avec l'emporte-pièce qu'on retire, traverserait tout le lobule.

Cette opération, fort peu grave, n'est presque pas douloureuse ; il est même à peine utile d'engourdir par la pression le lobule que l'on veut traverser. Les seuls accidents à redouter sont l'érésipèle ou l'inflammation du lobule, qui cède très facilement aux émollients. Il faut cependant remarquer que le corps étranger, entretenant l'inflammation, doit être enlevé lorsque les accidents surviennent ; car non seulement celui-ci s'opposerait à la guérison, mais pesant sur des tissus rendus plus friables par la maladie, on courrait le risque de voir le lobule se déchirer.

La cicatrisation est complète au bout de vingt à vingt-cinq jours. Si l'on enlevait plus tôt le corps étranger, on courrait le risque de voir la plaie se boucher ; dans ce cas, si l'on s'en apercevait assez à temps, il faudrait y passer un stylet mousse pour en décoller les bords, et si l'on ne pouvait les décoller, on recommencerait l'opération.

CHAPITRE XXIII

SAIGNÉE

On appelle *saignée* toute émission de sang faite dans un but thérapeutique.

On donne encore le nom de saignée au sang tiré d'une veine ou d'une artère : ainsi on dit une *petite saignée*, une *copieuse saignée*, pour dire qu'on a tiré peu ou beaucoup de sang.

La saignée *locale* est celle qui est faite au niveau ou dans le voisinage de la partie malade, dans le but de diminuer la congestion sanguine. La saignée *générale* a pour objectif de diminuer la masse du sang. Les anciens médecins considéraient la saignée comme *déplétive*, lorsqu'elle était pratiquée sur telle ou telle veine indistinctement; *révulsive*, lorsqu'elle était faite le plus loin possible de la partie malade, etc. Toutes ces dénominations sont à peu près abandonnées aujourd'hui.

On peut retirer une certaine quantité de sang de l'économie, en intéressant une veine, une artère ou des vaisseaux capillaires; ces trois opérations, bien différentes l'une de l'autre, portent les noms de *phlébotomie*, *artériotomie*, *saignée capillaire*. Les deux premières sont pratiquées comme *saignée générale*, la troisième comme *saignée locale*.

ARTICLE PREMIER

DE LA PHLÉBOTOMIE

Les anciens pratiquaient la phlébotomie sur toutes les veines du corps, pourvu toutefois qu'elles fussent superficielles, et d'un calibre assez grand pour donner une quantité notable de sang : ainsi ils saignaient la veine *préparate*, la veine *temporale*, la veine *ranine*, etc.; mais ces opérations sont à peu près abandonnées aujourd'hui, et la saignée est faite presque exclusivement aux *veines du pli du bras*.

Le volume généralement assez considérable de ces veines,

la finesse et la demi-transparence de la peau au-dessous de laquelle elles se trouvent placées, leur facile dilatation sous l'influence d'une compression circulaire exercée à la partie inférieure du bras ou de la contraction des muscles de l'avant-bras, qui fait refluer le sang des veines profondes dans les veines superficielles, justifient suffisamment cette préférence.

Dans quelques cas, lorsque les veines du pli du bras ne sont pas apparentes, on ouvre les *veines du dos de la main*, ou la *céphalique* dans son trajet entre le grand pectoral et le deltoïde; mais ces opérations ne se font que très rarement. On a encore pratiqué la saignée à la partie inférieure de la jambe, sur la *veine saphène interne :* c'est la saignée du pied; enfin, très rarement, on l'a faite au cou, sur la *veine jugulaire externe.*

Quelle que soit la veine que l'on choisisse, quand on veut pratiquer une saignée, il faut toujours exercer une compression plus ou moins grande entre le point qui doit être piqué et le cœur. Cette compression est faite dans un double but : 1° pour accumuler le sang dans la veine que l'on veut saigner, afin de la rendre plus apparente et plus résistante; 2° pour forcer le sang à s'échapper par l'incision, en l'empêchant de continuer son trajet vers le cœur. On conçoit donc très bien que la ligature qui exerce cette compression doit être assez serrée pour apporter un obstacle suffisant au cours du sang veineux, mais qu'elle ne doit pas comprimer trop fortement les parties, car on arrêterait la marche du sang artériel et l'écoulement sanguin cesserait dès que les veines seraient vidées.

A quel instant de la journée doit-on pratiquer la saignée? Quand c'est une saignée de précaution, on peut choisir le matin ou le soir. Le matin est préférable, car le malade n'est pas fatigué par les travaux de la journée. Le malade ne doit pas avoir mangé depuis trois ou quatre heures au moins; il ne prendra de nourriture qu'une heure après l'opération. Toutefois, dans les affections aiguës, la saignée peut être faite indifféremment à toute heure du jour; dans certains cas enfin, la saignée est tellement urgente, qu'il faut la pratiquer quand bien même le malade aurait mangé depuis un temps moins long que celui que nous avons indiqué.

Les veines sous-cutanées, et surtout celles du membre abdominal, contiennent moins de sang lorsque le malade est resté au lit : aussi la saignée est-elle alors plus difficile. Si donc il est possible de faire prendre au malade un peu d'exercice, on devra le conseiller, car la contraction musculaire fera passer dans les veines sous-cutanées le sang qui aurait coulé dans les veines profondes.

La quantité de sang que l'on doit tirer pourrait varier depuis 125 grammes jusqu'à 1 kilogramme (?), selon la nature de l'affection, l'état du sujet, etc.

A. *Préparatifs*. — Pour pratiquer la saignée, on doit se procurer des *lancettes*, deux *bandes* : l'une, qui sert de ligature, est dite *bande à saignée*, l'autre pour le pansement; des *compresses*, de l'*eau tiède* et de l'*eau fraîche*, un *vase* pour recevoir le sang, un *drap en alèze* ou une *serviette* pour garantir le lit ou les vêtements du malade; enfin un *stylet*, des *pinces à disséquer*, des *ciseaux*. Si la lumière du jour est insuffisante, il faut avoir une *chandelle*, une *bougie*, ou mieux une *lampe*.

1° La *lancette* est un petit instrument composé de deux parties : la lame et la châsse. La *lame* est d'acier bien trempé, pointue, tranchante des deux côtés et parfaitement polie. La châsse se compose de deux plaques d'écaille, de corne ou de nacre, plus longues que la lame, et fixées, ainsi que celle-ci, au talon de la lancette par un pivot, de telle sorte que l'on peut facilement découvrir et recouvrir à volonté la lame de la lancette, en faisant rouler les valves de la châsse autour de cet axe.

On se sert de trois espèces de lancettes. L'une large et ne diminuant que vers la pointe : c'est la *lancette à grain d'orge* (fig. 446, G, D). L'emploi de cette lancette doit être préféré, car elle permet de faire une ouverture très suffisante à la veine.

D'autres fois la lancette est moins large et va en diminuant de sa partie moyenne vers le sommet : c'est la *lancette à grain d'avoine* (fig. 446, B, C); elle est préférable quand les veines sont profondes. Lorsqu'on fait usage de cette lancette, il faut pratiquer la saignée en deux temps : le premier temps est la *ponction*, le second temps, l'*élévation*. Dans ce second temps on élargit l'ouverture de la veine.

La troisième espèce de lancette est la *lancette à langue de serpent* (fig. 446, E); elle est beaucoup plus étroite que les deux autres : la lame de la lancette va en diminuant de la base au sommet; elle est peu employée.

Les lancettes sont conservées dans un petit étui de métal ou d'ébène qu'on appelle *lancettier*.

2° La *bande à ligature* était jadis une bande rouge longue de 1 mètre 50 centimètres à 2 mètres environ, large de deux travers de doigt, souple, assez ferme. Par sa couleur, cette bande peut effrayer le malade, lui causer du dégoût; aussi ne l'employons-nous jamais, nous lui substituons toujours un simple ruban de fil, ou toute autre bande de toile.

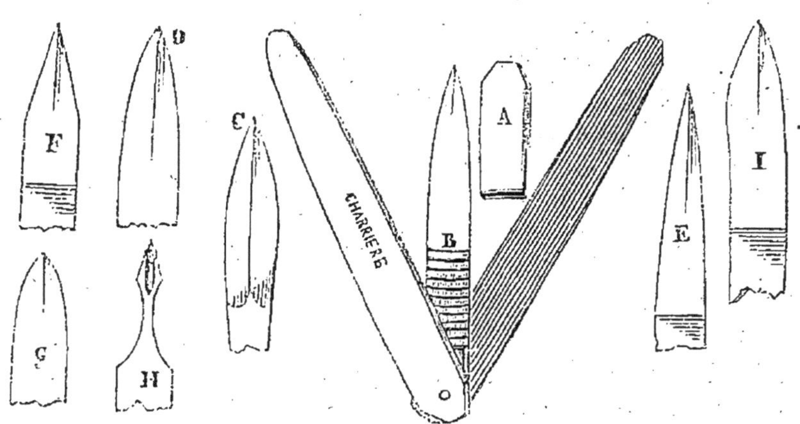

FIG. 446. — Lancettes diverses.

3° Le *vase* destiné à recevoir le sang est une petite écuelle d'étain ou d'argent à une oreille, d'une contenance de 125 grammes : il a reçu le nom de *palette*. Ce vase est maintenant peu employé; une cuvette ordinaire suffit au chirurgien qui a l'habitude de la saignée. On se sert dans les hôpitaux d'un vase d'étain assez grand pour contenir 500 grammes de sang et gradué par des lignes circulaires, de sorte qu'on peut toujours connaître exactement la quantité de sang qu'on vient de tirer.

4° Les *compresses* sont au nombre de deux : l'une sert à essuyer les environs de la plaie; l'autre, plus petite, triangulaire, de linge fin plié en quatre doubles, est destinée à recouvrir la blessure. Il est bon de la mouiller avec de l'eau fraîche, avant de l'appliquer sur la plaie.

5° La *seconde bande* sert à maintenir la petite compresse; sa longueur variera avec le volume du membre ou de la partie du corps sur laquelle on fait la saignée. Cette bande se fixe tantôt avec une épingle, tantôt en nouant les deux chefs.

6° *L'alèze* ou les *serviettes* destinées à garantir le lit ou les vêtements des malades ne présentent rien de particulier. Il est bon toutefois de placer au-dessus d'elles une toile cirée, surtout si l'on suppose ne pouvoir diriger convenablement le bras du malade.

7° Les autres instruments dont nous avons parlé plus haut ne sont utiles que dans les cas exceptionnels, c'est-à-dire lorsque quelque complication vient empêcher la marche régulière de la saignée. Nous indiquerons plus loin les circonstances dans lesquelles ils deviennent nécessaires.

Quant à la position du malade, elle doit nécessairement varier avec les diverses saignées que l'on veut pratiquer.

Lorsque l'on veut faire l'ouverture d'une veine, il faut ouvrir la lancette, c'est-à-dire placer les deux valves de la châsse d'un côté, la lame de l'autre, de telle sorte que celle-ci fasse avec la châsse un angle qui varie avec la veine que l'on veut saigner, ou plutôt avec la manière dont on veut ouvrir la veine.

B. *Opération.* — La veine doit être préalablement fixée en haut par le bandage circulaire, en bas par le pouce d'une des deux mains. Dans cette manœuvre il faut éviter de tendre trop fortement la peau, qui, en revenant sur elle-même, détruirait le parallélisme des lèvres des plaies cutanée et veineuse. De l'autre main on saisit la lancette par le talon, entre le pouce et l'indicateur; et se servant des autres doigts comme point d'appui, on enfonce doucement la lancette jusque dans le vaisseau, puis on la retire, soit sans agrandir la plaie, soit en élargissant l'ouverture.

Revenons sur chacun des temps de cette opération.

La lancette doit être portée tantôt perpendiculairement sur le vaisseau, d'autres fois on la porte parallèlement aux tissus, dans la crainte de blesser les organes placés au-dessous de la veine. Ce temps constitue la *ponction.*

Lorsque la veine est profonde, qu'elle n'est point en rapport avec des tissus qu'il importe de ménager, il faut l'enfoncer perpendiculairement : la même chose doit être faite quand on craint de voir rouler la veine en avant de l'instrument. Quand au contraire la veine est très volumineuse, très superficielle, il n'y a pas d'inconvénient à faire l'incision un peu oblique; par ce procédé on a l'avantage de faire l'incision de la peau un peu plus large que celle de la veine.

Lorsque la veine est très profonde, qu'on ne la voit pas et qu'on ne peut que la sentir avec le doigt, il est prudent de marquer avec l'ongle le point où l'on peut piquer. On enfonce ensuite doucement la lancette, et l'on constate que la veine est ouverte, quand on voit deux gouttelettes de sang se montrer sur les deux faces de l'instrument.

Lorsque la veine est ouverte, on retire l'instrument en faisant exécuter à la lame un mouvement de bascule, de telle sorte que la pointe soit portée en haut et le talon en bas ; c'est le temps qui est appelé *temps d'élévation*. Il faut faire attention à ne pas élever sa lancette trop brusquement, mais bien à couper en sciant; l'incision est plus facile, plus nette, moins douloureuse pour le malade.

L'élévation n'est pas toujours nécessaire; elle est inutile quand on saigne une grosse veine superficielle avec une lancette à grain d'orge. Du reste, le chirurgien apprendra beaucoup mieux par la pratique ce qu'il convient de faire dans ces diverses circonstances.

Les ouvertures des veines peuvent être pratiquées en long, en travers ou obliquement. On a conseillé de saigner en long les veines volumineuses, obliquement les veines d'un moyen calibre, en travers les petites veines et les veines profondes. Mais ces règles nous paraissent complètement inutiles; on peut dire que les incisions obliques sont les plus commodes et conviennent parfaitement à tous les cas, surtout au pli du bras, où elles ont l'avantage d'être parallèles aux filets nerveux.

La largeur de l'incision que l'on fait à la veine varie avec le volume du vaisseau. Large pour une veine volumineuse, cette incision doit dans tous les cas être assez étendue pour que le sang coule avec une rapidité suffisante; car une saignée qui dure trop longtemps fatigue le malade et ne produit pas toujours un effet satisfaisant.

Il arrive cependant que l'ouverture doit être plus ou moins large selon les indications : ainsi, quand on veut déterminer une syncope, il faut faire une large incision, le malade perdant d'autant plus facilement connaissance qu'il sort à la fois une plus grande quantité de sang; par contre, on pratiquera une incision plus petite quand on voudra éviter la syncope.

L'incision de la peau doit être plus large que l'ouverture faite à la veine, afin de faciliter l'écoulement du sang au dehors, d'éviter un thrombus et de rendre moins facile la destruction du parallélisme des deux plaies, par suite des mouvements du bras du malade.

Lorsque l'incision est terminée, le sang coule le plus souvent en *jet*, quelquefois il coule en nappe, c'est ce qu'on appelle *couler en bavant*. Cet écoulement est presque normal pour quelques saignées, au pied, au cou par exemple; mais pour la saignée du bras, l'écoulement du sang doit se faire en jet; le contraire arrive quelquefois. Nous dirons, en décrivant la saignée du bras, quelles sont les causes de cette particularité et quels sont les moyens d'y remédier. Le sang est reçu dans le vase dont nous avons parlé plus haut.

C. *Pansement.* — Quand on a obtenu la quantité de sang voulue, on arrête la saignée. D'abord on défait la ligature qui empêchait le sang de circuler dans les veines, puis on détruit le parallélisme des plaies cutanée et veineuse, en déplaçant la peau. Il faut avoir soin de rapprocher les bords de la plaie ; on y arrive facilement en faisant une légère traction sur la peau dans le sens de la division. Il est le plus souvent inutile d'appliquer son doigt sur l'incision, comme on le conseille généralement.

On nettoie ensuite les parties que le sang a tachées, en prenant la précaution de ne pas frotter les bords de la plaie, qui pourraient être irrités. On applique la petite compresse mouillée dont nous avons parlé plus haut, puis un bandage contentif approprié à la région qui a été saignée.

Nous allons maintenant décrire les modifications que nécessitent les saignées du *bras*, de la *main*, de l'*épaule*, du *pied* et du *cou*.

§ 1. — Saignée du bras.

La saignée du bras est celle que l'on pratique le plus souvent; on peut même dire que les autres sont entièrement abandonnées aujourd'hui.

Avant de décrire la saignée du bras, je crois qu'il est bon de donner quelques notions succinctes sur les veines du pli du bras, ainsi que sur les rapports de ces vaisseaux avec les organes qui les environnent.

A. *Veines du pli du bras.* — Cinq veines peuvent être saignées au pli du bras, nous allons étudier leur disposition :

1° La *veine radiale* (fig. 447, 2), située sur le côté externe et un peu postérieur de l'avant-bras, reçoit la médiane céphalique en passant sur le muscle long supinateur; elle est en rapport avec le nerf musculo-cutané qui, placé au bras sous l'aponévrose, devient sus-aponévrotique au pli du bras. Cette veine, située dans toute sa longueur entre l'aponévrose et le *fascia superficiel*, est entourée d'un assez grand nombre de filets nerveux. Il n'est pas rare de rencontrer plusieurs veines radiales.

2° La *veine cubitale* (fig. 447, 1) est placée en avant de l'épitrochlée et en dedans du biceps. Elle est en rapport avec le nerf brachial cutané interne, qui est toujours placé en dedans. Très souvent il existe plusieurs veines cubitales.

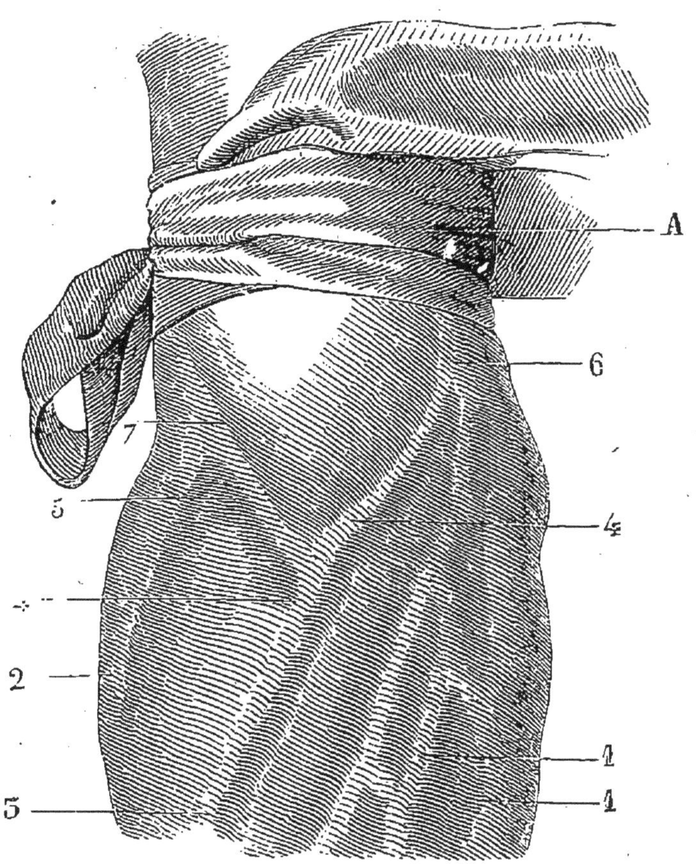

FIG. 447. — Veines du pli du bras.

3° La *veine médiane* [1] (fig. 447, 3) est située sur la partie antérieure de l'avant-bras; déviée tantôt à droite, tantôt à gauche, elle se divise, un peu avant d'arriver au pli du bras, en trois branches : une qui marche d'avant en arrière, c'est celle qui fait communiquer les veines superficielles avec les

1. L'existence de cette veine *médiane* est exceptionnelle, et d'ordinaire elle est remplacée par une veine radiale, ou plus rarement par une veine cubitale.

veines profondes; les deux autres vont en divergeant se jeter, l'une en dehors dans la veine céphalique, l'autre en dedans dans la veine basilique.

4° La *médiane céphalique* (fig. 447, 5), branche externe de bifurcation de la médiane, reçoit la ou les veines radiales et va former la céphalique après un trajet de 5 ou 6 centimètres environ; cette veine est entourée de quelques filets nerveux.

5° La *médiane basilique* (fig. 447, 4), branche interne de bifurcation de la veine médiane, croise très obliquement l'artère brachiale, dont elle n'est séparée que par l'aponévrose antibrachiale et l'expansion aponévrotique du biceps; elle croise le tendon du même muscle, et va former la veine basilique un peu au-dessus de l'articulation du coude, après avoir reçu le groupe des veines cubitales. La veine médiane basilique est en général la plus volumineuse et la plus apparente des veines du pli du bras.

D'après ces dispositions anatomiques qui sont extrêmement variables chez les différents sujets, nous voyons que toutes les veines sont plus ou moins entourées de filets nerveux. Mais il est un rapport que présente la médiane basilique, rapport qu'il ne faut pas oublier, c'est qu'elle croise très obliquement l'artère humérale : aussi ne faut-il jamais la saigner, à moins qu'elle ne soit assez éloignée de l'artère, ou bien qu'elle forme avec celle-ci un angle qui se rapproche de l'angle droit. Toutes les fois que ces vaisseaux sont parallèles ou qu'ils se croisent très obliquement, la saignée doit être considérée comme difficile, et s'il n'y avait pas d'autre vaisseau apparent, il vaudrait peut-être mieux ne pas la faire. En effet, quelle que soit l'habileté du chirurgien, il n'est jamais sûr de ne pas ouvrir l'artère; car le plus léger mouvement du malade peut changer la direction de la pointe de la lancette, ou bien le malade peut précipiter son bras sur la pointe de l'instrument. Qu'en résulterait-il? Un anévrisme; et c'est sans contredit l'accident le plus grave qui puisse accompagner immédiatement la saignée [1].

Toutes les veines du pli du bras, à l'exception de la médiane basilique, peuvent être saignées, et quoi qu'en ait dit Lisfranc, il est impossible d'éviter les nombreux filets nerveux qui accompagnent les veines. Il faut choisir la veine la plus

1. Cependant, d'après M. le professeur Richet, la saignée peut être pratiquée sur la médiane basilique, en ayant soin de prendre toutes les précautions possibles pour éviter l'artère, dont la direction n'est jamais ou presque jamais exactement parallèle à la médiane basilique.

superficielle, la plus apparente, et celle qu'on suppose devoir le moins rouler sous l'instrument. La saignée de la médiane céphalique, quand elle est possible, doit être cependant préférée à toutes les autres. En effet, cette veine se trouve toujours sur la face antérieure du membre; par conséquent, la saignée est beaucoup plus commode. Lisfranc préfère la saignée de cette veine au-dessus de la partie moyenne du tendon du biceps; il dit n'avoir jamais trouvé de nerf en ce point. Le même auteur craint, pour la saignée de la veine médiane, la lésion de l'artère radiale, qui, chez les sujets maigres, n'en est séparée, entre le rond pronateur et le long supinateur, que par l'aponévrose antibrachiale. L'artère m'a toujours paru trop profonde pour que sa lésion soit à craindre; cependant il faut tenir compte de cet avertissement, car on doit éviter de saigner en un point où une artère peut être blessée.

B. *Position du malade.* — La position à donner au malade n'est pas sans avoir quelque importance. Le malade peut être saigné debout si l'on veut obtenir une syncope. Si l'on fait une saignée de précaution, le malade devra être assis; toutefois s'il est sujet à tomber en défaillance, il vaut mieux le saigner, soit assis sur son lit, soit couché sur le dos ou sur le côté opposé au bras sur lequel on veut pratiquer la saignée. Si le malade est alité, il va sans dire qu'il doit être saigné dans cette position.

C. *Opération.* — Le chirurgien relève la manche du malade; celle-ci doit être assez large pour ne pas étrangler le bras après avoir été convenablement repliée. Lorsque le pli du bras est découvert, l'opérateur doit d'abord déterminer la position de l'artère humérale; quand il l'a bien constatée, il cherche sur la face antérieure de l'avant-bras s'il n'existe pas d'anomalies, car on a signalé fort souvent, et nous avons eu occasion de le voir bien des fois, des divisions prématurées de l'artère, de telle sorte qu'il peut exister au pli du bras deux artères d'un calibre assez considérable pour que leur lésion puisse présenter des dangers.

Cela fait, le chirurgien choisit la veine qu'il veut saigner; bien entendu il rejette les veines qui sont en rapport avec les artères. Souvent ces veines sont peu apparentes; alors une légère constriction sur la partie antérieure de l'avant-bras, que l'on embrasse dans l'arcade que forment le pouce et l'indicateur, suffit quelquefois pour rendre les vaisseaux plus visibles; dans le cas contraire, il faut faire une constriction circulaire complète. Mais, avant de l'appliquer, on doit toujours s'assurer de la position de l'artère, dont les pulsations pourraient être arrêtées par la compression de la bande; et l'on fera d'autant plus attention à ce précepte, que l'une des artères qui naissent de la division prématurée de l'humérale est le plus ordinairement très superficielle.

Il arrive parfois que les veines sont tellement petites ou si peu apparentes, surtout chez les femmes très grasses, qu'on ne peut les apercevoir. Dans certaines circonstances, lorsqu'on les sent sous le doigt, ces veines peuvent être facilement saignées; elles roulent peu, et sont en général d'un calibre assez considérable. J'ai déjà dit qu'il était bon dans ce cas de marquer avec l'ongle le lieu où l'on veut porter la pointe de la lancette, quand on craint de piquer à côté de la veine.

Enfin, quelquefois les veines ne peuvent être ni vues, ni senties; Lisfranc conseille alors de laisser la ligature appliquée pendant une demi-heure ou une heure, et de faire contracter pendant ce temps les muscles de l'avant-bras du malade. On recommande encore de plonger le membre dans l'eau chaude; mais, comme le fait remarquer Lisfranc, l'action de ce bain a souvent « l'inconvénient de rougir la peau, de la tuméfier, ainsi que le tissu cellulaire sous-jacent, et de masquer davantage les vaisseaux ».

Lorsqu'on a choisi la veine, on applique un bandage pour arrêter le cours du sang : celui-ci est désigné sous le nom de *bandage circulaire de la saignée du pli du bras* (fig. 447, A).

La *pièce du bandage* est une bande de 1 mètre à $1^{m},50$ centimètres de long, et large de 4 centimètres. La bande la meilleure est celle qui est faite de toile demi-usée; nous avons dit plus haut que nous rejetions la bande de drap rouge. Les rubans de soie ou de fil neuf sont trop lisses, et la rosette ne se maintient pas convenablement serrée pendant toute la durée de l'opération. On peut toutefois se servir de toute espèce de cordon suffisamment large, et qui ne présente pas l'inconvénient que nous venons de signaler.

Pour *faire le bandage*, placez la main du malade sous votre aisselle; pressez-la contre la poitrine afin de tenir le membre horizontalement; appliquez le milieu de la bande déroulée sur le pli du bras, à 2 ou 3 centimètres du point où vous voulez pratiquer la saignée; portez les deux extrémités de la bande autour du bras en les entre-croisant sur la face postérieure du membre pour faire un second tour; fixez-les en repliant en anse un des chefs de la bande, et formant avec la boucle qu'il figure alors et l'autre chef une rosette simple que l'on peut facilement serrer ou desserrer à volonté. La rosette doit être placée sur le côté externe ou interne du bras, l'anse doit toujours être sur une des parties latérales du membre. Nous conseillons cette précaution, afin que le sang, en sortant de la veine, ne vienne pas se porter sur la rosette, circonstance qui serait très défavorable si l'on avait besoin de serrer ou de desserrer le bandage.

La ligature doit être faite dans le point que nous avons indiqué, c'est-à-dire à 2 ou 3 centimètres du lieu où l'on veut ouvrir le vaisseau; appliquée trop haut, elle ne maintiendrait pas assez solidement la veine et celle-ci pourrait rouler au-devant de la lancette.

La bande doit être serrée avec assez de force pour suspendre la circulation dans les veines superficielles du bras, mais la compression ne doit pas être assez violente pour suspendre le passage du sang dans l'artère humérale. La tuméfaction des veines au-dessous de la bande, la persistance des pulsations au poignet, indiquent le degré précis de la constriction.

Si les veines ne sont pas apparentes malgré la constriction suffisante de la bande, il faut exercer des frictions ascendantes sur la face antérieure de l'avant-bras, et l'on fera contracter au malade les muscles de la même région, en l'engageant à rouler dans la main une bande, un lancettier, un étui, etc.

Lorsque la veine est complètement distendue, le chirurgien ouvre la lancette; la lame doit faire avec la châsse un angle droit ou légèrement obtus. Il place entre ses lèvres l'extrémité libre de la châsse, en tournant le sommet de l'angle du côté de la main qui doit le saisir, puis il saisit le bras du malade et le fixe de la manière suivante : s'il doit saigner le bras droit, il place la main du malade sous son aisselle gauche, et avec la main du même côté il saisit le côté externe de l'articulation du coude, les quatre derniers doigts en dehors et en arrière; le pouce, placé en avant, fixe le vaisseau sur lequel doit porter l'instrument tranchant. De la main droite il prend la lancette, le pouce étant appliqué sur l'articulation de la lame avec le manche d'un côté, le doigt indicateur sur le point opposé. Les trois autres doigts de la main droite prennent un point d'appui sur la partie antérieure de l'avant-bras. Quelques auteurs donnent le conseil de saisir la lame de telle sorte qu'on ne laisse saillir que la partie qui doit pénétrer dans les tissus. Ce conseil, comme le fait judicieusement remarquer Nélaton, est essentiellement vicieux, car, d'une part, si la peau est fine et la veine superficielle, la lame devra être saisie si près de la pointe, que l'extrémité des doigts cachera en partie le point sur lequel on opère; et, d'autre part, si le vaisseau est placé profondément, on ne peut savoir à quelle profondeur on devra enfoncer la lancette avant d'arriver au vaisseau. Le chirurgien procède ensuite à l'ouverture de la veine; il plonge la pointe de l'instrument dans le vaisseau un peu obliquement, le sang s'échappe sur les parties latérales de la lame; il retire alors l'instrument en le relevant un peu, afin de donner plus d'étendue à l'incision des téguments. Le premier temps constitue la *ponction*, le second, l'*élévation*. Nous avons déjà dit, en traitant des généralités, en quoi ils consistaient : il nous reste à exposer ici quelques particularités qui appartiennent à la saignée du bras.

La grandeur de l'incision, par conséquent l'étendue du mouvement d'élévation, doit être proportionnelle à la profondeur de la veine. Une incision de 3 ou 4 millimètres de longueur est suffisante pour une veine superficielle; pour une veine profondément située, il est quelquefois nécessaire de pratiquer une incision de 1 centimètre de longueur. Une autre circonstance doit encore guider le chirurgien, c'est la quantité de sang qui doit être tirée dans un temps donné, nous en avons déjà parlé plus haut.

Si l'on veut saigner le bras gauche, l'opération sera faite de la même manière, mais en sens inverse : ainsi la main gauche du malade sera placée sous l'aisselle droite du chirurgien; la lancette sera saisie de la main gauche et le vaisseau ouvert de dedans en dehors, comme nous l'avons dit plus haut. Pour pratiquer convenablement la saignée, l'opérateur doit donc savoir se servir également de ses deux mains. Cependant il est quelques chirurgiens qui ne sont pas assez certains d'eux-mêmes; ils saignent le bras gauche de la main droite; ils font alors l'incision en se plaçant en dehors.

Lorsque la veine est ouverte, il faut diriger, surveiller, et souvent favoriser l'écoulement du sang.

Le pouce, qui était appliqué sur la veine afin de la fixer, exercera d'abord sur le vaisseau une compression assez grande pour arrêter la circulation veineuse. Ce temps de l'opération, qui est extrêmement court, n'est pas sans importance; il permet au chirurgien de prendre le vase destiné à recevoir le sang, de le placer convenablement et dans la direction probable du jet; on évite ainsi de tacher le lit du malade, les meubles environnants, etc. Quand le vase est bien disposé, l'opérateur laisse couler librement le sang. De la main qui tenait la lancette il saisit le poignet du malade; de la main du côté opposé il saisit le bras à sa partie moyenne; il soutient ainsi le membre qu'il vient de saigner, et lui donne la direction qu'il juge la plus favorable à l'écoulement du sang. Cette direction est d'ailleurs celle qu'avait le membre au moment où la ponction de la veine a été faite.

Le plus souvent le sang coule en jet continu, mais quelquefois le jet s'arrête, la saignée coule en bavant; or cette irrégularité mérite plus d'attention qu'on ne pense. En effet, le sang sortant par jet coule beaucoup plus rapidement, la saignée durant moins longtemps le malade est beaucoup moins fatigué; d'un autre côté, les caractères que l'on tire du sang dans diverses maladies, sont beaucoup plus tranchés quand la saignée s'est faite par jet.

Pour faire couler le sang par jet, il suffit, dans la plupart des cas, de faire contracter les muscles de l'avant-bras : pour cela, il faut placer dans la main de l'opéré un corps cylindrique, une bande roulée, un étui, un lancettier, etc., que le malade fait tourner dès que le jet commence à se ralentir.

L'écoulement du sang se trouve souvent empêché par des causes sur lesquelles nous appelons vivement l'attention des élèves. Ces causes sont :

1° La destruction du parallélisme entre les lèvres de la plaie des téguments et celles de la veine. Un mouvement imprimé au bras, une traction même légère sur les téguments dans le voisinage de la solution de continuité, peuvent suffire pour produire ce phénomène. Il faut, dans ce cas, donner d'abord au membre la position qu'il avait quand il a été piqué, varier cette position si cela est nécessaire, attirer légèrement la peau dans le sens qui paraîtra le plus favorable au rétablissement du parallélisme.

2° Un peloton graisseux peut, chez les personnes pourvues d'un embonpoint considérable, s'interposer entre les lèvres de la plaie et s'opposer à l'écoulement du sang. Alors il suffit de le saisir avec des pinces à disséquer et de l'exciser à l'aide des ciseaux courbes.

3° Un petit caillot peut se former entre les lèvres de la plaie. On voit alors le diamètre du jet sanguin diminuer au fur et à mesure que le caillot augmente de volume; bientôt le jet est filiforme, et l'on ne peut obtenir la quantité de sang voulue. On remédie facilement à cet inconvénient en exerçant une percussion légère dans le voisinage de l'incision, ou en exerçant quelques frictions sur la face antérieure de l'avant-bras, afin d'accélérer le cours du sang. Cette dernière manœuvre devra être faite avec ménagement, car on doit éviter de détruire le parallélisme des lèvres de la plaie.

4° La ligature destinée à arrêter la circulation veineuse peut être trop serrée et arrêter la circulation artérielle. Dans ce cas, le sang cesse de couler dès que les veines de la main et de l'avant-bras sont vidées; pour constater ce fait, on explore l'artère radiale au poignet, et l'on remédie facilement à cet inconvénient en desserrant la ligature. Quelquefois la cause peut tenir à la constriction trop grande, non de la ligature, mais bien des vêtements, trop serrés autour du bras; il suffit d'élargir la manche pour voir la saignée prendre son cours normal.

5° Enfin une syncope peut arrêter le cours du sang. Nous y reviendrons en décrivant les accidents de la saignée.

Quand on a tiré la quantité de sang nécessaire, on arrête la saignée comme nous l'avons déjà dit, c'est-à-dire en détruisant le parallélisme des solutions de continuité et en enlevant en même temps le lien constricteur; on fléchit l'avant-bras sur le bras, puis on procède au pansement.

D. *Pansement.* — Après avoir lavé le bras, le chirurgien applique sur la plaie la petite compresse triangulaire; puis avec la seconde bande, il décrit autour du coude, placé dans la demi-flexion, des huit de chiffre médiocrement serrés dont les jets viennent se croiser sur la partie antérieure de l'avant-bras. Piorry conseillait, afin de prévenir les hémorragies, de serrer plus fortement les anses inférieures des huit et de maintenir plus lâches les anses supérieures. Il est bon, quand on craint que le sang ne vienne à couler malgré le pansement, de faire, après le premier huit de chiffre, un tour circulaire embrassant la partie supérieure de l'avant-bras [1]. L'avant-bras du malade sera maintenu demi-fléchi dans une écharpe, et le membre supérieur condamné au repos presque complet pendant vingt-quatre heures, temps généralement nécessaire à la cicatrisation de la plaie.

Lorsque la maladie pour laquelle on pratique la saignée

1. Voyez figure 102.

exige que celle-ci soit faite deux fois dans la même journée, la même ouverture peut suffire pour les deux saignées. Pour cela, on conseille de mettre entre les lèvres de la plaie un peu de suif, ou tout autre corps gras, afin de les empêcher de se réunir; puis on panse comme à l'ordinaire. Quand on veut renouveler la saignée, on applique la ligature comme quand on pratique cette opération pour la première fois; on fait gonfler les veines en frictionnant légèrement la face antérieure de l'avant-bras; le pouce de l'autre main étant appuyé sur l'ouverture; quand les veines sont distendues par le sang, on retire le pouce et l'on écarte les bords de la plaie : le sang s'échappe en jaillissant. Lorsque ces moyens ne suffisent pas, quelques chirurgiens introduisent entre les lèvres de la plaie l'extrémité d'un stylet boutonné. Il faut être très avare de ces procédés, car les lèvres de la plaie ne pourront plus se réunir par première intention, par conséquent suppureront pour guérir. La veine peut participer à cette inflammation, et la *phlébite*, accident si redoutable à la suite des saignées, aura beaucoup plus de chances pour se produire; ajoutons que ces craintes devront être d'autant plus grandes qu'on aura employé un moyen plus violent pour faire sortir le sang : aussi vaut-il mieux saigner une autre veine, soit au même bras, soit au bras du côté opposé. On ne serait autorisé à user de ce moyen que quand il n'y a qu'une seule veine qui puisse être saignée.

1° Des difficultés de la saignée.

Si simple, si facile en apparence, la saignée présente quelquefois des difficultés très grandes; elle peut avoir des imperfections, elle peut être suivie d'accidents graves.

Les difficultés peuvent tenir :

1° A l'indocilité du malade.

Chez les enfants, et même chez les adultes, des mouvements involontaires empêchent le chirurgien de pratiquer la saignée; mais avec un peu d'habitude on peut percer la veine en suivant avec la main tous les mouvements que fait le malade et faire en quelque sorte la *saignée en l'air;* toutefois ce moyen exige une dextérité et une précision très grandes dans les mouvements. Un procédé beaucoup plus sûr et que conseille Velpeau, consiste à fixer le coude du malade sur le genou préalablement relevé, soit au moyen d'un tabouret, soit par la chaise sur laquelle est assis le patient. Il est rare que, dans ce cas, la saignée ne puisse se faire, surtout si le chirurgien est bien secondé.

2° Parfois il n'y a que la seule veine médiane basilique d'apparente au pli du coude. Il peut arriver qu'en plaçant le bras dans la pronation on écarte un peu la veine de l'artère qui va s'accoler au tendon du biceps. Malgaigne a conseillé alors l'usage d'une lancette n'ayant qu'un tranchant (fig. 446, I); dans ce cas on ferait une piqûre horizontale, le dos de l'instrument étant dirigé vers l'artère. On a conseillé encore de faire l'opération en deux temps : dans le premier temps, on divise la peau, le tissu cellulaire sous-cutané jusqu'à la veine, par une incision horizontale; dans le deuxième, on fait à la veine une petite ponction. Mais il faut une très grande habitude pour faire la saignée de cette manière, car en faisant l'incision horizontale on peut faire à la veine une petite incision, insuffisante pour fournir une quantité notable de sang, et il devient impossible de rendre cette incision assez grande. Enfin, on a conseillé de fléchir légèrement l'avant-bras sur le bras, afin de relâcher l'expansion aponévrotique du biceps et d'éloigner la veine de l'artère. Tous ces procédés sont certainement fort ingénieux; ils peuvent, dans quelques circonstances, prévenir la lésion de l'artère, mais ils ne sont pas sûrs; aussi conseillons-nous de chercher à ouvrir une autre veine.

3° Les veines sont parfois très petites et peu apparentes; mais il est possible, dans quelques cas, de les faire paraître en appliquant une ligature longtemps avant de pratiquer la saignée.

4° Les veines peuvent être très mobiles : on y remédie en les fixant solidement et en faisant la ponction perpendiculairement à leur axe.

5° Il arrive quelquefois que des cicatrices de la veine ont rétréci et même oblitéré le calibre du vaisseau : dans ce cas il faut toujours faire la saignée au-dessous. Aussi, quand on suppose qu'un bras doit être souvent saigné, le chirurgien doit-il saigner le plus haut possible et aller toujours en descendant, afin de ménager, comme on le dit, le terrain.

6° On trouve assez souvent des personnes qui ont un embonpoint énorme et tel, que souvent on n'aperçoit pas les veines; mais on sent sous le doigt un cordon dur, rénitent, qu'il est facile de distinguer des cordons formés par les tendons au moyen d'une sensation de fluctuation et de vibration que l'on perçoit, soit en faisant arriver le sang dans les vaisseaux par quelques légères frictions, soit en exerçant quelques percussions sur un des points éloignés du vaisseau sur lequel on a mis le doigt.

7° Mais la difficulté de trouver la veine n'est pas le seul inconvénient que présente la saignée chez les personnes grasses; il s'interpose souvent entre les lèvres de la plaie des paquets graisseux qui empêchent l'écoulement du sang. Nous avons déjà parlé de cet accident, qui dans quelques circonstances, oblige d'élargir l'ouverture, et même de pratiquer une nouvelle saignée à quelque distance de la première.

Lorsque le chirurgien veut faire une saignée, et qu'il n'ouvre pas la veine, il fait ce qu'on appelle une *saignée blanche*. Cette circonstance peut tenir à ce que l'incision n'a pas pénétré jusqu'à la veine; dans ce cas, on aperçoit quelquefois le vaisseau au fond de la plaie, et l'on peut l'ouvrir en le ponctionnant; d'autres fois la veine a roulé devant l'instrument, ou elle a été déplacée par les mouvements du malade. Le seul moyen de remédier à la saignée blanche, quand on n'aperçoit pas la veine entre les bords de l'incision, est de faire une autre saignée, soit sur la même veine, soit sur une autre.

2° Accidents de la saignée.

Parmi les accidents qui accompagnent la saignée, les uns sont communs à toute espèce de saignée, les autres sont particuliers à la saignée du bras.

1° *Ecchymose.* — Cet accident se produit lorsque la plaie est trop étroite ou que le parallélisme entre les solutions cutanée et veineuse, sans être détruit complètement, n'est pas assez parfait pour que le sang, en s'échappant de la veine, ne vienne s'épancher en partie dans le tissu cellulaire sous-cutané. Les téguments prennent alors une coloration bleuâtre qui peut s'étendre à plusieurs centimètres de distance. Cet accident n'a aucune gravité; l'ecchymose disparaît généralement au bout de quelques jours sans aucune espèce de traitement.

2° *Thrombus.* — Le thrombus s'observe lorsque la plaie des téguments est très étroite et en même temps non parallèle à la plaie de la veine. Il est caractérisé par la présence d'un épanchement sanguin plus considérable que celui de l'ecchymose; la peau se trouve soulevée dans une étendue plus ou moins grande par une véritable tumeur sanguine. On peut arrêter les progrès du thrombus en élargissant la plaie des téguments et en rétablissant le parallélisme des solutions de continuité de la veine et de la peau; dans quelques cas, on est obligé, pour tirer une quantité suffisante de sang, de faire une seconde incision, soit à la même veine au-dessus de la tumeur, soit à un autre vaisseau. Cet accident n'offre rien de grave; la tumeur sanguine disparaît le plus souvent spontanément au bout de quelques jours d'ailleurs, on peut hâter sa disparition à l'aide d'applications résolutives. Quelquefois le sang contenu dans la tumeur s'altère, la peau s'enflamme, et la maladie doit alors être traitée comme un abcès.

3° *Syncope*. — Elle arrive, soit avant la saignée : il faut alors attendre que le malade ait repris ses sens; soit pendant le cours de la saignée. La syncope peut, dans ce dernier cas, tenir à deux causes : ou bien le malade a perdu très peu de sang; mais l'émotion, l'horreur qu'inspire la vue du sang, la sensibilité individuelle, en sont la cause. Dans ce cas, on applique le doigt sur la piqûre, on place le malade dans une position horizontale, on lui projette de l'eau fraîche au visage. Ces divers moyens suffisent le plus souvent pour lui faire reprendre ses sens; alors, si l'on n'a pas obtenu la quantité de sang qu'on voulait tirer, on cesse la compression de la plaie et la saignée continue.

D'autres fois la syncope est produite par la trop grande quantité de sang tiré au malade : il faut alors arrêter la saignée, panser la piqûre comme s'il n'était rien arrivé, et l'on fait revenir le malade à lui de la même manière qu'il a été dit plus haut.

On ne doit pas oublier qu'il est des circonstances qui provoquent la syncope, par exemple une large ouverture, et la position verticale.

4° *Vomissements*. — Les malades qui ont mangé depuis peu sont souvent pris de syncope; mais des *vomissements* sont les accidents les plus fréquents qu'on remarque quand on les saigne.

5° *Douleur*. — La douleur, qui est quelquefois très vive quand on pratique la saignée du bras, peut persister après l'opération et être assez violente pour causer des accidents convulsifs. Cette douleur est due à la blessure des filets nerveux. Les anciens attachaient beaucoup d'importance à ce genre de lésion, et lui attribuaient à tort la plupart des accidents si graves qui accompagnent quelquefois la saignée du bras. Les accidents que cause la section des filets nerveux se calment ordinairement par les émollients, les narcotiques; si cependant ces moyens étaient insuffisants, on a conseillé de plonger un instrument dans la plaie et d'achever la prétendue section incomplète du filet blessé? Quoi qu'il en soit, cette lésion est loin de justifier le soin que Lisfranc a pris pour éviter la lésion des nerfs dans la saignée du bras; il est évident que nous ne parlons ici que de ces petits filets nerveux destinés aux téguments, car la lésion de gros troncs nerveux pourrait être suivie d'accidents plus graves.

6° La *piqûre du tendon du biceps*, celle de l'*aponévrose antibrachiale* ont été aussi rangées autrefois parmi les accidents les plus graves qui puissent accompagner la saignée du bras. Mais on sait parfaitement que ces lésions sont sans importance, et que si elles peuvent quelquefois causer des accidents, ce n'est qu'en enflammant le tissu cellulaire qui les environne.

Ce que Samuel Cooper a désigné dans son *Dictionnaire de chirurgie* sous le titre d'inflammation de l'aponévrose antibrachiale, paraît n'être qu'une inflammation du tissu cellulaire sous-aponévrotique (Ch. Bell). Cependant, Wharton rapporte un cas dans lequel l'avant-bras resta dans un état permanent de contraction, et qui guérit en détachant l'aponévrose antibrachiale du tendon du biceps.

7° *Inflammation de la plaie.* — Cet accident survient à la suite de la saignée du bras, quand le malade fait des mouvements intempestifs, quand la saignée a été pratiqué avec une lancette malpropre, ou enfin quand les bords de la plaie sont en contact avec un linge sale. Lorsque cette inflammation commence, les bords de la plaie se tuméfient, ne se réunissent point, ou même se séparent dans les points qui étaient déjà réunis. Quand cette affection est légère, l'accident est peu grave et se dissipe par les émollients; lorsque au contraire elle est intense, elle peut devenir le point de départ d'une maladie beaucoup plus grave, telle que l'érésipèle, le phlegmon, etc.

8° *Phlegmon, érésipèle.* — Ces accidents arrivent à la suite de toute espèce de plaie et ne présentent pas des caractères particuliers au pli du bras; nous nous contenterons de les mentionner. Il peut se faire cependant que le phlegmon soit très limité, que le pus sorte facilement par l'ouverture de la saignée ; dans ce cas, de simples émollients suffisent.

9° *Lésion des vaisseaux lymphatiques.* — Elle ne détermine point d'autres accidents que l'inflammation de ces vaisseaux, comme cela arrive dans toute espèce de plaie. Cette inflammation est caractérisée par des stries rougeâtres, noueuses, sur le bras et l'avant-bras ; quelquefois on observe la tuméfaction des ganglions axillaires.

10° *Phlébite.* — C'est un des accidents les plus redoutables qui puissent suivre la saignée. Confondue avec l'angioleucite, avec l'érésipèle ou avec le phlegmon, on peut facilement la reconnaître aux cordes dures, peu noueuses, qu'on observe sur le trajet des veines, et à un empâtement général du membre. Cette affection présente toujours une gravité excessive, parce que dans quelques cas elle détermine des accidents d'infection purulente.

Si l'on a pu quelquefois assigner des causes à la phlébite, comme une piqûre faite avec une lancette malpropre ou mal affilée, des mouvements inconsidérés du malade, etc., on a vu souvent les saignées les mieux faites et pratiquées en apparence dans les meilleures conditions possibles, être suivies de phlébites mortelles.

Le traitement à apporter à la phlébite doit être immédiat et très énergique, car, dès que l'inflammation est étendue, elle est trop souvent au-dessus des ressources de l'art. On appliquera sur le point malade des émollients, une compression bien faite ; on conseillera les frictions d'onguent napolitain, des vésicatoires assez grands pour dépasser les limites du mal. Si, dans les cas favorables, l'inflammation de la veine ne détermine que son oblitération (*phlébite adhésive*), dans certaines circonstances, l'inflammation arrive à suppuration et nécessite l'ouverture des parties renfermant le pus.

11° *Blessure de l'artère.* — C'est l'accident le plus grave qui puisse arriver au moment de la saignée ; et il est d'autant plus fâcheux qu'un chirurgien prudent peut toujours l'éviter s'il ne saigne pas les veines placées au devant des artères. Il n'aura point à redouter les anomalies, s'il a soin d'explorer attentivement toute la face antérieure de l'avant-bras pour s'assurer qu'il n'existe pas de division prématurée de l'artère humérale. Aussi, lorsqu'un chirurgien a blessé une artère en pratiquant une saignée du bras, il n'est guère excusable.

Aussitôt que l'artère est ouverte, le sang s'écoule par jets saccadés, isochrones aux battements du pouls; le sang est rutilant, spumeux; celui qui vient de la veine est plus brun, coule par jet continu et mousse beaucoup moins que le sang artériel; le plus souvent même il ne mousse pas. Il est, en somme, assez facile de distinguer les deux jets de sang. Cependant, comme le jet de sang qui vient de la veine peut présenter chez certains malades une coloration vermeille, comme il peut paraître saccadé par suite de l'impulsion communiquée par les battements de l'artère humérale, nous allons donner quelques autres signes pour qu'on puisse s'assurer si une artère a été ouverte.

Lorsqu'on comprime entre la plaie et la main, le sang, si l'artère est blessée, jaillira plus fort; si, au contraire, la veine seule a été ouverte, le sang s'arrête, à moins qu'il n'y ait une large communication entre les veines profondes et les veines superficielles. Si l'on comprime entre la plaie et le cœur, le sang artériel s'arrête; le sang veineux, au contraire, coule avec force. Cependant le sang artériel pourrait couler, malgré la compression, au-dessus de la plaie, s'il existait une division prématurée de l'artère humérale; alors la compression pratiquée dans le creux axillaire fait cesser l'écoulement du sang. Il est indispensable de prendre toutes ces précautions, afin d'éviter une méprise. Le sang artériel peut encore couler par le bout inférieur, à cause des anastomoses; toutefois, la compression exercée dans le creux axillaire arrêtera le plus souvent tout écoulement sanguin artériel.

Quand cet accident survient ou qu'on le craint, le chirurgien doit conserver assez de sang-froid pour ne pas effrayer le malade, pour s'assurer par les explorations que nous venons d'indiquer si l'artère a été réellement ouverte, et faire ce qu'il convient pour arrêter le sang. Il faut d'abord exercer sur la plaie une compression circonscrite avec des compresses graduées disposées en pyramide, fixer beaucoup plus solidement la bande que lorsque la saignée n'a pas été suivie d'accidents, tâcher de faire supporter au malade cette compression, qui est très douloureuse, veiller à ce que le bandage ne se dérange pas et le laisser en place pendant quinze jours. Mais comme la compression énergique que l'on fait au pli du bras pourrait causer un engorgement du membre, il faut appliquer un bandage roulé depuis le poignet jusqu'à l'aisselle. Il est fort difficile de justifier cet appareil aux yeux des malades; mais enfin on fera son possible pour trouver un prétexte, comme par exemple la crainte de voir la saignée se rouvrir. On peut encore faire la compression en plaçant un corps dur, comme une pièce de monnaie, dans les plis de la compresse. Par ce moyen l'hémorragie s'arrête, et il arrive quelquefois, quand la plaie de l'artère est très étroite, qu'elle se cicatrise; mais le plus souvent il survient soit un anévrisme consécutif, soit un anévrisme variqueux.

Il arrive quelquefois que des épanchements de sang considérables, des thrombus, soulevés par les battements de l'artère, ont été pris pour des anévrismes faux consécutifs. Il faut donc, crainte de méprise, lorsqu'il y a doute, essayer les résolutifs et la compression avant de pratiquer toute opération, et ce moyen réussira parfaitement si l'on n'a pas affaire à la lésion d'une artère.

Lorsque la saignée n'est pas praticable au pli du bras, on peut saigner ou la veine céphalique entre le deltoïde et la portion claviculaire du grand pectoral, ou bien faire la phlébotomie au poignet ou à la main.

§ 2. — Saignée de la main.

Les veines du poignet qui peuvent être saignées sont : en dehors, la *céphalique* du pouce, formée par les veines du pouce et de la moitié du doigt indicateur; en dedans, la *salvatelle*, formée par les veines du reste du dos de la main. Ces deux veines vont constituer à l'avant-bras les veines cubitale et radiale. Les veines de la paume de la main et de la face antérieure des doigts étant beaucoup moins grosses, on ne saigne point les veines de la partie antérieure du poignet qui forment la veine médiane à l'avant-bras.

La saignée du poignet n'est pas toujours facile; en effet, outre qu'elle ne donne qu'une petite quantité de sang, le calibre des vaisseaux est souvent en rapport avec celui des veines du bras, de sorte que quand la saignée est difficile au pli du bras à cause de l'exiguïté de ces dernières, elle est également difficile au poignet. Cependant, chez les individus gras, à veines volumineuses, on peut faire assez facilement la saignée au poignet.

Les rapports de ces veines avec les organes environnants ne présentent point d'indications particulières; les gaines tendineuses doivent surtout être évitées; quelquefois cependant la céphalique du pouce marche parallèlement à l'artère radiale, lorsque celle-ci contourne l'extrémité inférieure du radius; mais l'artère est assez profonde pour qu'il n'y ait pas de crainte de la blesser.

Quand on veut pratiquer cette saignée, il est bon, outre les objets qui doivent avoir été préparés pour la saignée du bras, d'avoir un vase plein d'eau tiède assez grand pour que la main du malade puisse y plonger jusqu'au-dessus de la piqûre : le sang coule plus facilement. On applique autour du poignet la ligature qu'on avait mise autour du bras, et l'on ouvre la veine, soit longitudinalement, soit obliquement, soit transversalement.

§ 3. — Saignée de l'épaule.

Lorsque les veines sont trop petites au poignet, on peut faire la saignée de la veine *céphalique* à l'épaule, entre les muscles deltoïde et le grand pectoral. On fait avec le bistouri une incision longue d'un pouce environ au-devant de l'épaule, et l'on cherche la veine intermusculaire dont je viens de parler. Mais parallèlement à la veine et à côté d'elle marche la branche descendante de l'artère acromiale : aussi Velpeau conseille-t-il de faire une incision à trois ou quatre travers de doigt au-dessus de l'épicondyle, et d'aller chercher au fond de l'incision la veine, qui, dans ce point, est moins profonde. Cette saignée est tout à fait abandonnée aujourd'hui.

§ 4. — Saignée du pied.

Nous avons déjà dit que l'on donnait le nom de *saignée du pied* à l'opération qui consistait à ouvrir une des veines de la partie inférieure de la jambe pour en tirer du sang. Le nom de saignée du pied est donc impropre, car il est très rare que l'on saigne les veines du pied, et d'ailleurs celles-ci ne donneraient pas une quantité de sang assez considérable.

Les veines que l'on peut saigner à la partie inférieure de la jambe sont la *saphène interne* et la *saphène externe*.

La *saphène interne* (fig. 448, 1), formée par les veines du dos du pied, vient se placer entre la peau et la face interne du tibia, ou de l'aponévrose jambière, sur la face interne ou antérieure de la malléole interne; elle est côtoyée par le nerf saphène interne, depuis son origine jusqu'au genou : c'est la plus volumineuse des veines qui puissent être saignées à la jambe. Quelquefois la saphène interne se porte derrière la malléole; dans ce cas, la saphène se divise en deux branches : l'une occupe la position normale, l'autre passe derrière la malléole.

La *saphène externe*, accompagnée du nerf saphène externe, passe entre le tendon d'Achille et la malléole externe. Elle est

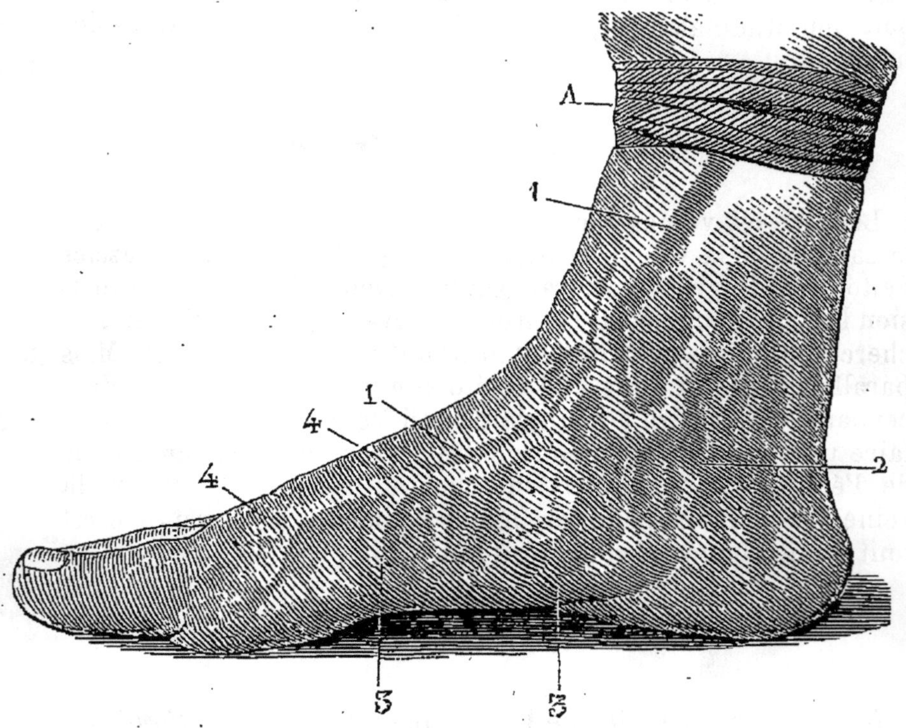

Fig. 448. — Veines du bord interne du pied (2, 3, 4) et de la face interne de la jambe.

plus irrégulière, moins volumineuse que la précédente : aussi est-il rare que l'on puisse la saigner; lorsqu'elle est double, la branche antérieure se place sur le côté externe de la malléole.

L'appareil nécessaire pour faire une saignée du pied consiste en un vase rempli d'eau chaude comme pour donner un bain de pieds, une alèze, une serviette, une bande longue de 2 mètres, pour faire une ligature destinée à arrêter le cours du sang dans les veines, une autre de 3 à 4 mètres pour le pansement, une petite compresse carrée.

Le malade doit toujours être assis, ou sur une chaise, ou sur le bord de son lit. S'il était trop faible, on le ferait appuyer sur des oreillers ou bien soutenir par une personne placée derrière lui.

On lui fait placer les deux pieds dans l'eau chaude. Il vaut mieux mettre les deux pieds; en effet, on détermine une plus grande congestion vers les extrémités, en outre la position est moins gênante pour le malade; enfin, cette précaution permet au chirurgien de choisir le pied sur lequel les veines sont le plus apparentes.

Lorsque les veines sont suffisamment gonflées, le chirurgien met sur son genou, préalablement couvert d'une alèze, le pied du malade, explore la région, choisit la veine, et applique la ligature à deux ou trois travers de doigt au-dessus des malléoles. Il fixe la bande par une simple rosette, comme nous l'avons prescrit pour la saignée du bras, et dirige l'anse de la bande en dehors s'il saigne la saphène interne (fig. 448, A), en dedans s'il a fait choix de la saphène externe. Il fait plonger le pied une seconde fois dans le bain. Lorsque tout est prêt pour la saignée, il retire le pied du bain, l'essuie, le fixe sur le genou avec la main qui ne doit pas tenir la lancette; les quatre derniers doigts reposent sur la face dorsale du pied; le pouce est fixé près de la malléole sur la veine qui a été choisie pour l'opération.

La lancette doit être tenue de la main droite, si l'on saigne la saphène interne du côté droit ou la saphène externe du côté gauche, de la main gauche, si l'on saigne la saphène externe du pied droit ou la saphène interne du pied gauche. Il ne faut pas non plus oublier que, en raison de leur position, les veines saphènes ne peuvent être piquées perpendiculairement à leur axe, dans la crainte de blesser le périoste, ou même de laisser la pointe et sa lancette dans l'une des malléoles; par conséquent on devra faire l'incision parallèlement à l'os, et la lame formera avec la châsse un angle aigu.

Lorsque le sang coule en jet, on le reçoit dans un vase ou dans une palette; mais lorsqu'il coule en nappe, ce qui arrive le plus souvent, on remet le pied dans l'eau, et le sang se mêle avec elle. Il est alors assez difficile de calculer la quantité de sang sortie, et ce n'est que par la rapidité de l'écoulement et par la couleur de l'eau qu'on peut l'apprécier approximativement.

Plusieurs causes peuvent empêcher l'écoulement du sang : la première est la formation de caillots autour de la piqûre; la seconde est la pression de l'eau sur la colonne de sang. Dans le premier cas, on aura soin d'essuyer la plaie de temps en temps, afin d'enlever les caillots; dans le second, il faut soulever le pied du malade, de manière que la piqûre soit à fleur d'eau. Dans tous les cas, on engage le malade à remuer les orteils, ce qui facilite l'écoulement du sang.

Lorsqu'on a tiré une quantité de sang convenable, on détache la ligature sans retirer le pied de l'eau, on l'y laisse quelques instants; puis on prend le pied, on le place sur le genou comme lorsqu'on a pratiqué la saignée, on l'essuie, on applique sur la piqûre une petite compresse qui est fixée par un bandage en huit de chiffre, dit *bandage de l'étrier* [1].

Les accidents de la saignée du pied peuvent être, à l'exception de la blessure de l'artère, les mêmes que ceux de la saignée du bras : aussi n'y reviendrons-nous pas. Mais les accidents qui lui sont propres sont la piqûre du périoste et la brisure de la lancette. Le premier, auquel on attachait jadis beaucoup d'importance, est loin de mériter l'attention qu'on lui a donnée; quant au second, il est assez rare. Mais s'il arrivait, il faudrait élargir la plaie, aller avec une pince chercher la pointe de l'instrument; dans le cas contraire, ce petit corps étranger déterminerait un abcès et serait éliminé par la suppuration.

§ 5. — Saignée du cou.

La saignée du cou se pratiquait sur la jugulaire externe, quelquefois sur la jugulaire antérieure : aussi appelle-t-on encore cette opération, *saignée de la jugulaire*.

La veine jugulaire externe descend de la région parotidienne dans le creux sus-claviculaire, croisant très obliquement le muscle sterno-cléido-mastoïdien; située entre le muscle paucier et l'aponévrose cervicale, elle est entourée à sa partie supérieure et à sa partie inférieure par les filets du plexus cervical superficiel. Ces filets sont moins nombreux à sa partie moyenne, où l'on trouve cependant la branche cervicale superficielle, qu'il faut avoir soin d'éviter.

La jugulaire antérieure, formée par les veines de la face,

1. Voyez la figure 107.

descend sur la partie antérieure du cou, se porte en dehors à 1 centimètre au-dessus de la fourchette sternale, et va s'ouvrir dans la veine sous-clavière, comme la veine jugulaire externe, et quelquefois en commun avec elle (Sappey). Cette veine est, en général, peu volumineuse, et donnerait moins de sang que la jugulaire externe : aussi n'est-elle presque jamais saignée.

Il est très rare que la saignée de la jugulaire ne puisse se faire à cause de son peu de volume, cependant cela arrive quelquefois.

L'appareil nécessaire pour pratiquer cette saignée se compose : d'une ou deux petites bandes, d'une cravate, d'une compresse carrée, d'une compresse graduée, d'une petite gouttière de métal (quelques cartes peuvent la remplacer), et des autres objets nécessaires pour toutes les saignées.

La compression doit se faire au-dessous du point où l'on veut piquer la veine; c'est dans le creux sus-claviculaire qu'il vaut mieux la pratiquer. Elle peut être faite de différentes manières : soit par le doigt d'un aide, mais au bout de quelque temps elle ne serait plus suffisante; soit en employant un cachet garni d'une pelote. Nous croyons qu'il vaut mieux se servir d'un lien, on applique la petite compresse graduée sur la veine que l'on veut saigner, et l'on fait, avec une bande qui est nouée derrière le cou, une compression circulaire. Pour éviter de comprimer les voies aériennes, on a conseillé de placer le plein du bandage derrière le cou, et un aide placé en avant comprime les jugulaires autant qu'il en est besoin en tirant sur les chefs de la bande. Enfin, le meilleur mode de compression est de placer la bande sur les compresses, et d'aller nouer les deux chefs sous l'aisselle du côté opposé; de cette manière on ne comprime ni les voies aériennes, ni la jugulaire de l'autre côté, et l'on prévient l'engorgement des veines de la tête, ce qui a fatalement lieu lorsque l'on agit sur les deux jugulaires (fig. 449).

Le point d'élection pour la saignée de la jugulaire externe est placé un peu au-dessous de la partie moyenne du cou. Là, en effet, la veine est plus volumineuse qu'à la partie supérieure; elle est moins entourée de filets nerveux, et plus bas on pourrait s'exposer à un accident formidable, l'introduction de l'air dans le système veineux. On peut choisir indistinctement le côté que l'on veut saigner : seulement si le chirurgien se tient en face du malade, il lui faut faire la saignée du côté gauche pour agir de la main droite, et réciproquement. Faisant incliner un peu la tête du malade du côté opposé à celui qu'on veut saigner, on tend légèrement la peau et la veine avec la main gauche, si l'on saigne le côté gauche, en plaçant le pouce en bas, le doigt indicateur en haut, de manière à fixer la veine, car c'est entre ces deux doigts qu'on doit faire l'incision. De l'autre main on fait une incision transversale, c'est-à-dire perpendiculairement aux fibres du muscle peaucier; en effet, la contraction de ce muscle élargit les bords de l'ouverture, tandis que si ces fibres étaient coupées parallèlement, leur contraction rétrécirait l'incision.

L'incision doit être plus grande et plus profonde que pour

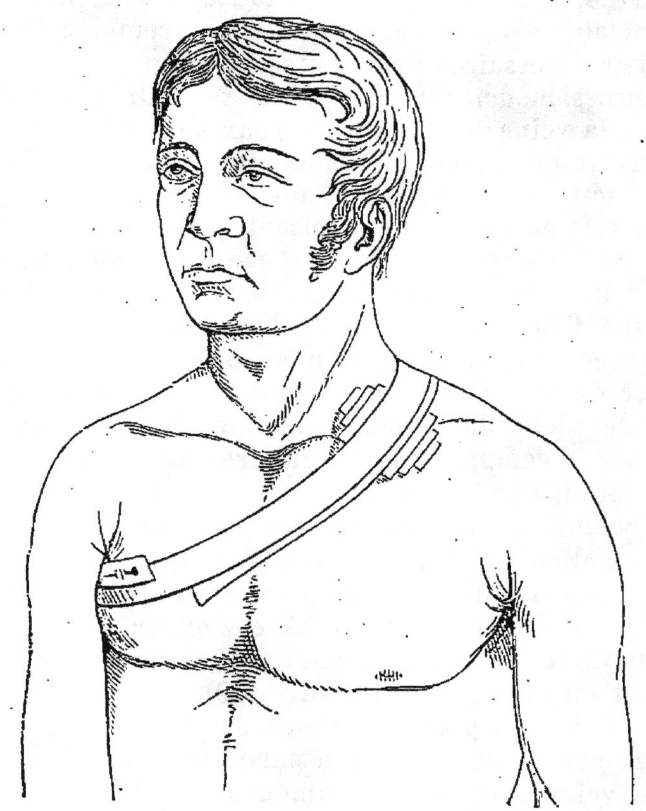

FIG. 449. — Bandage pour la saignée de la jugulaire externe.

la saignée du bras, car la veine jugulaire est plus volumineuse et plus profonde que les veines de l'avant-bras. Quelques chirurgiens recommandent de ne pas percer la veine de part en part, afin d'éviter l'épanchement du sang au-dessous de l'aponévrose cervicale, ce qui pourrait amener des abcès, des fusées purulentes; mais ces craintes sont exagérées.

Lorsque la veine est ouverte, si le sang coule par jet, on le reçoit dans un vase; dans le cas contraire, ce qui arrive le plus souvent, il coule en bavant : alors on le reçoit sur la petite gouttière métallique, ou sur une carte, dont un des bouts est appliqué contre la peau, tandis que l'autre conduit le sang dans le vase. Si le sang avait de la tendance à s'arrêter, il faudrait recommander au malade d'exécuter des mouvements de mastication.

Lorsqu'on veut arrêter la saignée, on applique le doigt sur l'ouverture, on détruit le parallélisme des lèvres des plaies cutanée et veineuse, puis on cesse la compression. On applique sur la plaie une petite compresse carrée, et on la fixe au moyen d'un bandage ou d'une cravate dont le plein est placé sur le côté sain du cou qui vient se croiser sur la compresse, et qu'on fixe sous l'aisselle du côté opposé. Un simple bandage circulaire pourrait arrêter le cours du sang et engorger les veines de la tête. Souvent même on peut se contenter d'une mouche de taffetas d'Angleterre; par ce procédé on a l'avantage de ne pas rétrécir le calibre de la veine, et de faciliter le cours du sang, qui tombe par son propre poids au-dessous de la piqûre. Au bout de vingt-quatre ou trente-six heures la cicatrisation est faite.

Les mêmes accidents que nous avons signalés pour la saignée du bras peuvent se rencontrer ici : seulement la phlébite, l'érésipèle, le phlegmon seront beaucoup plus graves à cause du voisinage du thorax. Il n'y a pas de lésions d'artère à craindre, mais il faut penser à la possibilité de l'entrée de l'air dans la veine, ce qui peut faire périr immédiatement le malade. Toutefois on préviendra toujours cet accident en saignant la veine jugulaire externe à sa partie moyenne, là où elle n'est pas encore très volumineuse et où elle est assez éloignée du thorax; d'ailleurs, il faut toujours avoir soin de boucher l'orifice du vaisseau avant d'enlever la compresse graduée placée entre la plaie et le cœur.

La saignée de la jugulaire est, avec raison, abandonnée; en effet, le sang sort difficilement, en petite quantité, quelquefois même ne sort pas du tout; de plus, comme nous l'avons déjà dit, elle peut exposer les malades aux accidents si graves qui résultent de la pénétration de l'air dans le système circulatoire.

ARTICLE II

DE L'ARTÉRIOTOMIE

Les anciens pratiquaient assez souvent l'*artériotomie;* ils saignaient l'artère mastoïdienne, l'artère radiale. Mais ces opérations sont complètement abandonnées de nos jours; il ne reste plus guère que la saignée de l'*artère temporale* qui soit conservée, et encore est-elle fort exceptionnellement usitée.

Cette artère est située sous la peau, ce qui permet de l'atteindre facilement; de plus elle est placée directement sur un corps dur, l'os temporal, où elle peut être facilement comprimée; il n'existe dans son voisinage aucun organe que l'on craigne de blesser; enfin elle est assez volumineuse pour donner une suffisante quantité de sang.

La saignée de la temporale se fait sur une des divisions antérieures du vaisseau. Là, en effet, l'artère est assez volumineuse et elle est en rapport immédiat avec l'os, tandis que le tronc de cette artère repose, ainsi que la branche postérieure, sur le muscle temporal.

Pour pratiquer cette saignée il faut les mêmes pièces d'appareil que pour la saignée du cou : seulement la compression avant l'opération est inutile. Il est bien entendu que, si on la faisait entre la plaie et le cœur, on empêcherait le sang de couler. On prend, pour maintenir la compresse graduée, une bande longue de 6 à 8 mètres, roulée à deux globes. A la place de la lancette on peut se servir d'un bistouri.

Quand on a choisi l'artère que l'on veut ouvrir, on la fixe comme la veine jugulaire dans la saignée du cou, et l'on fait une incision transversale, c'est-à-dire perpendiculairement au trajet du vaisseau. Le sang coule tantôt par jets saccadés, on le reçoit dans un vase, ou bien en nappe, alors on le recueille avec une carte pliée en gouttière. Si la saignée ne donne pas assez de sang, il faut laver la plaie afin d'enlever les caillots qui oblitèrent l'orifice de l'artère lésée.

Quand la saignée est terminée, si le sang paraît ne pas vouloir s'arrêter, on plonge de nouveau le bistouri dans la plaie, et l'on achève la section du vaisseau; le sang coulant moins fort par une artère entièrement divisée que lorsque le vaisseau n'est qu'incomplètement sectionné. On applique en haut et en bas de la plaie une compresse graduée, qu'on maintient fixée au moyen d'un bandage dit le *nœud d'emballeur*[1]. Comme ce bandage est très pénible pour le malade, il vaut mieux appliquer un bandage circulaire autour de la tête : il est en général suffisant. L'oblitération de l'artère a lieu au bout de huit à dix jours; le seul accident à craindre est l'anévrisme, mais il est rare; la lésion de quelques filets nerveux peut aussi avoir lieu, mais elle est sans importance.

Cette opération est presque entièrement abandonnée, et avec juste raison croyons-nous.

CHAPITRE XXIV

SAIGNÉE LOCALE

On entend par *saignée locale* toute saignée faite dans le but de dégorger principalement la partie affectée, et qui est pratiquée le plus près possible de l'organe malade. On lui donne aussi le nom de *saignée capillaire* : il est vrai qu'elle se pratique, non pas exclusivement sur des vaisseaux capillaires, mais aussi sur des vaisseaux d'un trop petit calibre pour qu'une seule ouverture faite par la lancette donne une quantité suffisante de sang.

Cette saignée s'obtient par l'emploi des sangsues et par les scarifications. Mais, je le répète, comme on ne peut agir que sur des vaisseaux de trop petites dimensions, on est obligé de faciliter l'écoulement du sang en appliquant sur les incisions un appareil qui a reçu le nom de *ventouse*, et dans lequel on raréfie l'air.

Lorsqu'on se sert de sangsues pour faire des saignées capillaires, il est rare que l'on ait besoin d'appliquer des ventouses pour tirer une plus grande quantité de sang; la sangsue fait elle-même l'office de ventouse, et par conséquent, à moins d'indications spéciales, on obtient une quantité de sang presque toujours suffisante.

1. Voyez la figure 109.

ARTICLE PREMIER

DES SANGSUES

La sangsue est un animal de la famille des hirudinées; elle a le corps allongé, mais rétractile, formé d'un très grand nombre de segments. Chacune de ses extrémités est pourvue d'un disque aplati. L'antérieur, plus étroit, porte la bouche; celle-ci, placée au centre du disque, offre trois petites mâchoires cartilagineuses, finement découpées sur leurs bords en dents très aiguës. Le disque postérieur est beaucoup plus large; il sert à la progression. Les hirudinées pourvues de dents et pouvant entamer la peau des animaux forment le genre *Sanguisuga* (Savigny). Les espèces qui sont employées de préférence, car on pourrait, à la rigueur, se servir de toutes, sont au nombre de deux :

1° La sangsue verte, sangsue officinale (*Sanguisuga officinalis*, Sav.; *Hirudo officinalis*, Lin.). Elle a le corps d'un vert peu foncé, le dos marqué de six bandes longitudinales, de couleur ferrugineuse et tachetées de points noirs sur les bords et à leur partie moyenne; le ventre et d'un vert jaunâtre, largement bordé de noir, les segments sont très lisses. C'est la plus grosse du genre.

2° La sangsue grise, sangsue médicinale (*Sanguisuga medicinalis*, Sav.; *Hirudo medicinalis*, Lin.), est d'un vert foncé : son dos est marqué de six bandes longitudinales maculées de taches noires triangulaires; le ventre est verdâtre, maculé et largement bordé de noir; les segments du corps sont hérissés de mamelons grenus [1].

Il ne faut pas confondre ces deux espèces avec la sangsue noire, sangsue de cheval (*Hirudo sanguisuga*, Lin.; *Hæmopis vorax*, Sav.), si commune dans les marais et les eaux douces de France, dont le dos est olivâtre, déprimé, le ventre plus foncé que le dos et immaculé. Cette espèce a été considérée à tort comme causant des accidents qui surviennent à la suite des piqûres de sangsues; car, à la forme émoussée des dents qui garnissent ses mâchoires, on a reconnu qu'il était impossible qu'elle pût entamer la peau de l'homme ou d'aucun vertébré.

1. Voyez Bocquillon, *Manuel d'histoire naturelle médicale*, t. I, p. 66, 1866.

Les sangsues habitent les étangs, les marais; on en trouve quelquefois dans certains ruisseaux, mais c'est dans les eaux stagnantes qu'on les rencontre le plus souvent. On les pêche à la main ou dans des filets de crin tendus sur des cerceaux. D'autres fois on leur jette des foies d'animaux sur lesquels elles viennent s'attacher; mais prises de cette manière, elles sont moins bonnes.

Les grosses sangsues coûtent plus cher que les autres, toutefois on doit leur préférer celles qui sont de moyenne grosseur et très agiles.

La question de la conservation des sangsues est très importante, car il y a déjà quelques années on en a fait une si prodigieuse consommation, que l'on a été obligé d'aller les chercher jusqu'en Turquie et en Bohême; de plus, on en perd quelquefois une très grande quantité. On les conserve en grand dans des réservoirs où leur reproduction peut se faire: les pharmaciens les mettent dans des vases remplis d'eau qui doit être changée assez souvent, et qu'il faut toujours maintenir à l'abri du contact des rayons solaires. M. Piégu les aurait parfaitement bien conservées dans la mousse humide.

Fermond rapporte un très grand nombre d'expériences qu'il a faites à la Salpêtrière; nous allons reproduire ici les points de son travail qui nous ont paru avoir le plus d'importance pour la pratique[1].

Les bassins dans lesquels les sangsues doivent être conservées seront construits de telle manière que ces annélides ne puissent se perdre, que l'eau puisse facilement s'échauffer sans toutefois s'élever à une trop haute température, et sans qu'on puisse y observer des changements trop brusques de température; le fond du bassin sera couvert d'une couche d'argile de 25 à 30 centimètres d'épaisseur; dans ce bassin seront plantés quelques végétaux, tels que massettes, iris de marais, diverses espèces de *chara*. Le *Chara hispida*, dont la tige est chargée d'aiguillons très déliés, et très propre à débarrasser la sangsue de la matière muqueuse qui la recouvre. A l'aide des plantes on assure la nourriture des sangsues, car ces végétaux attirent les insectes dont les larves sont dévorées; d'un autre côté, les végétaux décomposent l'acide carbonique et l'acide sulfhydrique contenus dans l'eau.

1. Fermond, *Monographie des sangsues médicinales*, 1 vol., 1854

Il résulte des expériences de Fermond que ces plantes sont indispensables à la conservation des sangsues, et que ces animaux vivent beaucoup mieux dans l'eau qui n'est pas renouvelée : d'un autre côté, en ne renouvelant pas l'eau, on ne court jamais le risque de perdre les jeunes sangsues, qui au sortir de l'œuf, sont tellement déliées qu'il serait très difficile de les apercevoir dans le courant d'eau qui les emporterait. L'eau de la Seine est préférable à celle du canal et surtout à l'eau de puits. Pendant l'hiver, il faut préserver le bassin, de manière que le froid ne soit jamais intense pour congeler toute l'eau, et encore moins celle dont la glaise est imbibée. Le niveau d'eau des bassins doit être constant, afin d'assurer la conservation des œufs jusqu'à leur entière éclosion.

Peut-on faire servir les sangsues plusieurs fois? Cette question a beaucoup préoccupé les médecins et les pharmaciens : Henry s'est prononcé pour la négative; MM. Pallas et Bouchardat pensent au contraire que les sangsues peuvent servir plusieurs fois. On a proposé de leur faire rendre le sang qu'elles avaient sucé en les pressant entre les doigts, en les déposant sur de la cendre peu chargée d'alcali, ou enfin en les mettant dans de l'eau salée. Mais M. le professeur Bouchardat pense que le meilleur moyen est de les enfermer pendant au moins six mois dans les réservoirs glaisés, de les conserver pendant un autre mois dans l'eau; cet intervalle de temps est suffisant pour que la digestion se soit opérée et qu'elles soient aptes à servir de nouveau. Il est prudent de jeter celles que l'on aurait mises sur des bubons, et en général sur toutes les parties malades, lorsqu'on aura à craindre la contagion.

La gastrotomie a été proposée pour vider l'estomac des sangsues. Je ne sais si ces annélides guérissent facilement après qu'on leur a pratiqué cette opération; toujours est-il que Piégu est arrivé à ouvrir l'estomac des sangsues appliquées sur la peau, sans leur faire lâcher prise; que le sang sortant facilement de la plaie et la sangsue suçant toujours, il a pu par ce moyen obtenir un écoulement de sang très considérable, et en économiser de cette manière une grande quantité. Toutefois cette opération est fort délicate, et elles quittent facilement prise; de plus, il faut que leur estomac soit complètement distendu pour l'ouvrir. Il va sans dire que la section doit se faire sur le dos, car on ne doit pas oublier que chez ces animaux le système nerveux est au-dessous du système digestif.

Moquin-Tandon [1], qui a publié une excellente monographie des hirudinées, dit qu'une sangsue de petite taille peut absorber 2 gr,70 de sang, c'est-à-dire deux fois et demie son poids; qu'une grosse en absorbe la même quantité ou son poids. Mais il faut en outre tenir compte de la quantité de sang qui s'écoule après qu'elles sont tombées, quantité variant avec les prédispositions individuelles, la nature des vaisseaux blessés, les circonstances dans lesquelles on place le malade après la chute des sangsues. Toutes ces considérations sont d'une très grande importance, aussi trouvera-t-on plus loin un paragraphe dans lequel on verra comment on doit favoriser l'écoulement du sang et comment il faut l'arrêter.

Les sangsues peuvent être posées sur toutes les parties du corps, excepté sur le trajet des gros vaisseaux et des gros troncs nerveux. On peut encore les appliquer sur quelques membranes muqueuses facilement accessibles, dans les fosses nasales, sur les amygdales, les gencives, le col de l'utérus, etc.

Nous avons à signaler quelques particularités importantes dans l'application les sangsues sur diverses parties du corps : ainsi, lorsque la peau est fine, doublée d'un tissu cellulaire lâche, succeptible de s'infiltrer facilement de sérosité, leur morsure est le plus souvent suivie d'une infiltration considérable plus effrayante que dangereuse : tels sont les paupières, le scrotum. Dans ces mêmes régions, la piqûre donne souvent lieu à une ecchymose assez large : aussi quelques praticiens ont-ils conseillé de n'en jamais appliquer sur ces parties, de crainte de gangrène. Je ne sais si cette crainte est fondée sur quelques observations ; toujours est-il que j'ai vu fort souvent Gerdy placer des sangsues sur les paupières, l'infiltration était très considérable, mais la résolution se faisait rapidement, et jamais il n'a eu d'accidents à déplorer.

Doit-on appliquer des sangsues sur les parties enflammées? On a craint, et avec plus de raison que dans le cas précédent, la gangrène des téguments : aussi, comme la saignée locale faite autour de la partie malade dégorge aussi bien que si elle était pratiquée sur le mal lui-même, il vaut mieux s'abstenir, autant que possible, d'appliquer des sangsues sur un érésipèle ou sur un phlegmon. D'ailleurs la morsure de ces animaux causerait une douleur qui serait d'autant plus vive que

1. Moquin-Tandon, *Monographie des hirudinées*, 2e édit., 1846. 1 vol. in-8, et atlas in-4 de 14 pl.

l'inflammation serait plus considérable. Il va sans dire qu'il n'est ici question que de l'inflammation des téguments; car, lorsque ce sont des organes internes qui sont malades, c'est toujours le plus près possible et, autant que l'on peut, sur le réseau capillaire de vaisseaux qui vont se rendre à ces organes que les sangsues doivent être placées.

On doit, principalement chez les femmes, éviter d'appliquer des sangsues sur des parties qui restent découvertes, comme le visage, le cou, la partie antérieure et supérieure de la poitrine, l'avant-bras, le dos de la main : car la morsure de ces animaux laisse des cicatrices d'un blanc mat, ineffaçables, et qui souvent deviennent difformes.

La piqûre de la veine jugulaire externe par une sangsue a été suivie, dans un cas, d'une hémorragie que l'on a eu beaucoup de peine à arrêter : aussi ne doit-on jamais les appliquer sur les points où il existe de grosses veines assez superficielles pour que la morsure de ces animaux puisse atteindre les parois du vaisseau.

A moins d'absolue nécessité, il faut éviter d'en faire usage sur les parties où l'on pense qu'une opération pourra être nécessaire, car le sang épanché autour des piqûres masquerait les tissus sur lesquels on aurait à porter l'instrument tranchant.

La vascularité de la région où l'on veut faire une évacuation sanguine doit toujours déterminer le praticien à prescrire une plus ou moins grande quantité de sangsues. C'est ainsi que, dans les régions vasculaires, il ne faut en mettre qu'un petit nombre; tandis qu'au contraire, dans celles où il n'existe que peu de vaisseaux, où la peau est doublée d'une très grande épaisseur de tissu cellulo-graisseux, elles doivent être prescrites en grand nombre. L'âge, la constitution du sujet, la finesse de la peau, doivent également entrer en ligne de compte dans les déterminations du médecin.

La difficulté de poser des sangsues à la surface des membranes muqueuses, la répugnance qu'éprouvent les malades à se laisser introduire ces animaux dans la bouche, font qu'elles ne sont que très rarement appliquées sur les gencives, sur les amygdales, etc.; elles sont plus facilement placées sur le col de l'utérus.

Mode d'application. — Pour appliquer les sangsues, il faut laver la région avec un peu d'eau tiède; si la peau est couverte de poils, on les rasera soigneusement, puis on la lavera; lorsque les sangsues sont vives, bien affamées, elles prennent facilement sans qu'il soit besoin d'autres précautions; dans le cas contraire, il faudrait frictionner légèrement les téguments avec un peu d'eau tiède, puis les essuyer. On a quelquefois l'habitude d'étendre sur les téguments un peu de lait ou d'eau sucrée, mais cette précaution est au moins inutile; si les sangsues ne voulaient pas mordre, il serait préférable de prendre un peu de sang pour en couvrir la peau. Lorsque les sangsues devront être appliquées sur une partie déjà couverte d'un corps gras, il faut laver la région avec un peu d'eau de savon, l'essuyer et la laver une seconde fois avec de l'eau tiède pour dissoudre entièrement l'alcali.

Les sangsues seront placées dans un linge où elles seront roulées, afin de les essuyer et de les exciter légèrement; il est même bon de les tenir quelque temps hors de l'eau, pour les affamer, puis on les met en contact avec la peau. Il ne faut pas cependant qu'elles restent à sec plus de trois ou quatre heures.

Les sangsues devront être posées en masse ou une à une. Quand on devra appliquer plusieurs sangsues à la fois, on les mettra dans un verre dont la grandeur sera en raison directe de l'étendue de la partie sur laquelle on voudra les placer. Le vase sera renversé sur les téguments, et bientôt on ne tardera pas à les voir fixer leur ventouse postérieure au haut du verre et venir mordre la peau par leur ventouse antérieure; les morsures seront disposées circulairement autour du bord du verre. S'il arrivait que quelques-unes d'entre elles restassent au fond du verre, il serait facile de les faire descendre en refroidissant le sommet du vase à l'aide d'un corps froid.

Le procédé que nous venons de décrire est commode, mais il présente l'inconvénient de réunir des morsures dans un espace souvent trop rétréci, et de les disposer d'une manière qui, dans certaines circonstances, serait trop régulière; d'ailleurs il n'est pas applicable à tous les cas. Nous allons examiner un autre procédé non moins commode et qui ne présente pas les inconvénients qui ont été mentionnés plus haut : on place les sangsues dans une compresse dont les dimensions sont un peu plus grandes que celles de la partie dont on veut tirer du sang; puis on renverse la compresse de manière à mettre ces annélides en conctact avec les téguments. Les sangsues seront maintenues fixées dans la paume de la main, et les doigts appuyant sur les bords de la compresse les empêcheront de fuir et de se disséminer sur les régions voisines.

Il peut arriver que les sangsues placées aux environs des orifices naturels pénètrent dans leur intérieur ; donc lorsqu'on les met dans une région où cet accident est à craindre, il faut les surveiller attentivement. Dans l'application des sangsues à l'anus, et c'est à cette région que l'on doit le plus souvent se mettre en garde contre l'accident signalé plus haut, on a conseillé de fermer l'orifice du rectum avec un petit tampon de charpie renfermé dans un linge huilé. Toutefois, on prend rarement cette précaution, et l'on n'a pas à s'en repentir, car l'odeur des matières fécales éloigne les annélides, et la contraction du sphincter suffit le plus souvent pour les empêcher de pénétrer dans l'intestin.

Les sangsues peuvent être également appliquées une à une. Ce procédé est plus douloureux que le précédent, car dans le premier cas elles mordent presque toutes à la fois, tandis que dans le second cas elles ne mordent que les unes après les autres. On doit néanmoins préférer cette manière de faire lorsque les sangsues sont en petit nombre et qu'elles doivent être appliquées sur un point bien circonscrit, enfin lorsqu'on les pose sur les membranes muqueuses.

On peut appliquer les sangsues en les saisissant par la queue, et en dirigeant leur ventouse inférieure vers les parties qui doivent être mordues ; mais comme leur peau est très glissante, on a de la peine à saisir convenablement l'animal, aussi vaut-il mieux l'envelopper d'un linge.

Un bon procédé consiste à mettre la sangsue dans un tube de verre, la ventouse buccale dirigée vers les téguments, et le tube immédiatement appliqué sur la peau ; par ce moyen, on est toujours sûr de faire mordre le point où l'on veut tirer du sang. Une carte roulée peut remplir tout aussi bien le rôle du tube de verre, et se trouve beaucoup plus facilement. Lorsque la peau est entamée, on enlève le tube ou la carte ; cette dernière est encore plus commode, en ce qu'on peut la dérouler, et qu'il n'y a pas la crainte de faire lâcher prise à la sangsue en la tiraillant. Lorsque les sangsues doivent être mises sur des parties profondes, il faut faire attention à garantir les parties voisines. Le spéculum, que l'on introduit dans le vagin quand on les applique sur le col utérin, protège les parties environnantes du col, dilate le vagin, et enfin permet une surveillance toujours nécessaire.

Dès que la sangsue est mise sur les téguments, elle s'arrête, fixe sa queue sur l'épiderme ; ses lèvres adhèrent à la peau, et ses dents ne tardent pas à l'entamer, et continuent d'agir jusqu'à ce quelles aient ouvert un assez grand vaisseau pour que l'animal puisse sucer le sang. Cette section de la peau est quelquefois très douloureuse, alors que la succion est à peine sensible.

Les sangsues ne prennent pas avec une égale facilité chez les différents sujets : chez les enfants elles mordent très vite, sucent beaucoup de sang en peu de temps, et les plaies qu'elles laissent après leur chute sont très profondes; elles mordent plus difficilement chez les adultes, et encore plus chez les vieillards. Chez les femmes, elles prennent plus facilement que chez les hommes.

Pendant la succion, il faut avoir soin de ne pas les remuer, on les dérangerait et on leur ferait lâcher prise : aussi est-ce une mauvaise méthode que de les toucher à plusieurs reprises pour exciter la succion, car il arrive fort souvent qu'on leur fait abandonner la plaie. Il est vrai que quelquefois des sangsues percent la peau en plusieurs endroits, mais presque toujours celles-ci tombent sans être gorgées de sang, et les plaies qu'elles font ne sont jamais assez profondes pour permettre à une quantité notable de sang de s'écouler : aussi est-il préférable, quand on veut avoir une émission sanguine abondante, de retirer cette sangsue et de la remplacer par une autre. La succion dure de trois quarts d'heure à deux heures; mais elle n'est pas toujours également active, il existe fort souvent des intervalles de repos après lesquels elle reprend toute son activité première.

Dans le but de procurer l'évacuation d'une grande quantité de sang, quelques chirurgiens ont proposé de couper la queue des sangsues, oubliant que cette opération leur fait lâcher prise. Piégu, ainsi que nous l'avons dit, leur ouvre l'estomac, et obtient l'écoulement d'une quantité considérable de sang; mais cette opération délicate est loin de réussir toujours.

Lorsque les sangsues sont gorgées de sang, elles se détachent et tombent d'elles-mêmes; quelquefois, cependant, quoique très fortement distendues, elles restent fixées à la peau. On pourra leur faire lâcher prise en les saupoudrant avec un peu de tabac à priser ou de sel marin; il faut bien se garder de les arracher, car on déchirerait leurs mâchoires qui resteraient dans la plaie, et celle-ci aurait alors beaucoup de peine à guérir. S'il survenait quelques accidents causés par la sensibilité du malade, ou par sa répugnance pour les sangsues, il faudrait les faire tomber de la même manière, sauf à pratiquer une saignée locale par un autre procédé.

La plaie qui succède à la morsure de ces animaux présente la forme d'un triangle équilatéral de chacun des angles duquel partiraient des lignes qui se réuniraient au centre; elle donne issue à une quantité de sang variable avec l'âge et la constitution du sujet, la vascularité de la région, la vigueur de la sangsue. Ce sang coule toujours en nappe, à moins que quelque vaisseau artériel un peu volumineux n'ait été blessé, ce qui est assez rare.

Lorsqu'on veut arrêter immédiatement l'écoulement du sang, il suffit de laisser les plaies exposées au contact de l'air; si ce moyen est insuffisant, il faut avoir recours à d'autres procédés; nous les décrirons tout à l'heure avec les accidents qui peuvent survenir après l'application des sangsues.

Il est rare que la perte de sang causée par la succion soit assez considérable : aussi faut-il la plupart du temps favoriser l'écoulement du sang, et quelquefois même appliquer une ou plusieurs ventouses, afin d'en tirer une plus grande quantité. Mais il peut arriver que, malgré les précautions les mieux dirigées, on ne puisse faire couler de sang, soit que les morsures n'aient pas été profondes, soit que le sang se coagule avec une très grande rapidité. Il faut alors réappliquer d'autres sangsues, ou déterminer une évacuation sanguine par un autre moyen.

Lorsqu'il est nécessaire de tirer une quantité de sang plus grande que celle qui a été sucée par la sangsue, on favorise l'écoulement de plusieurs manières : on peut faire sur les plaies des lotions continuelles d'eau chaude, exposer cette partie à la vapeur de l'eau presque bouillante, l'immerger, s'il est possible, dans un bain local. Quand la disposition des parties ne permet pas d'employer ces derniers moyens, on se borne à laver sans cesse les piqûres avec de l'eau tiède, et à enlever, en les frottant doucement avec un linge mouillé, les caillots qui empêchent le sang de couler. Comme les malades sont le plus souvent couchés, on remplace presque toujours les lotions par l'application de cataplasmes émollients que l'on renouvelle au moins toutes les deux heures : on évite ainsi de mouiller le lit. Toutefois les cataplasmes n'empêchent pas oujours le sang de se coaguler avec rapidité.

Accidents. — Les accidents qui accompagnent l'application des sangsues, et dont nous parlerons ici, sont l'*hémorragie* et l'*inflammation;* car les symptômes nerveux que présentent les individus à sensibilité excessive sont assez rares, et l'on peut les faire cesser, ainsi que nous l'avons vu plus haut, en faisant lâcher prise aux annélides.

1° *Hémorragie.* — Après l'application des sangsues, l'écoulement sanguin est souvent assez considérable pour qu'il soit nécessaire d'en suspendre le cours. On emploie pour cela différents moyens; le plus fréquent consiste à appliquer sur les plaies un petit morceau d'agaric, de chiffon brûlé, ou une toile d'araignée que l'on maintient, quand faire se peut, par de petites compresses graduées, fixées par un bandage contentif. On peut encore toucher la plaie avec du coton imbibé d'une solution de perchlorure de fer, ou saupoudrer sa surface avec une poudre styptique et astringente, telle que l'alun, le sulfate de fer, le carbonate de fer, on peut encore employer une poudre inerte qui fasse magma avec le sang, comme l'amidon, la colophane.

Soit que le sang ait été appauvri et qu'il se coagule difficilement, soit que la sangsue ait ouvert un vaisseau artériel un peu volumineux, ces moyens sont souvent insuffisants; alors on saisit entre les mors d'une petite pince les lèvres de la plaie, et on maintient la compression pendant quelques minutes, ou bien on fait une ligature qui embrasse toute la partie comprise entre les mors de la pince. D'autres fois il faut cautériser, et si la pierre infernale ne suffit pas, on emploie un stylet rougi au feu. Vidal (de Cassis) conseille un procédé fort simple et qui est ordinairement suivi de succès : il taille de petits cônes d'agaric, les place dans la morsure triangulaire, les recouvre de poudres styptiques, place par-dessus un morceau plus grand d'agaric qu'il maintient serré à l'aide d'un bandage approprié.

C'est surtout chez les enfants qu'il est important de surveiller l'écoulement du sang, car non seulement les sangsues font chez eux des morsures plus profondes que chez les adultes, mais leur sang aurait moins de tendance à se coaguler; il faut aussi remarquer qu'ils sont moins propres que les adultes à avertir les personnes qui les entourent, et que chez eux l'hémorragie a des suites toujours très fâcheuses. Il faut également tenir la même conduite à l'égard des sujets trop affaiblis, chez lesquels on aurait appliqué des sangsues sur une partie abondamment pourvue de vaisseaux.

Lorsque les pièces d'appareil sont très épaisses, il arrive aussi que le malade a perdu une énorme quantité de sang sans qu'on ait pu s'en apercevoir : aussi, je le répète, faut-il surveiller avec soin l'écoulement, et c'est pour avoir manqué à ce précepte qu'on a eu quelquefois à déplorer des accidents fort graves.

Quant à la *douleur* qui persisterait après la lésion d'un petit filet nerveux, on la ferait bientôt disparaître en achevant la section du nerf (?).

2° *Inflammation*. — Aussitôt que les sangsues sont tombées, il survient un léger gonflement des parties lésées; en général, au bout de quarante-huit heures la douleur et la tuméfaction disparaissent; on trouve alors autour de la piqûre une ecchymose violette qui ne tarde pas à s'effacer, et il reste une petite cicatrice blanchâtre indélébile. Mais les choses ne se passent pas toujours ainsi; les bords de la morsure peuvent s'enflammer, ils finissent par suppurer, et la plaie se trouve convertie en un petit ulcère quelquefois fort long à se cicatriser. D'autres fois, enfin, l'inflammation s'étend aux environs, et chaque petite plaie devient le point de départ d'un phlegmon circonscrit. Cette inflammation doit être combattue par des cataplasmes émollients, et si le phlegmon était trop considérable, il faudrait diriger contre lui un traitement approprié, et ne plus s'occuper des morsures des sangsues.

Il faut bien le dire, cet accident est rare et n'arrive guère que lorsque l'on a posé un trop grand nombre de sangsues sur un espace peu étendu, ou bien chez des personnes prédisposées aux affections inflammatoires. Dans quelques cas, la simple piqûre d'une sangsue peut donner lieu à un érésipèle traumatique, surtout si ces érésipèles règnent épidémiquement dans les grands hôpitaux.

Effets thérapeutiques des sangsues. — Les sangsues sont employées :

1° Pour déterminer un dégorgement local; dans ce cas elles doivent être appliquées tout près de la partie malade, et en nombre assez considérable pour obtenir un écoulement de sang suffisant. Sanson obtenait des écoulements de sang permanents en appliquant ainsi un petit nombre de sangsues sur la partie malade : dès qu'une sangsue était tombée, il la remplaçait par une autre, et ainsi de suite, quelquefois pendant vingt-quatre heures. Ce moyen qui, dans une multitude de circonstances, a produit d'excellents résultats, ne pourrait certainement pas être employé chez les sujets trop affaiblis et chez lesquels on craindrait de voir le sang s'arrêter difficilement.

2° Les sangsues sont appliquées comme moyen dérivatif; alors elles doivent être mises à une certaine distance du point malade; c'est ainsi qu'on les applique à l'anus dans les congestions cérébrales, à la partie interne des cuisses, dans l'aménorrhée, etc.

3° Enfin, on conseille les sangsues à titre de saignée générale chez les sujets pléthoriques et qui redoutent la saignée. Dans ce cas, peu importe le point sur lequel on les applique; il faut seulement faire attention à choisir une partie pourvue d'un grand nombre de vaisseaux; c'est à l'anus qu'elles sont mises de préférence.

Quelques praticiens ont pensé que les sangsues ne pouvaient être remplacées par aucun autre moyen thérapeutique. En effet, elles produisent une irritation qui a été regardée comme fort importante; mais les mouchetures et les scarifications sur lesquelles on applique des ventouses irritent aussi la peau et permettent d'extraire une quantité de sang que l'on peut plus facilement évaluer. Si donc les sangsues doivent être préférées aux ventouses, ce n'est que dans le cas où la ventouse ne pourrait être appliquée à cause de la forme des parties.

Il arrive quelquefois que les sangsues s'introduisent dans les ouvertures naturelles : ainsi on en a vu entrer dans le pharynx d'individus qui buvaient dans des ruisseaux, dans l'œsophage et jusque dans l'estomac; on cite même des cas dans lesquels elles s'étaient introduites dans les voies aériennes. Outre l'irritation que l'animal en contact avec les membranes muqueuses est susceptible de produire, il peut survenir des hémorragies très inquiétantes, et la suffocation peut être le résultat de leur introduction dans le larynx. Il faut donc remédier rapidement à cet accident. Une solution de sel marin suffira lorsque la sangsue aura pénétré dans les voies digestives; mais si elle se trouvait dans la trachée, il ne faudrait pas hésiter à pratiquer l'opération de la trachéotomie.

Nous avons vu plus haut quels étaient les moyens de prévenir l'introduction de sangsues dans le rectum lorsqu'on en fait une application à la marge de l'anus, et si cet accident survenait, un lavement d'eau salée suffirait pour détacher la sangsue. Quoi qu'il en soit, quand bien même on pourrait atteindre l'extrémité de l'animal avec des pinces, il faudrait se garder d'exercer des tractions trop fortes, de crainte de lui déchirer la bouche; car la présence des mâchoires dans la plaie pourrait causer des accidents inflammatoires.

ARTICLE II

DES VENTOUSES

On appelle *ventouse* un récipient ordinairement en forme de cloche, qu'on applique sur une partie plus ou moins étendue de la surface du corps, et dans lequel on raréfie l'air, de manière à faire affluer le sang dans toutes les parties qu'il recouvre.

Les ventouses sont dites *sèches* lorsque les téguments sur lesquels elles sont appliquées ne présentent point de solution de continuité; au contraire, lorsqu'on a fait préalablement des incisions sur les parties qui doivent être recouvertes par les ventouses, celles-ci sont désignées sous le nom de *ventouses scarifiées*.

Nous appellerons *ventouses à pompe* les ventouses auxquelles on a adapté un corps de pompe pour raréfier l'air.

ARTICLE III

VENTOUSES SÈCHES

On donne le nom de *ventouses sèches* aux ventouses qui sont appliquées sur les téguments, de manière à faire rougir la peau et à déterminer sa congestion en y appelant les fluides.

Le plus souvent les ventouses ne sont autres que des petits vases de verre en forme de cloche, surmontés ou non d'un bouton de même substance, ayant à leur base un diamètre de 4, 6 ou 8 centimètres, et offrant à leur partie supérieure une moitié de sphère à diamètre plus grand que l'ouverture de la base (fig. 450). Il est évident qu'on peut se servir de tout autre vase, pourvu que ses dimensions ne soient pas trop grandes et que l'orifice ne soit pas trop large : un petit verre à boire pourrait, faute de mieux, être employé.

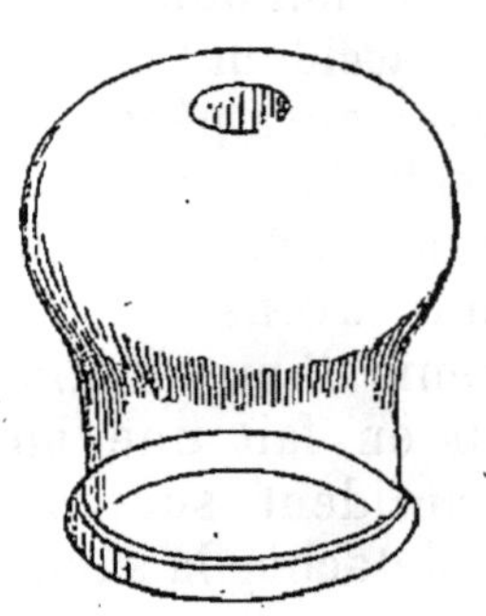

Fig. 450.
Verre à ventouses.

Il est très facile de raréfier l'air contenu dans ces divers récipients; on y arrive en faisant brûler, dans la ventouse ou dans le vase qui doit en tenir lieu, un morceau d'étoupe ou de charpie imbibé d'alcool, ou plus simplement en enflammant de l'alcool ou de l'éther mis en petite quantité dans ce vase, ou bien enfin en y plaçant un petit morceau de papier fin préalablement allumé. Mais ces différents procédés ont l'inconvénient d'échauffer les bords de la ventouse, ce qui pourrait brûler les téguments et produire des escarres. Il vaut mieux placer l'ouverture de la ventouse sur une lampe à alcool (fig. 451), laisser la flamme pénétrer dans l'intérieur du

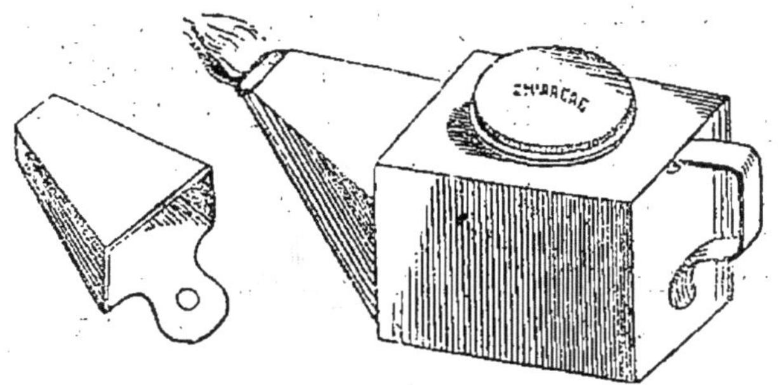

FIG. 451. — Lampe à alcool pour appliquer les ventouses.

vase pendant quelques secondes : de cette façon l'air se trouve suffisamment raréfié.

Dès que le vide est fait, il faut appliquer la ventouse sur les téguments, ayant surtout soin que les bords soient parfaitement en contact avec la peau, car l'air pénétrerait dans l'intérieur du vase et l'on serait obligé de recommencer : aussi est-il bon, avant de raréfier l'air de l'appareil, de le poser sur les téguments, afin d'être certain qu'il est possible de les mettre parfaitement en contact.

Aussitôt la ventouse appliquée, la peau s'élève dans son intérieur, se congestionne, devient violette. On laisse le verre deux ou trois minutes en place, et pour le retirer il suffit de déprimer les téguments sur un des côtés pendant que de l'autre main on fait basculer le vase en sens inverse. L'air pénètre ainsi dans la cloche, et la ventouse se détache aussitôt; la peau reprend son niveau primitif, mais elle reste violette, et au bout de quelques jours cette coloration ecchymotique a complètement disparu.

Nous devons mentionner ici une espèce de ventouse très ingénieuse imaginée par M. Blatin. Elle consiste en un petit vase hémisphérique très épais, de caoutchouc vulcanisé, et dont l'orifice est maintenu écarté par un fil métallique flexible,

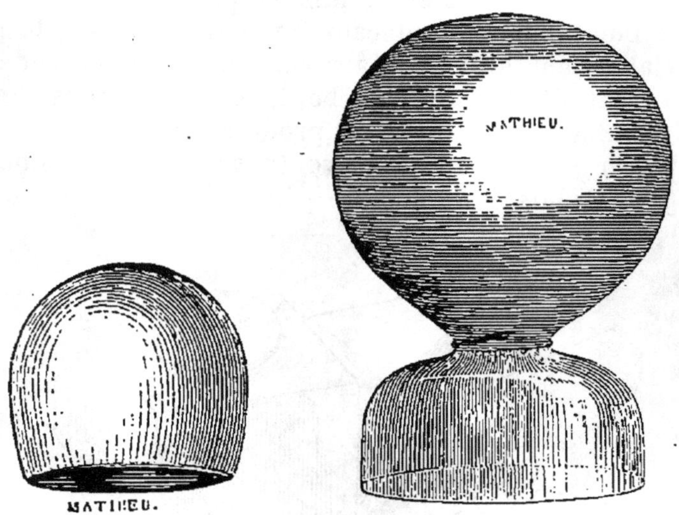

FIG. 452. — Ventouse Blatin.

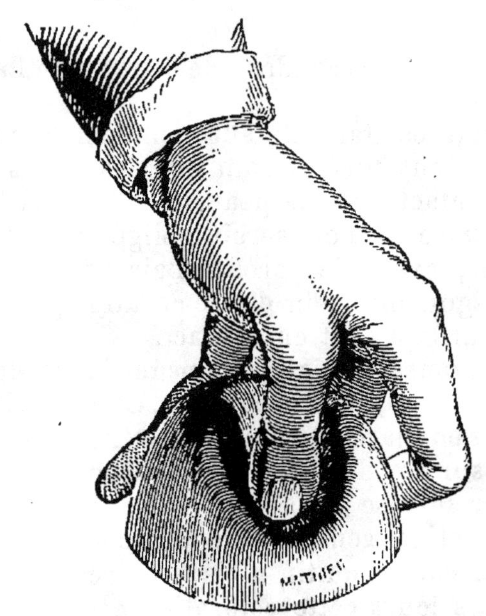

FIG. 453. — Application de la ventouse Blatin.

contenu dans l'épaisseur du bord de ce vase (fig. 452). Pour faire usage de cette espèce de ventouse, on comprime le caoutchouc avec la main, de manière à mettre les parois du vase en contact, puis on l'applique ainsi sur les téguments; l'élasticité du caoutchouc étant assez grande pour triompher de la pression atmosphérique, le vide se fait naturellement (fig. 453).

Nous reprochons à cet instrument de n'être pas transparent; on ne peut apprécier le degré de turgescence de la peau, et l'on ne peut connaître la quantité de liquide qui se serait écoulé par les scarifications, si l'on voulait user de ce moyen pour tirer une certaine quantité de sang. Toutefois nous conseillons aux médecins qui pratiquent loin des grands centres de population, où ils ne pourraient se procurer à l'instant même des appareils convenables, d'avoir toujours à leur disposition quelques-unes de ces ventouses, afin de s'en servir dans les cas où leurs appareils de verre, nécessairement fragiles, viendraient à être brisés.

Ajoutons qu'à la cloche de verre ordinaire on peut adapter une poche de caoutchouc destinée à faire le vide (Mathieu).

Les ventouses ne peuvent pas être appliquées indifféremment sur toutes les régions du corps : il est impossible de les employer partout où il existe des saillies osseuses, partout où il n'y a pas une surface assez large pour que l'orifice du vase soit en contact parfait avec les téguments. Ainsi, chez les sujets amaigris, les ventouses ne peuvent pas être appliquées sur les parois thoraciques, à cause de la saillie des côtes. Il est souvent fort difficile de les poser sur les parois du crâne, à cause de la forme des parties.

Cependant les perfectionnements qui ont été apportés dans la confection des appareils ont permis de poser des ventouses sur des points où l'application a été longtemps considérée comme impraticable.

M. Bondu, par exemple, a fait connaître une très heureuse addition aux verres à ventouses. C'est un tube de caoutchouc très court, épais à l'une de ses extrémités, beaucoup plus mince à l'autre, qui s'adapte par son extrémité la plus épaisse à la partie inférieure du vase où il se trouve solidement fixé par l'élasticité même du caoutchouc, tandis que par l'extrémité la plus mince il est appliqué sur les parties dont il peut facilement prendre la forme en raison de sa souplesse.

Ventouse à pompe. — Cet instrument se compose de la ventouse ordinaire surmontée d'une tubulure garnie d'un robinet de cuivre que l'on peut ouvrir et fermer à volonté; d'un corps de pompe aspirante (fig. 454, A, B) qui s'adapte à la tubulure, soit au moyen d'un pas de vis, soit à frottement. Pour appliquer cet instrument, il est inutile de raréfier l'air au moyen de la chaleur; il suffit de placer la ventouse sur la peau et de faire jouer le piston pour opérer le vide. Lorsqu'on veut enlever la ventouse, on ouvre le robinet; l'air entre par la partie supérieure et rétablit l'équilibre, et la cloche se détache facilement. Lorsqu'on se sert de cette ventouse pour tirer le sang des scarifications, on fait le vide au fur et à mesure que le sang pénètre dans la cloche,

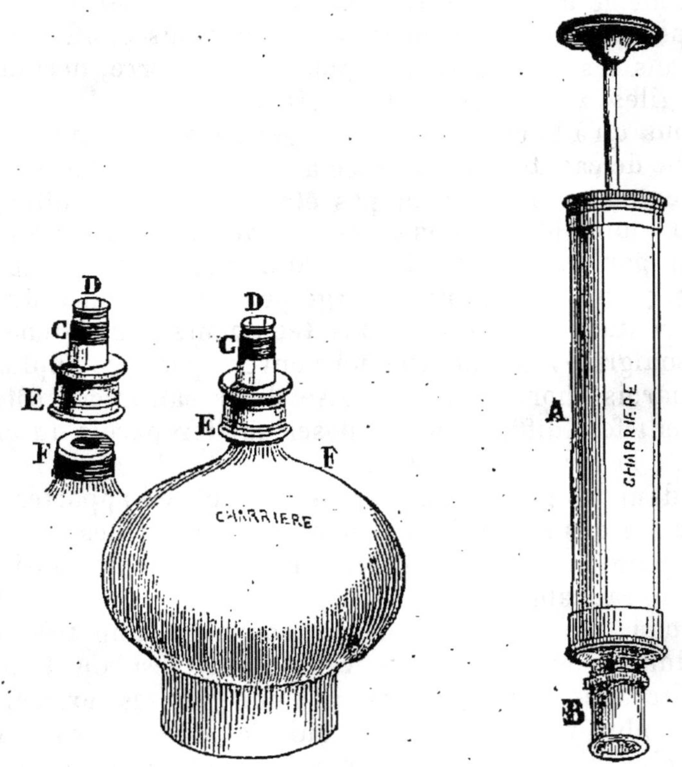

FIG. 454. — Ventouse à pompe de Charrière.

et lorsqu'elle est presque pleine on la détache en ouvrant le robinet, on la nettoie et on la réapplique de nouveau.

Il est inutile d'avoir plusieurs corps de pompe lorsqu'on a besoin d'appliquer plusieurs ventouses, un seul suffit; il faut seulement que celui-ci puisse s'adapter à toutes les tubulures des cloches dont on veut faire usage; le robinet de la tubulure doit être fermé quand on enlève le corps de pompe.

Cet instrument est commode, d'un emploi facile, mais il est cher et se dérange facilement; c'est pourquoi son usage est peu répandu, malgré les nombreux perfectionnements que Charrière y a apportés, soit dans la confection des soupapes, soit dans celle des pistons (fig. 454).

Un autre inconvénient attaché aux anciennes ventouses à pompe tenait à ce que les soupapes étaient adhérentes aux verres ou à un ajutage métallique cimenté sur les verres; aussi lorsqu'il fallait nettoyer le sang contenu dans les verres, il arrivait souvent que la soupape éprouvait des avaries. Cette imperfection a encore été corrigée par Charrière; il perfore le sommet du verre et place à l'intérieur une soupape que l'on monte à frottement.

Les verres étant indépendants de toute garniture, on peut facilement les nettoyer : on peut encore les remplacer, car le rodage intérieur étant uniforme, les soupapes et les robinets peuvent toujours s'y ajouter indistinctement à frottement, quelle que soit la forme ou la grandeur des verres.

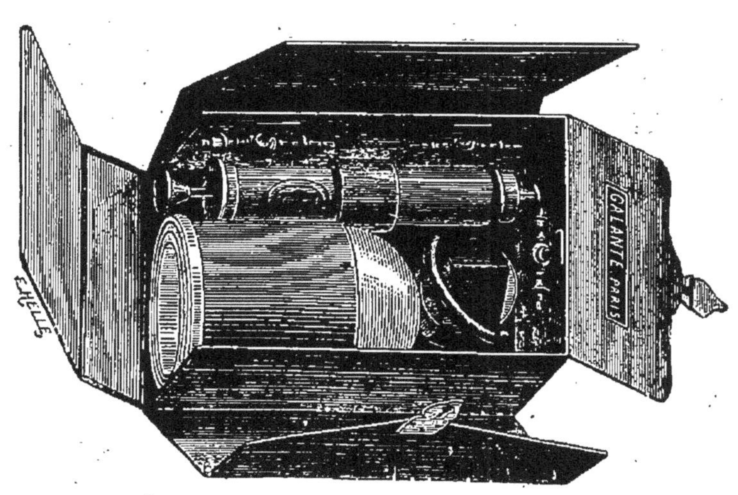

FIG. 455. — Boîte à ventouses de M. Cousin.

Notons enfin que sur les indications du docteur Cousin, M. Galante a pu simplifier et rendre portative la caisse renfermant les ventouses; en utilisant d'une part les modifications de Charrière et en se servant d'autre part d'une série de verres régulièrement calibrés et pouvant s'emboîter les uns dans les autres, de manière à n'occuper qu'un espace restreint.

Au lieu d'appliquer directement le corps de la pompe aspirante sur le verre à ventouses, on a imaginé de faire préalablement le vide dans un vase métallique d'une capacité assez considérable. Lorsque le vide est fait, on établit une communication entre ce vase, désigné par les fabricants sous le nom assez bizarre de *réservoir du vide*, et le verre à ventouses, à l'aide d'un tube de caoutchouc muni d'un robinet; aussitôt que le robinet est ouvert, l'air contenu dans la ventouse se précipite dans le vase et la turgescence des tissus est instantanée. Cet instrument prévient les ébranlements que les coups de piston pourraient communiquer aux parties sur lesquelles on veut appliquer des ventouses.

Térabdelle. — M. Damoiseau (d'Alençon) a fait construire un instrument spécial, qu'il désigne sous le nom de *térabdelle* et qui n'est, en somme, qu'une petite machine pneumatique destinée à faire un vide plus continu et plus exact que celui qu'on obtient à l'aide des appareils précédents.

Cette térabdelle (fig. 456) se compose : 1° de deux corps de pompe A, A, fixés sur un piédestal destiné à reposer sur le sol. Ces corps de pompe communiquent par deux longs tubes flexibles F, F, avec deux verres à ventouses E, E.

2° De deux pistons B, B, montés aux deux bouts d'une tige métallique, et ajustés dans les deux corps de pompe.

3° D'un levier à main vertical en forme de brimbale, etc., tournant d'un bout sur un pivot fixé au piédestal, et de l'autre mis en mouvement par les deux mains de l'opérateur ou de son aide. Il sert à imprimer aux deux pistons le mouvement de va-et-vient nécessaire à la marche de l'appareil.

Chaque corps de pompe est muni de deux soupapes, D, G; l'une est destinée à l'aspiration, D, et reçoit l'extrémité du tube en caoutchouc qui communique avec la ventouse; l'autre, G, évacue l'air aspiré à l'extérieur.

4° Enfin, d'une soupape ou robinet, destiné à la réintroduction de l'air, et disposé en forme de vis échancrée, *a*, est placé sur la garniture en cuivre du tube qui se rend aux verres à ventouses.

Ces derniers sont assez larges, et offrent des bords repliés à la manière des rebords de chapeau, afin d'éviter une pression trop douloureuse sur les tissus.

On conçoit que la forme de ces verres doit varier avec celle des parties sur lesquelles on veut les appliquer.

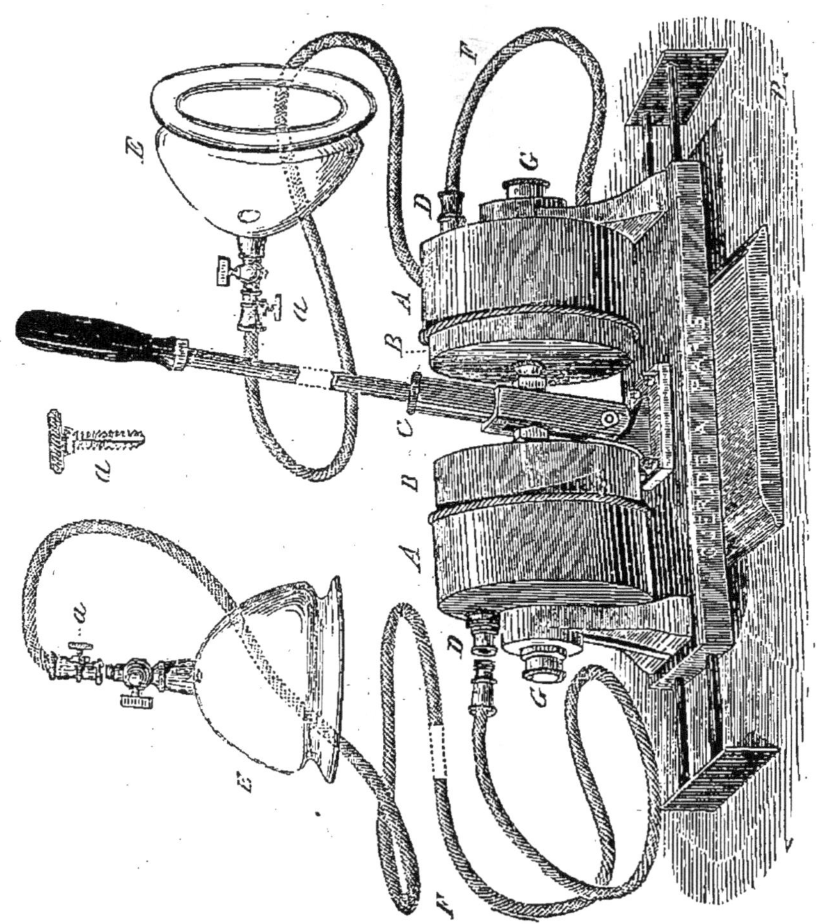

Fig. 156. — Térabdelle de M. Damoiseau.

Il est évident que cet appareil est fort compliqué, d'un emploi difficile et d'un prix élevé, ce qui en limite beaucoup l'usage. Aussi a-t-on cherché à le rendre plus petit, plus portatif, et par conséquent, moins coûteux.

Tel est le but que s'est proposé d'atteindre M. Hamon, et ajoutons qu'il nous paraît avoir assez bien réussi.

« Au lieu des deux corps de pompe que réunit l'appareil de M. Damoiseau, le mien, dit-il, n'en a plus qu'un seul, dont la puissance d'aspiration, cependant, ne semble nullement inférieure à celle de l'instrument qui m'a servi de modèle.

» Au lieu de reposer sur le sol, ainsi que ce dernier, le mien, par le moyen d'un système très simple, se fixe, par un

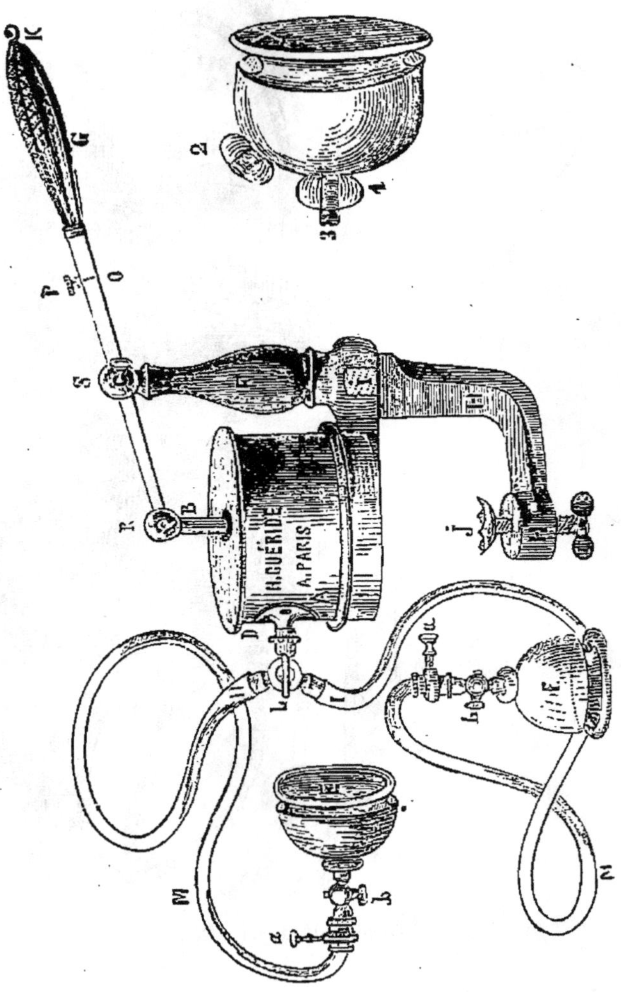

Fig. 457. — Appareil de M. Hamon.

crampon à vis, sur le bord d'une table, au besoin même, sur le rebord du siège de la première chaise venue.

» Cet appareil est si peu volumineux, que ses diverses pièces, une fois démontées, peuvent trouver place dans les poches de nos vêtements (fig. 457).

Ventouse à succion. — Nous avons déjà dit quelques mots de la ventouse de caoutchouc de M. Blatin ; nous avons signalé les avantages et les inconvénients de cet instrument. Depuis l'invention de cet appareil, les fabricants ont utilisé les pro-

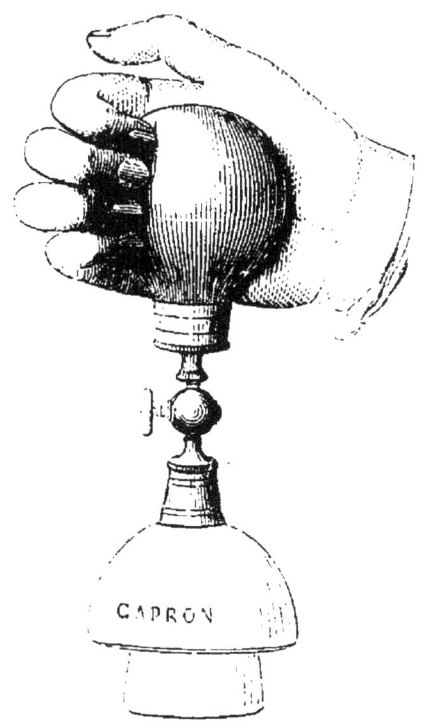

FIG. 458. — Ventouse à succion.

priétés du caoutchouc pour faire le vide, et à l'exposition de 1855 figuraient dans les vitrines de MM. Charrière et Capron des verres à ventouses dans lesquels on faisait le vide à l'aide d'une bulle de caoutchouc.

M. Capron s'est beaucoup appliqué à perfectionner ce petit instrument très portatif, et qui n'est pas susceptible de se déranger comme la pompe que nous venons de décrire. Voici en quoi il consiste : Une boule de caoutchouc pourvue de deux soupapes, l'une aspirante, l'autre foulante, est adaptée à un verre à ventouses muni d'un robinet. Quand on veut se servir de cet appareil, on saisit la boule à pleine main, et on la presse en y plongeant les doigts de manière à mettre les deux faces internes en contact. Le verre est alors appliqué sur les téguments. L'élasticité du caoutchouc permet à la boule de reprendre son volume primitif, par conséquent le vide se fait sous la cloche (fig. 458).

La disposition des soupapes est telle, qu'il n'est pas besoin de retirer la cloche pour faire de nouveau le vide. En effet, la soupape inférieure ferme la cloche, tandis que la soupape supérieure permet à l'air contenu dans la bulle élastique de s'échapper au dehors; de cette manière on peut presser la bulle à plusieurs reprises et faire un vide aussi complet que possible.

Ventouses Junod. — Depuis longtemps déjà on emploie des ventouses que l'on peut appliquer sur une surface très étendue, à tout un membre, par exemple. Ces ventouses, dues à M. Junod, sont constituées par un cylindre de cuivre dans lequel on peut emprisonner un ou même plusieurs membres; une manchette de caoutchouc très souple occupe l'extrémité supérieure du cylindre, et doit être appliquée autour du membre, de manière que la cavité de la ventouse n'ait aucune communication avec l'extérieur. L'air de cette cavité est raréfié au moyen d'une pompe aspirante, et le degré de la raréfaction est mesuré par un manomètre.

Ces ventouses, agissant sur une large surface, produisent une révulsion puissante. Si la raréfaction de l'air est trop prompte, ou portée trop loin, elle est rapidement suivie de syncope; aussi ne doit-on faire le vide que graduellement, et consulter souvent le manomètre qui, par la hauteur de la colonne de mercure, permettra de connaître exactement le vide obtenu. Si, malgré ces précautions, il survenait quelques accidents, on rétablirait l'équilibre en ouvrant un robinet placé sur les parties latérales du cylindre. Il va sans dire qu'il ne faut laisser entrer l'air que lentement, car un changement trop rapide dans l'état du malade peut aussi déterminer l'accident qu'on veut éviter, c'est-à-dire la syncope.

Ventouse de M. Toirac. — M. Toirac a imaginé de remplacer les sangues au moyen de petits verres fusiformes, à l'extrémité desquels on place un long tube flexible de gomme élastique auquel est adapté un corps de pompe qui puisse faire le vide dans le tube; la longueur du tube permet l'introduction des ventouses à une très grande distance, et au fond des cavités. Cette espèce de ventouse n'est autre chose que la ventouse à pompe, à cloche plus petite; au moyen de cet instrument, on peut faire facilement le vide sur une surface étroite, c'est-à-dire sur une région où les verres à ventouses ordinaires ne pourraient être placés.

ARTICLE IV

VENTOUSES SCARIFIÉES

Les *ventouses scarifiées* s'appliquent exactement de la même manière que les ventouses sèches; elles ne diffèrent des précédentes que par les solutions de continuité qui ont été faites aux téguments.

Comme nous l'avons déjà dit, on place quelquefois des ventouses sur les morsures de sangsues, afin de faciliter l'écoulement du sang; mais, ainsi que nous l'avons fait remarquer, il est souvent inutile d'employer ce procédé, car les piqûres saignent habituellement bien. D'ailleurs, à moins de cas particuliers, il est assez difficile de bien disposer les ventouses pour que le sang puisse couler d'une manière convenable, vu l'espace qu'occupent les morsures et l'irrégularité que présentent en général les surfaces sur lesquelles les sangsues sont appliquées. En résumé, lorsque,au moyen d'une ou de plusieurs ventouses, on veut pratiquer une saignée capillaire, il faudra les mettre sur les scarifications.

Pour appliquer des ventouses scarifiées, on place la ventouse sur les téguments, ainsi qu'il a été dit en décrivant les ventouses sèches; on l'enlève lorsque la peau est congestionnée : c'est alors qu'il convient de faire des scarifications. L'avantage qu'on retire de l'application préalable de la ventouse est celui-ci : d'abord la peau est congestionnée, engourdie par l'afflux de liquide que la raréfaction de l'air a appelé dans son tissu; par conséquent, les incisions sont moins douloureuses; mais on a surtout limité parfaitement le siège des scarifications, et l'on n'a aucune crainte de faire des incisions inutiles.

Les scarifications peuvent être faites avec le bistouri, la lancette ou le rasoir, ou bien avec des instruments spéciaux auxquels on a donné le nom de *scarificateurs*.

Lorqu'on se sert d'un des trois premiers instruments, on doit le tenir comme un archet, en cinquième position, le promener sur la surface de la peau congestionnée, et l'enfoncer au plus de 1 à 2 millimètres; chaque incision doit être séparée de l'incision voisine par une distance de 3 millimètres environ. Elles doivent être toutes parallèles; il vaut mieux ne pas faire d'incisions qui coupent perpendiculairement les premières, car s'il survenait de l'inflammation autour des solutions de continuité, la gangrène des téguments serait beaucoup plus à craindre. Les scarifications faites avec le bistouri, la lancette ou le rasoir, sont plus douloureuses que celles qui sont pratiquées avec le scarificateur; mais ces instruments ont l'avantage de permettre aux incisions d'être

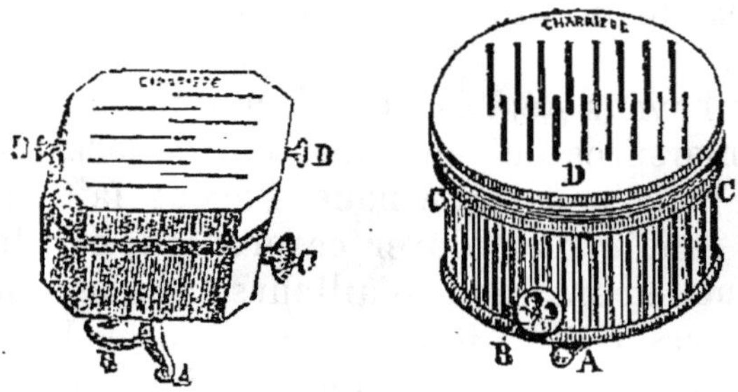

Fig. 459. — Scarificateurs.

aussi longues, aussi nombreuses et aussi profondes que le mal l'exige. A la vérité, l'opération est plus pénible; cependant avec un peu d'habitude on parvient à les exécuter presque aussi rapidement qu'avec le scarificateur.

Le *scarificateur* (fig. 459) dont on fait le plus souvent usage est formé d'une boîte de cuivre contenant un nombre variable de lames, de dix à vingt environ. Toutes les lames sont placées sur un axe, à l'aide duquel on peut, au moyen d'un ressort, leur faire exécuter rapidement un mouvement de demi-cercle. Ce ressort en barillet de pendule a été imaginé par Charrière. En passant d'un côté à l'autre de la caisse, elles traversent des fentes pratiquées sur une des faces de l'instrument. Si donc le scarificateur est armé, c'est-à-dire que toutes les lames soient d'un côté, en pressant sur un petit bouton B, qui permet au ressort de se détendre, elles passent rapidement du côté opposé. Si l'on a appliqué sur les téguments la face de l'instrument à travers les fentes de laquelle des lames doivent passer, celle-ci entament la peau dans une épaisseur qui varie avec la partie saillante de la lame. Lorsqu'on veut armer une seconde fois le scarificateur, il suffit de tendre le ressort en pressant sur lui au moyen d'une espèce de levier A, situé sur la face de l'instrument qui est opposée à celle à travers laquelle les lames font saillie.

La surface de l'instrument qui doit donner passage aux lames est mobile, c'est-à-dire qu'au moyen d'une vis de rappel, on peut la rapprocher ou l'éloigner du ressort, de telle sorte qu'on peut faire saillir les lames autant qu'il est nécessaire.

A l'aide d'un mécanisme très simple, Charrière est parvenu à donner au ressort des scarificateurs un grand degré de solidité et de souplesse. Il a remplacé les deux ressorts ordinaires par deux lames d'acier, roulées sur elles-mêmes à la manière d'un ressort de pendule; de telle sorte que ces deux ressorts occupent un très petit espace et qu'on peut leur donner tout le degré d'élasticité désirable. A l'aide de ce moyen, il n'est plus nécessaire d'employer de l'huile pour faire fonctionner l'appareil; le ressort a une force *constante*, et les scarificateurs sont plus faciles à armer. La course des lames est très rapide, et leur action est aussi puissante à la fin de la course qu'au point de départ.

Pour nettoyer les scarificateurs, on dévisse le couvercle. Cela fait, on arme à moitié course les lames, et l'on ouvre une porte située sur une des parois de la caisse de l'instrument; dès lors, on peut retirer librement les deux arbres sur lesquels les lames sont placées.

Pour nettoyer les lames, on passe sur elles à plusieurs reprises un morceau de moelle de sureau, qui a la propriété d'enlever tout le sang sans endommager leur tranchant. On pourrait, à la rigueur, faire ce nettoyage sans retirer les lames de la caisse, il suffirait alors de les faire saillir au plus haut degré, en ayant soin d'incliner un peu le scarificateur pour que les débris de la moelle ne s'introduisent pas dans la caisse de l'instrument.

Les scarifications se font par ce moyen avec une telle rapidité, qu'à peine si le malade a le temps de sentir la douleur; aussi, à moins d'indications spéciales, doit-on toujours préférer le scarificateur à l'instrument tranchant.

M. Bondu a inventé un scarificateur fort simple et fort ingénieux. Cet instrument se compose d'une lame circulaire mue par un mécanisme qui, à l'extérieur, ressemblerait beaucoup à un robinet. L'instrument n'a pas besoin d'être armé, il suffit de tourner le robinet, soit de gauche à droite, soit de droite à gauche, pour faire saillir les lames qui coupent les téguments circulairement. La lame de l'instrument peut être facilement nettoyée avec un morceau de moelle de sureau. Ce scarificateur offre encore l'avantage de pouvoir agir dans le vide. Toutefois la section circulaire de la peau pouvait faire craindre la gangrène des téguments; il est vrai que l'expérience n'a pas justifié cette crainte. Malheureusement, la section de la peau est plus douloureuse que par le scarificateur à ressort, ce qui se conçoit, puisqu'elle est moins rapide.

Parmi les autres scarificateurs qu'on peut encore utiliser, nous pouvons citer ceux de MM. Gama, Gigen Krantz, Pasquier, etc., enfin le scarificateur à lame triangulaire de M. Collin.

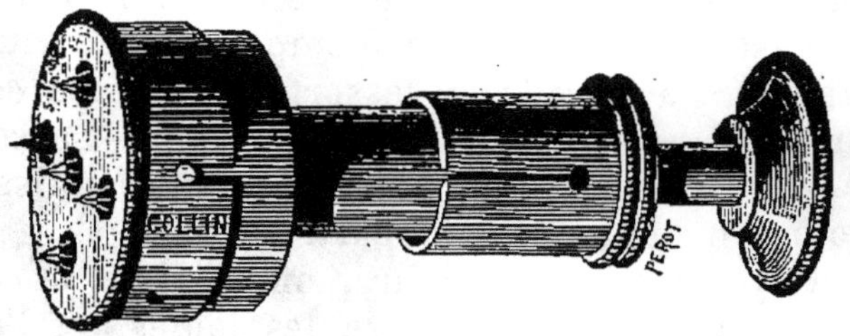

FIG. 460. — Scarificateur de M. Collin.

Quel que soit le procédé que l'on ait employé pour pratiquer les scarifications, le sang coule en nappe et en petite quantité; il s'arrête bientôt par suite de la coagulation; il faut réappliquer la ventouse s'il est besoin d'en tirer une quantité un peu notable. Cette application se fait exactement comme nous l'avons dit précédemment; on doit autant que possible faire attention à recouvrir les scarifications, ce qui est toujours facile si l'on a pris soin de ne les faire que partout où la peau avait changé de couleur par l'application de la première ventouse. Aussitôt que la cloche est placée sur les plaies, le sang s'y introduit avec rapidité; mais bientôt, l'équilibre se rétablissant, il cesse de couler; il faut alors retirer la ventouse, laver la surface des plaies avec un peu d'eau tiède, afin de détacher le sang coagulé qui s'opposerait à l'écoulement d'une nouvelle quantité de liquide sanguin, et réappliquer une seconde fois la ventouse s'il est nécessaire.

Dans certaines circonstances, les ventouses scarifiées doivent être appliquées en nombre considérable; ceci est d'ailleurs subordonné à la nature et à l'étendue de la maladie, quelquefois à la quantité de sang que l'on veut obtenir; mais il est en général facile d'obtenir beaucoup de sang avec peu de ventouses, lorsque les scarifications sont assez profondes et que l'on a su bien faire le vide dans les ventouses.

Les plaies qui succèdent aux scarifications ne présentent pas de gravité et se cicatrisent presque toujours très rapidement. Il suffit de les panser avec un linge glycériné ou un papier brouillard enduit de cérat; si cependant elles étaient très douloureuses, on les couvrirait d'un cataplasme émollient. Il est rare que l'on ait à redouter l'inflammation et la gangrène des téguments.

Lorsque les ventouses sont appliquées sur un point où l'on doit exercer une compression assez forte, il faut toujours les surveiller activement, car la peau gorgée de sang, couverte de solutions de continuité, est prédisposée à se gangréner.

Bdellomètre. — Sarlandière a imaginé de placer au sommet de la ventouse à pompe une espèce de scarificateur communiquant à l'extérieur par une tige qui glisse à frottement dans la tubulure; il fait de cette manière des scarifications dans le vide. La tubulure qui doit donner passage à l'air que l'on veut retirer de la ventouse se trouve placée sur les parties latérales de la cloche; il a même imaginé une troisième tubulure située à la partie inférieure de la cloche, afin de permettre au sang de s'écouler.

Cet instrument est beaucoup trop compliqué. En général, la cloche qui doit contenir un scarificateur est trop grande pour pouvoir être utilisée dans un grand nombre de cas; la tige, entrant à frottement, permet souvent l'entrée de l'air dans la ventouse; enfin la tubulure ne laisse guère le sang sortir au dehors, d'abord parce qu'il se coagule, puis parce que pour ouvrir le robinet, il faut attendre que le niveau du sang soit au-dessus de ce dernier.

Sangsues artificielles. — C'est d'après le principe posé par Sarlandière qu'ont été construits les appareils désignés sous le nom de *sangsues artificielles*. Un grand nombre d'appareils de cette nature ont été imaginés : nous parlerons d'abord des sangsues artificielles de MM. Knussmann et Georgi, qui ont jadis été l'objet d'un rapport favorable à l'Académie de médecine.

Leur appareil se compose : 1° d'un scarificateur dont les lames sont disposées de manière à faire une incision triangulaire analogue à une morsure de sangsue; ces lames peuvent être rendues plus ou moins saillantes à l'aide d'une vis de rappel, de telle sorte que l'on peut donner à l'incision une profondeur plus ou moins considérable; 2° d'un corps de pompe prolongé par un tube de caoutchouc vulcanisé, qui s'adapte sur l'extrémité du scarificateur, de telle manière que l'on peut faire la scarification dans le vide; 3° de plusieurs petites cloches à ventouses munies d'une soupape; l'extrémité du caoutchouc du corps de pompe s'adapte sur un petit verre dans lequel on fait le vide.

« La portion de peau sur laquelle on se propose d'agir ayant été préalablement mouillée, on y applique l'extrémité inférieure du scarificateur, on fait jouer le piston de la pompe; l'air se raréfie dans le scarificateur, la peau soulevée, et en même temps rougie par l'afflux du sang dans les capillaires, fait saillie dans la cavité hémisphérique du scarificateur; alors la main, portée à l'extrémité du levier, fait mouvoir rapidement les lames. Les incisions faites, on enlève aussitôt le scarificateur et la pompe, et on les remplace par une petite ventouse de verre dont l'extrémité supérieure entre à frottement dans le cylindre de caoutchouc de la pompe; on donne quelques coups de piston, et bientôt on voit le sang sourdre des incisions faites à la peau, et s'élever peu à peu dans la ventouse. Au besoin, on peut réappliquer la pompe sur la ventouse pour raréfier de nouveau l'air intérieur, de telle sorte que la petite ventouse s'emplisse presque entièrement. Le sang que contient la ventouse est facilement recueilli dans une éprouvette graduée, de manière à pouvoir être évalué exactement[1]. »

Parmi les nombreuses variétés de sangsues artificielles imaginées dans ces dernières années, il nous faut signaler ici celle qui a été inventée par Heurteloup, et dont l'usage a été surtout préconisé pour le traitement des maladies des yeux.

Cet instrument se compose de deux parties principales, un scarificateur et une pompe destinée à faire le vide (fig. 461). Au centre du scarificateur est une lame D, ayant la forme d'un emporte-pièce; cette lame est montée sur un tube A, fixé à l'aide d'une vis B, dans une coulisse. Cette lame est mise en mouvement à l'aide d'une ganse C.

La pompe est un cylindre de cristal dans lequel est un bouchon B, remplissant le rôle de piston, et qui est mû à l'aide d'un pas de vis A.

Pour se servir de l'instrument, on fait saillir la petite lame D, de 2 à 3 millimètres, selon l'épaisseur de la peau qu'on veut sectionner. Le scarificateur appliqué contre les téguments, on tire sur le fil qui fait tourner la coulisse, à laquelle est assu-

1. *Bulletin de l'Académie de médecine*, t. XVI, p. 1125.

jettie la lame, et l'on pratique ainsi une incision linéaire ayant à peu près 5 millimètres de diamètre.

Cette section faite, on applique le cylindre, dont le bouchon

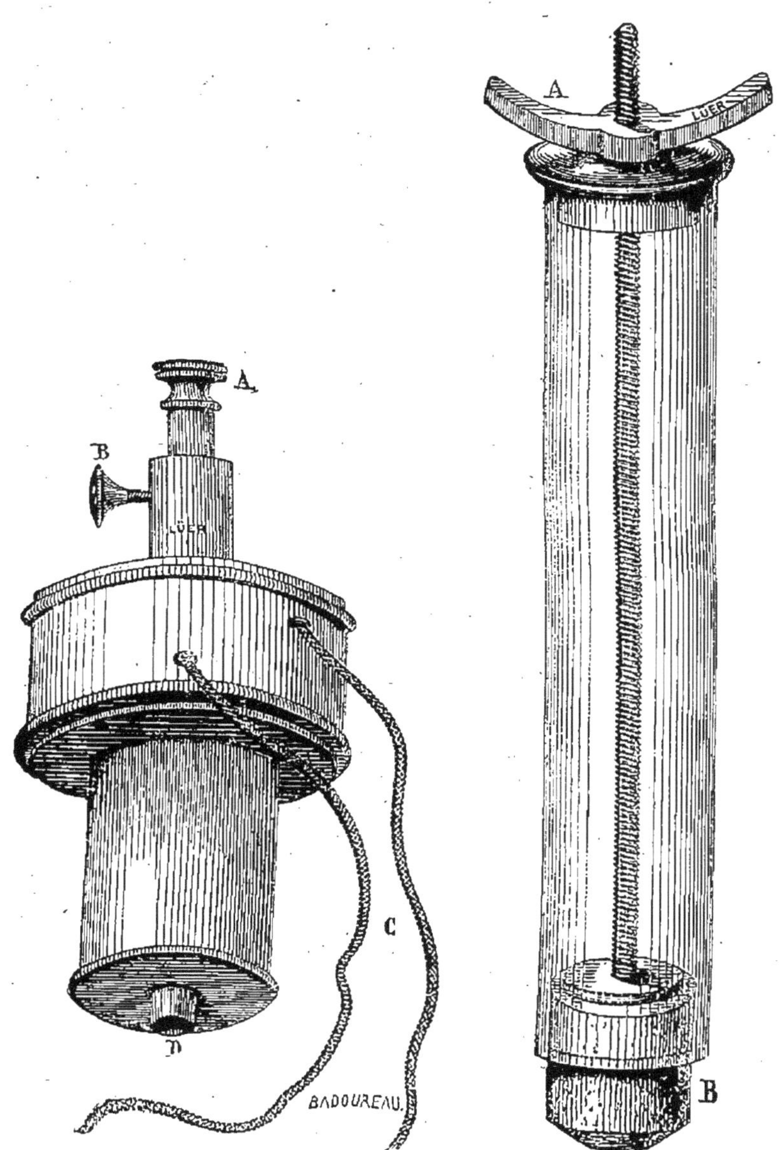

FIG. 461. — Sangsue artificielle d'Heurteloup.

a été préalablement ramolli par de l'eau tiède, et on fait le vide d'abord assez vite, au moins pour les premiers tour de vis, puis plus doucement à mesure que le sang qui afflue dans le cylindre remplit l'espace qui existe entre le piston et la peau. En général, cet espace contient une bulle d'air, qui doit autant que possible garder les mêmes dimensions; ce qui ne peut s'obtenir qu'en tournant très lentement la vis de la tige du piston.

On peut retirer ainsi jusqu'à 30 grammes de sang par ventouse; et l'application peut être répétée deux et trois fois.

On conçoit que pour pratiquer cette aspiration, il faille faire grande attention à bien appliquer les bords du cylindre sur les téguments et à les maintenir ainsi, sans exercer une trop grande pression sur la peau, ce qui pourrait arrêter l'afflux du sang.

L'appareil enlevé, la plaie est nettoyée avec un peu d'eau, et une légère pression du doigt suffit pour faire rentrer la petite hernie, qui s'est produite à son niveau, et pour arrêter le sang.

Cet appareil a été très heureusement modifié par MM. Robert et Collin, comme on le voit dans la figure 462 :

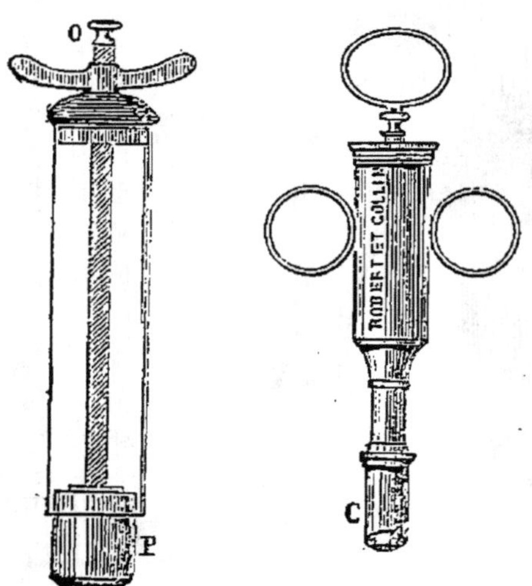

Fig. 462. — Sangsue artificielle de MM. Robert et Collin.

Un curseur C sert à limiter la profondeur de la scarification; ce même curseur, taillé en biseau, permet de pratiquer une scarification circulaire ou demi-circulaire. Pour cela il suffit de fermer brusquement la main, en tenant l'instrument par les anneaux; la lame incise les tissus en tournant sur elle-même.

Lorsqu'on a appliqué la ventouse, et que le sang tiré paraît être en suffisante quantité, on dévisse le bouton O d'un demi-tour, et l'air pénètre aussitôt dans l'appareil.

Une bonne précaution à prendre lorsqu'on s'est servi de l'appareil, c'est de pousser le piston de liège de manière qu'il

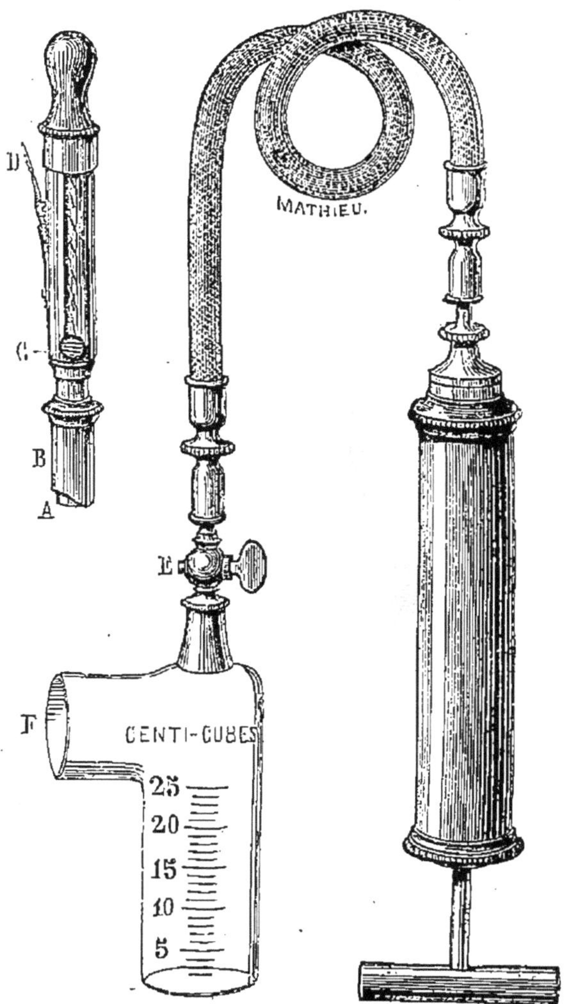

Fig. 463. — Sangsue artificielle de M. Abadie.

fasse hernie en dehors du tube, afin qu'il puisse se dilater et renouveler un vide parfait lorsqu'on fera une nouvelle application de la sangsue.

Signalons encore la sangsue artificielle de M. Abadie, qui utilise un scarificateur à détente et une ventouse graduée munie d'une pompe nickelée (fig. 463).

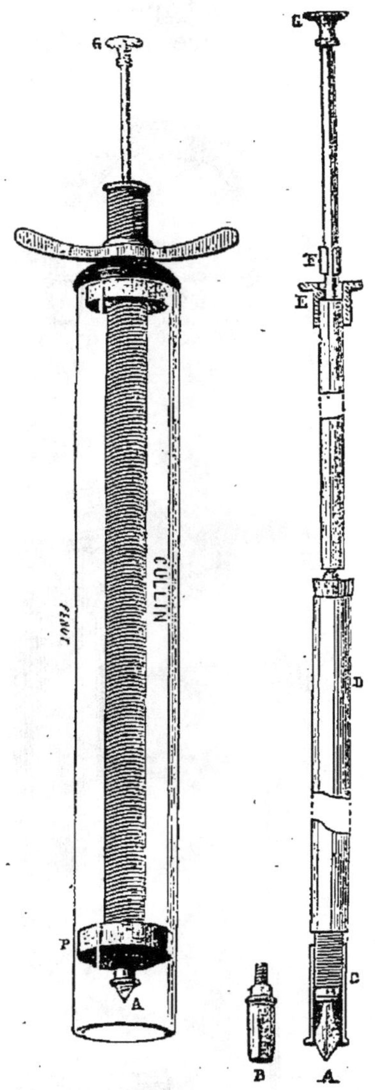

Fig. 464. — Sangsue artificielle de M. Collin.

Dans ces dernières années, les gynécologistes ont préconisé l'emploi des sangsues artificielles dans le traitement de certaines affections utérines, et divers instruments ont été construits pour pratiquer ces saignées locales. Parmi eux nous signalerons la sangsue artificielle de M. Collin (fig. 464), dont le piston de la ventouse contient la lame du scarificateur.

Effets thérapeutiques des ventouses sèches et scarifiées. — Les ventouses sèches déterminent une dérivation souvent très puissante, surtout lorsqu'elles sont appliquées sur une large surface, d'après la méthode Junod. En outre, elles ont été mises en usage dans les plaies empoisonnées, afin d'empêcher le venin d'être absorbé. Si l'on possède de meilleurs procédés pour empêcher l'introduction du virus dans l'économie, il n'en est pas moins vrai que l'application des ventouses peut rendre de grands services, et qu'on doit toujours mettre ce moyen en pratique à titre de ressource provisoire. On se sert encore de ces instruments dans l'engorgement des seins, afin d'évacuer le lait accumulé en trop grande quantité dans la mamelle.

Tels sont les moyens que l'on emploie pour faire la saignée capillaire. On voit que, quel que soit le procédé qui ait été mis en usage, on ouvre non seulement des vaisseaux veineux, mais encore des vaisseaux artériels contenant le sang qui doit porter la nutrition dans nos organes. Aussi, partant de ce fait, quelques praticiens ont-ils pensé qu'une saignée capillaire affaiblissait plus qu'une saignée générale; mais ils n'ont pas fait attention que l'écoulement de sang étant beaucoup plus rapide dans la saignée générale, la réparation ne se fait pas aussi vite que dans la saignée locale, où souvent un long espace de temps est nécessaire pour avoir une quantité notable de sang. Il va sans dire que, si quelque artère d'un assez gros calibre était blessée, la saignée locale causerait des accidents graves; mais il n'est ici question que de la saignée capillaire sans aucune complication.

CHAPITRE XXV

DES INJECTIONS SOUS-CUTANÉES

Désignées encore sous le nom d'injections *hypodermiques*, les injections sous-cutanées paraissent avoir été faites pour la première fois par Rynd, de Dublin, en 1845. L'appareil dont se servait cet auteur était des plus défectueux : aussi cette méthode thérapeutique fut-elle d'abord tout à fait négligée.

En 1853, Wood, d'Édimbourg, inventa de nouveau ce procédé; pour l'appliquer il se servait de la *seringue de Fergusson*. Celle-ci, beaucoup plus parfaite que l'appareil de Rynd, se composait d'un corps de pompe en verre sur lequel se vissait une aiguille en acier, terminée par une pointe taillée en bec de flûte et creusée d'un canal dans toute sa longueur.

Mais cet instrument offrait un grave inconvénient dans la pratique, c'est qu'il ne pouvait donner la mesure exacte de la quantité de liquide injectée dans les tissus; de là des accidents d'intoxication signalés par Wood et par ses imitateurs.

La méthode vantée par Wood fut bientôt introduite en France, grâce aux efforts constants de MM. les professeurs Béhier et Courty (de Montpellier); au lieu d'employer un instrument *ad hoc*, on se servit de la petite seringue déjà bien connue de Pravaz, qui était utilisée pour injecter des liquides coagulants dans les vaisseaux sanguins (fig. 465).

Cet instrument se compose : 1° d'un corps de pompe en argent, dans lequel se meut un piston dont la course est réglée par un pas de vis; 2° d'un petit trocart très fin et muni d'une canule qui peut se visser à la seringue. Cette petite seringue contient 30 gouttes de liquide, et le pas de vis est calculé de manière qu'à chaque demi-tour du piston il sort une goutte de la substance en solution, c'est-à-dire que le piston parcourt toute l'étendue de la seringue en 15 tours complets. Les canules sont un peu coniques et en argent; quant au trocart, il est en acier et terminé par un bouton.

On conçoit facilement la manœuvre de l'instrument. La canule, armée de son trocart, est plongée sous les téguments. Ceci fait, on retire le petit trocart, et l'on visse sur l'extrémité libre de la canule la seringue préalablement remplie du liquide à injecter. On tourne alors la vis qui fait mouvoir le piston, et à chaque demi-tour une goutte de liquide sort du corps de pompe. Lorsqu'on fait des injections intravasculaires avec cet appareil, il présente quelques inconvénients; aussi lui a-t-on fait subir des modifications.

Tout d'abord le corps de pompe a été fabriqué en verre, puis on a ajouté à la seringue une seconde canule plus fine, pouvant être introduite dans la canule du trocart après la ponction. Cette dernière modification, due à Lenoir, a pour objet d'éviter la coagulation du sang dans la première canule et d'assurer l'arrivée du liquide coagulant dans le vaisseau ponctionné.

D'ailleurs, l'instrument de Pravaz fut notablement perfectionné par Charrière (fig. 466).

Le corps de pompe A est en cristal et protégé par 4 tiges

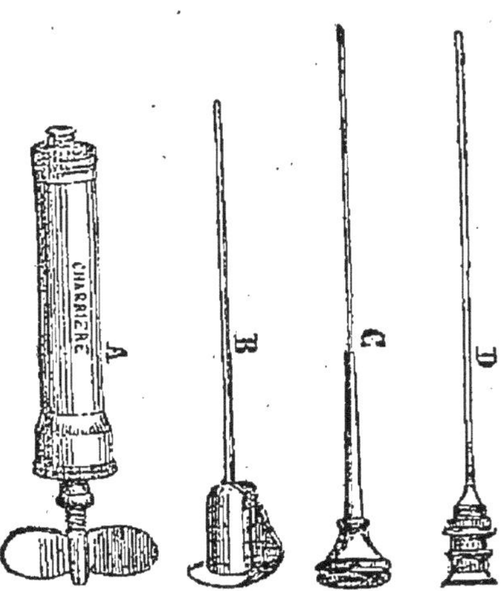

FIG. 465. — Seringue de Pravaz.

verticales en argent, qui relient ensemble les deux ajutages également en argent fermant l'appareil en haut et en bas. L'ajutage inférieur offre un pas de vis destiné à recevoir le pavillon de la canule C; quant à l'ajutage supérieur, il présente l'aspect d'un couvercle à vis dans lequel s'engage la tige du piston B, creusée elle-même en pas de vis. Chaque demi-tour de la tige du piston donne issue, comme dans la seringue type de Pravaz, à une goutte de liquide.

La petite canule C C', présentant une virole à double vis, est destinée à être introduite dans la canule D du trocart E, comme on le fait pour la seringue de Pravaz. Il faut donc encore se servir de deux canules, l'une pour faire la ponction, l'autre que l'on introduit dans la première et qui sert à conduire l'injection.

Du reste, cette manière de faire offre un certain avantage, en ce sens que, la seringue et la canule qui y est adaptée étant entièrement remplies de liquide, on est sûr de n'injecter aucune bulle d'air dans le tissu cellulaire sous-cutané, lorsqu'il s'agit d'une injection hypodermique, ou bien dans un vaisseau lorsqu'on fait une injection coagulante.

Par suite du mécanisme qui préside à la marche du piston, on voit que le liquide introduit dans les tissus ne peut être poussé que lentement. C'était là un inconvénient, au moins pour quelques auteurs; aussi a-t-on cherché à y remédier en

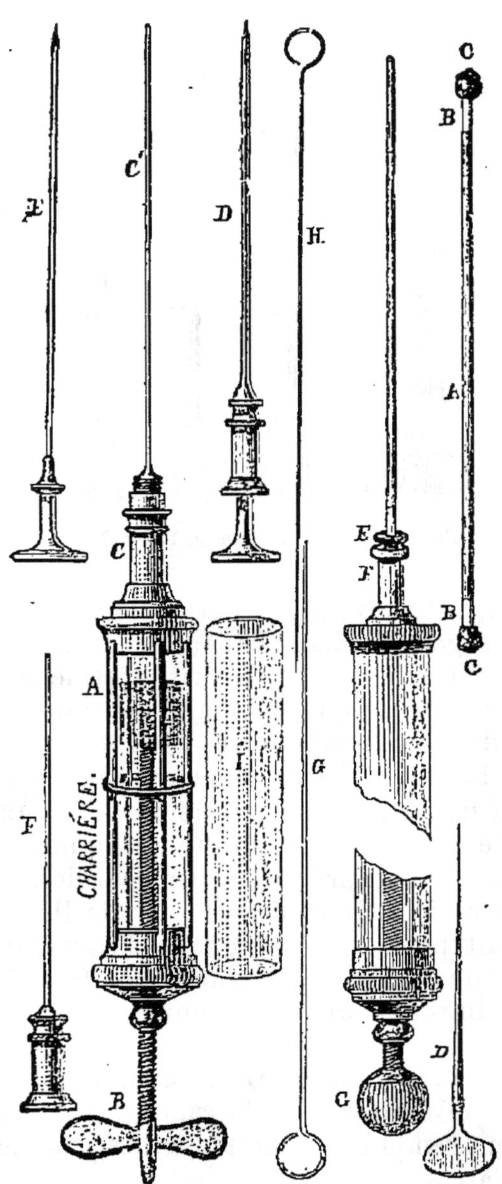

Fig. 466. — Seringue de Pravaz, modifiée par Charrière.

rendant toute liberté d'action au piston et en y adaptant un curseur destiné à graduer la quantité de liquide qu'on veut injecter dans la profondeur des tissus. Ce curseur, placé sur la tige même du piston, peut être reculé ou avancé au gré de l'opérateur, à l'aide d'une vis.

En 1860, M. Bourguignon présenta à l'Académie de médecine[1] un appareil spécial pour pratiquer les injections hypodermiques (fig. 467). Ce médecin chercha à remplacer le jeu du piston des seringues de Fergusson ou de Pravaz par l'action d'une petite ventouse de caoutchouc A, glissant à frottement sur l'extrémité du corps de pompe B, qui n'est autre qu'un petit cylindre de verre. Pour charger l'instrument, il suffit de presser l'ampoule de caoutchouc et de la laisser revenir à ses dimensions normales. La canule de l'appareil est fixe, c'est une aiguille creuse en or, montée à vis sur le cylindre de verre; par conséquent, pour remplir l'instrument, il faut que cette aiguille plonge dans le liquide qu'on veut employer.

Tout étant ainsi préparé, on fait pénétrer l'aiguille dans les tissus, en tenant l'instrument comme une plume à écrire; puis on comprime l'ampoule de caoutchouc, en comptant sur le tube de verre gradué le nombre de gouttes que l'on injecte.

Cet instrument a été abandonné, l'aiguille-trocart seule, imitée de celle de Fergusson, a été conservée dans la plupart des appareils nouveaux, dus à MM. Lüer, Robert et Collin, Mathieu, etc.

On peut rapprocher de l'appareil de Bourguignon les aiguilles proposées par M. Danet, soit pour vacciner, soit pour pratiquer des injections hypodermiques. Ce sont des aiguilles creuses, très fines, simplement terminées par une cupule fermée par une membrane de caoutchouc, lorsqu'elles sont destinées à la vaccination, ou bien présentant en ce point un mécanisme fort simple pour compter les gouttes, quand il s'agit de faire des injections sous-cutanées[2].

Parmi les nouvelles seringues à injections sous-cutanées qui paraissent les plus perfectionnées, nous pouvons citer celles de MM. Lüer, Robert et Collin, Béhier et Mathieu.

La seringue de M. Lüer se compose d'un corps de pompe en verre, contenant 45 gouttes de liquide. La tige du piston, munie d'un curseur, est graduée par millimètres, et à chaque

1. 20 juin 1860.
2. *Gazette des hôpitaux*, 1866, p. 320.

fois que le piston s'enfonce d'un millimètre, il s'échappe de l'appareil une goutte de liquide; donc, en plaçant le curseur en un point de la tige, on sait exactement la quantité de liquide qui est injectée dans les tissus, et, de plus, cette injection peut se faire rapidement.

La canule, en or, en argent ou en acier, n'est qu'une aiguille acérée, qu'on enfonce directement sous la peau. Au lieu de se visser sur la seringue, elle s'ajuste à frottement, ce qui est préférable; car le manuel opératoire est d'autant simplifié.

En effet, on ponctionne les téguments, on ajuste la seringue, et d'un seul coup toute l'injection est poussée dans les tissus.

Toutefois, il est bon de remarquer qu'une partie de l'injection sert d'abord à remplir la canule, et que l'air qu'elle contenait pénètre dans le tissu cellulaire; ce qui serait un grave inconvénient si l'on voulait se servir de l'appareil pour injecter un liquide coagulant dans un vaisseau.

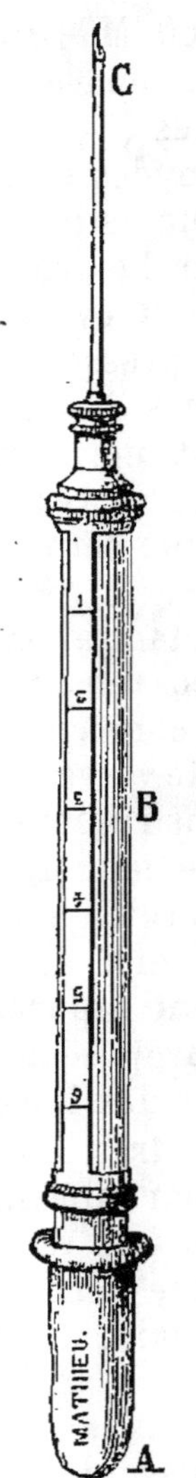

Fig. 467. — Appareil de M. Bourguignon.

Quant à la possibilité de pousser de suite tout le liquide à injecter, possibilité due au curseur et dont l'invention paraît appartenir à Charrière[1], c'est là un très médiocre avantage; ce serait même un défaut pour quelques auteurs. « En effet, dit M. Gaujot[2], l'injection poussée dans un organe sous-dermique quelconque, ne trouve pas une cavité toute prête à la recevoir; elle doit se frayer la voie et vaincre une certaine résistance. Or, dans ces cas, les pistons simples refusent assez souvent d'avancer, tandis que le piston à vis donne une pression soutenue, à la fois plus égale et plus énergique. »

1. *Académie de médecine*, 6 août 1861.
2. *Loc. cit.*, t. I, p. 113.

On peut rapprocher de la seringue de M. Lüer, celle de Leiter, dont la virole de la canule et le piston sont en caoutchouc durci, au lieu d'être en métal [1], ce qui aurait pour avantage de diminuer le prix de l'instrument et de le rendre inaltérable au contact de tous les liquides.

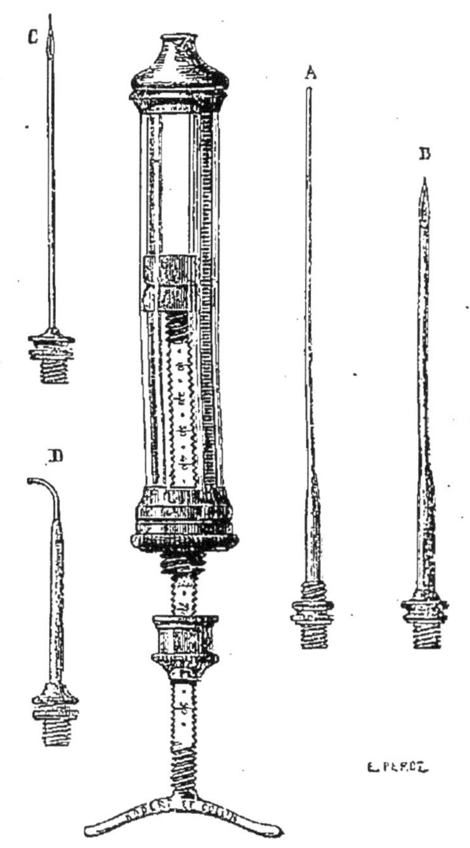

FIG. 468. — Seringue de MM. Robert et Collin.

La seringue fabriquée par MM. Robert et Collin (fig. 468) est construite d'après les mêmes principes et peut servir à pratiquer des injections coagulantes, des injections sous-cutanées et des injections dans le canal nasal ; pour cela, il suffit d'y adapter les diverses canules A, B, C, D.

Enfin la seringue du professeur Béhier n'est autre qu'une

1. Gaujot, *loc. cit.*, p. 113, fig. 71.

seringue de Pravaz modifiée de telle façon, que les deux ajutages métalliques placés aux deux extrémités du corps

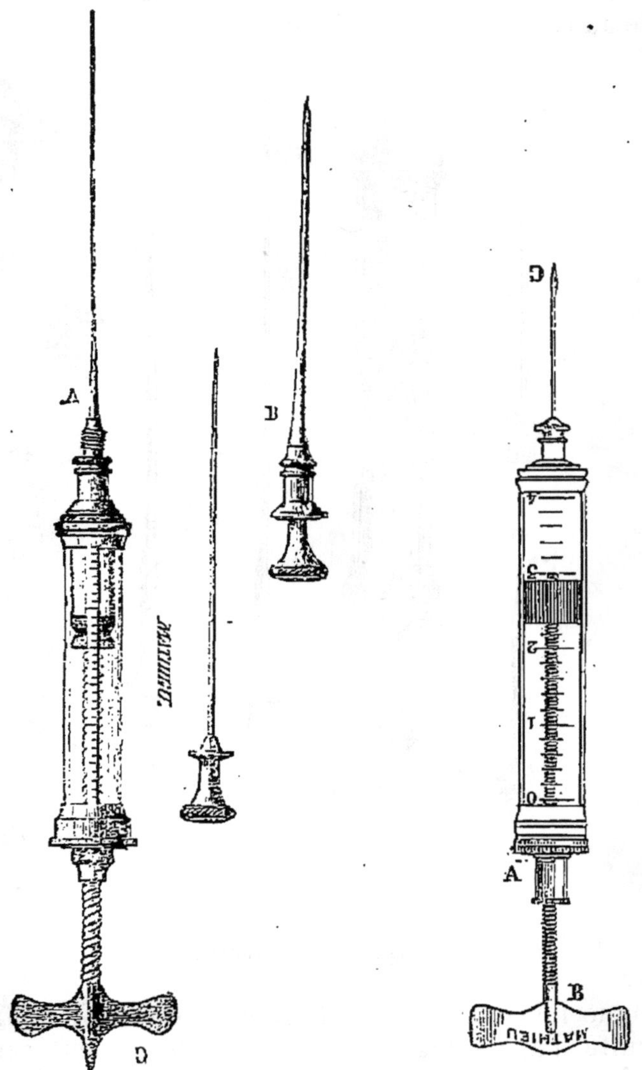

Fig. 469. — Seringue de Béhier et Mathieu

Fig. 470. — Seringue de M. Jousset.

de pompe sont reliés entre eux par deux tiges d'argent, sur lesquelles sont marqués des degrés indiquant la quantité de liquide injectée à un moment donné pour chaque position du piston.

La canule A (fig. 469) est destinée à pénétrer dans la canule du trocart B, de façon que le liquide arrive tout de suite dans les tissus et qu'il n'y ait pas de bulles d'air injectées. Chaque demi-tour du piston fournit une goutte de liquide.

Tels sont les divers appareils utilisés pour les injections sous-cutanées; notons toutefois que, malgré les perfectionnements apportés dans le calibre des corps de pompe et dans la régularité des pas de vis des pistons, il peut se faire que la quantité du liquide contenu dans la seringue soit un peu au-dessus ou un peu au-dessous de la normale indiquée par les constructeurs; ou bien que le nombre des gouttes éliminées par un certain nombre de tours soit un peu variable. De là la possibilité d'erreurs dans la dose des médicaments injectés; de là encore des accidents possibles. Aussi croyons-nous qu'il est utile de recommander à chaque opérateur d'étudier avec soin son instrument, de façon qu'il puisse savoir avec exactitude la quantité *en poids* de liquide que le piston de sa seringue peut chasser dans les tissus[1].

Nous ne pouvons insister ici sur les indications ou sur les contre-indications des injections hypodermiques; remarquons seulement que, par leur emploi, le médicament est fatalement absorbé, qu'il est absorbé complètement et en quelque sorte en nature. Ce sont là des avantages inappréciables sur lesquels il n'est pas besoin de beaucoup insister. Dans quelques cas, lorsque la solution employée n'est pas neutre ou qu'elle est altérée, ce qui arrive surtout pour les sels d'atropine, l'injection sous-cutanée peut donner lieu à une petite inflammation sous-cutanée, voire même à un abcès qu'il faut toujours éviter avec soin, en se servant de sels neutres et de solutions fraîches.

Il est aussi utile de ne se servir que de trocarts ou d'aiguilles capillaires, afin de diminuer autant que possible la douleur qui résulte de la piqûre, douleur qui peut être très vive lorsque la ponction et l'injection sont faites dans un endroit de la peau très riche en filets nerveux. On comprend donc l'indication de choisir les points où il faut faire ces injections, surtout lorsqu'elles doivent agir d'une façon générale; telles sont celles qu'on emploie pour combattre la syphilis (Serrenzio, G. Lewin, A. Martin et Liégeois). On conçoit que dans ces circonstances il faille préférer une portion des

1. Michalski, thèse de Paris, 1868.

téguments douée d'une sensibilité obtuse, par exemple la région de la nuque ou du dos.

Mais il n'en est plus de même lorsqu'il s'agit de combattre des phénomènes locaux, et en particulier des symptômes douloureux; il faut alors se rapprocher le plus possible du siège de la douleur, en évitant toutefois de pénétrer dans des vaisseaux sous-cutanés, ce qui pourrait amener des accidents. Cette remarque sur la localisation d'action des injections sous-cutanées, parait surtout applicable aux injections faites avec l'atropine.

Dans quelques cas, enfin, l'injection sous-cutanée est employée comme révulsive, et l'on se propose de provoquer des douleurs par le fait même de la pénétration des liquides irritants (eau salée, azotate d'argent, etc.) dans les tissus[1]. C'est alors qu'il peut se développer des phénomènes d'inflammation sous-cutanée, et l'on cherche même parfois à les faire naître.

Nous avons déjà signalé les injections caustiques interstitielles (voy. page 733); nous n'y reviendrons donc pas; mentionnons encore l'usage des injections sous-cutanées d'éther, comme excitant diffusible[2].

CHAPITRE XXVI

CATHÉTÉRISME

On donne le nom de *cathétérisme* à l'opération par laquelle on fait pénétrer dans le canal de l'urètre et dans la vessie un cathéter, une sonde, une bougie. Lorsque le mot cathétérisme est employé seul, il signifie toujours que l'instrument est introduit dans les voies urinaires. Mais cette dénomination a été appliquée à d'autres opérations ayant avec celle-ci la plus grande analogie : ainsi l'exploration du canal nasal, de la trompe d'Eustache, de l'œsophage, etc., est désignée sous le nom de *cathétérisme du canal nasal, de la trompe d'Eustache, de l'œsophage*, etc.

1. Luton, *Gazette des hôpitaux*, 1867, p. 513.
2. Z. Ocounkoff, *Du rôle physiol. de l'éther sulfurique et de son emploi en injections sous-cutanées*, thèse de Paris, 1877, n° 217.

Il est impossible de donner des règles générales applicables à ces diverses opérations, la forme des parties nécessitant des instruments et des indications toutes particulières.

Quel que soit néanmoins l'organe sur lequel on pratique le cathétérisme, cette opération est faite :

1° Pour explorer les parois d'un canal dans lequel peuvent se rencontrer des rétrécissements, des fistules, ou pour constater l'existence ou la non-existence d'un calcul ou de tout autre corps étranger dans la cavité qui termine ce canal. Roux l'a désigné sous le nom de *cathétérisme explorateur*.

2° Pour servir de guide à un instrument : tel est le lithotome dans l'opération de la taille, ou bien pour faire pénétrer à l'aide d'une sonde creuse un liquide destiné à laver ou à distendre une cavité par des injections : tel est le cathétérisme de l'urètre, du canal nasal, de la trompe d'Eustache, etc. Souvent, à l'aide d'une sonde œsophagienne, le liquide est porté dans l'estomac, lorsqu'un rétrécissement de l'œsophage ou toute autre cause s'oppose à l'introduction des aliments : c'est le *cathétérisme conducteur*.

3° Pour vider la vessie distendue par de l'urine ou par tout autre liquide. Ce cathétérisme, désigné sous le nom d'*évacuatif*, est appliqué presque exclusivement à la vessie.

4° Pour détruire les rétrécissements des canaux et surtout du canal de l'urètre : c'est le *cathétérisme désobstruant* et *dilatant*. Par ce moyen, on peut souvent rétablir la perméabilité d'un canal; mais il est quelquefois nécessaire de faire des scarifications et des cautérisations sur le trajet des rétrécissements; nous ne devons pas nous en occuper ici.

5° On laisse quelquefois à demeure une sonde dans la vessie, afin d'empêcher l'urine de séjourner dans cette cavité et de sortir par des plaies de cet organe. Ce cathétérisme, appelé *dérivatif de l'urine*, est fort souvent employé dans les fistules urinaires, à la suite d'abcès urineux, de l'opération de la taille, des fistules vésico-vaginales, etc.

6° Enfin une sonde ordinaire ou d'une forme particulière est introduite dans les fosses nasales, afin de permettre d'appliquer à l'un des orifices postérieurs de cette cavité un bourdonnet de charpie qui puisse l'oblitérer. Nous y reviendrons plus tard dans un chapitre particulier (voy. *Tamponnement des fosses nasales*).

Nous ne nous occuperons ici que du cathétérisme du canal de l'urètre.

ARTICLE PREMIER

DU CATHÉTÉRISME DES VOIES URINAIRES CHEZ L'HOMME

I. Instruments. — Pour pénétrer dans le canal de l'urètre, on se sert du *cathéter*, de *sondes* ou *algalies*, de *bougies*.

1° *Cathéter*. — Il n'est guère employé que dans l'opération de la taille, il sert aussi à explorer la vessie pour le diagnostic des calculs. Ce n'est pas ici le lieu de nous occuper de cet instrument, je ne l'ai mentionné que parce qu'autrefois tous les instruments introduits dans la vessie étaient désignés sous le nom de *cathéters*.

2° *Sondes*. — Ce sont des tubes creux, rigides ou flexibles, arrondis à l'une de leurs extrémités, et percés d'un ou de deux trous qui permettent à l'urine de passer par leur cavité : l'autre extrémité est largement ouverte; les sondes sont encore désignées, mais rarement sous le nom d'*algalies*.

a. *Sondes rigides ou sondes métalliques*. — Les sondes métalliques sont le plus souvent d'argent ou de maillechort; les sondes de Mayor sont d'étain, afin que ces instruments soient plus à la portée du pauvre. Ce chirurgien prétend encore que la sonde métallique étant faite avec une lame mince d'argent, celle-ci se trouve comme tranchante vers les trous, et la muqueuse uréthrale, en s'y introduisant, peut être lésée.

Les sondes sont courbes ou droites. Leur courbure est extrêmement variable : tantôt elle ne commence que tout près de leur extrémité, tantôt beaucoup plus loin; quelquefois même l'instrument a deux courbures, et présente à peu près la forme d'une S. Pendant longtemps on ne se servait que de sondes courbes; mais avec l'invention de la lithotritie sont arrivées les sondes droites, à l'aide desquelles on préparait le canal de l'urètre à recevoir des instruments droits. Du reste, la sonde droite est beaucoup moins employée depuis qu'on est parvenu à fabriquer des instruments de lithotritie courbes; nous dirons cependant quelques mots du cathétérisme avec les sondes droites.

Les sondes ont deux extrémités : l'une, arrondie et percée de deux trous appelés *yeux* pour permettre à l'urine de pénétrer dans la cavité de l'instrument, c'est le *bec de la sonde;* l'autre, ouverte très largement, est appelée le *pavillon*. Cette extrémité présente un ou deux anneaux qui peuvent être utilisés pour maintenir la sonde dans la vessie, mais qui servent plutôt au chirurgien comme point de repère ; car ce n'est qu'au moyen de ces anneaux qu'il peut savoir où est situé le bec, lorsque la sonde est dans l'urètre. Leur diamètre est tantôt égal dans toute la longueur de l'instrument, tantôt étroit vers le bec ; telles sont les *sondes coniques;* les sondes régulièrement *cylindriques* sont les seules dont nous parle-

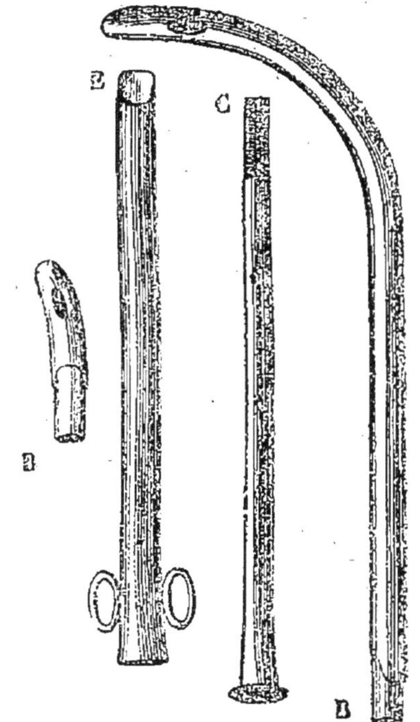

FIG. 471. — Sonde métallique portative.

rons ici. Les sondes coniques sont employées plus rarement que les cylindriques et sont surtout destinées à combattre les rétrécissements de l'urètre.

Le volume des sondes est très variable : les unes n'ont que de 2 à 3 millimètres de diamètre, les plus grosses n'en ont pas plus de 9. Les sondes ou les bougies destinées à combattre certains rétrécissements du canal de l'urètre ont quelquefois un volume beaucoup plus considérable : on en fabrique qui ont jusqu'à 1 centimètre de diamètre; leur longueur doit être de 30 centimètres environ pour les adultes, de 20 à 24 pour les enfants.

Les praticiens et même les élèves des hôpitaux ont toujours dans leur trousse deux sondes métalliques d'argent, de 6 millimètres environ de diamètre, l'une d'homme, l'autre de femme. Afin de rendre ces instruments plus portatifs, ils sont partagés en deux portions maintenues solidement en rapport l'une avec l'autre par une vis de rappel C (fig. 471), placée à l'extrémité d'un tube métallique qu'on engage dans le tube qui correspond au pavillon de la sonde et qui se visse sur la portion qui correspond au bec de l'une ou de l'autre sonde.

La partie qui supporte le pavillon est droite, elle est commune pour les deux sondes; l'autre partie est différente pour les deux sexes. Chez l'homme, elle est beaucoup plus longue que chez la femme, et elle présente la courbure des sondes ordinaires; chez la femme, cette partie présente, comme toutes les sondes de femme, une petite courbure près du bec de la sonde.

Quand on veut placer cet instrument dans une trousse, on engage sur le compartiment commun l'extrémité de la sonde de femme et on la maintient fixée par la vis de rappel. Cette sonde de femme complète est placée dans l'une des deux cases de la trousse; l'extrémité de la sonde d'homme est placée dans une autre case. Quand on veut faire le cathétérisme chez l'homme, il suffit de dévisser la vis de rappel, d'enlever l'extrémité de la sonde de femme et de la remplacer par l'extrémité de la sonde d'homme.

Afin que les deux portions de la sonde ne perdent pas leurs rapports, ce qui pourrait arriver si elles étaient vissées l'une sur l'autre, elles s'engagent l'une dans l'autre à l'aide de deux échancrures en bec de flûte B, dont elles sont taillées à leur extrémité adhérente.

Charrière a modifié cette sonde : il la divise en trois bouts, si bien qu'on peut la renfermer dans une très petite trousse de 11 centimètres de longueur. Le tube moyen peut être placé indistinctement sur le bout de la sonde d'homme ou de femme, de telle sorte que cette dernière peut avoir une longueur beaucoup plus grande que celle des sondes ordinaires de femme, et servir dans les cas exceptionnels où le col de la vessie se trouve déplacé par le fait de la grossesse ou d'un état pathologique de l'utérus. La longueur de la sonde de femme permet encore de se servir de cet instrument pour explorer les clapiers profonds, inaccessibles à la sonde ordinaire.

La courbure des sondes a beaucoup varié selon les auteurs; les uns ont cherché surtout à l'accommoder à celle du canal de l'urètre, d'autres ont adopté la courbure qui leur avait semblé la plus commode. Enfin quelques chirurgiens ont paru n'y attacher qu'une importance médiocre, employant indifféremment des sondes de courbures très diverses. Aussi a-t-on pu dire que « le caprice des chirurgiens, plutôt que des

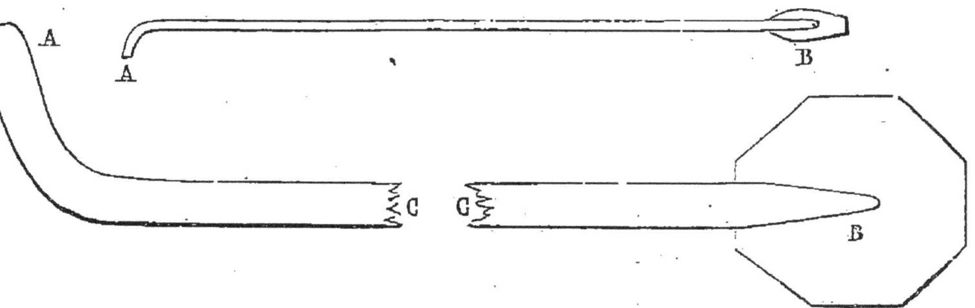

FIG. 472. — Sonde à béquille.

connaissances anatomiques exactes, a fait varier presque à l'infini l'étendue et l'intensité de la courbure de la sonde [1]. »

Nous ne pouvons entrer ici dans tous les détails que comporte l'étude des modifications de courbure des sondes; à cet égard, nous renvoyons le lecteur au travail de Gély, où cette question est examinée à fond [2]. Cependant ces diverses modifications peuvent se rapporter à deux types qui sont : la sonde à grande courbure employée ordinairement, et la sonde à courbure brusque, écourtée, dite *à béquille*. Nous pouvons ajouter à ces deux types une sonde nouvelle proposée par Gély, et qui offre une courbure encore plus étendue que celle des sondes ordinaires.

La sonde ordinaire est la sonde que nous venons de décrire; sa courbure se mesure par un quart de cercle d'un rayon de 3 centimètres. Elle remplit assez bien les indications, et est généralement employée.

1. Bégin et Lallemand, *Dictionnaire* en 15 volumes, article ALGALIE.
2. Gély, *Études sur le cathétérisme curviligne*, etc., Paris, 1861.

La sonde à courbure courte et brusque, *à béquille*, est conseillée dans le cas où le cathétérisme est difficile par suite d'hypertrophie de la prostate, et cela surtout chez les vieillards. La courbure de l'instrument est brusque, la sonde est formée de deux parties réunies par un angle arrondi; la portion coudée a de 16 à 18 millimètres de long (fig. 472). Cette sonde est employée par beaucoup de chirurgiens, cependant son introduction n'est pas toujours facile, et le bec de la sonde peut contusionner et déchirer les parois du canal de l'urètre.

Gély (de Nantes) a préconisé l'emploi de sondes d'une courbure plus étendue et plus profonde que celle des sondes ordinaires, et s'accommodant plus facilement à la véritable courbe que décrit le canal de l'urètre, depuis le col vésical jusqu'au ligament suspenseur de la verge. La courbure de sa sonde représente un peu moins du tiers d'un cercle de 12 centimètres de diamètre. C'est là une moyenne pour faire le cathétérisme évacuatif (fig. 473), car les sondes qu'il propose, représentant toujours un tiers du cercle, peuvent appartenir à des circonférences de 10, 11, 12 et 13 centimètres de diamètre, selon que les canaux à explorer sont petits, moyens ou grands[2]. L'introduction de cette sonde à grande courbure serait bien plus facile, au dire de l'auteur, et par son emploi on éviterait la possibilité des contusions, des déchirures du canal et des fausses routes : accidents trop fréquents lors de l'usage des sondes ordinaires.

b. *Sondes flexibles.* — Ces instruments sont le plus souvent droits; il en est cependant quelques-uns auxquels on donne une courbure analogue à celles des sondes rigides, cylindriques ou coniques, comme les précédents; il en est d'autres qui ont un volume plus considérable sur une partie de leur longueur; le renflement est destiné à dilater l'urètre rétréci.

Les sondes flexibles sont fabriquées avec un tissu de lin ou de soie, recouvert d'un enduit épais leur donnant cette consistance et ce poli qui leur permet de glisser facilement dans le canal de l'urètre. Pour être bon, cet enduit ne doit pas se fendre, ni se détacher par écailles. Les premières sondes flexibles qui ont été faites étaient construites avec un fil d'argent roulé en spirale; mais elles étaient rugueuses et cas-

2. Gély, *loc. cit.*, p. 171.

santes; plus tard, la spirale était enveloppée en dedans et en dehors d'une couche de caoutchouc; enfin au fil d'argent on a substitué le tissu de soie.

Comme, dans beaucoup de circonstances, les sondes ne

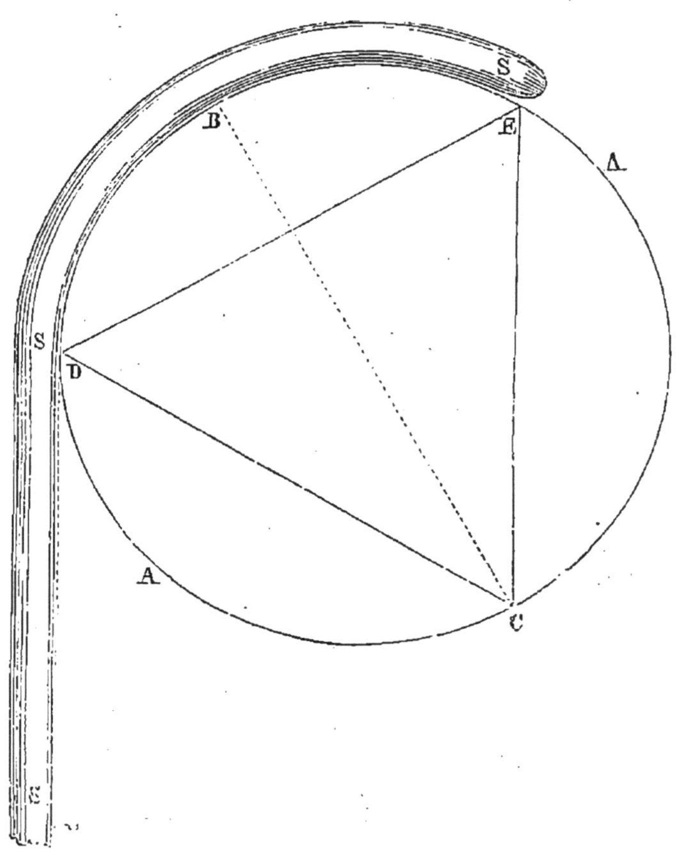

FIG. 473. — Sonde de Gély.

présentent pas une rigidité suffisante pour pouvoir être poussées dans l'urètre, elles doivent avoir un *mandrin* qui puisse s'enlever et s'introduire à volonté, de manière à faire de l'instrument une sonde rigide lorsque cela est nécessaire. Le mandrin est une tige de fer arrondie, terminée en anneau à l'une de ses extrémités, celle qui doit correspondre au pavillon de la sonde; courbée à l'autre bout, de telle sorte que la sonde flexible droite devienne courbe lorsque le mandrin est introduit dans sa cavité.

Le mandrin droit remplir exactement la cavité de la sonde, afin que, pendant le cathétérisme, il ne se déplace pas; il faut avoir soin, lorsqu'on l'y place, que son extrémité soit parfaitement en contact avec le fond du cul-de-sac qui termine le bec de sonde. Sans cela, non seulement l'extrémité de la sonde ne présenterait pas une rigidité convenable, mais encore le mandrin pourrait se déplacer, son extrémité ferait saillie par les ouvertures de la sonde, et le canal de l'urètre serait déchiré. Il est encore important de ne point se servir d'un mandrin rouillé ou qui aurait séjourné dans la sonde, car on éprouverait de la difficulté à le retirer.

Le bec des sondes flexibles est absolument le même que celui des sondes métalliques; le pavillon ne présente pas d'anneau; celui du mandrin sert de point de repère. Il va sans dire que tout point de repère est inutile quand on se sert d'une sonde droite.

On fabrique encore les sondes flexibles avec du caoutchouc vulcanisé et avec la gutta-percha. Nous n'insisterons pas ici sur les sondes de caoutchouc, nous nous sommes déjà étendu sur l'inaltérabilité de ce produit. Nous rappellerons toutefois que cette invention appartient encore au docteur Gariel, qui, ainsi que nous l'avons déjà fait savoir dans plusieurs chapitres de cet ouvrage, a su utiliser cette substance et a rendu de grands services à la chirurgie.

M. Galante a fabriqué des sondes de caoutchouc vulcanisé, qui ont été employées avec succès par Nélaton. La flexibilité de ces sondes leur permet de suivre les sinuosités du canal sans érailler la muqueuse. L'introduction en est très facile et il n'est plus possible de faire fausse route. La portion de sonde qui fait saillie dans la vessie se replie sur elle-même, n'irrite pas les parois du réservoir et ne peut produire d'escarre ni de perforation. Enfin l'inaltérabilité du caoutchouc vulcanisé permet de laisser longtemps ces sondes à demeure.

Dans une leçon sur les *maladies des voies urinaires*, le docteur Phillips (de Liège) a énuméré les avantages qui résultent de l'emploi des *instruments de gutta-percha*. Ce sujet avait alors un intérêt d'autant plus vif, qu'on venait de signaler en Angleterre des accidents dus à l'usage de cette subtance nouvellement introduite dans la pratique.

Les chirurgiens anglais assurent qu'étant en contact avec la membrane muqueuse, ces sondes déterminent une vive irritation et que la manière dont on les fabrique peut être la source de véritables dangers. En effet, pour faire ces sondes on coupe une lame de gutta-percha d'un pouce de largeur, on l'enroule autour d'un mandrin, et l'on opère la soudure par la chaleur. Lorsque la sonde a séjourné dans l'urètre, elle est ramollie par la température du corps, et la soudure se rompt facilement, surtout à la courbure. Dans d'autres circonstances, l'instrument s'est brisé dans le canal, et une portion est resté dans la vessie. Il y aurait là sans doute un motif très valable pour rejeter l'emploi des sondes de *gutta-percha*, si les graves inconvénients que nous venons de signaler, et qui tiennent exclusivement à un vice de fabrication, n'avaient complètement disparu dans les sondes de *gutta-percha* confectionnées aujourd'hui. Elles sont étirées d'une seule pièce sur un mandrin, à la manière d'un tuyau de plomb sans soudure. La modification chimique qu'on a fait subir à la matière première les a rendues si solides et si peu excitantes, que des bougies on pu rester à demeure pendant quatorze jours sans que le malade en ait souffert et sans qu'elles se soient écaillées ou incrustées de matières lithiques.

Ces sondes auraient de nombreux avantages sur les instruments faits de tissu enduit d'huile de lin siccative. En effet, elles ont le poli et la flexibilité des meilleures sondes de gomme élastique ordinaire, et ne s'écaillent pas comme elles par la chaleur du canal. De plus on peut instantanément leur donner les courbures les plus variées en les approchant de la flamme d'une bougie ou en les trempant dans l'eau chauffée à 35 ou 40 degrés; en se refroidissant, elles conservent la forme qui leur a été donnée. Enfin, il est possible de modifier la forme de leur extrémité, suivant les diverses exigences de la pratique; il suffit pour cela de la ramollir par la chaleur et de la pétrir entre les doigts mouillés; on peut donc faire à l'instant même des bouts coniques ou olivaires, de grosseur variable.

Ajoutons cependant que ces sondes ne sont pas entrées dans la pratique usuelle des chirurgiens de Paris.

3° *Bougies*. — Aussi souples que les sondes de gomme élastique, elles sont coniques, cylindriques ou fusiformes, de même grosseur ou plus petites que les sondes, etc. Les unes, de *corde à boyau*, augmentent de volume par l'humidité, et sont employées pour combattre les rétrécissements; d'autres, de même substance que les sondes, sont les bougies dites de *gomme élastique;* d'autres enfin, les *bougies emplastiques*, sont formées d'une bandelette de linge demi-usé, enduite d'une substance emplastique sur ses deux faces et roulée en spirale autour d'une corde à boyau ou d'une baleine. Quelquefois, à l'extrémité de ces bougies, on introduit dans une petite cavité, que l'on fait à l'instant même, un très petit morceau de nitrate d'argent : c'est ce qui constitue la *bougie armée*. Depuis quelques années on se sert avec avantage, pour le traitement des rétrécissements de l'urètre, de *bougies de baleine* terminées par une olive.

L'extrémité libre des bougies est, ou terminée en olive, ou effilée en spirale, *bougies tortillées, bougies à boule*. Phillips conseille l'usage de bougies présentant sur leur longueur plusieurs renflements plus ou moins volumineux, *bougies à nœuds*. Ces instruments sont destinés à explorer l'urètre dans le cas de rétrécissements valvulaire de ce canal.

On y ajoute, comme à l'extrémité des sondes élastiques un petit cordon de cire d'Espagne creusé d'une rainure dans laquelle on place le fil qui doit maintenir la sonde ou bougie fixée dans la vessie.

Dans le traitement des rétrécissements du canal de l'urètre, on se sert aussi de bougies métalliques ; ces bougies sont le plus souvent d'étain[1].

II. MANUEL OPÉRATOIRE. — Nous ne traiterons que du cathétérisme évacuatif, c'est-à-dire celui qui est destinée à vider la vessie distendue par l'urine.

Le cathétérisme est une opération délicate : aussi, pour la bien faire, le chirurgien a-t-il besoin de beaucoup d'exercice, car ce n'est que par ce moyen qu'il peut espérer pénétrer sûrement dans la vessie.

Si le cathétérisme est pratiqué de telle sorte que le chirurgien ne fasse aucun effort pour introduire la sonde, on le désigne sous le nom de *cathétérisme simple*. Lorsque au contraire il existe dans l'urètre des rétrécissements que l'on se propose de franchir à l'aide d'efforts plus ou moins violents, cette opération est désignée sous le nom de *cathétérisme forcé;* nous ne nous en occuperons pas ici.

Le cathétérisme simple peut se faire avec une sonde courbe ou avec une sonde droite. Lorsqu'on se sert de la sonde courbe,

1. Pour plus de détails, voy. les *Traités* spéciaux ; A. Désormeaux, *Nouv. Dict. de méd. et de chirurgie*, t. V, p. 432, 1866 ; et Voillemier, *Dict. encycl. des sciences méd.*, t. X, p. 280, 1869.

on peut pénétrer dans la vessie par le *procédé ordinaire*, par celui du *tour de maître*, par celui d'*Abernethy*. Nous décrirons le cathétérisme droit sous le nom de procédé d'Amussat, et nous terminerons par un procédé assez ingénieux, que l'on doit à M. Maisonneuve.

Quel que soit le procédé dont on veuille faire usage, on choisit l'instrument qui paraît être le plus convenable. Si c'est une sonde métallique, on la graisse d'huile ou de cérat, afin qu'elle glisse mieux dans l'urètre : il est même bon de l'échauffer un peu, afin que l'impression du froid ne cause pas une contraction spasmodique des parois du canal, contraction qui deviendrait un obstacle à l'introduction de l'instrument.

Si l'on faisait usage d'une sonde de gomme élastique, on introduirait dans sa cavité un mandrin d'un volume convenable; on s'assure qu'il y glisse facilement et que son extrémité pénètre bien jusqu'à l'extrémité du bec de l'instrument et ne sort pas par les yeux. La sonde sera aussi graissée avec du cérat ou de l'huile. Quand on emploie la première de ces deux substances il faut vérifier si elle n'est pas accumulée à l'extrémité de la sonde, et si elle n'en bouche pas les ouvertures; ce qui empêcherait l'urine de pénétrer dans la sonde et de s'écouler au dehors. L'huile n'ayant pas cet inconvénient doit toujours être préférée; on peut aussi faire usage de blanc d'œuf.

A. *Procédé ordinaire.* — Le malade est couché sur le bord gauche de son lit, la tête soutenue par des oreillers et les cuisses légèrement fléchies; le chirurgien, placé du même côté, saisit la verge entre l'annulaire et le médius de la main gauche, leur face dorsale tournée en bas; puis, portant ses doigts vers la racine de l'organe, il entraîne les téguments de ce côté, découvre le gland, qu'il prend entre le pouce et l'indicateur. Saisissant alors la sonde de la main droite, par le pavillon, la concavité tournée vers l'abdomen (fig. 474), il en présente le bec au canal de l'urètre; pendant ce mouvement, la verge est dirigée aussi vers la sonde : alors on introduit doucement l'instrument dans le canal. On fait glisser la sonde parallèlement au ventre du malade, en ne la poussant que très légèrement, pendant que de l'autre main on fait avancer la verge vers le pavillon (fig. 475).

Lorsque l'instrument est arrivé au niveau de la courbure de l'urètre, on porte en bas la verge et le pavillon de la sonde, de manière à faire pénétrer le bec dans le col de la vessie (fig. 476). Dans ce mouvement, chacune des extrémités de la sonde decrit un arc de cercle en sens inverse. Ainsi, lorsque le pavillon de la sonde est dirigé en haut, le bec est dirigé directement en arrière ; au fur et à mesure que l'on abaisse

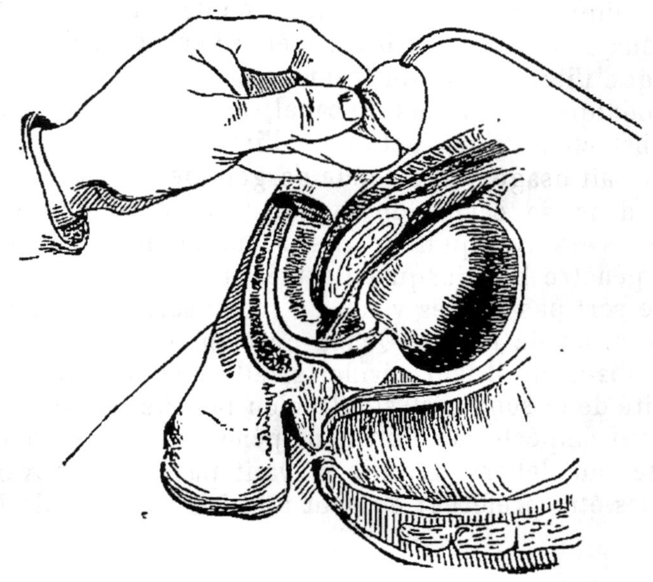

FIG. 474. — Premier temps du cathétérisme simple.

le pavillon, le bec est dirigé en haut ; il passe alors sous les pubis en s'appliquant contre la paroi antérieure de l'urètre ; arrivé là, il est quelquefois nécessaire de retirer la sonde, afin de dégager le bec des plis formés par le froncement de la muqueuse uréthrale. Enfin, lorsque le pavillon est dirigé en bas, le bec de la sonde est porté en haut, et il est souvent assez facile de le sentir à travers les téguments de l'abdomen. On peut ainsi diviser en trois temps les mouvements du cathétérisme :

Premier temps — La sonde est glissée parallèlement au ventre ; elle pénètre dans l'urètre jusqu'au niveau du pubis.

Deuxième temps.— Le pavillon de la sonde est porté en avant jusqu'à ce qu'il soit perpendiculaire à l'abdomen ; le bec de la sonde passe sous les pubis et pénètre dans le col de a vessie.

Troisième temps. — Le pavillon de la sonde est abaissé

entre les cuisses du malade ; la sonde pénètre dans le réservoir de l'urine.

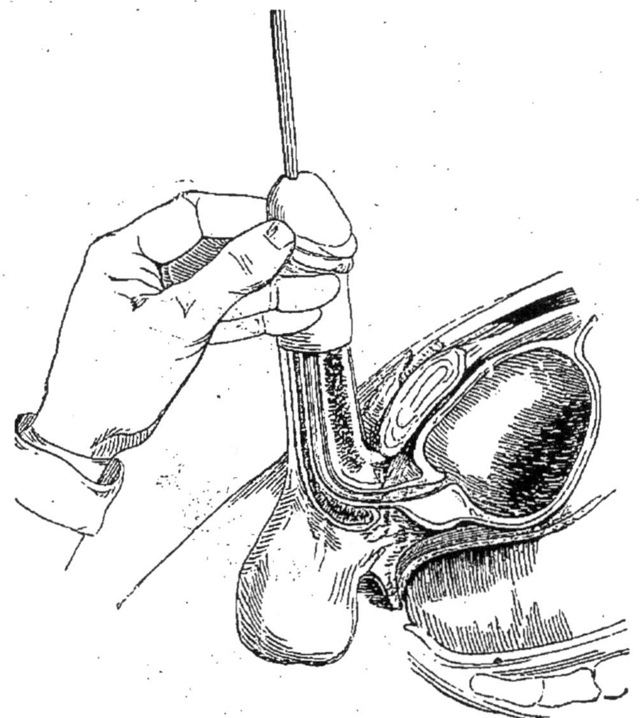

FIG. 475. — Deuxième temps du cathétérisme simple.

La sonde a quelquefois plus ou moins de peine à pénétrer

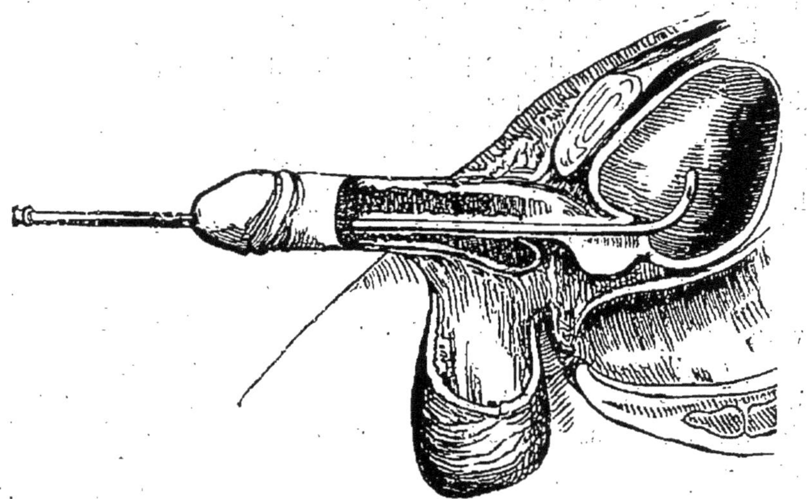

FIG. 476. — Troisième temps du cathétérisme simple.

dans la vessie : c'est ainsi que, chez divers individus et aux différents âges, la partie de l'urètre qui s'étend depuis la symphyse du pubis jusqu'au col de la vessie est inégalement recourbée. Aussi le chirurgien devra-t-il faire attention dans le choix la sonde qu'il veut introduire : il prendra une courbure plus grande chez les vieillards, moindre chez l'adulte, et encore plus petite chez les enfants; et s'il n'avait pas d'instruments multiples à sa disposition, il se rappellera que le mouvement en arc de cercle sera d'autant plus considérable que la courbure sera moins grande et qu'elle devrait l'être davantage.

On reconnaît que la sonde est dans la vessie par le défaut de résistance perçue à son extrémité, par la facilité de faire exécuter au bec des mouvements à droite et à gauche, enfin par l'écoulement de l'urine : aussi le chirurgien doit-il avoir soin, lorsqu'il pénètre dans la vessie, de placer un doigt sur le pavillon de la sonde, afin que le lit, les vêtements du malade ne soient pas souillés par l'urine.

Il arrive souvent que l'on éprouve de la difficulté à introduire la sonde. Il ne faudrait pas, pour vaincre la résistance, abaisser violemment le pavillon, car on s'exposerait à déchirer le canal de l'urètre; au contraire, on agira avec douceur : on pourrait ou soulever la sonde, afin d'éviter les brides formées sur la paroi postérieure du canal, ou bien en dégager légèrement le bec pour le réintroduire de nouveau; enfin un léger mouvement de vrille pourrait quelquefois effacer les plis de la muqueuse. Si, malgré toutes ces précautions, on ne pouvait y arriver, la main gauche placée sous le périnée guiderait le bec; si l'instrument était trop avancé, un doigt serait introduit dans le rectum et conduirait son bec dans l'ouverture du col de la vessie. Le troisième temps ne devant être exécuté que lorsque la sonde a franchi la prostate, il faut toujours éviter de diriger le pavillon en bas lorsque l'on éprouve de la résistance : car le bec n'est plus conduit dans la direction de l'urètre comme dans les deux cas précédents, et c'est alors qu'une imprudence deviendrait très funeste au malade.

Difficultés du cathétérisme. — Il existe des difficultés normales dans les voies urinaires qui empêchent la sonde de pénétrer facilement dans la vessie, surtout lorsqu'on n'a pas acquis une certaine habitude de manier cet instrument.

L'habitude est la chose principale dans les opérations manuelles; on ne peut faire naître à volonté les occasions de l'acquérir; aussi nous avons cru être utile en rapportant les remarques pratiques développées jadis par Philips dans ses cours sur les maladies des voies urinaires.

Nous avons dit plus haut, comme on le conseille généralement, de faire coucher le malade sur le bord gauche du lit, afin que le chirurgien puisse plus librement agir de ce côté. Il est vrai que dans cette position l'opération est plus facile à exécuter, mais, dans certaines circonstances, on doit se résoudre à opérer de quelque côté que le malade soit couché.

S'il s'agit d'un cathétérisme exploratif, on peut placer le malade de la manière la plus avantageuse au chirurgien ; mais lorsqu'il y a rétention d'urine, lorsque le malade est en proie depuis longtemps à de vives douleurs, il y aurait de l'inhumanité à le faire déplacer, afin de rendre plus faciles les manœuvres de l'opération. Il faut donc le laisser dans la position qu'il occupe.

On doit chercher à oublier les descriptions données sur la manière de tenir la sonde; on n'aura pas toujours *en vue la plume pour écrire*, parce que, si l'instrument était tenu de cette manière, il ne pourrait pas entrer dans le canal. On n'allongera pas non plus la verge, afin de lui faire former un angle droit avec l'axe du corps, parce que le canal trop tendu augmentera la résistance en multipliant les points de frottement sur la sonde. On s'inquiétera peu d'écarter le prépuce avec le pouce et l'index, plutôt qu'avec le pouce et le médius. Mais l'opérateur, tenant la sonde de la manière qui lui est le plus commode, écartant le prépuce afin de découvrir le méat urinaire, n'importe avec quels doigts, introduira la sonde d'une manière moins classique, moins chirurgicale peut-être, mais certainement plus facile. En commençant, la sonde peut ne pas être posée sur la ligne médiane, chez les sujets qui ont le ventre saillant ou bien dont la courbure antérieure de l'urètre est très forte, la sonde produit des frottements sur la paroi antérieure du canal et son passage est douloureux. La figure 474, qui montre le premier temps du cathétérisme tel qu'il est décrit dans les ouvrages classiques, ne saurait représenter fidèlement la position que l'on doit donner à la sonde, quand la saillie du ventre nécessite la modification du manuel opératoire que nous indiquons ici. On se donne de grandes facilités en plaçant la sonde dans le pli de l'aine, et en la maintenant ainsi jusqu'à ce que son bec ait accroché la symphyse des pubis.

On ne peut trop insister sur cette recommandation d'agir très lentement : on est trop persuadé que cette opération n'est qu'un *tour de main;* mais si elle donne des résultats heureux lorsqu'elle est bien faite, elle produit très rapidement des accidents bien graves lorsqu'une main inexprimentée n'a pas su éviter les obstacles naturels qui existent dans les voies urinaires.

Au nombre de ces obstacles, il faut mentionner d'abord la symphyse des pubis. Lorsqu'on a à sonder un sujet gras, on ne parviendra pas à faire passer le bec de la sonde sous les pubis, si d'abord on la place dans une ligne parallèle à l'axe du corps; le pavillon étant poussé en avant par la saillie de l'abdomen, tient le bec de l'instrument trop relevé contre la paroi supérieure du canal, ce qui l'empêche d'atteindre le bulbe; si l'on a baissé le pavillon, le bec vient buter contre la symphyse, et la sonde est arrêtée dans sa marche. Alors, si l'instrument n'est pas tenu solidement entre les doigts, il pivote sur lui-même, et le pavillon se renverse : c'est ce qui a souvent été pris pour l'effet d'un rétrécissement spasmodique.

Cela a peu d'importance, lorsque l'opérateur a agi lentement; mais au contraire, si, dominé par des idées de force, de cathétérisme forcé, il a mis une certaine énergie à faire marcher la sonde, il fera certainement une déchirure à la paroi supérieure de l'urètre à l'endroit où le bec de la sonde était arrêté.

Pour éviter cet obstacle, il suffit de placer le cathéter dans la direction du pli de l'aine et de l'y maintenir jusqu'à ce que son bec soit engagé sous les pubis et ait pénétré jusqu'au bulbe.

Le cul-de-sac du bulbe est encore un autre obstacle naturel, et il augmente en raison des efforts qu'on fait pour le franchir, si l'on n'est pas dans la bonne direction. Il dépend de l'extrême élasticité de ces tissus et de la position fixe du bulbe par rapport à l'aponévrose moyenne du périnée.

Lorsque l'extrémité du cathéter est arrivée dans le bulbe, il faut retirer un peu vers soi et abaisser *très lentement* le pavillon. Si l'on continue à presser sur tout l'instrument, lorsque son bec est arrêté à la paroi inférieure du bulbe, on peut le perforer et faire une fausse route jusqu'au rectum.

C'est lorsqu'ils sont arrêtés par cet obstacle qu'on voit des opérateurs chercher à diriger le manche du cathéter en pressant sur le périnée ou en introduisant le doigt dans l'anus. Ces manœuvres sont inutiles et quelquefois nuisibles; il est presque impossible de préciser avec les doigts, à travers l'épaisseur du périnée, la direction que *va prendre* le cathéter;

quant à celle qu'il a prise, si on la reconnaît, on constate un fait acompli : par exemple, si une fausse route est faite, on en reconnaît l'existence, mais on n'a pas su la prévenir, l'empêcher.

Si la pression faite par le périnée sur la courbure du cathéter est forte, le bec de l'instrument porté en avant peut contondre et perforer la paroi correspondante du canal. C'est donc une manœuvre dont on doit généralement s'abstenir, parce qu'elle ne peut pas aider ceux qui n'ont pas la grande habitude du cathétérisme, et parce qu'elle peut être la cause d'accidents graves.

Chez quelques sujets et surtout chez les vieillards, on rencontre encore un obstacle naturel dans la région prostatique. Le sillon de la paroi postérieure de la prostate est quelquefois très profond, de sorte que son extrémité vésicale, en se recourbant en haut, forme en avant du col de la vessie une saillie qui empêche la sonde de passer. Lorsque le bec est arrêté à ce point, il faut amener à soi le pavillon et l'abaisser avec lenteur jusque entre les cuisses du malade et dans la direction d'une ligne presque parallèle à l'axe du corps. Cette inclinaison exagérée est douloureuse, et c'est afin de diminuer la douleur qu'il faut agir avec une extrême lenteur.

On s'est aussi préocupé des courbures à donner aux sondes. Il ne s'agit ici que de l'instrument employé pour le cathétérisme dans les voies normales, sans altérations, sans déviations. La courbure la plus généralement applicable et celle qui occupe le tiers de l'instrument et qui représente une portion de cercle dont le rayon a 6 centimètres de longueur.

En prenant les précautions qui viennent d'être exposées, en agissant *avec lenteur*, on évitera toujours les obstacles naturels du canal, et le cathétérisme à travers les voies urinaires à l'état normal sera une opération facile à exécuter et à l'abri de tout danger[1].

B. *Procédé dit : le tour de maître.*— Ce procédé est beaucoup plus difficile et plus douloureux que le précédent, aussi nous ne nous y arrêterons pas longtemps.

Il diffère du procédé ordinaire en ce qu'au lieu de tourner la concavité de la sonde vers le ventre, on y tourne sa convexité; et lorsque le bec de l'instrument est ainsi au niveau de la

1. *Annuaire de médecine et de chirurgie pratiques*, 1849. — Ch. Philips, *Traité des maladies des voies urinaires*, 1860, 1 vol. in-8, avec 97 fig., p. 417 et suiv.

symphyse des pubis, on fait exécuter à la verge et à la sonde un demi-tour qui ramène son pavillon vers l'aine droite et en haut, et l'on achève l'opération comme il a été dit précédemment. Le cathétérisme peut être fait de cette manière lorsque le ventre est trop volumineux pour que le procédé ordinaire soit praticable.

C. *Procédé d'Abernethy.* — Le malade est couché en travers sur le bord de son lit. Le chirurgien, placé entre les cuisses, saisit de la main gauche la verge, comme il a été dit dans le procédé ordinaire : de la main droite il présente à l'urètre le bec de la sonde, le pavillon tourné contre soi et la convexité tournée vers l'abdomen, la concavité en bas. Il fait pénétrer l'instrument en relevant le pavillon jusqu'à ce qu'il soit arrivé au niveau de la courbure du canal; alors il abaisse fortement le pavillon de la sonde en le portant vers l'anus; le bec est ensuite engagé sous le pubis, et en le poussant on lui fait suivre la face antérieure de l'urètre, et il pénètre facilement dans la vessie. Le pavillon est alors ramené vers le ventre par un demi-tour, comme dans le tour de maître; mais cette manœuvre ne présente plus de danger, puisqu'elle n'est exécutée que lorsque l'instrument est dans la vessie.

Ce procédé n'est plus guère utilisé aujourd'hui.

D. *Cathétérisme avec la sonde de Gély* (de Nantes). — Le premier temps de l'introduction de cette sonde est le même que pour les sondes ordinaires; cependant, vu la grande courbure de l'instrument, on doit placer la verge dans la direction du pli de l'aine, et introduire la sonde de côté jusqu'à la partie la plus profonde de l'urètre. On la ramène ensuite dans le plan vertical, de cette façon le bec arrive sans difficulté jusqu'au bulbe; alors, pour pénétrer dans la portion membraneuse, on tiraille légèrement la verge, on soulève ainsi la paroi inférieure de l'urètre, et le bec de la sonde est porté en haut vers le point où il doit s'engager.

« A partir de ce moment, l'instrument devra être poussé vers la vessie par un mouvement qui diffère beaucoup de celui qu'on exécute habituellement. Il arrive même, à cet égard, que l'usage de la nouvelle sonde présente au premier abord quelques difficultés, spécialement aux praticiens qui veulent encore, dans ce cas, exécuter les mouvements d'abaissement de la manière ordinaire.

» Les médecins peu habitués au cathétérisme, et surtout les

malades, réussissent en général mieux que tout autre à l'introduire du premier coup avec facilité.

» Cette hésitation disparaît, du reste, aussitôt que l'on saisit le véritable mécanisme de son introduction. Il consiste à faire cheminer l'instrument en lui communiquant une impulsion curviligne en rapport avec le cercle sur lequel a été modelée sa courbure. C'est un mouvement en tout semblable à celui qu'on imprime à la lame d'un sabre courbe pour la replacer dans le fourreau. Le mouvement d'abaissement doit complètement disparaître comme mouvement isolé. Il doit se confondre, se lier si bien avec celui de propulsion qu'on ne saurait jamais les distinguer l'un de l'autre, l'impulsion curviligne ne pouvant être réalisée qu'à l'aide de cette fusion complète. En tous cas, l'abaissement du pavillon de la sonde ne saurait jamais être porté aussi loin qu'avec l'algalie ordinaire. Il suffit en général, de la pousser doucement vers la vessie par ce mouvement circulaire. Dans beaucoup de circonstances, elle y pénètre d'elle-même par son propre poids, tant il y a de concordance entre sa forme et celle de l'urètre[1]. »

E. *Cathétérisme avec la sonde droite, procédé d'Amussat.* — Ce procédé de cathétérisme a été imaginé surtout afin de permettre l'introduction des instruments de lithotritie dans la vessie. Ces instruments étaient jadis droits; mais depuis on leur a donné une courbure semblabe à celle des sondes; le cathétérisme droit est bien plus rarement employé; cependant il pourrait être encore utile dans les cas où il existe des fausses routes dans le canal de l'urètre. En effet, le bec de la sonde se trouvant toujours dirigé en arrière, éviterait l'éperon que fait la fausse route dans le canal.

Ce procédé est simple et rapide. La verge est tenue entre le pouce et le doigt indicateur de la main gauche, dans une direction telle qu'elle soit perpendiculaire au plan antérieur du tronc. L'instrument est introduit de la main droite et insinué dans le canal jusque dans la vessie; mais il arrive quelquefois que le col de cet organe est un peu plus élevé, il suffit alors de faire exécuter au pavillon un léger mouvement de bascule en bas; le bec remonte un peu plus haut et pénètre ainsi dans la vessie[2].

1. Gély, *loc. cit.*, p. 151.

2. Amussat, *Leçons sur les rétentions d'urine causées par les rétrécissements du canal de l'urètre, et sur les maladies de la glande prostate*, publiées par le docteur Petit, 1832, 1 vol. in-8, figures, p. 56.

F. *Cathétérisme avec les sondes flexibles.* — Les sondes métalliques ne sont guère utilisées que pour évacuer l'urine ou pour explorer la vessie. Les sondes de gomme élastique peuvent bien aussi servir à évacuer l'urine; mais s'il est besoin de laisser en permanence un instrument dans le canal de l'urètre, elles deviennent indispensables. En effet, bien que leur séjour puisse causer des accidents, ceux-ci seraient beaucoup plus graves si l'on faisait usage des sondes métalliques. Nous allons tout à l'heure revenir sur quelques-uns de ces accidents.

La sonde sera garnie d'un mandrin d'un volume aussi gros que possible, eu égard au diamètre de la sonde. On enduit l'instrument d'un corps gras, et on l'introduit dans la vessie de la même manière qu'une sonde métallique. On retire ensuite le mandrin d'une main, tandis que de l'autre on tient la sonde solidement fixée, si même on ne la repousse pas un peu, car souvent on ne l'a pas introduite tout de suite assez profondément. Quelques malades éprouvent une douleur vive quand on retire le mandrin; il faut donc procéder doucement à ce temps de l'opération.

On peut encore se servir d'une sonde sans mandrin; mais il faut, ou que la voie soit très libre, ou qu'il soit nécessaire de franchir un rétrécissement : alors on emploie une sonde d'un très petit calibre. Enfin, lorsqu'on fait usage d'instruments fabriqués de telle sorte qu'ils aient la courbure des sondes métalliques, les mandrins sont inutiles.

Dans quelques cas, les malades atteints d'affections des voies urinaires et en particulier d'hypertrophie de la prostate, sont dans la nécessité de se sonder eux-mêmes.

Autant qu'on le peut, il faut, pour éviter tout accident, leur conseiller l'emploi de sondes en caoutchouc, parfaitement molles et flexibles, et à l'aide desquelles il leur est impossible de se blesser.

Parfois, cependant, les malades sont obligés de se servir de sondes en gomme, et la plupart du temps, de sondes présentant une courbure déterminée, en particulier de sonde à béquilles. Notons que cet usage peut être innocent entre les mains de gens prudents, mais qu'il peut aussi déterminer des accidents résultant de fausses routes.

G. *Procédé de M. Maisonneuve.* — Ce procédé est basé sur ce fait qu'une bougie fine et flexible, terminée par une petite olive, pénètre toujours avec facilité dans un urètre libre, quelles que soient les déviations qu'il présente. En effet, l'extrémité mousse et flexible de l'instrument se prête à toutes les sinuosités du canal, et parvient toujours à pénétrer dans la vessie, sans que le chirurgien ait autre chose à faire que de pousser la bougie avec lenteur. Quand, par hasard, la pointe mousse vient à s'arrêter momentanément dans le cul-de-sac d'une déviation trop brusque, la flexibilité de l'instrument met à l'abri de toute crainte de fausse route et permet à celui-ci de se recourber dans le canal pour en suivre les inflexions, de sorte qu'avec un peu de tâtonnement on est toujours sûr d'arriver dans la vessie. Du moment qu'une bougie a pénétré, on s'en sert comme d'un conducteur pour diriger la sonde qui doit donner issue à l'urine.

L'appareil employé à cet effet se compose :

D'une bougie, d'un fil et d'une sonde.

La bougie (n° 9) a 3 millimètres environ de diamètre; elle est souple et terminée par un bout olivaire. A son extrémité supérieure est fixé le fil, qui doit être très fort et avoir trois fois la longueur de la bougie. Ce fil est, à son extrémité libre, muni d'un bouton.

La sonde, de 6 millimètres et demi de diamètre (n° 20), est d'un tissu élastique très souple, courbe et percée à ses deux bouts.

Disposition de l'appareil. — Au moment de se servir de cet appareil, on le dispose de la manière suivante : la bougie, armée de son fil, est introduite par l'extrémité supérieure de la sonde et en est retirée par l'extrémité inférieure, de sorte que le fil, entraîné avec elle, se trouve introduit dans la sonde.

Premier temps : introduction de la bougie. — Le patient étant couché horizontalement sur le dos, les cuisses écartées, le chirurgien, placé comme pour l'opération ordinaire du cathétérisme, saisit de la main gauche la verge du malade, et de la main droite introduit dans l'urètre la bougie olivaire. Cette introduction doit être faite avec lenteur; elle ne rencontre ordinairement aucun obstacle jusqu'au niveau de la prostate; mais à ce point du canal, la bougie éprouve parfois un moment d'arrêt. Il faut alors un peu de tâtonnement et une légère pression pour la faire pénétrer dans la vessie. On saura qu'on est arrivé dans cet organe lorsque la bougie tout entière est introduite dans le canal et qu'elle y joue librement.

Deuxième temps : introduction de la sonde. — Quand la bougie est introduite, on confie au malade ou à un aide le bouton fixé à l'extrémité du fil, lequel doit être tenu dans un état de tension légère. Le chirurgien, alors, soutenant de nouveau la verge du malade avec la main gauche, saisit de la

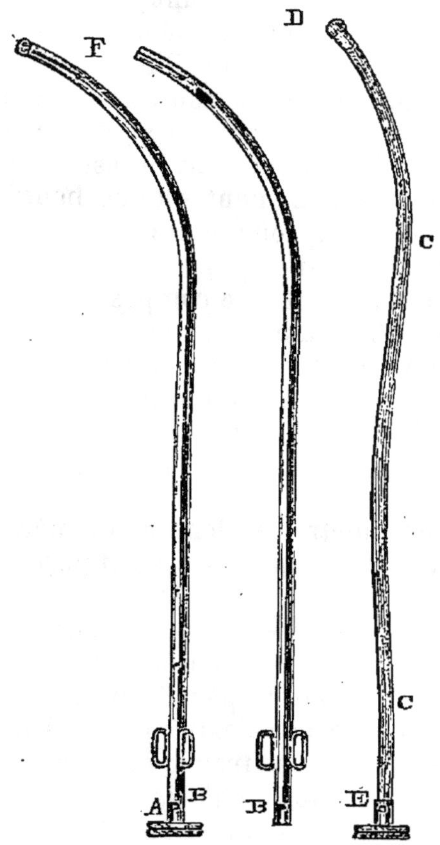

Fig. 477. — Sonde de M. Juilliard.

main droite tenue en supination la sonde qu'il fait glisser doucement de haut en bas, sur le fil d'abord, puis sur la bougie, qui sert ainsi de mandrin conducteur, et par une pression douce la fait arriver lentement jusque dans la vessie. Cette dernière partie de l'opération serait toujours d'une extrême simplicité, au dire de l'auteur, à la condition toutefois que le calibre du canal de l'urètre soit libre ou facilement dilatable.

On peut rapprocher du procédé que nous venons de décrire, celui qu'a préconisé M. Juilliard (de Genève).

S'appuyant sur ce fait incontestable, que dans les cas de

cathétérisme difficile, un chirurgien pénétrera mieux dans la vessie avec une sonde rigide métallique qu'il pourra diriger à sa guise ; M. Juilliard propose l'emploi d'une nouvelle sonde, qui, une fois introduite dans la vessie, peut être remplacée facilement par une sonde flexible, qu'on laisse à demeure si l'on veut.

Cette sonde se compose : 1° d'un cathéter métallique de dimensions et de courbure variables, dont l'extrémité ouverte, est bouchée par une boule fixée sur un mandrin qui glisse dans l'intérieur de la sonde. Le mandrin peut s'enlever et se replacer, de façon à ouvrir ou fermer la sonde (fig. 477) ;

2° D'un conducteur (tige d'argent de 1 millimètre de diamètre et de 70 centimètres de long) boutonné à une de ses extrémités ; à 31 centimètres de son extrémité existe un renflement qui sert de point de repère.

Dans un 1er temps la sonde est introduite dans la vessie ; au 2e temps on retire le mandrin E C C D (fig. 477) et on introduit dans la sonde le conducteur par son extrémité boutonnée, jusqu'à ce que le renflement de repère soit au niveau du pavillon de la sonde, ce qui indique que l'extrémité boutonnée est dans la vessie. Dans le 3e temps, maintenant bien le conducteur, on retire la sonde métallique. Enfin, celle-ci enlevée, le 4e temps consiste à passer sur le conducteur resté en place, une sonde flexible à bout coupé. Cette sonde, guidée par le conducteur, pénètre à coup sûr dans la vessie[1].

II. Évacuation de l'urine. — Quel que soit le procédé que l'on ait employé, l'urine sort par les ouvertures pratiquées au voisinage du bec de la sonde. Le pavillon doit être maintenu plus bas que le col de la vessie : aussi doit-on avoir soin, lorsqu'on sonde un malade dans son lit, de choisir un bassin assez plat pour que le pavillon de la sonde puisse s'abaisser suffisamment. Si le vase n'était pas assez grand, le doigt serait appliqué sur le pavillon jusqu'à ce que le vase eût été vidé ou qu'on en eût replacé un autre.

Pendant que l'urine coule, il est bon de faciliter sa sortie par de légères pressions sur la région hypogastrique ; cette précaution devient nécessaire lorsque le cathétérisme est pratiqué pour une paralysie de la vessie, ou lorsque l'urine, ayant distendu considérablement cet organe, lui a fait perdre sa contractilité.

1. *Bull. de la Soc. méd. de la Suisse romande*, avril 1875.

Ordinairement l'urine s'écoule entièrement, mais il peut survenir une interruption brusque, quoiqu'il en reste encore une assez grande quantité. Ce phénomène peut tenir à plusieurs causes : des caillots, des mucosités, de petits graviers viennent s'appliquer aux ouvertures de la sonde; d'autres fois la membrane muqueuse, revenant sur elle-même par suite de l'évacuation du liquide, peut aussi l'empêcher de passer dans la sonde. Dans le premier cas, il est facile de déboucher la sonde, soit avec un stylet introduit dans sa cavité, soit en poussant une légère injection d'eau tiède ; ce dernier précepte doit être mis en pratique toutes les fois que des mucosités existent en grande abondance et qu'on veut en faciliter la sortie. Dans le second cas, il suffit de ramener la sonde en avant, c'est-à-dire de la placer dans une partie de la vessie encore distendue par l'urine.

La quantité d'urine que l'on évacue de cette manière est extrêmement variable. Tantôt le cathétérisme est pratiqué chez des individus ayant des envies fréquentes d'uriner sans qu'il y ait plus de quelques gouttes d'urine dans la vessie, chez les brûlés par exemple; tantôt, au contraire, la vessie est considérablement distendue : on trouve souvent deux ou trois litres, et jusqu'à vingt à trente litres de liquide. Marjolin rapporte que, dans un cas, la quantité d'urine a été assez considérable pour que, le liquide étant évacué, le malade soit mort subitement. La mort aurait pu être prévenue si l'on n'avait donné cours à l'urine que graduellement, et c'est le conseil qu'il donne, si pareil cas se présentait.

Lorsque l'urine est entièrement évacuée, on retire la sonde. Cette manœuvre est très simple; il suffit d'imprimer à l'instrument un arc de cercle en sens inverse de celui qu'on lui a fait décrire pour le faire pénétrer. Souvent aussi on laisse la sonde à demeure dans la vessie : nous allons nous occuper de cette particularité.

III. DES SONDES A DEMEURE. — Lorsque l'on éprouve de grandes difficultés pour pénétrer dans la vessie et que l'on suppose que le malade aura bientôt besoin d'être souvent sondé, si l'on veut dilater un rétrécissement, ou encore si l'on veut détourner le cours de l'urine, afin d'empêcher le liquide de passer par une plaie de la vessie ou du canal de l'urètre, on est obligé de laisser une sonde à demeure.

Les sondes de gomme élastique, de caoutchouc vulcanisé, sont celles dont on doit spécialement faire usage ; ce n'est qu'exceptionnellement que des sondes métalliques peuvent être employées.

Les sondes que l'on introduit dans la vessie doivent être renouvelées tous les huit ou dix jours au moins. En effet, si la sonde est laissée à demeure pour un rétrécissement, outre qu'il est besoin d'en augmenter le calibre, une sonde laissée trop longtemps s'altérerait ; sa surface, de polie qu'elle était, deviendrait rugueuse, on la retirerait plus difficilement, elle serait plus cassante, et si une partie de l'instrument restait dans la vessie, elle formerait un noyau autour duquel les sels de l'urine se déposeraient, et bientôt on trouverait un véritable calcul. Enfin toute la partie de la sonde qui serait dans la cavité vésicale se couvrirait de sels calcaires qui rendraient l'extraction de la sonde très pénible, déchireraient le canal de l'urètre, pourraient même tomber dans la vessie et devenir également des noyaux de calcul.

Les accidents qui peuvent survenir par suite du séjour des sondes sont assez nombreux ; ce sont : 1° La *formation d'abcès* dans l'épaisseur de l'urètre et la perforation de ce canal. 2° L'*inflammation d'un ou des deux testicules*, qu'on fera cesser rapidement en retirant la sonde, et en prescrivant un traitement antiphlogistique en rapport avec l'intensité de l'inflammation. 3° L'*irritation de la vessie*, qui peut être quelquefois assez grande pour faire cesser l'emploi des sondes à demeure. 4° L'*hématurie*. 5° La *perforation de la vessie* par la gangrène de ses parois, causée par la pression de la sonde. Cet accident, le plus grave de tous, est assez rare chez les adultes, plus fréquent chez les vieillards : on le préviendrait en n'enfonçant pas trop la sonde. 6° La *sonde peut se briser*, soit dans le canal de l'urètre, soit dans la vessie. Mais le dernier cas présente une gravité toute spéciale ; car, ainsi qu'il a été dit plus haut, ce corps étranger devient le noyau d'un calcul pour lequel il sera tôt ou tard nécessaire d'opérer. Lorsque la sonde est brisée dans l'urètre, on peut espérer la retirer, soit au moyen de pinces introduites dans le canal, soit en pratiquant une boutonnière au pénis sur le canal de l'urètre. 7° Enfin des *érections* peuvent rendre l'usage des sondes excessivement pénible aux malades, et si au bout de quelques jours ils ne s'y accoutument pas, ce qui est rare, on est obligé d'en cesser l'emploi.

IV. Appareils contentifs des sondes. — Lorsque les sondes sont introduites dans la vessie et doivent y rester à demeure, elles seront fixées de telle façon qu'elles ne sortent pas de la vessie et qu'elles ne rentrent pas dans cet organe, car leur extrémité ne doit jamais dépasser le col de plus de 3 à 5 cen-

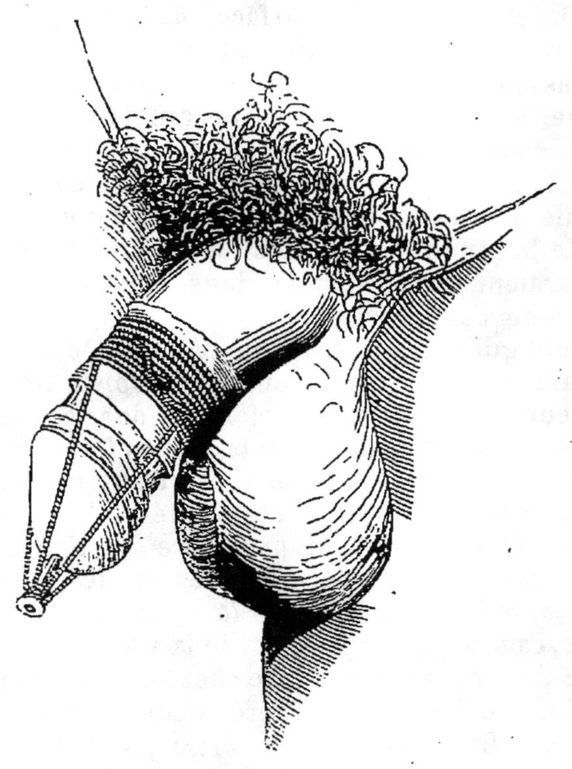

FIG. 478. — Manière de fixer les sondes.

timètres. Un grand nombre de moyens ont été imaginés pour fixer les sondes; toutefois nous ne nous occuperons que du plus important, les autres n'en étant que des modifications plus ou moins heureuses.

Pour faire cet appareil on prend un ou deux cordons de coton d'un mètre et demi de long environ; un cordon peut être suffisant, cependant nous dirons tout à l'heure pourquoi il vaut quelquefois mieux en employer deux.

Le cordon est fixé à sa partie moyenne près du pavillon de la sonde par deux nœuds; chacun des deux chefs est ramené sur la verge de chaque côté. Sur la partie moyenne de cet organe, on place une petite compresse assez longue pour l'entourer, et autour de cette compresse on enroule en sens inverse les deux cordons, que l'on a soin de ne pas entasser sur un même point, mais que l'on dispose de manière à couvrir la verge dans une étendue assez considérable, afin que la pression exercée sur un point seulement ne cause pas de douleur. Lorsque les deux chefs du fil de coton sont épuisés, on les noue ensemble (fig. 478).

Ainsi disposé, l'appareil est suffisant pour maintenir les sondes. Mais si l'instrument dont on s'est servi est un peu long, s'il est très flexible, s'il tend à sortir de la vessie en se recourbant, il pourra se dévier à droite ou à gauche, quelquefois même il finira par sortir tout à fait de la vessie : aussi est-il préférable de fixer un second cordon de la même manière dans l'intervalle des deux chefs qui ont été primitivement placés. On pourrait encore supprimer la petite compresse que nous avons dit devoir être enroulée autour de la verge, mais la compression ne serait plus aussi uniforme.

Ce moyen est fort simple, très facile à mettre en usage, et se trouve toujours à la portée du chirurgien. On lui a reproché : 1° de rendre l'érection, déjà très pénible lorsqu'une sonde est introduite dans l'urètre, beaucoup plus douloureuse par la constriction que ce bandage exerce sur le pénis; 2° d'empêcher l'écoulement des quelques gouttes d'urine qui, chez les individus soumis à l'usage continuel des sondes, se glissent entre la sonde et les parois de l'urètre. Aussi, pour obvier à ces inconvénients, a-t-on conseillé de fixer les liens sur un suspensoir à l'ouverture duquel on aurait fait deux œillets pour les laisser passer; ou bien encore de fixer les liens sur un large anneau dans lequel on aurait engagé la verge, et qui lui-même serait attaché à une ceinture au moyen de lacs placés, les uns en avant, les autres en arrière. D'autres, enfin, ont imaginé de petits appareils qui, par leur élasticité, peuvent se dilater et se laisser allonger au moment de l'érection du pénis, et se resserrer ensuite.

Parmi tous ces appareils nous signalerons celui du docteur Boyron, fermé de quatre bandelettes de caoutchouc réunies par une petite bande de même substance qui se fixe autour de la verge.

Mais les accidents qui résultent de l'emploi du procédé que nous avons décrit sont tellement rares, celui-ci est si commode, qu'il est presque le seul en usage.

Lorsque le bandage contentif est appliqué, afin d'empêcher

l'écoulement incessant de l'urine, on ferme le pavillon de la sonde par un petit fosset; on le retire toutes les fois que le malade a besoin d'uriner. Ce n'est pas ici le lieu de décrire les cas dans lesquels il est nécessaire d'enlever ce petit bouchon, les diverses maladies pour lesquelles on laisse les sondes à demeure nécessitant des indications différentes. Il est même des circonstances dans lesquelles il faut bien se garder de boucher le pavillon de la sonde : c'est lorsque l'on veut empêcher l'urine de passer par des solutions de continuité de la vessie; car si l'urine s'accumulait dans ce réservoir, elle ne tarderait pas à sortir par la plaie. Dans ces circonstances on a conseillé d'adapter au pavillon des sondes un long tube en caoutchouc qui fait l'office d'un véritable siphon.

ARTICLE II

DU CATHÉTÉRISME DES VOIES URINAIRES CHEZ LA FEMME

Les sondes de femme sont à peine courbées et beaucoup moins longues que les sondes d'homme; elles n'ont que 15 centimètres environ de longueur.

Le cathétérisme est, en général, extrêmement simple; car le canal de l'urètre est très court, facile à trouver, parfaitement régulier : aussi, à moins d'exceptions sur lesquelles nous allons revenir, est-il très facile de pénétrer dans la vessie.

La malade est couchée; les cuisses sont légèrement écartées et un peu fléchies sur le bassin. Le chirurgien, placé sur le côté droit, écarte les petites lèvres avec le pouce et le doigt médius de la main gauche, tandis qu'avec l'indicateur, dont la pulpe est tournée du côté du vestibule, il dirige la sonde, tenue de la main droite, dans le méat urinaire, la concavité tournée en haut; lorsque l'instrument a franchi la symphyse du pubis, il abaisse légèrement le pavillon et la sonde entre dans la vessie.

La pudeur empêche souvent les femmes de se découvrir, aussi est-ce avec une certaine peine qu'elles se laissent sonder; c'est pourquoi le chirurgien doit apprendre de bonne heure à pratiquer cette opération sous les draps, ce qui est assez facile. Comme précédemment, les nymphes sont écartées; le doigt indicateur, conduit d'arrière en avant de la fourchette au vestibule, rencontre successivement le vagin, sa colonne antérieure, au-dessus de laquelle se trouve le méat urinaire. Une petite saillie située en avant de la colonne antérieure du vagin apprend au chirurgien qu'il est arrivé vers l'orifice qu'il veut franchir. Souvent, quand il est un peu exercé, il pénètre du premier coup, et dans le cas contraire, il tâtonne un peu; mais il y arrive presque toujours sans grande peine. On obtiendrait le même résultat en dirigeant le doigt de la partie supérieure vers la partie inférieure, c'est-à-dire du clitoris vers le canal de l'urètre; mais il faut, autant qu'on le peut, éviter de porter le doigt sur cet organe.

Il est quelquefois assez difficile de traverser l'urètre pendant les derniers temps de la grossesse, ou bien encore chez les femmes âgées, surtout chez celles qui ont eu beaucoup d'enfants. En effet, l'orifice se trouve enfoncé sous les pubis, le canal est très oblique, de telle sorte qu'il est nécessaire de porter en haut le vestibule et le clitoris, pendant que les petites lèvres sont entraînées en dehors. Lorsque la sonde est introduite, elle doit être abaissée davantage; il est même nécessaire d'en choisir une à courbure plus forte; aussi une sonde d'homme est-elle quelquefois indispensable. Quoi qu'il en soit, il sera facile de pratiquer cette opération quand on se rappellera que le méat urinaire se trouve sur le bord supérieur du vagin, et que s'il était entraîné plus profondément par les causes qui viennent d'être signalées, il faudrait le chercher, non pas au-dessus du vagin, mais à sa partie supérieure et antérieure.

M. Fiseau conseille de placer dans l'entrée même du vagin le doigt indicateur de la main gauche, la face palmaire tournée en avant : il glisse sur ce doigt, qui lui sert de conducteur, la sonde prise de la main droite comme une plume à écrire; l'instrument, toujours senti par le chirurgien, ne peut pénétrer dans le vagin, et rencontre presque toujours le méat urinaire. Il rappelle que chez les femmes jeunes cet orifice est situé un peu plus haut que chez celles qui sont plus avancées en âge, ou qui sont dans un état de grossesse avancée; chez ces dernières, il est plus rapproché du vagin.

Appareils contentifs des sondes chez la femme. — Il sont assez difficiles à établir de façon que les sondes soient solidement fixées dans la vessie.

On attache des rubans à l'extrémité de la sonde, et ceux-ci

sont fixés sur un bandage en T double; mais cet appareil se dérange facilement, car les sous-cuisses sont tendus ou relâchés selon que les membres inférieurs sont dans l'extension

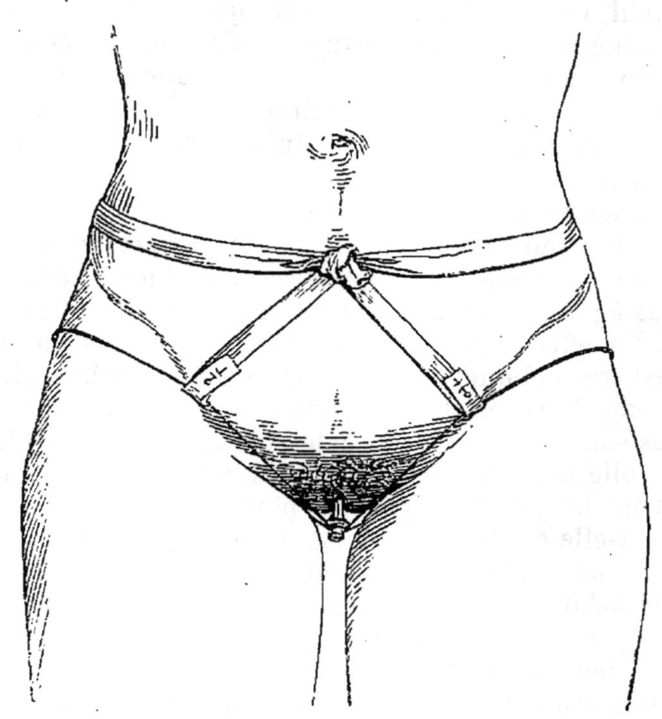

FIG. 479. — Appareil contentif des sondes de M. Bouisson.

ou dans la flexion. Les fils noués ou agglutinés aux grandes lèvres ne sont pas un moyen plus sûr. « Desault s'est servi d'une machine en forme de brayer, dont le cercle, assez long pour embrasser la partie supérieure du bassin, supporte à sa partie moyenne une plaque ovalaire qui doit être placée en avant des pubis; au milieu de cette plaque est une coulisse dans laquelle glisse une légère tige d'argent recourbée, de manière qu'une de ses extrémités percée d'un trou tombe au-dessus de la vulve au niveau du méat urinaire. Cette tige peut être fixée sur la plaque au moyen d'un écrou. Après avoir introduit et disposé la sonde dans la vessie, de sorte que son bec et ses yeux se trouvent dans la partie la plus basse de ce viscère, on engage le bout de cet instrument dans le trou de la tige, qui est ensuite assujettie dans la coulisse, comme nous l'avons dit plus haut. » L'appareil de Desault est très compliqué, et n'est suffisant pour maintenir les sondes fixes qu'autant que la malade ne fait pas de mouvement.

Nous devons à l'obligeance de M. le professeur Bouisson, de Montpellier, la connaissance d'un appareil contentif des sondes qu'il a imaginé. Cet appareil est excessivement simple et maintient la sonde très solidement. On attache au pavillon de la sonde par une de leurs extrémités deux longs rubans de coton; l'un embrasse d'avant en arrière la cuisse du côté droit, l'autre la cuisse gauche; les deux autres extrémités sont ramenées sur le pavillon de la sonde. On peut encore attacher la partie moyenne des rubans au pavillon de la sonde, et porter un des chefs en avant, l'autre en arrière, et les nouer ensemble sur le côté externe de l'une et de l'autre cuisse.

Quoi qu'il en soit, ces rubans de coton sont fixés par deux bandes de toile qui les embrassent par leur partie moyenne et qui sont réunies sur le milieu d'une ceinture passant au-dessus des hanches. Pour que l'appareil soit fixé d'une manière tout à fait complète, les liens contentifs des fils de coton seront établis en avant et en arrière (fig. 479).

CHAPITRE XXVII

RÉDUCTION DES HERNIES

En parlant de l'application des bandages, nous avons dit que la réduction préalable de la hernie était, dans la majorité des cas, une condition *sine quâ non* de leur emploi. Or, si cette réduction est fréquemment facile et parfois même spontanée, il n'en est plus ainsi dans quelques circonstances, et elle nécessite alors certaines manœuvres plus spécialement décrites sous le nom de *taxis*. Nous verrons que, pour quelques hernies, ce taxis peut être remplacé par la compression élastique exercée à l'aide d'une bande de caoutchouc procédé de M. Maisonneuve).

Dans certains cas enfin, toutes ces manœuvres échouent, et il faut opérer la hernie, c'est-à-dire débrider l'ouverture naturelle ou accidentelle qui lui a donné passage et qui l'étreint. Il est évident que cette opération ne doit pas être décrite ici.

I. — Du taxis.

On en distinguait trois espèces : le taxis *simple*, le taxis *prolongé* et le taxis *forcé*. Cette division, regardée longtemps comme classique, tend à être abandonnée aujourd'hui, depuis qu'on a la possibilité d'utiliser l'anesthésie pour faciliter l'application du taxis. D'un autre côté, comme le fait remarquer M. le professeur Gosselin, les mots *modéré* ou *prolongé* n'expriment rien de bien précis, et le taxis qui peut être modéré pour un chirurgien devient forcé pour un autre doué d'une force musculaire plus considérable. On peut donc dire, avec l'auteur que nous venons de citer, que le taxis est toujours plus ou moins forcé, selon qu'on emploie plus ou moins de force pour le faire. De même le taxis peut être plus ou moins prolongé, suivant les conditions dans lesquelles on se place, suivant qu'on fait usage ou non des agents anesthésiques.

M. le professeur Gosselin propose donc[1] de supprimer ces diverses dénominations pour leur substituer les mots de *taxis approprié, suffisant* (Tirman), ou mieux encore de *taxis progressif*. Grâce à cette expression, l'auteur fait comprendre que la force de pression qu'on doit employer augmente à mesure que le temps s'écoule, « c'est-à-dire que le taxis devient d'autant plus forcé qu'il est plus prolongé ».

Le taxis peut être fait sans anesthésie, ou bien après anesthésie préalable; telle est la division pratique proposée par M. Gosselin, et qui semble la meilleure, surtout au point de vue où nous nous plaçons.

I. Le taxis *sans anesthésie* doit être exceptionnel, c'est-à-dire qu'on doit toujours employer des anesthésiques dès que cela est possible.

Le malade est couché sur le dos, les jambes fléchies sur les cuisses et celles-ci fléchies sur le bassin, sans être portées dans une abduction exagérée; les muscles abdominaux sont

1. *Leçons sur les hernies abdominales*, 1865, p. 131 et suiv.

ainsi placés dans le plus grand relâchement. D'ailleurs l'abdomen doit être situé dans une position déclive par rapport au bassin, par conséquent il est indiqué de soulever légèrement ce dernier à l'aide d'un oreiller ou d'un coussin.

Le chirurgien doit se placer à droite du malade si la hernie est sur la ligne médiane, du côté de la hernie si celle-ci siège dans l'une des aines. Avec les doigts de la main gauche le chirurgien entoure aussi exactement que possible le pédicule de la hernie; il place ceux de la main droite sur le pourtour de la tumeur herniaire, de façon à la comprimer à la fois en plusieurs points. « Il fait agir ces doigts comme pour refouler le corps de la hernie du côté de son pédicule; les doigts gauches, placés sur ce dernier point, pressent eux-mêmes de manière à empêcher la hernie de s'étaler et à la diriger du côté de l'abdomen[1]. » Dans cette manœuvre, il faut que la pression exercée par la main droite soit plus considérable que celle de la main opposée, agissant sur le pédicule; de plus, il faut éviter avec grand soin d'appuyer sur le fond de la tumeur, afin de ne pas décoller le sac herniaire et réduire à la fois et en masse le sac et la hernie. Ce fait, qui a été observé un certain nombre de fois, se produirait surtout lorsque ce sont les malades eux-mêmes qui ont pratiqué le taxis et réduit leur hernie.

Les pressions, d'abord modérées, doivent être peu à peu augmentées, et si l'on est trop fatigué il faut se faire remplacer tout de suite par un aide. Dans le cas où on serait seul, il faudrait se reposer pour reprendre les manœuvres aussitôt que possible. C'est qu'en effet M. le professeur Gosselin[2] insiste beaucoup sur ce précepte que le taxis doit être *continu* et non pas intermittent, comme on a trop souvent l'habitude de le pratiquer.

La durée de ces manœuvres est fort variable; elles peuvent être continuées pendant vingt, quarante, quelquefois même soixante minutes, avant qu'on puisse assurer que la tumeur est irréductible et doit être opérée.

Lorsqu'on a affaire à une hernie volumineuse, on peut faire presser par un ou plusieurs aides, de façon que toute la circonférence de la tumeur soit également comprimée. Dans quelques cas, aux pressions indiquées ci-dessus M. Gosselin conseille d'ajouter des mouvements de latéralité ou d'avant en arrière. C'est dans ces grosses hernies qu'on se sert avec

1. Gosselin, *loc. cit.*, p. 199.
2. *Loc. cit.*, p. 183.

avantage de la bande de caoutchouc de M. Maisonneuve, en combinant son action compressive au taxis manuel.

La sensation d'une résistance vaincue, la disparition de la tumeur, ou du moins de sa plus grande masse, la perception d'un gargouillement particulier, sont les principaux signes de la réduction des hernies. Toutefois celle-ci peut être incomplète, c'est lorsque les viscères herniés, et en particulier l'épiploon, ont contracté des adhérences avec les parois du sac herniaire. Dans quelques cas même, le volume des parties qui restent dans le sac est assez considérable pour qu'on puisse être fort embarrassé, et qu'il soit indispensable d'administrer un purgatif d'exploration pour juger de la perméabilité des voies digestives (Gosselin). D'autres fois, au contraire, lorsque les hernies sont petites, on peut croire à une réduction qui n'existe pas ; mais cette erreur est facile à éviter en palpant avec soin les parties; c'est, comme le dit le professeur Gosselin, affaire de tact et d'habitude. Dans certains cas enfin, les parois du sac étant doublées de graisse ou étant épaissies, on peut croire à une non-réduction, alors que cependant les efforts du taxis ont été couronnés de succès ; c'est là encore une question de tact et d'habitude.

II. Le taxis *avec anesthésie* doit être le plus souvent employé, il est beaucoup plus facile; les malades, ne souffrant pas, ne réagissent pas contre les efforts du chirurgien, d'où la réduction plus prompte et plus facile de l'intestin.

Il résulte, en effet, des recherches de M. le professeur Gosselin qu'à l'aide de l'emploi des anesthésiques la réduction se faisait, en général, entre cinq et quinze minutes.

Cette remarque même suffit pour faire comprendre que si le taxis a, jusqu'à un certain point, besoin d'être forcé, il n'a pas besoin d'être prolongé, et que passé quinze à vingt minutes on doit obtenir un résultat. Dans le cas où la hernie ne serait pas réduite, il faudrait opérer et débrider le point où l'étranglement a lieu.

Le manuel opératoire du taxis avec anesthésie, étant tout à fait analogue à celui que nous avons déjà décrit, ne nous occupera pas spécialement.

Mais il est un point sur lequel il nous faut attirer l'attention, c'est celui qui a trait aux indications du taxis. D'après M. le professeur Gosselin, il faut essayer le taxis pour réduire la plupart des hernies qui sont au dehors depuis vingt-quatre heures ; au delà de ce terme, et jusqu'à quarante-huit heures, il est encore indiqué pour les grosses hernies et pour celles de moyennes dimensions. On pourrait peut-être le tenter pour les petites hernies contenant de l'épiploon; mais ici il ne faudrait guère dépasser les trente-six premières heures. Enfin les grosses et les moyennes hernies peuvent encore être réduites jusqu'à soixante-douze heures après leur sortie. Ces règles sont sujettes à des exceptions; mais, en général, elles peuvent être suivies : aussi est-ce ce qui nous a engagé à les formuler ici[1].

Des accidents peuvent résulter de l'emploi du taxis; par exemple, on a cité des coliques consécutives assez intenses, la péritonite suraiguë par épanchement, accident tout à fait exceptionnel, enfin la réduction en masse du sac avec la hernie. Dans ce dernier cas on susbtitue à l'étranglement externe un étranglement interne peut-être plus grave; mais il est bon d'ajouter que souvent cette réduction en masse a été faite par les malades eux-mêmes, et qu'elle est très exceptionnelle à la suite des manœuvres régulières indiquées plus haut. Le diagnostic et le traitement de cet accident ne peuvent guère nous occuper ici, disons seulement que la persistance des signes de l'étranglement et l'exploration attentive du lieu où existait la hernie peuvent faire penser à son existence.

Voyons maintenant d'après quelles règles et dans quel sens doivent être appliqués les efforts de réduction pour chacune des hernies les plus fréquentes.

a. *Taxis de la hernie inguinale.* — La hernie inguinale se distingue des autres par les caractères suivants. Elle se présente sous la forme d'une tumeur peu élevée, située au-dessus de l'arcade crurale, étendue obliquement suivant une ligne dirigée de l'épine iliaque antérieure et supérieure à l'anneau inguinal; tantôt elle s'arrête au pli de l'aine, dans ce cas elle a reçu le nom de *bubonocèle;* tantôt elle pénètre dans les bourses, elle est alors appelée *oschéocèle.* La tumeur est piriforme, à grosse extrémité dirigée en bas; si l'on place le doigt sur l'épine du pubis, on sentira le pédicule de la tumeur au-dessus du doigt, caractère qui la fera toujours reconnaître de la hernie crurale.

Pour réduire ces hernies, le malade sera placé comme nous

1. Voyez, pour plus de détails, le *Traité* de M. le professeur Gosselin, p. 185 et suiv.

avons dit plus haut de manière que tous les muscles soient dans le relâchement; le chirurgien se placera du côté correspondant à la tumeur, et dirigera les efforts obliquement de bas en haut, de dedans en dehors et un peu d'avant en arrière. Si la tumeur était interne, c'est-à-dire située en dedans de l'artère épigastrique, la direction qu'on devrait donner aux efforts de réduction serait un peu plus directe d'avant en arrière et moins oblique en dehors. Il en est de même lorsque la hernie est ancienne et que la tumeur est très volumineuse.

Pour la réduction des hernies inguinales d'un petit volume, et sur le point de s'étrangler, Després a indiqué le moyen suivant, qui lui aurait souvent réussi : il applique le bord cubital de la main gauche un peu au-dessus du pédicule de la hernie; il presse en glissant de manière à faire descendre la tumeur dans le scrotum, puis il comprime la tumeur avec la main droite plus ou moins fermée, suivant le volume de la hernie, et la hernie rentre après quelques efforts dont le chirurgien ménage l'intensité et la durée.

Voici comment Després expliquait le mécanisme de ce procédé : 1° il fixe le collet du sac, obstacle principal à la réduction; 2° en pressant sur la tumeur, il diminue le volume de l'intestin à l'orifice du sac; 3° en pressant avec la main droite, il fait exécuter à l'anse intestinale un mouvement analogue à celui de deux doigts ouvrant une bourse à coulisse.

b. *Taxis de la hernie crurale.* — La hernie crurale est plus difficile à reconnaître au début que la hernie inguinale, car elle se trouve profondément cachée sous l'arcade crurale; on ne peut la trouver qu'en inclinant en avant le tronc du malade, en lui faisant fléchir et tourner les cuisses un peu en dedans: alors, si l'on porte le doigt dans la direction du canal crural, on constate la présence de la tumeur.

Lorsqu'elle fait saillie à la partie antérieure de la cuisse, elle se présente sous la forme d'une tumeur globuleuse placée sur la partie moyenne et un peu interne de la cuisse, remontant quelquefois en dehors vers la racine du membre. Quoi qu'il en soit, sa forme allongée en travers, sa situation au-dessous du cordon spermatique, la position de son pédicule au-dessous de l'épine du pubis, la font facilement distinguer d'une hernie inguinale arrêtée au pli de l'aine; toutefois, il est bon de remarquer que le rapprochement des deux anneaux, chez la femme, rend le diagnostic un peu plus difficile. Pour réduire cette hernie, on tentera de repousser les viscères dans l'abdomen, c'est-à-dire directement en haut; si la hernie est un peu grosse, il faut la repousser en haut et en dehors; enfin, lorsqu'elle a franchi un orifice du *fascia cribriformis*, il faut d'abord l'y ramener en la repoussant en bas et en dedans, puis ensuite exercer les pressions en haut et en dehors.

c. *Taxis de la hernie ombilicale.* — Qu'elle soit congénitale ou accidentelle, cette hernie est facile à reconnaître. Quant à sa réduction, elle est tantôt très simple, et l'on dirige les efforts d'avant en arrière, d'autres fois, au contraire, difficile, vu le volume de la hernie, le peu de résistance des parois abdominales, l'accumulation énorme de graisse dans cette région, etc. Toujours est-il que cette réduction est d'autant plus importante à tenter que l'opération de la hernie ombilicale étranglée est très grave.

II. — Procédé de M. Maisonneuve.

Depuis quelques années déjà, M. Maisonneuve a employé avec succès la puissance élastique des bandes de caoutchouc pour réduire les hernies volumineuses, un peu difficiles à faire rentrer par les moyens ordinaires. Ces résultats favorables l'engagèrent à user de la même méthode pour essayer de réduire les hernies véritablement étranglées et contre lesquelles il ne restait plus d'autres ressources que l'opération.

« Cependant, dit l'auteur[1], une objection grave s'élevait contre cette application : n'était-il pas à craindre que l'intestin, enflammé et ramolli par suite de l'étranglement, ne vînt à se rompre sous la pression puissante de l'agent élastique ? Un instant cette crainte faillit paralyser nos tentatives ; mais bientôt, réfléchissant aux violences que l'intestin étranglé supporte impunément dans le taxis ordinaire, habituellement si mal exécuté, me rappelant surtout les anciennes expériences d'Amussat sur le taxis forcé, je repoussai ces craintes chimériques ou du moins fort exagérées, et j'appliquai la nouvelle méthode aux hernies les plus franchement étranglées. »

Les hernies inguinales et les hernies ombilicales volumineuses, qu'il est toujours possible de pédiculiser, furent ordinairement réduites avec une assez grande rapidité, alors même

1. *Mémoires de l'Académie des sciences*, 3 août 1863.

qu'elles avaient résisté à tous les autres moyens énergiques de réduction.

Mais il n'en fut plus de même pour les hernies crurales, qui, petites et profondément situées, sont très difficiles à envelopper avec une bande élastique. Aussi, dans ces circonstances, M. Maisonneuve ajoute-t-il à l'action des bandes de caoutchouc celle d'un instrument réducteur spécial.

Sous l'influence de la compression produite par les doloires de caoutchouc, compression soutenue et régulière, les organes tuméfiés diminuent promptement de volume, et les liquides épanchés dans le tissu cellulaire se résorbent rapidement. Les gaz, les matières intestinales contenus dans l'intestin hernié, sont expulsés doucement, la hernie diminue de volume et finit par se réduire d'elle-même. Cependant dans certains cas la réduction n'est pas complète, mais il suffit de quelques légers efforts de taxis pour la compléter. Du reste, quand on a affaire à une entérocèle ou une entéro-épiplocèle, la réduction spontanée de la hernie s'annonce par des gargouillements ou un léger bruit de clapotement.

L'application de la bande élastique est très douloureuse et exaspère les symptômes produits par l'étranglement. Heureusement la durée de cette application est courte, et souvent la hernie commence à se réduire avant que la bande soit complètement épuisée. Cependant, dans certains cas, on a dû attendre dix à quinze minutes pour obtenir un résultat.

Il nous reste à décrire les deux procédés de compression, l'un par la bande de caoutchouc seule, l'autre à l'aide de cette bande et de l'instrument réducteur. Nous laisserons parler M. Maisonneuve :

« 1° *Compression simple par la bande de caoutchouc.* — Le chirurgien, s'étant muni d'une bande de caoutchouc longue de 4 ou 5 mètres, large de 7 centimètres, commence par former un pédicule à la tumeur en appliquant à son collet trois ou quatre tours de bande roulés en corde et fortement serrés ; puis, rendant à la bande toute sa largeur, il embrasse dans ses doloires la superficie entière de la tumeur, de manière à exercer sur elle une pression régulière et puissante.

» Le but que je me suis proposé en exerçant au collet de la tumeur une constriction énergique, est d'empêcher la tumeur, qui est mobile sous la peau, de fuir la compression qu'exercent sur elle les doloires de la bande. Mais cette constriction a encore un autre avantage, c'est de préparer les organes contenus dans la tumeur à franchir l'anneau herniaire; en les forçant à passer préalablement par cette sorte d'anneau élastique où ils commencent à s'effiler et à s'amoindrir.

» 2° *Compression par la bande de caoutchouc, aidée de l'instrument réducteur.* — L'instrument qui m'a semblé le plus commode pour appliquer la compression élastique aux hernies d'un faible volume est une sorte de compresseur composé de deux parties principales : 1° d'une plaque lombaire; 2° d'une pelote à compression munie d'un mécanisme à vis.

» La plaque lombaire, convenablement matelassée, ressemble à celle des ceintures hypogastriques; elle est solide, large, pour prendre un point d'appui sur les reins ; elle est munie à chaque extrémité d'un crochet sur lequel on peut enrouler une bande de caoutchouc.

» La pelote, analogue à celle du tourniquet de J.-L. Petit, est légèrement concave; elle supporte une vis sans fin en forme de tige cylindrique sur laquelle roule un curseur épais, sorte de barre métallique longue de 20 centimètres, qui se termine à ses deux bouts par un crochet semblable à celui de la plaque lombaire.

» Pour se servir de cet instrument, on passe d'abord sous les reins du malade la plaque lombaire. On applique la pelote sur la hernie, on attache une bande de caoutchouc à chacun des crochets de la plaque lombaire; on les dirige autour du crochet correspondant du curseur, et l'on répète la même manœuvre autant de fois qu'il paraît nécessaire pour obtenir une compression puissante.

» Pendant ce temps la pelote doit être exactement appliquée sur la tumeur herniaire. On veille avec soin à ce qu'elle ne puisse se déplacer, puis, si cela paraît nécessaire, on augmente graduellement la compression en faisant mouvoir la vis, qui écarte lentement le curseur de la plaque lombaire et tend ainsi de plus en plus la bande élastique. »

M. Maisonneuve termine en faisant remarquer que ce puissant instrument de compression élastique pourrait être utilisé pour traiter les anévrismes, les tumeurs érectiles, etc.

En résumé, des deux procédés de M. Maisonneuve, il n'en est guère qu'un seul qui soit resté dans la pratique, c'est le premier : la compression simple par la bande de caoutchouc.

Cette méthode nous a donné d'excellents résultats dans le traitement des grosses hernies inguinales, à propos de la pathogénie desquelles on a successivement fait intervenir l'engouement, l'inflammation, enfin l'étranglement inflammatoire ou subaigu.

CHAPITRE XXVIII

TAMPONNEMENT DES FOSSES NASALES

Lorsque l'écoulement du sang par le nez est assez considérable pour amener des accidents et pour compromettre la vie des malades, il faut l'arrêter au moyen du tamponnement des fosses nasales.

N'ayant pas à énumérer ici les causes qui peuvent donner naissance à des hémorragies nasales inquiétantes, nous n'avons qu'à signaler les moyens de les arrêter et à décrire en particulier le tamponnement; nous ferons remarquer tout de suite, que l'on doit y avoir recours d'autant plus vite que le malade aura perdu une plus grande quantité de sang, et qu'il se trouvera dans des conditions telles qu'une perte de sang même peu considérable pourrait lui être funeste.

Avant de passer à la description du tamponnement des fosses nasales, je signalerai un moyen hémostatique très simple indiqué par M. Négrier[1]. Il fait élever brusquement le bras correspondant à la narine d'où coule le sang, et *presque toujours* l'hémorragie est suspendue. J'ai vu, dit-il, deux ou trois fois *seulement* l'hémorragie se renouveler ; mais le sang s'arrêtait de nouveau aussitôt que le bras était de nouveau relevé. M. Négrier rapporte plusieurs observations d'hémorragies extrêmement rebelles arrêtées par ce procédé.

Il cite même un fait dans lequel l'élévation des deux bras a arrêté tout à coup une hémorragie résultant d'une légère incision à la lèvre supérieure. « Depuis ce fait, ajoute-t-il, j'ai remarqué que si la coupure n'intéresse que des ramifications tout à fait capillaires, la suspension de l'écoulement de

1. *Archives générales de médecine*, 3e série, t. XIV, p. 198, 1842.

sang n'a pas lieu; il faut que la plaie intéresse quelques ramifications artérielles d'un plus gros calibre. »

Quelle que soit l'explication que l'on puisse donner de ce phénomène, toujours est-il qu'il est fort singulier, et que le remède est tellement simple qu'il faut toujours l'appliquer, sauf à recourir promptement à un autre moyen, car, je le répète, l'écoulement du sang doit être arrêté intantanément. D'ailleurs pourquoi ne pas faire élever les bras pendant que l'on prépare l'instrument et les pièces d'appareil nécessaires pour tamponner les fosses nasales?

Le tamponnement des fosses nasales se pratique avec un instrument désigné sous le nom de *sonde de Belloc* (fig. 480). Il se compose :

1° D'une sonde de la longueur et du volume d'une sonde de femme, mais d'une courbure beaucoup plus grande; près de son pavillon se trouve un large anneau destiné à maintenir l'instrument. Cet anneau, qui sert encore de point de repère, est fixé du côté de sa concavité; le bec de la sonde est percé à son extrémité; il n'a pas d'yeux ni de cul-de-sac.

2° Dans la cavité de la sonde s'engage un ressort d'acier ou d'argent, terminé du côté du bec de la sonde par un bouton A, qui s'adapte parfaitement au volume de l'instrument, et qui est percé transversalement. A l'autre extrémité du ressort est un pas de vis au moyen duquel se trouve fixé un stylet assez long C, qui pourrait faire corps commun avec le ressort. Mais, afin de rendre l'instrument plus portatif, on dévisse le stylet lorsque le ressort est engagé dans la cavité de la sonde. Alors un petit écrou B s'engage à l'extrémité du ressort, afin d'empêcher ce dernier de sortir de la sonde dans laquelle il se trouve fixé d'un côté par le bouton, de l'autre par l'écrou.

Lorsqu'on veut faire usage de l'instrument, on visse le stylet sur l'extrémité du ressort, et l'écrou qui a été déplacé est vissé à l'extrémité libre de cette tige; on l'engage dans la cavité de l'instrument et on fait facilement sortir le ressort.

Charrière a modifié la sonde de Belloc de la manière la plus heureuse : au lieu de tenir le stylet dans un compartiment spécial de la trousse, il se trouve, lorsque l'instrument est fermé, dans la sonde elle-même; pour faire fonctionner cette sonde la manœuvre est des plus simples (fig. 481).

L'instrument étant fermé, c'est-à-dire tel qu'on le trouve dans la trousse (fig. 1), on tourne le bouton C de droite à gauche, on dégage le stylet qui tombe jusqu'à ce qu'il rencontre l'anneau du ressort B (fig. 2), puis on continue à tourner deux ou trois tours dans le même sens; le stylet est fixé au ressort, il suffit de le pousser pour faire sortir le ressort de la sonde.

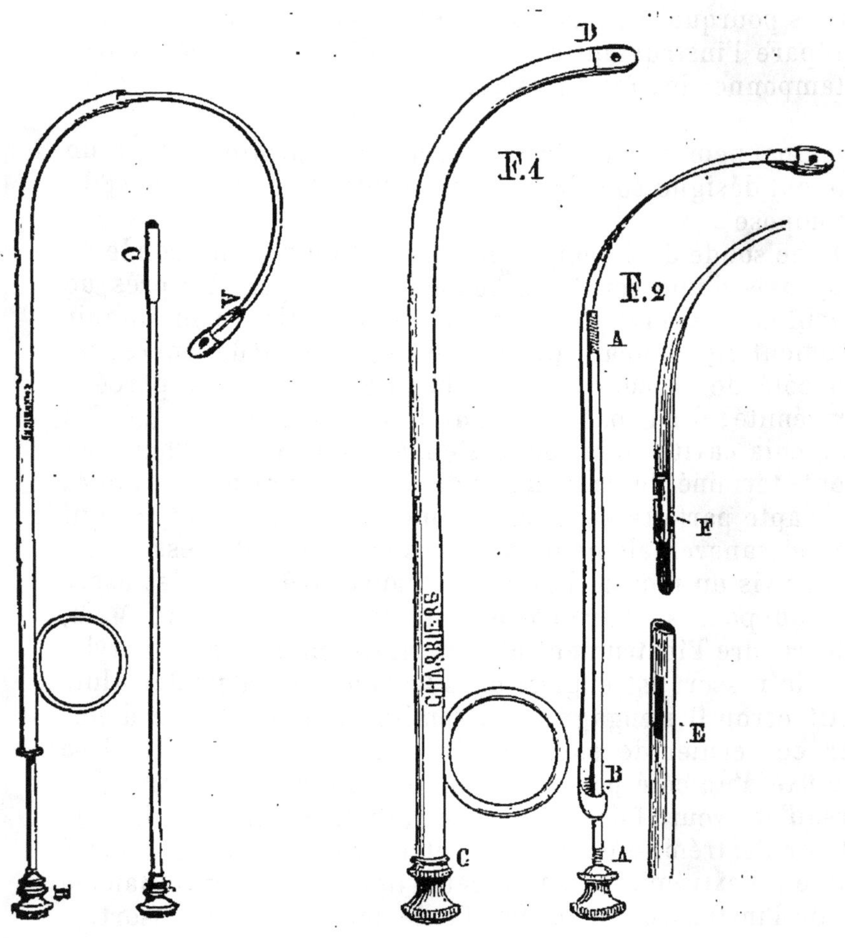

FIG. 480. — Sonde de Belloc.

FIG. 481. — Sonde de Belloc, modifiée par Charrière.

Veut-on fermer l'instrument, on tire le stylet, on tourne le bouton de gauche à droite, on dégage le stylet que l'on pousse dans la sonde, et l'on fixe le bouton à la sonde en tournant dans le même sens.

Veut-on démonter l'instrument, on tourne le bouton d'abord, puis le stylet, comme quand on veut mettre la sonde en état de fonctionner; mais on tourne le stylet jusqu'à ce qu'il soit dégagé complètement, alors on enlève le ressort en tirant sur l'olive. On remonte l'instrument en replaçant le ressort et en tournant le bouton de droite à gauche.

Manuel opératoire. — Deux bourdonnets de charpie assez fortement serrés doivent être préparés à l'avance; l'un d'entre eux est placé à l'orifice antérieur des fosses nasales, l'autre à l'orifice postérieur. A la partie moyenne de ce dernier sont noués deux fils cirés assez forts et doublés; un de ces fils est dirigé en avant, l'autre en arrière.

Lorsque l'appareil est préparé, on glisse la sonde de Belloc dans la narine malade. Quand le bec de l'instrument est arrivé sur la face supérieure du voile du palais, ce dont on s'aperçoit par les mouvements de déglutition que fait le malade, on engage le stylet dans la sonde; le ressort se trouve dégagé, et passe, en raison de son élasticité et de sa courbure, dans la cavité buccale, en contournant le bord libre du voile du palais; la sonde est maintenue en place, le doigt indicateur de la main gauche ramène le bouton qui termine le ressort, aussi en avant que possible. On passe alors les deux extrémités du fil double antérieur du bourdonnet dans la perforation du bouton, puis le stylet est retiré; avec lui le ressort s'engage dans la sonde, le fil se trouve tendu, et son extrémité arrive au niveau du bord libre du voile du palais. Si ensuite de la main droite on retire la sonde de la cavité des fosses nasales, on entraîne le bourdonnet vers l'orifice postérieur; mais pendant cette manœuvre le doigt indicateur de la main gauche, introduit dans la bouche, guide le bourdonnet, pour l'empêcher d'arc-bouter sur le voile du palais. L'instrument devient alors inutile: on le détache, on tire sur le double fil antérieur, et avec le doigt indicateur gauche on fixe fortement le bourdonnet sur l'orifice postérieur de la narine que l'on veut oblitérer. On doit faire attention à ne pas choisir un bourdonnet trop volumineux, car il ne pourrait pas passer ou ne passerait que difficilement entre le bord libre du voile du palais et la paroi postérieure du pharynx : il ne sera pas non plus trop petit, car en tirant sur le fil on l'entraînerait en avant, ou bien, appliqué sur l'orifice de la narine, il ne l'oblitérerait qu'incomplètement.

Lorsque l'orifice postérieur est parfaitement fermé, on écarte le fil double antérieur, on en place les deux chefs de chaque côté de la narine; on engage alors entre eux l'autre bourdonnet; les fils sont portés en avant de celui-ci et noués solidement; l'autre fil double du bourdonnet postérieur est ramené dans la bouche et fixé sur la joue.

Il est facile de comprendre que le sang ne peut s'échapper en arrière et en avant, arrêté qu'il est par les bourdonnets; que ceux-ci ne peuvent se déplacer, le postérieur étant fixé par l'antérieur, et réciproquement. Quant au fil postérieur, il sert à ramener le bourdonnet postérieur lorsqu'on enlève l'appareil. En effet, le doigt ne peut pénétrer que difficilement jusqu'à l'orifice postérieur de la narine, et cette manœuvre cause beaucoup de gêne au malade; de plus, les mouvements de déglutition étant très violents, lorsque quelque corps étranger vient à toucher le voile du palais, il serait à craindre que le bourdonnet ne fût avalé; en le soutenant au contraire avec le fil, on peut facilement l'enlever.

L'appareil doit être retiré quand on suppose l'hémorragie arrêtée, soit au bout de trente-six à quarante-huit heures; il suffit alors de détacher le fil antérieur, d'enlever le bourdonnet du même côté, de tirer le fil postérieur, pour entraîner le bourdonnet auquel il est fixé. On trouve alors dans la narine un caillot épais, résistant, ayant absolument la forme de la fosse nasale.

Ce moyen d'arrêter les hémorragies appartient en fait à la compression; mais il faut remarquer que celle-ci n'est pas directe, qu'elle a lieu au moyen du sang, qui, réagissant sur tous les points de la membrane muqueuse, s'oppose à l'écoulement d'une nouvelle quantité de liquide.

La sonde de Belloc est un instrument fort commode, qui doit se trouver dans la trousse du chirurgien; elle peut être cependant remplacée assez facilement par une sonde de gomme élastique, un morceau de corde à boyau, ou toute autre tige flexible que l'on introduirait jusque dans la bouche par l'orifice antérieur des fosses nasales; mais elle est d'un emploi beaucoup plus facile et bien moins fatigant pour les malades.

M. Bertherant a conseillé, pour placer un bourdonnet de charpie à l'orifice postérieur des fosses nasales, un procédé fort ingénieux : « Je pris, dit-il, une sonde creuse emplastique, n° 5, de la filière Charrière, la plus mince qui se trouvât sous ma main, et d'un coup de ciseau j'abattis le bourrelet de cire rouge adapté au pavillon.

» Après y avoir poussé le mandrin courbé comme pour le

cathétérisme uréthral, je fixai à l'extrémité terminale de l'appareil un double fil de 50 centimètres environ de longueur, au moyen de deux nœuds coulants pris tout simplement dans la plicature du même lien; les deux chefs libres furent ramenés parallèlement à la tige de l'instrument et saisis avec lui tre les trois premiers doigts de la main droite.

» Puis dirigeant la sonde, la concavité tournée en bas, d'avant en arrière, dans le méat inférieur, du côté d'où provenait l'écoulement, je la portai directement dans le pharynx : là, un mouvement de bascule l'appuya sur la base de la langue, et je retirai en partie le mandrin, de manière à rendre flexible l'extrémité profondément engagée de mon cathéter. J'invitai alors le malade à expirer fortement et à expectorer même; ce mouvement avait pour but de rapprocher la sonde du voile du palais et de l'isthme du gosier; il me devint, en effet, très facile d'en saisir l'extrémité avec la main gauche et de l'amener tout entière par la bouche, ainsi que son fil, tandis que le mandrin, qu'elle abandonnait graduellement dans les fosses nasales, restait entre ma main droite avec les chefs libres du double lien.

» La sonde une fois sortie, je n'eus qu'à refouler les deux nœuds coulants au delà du cul-de-sac de l'instrument, pour les défaire sans section et sans rupture de fil : on comprend tout de suite comment la plicature restée intacte fut constituée de nouveau en nœud coulant pour recevoir un tampon, et comment l'opération s'acheva d'ailleurs de la même manière que par la sonde de Belloc. »

La section du bourrelet de cire rouge permet au corps de la sonde de glisser sans obstacle dans la narine, le gosier et la bouche. Enfin, la finesse de la sonde rend sa présence dans le pharynx moins incommode et sa propulsion vers la bouche plus aisée.

Martin Saint-Ange a imaginé un instrument fort ingénieux, à l'aide duquel il oblitère l'orifice postérieur de la narine sans exercer de manœuvres autour du voile du palais.

Cet instrument se compose d'une canule à l'extrémité de laquelle se trouve un petit sac de baudruche qui s'ouvre dans sa cavité; un robinet situé vers l'extrémité antérieure de la canule permet d'ouvrir et de fermer à volonté ce sac. On l'introduit dans la narine, et lorsqu'il est arrivé à son orifice postérieur, on souffle dans la canule, de façon à distendre le sac; de l'eau peut être injectée dans la canule pour distendre le sac de la même manière. L'instrument est tiré sur l'orifice postérieur de la narine, qui est hermétiquement fermé; l'orifice antérieur est oblitéré par un bourdonnet de charpie.

Cet appareil, n'est autre que celui dont l'usage a été récemment conseillé par M. R. P. Taaffe[1].

On peut encore en rapprocher le procédé de M. A. Godrich, qui propose de prendre un tube en verre de 15 à 18 centimètres, présentant à l'une de ses extrémités un sac invaginé. Le tube introduit par la narine jusqu'à l'orifice postérieur des fosses nasales, on chasse et distend le sac en l'insufflant, et à l'aide d'un fil on l'attire un peu en avant pour qu'il oblitère cet orifice postérieur. Le bout antérieur du tube qui fait saillie en avant est obturé et passé lui-même dans un bouchon perforé qui oblitère la narine[2]. Ultérieurement M. A. Godrich a remplacé ce tube en verre par une sonde en gomme et distend le sac avec de l'eau glacée[3].

Notons que d'après M. W. C. B. Fifield, les chirurgiens de Boston employaient depuis longtemps un morceau d'intestin grêle de cochon, lié à une de ses extrémités : l'introduction se fait à l'aide d'un mandrin, puis on y injecte de l'eau froide et on lie l'extrémité antérieure du morceau d'intestin[4].

La *pelote à tamponnement* de Gariel est bien préférable à l'instrument de Martin Saint-Ange; elle peut même remplacer avec avantage les sondes de Belloc. Cet instrument se compose d'une sonde en caoutchouc terminée à son extrémité fermée par un renflement olivaire ou piriforme, à peine sensible dans l'état de vacuité; ce renflement peut par l'insufflation prendre un développement considérable (fig. 482). Comme la

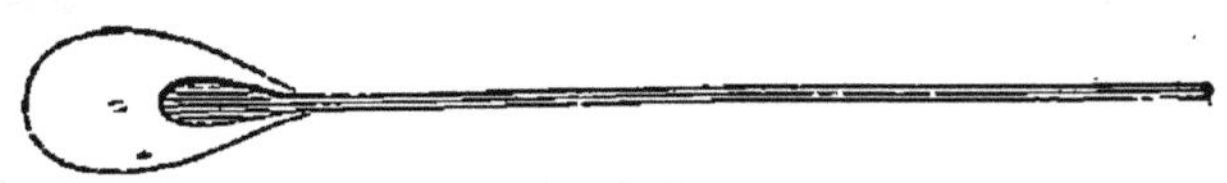

FIG. 482. — Pelote à tamponnement de Gariel.

sonde est molle et flexible, elle ne peut être introduite sans un mandrin droit ou presque droit, car la sonde ne doit pas arriver jusqu'au voile du palais, mais bien s'arrêter à

1. *The Lancet*, vol. I, p. 221, 1873.
2. *Ibid.*, vol. I, p. 115, 1873.
3. *Ibid.*, vol. I, p. 547, 1873.
4. *Ibid.*, vol. I, p. 618, 1873

l'orifice postérieur des fosses nasales. D'un autre côté, comme la tige métallique pouvait traverser et entamer le caoutchouc, Gariel, au lieu de placer le renflement à l'extrémité de la sonde, le place à un centimètre de son extrémité. Cette disposition permet de terminer la sonde par un petit dé de métal qui reçoit l'extrémité du mandrin.

Pour se servir de cet instrument, on introduit, par l'orifice antérieur de la fosse nasale, la pelote vide d'air et armée d'un mandrin dont le calibre est calculé de telle sorte, qu'il puisse passer par l'œil du robinet; lorsque la sonde est arrivée dans la partie supérieure du pharynx, on l'insuffle (fig.

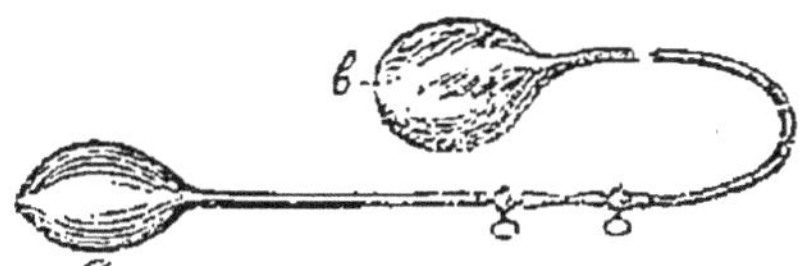

FIG. 483. — Appareil de Gariel.

483, *a*), soit avec la bouche, ou mieux avec l'insufflateur à main dont nous avons déjà parlé (fig. 483, *b*). De cette manière la pelote dilatée obture l'orifice postérieur de la narine, et pour empêcher l'air de sortir, il suffit de fermer le robinet qui se trouve à l'extrémité de la sonde; un bourdonnet de charpie placé à l'orifice antérieur de la fosse nasale complète l'appareil.

M. Diday a fait remarquer qu'il ne fallait pas donner à la pelote une trop grande dimension, car il a observé des accidents qu'il attribue à la compression des nerfs pneumogastriques.

Un appareil absolument analogue a été décrit par M. J. English[1].

CHAPITRE XXIX

VACCINATION

La *vaccination* est une opération dans laquelle on introduit dans une plaie faite à la peau, un virus appelé *vaccin* qui pré-

1. *Wien. med. Press.*, t. XVI, p. 21, 1875.

serve de la variole. Le vaccin peut être recueilli sur l'homme ou sur les animaux : de là les dénominations de *vaccine humaine* et de *vaccine animale*.

Je ne m'arrêterai pas à discuter si la vaccine préserve tous les individus de la variole, si au bout d'un temps plus ou moins long un individu a besoin d'être revacciné, si enfin la vaccination animale exerce une action plus efficace que la vaccine provenant de l'homme, etc.

Toutes les objections qui ont été faites à la vaccine ne me paraissent pas d'une très grande valeur. Si quelques individus vaccinés ont contracté la variole après un temps plus ou moins long, toujours est-il que beaucoup de personnes sont préservées et que d'ailleurs il est parfaitement indiqué de se faire revacciner au bout d'un temps variable et surtout lors d'épidémie de variole. Dans tous les cas, il nous est difficile de comprendre qu'il y ait des médecins pour lesquels cette découverte ne soit pas une de celles qui ont fait le plus pour le bien de l'humanité.

§ 1. — Opération.

On peut inoculer le vaccin sur toutes les parties du corps, mais le lieu d'élection est au bras, au-dessous du deltoïde. Placées dans ce point, les cicatrices ne sont point apparentes, puisqu'elles sont cachées par les manches des vêtements; et les personnes vaccinées n'éprouvent jamais de répugnance à montrer cette partie lorsqu'il est besoin de constater l'existence du vaccin. D'ailleurs, les chirurgiens ont agi sagement en choisissant un endroit toujours le même chez tous les individus, car on évite de cette manière des investigations souvent difficiles pour le praticien, et toujours désagréables pour les malades. Dans ces derniers temps, cependant, beaucoup de revaccinations ont été faites à la jambe vers le mollet.

On peut vacciner de plusieurs manières, soit en frottant fortement la peau jusqu'à l'excoriation de l'épiderme, et en plaçant sur la surface excoriée un linge imprégné de vaccin, soit en plaçant du vaccin sur une surface dépouillée de son épiderme par un vésicatoire, soit en introduisant du liquide préservateur dans une plaie faite aux téguments.

Mais à tous ces procédés, qui sont douloureux, on a préféré avec raison, la simple piqûre, au moyen de laquelle on inocule le vaccin d'une manière parfaite, et qui a l'avantage de ne point faire souffrir les malades. Il est des cas cependant où la vaccination doit être faite à l'aide d'un procédé tout spécial : lorsque, par exemple, il s'agit de détruire à l'aide du virus vaccin une tumeur érectile d'un certain volume; il est alors utile de faire pénétrer le virus jusque dans l'intérieur des tissus : aussi imprègne-t-on de vaccin des fils qui doivent traverser la tumeur comme des sétons.

Pour vacciner on se sert d'une *aiguille à vaccin* (fig. 17), qui n'est autre chose qu'une lancette ordinaire très aiguë, terminée en fer de lance et présentant sur une de ses faces une rainure dans laquelle se trouve le liquide que l'on veut inoculer. Mais une lancette ordinaire remplit aussi bien le but, et l'on ne s'embarrasse généralement pas d'un instrument à peu près inutile.

On charge la lancette en couvrant une de ses faces de vaccin, ou bien en plongeant sa pointe dans un bouton de vaccine arrivé au sixième ou même au huitième jour. La lancette chargée, tenue de la main droite comme une plume à écrire; la main gauche, embrassant le membre au-dessous du point où l'on veut faire les piqûres, afin de tendre la peau, on pratique entre l'épiderme et le corps papillaire une petite ponction très oblique et de 2 millimètres environ de profondeur. On laisse la lancette dans la plaie pendant quelques instants, on essuie ses deux faces sur la plaie, puis on la retire. Cette opération n'est presque point douloureuse; elle l'est si peu, que les enfants endormis ne se réveillent même pas pendant qu'on les vaccine, elle se fait avec une très grande rapidité, et donne lieu tout au plus à l'écoulement d'une gouttelette de sang.

Une seule piqûre peut suffire pour vacciner un individu et le préserver de la variole; mais, comme souvent la vaccination ne réussit pas, il est bon d'en faire plusieurs : on en pratique ordinairement trois à chaque bras.

Lorsque l'opération est terminée, il faut laisser la peau à l'air libre, afin que le sang se dessèche sur la surface, et que le frottement ne fasse pas sortir la portion de virus qui est dans la plaie; on couvre ensuite le bras d'un linge fin que l'on maintient fixé au moyen d'un bandage circulaire peu serré.

On peut vacciner les enfants à tout âge; mais, à moins de circonstances particulières, telles que les épidémies de variole dans le voisinage, il sera bon d'attendre qu'ils aient deux ou trois mois; dans les cas exceptionnels dont je viens de parler, il faut vacciner les enfants aussitôt que cela est possible. Enfin il n'est jamais trop tard pour vacciner un individu : la vaccine réussit tout aussi bien chez un vieillard qui n'a pas eu la variole, que chez un enfant.

Depuis ces dernières années, la revaccination a été faite sur une large échelle, et dans le but de faciliter l'inoculation, on s'est servi d'aiguilles cannelées pouvant être primitivement chargées de virus et abritées dans une sorte d'étui analogue à celui qui entoure le crayon de nitrate d'argent dans un porte-nitrate.

On a même été plus loin, et pour éviter qu'un même instrument puisse servir à plusieurs inoculations, M. Guéride fabriqua, sur les indications de Lorain, des épingles cannelées

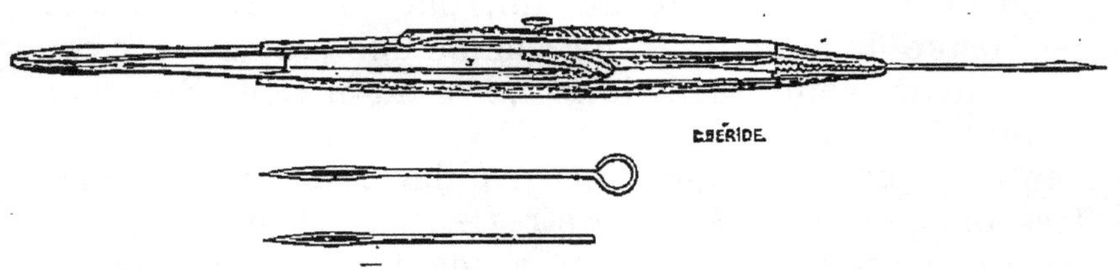

FIG. 484. — Épingles à vaccin.

en acier, dont le prix de revient est tel, que toute épingle ayant servi peut être jetée (fig. 484).

§ 2. — Marche de la vaccine.

Dans les deux ou trois premiers jours qui suivent l'inoculation, on ne voit rien; mais à la fin du troisième jour au plus tard, on aperçoit un point rouge à la place de chaque piqûre. Cette petite rougeur paraît reposer sur une base dure; le sommet présente à peu près l'apparence d'une piqûre de puce. Le quatrième jour, la rougeur est plus apparente, circulaire, ombiliquée au centre. Le cinquième jour, la teinte rouge est circulaire et enveloppe le bourrelet du centre, qui est plus saillant. Le sixième jour, le bourrelet augmente encore, devient plus large, et s'entoure d'une auréole argentée distendue par du liquide. Le septième jour, le bourrelet se distend, l'auréole inflammatoire s'étend encore, le tissu cellulaire sous-cutané s'enflamme. Le huitième jour, le bourrelet est plus large, plus rempli de matière; l'auréole s'étend d'une piqûre à l'autre quand elles ne sont pas éloignées de plus de 3 centimètres. C'est le neuvième jour que la pustule acquiert son maximum de développement; le sommet commence à se recouvrir d'une petite croûte noirâtre; la chaleur est mordicante, le bras pesant; le malade éprouve de la douleur, quelquefois même il existe un léger mouvement fébrile. Le dixième jour, le bourrelet vaccinal est plus aplati, plus large, repose sur une tuméfaction très prononcée; la douleur qu'éprouvent les malades est plus considérable; quelquefois les ganglions de l'aisselle s'engorgent. Le onzième jour, la dessiccation commence; le bouton, dur, aplati, dépourvu de liquide, se recouvre d'une croûte de couleur grise ou d'un jaune sale. C'est ainsi que se termine la période d'inflammation.

A partir du douzième jour, on trouve sous la croûte du pus au lieu de liquide; la quantité de pus devient de moins en moins considérable, l'inflammation disparaît complètement, et du vingtième au vingt-cinquième jour les croûtes tombent entièrement, laissant apercevoir une cicatrice pointillée très-facile à reconnaître, et qui ne s'efface jamais.

La description que nous venons de donner de l'éruption vaccinale peut facilement faire reconnaître la fausse vaccine de la vraie vaccine. Nous allons décrire la différence qui existe entre ces deux éruptions.

La *fausse vaccine* s'observe chez les individus qui ont déjà été vaccinés et qui le sont pour la seconde fois; chez ceux qui ont eu la variole, ou bien enfin chez ceux qui ont été vaccinés avec du vaccin de mauvaise qualité.

Dans la fausse vaccine il n'y a pas de période d'inoculation, la suppuration se manifeste dès le deuxième, le troisième ou le quatrième jour; la croûte est quelquefois très longue à se détacher; elle tombe souvent au bout de cinq ou six jours pour se reproduire, comme il arrive dans tous les ulcères. Enfin la fausse vaccine ne laisse point sur la peau des traces pointillées qui puissent la faire reconnaître.

§ 3. — Conservation et transmission du vaccin.

La meilleure manière de vacciner est sans contredit celle qui consiste à inoculer de bras à bras, en plongeant la lancette dans un bouton de vaccin et en portant sur les bras d'un autre individu le virus entraîné par les deux faces de l'instrument.

Avant le cinquième jour, il n'y a pas de liquide dans la pustule; mais, depuis le sixième jusqu'au commencement du neuvième, on trouve de la sérosité qui constitue le véritable vaccin; le pus qui succède à ce liquide ne s'inocule pas et produit de fausses vaccines : c'est donc depuis la fin du cinquième jour jusqu'au huitième que la propriété du vaccin est à son maximum d'intensité. Il faut autant que possible extraire le vaccin à cette époque, soit pour l'inoculer de bras à bras, soit pour le conserver.

Nous devons ajouter qu'il est prudent de ne recueillir que le liquide de la pustule vaccinale, et d'éviter tout mélange du sang avec ce liquide. En effet, il résulte d'un travail de M. Viennois [1], que l'inoculation de la syphilis avec la vaccine ne serait possible que lorsque avec le vaccin on vient à inoculer du sang de l'individu vaccinifère. Quelle que soit la vérité de cette assertion, il ne faut pas moins tenir compte d'une pareille recommandation, et pour le vacciné et pour l'opérateur.

Bien que cette contagion de la syphilis par la vaccine soit en résumé exceptionnelle, il faut prendre les plus grandes précautions pour l'éviter, par conséquent on doit examiner toujours avec beaucoup de soin le sujet qui sert de vaccinifère et le rejeter absolument dès qu'il semble quelque peu suspect.

C'est aussi pour éviter cette contagion, que la vaccination animale a pris, dans ces dernières années, une extension considérable. Il est évident que toutes les fois qu'on pourra se procurer des pustules parfaitement mûres de cowpox, on devra les utiliser. Mais trop souvent ces pustules sont anciennes, ou bien ont servi déjà à pratiquer un grand nombre d'inoculations; aussi les résultats obtenus sont-ils négatifs, et l'on vient bien à tort accuser le vaccin animal, tandis que la faute en est le plus souvent au vaccinateur ou bien au liquide expédié comme étant d'excellent vaccin, recueilli à temps.

C'est, croyons-nous, tout le secret des insuccès si nombreux qu'on éprouve par l'emploi du vaccin animal, en par-

1. *De la Syphilis transmise par la vaccination*, par le docteur A. Viennois, in *Archives générales de médecine*, 1860.

ticulier quand celui-ci ne peut être recueilli directement par le vaccinateur.

Les principaux moyens de conserver le vaccin sont :

1° *Les lancettes.* — On peut, lorsqu'on ne veut pas conserver le vaccin pendant longtemps, charger l'extrémité de plusieurs lancettes, renfermer la lame dans leur châsse en maintenant les valves écartées, afin que le contact n'enlève pas le vaccin. Il est à remarquer que le vaccin ne peut être conservé de cette, manière que pendant un très court espace de temps, quelques heures au plus ; car la lancette humide s'oxyde, le vaccin s'altère et l'on ne produirait qu'une fausse vaccine en l'inoculant. Pour parer à cet inconvénient, on se sert de lancettes à lame d'écaille, de corne ou d'ivoire ; ces instruments permettent de conserver le vaccin plus longtemps que sur des lancettes à lame d'acier.

On peut encore se servir d'une plume d'oie taillée comme un cure-dent, et dont on imprègne l'extrémité de vaccin ; ces plumes doivent être conservées dans un étui, de manière que leurs extrémités n'éprouvent pas de frottement.

Quand on veut faire usage du vaccin ainsi conservé, il faut tremper l'extrémité de l'instrument dans un peu d'eau tiède, si le vaccin était desséché ; dans le cas contraire, il suffirait de plonger la lancette comme il a été dit pour la vaccination de bras à bras.

2° *Les plaques de verres.* — Quand on emploie ce procédé pour conserver le vaccin, on prend deux petits morceaux de verre à vitre bien essuyés, d'égales dimensions et taillés en carré. On pose une des faces sur le bouton de vaccine largement ouvert, et lorsqu'elle est recouverte d'une quantité suffisante de liquide, on la laisse exposée à l'air afin d'augmenter la consistance du vaccin, pour que la pression des deux lames entre elles ne le fasse pas fuser sur les parties latérales. Les deux surfaces couvertes de vaccin sont mises en contact l'une avec l'autre, et les bords sont lutés avec un peu de cire, ou bien on les enveloppe parfaitement soit avec une lame d'étain, soit avec un morceau de papier noir que l'on colle sur les bords ou même sur les faces externes des lames de verre. On peut, en maintenant ces plaques dans un lieu sec et frais, conserver le vaccin pendant très longtemps.

Veut-on se servir de vaccin conservé de cette manière : après avoir enlevé avec précaution la substance qui réunit les deux lames de verre, on les sépare, et l'on expose leur surface couverte de vaccin à la vapeur d'eau chaude, ou bien l'on trempe l'extrémité de la lancette dans de l'eau tiède, et on l'applique ainsi sur la lame de verre. De cette manière, il est possible de recueillir facilement le vaccin et de l'inoculer aussi bien qu'on pourrait le faire de bras à bras.

3° *Les tubes capillaires.* — En raison de la propriété que possèdent les liquides qui mouillent le verre de monter dans les tubes capillaires, on peut appliquer une des extrémités d'un tube sur un bouton largement ouvert; le liquide monte, et lorsque le tube est presque plein, on ferme ses deux extrémités en les exposant à la flamme d'une bougie.

Le tube de Fiard est fort ingénieux. Il est long de 6 ou 7 centimètres environ et terminé par une boule semblable à celle d'un thermomètre; on échauffe la boule avec la main pour raréfier l'air; puis plaçant l'extrémité du tube sur un bouton de vaccin, l'air de la boule se condensant par le refroidissement, le liquide monte très facilement. Pour le chasser, lorsqu'on a besoin de s'en servir, il suffit d'échauffer la boule : l'air qui reste dans la boule, dilaté par la chaleur, presse sur la colonne de liquide et la fait facilement sortir.

Quand on se sert des tubes capillaires, dont l'invention appartient à Bretonneau, il suffit de casser les deux extrémités; de souffler légèrement à l'aide d'un chalumeau sur une ouverture, tandis que l'autre donne passage au vaccin, qui est reçu sur une plaque de verre, sur laquelle on peut facilement charger la lancette. Pour plus de facilité, on recevra le vaccin qui s'écoule par l'une des extrémités sur la lancette elle-même.

4° Les *fils*, employés autrefois par Jenner, sont aujourd'hui abandonnés, parce que le vaccin s'altère plus vite, et l'on est obligé, lorsqu'on veut s'en servir, de faire une incision assez profonde, douloureuse, qui peut occasionner des accidents, et qui laisse toujours une cicatrice difforme et plus grande que celle qui succède à la piqûre.

5° Enfin, d'après M. Andrew, de Chicago, la *glycérine* serait un bon excipient pour conserver les propriétés des croûtes vaccinales. Cependant M. Dubreuilh, qui a expérimenté ce mode de conservation, n'a obtenu que des résultats négatifs sur une vingtaine d'inoculations.

Tels sont les moyens à l'aide desquels on peut conserver le vaccin. Les procédés de Fiard et Bretonneau sont excellents, en ce qu'ils permettent de conserver le vaccin pendant longtemps à l'abri du contact de l'air et de l'inoculer en nature. Cependant, Bousquet, qui a examiné avec soin ces divers procédés de conservation, croit que les plaques conservent plus longtemps le vaccin : c'est d'ailleurs sous cette forme que l'Académie de médecine et le comité de Londres font leurs envois [1].

Il est bon de faire remarquer en terminant, que l'enlèvement du fluide contenu dans les pustules du sujet qui sert de vaccinifère, ne détruit nullement pour lui l'efficacité de l'inoculation primitive; cependant, il est indiqué de laisser au moins un de ces boutons intact. De plus, si les manœuvres que l'on exerce sur un enfant auquel on prend du vaccin ne sont d'aucune utilité pour lui, au moins elles ne lui sont pas nuisibles et ne causent qu'un peu de fatigue. La quantité de vaccin que l'on retire des boutons doit être en rapport avec leur développement, mais non avec la santé et la constitution de l'enfant qui fournit le virus.

CHAPITRE XXX

OPÉRATIONS QUI SE PRATIQUENT SUR LES DENTS [2].

Nous avons brièvement exposé dans ce chapitre le résumé des principales opérations qui sont applicables aux dents, soit dans la pratique du médecin pour les localités dépourvues de praticien spécial, soit dans celle des hôpitaux, où les élèves sont ordinairement chargés de ce soin.

Il eût été utile sans doute de faire précéder ces considérations de quelques notions touchant l'anatomie et la physiologie des dents, ainsi que d'une étude des diverses altérations

1. Bousquet, *Nouveau Traité de la vaccine*, 2e édition, 1848, 1 vol. in-18.

2. Ce chapitre a été rédigé par M. le docteur Magitot.

dont elles peuvent devenir le siège. Mais les limites et le caractère de ce livre ne nous permettant pas d'entrer dans les détails, nous sommes contraint de renvoyer pour cet ordre de questions aux ouvrages spéciaux.

§ 1. — Exploration de la bouche.

L'exploration de la bouche au point de vue de la chirurgie dentaire se fait de la manière suivante. Le sujet étant assis devant la lumière, sur un fauteuil assez élevé, et la tête appuyée solidement contre le dossier du siège, l'opérateur se place à droite, et de la main gauche écarte les lèvres dans la direction qu'il veut donner à son examen, tandis que la main droite reste libre pour saisir au besoin les instruments.

L'exploration de la bouche se fait quelquefois par examen direct à l'œil nu, lorsqu'il s'agit, par exemple, de constater des altérations soit des dents antérieures, soit des gencives; mais le plus souvent on emploie des instruments qui sont :

1° La *sonde* (fig. 485), tige d'acier renflée à sa partie moyenne et effilée à ses deux extrémités. Ces extrémités doivent être détrempées et très souples, afin de pouvoir subir diverses inflexions. Cet instrument sert particulièrement à déterminer le siège, l'étendue et la sensibilité des caries. Dans le cas où la maladie est récente et la cavité superficielle, n'ayant encore causé que peu ou pas de douleur, cet examen au moyen de la sonde se fait très simplement. Si au contraire l'altération est ancienne et a déjà causé des douleurs plus ou moins vives, la recherche et l'exploration de la carie doivent se faire avec les plus grandes précautions. En effet, l'opérateur, après avoir introduit doucement l'instrument dans la cavité et l'avoir débarrassée des matières alimentaires et des corps étrangers qu'elle peut contenir, rencontre vers les parties les plus profondes un point très douloureux qui répond à un pertuis faisant communiquer la cavité de la carie avec celle de la pulpe, et par lequel cet organe se trouve mis à nu. C'est sur ce point que devront être dirigés, souvent avec le même instrument, les divers moyens : pansements, cautérisations, etc., soit pour modifier l'état de cette pulpe, soit pour la détruire.

2° Le *miroir* (fig. 486). Petit miroir concave de forme ovalaire, d'environ quatre centimètres de hauteur sur trois de largeur, monté à boule et susceptible de se prêter à tous les mouvements. Cet instrument est d'un usage très fréquent. Introduit dans la bouche, il sert à observer la face postérieure des dents et des gencives et en dénote le moindre changement de forme, de coloration, de transparence, etc. C'est le plus

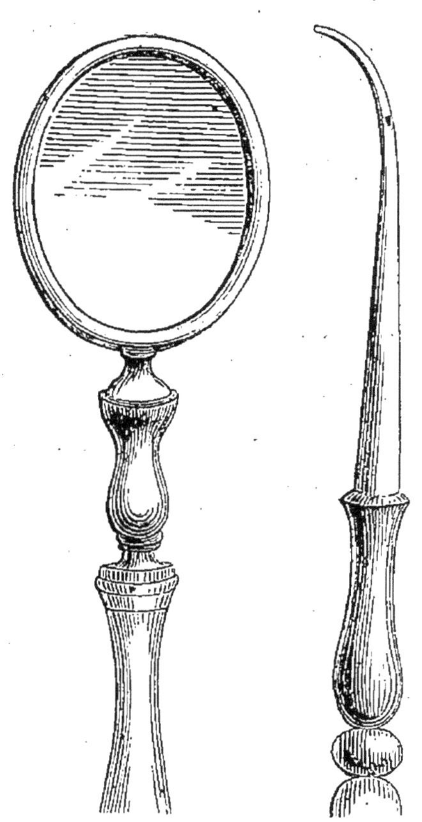

Fig. 486. — Miroir. Fig. 485. — Sonde.

souvent avec le miroir qu'on reconnaît à une teinte bleuâtre spéciale la présence d'une carie siégeant dans un point inaccessible aux instruments, dans l'interstice de deux dents, par exemple.

La recherche des altérations dentaires nécessite encore l'emploi de divers autres moyens : ainsi il est quelquefois utile de percuter la couronne des dents pour en apprécier la sensibilité, ce qui se fait au moyen d'un manche d'instrument; d'autres fois, l'opérateur devra avec les doigts calculer si une dent soupçonnée de maladie est plus ou moins ébranlée. Dans d'autres cas, il est nécessaire de savoir si une dent est plus ou moins impressionnable aux transitions brusques de température, et de projeter sur elle, au moyen d'une petite seringue ou d'une poche de caoutchouc garnie d'un tube, un jet d'eau froide ou chaude. Enfin, l'exploration de la bouche ne devra pas toujours être bornée aux dents, et il sera bon de consulter aussi l'état des gencives et de la muqueuse sur les divers points de la bouche.

§ 2. — Abrasion ou nettoyage des dents.

Cette petite opération a pour but de débarrasser la surface des dents et surtout leur collet, des corps étrangers, des taches ou du tartre qui s'y dépose. Le plus souvent, les soins journaliers auxquels se livrent les personnes soigneuses suffisent à enlever les corps étrangers à mesure qu'ils se produisent, et le praticien dans ces cas ne doit pas intervenir. D'autres fois, la quantité considérable de tartre accumulé, la nature particulière des taches, ou la présence d'un corps étranger interposé à deux dents, exigent l'emploi de moyens particuliers.

Les instruments ordinairement employés sont des burins. On peut en limiter le nombre à trois formes principales :

1° Un *burin droit* (fig. 487), tige d'acier de forme quadrangulaire taillée obliquement à une extrémité, de façon à figurer un losange tranchant par ses deux côtés supérieurs. Cet instrument sert à enlever le tartre ou les taches au pourtour des dents inférieures et supérieures.

2° Un *burin courbe* (fig. 488), à extrémité identique avec celle du précédent, et destiné à détacher le tartre de la face postérieure des dents antéro-inférieures, point de la bouche où il s'attache plus spécialement.

3° Un *burin convave* ou *grattoir en cuiller* (fig. 489), instrument servant à gratter les faces internes ou externes des molaires. L'usage des burins dans la petite opération dont il s'agit doit être fait avec certaines précautions, afin de ne pas léser la couche d'émail; d'ailleurs l'ablation du tartre n'offre pas ordinairement une grande résistance, et il suffit de le soulever par un petit effort brusque pour le détacher par masses volumineuses. Quant aux taches, un instrument mousse suffit souvent par simple frottement à les enlever.

En outre de ces instruments, il est quelquefois utile de se

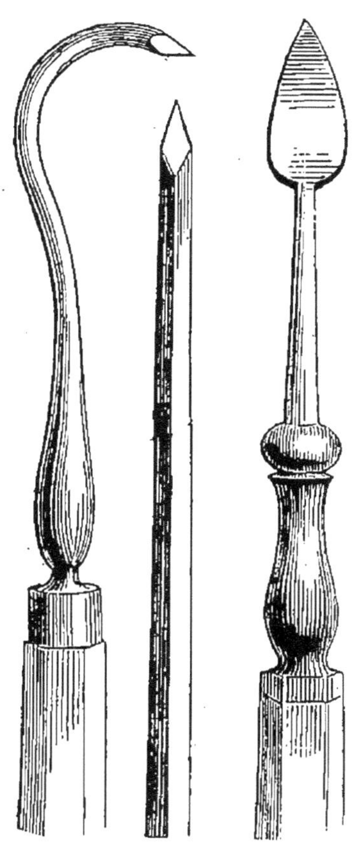

Fig. 487. Burin courbe. Fig. 488. Burin droit. Fig. 489. Grattoir.

servir soit de petites tiges de bois, souvent suffisantes pour enlever des taches, soit d'une petite lame d'acier mince et flexible qu'on fait passer successivement dans les interstices dentaires où l'on suppose la présence de corps étrangers; mais dans tous les cas on doit éviter l'emploi de préparations ou substance ayant une réaction acide, et dont l'action chimique sur les dents est toujours dangereuse; enfin lorsque l'opération est terminée, on prescrit au patient d'user de soins hygiéniques, afin d'éviter la reproduction de ces corps étrangers.

§ 3. — Résection ou limage des dents.

Cette opération a pour but l'ablation d'une portion d'une dent, soit dans le cas de carie superficielle qu'on veut effacer, soit dans le but de séparer deux dents contiguës, soit pour adoucir un angle ou supprimer une saillie quelconque. Les instruments qui servent à cette opération sont des *limes* de formes variées : tantôt ce sont des limes plates (fig. 490), pouvant user par leurs deux faces ou par une seule et en même temps par leurs bords; tantôt l'instrument est monté sur un *porte-lime* courbé en forme de baïonnette (fig. 491) et pouvant de la sorte être porté au fond de la bouche dans l'intervalle de deux molaires; enfin l'on peut employer des limes, soit arrondies en boule, soit présentant diverses courbures (fig. 492, 493).

Lorsque avec la lime on veut effacer une carie superficielle siégeant, par exemple, sur un des côtés d'une dent antérieure, l'opérateur doit s'assurer d'abord que la cavité n'est pas douloureuse et qu'elle ne dépasse pas en profondeur l'épaisseur de la couche d'émail. Alors, après avoir séparé le point carié de la dent voisine, on doit diriger l'instrument obliquement, de façon à ménager la face antérieure de la dent affectée, en portant sur la face opposée l'action de l'instrument. Cette petite opération, véritable résection d'une partie malade, a donc pour résultat de transformer une cavité destinée par nature à s'accroître en une surface lisse et polie sur laquelle les aliments et les corps étrangers ne peuvent plus séjourner. Toutefois l'emploi de la lime doit être réservé aux circonstances, encore assez fréquentes où, par suite du peu de dimension ou de la mauvaise conformation de la carie, l'obturation n'est pas possible.

En effet, le passage de la lime sur les dents, en outre qu'il produit un agacement souvent fort pénible, entraîne quelques inconvénients. Une dent limée est ordinairement douloureuse pendant plusieurs jours, ou bien elle reste impressionnable au contact de l'air et des liquides froids, l'instrument ayant aminci la couche d'ivoire qui protège la pulpe centrale. D'autres fois encore cet organe peut s'enflammer : il se trouve alors étranglé dans la cavité qui le contient, et donne lieu à des douleurs permanentes extrêmement vives. Il est souvent nécessaire, afin d'éviter ces divers accidents, d'appliquer après l'opération, sur la surface limée, un petit cautère actuel

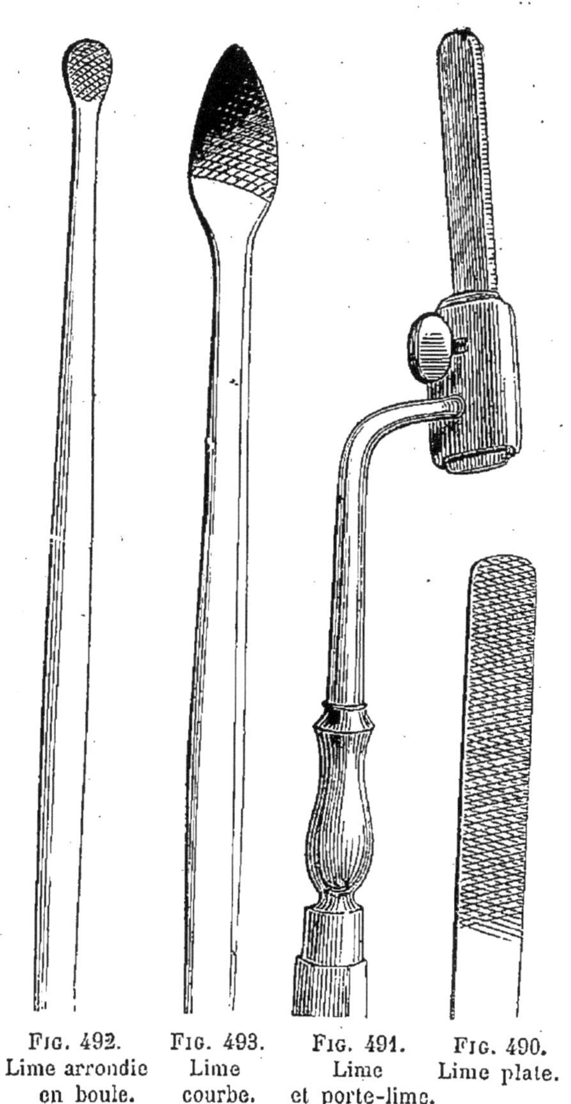

FIG. 492. Lime arrondie en boule. FIG. 493. Lime courbe. FIG. 491. Lime et porte-lime. FIG. 490. Lime plate.

olivaire ou sphérique; et cette cautérisation a ordinairement pour résultat d'anéantir instantanément la sensibilité, en même temps qu'elle produit une irritation de la pulpe qui devient le siège d'une hyperproduction notable de dentine, et donne lieu par suite à une augmentation de densité et d'épaisseur de la couche d'ivoire.

C'est donc plus spécialement dans le cas de carie légère du bord des incisives qu'est appliquée la lime. Il faut, en effet, autant que possible, en éviter l'emploi aux autres dents, ou le réserver aux circonstances où il est indispensable de séparer deux molaires pour découvrir une carie inaccessible aux instruments, ou bien pour isoler une dent cariée de la surface saine d'une dent voisine.

Quant à l'effacement des arêtes, saillies ou angles, il se fera avec des limes montées, plates ou rondes, suivant les indications de chaque cas particulier.

§ 4. — Obturation des dents.

On appelle *obturation*, l'opération qui consiste à remplir ou boucher (vulgairement *plomber*) avec diverses substances la cavité d'une carie, afin d'en arrêter définitivement le progrès. Dans un certain nombre de cas, la carie étant peu profonde et n'ayant causé aucune douleur, l'obturation immédiate procure une guérison complète; mais, le plus souvent, lorsqu'on est consulté, la maladie étant ancienne et ayant donné lieu à des douleurs plus ou moins vives, l'obturation devra être précédée d'un certain nombre de pansements destinés à rendre préalablement insensible le fond de la cavité. Nous n'avons pas à nous occuper ici du traitement de la carie dentaire et des circonstances diverses qui l'accompagnent; nous traiterons seulement de l'opération qui constitue la dernière partie ou la terminaison de ce traitement, c'est-à-dire l'obturation ou plombage [1].

Matières propres à l'obturation. — Les matières qui peuvent être employées sont extrêmement variées. Tantôt il est indiqué d'obturer une dent avec des matières d'une faible densité et pouvant, au besoin, s'enlever facilement : telles sont la gutta-percha, la cire, les résines. On les emploie surtout lorsqu'on veut pratiquer une obturation provisoire, afin d'éprouver, par exemple, la sensibilité d'une carie à la fin du traitement, avant d'en opérer l'obturation définitive; d'autres

1. Consulter l'article CARIE DENTAIRE dans le *Dictionnaire encyclopédique des sciences médicales*, t. XII, p. 505, 1871.

fois, on veut appliquer une matière solide et résistante, et l'on a recours alors à un certain nombre de substances qui, d'abord molles ou malléables, sont susceptibles, avec le temps ou au moyen de certaines manœuvres, d'acquérir dans la cavité une grande dureté : tels sont l'or en feuilles, les amalgames métalliques, les ciments, etc.

L'*or en feuilles* est de l'or chimiquement pur et réduit en feuilles minces. Pour les appliquer dans une cavité, on les roule entre les doigts et on les introduit à l'aide de certains instruments. Lorsqu'on a rempli la totalité de la carie avec le métal, de façon à en garnir soigneusement toutes les parties et à dépasser un peu les bords de la cavité, on exerce des pressions ménagées, et l'on arrive ainsi à donner au métal une densité très grande, quelquefois comparable à celle d'un lingot véritable. Cette opération est très délicate et très difficile; elle exige une longue pratique, et donne des résultats excellents en raison de l'inaltérabilité de la substance et de la grande dureté qu'elle peut acquérir. Une petite modification dans le manuel opératoire consiste à passer rapidement dans la flamme d'une lampe à alcool la feuille d'or roulée avant de l'introduire, de façon à la *recuire*. Cette précaution permet d'obtenir une dureté bien plus grande encore et des résultats plus complets.

Enfin, lorsqu'on a complètement introduit et foulé l'or dans la carie, on doit égaliser soigneusement la surface de l'obturation avec une lime fine et mince, et ensuite la polir par des frottements ménagés au moyen de brunissoirs.

Amalgames. — Les amalgames sont des mélanges de métaux, d'alliages ou d'oxydes métalliques avec le mercure. Ils s'emploient de préférence pour l'obturation des cavités de grandes dimensions ou siégeant au fond de la bouche dans des points où leur coloration grise ou noire n'est point aperçue, et dans lesquelles l'application de l'or présente des difficultés. On avait autrefois obtenu des pâtes métalliques par le mélange du mercure avec l'argent réduit en limaille ou avec la *chaux-argent*, combinaison particulière de chaux et d'oxyde d'argent. Mais ces amalgames, prenant peu à peu dans la bouche une couleur noire par suite de la sulfuration de leur surface, ont été abandonnés. Aujourd'hui on mélange au mercure soit des alliages d'argent et d'or, soit des alliages d'argent et d'autres métaux. Deux alliages formulés par nous sont composés, l'un d'argent et d'étain par parties égales, l'autre d'argent 4, d'étain 2, de zinc 1. Le premier de ces alliages employé en pâte avec le mercure acquiert une excessive dureté et reste tout au plus grisâtre dans la bouche. Le second, également très dur, bien qu'un peu moins résistant que le précédent, conserve la teinte grise métallique presque sans modification, et peut même s'employer sur les dents antérieures en cas d'impossibilité de l'aurification.

Ciments. — Nous ne citons les ciments que pour mémoire, car ils n'acquièrent, en général, qu'une si faible dureté dans la bouche et offrent si peu de résistance à la mastication, qu'ils sont rarement employés. Cependant nous devons en signaler un composé d'oxyde de zinc et de chlorure de zinc mélangés de façon à produire une pâte très épaisse (oxychlorure), et qui, employé dans certaines cavités à parois très minces des dents antérieures, par exemple, tient encore pendant un certain temps, et conserve, sans altération aucune, sa couleur blanche.

Instruments. — Les instruments qu'on emploie pour pratiquer l'obturation sont tantôt disposés pour préparer la cavité à recevoir les matières obturantes, comme les *rugines*, tantôt ils sont destinés à introduire ces matières elles-mêmes; tels sont les *fouloirs*, *spatules*, *brunissoirs*, etc. Les *rugines*, appelées aussi *excavateurs*, sont des tiges d'acier recourbées à leur extrémité suivant différents angles, et terminées par un bord tranchant (fig. 494). Elles servent à débarrasser les caries des corps étrangers et des parties d'ivoire ramollies qu'elles renferment ordinairement, de manière à découvrir la couche saine de dentine sur laquelle doit être directement appliquée l'obturation. Elles s'emploient également ainsi que d'autres instruments perforateurs (fig. 495) ou fraises (fig. 497), pour donner, s'il y a lieu, à la cavité une forme telle qu'elle puisse contenir et retenir efficacement la matière introduite. Les *fouloirs* sont tantôt des tiges d'acier, droites ou courbes, ou bien terminées en boule et destinées à pousser dans la carie les pâtes molles, métalliques ou autres (fig. 496); tantôt ce sont des instruments à extrémité ou facette grenue comme la surface d'une lime, et disposés de manière à fouler l'or (fig. 499). Enfin on se sert aussi, soit de *spatules* pour égaliser la surface des amalgames (fig. 498), soit de *brunissoirs* (fig. 500) pour frotter et brunir la surface d'une aurification.

Accidents de l'obturation. — Lorsqu'une dent cariée a été

obturée dans des conditions et avec les précautions convenables, cette opération peut avoir pour résultat la guérison ans retour des accidents de la carie et la conservation de l'or-

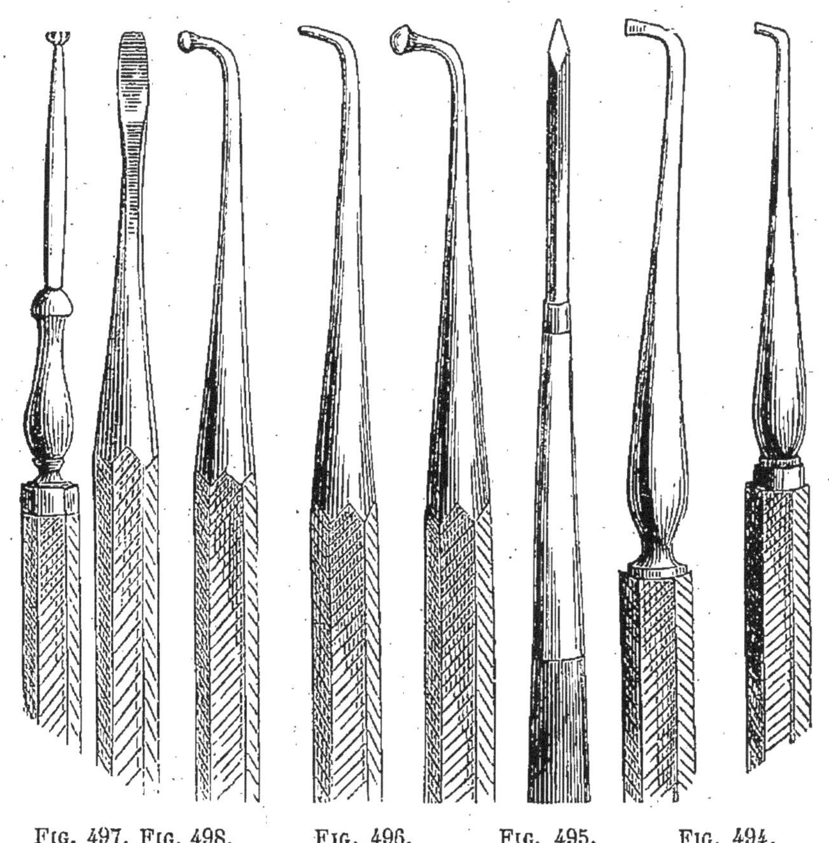

Fig. 497. Fraise. Fig. 498. Spatule. Fig. 496. Fouloirs. Fig. 495. Perforateur. Fig. 494. Rugines.

gane avec persistance de ses fonctions. Si, au contraire, l'obturation a été aite dans une cavité restée sensible ou présentant sur un point une dénudation de la pulpe dentaire, des accidents de divers ordres peuvent survenir : ainsi, la dent, sans causer de douleurs spontanées, peut rester impressionnable aux transitions de température, au contact des aliments froids ou chauds; cette sensation, que favorise singulièrement la conductibilité du métal employé, a pour siège la pulpe que protège seulement au-dessous du métal, une mince couche d'ivoire plus ou moins ramolli. D'autres fois, la pulpe, elle-même dénudée, est en contact avec la substance obturante et s'enflamme bientôt. Comprise alors entre la cavité qui la contient et la face profonde du métal, elle subit un véritable étranglement et donne lieu aux douleurs les plus vives. Si ce premier phénomène ne s'apaise pas rapidement, l'inflammation

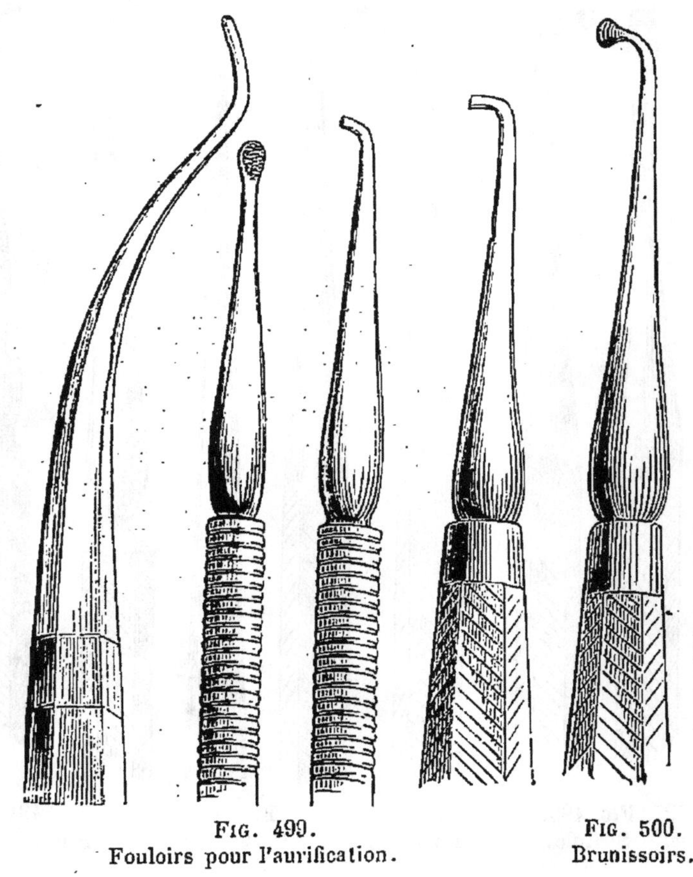

Fig. 499.
Fouloirs pour l'aurification.

Fig. 500.
Brunissoirs.

peut se propager au périoste dentaire, puis aux parties voisines, et causer des désordres plus ou moins considérables dans le tissu du maxillaire ou dans les régions ambiantes. Ces divers accidents combattus à temps cessent ordinairement lorsqu'on retire le plombage, ou plus simplement quand on le perfore de manière à dégager la pulpe. Toutefois, lorsque, par suite de la position de l'obturation, la perforation ou l'enlèvement du métal ne sont pas possibles, on peut, au moyen de divers instruments perforateurs (fig. 495), pratiquer sur un point accessible la trépanation de la cavité de la pulpe au niveau du collet de la dent, opération qui, découvrant la surface de l'organe, permet de procéder ensuite au traitement des lésions dont il est devenu le siège.

§ 5. — Extraction des dents.

L'extraction a pour but la suppression d'une dent lorsqu'on a perdu tout espoir de la conserver et de la guérir. Cette opération, l'une des plus fréquentes que l'on pratique en chirurgie dentaire, est loin d'être aussi simple et aussi facile qu'on se le figure ordinairement; et si dans un grand nombre de cas elle n'exige qu'une expérience et une habitude ordinaires, il en est d'autres où elle peut s'accompagner de complications ou d'accidents plus ou moins graves. L'opérateur ne saurait donc s'entourer de trop de précautions, et devra toujours se livrer avec une grande attention à l'examen de la dent à extraire, afin d'apprécier le plus exactement possible la forme de la couronne, le nombre, la disposition et la direction probables des racines, l'étendue de l'altération dont la dent est le siège et le degré de résistance qu'elle peut présenter; puis il fait choix de l'instrument le plus convenable à chaque cas particulier.

Pour qu'une extraction soit bien faite, il faut qu'elle réunisse les conditions suivantes : 1° enlever la totalité de l'organe; 2° éviter la lésion des parties au sein desquelles elle est située; 3° opérer avec la sûreté et la rapidité nécessaires, pour amoindrir ou épargner la douleur de l'opération.

L'extraction d'une dent, quel que soit l'instrument employé, est divisée ordinairement en trois temps : 1° application de l'instrument sur les points les plus résistants de l'organe; 2° rupture des adhérences qui le réunissent aux parties voisines; 3° entraînement de la dent hors de l'alvéole en lui imprimant une direction qui doit se rapprocher le plus possible de son axe naturel.

Instruments. — Les instruments qui servent à l'extraction des dents sont extrêmement nombreux; nous décrirons seulement ceux qui sont le plus fréquemment employés et qui nous paraissent suffire dans la pratique ordinaire.

A. *Clef de Garengeot.* — Elle se compose :

1° D'un manche d'une grosseur et d'une longueur suffisantes pour être tenu dans la main; ce manche est le plus souvent divisé en deux parties égales, maintenues par un pas de vis;

une de ces parties est creuse et reçoit un petit tourne-vis destiné à retirer la vis qui maintient le crochet, lequel doit être

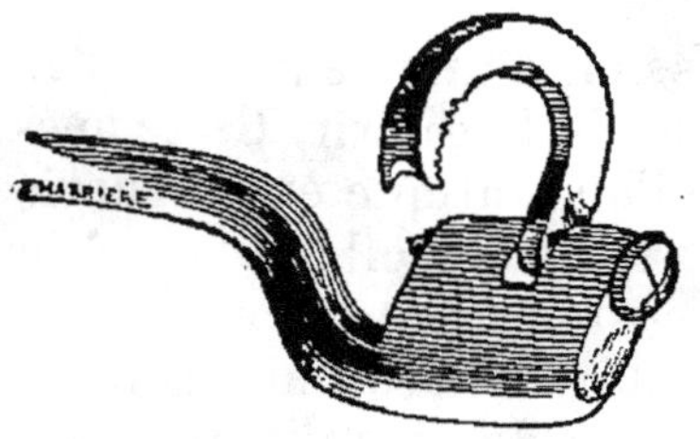

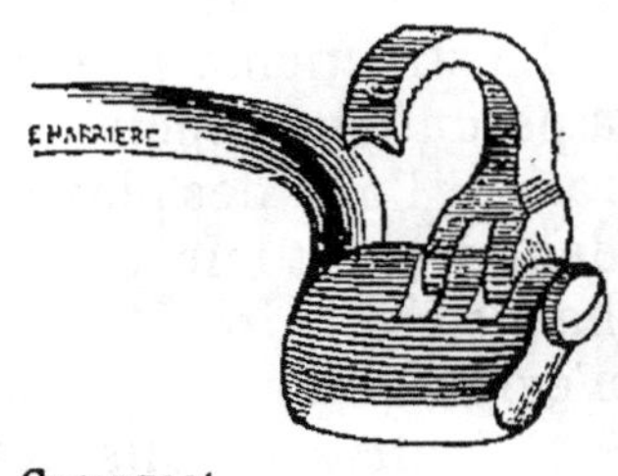

FIG. 501. — Crochets de clef de Garengeot.

porté à droite ou à gauche, suivant la position de la dent que l'on veut enlever;

2° D'une tige droite, terminée d'un côté par un anneau qui s'engage à frottement entre les deux compartiments qui forment le manche, à l'autre par une partie élargie qui a reçu le nom de *panneton;* celui-ci présente à son bord supérieur une échancrure dans laquelle s'engage le crochet. Les deux saillies qui la limitent en haut et en bas sont percées d'un trou permettant d'introduire une vis qui, s'engageant dans un trou analogue percé dans le talon du crochet, le fixe solidement sur le panneton;

3° D'un crochet courbé en demi-cercle et d'une grandeur proportionnée au volume de la dent que l'on veut extraire (fig. 501).

La clef de Garengeot a été modifiée de diverses façons; nous ne nous occuperons pas de ses perfectionnements.

Pour extraire les dents au moyen de cet instrument, après avoir constaté quelle est la dent que l'on veut enlever, après avoir déterminé le lieu où l'on veut prendre un point d'appui, on dispose le crochet comme il convient, c'est-à-dire tourné à gauche ou à droite, selon que la dent malade siège à la mâchoire supérieure ou inférieure, au côté droit ou au côté gauche; on enveloppe le panneton d'un bourdonnet d'ouate recouvert d'un petit morceau de linge, afin que la pression exercée sur la gencive par cette partie de l'instrument ne détermine pas une contusion trop violente. On aura soin de disposer ce linge de telle façon qu'il ne gêne pas les mouvements du crochet sur le panneton.

Le malade a la tête appuyée sur le dossier d'un fauteuil, et tient la bouche suffisamment ouverte; l'opérateur alors y introduit le doigt indicateur de la main gauche pour servir de guide à la clef. Le panneton est appliqué sur la gencive, puis on saisit la dent de façon que la couronne se trouve logée dans la courbure du crochet et que le panneton réponde de l'autre côté sur la gencive à peu près à l'extrémité de la racine. Par ce moyen la résistance a lieu sur le collet de la dent, le point d'appui sur le côté opposé de l'alvéole, et la puissance se trouve placée au manche : on a ainsi un levier du premier genre. On fait alors exécuter un mouvement de rotation de la clef et la dent se trouve entraînée.

Ainsi constituée, la clef est susceptible d'enlever presque toutes les dents, si ce n'est toutefois les incisives et les canines, qui exigent l'emploi des daviers, ainsi que les dernières molaires ou dents de sagesse pour lesquelles nous décrirons un instrument spécial. Elle a suffi pendant très longtemps, surtout en France, au plus grand nombre des extractions, et ce n'est que dans ces derniers temps qu'on a proposé de la remplacer dans la grande majorité des opérations de ce genre par des instruments qui à certains égards offrent sur elle une supériorité incontestable, les *daviers*. La clef présente en effet un certain nombre d'inconvénients généraux qu'il faut signaler : 1° appliquée sur le bord alvéolaire, elle produit inévitablement la compression plus ou moins grande de la gencive, compression dont la douleur s'ajoute à celle de l'extraction et qui peut amener la gangrène de cette partie, la dénudation de la paroi osseuse, et divers autres accidents qui en sont la conséquence; 2° la grande puissance de l'instrument permet difficilement d'en modérer l'action suivant les difficultés prévues ou imprévues de l'opération; 3° la direction toujours oblique, soit en dehors, soit en dedans, de la force employée n'est en relation ni avec l'axe de l'organe à enlever, ce qui expose très fréquemment à la fracture d'une portion plus ou moins étendue de la paroi osseuse alvéolaire. Ces accidents ne sont pas sans gravité, et comme leurs conséquences n'apparaissent souvent que dans les jours qui suivent l'extraction, ils échappent à l'opérateur qui n'en soupçonne pas la gravité.

Dans certaines circonstances toutefois, et en l'absence d'autres instruments, la clef peut, entre des mains exercées, rendre de grands services ; aussi avons-nous dû en indiquer brièvement le manuel opératoire.

B. *Daviers* ou *forceps*. — Nous ne mentionnerons ici que pour mémoire les pinces droites ou courbes autrefois en usage dans la pratique, à mors identiques, et pouvant tout au plus servir à achever une extraction commencée avec la clef, ou pour enlever les dents temporaires plus ou moins ébranlées.

Les *daviers* dont nous voulons parler ici sont des instruments qui paraissent être d'origine anglaise, et conçus sur ce principe très rationnel, que pour pratiquer une extraction, il faut employer un instrument pouvant s'adapter exactement sur la forme de chaque dent. La forme générale de l'instrument est celle d'une pince ordinaire à branches droites ou courbes et à mors terminés par un bord tranchant, et plus ou moins aplatis, contournés ou évasés, suivant la forme de la dent à extraire. Il en résulte que le nombre des daviers doit être considérable. Les praticiens qui en font un usage exclusif les ont multipliés à l'infini, de manière à suffire à tous les cas si variés de la pratique journalière. Il nous semble qu'on peut en limiter le nombre à sept principaux que nous allons passer en revue.

1° Deux daviers droits suivant le modèle (fig. 502), à mors égaux, disposés en cuiller, l'un large, l'autre plus étroit, destinés à extraire les incisives et les canines supérieures ou inférieures à forme toujours conique et dont le volume seul varie. La précaution de deux daviers nous paraît d'autant plus nécessaire que cet instrument est le seul qui puisse être employé pour l'extraction de cette espèce de dents.

2° Un troisième davier (fig. 503), à mors un peu plus évasés que ceux des précédents, mais recourbés sur le manche à angle presque droit, suffira à extraire les petites molaires des deux mâchoires indistinctement; toutefois l'extraction des petites molaires supérieures pourra se faire dans certaines circonstances avec les daviers droits.

3° Un quatrième (fig. 504) servira à extraire les premières et même les secondes grosses molaires inférieures. Il est rigoureusement conformé comme l'exige la forme de la dent, dont la couronne régulière et carrée surmonte deux faisceaux de racine disposés l'un devant l'autre et séparés transversalement par un sillon que remplit dans l'alvéole une travée osseuse. Chacun des mors, large et mince, est séparé en deux concavités égales par une arête saillante destinée à pénétrer dans le sillon, tandis que les côtés en cuiller saisissent les racines.

Les deuxièmes molaires inférieures, différant peu des précédentes, seront extraites par les mêmes instruments; ces dents

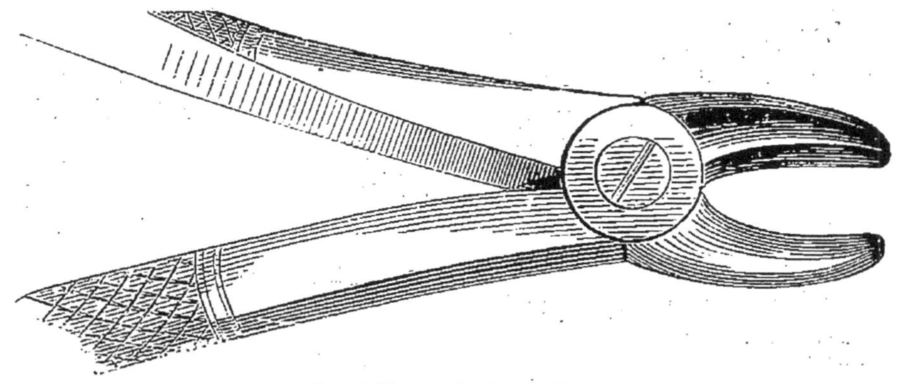

Fig. 502. — Davier droit.

sont en effet conformées comme les premières molaires, seulement leur volume est un peu moindre, leur forme un peu

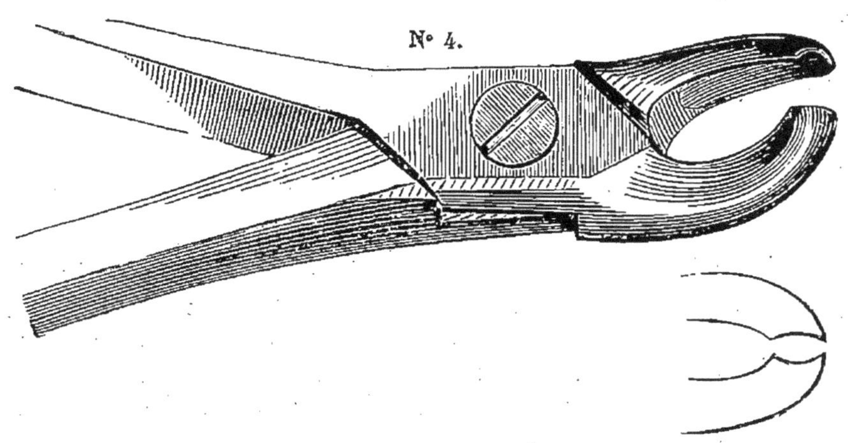

Fig. 503. — Davier courbe.

moins nettement accusée, et leurs racines courtes, mais également disposées, sont séparées par un sillon moins profond.

4° Un cinquième davier (fig. 505) servira à extraire la première grosse molaire supérieure gauche. Or cette dent présente une disposition et une forme constantes : sa couronne ressemble à celle des premières molaires inférieures, mais ses racines, au nombre de trois, sont situées deux en dehors, une en dedans. Il résulte de cette disposition que le davier devra présenter à son mors externe deux concavités séparées par une arête qui s'interpose aux racines, tandis que son mors

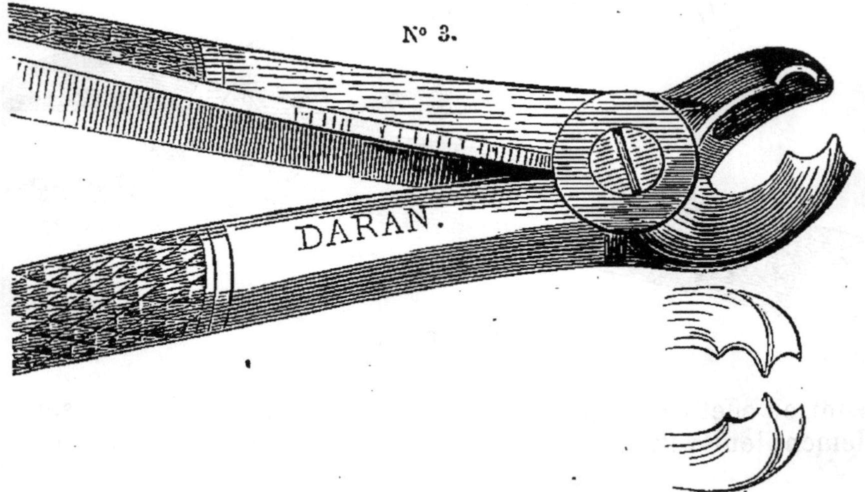

Fig. 504. — Davier courbe pour les 1res et 2es molaires inférieures.

interne offrira une cavité unique pour recevoir la racine interne.

La deuxième molaire supérieure droite, d'une forme voisine

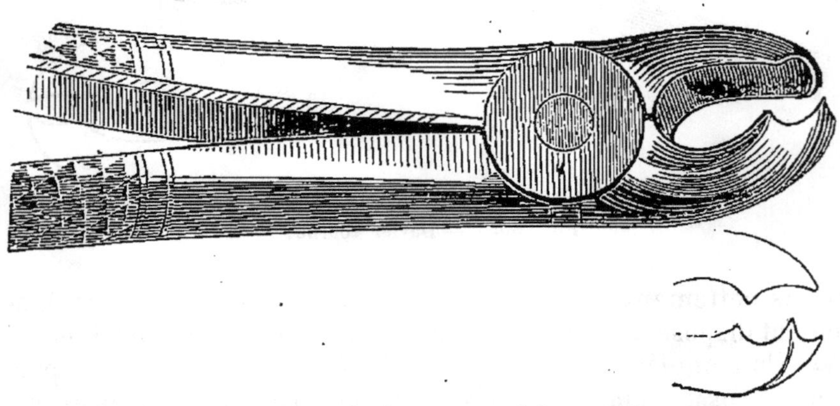

Fig. 505. — Davier pour la 1re grosse molaire supérieure gauche.

de la précédente, s'enlèvera avec les mêmes instruments.

5° Un sixième davier (fig. 506), destiné à l'extraction de la première ainsi que de la seconde grosse molaire supérieure droites, sera disposé absolument comme le précédent, sauf que le mors divisé sera externe et le mors simple placé en dedans.

6° Enfin un septième davier à mors en cuiller un peu plus mince que celui figuré figure 502, et un peu recourbé sur le

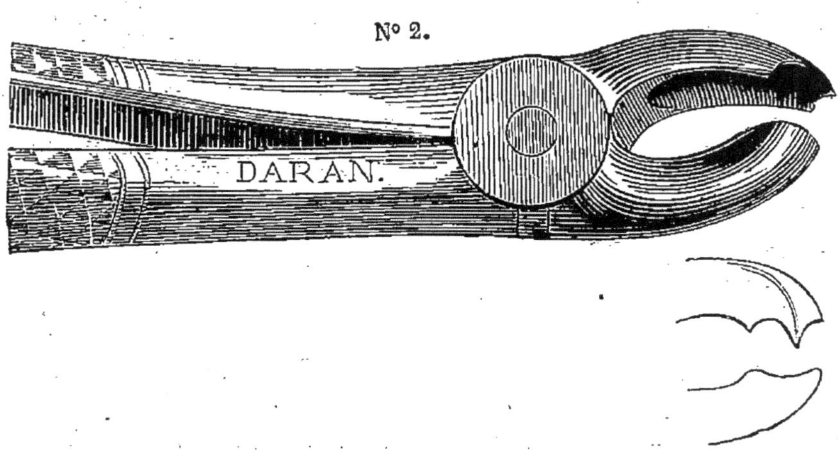

FIG. 506. — Davier pour la 1re et la 2e molaire supérieure droite.

manche, est de la plus grande utilité, soit pour extraire chez l'enfant les diverses dents temporaires et chez l'adulte les racines ou débris de dents peu accessibles par leur forme à l'emploi d'autres instruments.

Les daviers que nous venons de décrire ont donc pour caractère de borner leur action à la dent à extraire, sans comprimer ou léser les parties voisines : leur appropriation à la forme des dents et la direction de la puissance employée sont telles, qu'une extraction dans ces circonstances ressemble réellement à une véritable énucléation d'un organe hors de la cavité qui le contient et suivant la direction de son axe naturel. Toutefois ils ont l'inconvénient, en raison de leur volume et de leur position la plus ordinaire au milieu de l'ouverture de la bouche, de masquer quelquefois, ainsi que la main qui les tient, le champ de l'opération.

Ils ont encore le désavantage d'exercer leur action sur une dent par deux puissances opposées agissant au niveau des mors sur les deux côtés de la couronne. Or si, comme cela arrive le plus souvent, cette couronne creusée d'une cavité est plus ou moins fragile, la dent peut être brisée ou écrasée.

Cet inconvénient serait très sérieux s'il n'était en partie compensé par la forme tranchante des mors qui, pénétrant au dessous de la gencive, vont saisir la dent par sa partie la plus profonde au point de division des racines, c'est-à-dire au delà des limites les plus ordinaires des caries.

L'extraction de la dernière molaire, ou dent de sagesse, se fait, ainsi que nous l'avons dit, avec un instrument particulier, la *langue-de-carpe* (fig. 507) : il se compose d'une tige d'acier dont l'extrémité en fer de lance élargi à sa base, est coudée à angle très ouvert sur une tige droite montée elle-même sur un manche à angle droit. Cet instrument, qui peut être considéré comme spécial à l'extraction des dents de sagesse, exige toutefois dans son emploi certaines conditions indispensables : ainsi, il faut, pour qu'il soit applicable au cas dont nous parlons, que l'avant-dernière molaire et même la précédente soient conservées.

En effet, l'extrémité de l'instrument étant introduite par le plat et de dehors en dedans dans l'intervalle qui sépare les deux dernières molaires inférieures par exemple, l'opérateur fait exécuter un mouvement de bascule dans lequel le bord supérieur du fer de lance prenant point d'appui sur la couronne de la deuxième molaire, son bord inférieur, répondant au collet de la dent de sagesse, la soulève en lui faisant exécuter un mouvement de bas en haut et d'arrière en avant, c'est-à-dire conforme à la direction normale de l'axe de la dent, dont les racines réunies ordinairement en un faisceau conique présentent une concavité qui regarde en haut et en arrière. L'extraction des dents de sagesse supérieures se fera en faisant exécuter un mouvement inverse à l'instrument.

Enfin, lorsque la dent de sagesse se trouve isolée au fond de la bouche par la perte de celles qui la précèdent, son extraction ne pourra s'effectuer avec la langue-de-carpe, mais sera très facile avec un davier approprié.

L'extraction des racines ou débris de dents ne saurait être précisée par une règle. L'opérateur devra subordonner aux différents cas le manuel opératoire et le choix des instruments. C'est souvent dans certains cas de ce genre que la clef nous a paru rendre de grands services. S'agit-il en effet d'extraire un débris de dents très creux et très fragile, l'application d'un davier aura souvent pour résultat l'écrasement de l'objet, tandis que si un point résistant subsiste sur lequel peut s'appliquer l'extrémité d'un crochet, l'extraction par renversement se fera facilement.

Un autre instrument est aussi très utile pour les cas de

débris plus ou moins ébranlés : nous voulons parler du *levier simple* ou *pied-de-biche*. Celui qui est dessiné figure 508 est en

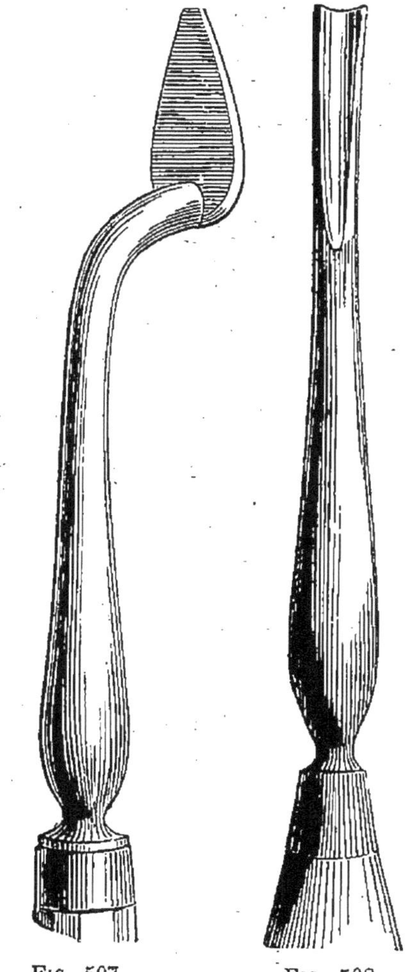

FIG. 507. Langue-de-carpe. FIG. 508. Pied-de-biche.

cuiller et susceptible d'être employé dans la plupart des circonstances. Il s'applique en dehors sur un point solide des débris et par pression directe les renverse en dedans.

Ainsi qu'on vient de le voir, nous avons décrit les instruments propres à l'extraction des dents, sans accorder de préférence absolue à l'un d'eux à l'exclusion des autres. Nous pensons donc que l'opérateur ne doit ni rejeter la clef de Garengeot au profit des daviers, ni adopter ceux-ci à l'exclusion de la clef. Ces instruments peuvent, selon nous, rendre d'équivalents services dans les cas bien déterminés qui leur conviennent, et le praticien, dans une opération dont les conditions varient si fréquemment, ne doit se séparer par idée préconçue, d'aucune des ressources que lui offrent le nombre et la variété des moyens opératoires; nous recommanderons une fois de plus de subordonner toujours le choix de l'instrument aux conditions de forme de chaque dent, et aux circonstances de siège et d'étendue des altérations qu'elle présente.

ACCIDENTS DE L'EXTRACTION DES DENTS.

Accidents immédiats. — Les plus importants sont :

1° La *douleur* produite par l'extraction des dents, le plus souvent assez vive, est cependant très variable suivant les conditions diverses de l'opération et l'état de la dent elle-même. Elle résulte de la réunion des causes suivantes : *a*, application de l'instrument; *b*, déchirure du périoste dentaire; *c*, rupture du faisceau vasculo-nerveux au sommet des racines; *d*, commotion et tiraillement de la pulpe; *e*, durée de l'opération; *f*, susceptibilité plus ou moins grande du sujet.

On voit donc que la douleur peut être très violente lorsque, chez un sujet nerveux, une opération longue s'effectue sur une dent dont les diverses parties sensibles sont conservées ou enflammées, tandis qu'elle peut être très faible si l'extraction est rapide et que l'organe soit dépourvu, par atrophie ou gangrène, d'une portion ou de la totalité de sa pulpe ou de son périoste. C'est ainsi que des extractions ont pu être faites sans aucune douleur.

Les convulsions, l'avortement, la suppression des règles ont été quelquefois le résultat de la commotion douloureuse qui accompagne cette opération.

2° *Contusion et déchirure de la gencive.* — La contusion est déterminée par la pression du panneton de la clef. La déchirure résulte de l'adhérence, parfois très intime, de la gencive au collet de la dent. On évitera la première en garnissant soigneusement le panneton, ou en employant les daviers, et la seconde en ayant soin d'isoler, avec un bistouri, la dent des parties voisines avant de procéder à l'opération.

3° *Fracture de la dent.* — Il arrive assez souvent que, soit par suite de direction vicieuse et imprévue des racines (dents barrées, crochues, etc.), soit en raison de mauvaises dispositions opératoires, la dent se fracture sur un point quelconque de son étendue. Cette complication apporte quelquefois les plus grandes difficultés à l'ablation des parties restantes. La conduite du chirurgien, dans ces cas, devra varier suivant que les portions non extraites seront, par leur nature, susceptibles ou non de causer de nouvelles douleurs. Dans le premier cas, un fragment de pulpe ou de filet nerveux étant, par exemple, resté adhérent aux parties profondes, ou bien le périoste étant enflammé, l'extraction complète devra être regardée comme indispensable. Si, au contraire, les seules parties qui subsistent sont les extrémités non altérées des racines, il sera inutile d'en tenter l'ablation, souvent impossible, leur présence ne déterminant d'ailleurs, le plus souvent, aucun accident.

4° *Hémorragie.* — L'extraction des dents est toujours accompagnée d'un écoulement de sang plus ou moins abondant. Dans certaines circonstances cependant, soit que l'opération ait été accompagnée de désordres assez étendus, soit par suite de la constitution même des sujets, les hémophiliques par exemple, une hémorragie grave peut se déclarer et donner lieu aux accidents les plus sérieux et à la mort. Grandidier a cité jusqu'à douze cas d'hémorragies incoercibles et mortelles chez des sujets hémophiliques[1].

L'hémorragie consécutive à une extraction ayant toujours pour principale origine la rupture des vaisseaux dentaires au fond de la plaie, les caillots qui se produisent dans l'alvéole, et qui le remplissent, peuvent arrêter spontanément l'écoulement sanguin. Si celui-ci persiste, on emploiera des lotions ou applications astringentes et styptiques. En cas d'insuccès, on devra procéder, sans plus tarder, à l'application du moyen rationnel par excellence, le tamponnement de l'alvéole. Cette opération devra être faite avec des bourdonnets de charpie ou de coton imbibés de perchlorure de fer et introduits un à un dans toute l'étendue de l'alvéole, de manière même à en dépasser un peu l'ouverture, afin que la mâchoire opposée les maintienne appliqués. On fait garder au malade le tamponnement pendant douze ou quatorze heures, et l'écoulement ne

1. *Archives générales de médecine*, 1863, p. 593.

reparaît plus. Belloc a proposé de tamponner avec de la cire ramollie qu'on introduit dans l'alvéole ; nous préférons le premier moyen comme moins susceptible de se déplacer.

5° *Fracture de l'alvéole.* — Cet accident, fréquent avec la clef, assez rare avec le davier, offre une gravité proportionnée à l'étendue du fragment détaché et à la déchirure de la gencive qui l'accompagne ordinairement. Il produit, par la suite, des phénomènes inflammatoires, soit locaux (abcès de la gencive), soit plus étendus (phlegmons de la joue), jusqu'à ce que l'élimination du séquestre soit effectuée. Il sera donc indispensable, après toute extraction, de rechercher avec soin si, sur un point quelconque de la plaie, un fragment osseux de l'alvéole n'a pas été brisé, afin d'en faire l'ablation immédiate. Quant aux parties osseuses non fracturées, mais simplement dénudées, elles se recouvrent ordinairement très vite de bourgeons charnus, sans même subir d'exfoliation, et se cicatrisent rapidement.

On a signalé encore, comme accident de l'extraction des dents, la luxation de la mâchoire, l'ouverture du sinus maxillaire par l'avulsion d'une molaire supérieure, et enfin la fracture complète du maxillaire. Ce dernier accident est très sérieux et s'est plusieurs fois terminé par la mort à la suite des phénomènes inflammatoires les plus graves. Nous n'avons pas à nous occuper ici du traitement de ces complications extrêmes.

Accidents consécutifs. — Les principaux accidents consécutifs à l'extraction des dents, que nous ne ferons que mentionner ici, sont : la déviation des dents voisines de la perte de substance : l'allongement lent et progressif de la dent qui était opposée à celle extraite ; la difficulté ou la suppression complète des fonctions du côté correspondant de la bouche, et certaines altérations des dents ou des gencives qui en sont la conséquence ; la déformation de la mâchoire ; la dépression des joues ; certaines névralgies rebelles consécutives à l'ébranlement du système nerveux de la face, etc.

CHAPITRE XXXI

AGENTS ANESTHÉSIQUES

De tout temps, les chirurgiens ont été vivement préoccupés de l'idée de supprimer ou du moins de diminuer la douleur dans les opérations chirurgicales; des efforts plus ou moins heureux ont été tentés dans ce sens, mais nul moyen n'a atteint aussi complètement ce but que l'emploi des inhalations de *protoxyde d'azote*, d'*éther* et de *chloroforme;* aussi ne feronsnous que mentionner les agents utilisés autrefois, pour insister sur ces dernières substances.

Les moyens employés pour diminuer la douleur dans les opérations chirurgicales sont des moyens locaux et généraux. En d'autres termes, l'anesthésie peut être *locale* ou *générale.*

1° Anesthésie locale.

« En présence des dangers qui sont inhérents à l'emploi des anesthésiques, l'anesthésie locale, si elle était applicable à toutes les opérations, réaliserait un progrès important, mais nous ne croyons pas la chose possible.

» Malgré des tentatives multipliées, on n'est parvenu qu'à obtenir une insensibilité incomplète, de courte durée, limitée à peu près à la peau, à moins que l'on n'agisse sur des parties de faible volume et accessibles sur toute leur circonférence aux agents modificateurs. Le cercle des applications de l'anesthésie locale se trouve de la sorte borné aux opérations qui se pratiquent sur les extrémités, qui s'exécutent rapidement, ou dans lesquelles on n'intéresse que les plans superficiels.

» Néanmoins elle est encore une ressource précieuse qui peut être utilisée dans les mille cas variés qui se présentent comme le fond de la chirurgie usuelle [1]. »

Parmi ces moyens locaux nous citerons :

1° *La narcotisation*, procédé qui consiste à mettre les nar-

1. Maurice Perrin, in *Dictionnaire encyclop. des sciences méd.*, t. IV, p. 483, 1866.

cotiques en contact avec les tissus sur lesquels doit porter l'instrument vulnérant. Cette méthode peut rendre quelques services généralement bornés, il est vrai. M. Bouisson[1] professe que les onctions d'un corps gras dans lequel se trouve incorporée de la belladone, diminuent très notablement les douleurs dans l'opération de la fissure de l'anus. Cet habile chirurgien a réussi à faire passer presque inaperçue une opération d'arrachement partiel de l'ongle chez un sujet auquel il avait prescrit l'application préalable d'un emplâtre d'opium.

2° *Les réfrigérants.* — Personne n'ignore que l'action du froid diminue la sensibilité. Cette propriété a été mise à profit par James Arnott (de Brighton) dans la pratique des opérations chirurgicales; mais malheureusement on ne peut prolonger trop longtemps l'action de cet agent, qui pourrait mortifier les tissus. Il est encore une autre cause qui s'oppose à ce que les réfrigérants puissent être appliqués à toutes les opérations; c'est qu'ils n'agissent qu'à la surface, et, dès que la peau a été divisée, la couche organique sous-jacente, qui n'a pas subi l'action du froid, est très sensible. Aussi les réfrigérants, et en particulier le mélange à parties égales de glace et de sel marin, ne pourront-ils agir comme anesthésiques que lorsqu'on voudra pratiquer une opération intéressant les tissus superficiels.

Depuis longtemps, nous employons les réfrigérants pour faire l'opération de l'ongle incarné, et nous procédons de la manière suivante. Un mélange de deux parties de glace réduite en petits fragments, et une partie de sel marin est mis dans un petit morceau de mousseline claire et grossière dite *tarlatane*, et appliqué ensuite sur l'orteil malade. Les tissus ne tardent pas à devenir d'un blanc mat, à prendre une dureté considérable, et ils deviennent tout à fait insensibles; aussi la section faite, tout autour de l'ongle, celle de la matrice, l'arrachement de l'organe, ne causent-ils au malade qu'une douleur très-modérée, qui serait nulle sans doute si l'on prolongeait le contact du mélange réfrigérant.

A. Richard a préconisé l'emploi d'un mélange réfrigérant composé de glace, de sel et d'un cinquième de chlorhydrate d'ammoniaque. L'application de ce mélange est un peu douloureux, mais l'anesthésie serait rapide (7 minutes) et complète.

1. *Traité historique et pratique de la méthode anesthésique appliquée à la chirurgie.* Paris, 1850, 1 vol. in-8.

Malgré les quelques douleurs produites par l'application des mélanges réfrigérants, nous croyons leur usage parfaitement indiqué dans un grand nombre de circonstances où l'on est obligé d'obtenir une anesthésie locale.

Toutefois, il faut distinguer deux cas bien distincts, selon que les tissus sur lesquels on les fait agir sont sains ou enflammés; les tissus sont-ils normaux, il ne peut y avoir aucune crainte de gangrène ou d'accident; mais dans le cas contraire, il faut être plus réservé sur la tolérance des parties, comme le fait si justement remarquer M. M. Perrin[1].

3° *La compression.* — Les chirurgiens ont également employé la compression comme moyen préventif de la douleur. Souvent cette compression est toute locale : c'est ainsi que l'on froisse entre les doigts la partie sur laquelle doit porter l'instrument. Les bijoutiers mettent ce moyen en pratique quand ils veulent percer le lobule de l'oreille pour y passer un anneau.

A cette espèce se rattachent la compression circulaire sur la totalité d'un membre, et celle qui est appliquée sur le tronc nerveux qui envoie les filets à la partie dont on veut prévenir la douleur. Jacques Moore imagina, pour arriver à ce but, un compresseur analogue à celui que Dupuytren employait pour arrêter les hémorragies artérielles; son compresseur de la cuisse comprimait en même temps le nerf crural et le nerf sciatique. Ce procédé n'a pas été adopté par les praticiens, car l'instrument agissait également sur les vaisseaux, et la compression des filets nerveux n'est pas elle-même exempte de douleur.

Enfin, on a préconisé la compression circulaire; ce dernier moyen peut encore diminuer la douleur quand l'instrument doit agir superficiellement. A cet effet, on a utilisé récemment l'emploi de la bande d'Esmarch, et les résultats obtenus ont été assez peu encourageants, ainsi qu'il résulte des recherches de M. Chauvel[2]. Dans quelques cas, cependant, lorsque les nerfs sont superficiellement placés, cette compresse aurait pu produire une anesthésie assez complète (Le Fort).

4° *L'acide carbonique* a été aussi préconisé comme agent anesthésique local. Ce gaz était déjà employé depuis de longues années avec des succès variés, lorsque Follin institua une série d'expériences à l'effet de déterminer la valeur de

1. *Loc. cit.*, p. 488.
2. *Bulletin de la Soc. de chirurgie*, 1874, p. 361.

cet agent. Il l'utilisa contre les douleurs provoquées par des ulcères, des cancroïdes siégeant surtout sur le col utérin; il a constaté que cet acide avait la propriété de calmer les souffrances et de modifier avantageusement les surfaces ulcérées.

Ce moyen, qui eut un grand retentissement, a donné des résultats variés : si certaines malades affectées de cancer de

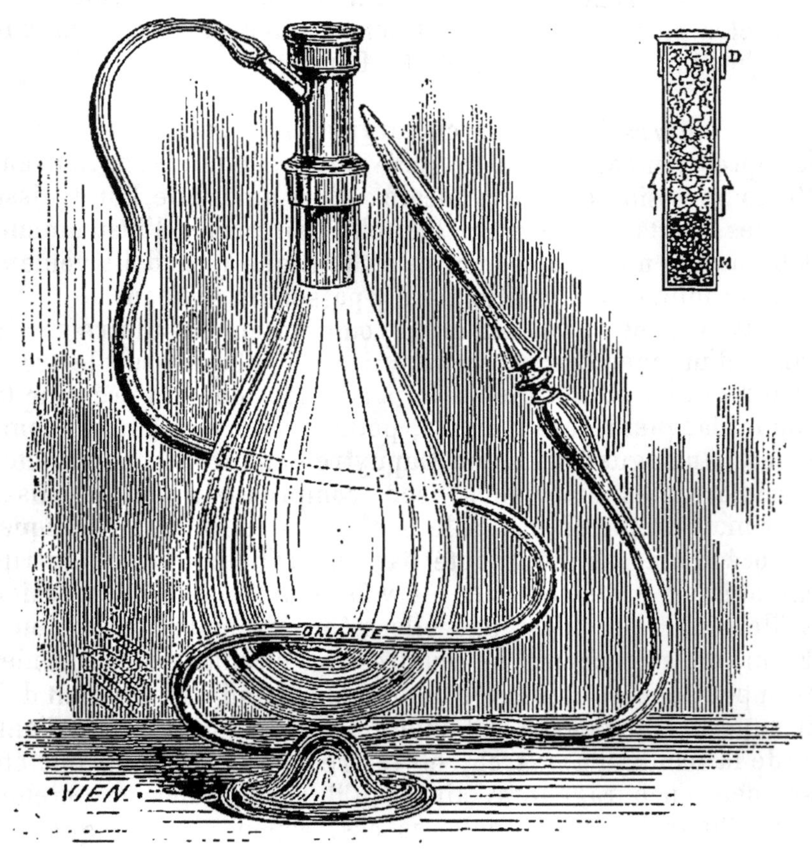

Fig. 509. — Appareil de M. Fordos.

l'utérus ont été soulagées, d'autres, au contraire, n'ont obtenu aucun bénéfice de cette application; nous avons observé une malade dans ce cas.

L'acide carbonique dirigé sur les autres parties de l'organisme a donné des résultats encore moins avantageux; on a remarqué, en effet, que ce gaz agissait avec beaucoup plus d'avantage lorsque la surface en contact avec lui était ulcérée;

que l'action était bien moins prononcée quand le gaz était mis en rapport avec une membrane muqueuse, et qu'enfin il ne se produisait rien lorsque le courant gazeux était projeté sur les téguments recouverts de leur épiderme. Il n'est donc pas surprenant que les effets aient été si différents, même pour les affections utérines; les résultats devant, d'après les principes exposés plus haut, être en rapport avec l'état du col utérin.

Pour administrer les douches d'acide carbonique, Follin se servait d'un flacon à trois tubulures muni de tubes disposés comme dans les laboratoires de chimie pour la préparation des gaz : un tube conducteur du gaz, un tube de sûreté, un troisième tube pour conduire l'acide chlorhydrique destiné à décomposer le carbonate calcaire. Les douches ont généralement une durée de deux à trois minutes.

On a essayé de mélanger l'acide carbonique à d'autres vapeurs anesthésiques. M. Fordos fait passer un courant de ce gaz sur une éponge imbibée de chloroforme; il a pu, après une douche d'une minute, faire cesser des douleurs très vives pendant trente-six heures, M. le professeur Verneuil a pu pratiquer facilement le cathétérisme après avoir injecté dans la vessie un mélange analogue au précédent, chez un malade auquel l'introduction de la plus petite sonde causait des douleurs extrêmement violentes.

Quoi qu'il en soit, l'acide carbonique ne saurait être que très exceptionnellement utilisé comme anesthésique dans le sens que nous entendons ici, c'est-à-dire, pour empêcher la douleur dans les opérations chirurgicales.

5° *Électricité.* — On a imaginé de faire traverser les tissus par un courant électrique, afin de prévenir la douleur que provoque l'extraction des dents ou l'ouverture des abcès. Les résultats ont été très différents; si chez certains malades l'extraction des dents a pu être faite sans douleur, chez d'autres les souffrances ont été extrêmement vives.

Les premières expériences faites en Amérique eurent rapidement chez nous un grand retentissement. A l'hôpital des cliniques, dans le service de Nélaton, une extraction dentaire fut faite à un élève du service qui déclara n'avoir éprouvé aucune douleur. A l'hôpital Saint-Antoine, dans le service de Morel-Lavallée, un assez grand nombre d'extractions furent effectuées par un médecin dentiste de Paris, M. Bygrave, et les résultats, bien qu'un peu contradictoires, furent annoncés comme favorables à l'action anesthésique de l'électricité. Enfin une série considérable d'expérimentations fut instituée dans les hôpitaux de Paris, par M. Magitot : à la Charité, dans le service de Velpeau; à l'Hôtel-Dieu, dans celui de Robert; à Saint-Louis, à Necker, etc. Ces expériences, faites avec une grande rigueur scientifique, nous paraissent établir très nettement l'état de la question.

Voyons tout d'abord les *conditions générales de ces expériences.* — 1° L'appareil employé a été tantôt la pile électro-dynamique de Duchenne (de Boulogne), tantôt l'appareil de MM. Morin et Legendre; 2° le courant a toujours été gradué suivant le sujet, de façon que son passage soit toujours supportable sans être pénible; 3° chaque sujet a été soumis à deux épreuves successives : dans la première, le courant a été essayé dans les conditions ordinaires de l'extraction, l'instrument armé étant appliqué sur la dent à extraire, tandis que l'autre rhéophore était placé dans la main du sujet, puis le courant a été interrompu; dans une seconde application, l'opération a été effectuée toujours en un seul temps (les extractions faites en plusieurs temps ont été rejetées); 4° l'instrument, clef de Garengeot ou davier, a toujours été garni d'une couche de fil de soie isolante, de façon que l'extrémit seule livrât passage au courant.

Les résultats des expériences sont très discutables, si bien qu'on constate tout d'abord une variation infinie dans le degré d'impression douloureuse éprouvée par les sujets, variation que l'on retrouve d'ailleurs dans les extractions faites sans l'intervention d'aucun moyen anesthésique. M. Magitot donne, sur ces différences d'intensité de la douleur, une explication très rationnelle, tirée des conditions dans lesquelles se trouvent les dents à extraire, les altérations qu'elles présentent, et le sujet lui-même. D'ailleurs, si le courant électrique est susceptible de produire l'insensibilité d'une avulsion dentaire, il faut bien admettre qu'il aura la même action dans toute autre opération chirurgicale où il pourra être appliqué. Or, Velpeau, à la Charité, pratiqua l'ouverture d'un abcès, celle d'un panaris, et l'ablation d'un ongle incarné dans des conditions identiques avec celles des avulsions dentaires, et les malades accusèrent la douleur habituelle, qui fut particulièrement très violente dans la troisième opération. Robert fit également deux incisions d'abcès qui produisirent les mêmes résultats.

Nous devons mentionner toutefois les observations de Morel-Lavallée, qui aurait réussi à faire diverses petites opérations, presque toujours des ouvertures d'abcès, sans que le malade eût souffert, et dans quelques cas sans qu'il en eût même conscience. Morel-Lavallée paraît se rendre compte de ces résultats en admettant la substitution de la sensation électrique à l'impression douloureuse elle-même. Du reste, de l'aveu même de ce chirurgien, ces effets étaient loin d'être constants; ce qui établit déjà l'infidélité extrême du moyen.

De tous ces fait M. Magitot se croit donc autorisé à poser les conclusions suivantes :

1° Les opérations chirurgicales, et particulièrement les extractions dentaires sont susceptibles de causer des douleurs infiniment variées d'intensité, suivant les sujets et les conditions opératoires.

2° Les opérations chirurgicales effectuées avec l'intervention du courant électrique, ont présenté les mêmes variations de douleurs que dans les opérations ordinaires.

3° Toutefois le passage brusque d'un courant électrique a produit, chez certains sujets, une impression si imprévue et si spéciale, qu'elle a pu servir de diversion à la douleur, d'ailleurs légère, d'une opération rapide.

4° En définitive, le courant électrique ne saurait être considéré comme un agent anesthésique.

6° *Éthérisation localisée.* — L'éther et le chloroforme ont été aussi employés pour produire l'anesthésie locale. Les effets obtenus ont beaucoup varié, selon les expérimentateurs et surtout selon les conditions dans lesquelles ils se sont placés. En opérant sur les animaux, Simpson et Nunneley de Leeds, obtinrent quelques résultats satisfaisants. Malheureusement il n'en fut pas de même chez l'homme; on produisait bien une anesthésie cutanée, mais elle était insuffisante pour annuler totalement la douleur pendant une opération.

Toutefois J. Roux, Aran, J.-L. Hardy conseillèrent l'emploi des vapeurs anesthésiques pour calmer les douleurs spontanées, soit à la suite d'un traumatisme chirurgical, soit dans les cas de névralgies et d'affections utérines carcinomateuses, etc. Ainsi que le font remarquer MM. Maurice Perrin et Ludger Lallemand, « les résultats de l'anesthésie locale préventive n'étaient guère encourageants, et, par un singulier contraste, l'anesthésie locale curative faisait merveille [1]. »

1. *Traité d'anesthésie chirurgicale*, par MM. Perrin et Ludger Lallemand, in-8°, Paris, 1863, p. 640.

Cependant MM. Guérard et Richet renouvelèrent les tentatives d'anesthésie locale, et obtinrent quelques résultats positifs.

Guérard[1] fit construire par Mathieu un appareil spécial destiné à faire arriver directement l'éther sur les parties qu'il voulait anesthésier (fig. 510). Il se compose d'une petite seringue B, mobile, qu'on remplit d'éther sulfurique et qu'on

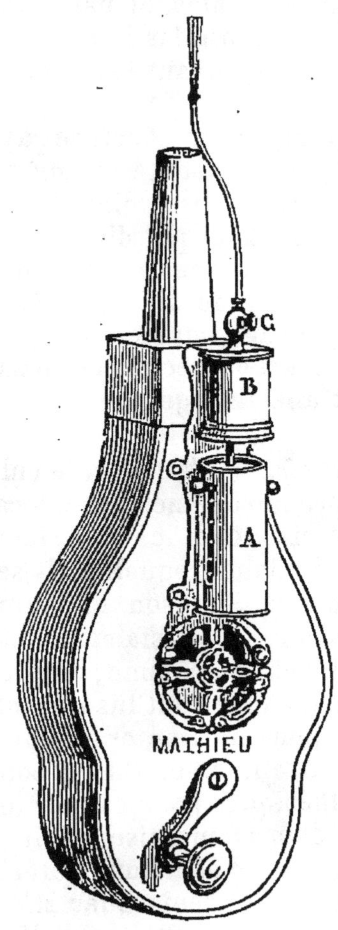

Fig. 510. — Appareil de M. Guérard pour l'anesthésie locale.

place sur un support A, portant un ressort à boudin. Le ressort fait marcher le piston de la seringue aussitôt que le robinet C, dont celle-ci est munie, est ouvert. Tout l'appareil est

1. *Union médicale*, 1854, p. 313.

monté sur deux tiges fendues dans lesquelles on engage la douille d'un soufflet ordinaire que l'on fait marcher dès que l'éther est projeté sur la peau. L'emploi de cet appareil donna dans quelques circonstances d'excellents résultats.

M. le professeur Richet se servit aussi avec succès de l'appareil de Guérard; mais le plus ordinairement il laissait tomber l'éther goutte à goutte sur la partie à stupéfier et favorisait l'évaporation en soufflant dessus à l'aide d'un soufflet ordinaire. Le résultat des expériences de M. Richet fut consigné par lui dans un mémoire présenté à la Société de chirurgie[1].

Cependant d'autres observateurs, et particulièrement MM. Maurice Perrin et Ludger Lallemand, n'obtinrent souvent que des résultats incomplets ou négatifs, en employant les mêmes moyens. Toujours est-il que dans les circonstances où l'on favorise l'évaporation de l'éther ou du chloroforme par un courant d'air actif, l'action anesthésique peut et doit surtout s'expliquer par l'abaissement de température que l'évaporation du liquide fait subir à la partie qu'on veut engourdir[2].

« On comprend de la sorte pourquoi l'éther employé liquide est plus actif que sous forme de vapeur; pourquoi l'anesthésie est superficielle; pourquoi elle est de si courte durée; et pourquoi enfin l'éther, agent anesthésique moins énergique, mais liquide plus volatil, a paru préférable au chloroforme[3]. »

Depuis, divers mélanges dans lesquels entrent toujours l'éther ou le chloroforme ont été successivement proposés pour produire l'anesthésie locale, mais sans grands résultats pratiques.

M. Fournié fait usage d'un mélange à parties égales d'acide acétique et de chloroforme; il donne à son procédé le nom de *chloracétisation*. Dans un appartement d'une température de plus de 17 degrés, si l'on applique exactement sur la peau saine l'orifice d'un flacon qui contient une quantité d'acide acétique cristallisable pur, équivalente au quart de sa capacité, et autant de chloroforme, on obtient, en chauffant le mélange

1. Richet, *Bulletin de la Société de chirurgie*, t. IV, p. 519.

2. Follin et Leconte, *Bulletin de la Société de chirurgie*, t, IV, p. 549.

3. Maurice Perrin et Ludger Lallemand, *loc. cit.*, p. 645.

avec la main pendant cinq minutes environ et au prix de légères souffrances, une anesthésie locale complète. « C'est, dit l'auteur, le moyen anesthésique local le plus sûr, le plus économique, le plus simple et le plus général[1]. » Cependant il est peu utilisé et produirait parfois des douleurs excessivement vives (Duckworth et R. Davy). D'ailleurs ces diverses applications locales du chloroforme ou de l'éther sont presque tombées dans l'oubli depuis la découverte de l'anesthésie locale par l'éther pulvérisé.

Comme le fait remarquer M. M. Perrin, c'est Giraldès qui le premier paraît avoir eu la pensée d'utiliser les nombreux pulvérisateurs, et notamment celui de M. Luër, pour réduire en poudre impalpable, l'éther ou le chloroforme, le projeter

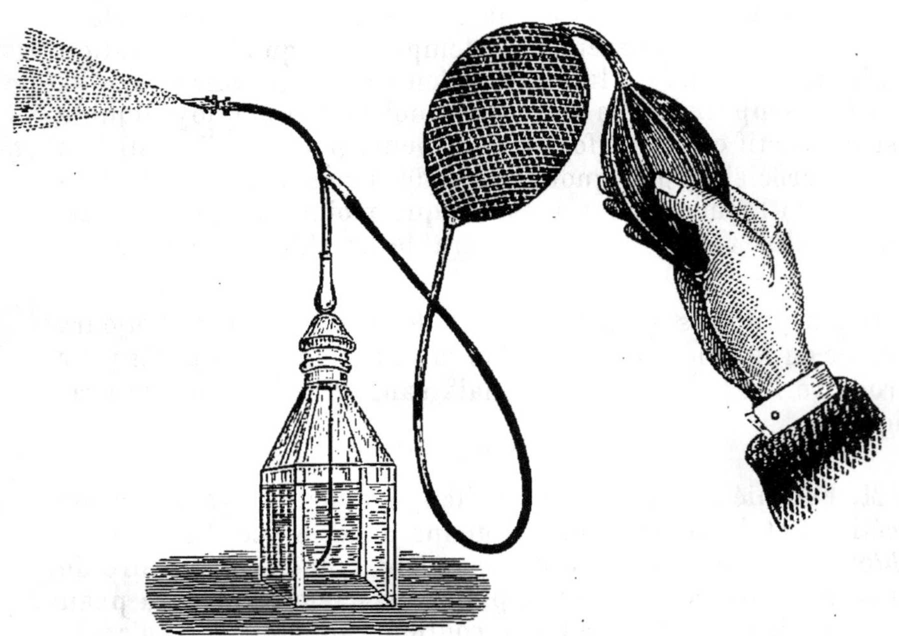

FIG. 511. — Appareil de M. Richardson.

sur les téguments et les anesthésier. Toutefois l'application de la méthode est due à M. Richardson, qui imagina à cet effet un appareil fort ingénieux. Cet appareil (fig. 511) se compose d'un flacon dans lequel on met l'éther, flacon qui présente un col

1. *Comptes rendus de l'Académie des sciences*, t. LIII, p. 1066.

assez large, fermé par un bouchon, livrant passage au système tubulé destiné à produire la pulvérisation du liquide anesthésique. « Ce système se compose de deux tubes métalliques d'inégale longueur, d'inégal diamètre, et placés l'un dans l'autre sans juxtaposition. Leur extrémité supérieure, située à deux centimètres l'une de l'autre, est effilée; par leur extrémité inférieure, l'un, le plus petit de diamètre, celui qui est inclus, plonge dans l'éther; l'autre, qui lui sert de manchon, n'atteint pas la surface du liquide. Le courant d'air est fourni et entretenu d'une façon continue par deux poires de caoutchouc reliées entre elles par un tube de communication; l'une des poires, munie d'une soupape, fait office de soufflet; l'autre, de réservoir à l'air. Cette dernière est en communication médiate avec l'intérieur du flacon.

» Pour faire fonctionner l'appareil on met en mouvement la

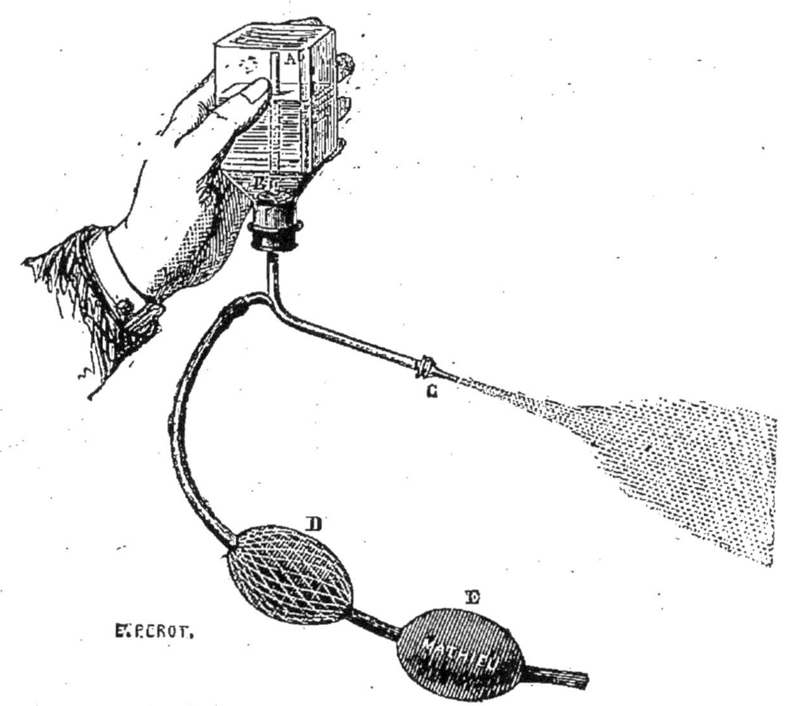

FIG. 512. — Appareil de Mathieu.

poire à soupape avec la main; l'air est ainsi projeté, d'abord dans la seconde poire, puis dans le flacon dont la pression intérieure augmente. Cet excès de pression fait monter le liquide jusqu'à la partie supérieure du petit tube, en même temps qu'elle établit un courant de dedans en dehors à travers l'espace ménagé entre les tubes. Il résulte de cette disposition ingénieuse, que le liquide anesthésique, au fur et à mesure qu'il s'écoule par l'orifice supérieur du tube interne, est enveloppé par un courant d'air et divisé à l'infini. L'air comprimé dans la seconde poire transforme la force de projection intermittente du soufflet en une force de projection continue. On conçoit sans difficulté que l'activité du soufflet peut être variée au gré de l'opérateur[1]. »

La plupart des patients soumis au jet d'éther pulvérisé ont ressenti une douleur plus ou moins vive, parfois à peine marquée, ce qui dépend de la sensibilité des parties soumises à l'expérience et peut-être aussi de la plus ou moins grande susceptibilité du sujet. M. Richardson pense qu'il faut avoir grand soin d'utiliser de l'éther bien pur, ce qui permet d'obtenir une anesthésie rapide et sans douleur.

D'autres appareils ont été construits depuis celui de M. Richardson, et parmi eux nous pouvons signaler l'appareil de Mathieu (fig. 512). Les boules D, E, sont celles de l'appareil anglais, le flacon est renversé de façon à favoriser la sortie du liquide, enfin le courant d'air réduit en poussière très fine le liquide qui sort en C; B est la prise du liquide dans le flacon.

MM. Letemandi et Cardenal ont préconisé une nouvelle manière d'appliquer l'anesthésie locale par l'éther.

Après quelques minutes de projection de l'éther *pur* sur les téguments, ceux-ci rougissent et sont le siège d'une sensation de froid. Si alors on pratique sur la peau hyperhémiée une incision de 8 à 18 mm. de long, n'intéressant que l'épiderme et les parties superficielles du derme, et, si l'on continue la pulvérisation, on voit de ce point partir de suite une zone d'anémie et d'anesthésie qui s'étend largement et avec une certaine rapidité. Ce procédé abrégerait la durée du temps utilisé pour obtenir l'anesthésie locale[2].

7° *Sulfure de carbone.* — Il a été employé comme anesthésique local par M. Delcominète de Nancy, et M. Perrin conseille même de le substituer à l'éther dans l'appareil précédemment décrit de Richardson.

1. M. Perrin, *loc. cit.*, p. 485.
2. *Bull. de thérap.*, t. XC, p. 284, 1876.

8° Enfin, MM. Bell, Squibb, Andrew H. Smith, ont préconisé l'anesthésie locale à l'aide d'une solution d'*acide phénique* à 85 pour 100.

On badigeonne la peau avec cette solution, et il se produit une sensation de brûlure durant environ une minute. Bientôt les téguments se plissent, se tuméfient et deviennent absolument insensibles. On peut alors les inciser sans que le malade s'en aperçoive [1].

2° Anesthésie générale.

Parmi les moyens d'anesthésie générale nous ne ferons que signaler :

1° Le *sommeil*, la *syncope*, dont à la rigueur on peut profiter pour faire des opérations très courtes et très peu importantes.

2° L'*ivresse alcoolique*. A la vérité, on a pu remédier à des déplacements articulaires avec la plus grande facilité, pratiquer même des opérations sans que les malades tout à fait ivres s'en soient aperçus. Mais l'ivresse, même revêtue de l'idée thérapeutique, n'a pu entrer dans les habitudes dignes et rationnelles de l'art vraiment chirurgical. La dégradation dont elle est le type, l'infidélité de son action, l'état variable d'imbécillité dans lequel elle plonge les sujets, les réactions auxquelles elle expose après le réveil, les irritations que peut provoquer sur le tube digestif l'ingestion des boissons qui la déterminent, devaient l'exclure de la série des ressources prophylactiques contre la douleur [2].

3° Le *hachisch*, dont l'ivresse peut être comparée à celle de l'alcool.

4° L'*opium* et les narcotiques peuvent être employés soit seuls, soit combinés à d'autres anesthésiques plus énergiques, comme nous le verrons bientôt.

5° Le *chloral*, médicament puissant, administré à l'intérieur, soit par le tube digestif, soit en injections sous-cutanées, soit même en injections intraveineuses (Oré, de Bordeaux).

6° Enfin le *magnétisme animal*, l'*hypnotisme*, sur lequel il ne nous est pas encore possible de nous prononcer, malgré une observation de M. J. Cloquet et les recherches récentes de M. le professeur Charcot.

1. *Med. Times and Gaz.*, vol. II, p. 128, 1872.
2. Bouisson, *loc. cit.*, p. 39.

Avant de nous occuper du *protoxyde d'azote*, de l'*éther* et du *chloroforme*, seuls agents anesthésiques habituellement employés, nous croyons devoir indiquer quelques autres substances qui peuvent être considérées comme des succédanés anesthésiques : tels sont : l'*amylène*, les *éthers chlorhydrique* (chlorure d'éthyle), *acétique*, *formique*, *nitreux* et *nitrique*; l'*aldéhyde* (hydrate d'oxyde d'acétyle), le *chlorure d'hydrogène carboné* (liqueur des Hollandais), le *formométhylal*, la *benzine*, le *bisulfure de carbone*, le *tétrachlorure de carbone*, le *kérosolène*, etc. Toutes ces substances peuvent être employées exactement comme l'éther sulfurique ou le chloroforme; elles produisent l'anesthésie plus ou moins rapidement, mais ne paraissent pas devoir prendre la place de ces deux derniers agents.

I. Du PROTOXYDE D'AZOTE. — Le protoxyde d'azote, découvert par H. Davy, fut utilisé pour la première fois comme anesthésique par Horace Wells, le 10 décembre 1844. Depuis cette époque ce gaz fut employé plus particulièrement par les dentistes américains d'abord, puis par les anglais. Ce ne fut que plus tard qu'il pénétra en France, et jusque dans ces dernières années on pensait que, vu son action très fugace, il ne pouvait être utilisé que pour faciliter l'extraction des dents.

Mais il est bon de noter que H. Wells, Colton, Goodville de New-York, et d'autres expérimentateurs purent prolonger l'anesthésie à l'aide du protoxyde d'azote, et que de longues opérations, comme des ovariotomies, ont pu être faites grâce à son emploi.

Dans ces dernières années, de nombreuses expériences ont été entreprises sur l'action de ce gaz, et parmi elles on peut surtout citer celles de MM. Krishaber (1867), Jolyet et Blanche (1873), Zuntz et Goltstein, et Paul Bert (1878)[1].

Or il résulte de ces divers travaux que le protoxyde d'azote n'agirait pas seulement comme un gaz asphyxiant, ainsi que l'admettaient Cl. Bernard, MM. Jolyet et Blanche, Magitot, E. Perrin, etc. Ce gaz aurait par lui-même une action anesthésiante, signalée par MM. Darin, Rottenstein, Zuntz et Goltstein, et parfaitement démontrée par M. le professeur Paul Bert[2].

1. Mém. lu à l'Ac. des sciences le 11 novembre 1878.
2. Rottenstein, *de l'Anesthésie* (sous presse), 1879.

Ce dernier expérimentateur a prouvé que sous une pression de deux atmosphères, on obtient l'anesthésie avec un mélange à parties égales d'air et de gaz protoxyde d'azote. Ajoutons même que des opérations ont été récemment faites en plaçant le patient et les opérateurs dans une chambre close dont la pression intérieure était supérieure à celle de l'atmosphère.

En résumé donc, le gaz protoxyde d'azote peut être utilisé comme anesthésique, d'autant qu'il est facile de l'obtenir soit comprimé dans des réservoirs en fonte, soit même liquéfié.

Examinons maintenant les diverses méthodes employées pour l'administrer.

Les premiers chirurgiens utilisèrent un simple ballon imperméable rempli de gaz protoxyde d'azote, terminé par un embout muni soit d'un robinet simple, soit d'un robinet à double courant et d'une sorte de masque embrassant la bouche et les narines, masque décrit sous le nom d'*inhalateur* (fig. 513).

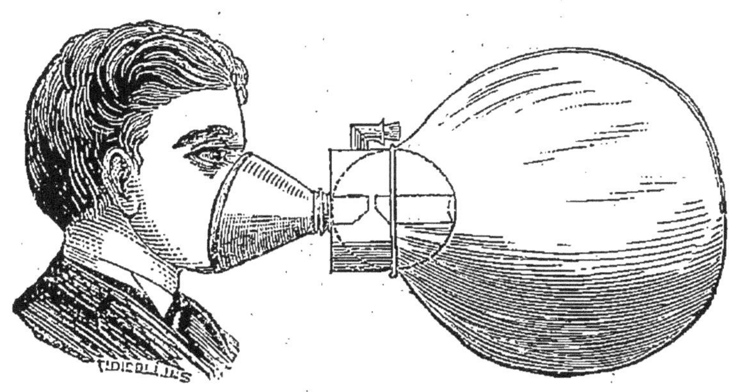

FIG. 513. — Inhalateur du gaz protoxyde d'azote.

Ultérieurement furent annexés à ce ballon soit un gazomètre destiné à y renouveler le protoxyde d'azote, soit des réservoirs en fonte, contenant le gaz comprimé ou liquéfié. Tels sont les appareils de Johnston, de Georges Barth, etc. (fig. 514).

Parmi les précautions à prendre dans l'emploi de cette méthode anesthésique, nous croyons devoir recommander l'usage d'un gaz pur, et autant que possible le décubitus dorsal, à moins qu'on ne soit obligé d'agir autrement à cause de l'opération même qu'on entreprend ; nous avons en vue l'extraction des dents. Notons qu'il faut bien savoir que l'administration du protoxyde d'azote peut déterminer des accidents graves, tout comme celle de l'éther et du chloroforme [1].

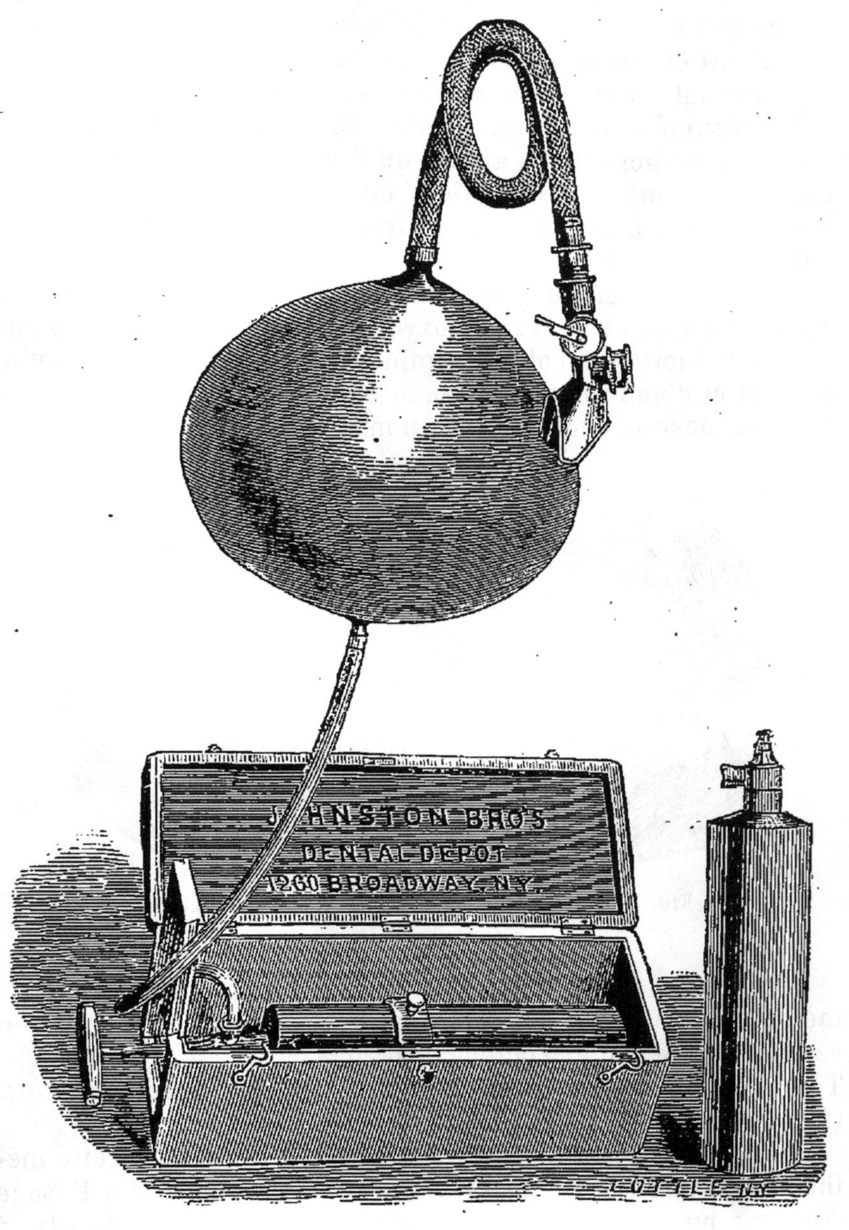

FIG. 514. — Appareil de Johnston.

1. Magitot, in *Bull. et Mém. de la Soc. de chirurgie*, t. I, p. 217, 1875.

II. De l'éther. — Comme l'éther est très volatil et d'une odeur pénétrante, désagréable pour beaucoup de personnes, il n'était pas possible de songer à le faire respirer sur un mouchoir, une éponge ou même en plaçant un flacon sous les narines. Sans doute on arriverait ainsi à obtenir l'anesthésie, mais une grande quantité d'éther serait inutilement perdue et les aides placés autour du malade pourraient en être incommodés. Pour ces raisons, on a dû songer de bonne heure à l'invention d'appareils spéciaux d'inhalation.

Le premier dont on se soit servi est celui de Morton. Il consiste en un flacon à deux tubulures contenant des éponges : l'une des tubulures permet de verser l'éther dans le flacon et y laisse arriver l'air ; l'autre donne passage à un tube de verre que le malade place dans sa bouche ou dans une de ses narines et par lequel il aspire les vapeurs anesthésiques. Cet appareil n'était pas d'une grande commodité, et ne permettait pas, à cause de l'étroitesse du tube, qu'une grande quantité de vapeur arrivât à la fois dans les voies aériennes.

Divers auteurs se sont donc mis à la recherche de nouveaux moyens : les uns, à l'exemple de M. J. Cloquet, de Charrière et de M. Luër, ont proposé des appareils qui permettaient de respirer l'éther seulement par la bouche ; les autres, tels que MM. Ferrand (de Lyon), J. Roux (de Toulon) et Charrière, en ont imaginé au moyen desquels on respirait de l'éther tout à la fois par la bouche et les fosses nasales ; d'autres encore, et en particulier Doyère et Maissiat, s'étaient proposé surtout de donner à l'instrument des dispositions qui permissent de doser la quantité du médicament.

Parmi toutes ces inventions, deux seulement ont survécu. D'abord celle qui consiste en un récipient de verre duquel part un long et gros tube de caoutchouc, terminé par une cuvette métallique dont la forme est calculée pour s'adapter assez hermétiquement à la bouche. Des soupapes placées dans l'intérieur du tube principal et dans un embranchement spécial sont destinées à laisser entrer l'air extérieur dans le flacon au moment de l'inspiration, et à empêcher son retour dans le vase au moment de l'expiration. En outre, un robinet adapté à l'une des tubulures de ce récipient permet l'entrée de l'air en quantité plus ou moins grande, suivant qu'il est plus ou moins complètement ouvert, en même temps qu'il sert à verser le liquide. Je n'ai pas la prétention de décrire cet appareil dans tous ses détails, non plus que d'indiquer les différences que présentent ceux des divers fabricants. Pour le faire, je serais obligé d'entrer dans de très longs développements qui n'intéresseraient pas le pra-

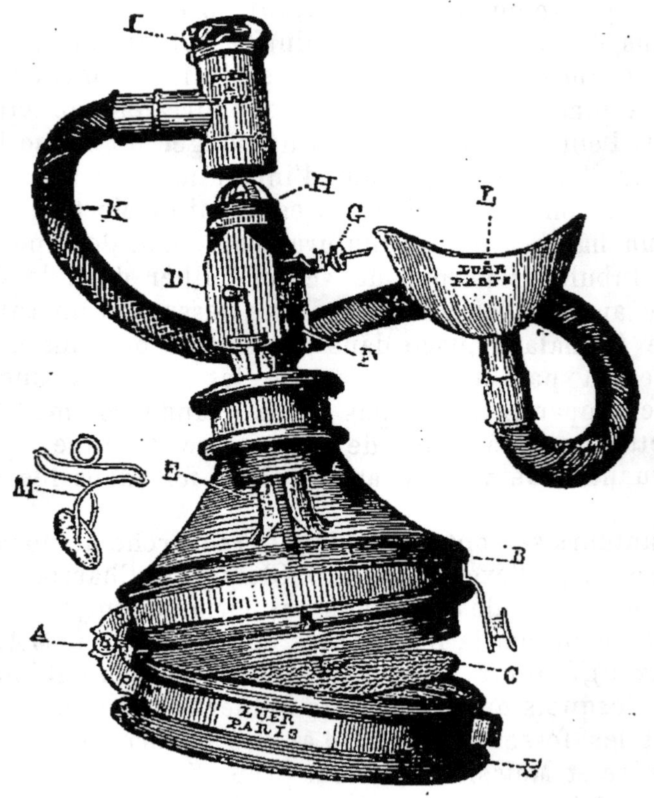

Fig. 515. — Appareil à éthérisation de M. Luër.

ticien ; il me suffit d'avoir fait connaître les principales indications auxquelles satisfont ces instruments.

L'autre invention est celle du *sac*, tel que l'avait imaginé d'abord M. Jules Roux, et que l'a modifié plus tard Charrière. Ce dernier a fait construire de petits sacs de soie doublée d'une étoffe imperméable, et qui peuvent se replier de manière à occuper une très petite place et à être rendus portatifs. L'une des extrémités aboutit à un récipient ; l'autre est terminée par un cercle métallique dont les contours s'adaptent assez exactement au nez et à la bouche.

Mayor, de Lausanne, a proposé un autre mode d'administration qui dispense de tout appareil spécial, et que l'on connaît sous le nom de *procédé du voile*. Ce moyen consiste à placer sous le visage du malade un vase quelconque, assiette ou cuvette, qui contienne de l'éther, puis à renverser par-dessus le vase et la tête du malade une serviette ou un drap préalablement attaché autour du cou. Ce procédé a le grave inconvénient de ne pas laisser voir le visage et les troubles généraux qui se traduisent sur lui, toutefois il n'empêche pas le malade de parler, et permet de suivre, par la conversation, tous les changements qui arrivent dans les facultés intellectuelles; il a surtout l'avantage de n'exiger pour son application que des objets qu'on a partout sous la main.

Lorsque les inhalations d'éther étaient généralement employées, on se servait ou de l'appareil de Charrière et Luër, ou du dernier procédé, celui du voile; et il est vraisemblable que, si l'on revient un jour à l'éther, les mêmes moyens seront préférés. Voici du reste comment on les emploie. S'agit-il du récipient, on y verse de l'éther; puis, le malade étant couché ou assis, suivant les cas, on place sur sa bouche l'entonnoir terminal du tube. Les narines sont en outre maintenues fermées, soit avec une pince spéciale (fig. 515, M.), soit avec les doigts d'un aide. On ouvre le robinet qui sert à faire passer l'air extérieur, afin que les premières inspirations n'attirent pas de vapeurs éthérées trop pures et irritantes, puis on engage le malade à respirer naturellement et sans grands efforts. Après deux ou trois minutes, et dès que les voies aériennes sont habituées au contact de l'éther, on ferme complètement le robinet, de telle sorte que l'éther inspiré ne soit plus mélangé avec une aussi grande quantité d'air. A la rigueur, on peut se passer de l'occlusion des narines, dont l'ouverture a même l'avantage de prévenir plus sûrement l'asphyxie; seulement, en agissant ainsi, l'éthérisation arrive beaucoup plus lentement.

S'agit-il du voile, il n'y a rien de bien particulier à indiquer: dans ce procédé comme dans l'autre, il est bon d'explorer le pouls, de pincer de temps en temps la peau, d'adresser quelques questions au malade, afin d'apprécier les progrès de l'éthérisation.

Anesthésie mixte. — Éther et protoxyde d'azote. — Dans ces dernières années et dans le but d'empêcher l'excitation souvent longue et pénible qui précède l'anesthésie complète par l'éther, on a préconisé l'emploi de l'anesthésie mixte, qui consiste à sidérer le patient avec le protoxyde d'azote et à continuer ensuite l'action anesthésique par l'administration de l'éther.

Cette méthode d'anesthésie, due à M. Clover, est très usitée en Angleterre, et tout récemment encore nous l'avons vu appliquer à Saint George's Hospital.

L'appareil de M. Clover (fig. 516) se compose d'une bouteille

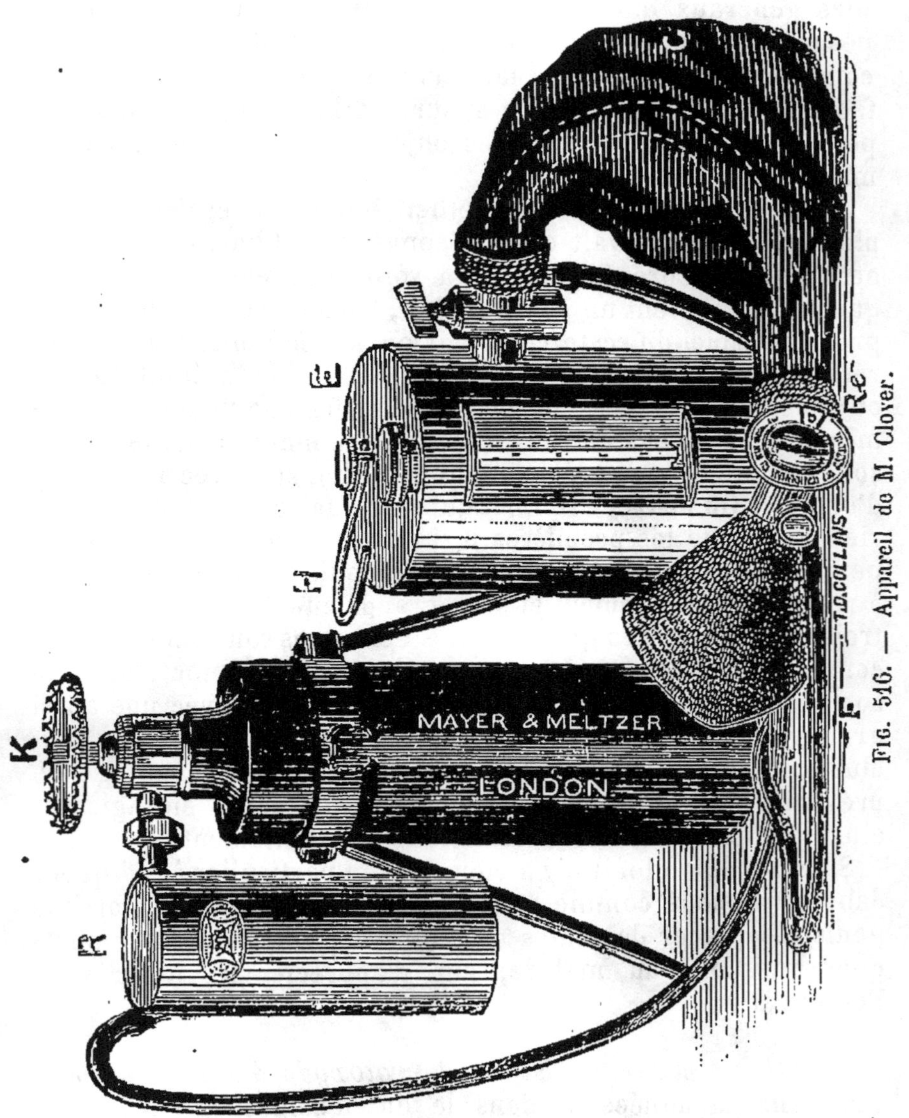

Fig. 516. — Appareil de M. Clover.

métallique, renfermant le protoxyde d'azote ; cette bouteille est surmontée d'une sorte de disque K pouvant tourner sur son axe, ce qui permet de donner issue ou non au gaz renfermé dans le récipient. Ce disque est mû à l'aide du pied. Un récipient R, contenant de l'eau chaude, a pour but d'empêcher le refroidissement du protoxyde d'azote. Un autre récipient, E, renferme de l'éther et communique avec une embouchure ordinaire, à l'aide d'un tube recouvert d'un ballon de caoutchouc C destiné à recevoir le gaz anesthésique par le tube F. Un robinet Re, assez compliqué, permet de soumettre le malade aux inhalations alternatives de protoxyde d'azote, d'éther, voire même à lui donner de l'air s'il est besoin.

Cet appareil, un peu volumineux, a été simplifié par M. Rottenstein, qui a supprimé le récipient d'eau chaude, et modifié l'embouchure et le robinet.

III. DU CHLOROFORME. — On s'est servi d'abord d'appareils semblables à ceux que l'on employait pour l'éther; mais on reconnut bientôt qu'ils étaient beaucoup trop grands : comme la quantité de chloroforme nécessaire pour obtenir l'anesthésie est bien moindre que celle de l'éther, les récipients n'avaient pas besoin d'être aussi volumineux et pouvaient être rendus portatifs.

C'est dans ce sens que Charrière et Luër modifièrent d'abord leurs instruments primitifs, en conservant seulement le tube et l'entonnoir terminal, au moyen desquels l'inhalation devait se faire exclusivement par la bouche, les narines restant ouvertes ou fermées, suivant la volonté du chirurgien. Enfin Charrière a fait construire un sac de soie à l'aide duquel l'inhalation se faisait tout à la fois par le nez et la bouche; beaucoup de personnes ont préféré se servir du masque, instrument assez commode et qui a, comme le précédent, l'avantage d'être facilement portatif.

Le dernier instrument de Charrière a été adopté par les praticiens qui se servent d'appareils. « Il est peu volumineux, peu coûteux et facile à manœuvrer; il remplit, en effet, toutes les conditions qu'exige l'administration du chloroforme; ces conditions sont les suivantes :

» 1° Il faut que la respiration soit toujours libre et se fasse le plus largement possible, c'est-à-dire qu'il faut utiliser le nez et la bouche pour le passage de l'air.

» 2° Il faut que l'on puisse graduer à volonté la concentration des vapeurs anesthésiques.

» 3° Enfin, il faut renouveler constamment l'air dans l'appareil, afin d'éviter autant que possible toutes les chances d'accidents.

» Cet appareil (fig. 517) se compose d'un récipient d'étain (qui s'étend de A jusqu'en E) dans lequel est placée une spirale métallique recouverte d'un tricot de coton B, qui sert de surface d'évaporation au chloroforme. A sa partie inférieure E, ce récipient est percé latéralement d'un grand nombre de trous par lesquels l'air s'introduit dans l'appareil ; là il se charge de va-

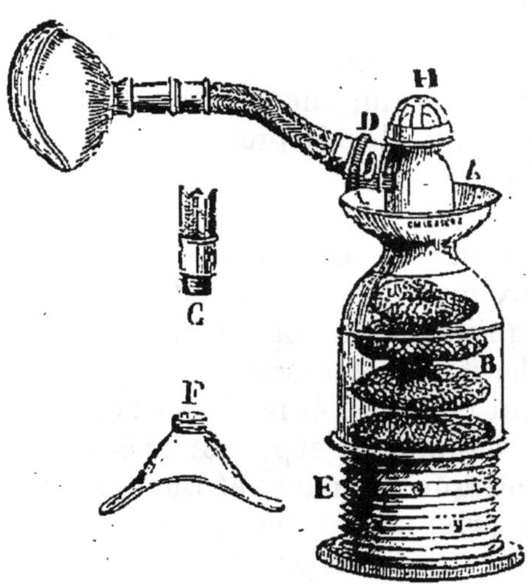

FIG. 517. — Appareil de Charrière.

peurs de chloroforme et se rend à une embouchure C, qui embrasse le nez et la bouche, et qui est reliée au reste de l'appareil par un tube de caoutchouc dont le diamètre est plus large que celui de la trachée-artère, afin que l'air y puisse circuler librement.

» Sur le trajet que l'air parcourt ainsi, se trouvent deux soupapes formées par des sphères de liège que le moindre effort suffit à élever ou à abaisser ; elles sont placées dans cette espèce de coupole qui surmonte le récipient dans lequel on verse le chloroforme : la soupape inférieure se soulève lorsque le malade fait une inspiration et permet à l'air de monter jusqu'à la bouche après s'être chargé de vapeurs anesthésiques ; pendant ce temps de l'inspiration, la soupape supérieure, que l'on aperçoit en H, est maintenue par la pression atmosphérique sur l'orifice supérieur de la coupole dont je vous ai parlé, de telle sorte que pendant l'inspiration, l'air ne peut entrer dans l'appareil que par les trous situés à la partie inférieure du récipient, et n'arrive au malade qu'après s'être imprégné de vapeurs de chloroforme. Dans l'expiration, au contraire, la colonne d'air sortant par la bouche et le nez du malade, descend dans l'appareil, c'est-à-dire dans la coupole qui surmonte le récipient : là elle presse de haut en bas sur la soupape inférieure et la ferme hermétiquement, tandis qu'elle soulève la soupape supérieure par où elle s'échappe librement. Il y a donc, comme vous le voyez, deux soupapes, dont l'une laisse passer l'air venant de l'extérieur, et l'autre celui qui sort des poumons; de telle sorte que l'air expiré ne sert pas une seconde fois; c'est là un appareil très simple et qui remplit parfaitement la condition du renouvellement constant de l'air.

» Dans le récipient, vous ai-je dit, se trouve un disque spiroïde en métal recouvert d'un tricot de coton B; ce disque s'humecte de la manière suivante : on verse le chloroforme dans la cuvette A, d'où il s'écoule goutte à goutte sur le tricot de coton, et lorsque celui-ci est suffisamment imbibé, le chloroforme en excès tombe dans le fond du récipient E; on a donc toujours une même quantité de chloroforme sur le disque.

» Pour graduer l'administration du chloroforme et pour en concentrer les vapeurs à volonté, Charrière a placé à la partie inférieure du tube de caoutchouc une virole d'étain D, présentant deux trous qui ont la même dimension que deux orifices placés sur la monture du tube de caoutchouc, de sorte qu'en faisant mouvoir cette virole sur le tube, on peut à volonté ouvrir et boucher plus ou moins complètement les orifices que porte ce tube. Par ce mécanisme très simple, on peut graduer la concentration des vapeurs de chloroforme; en effet, lorsqu'on ouvre les trous en tournant la virole, l'air mêlé de chloroforme n'arrive au malade que mitigé encore par l'air atmosphérique; le malade ne respire donc que l'air peu chargé de vapeurs anesthésiques; si l'on veut, au contraire, faire marcher l'anesthésie plus vite, on ferme les trous, et le malade respire finalement autant de vapeurs de chloroforme que l'appareil peut en donner.

» L'embouchure métallique qui embrasse la bouche et le nez du malade est résistante et ne peut se déformer. Lors donc que le malade fait des mouvements, il est très facile de maintenir l'embouchure en place : on n'a pour cela qu'à l'appliquer un peu fortement sur le visage, et l'on a ainsi la certitude de ne jamais suspendre la respiration.

» Enfin, comme conclusion ou corollaire des règles que je viens de vous exposer sur le mode d'administration du chloroforme, j'ajouterai qu'il faut commencer l'éthérisation par des doses très faibles, afin de tâter la susceptibilité de chacun, c'est-à-dire qu'il faut ouvrir la virole située à la partie inférieure du tube, de manière à mélanger d'une très grande quantité d'air les vapeurs de chloroforme qui se dégagent; puis, au fur et à mesure que l'éthérisation marche, si le malade la supporte bien, on ferme peu à peu la virole; en un mot, vous avez toute facilité, avec l'appareil, de graduer la quantité de chloroforme que vous voulez donner au malade[1]. »

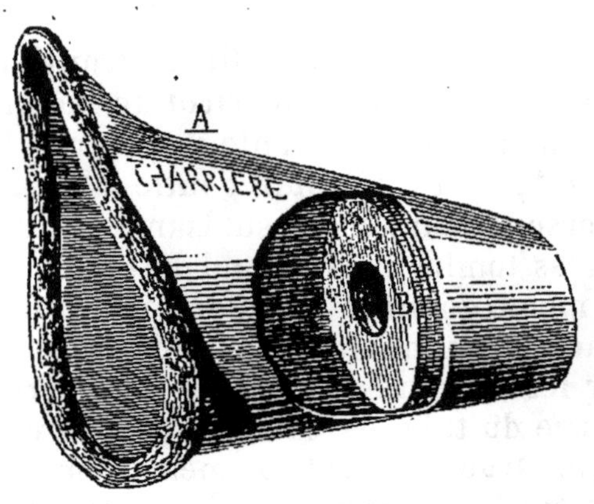

Fig. 518. — Appareil de MM. Raynaud et Charrière.

Il est certain que cet appareil permet d'obtenir le sommeil anesthésique. Mais on a proposé des moyens plus simples qui conduisent aussi bien au même résultat. Ainsi, M. Simpson s'était servi, dans ses premiers essais, d'une éponge qu'il appliquait sur le nez et la bouche, après y avoir versé une certaine quantité de chloroforme; d'autres ont préféré un mouchoir, une compresse pliée en plusieurs doubles; d'autres une compresse roulée en cornet : ce dernier moyen était généralement adopté par les chirurgiens militaires pendant la campagne de Crimée.

D'un autre côté, MM. Raynaud (de Toulon), Berchon, Demarquay, S. Duplay, ont successivement préconisé l'emploi de cornets soit en carton, soit métalliques, doublés en laine et présentant dans leur intérieur une sorte de diaphragme percé de même étoffe, destiné à être imbibé de chloroforme (fig. 518).

Tous ces instruments, comme le fait remarquer M. le professeur Le Fort, laissent à désirer au point de vue de la propreté. Aussi leur préfère-t-il un cornet, sorte de boîte en maillechort, percée de deux trous pour l'accès de l'air

1. Robert, *Rapport à l'Académie de médecine*, p. 36.

et présentant sur sa paroi supérieure un ressort en fer à cheval permettant de fixer quelques rondelles de linge sur lesquelles on verse le chloroforme. Cet appareil peut être tenu très propre et le linge peut être renouvelé facilement (fig. 519).

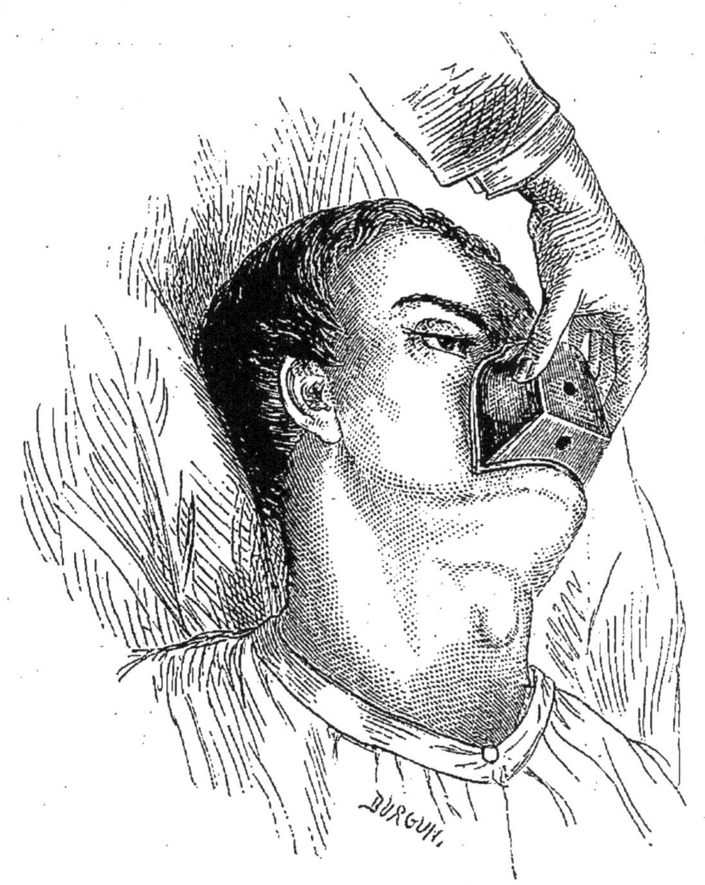

Fig. 519. — Appareil de M. le professeur Le Fort.

L'éponge et surtout la compresse ou le mouchoir ont sur les autres appareils, outre l'avantage de la simplicité, celui de permettre bien plus facilement le mélange de l'air extérieur avec les vapeurs de chloroforme, et de surveiller de plus près l'anesthésie.

Les appareils dont je parlais tout à l'heure remplissent aussi il est vrai l'indication de livrer passage à l'air atmosphérique; mais ils ne la remplissent pas aussi efficacement que les procédés dont il s'agit maintenant. Il est, en effet, très facile de tenir à une certaine distance du visage l'éponge ou le mouchoir imprégné de chloroforme, sans trop diminuer pour cela la quantité de vapeurs anesthésiques inspirées.

Pour mettre ce procédé en usage, on verse donc sur la compresse ou sur l'éponge environ 2 à 4 grammes, ou, si l'on aime mieux, la valeur d'une cuillerée à café de chloroforme; on la maintient ensuite au-devant du nez et de la bouche, en ayant soin de laisser dans tous les sens un jour par lequel passe l'air. Si le linge est desséché avant que le sommeil soit obtenu, ce qui est le cas le plus fréquent, on verse une nouvelle quantité de liquide, et l'on y revient au besoin une troisième, une quatrième fois, etc. C'est à la fin seulement de l'inhalation, et lorsque ses effets tardent trop à se faire sentir, qu'il est permis d'appliquer plus étroitement, mais toujours pendant un temps fort court, le mouchoir ou l'éponge contre le nez et la bouche.

Tout récemment, M. le professeur Guyon, dans le but d'éloigner mécaniquement la compresse du visage du patient, et de faciliter ainsi l'accès de l'air, a fait construire par M. Collin une sorte de cadre en fil métallique, présentant à sa partie supérieure, au-dessus du point qui correspond à la racine du

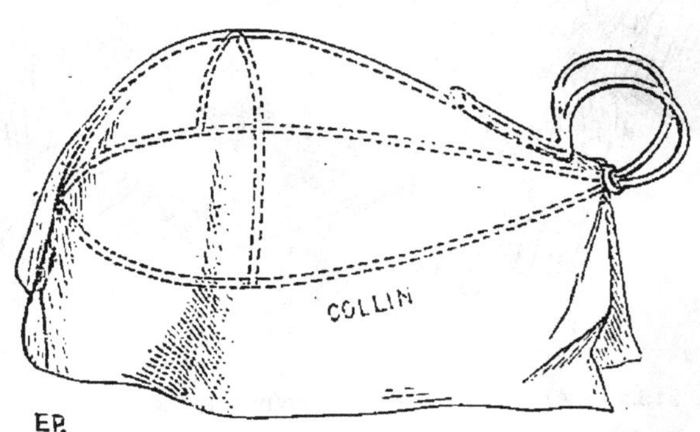

Fig. 520. — Appareil de M. le professeur Guyon.

nez, un véritable ressort dans lequel on engage la compresse pliée servant à l'anesthésie. Cet appareil nous semble de beaucoup préférable aux cornets anesthésiques décrits plus haut.

La quantité de chloroforme nécessaire pour obtenir l'anesthésie varie entre 10 et 20 grammes; le plus souvent elle ne dépasse pas 12 grammes. Ces différences dépendent de l'évaporation qui entraîne toujours plus ou moins de liquide, et des aptitudes individuelles qui sont très variables. En tenant compte de ce qui s'évapore et de ce qui reste dans la compresse ou l'éponge, on peut évaluer à 2 ou 3 grammes la quantité qui entre dans les voies aériennes et de là dans le torrent circulatoire.

On conçoit d'ailleurs que la quantité utilisée doive aussi être en rapport avec la longueur de l'opération à pratiquer.

M. le professeur Sédillot a donné, depuis longtemps déjà, les règles suivantes pour l'administration du chloroforme, règles auxquelles il n'y a presque rien à ajouter :

« Le chloroforme est versé sur une compresse roulée de manière à présenter une cavité assez large pour recouvrir facilement le nez et la bouche du malade. L'autre côté de la compresse est froncé et fixé lâchement par une épingle pour ne pas empêcher complètement le passage de l'air. Le malade ne doit pas être tenu, mais reste couché sur le dos, la tête légèrement soulevée par un oreiller. On commence par verser sur la compresse 1 ou 2 grammes du liquide, et l'on approche le linge à quelque distance de la bouche, pour laisser le temps au malade de s'habituer à l'odeur et à l'impression du chloroforme. Le chirurgien s'efforce de tranquilliser ses opérés, leur parle doucement, leur demande quels effets ils éprouvent, leur explique qu'ils doivent respirer naturellement et sans effort, et qu'ils ne s'endormiront pas tout à coup; qu'il faut pour ce résultat un temps assez long. S'il voit les malades faire des inspirations précipitées, il retire entièrement la compresse et attend un peu plus de calme. Bientôt la respiration se régularise et l'on reprend l'usage de l'anesthésique. Lorsqu'on s'aperçoit que les inspirations sont bien supportées et que l'émotion est en partie dissipée, on verse largement le chloroforme sur le linge et l'on cherche à en faire inspirer les plus fortes quantités dans le temps le plus court, ce qui est le meilleur moyen de prévenir la période d'excitation et une anesthésie trop profonde. Le succès nous a paru moins prompt chez les individus vigoureux et habitués aux alcooliques. S'il survient du spasme, de la gêne respiratoire, de la turgescence de la face, on s'arrête, puis on recommence dès que la normalité respiratoire se rétablit. S'il y a un peu d'exaltation, des mouvements brusques, les signes d'une ivresse bruyante, sans que la respiration ni la circulation soient gênées, on active l'action du chloroforme en imbibant abondamment la compresse. Souvent alors le blessé s'alanguit, ses paroles deviennent plus lentes, sa voix plus faible, sa tête se penche sur sa poitrine, et il se renverse complètement endormi sur son oreiller. Dans d'autres cas assez rares, la compresse est repoussée. On attend que l'exaltation diminue, puis on renouvelle les mêmes épreuves. Si l'on ne réussit pas et que le malade continue à se défendre, on essaye seulement alors de le maintenir et de le sidérer par de grandes doses de l'agent anesthésique. On n'en suspend l'usage qu'après l'apparition de la résolution musculaire, lorsque les membres soulevés retombent inertes par leur propre poids. Le chirurgien commence alors l'opération et fait reprendre du chloroforme à la moindre trace de mouvement sous l'action de ses instruments.

» L'indication consiste à maintenir cet état d'insensibilité et d'immobilité sans en exagérer le degré. Avec de l'intelligence et de l'habitude, l'aide accomplit cette délicate mission d'après des signes qui le trompent rarement, et dans tous les cas son erreur ne doit consister qu'à ne pas chloroformiser assez le malade, et jamais à porter trop loin l'anesthésie. On éloigne la compresse tant que ne se manifeste aucune contraction musculaire, mais lorsqu'un mouvement de la bouche ou des paupières révèle le retour de la motilité, on revient à quelques inspirations de chloroforme, puis on les suspend momentanément. On écoute la respiration, on cesse lorsqu'elle faiblit, pour recommencer après[1]. »

Dans ces dernières années, MM. Coyne et Budin se sont préoccupés de l'état de la pupille pendant l'anesthésie et en ont tiré des déductions pratiques utiles à connaître. Tandis que pendant la première période, lors de l'excitation, la pupille est dilatée; pendant la période suivante elle se contracte progressivement, restant d'abord sensible aux excitants, puis tout à fait immobile quand l'anesthésie chirurgicale est obtenue. Dès que la sensibilité revient, la dilatation tend à reparaître, il en est de même lors des efforts de vomissements, qui semblent avoir pour effet de faire rapidement cesser l'anesthésie[2].

On conçoit donc l'importance de l'examen des pupilles, quand l'anesthésie doit être longtemps prolongée, en particulier dans les opérations qui se pratiquent sur l'abdomen (ovariotomie, hystérotomie).

III. Mode d'action de l'éther et du chloroforme. — Au moment où l'inhalation de l'*éther* commence, le malade ressent

1. *Gazette médicale de Strasbourg*, 20 septembre 1851.
2. *Archives de physiol. norm. et pathol.*, 2e série, t. II, p. 61, 1875.

quelques picotements dans la gorge et tousse; les voies aériennes s'accoutument peu à peu au contact des vapeurs irritantes; ces premiers accidents cessent au bout de trois ou quatre minutes; le malade éprouve une sorte de bien-être qu'il exprime par des signes, ou bien la physionomie prend un air d'étonnement; les yeux s'ouvrent largement, restent fixes, puis arrive souvent une grande excitation. Enfin, le malade ressent de la pesanteur de tête, des étourdissements, des tintements d'oreilles, la vue s'obscurcit, les idées s'embarrassent, la sensibilité devient de plus en plus obtuse; la peau est insensible aux pincements et aux tiraillements de tout genre, enfin, le sommeil finit par être profond et accompagné de ronflement. On dit alors que l'anesthésie est complète. Le temps nécessaire pour arriver à ce résultat est extrêmement variable : chez quelques sujets l'anesthésie arrive très rapidement, chez d'autres il faut attendre dix, douze et quelquefois vingt minutes.

La succession de ces phénomènes permet de les rapporter à deux périodes distinctes : l'une d'*excitation*, pendant laquelle on voit surtout l'agitation; l'autre de *sommeil*, pendant laquelle les malades sont calmes et insensibles : c'est la période *chirurgicale* de MM. Perrin et Ludger Lallemand[1].

Si, au moment où la dernière période est obtenue, on continuait à faire respirer l'anesthésique, on arriverait, ainsi que l'ont observé sur les animaux Longet, Flourens, etc., à suspendre les fonctions les plus importantes, celles de la respiration, de la circulation, et à causer la mort; c'est-à-dire que la période de sommeil pourrait être suivie d'une troisième période d'*anéantissement* ou de *stupeur*, comme l'a dit Jobert. Mais cette période offre un tel danger, que, pour la pratique, il est indispensable de s'en tenir à la seconde et de ne pas la dépasser.

Pendant les deux périodes d'excitation et de sommeil, il y a suspension des fonctions de la vie animale; si l'on arrivait, au contraire, à l'anéantissement, ce serait par une suspension des fonctions organiques.

Les symptômes que provoque l'inhalation du *chloroforme* ressemblent beaucoup à ceux qui ont été décrits pour l'éther; leur succession est exactement la même : période d'excitation, manifestée toutefois par une agitation moins grande; période d'insensibilité, qui succède beaucoup plus rapidement à la

1. *Loc. cit.*, p. 171.

période d'excitation ; enfin période de stupeur. Nous ferons remarquer encore que les premières inspirations de chloroforme sont moins désagréables que les inspirations d'éther, et sont supportées avec beaucoup plus de facilité.

Bien que l'éther produise aussi sûrement l'anesthésie, et qu'il ne soit pas plus souvent cause d'accidents que le chloroforme, il est maintenant peu employé. Cette préférence pour le chloroforme se trouve en partie justifiée par la plus grande facilité de l'administrer. En effet, il n'est pas inflammable, il est moins gênant pour l'appareil respiratoire, il ne nécessite pas des appareils compliqués comme ceux qu'exige l'administration de l'éther.

L'éther demande, pour provoquer l'anesthésie, un temps beaucoup plus long que le chloroforme. De plus, il donne lieu à une excitation en général violente, qui oblige à maintenir le malade, et nécessite la présence d'aides nombreux. L'excitation préliminaire produite par le chloroforme est beaucoup moindre et manque même quelquefois; il laisse donc moins à craindre les désordres et les accidents de tout genre, qui peuvent résulter des mouvements désordonnés[1].

Anesthésie par le chloroforme et la morphine. — Depuis quelques années, et surtout depuis les recherches de M. Nussbaum, de Munich, et de Claude Bernard (1863 et 1864), les chirurgiens ont utilisé l'action anesthésique combinée de la morphine et du chloroforme.

Le plus souvent, le sujet qu'on doit anesthésier est d'abord soumis à une injection de chlorhydrate de morphine (1 à 2 centigrammes), puis endormi par le chloroforme. D'autre fois, cependant, c'est pendant l'anesthésie chloroformique ou après elle qu'on injecte le narcotique.

En général, quand on suit la première méthode, on utilise une moindre quantité de chloroforme, et l'excitation est presque nulle, fait très avantageux dans nombre de cas, en particulier chez les sujets excitables et nerveux. Les vomissements sont rares, ce qui est encore un avantage de la méthode.

Enfin, dans quelques cas, on observe une conservation nette

1. Pour avoir plus de détails sur les phénomènes de l'anesthésie, sur sa marche et sur le mode d'action des agents anesthésiques, nous renvoyons le lecteur au *Traité d'anesthésie chirurgicale* de MM. Maurice Perrin et Ludger Lallemand, ainsi qu'aux articles des nouveaux dictionnaires.

de l'intelligence et des sens, avec une analgésie parfaite, phénomène curieux signalé par MM. Nussbaum de Munich et Guibert de Saint-Brieuc[1].

Cette méthode n'aurait encore donné lieu à aucun accident[2].

IV. ACCIDENTS CAUSÉS PAR LES AGENTS ANESTHÉSIQUES. — Un assez grand nombre de faits de mort causés par l'administration des agents anesthésiques ont éveillé l'attention des praticiens sur le danger de ces substances; aussi ne doivent-ils être employés qu'avec une certaine réserve et en usant de grandes précautions.

M. le professeur Gosselin conseille de n'employer le chloroforme qu'avec les précautions suivantes. On doit :

1° Se servir des moyens qui laissent entrer librement de l'air atmosphérique;

2° Ne pas tenir trop violemment les malades, pour qu'ils n'aient pas à lutter avec de grands efforts;

3° Explorer attentivement le pouls pendant toute la durée de l'inhalation, et, s'il s'affaiblit notablement, comme cela aurait lieu par suite d'une syncope, suspendre immédiatement l'inhalation;

4° Explorer de même la physionomie, et si la pâleur, la décomposition des traits deviennent frappantes, s'arrêter encore.

5° Fixer son attention sur les mouvements du thorax; si les inspirations, après s'être succédé régulièrement, s'arrêtent tout à coup, retirer sur-le-champ l'appareil, réveiller le malade, en le secouant et le questionnant.

6° Ne jamais administrer le chloroforme à la suite d'un repas, car le trouble de la digestion, les vomissements peuvent contribuer encore à la suspension des mouvements du cœur. M. Gosselin rapporte un cas dans lequel il a eu des craintes sérieuses.

7° Ne continuer jamais les inhalations plus de quatre ou cinq minutes, surtout chez les femmes, chez les sujets naturellement faibles, ou prédisposés à la syncope par des souffrances antérieures, par des hémorragies répétées, ou par la perte de sang qui doit résulter de l'opération elle-même.

M. Sédillot assure bien à tort, selon nous, que le chloroforme employé pur ne tue jamais, s'il est administré d'une manière convenable. Il doit, dit-il, toujours être mélangé à l'air atmosphé-

1. H. de Brinon, *Recherches sur l'anesthésie chirurgicale obtenue par l'action combinée de la morphine et du chloroforme;* thèse de Paris, 1878, n° 155.

2. L. Verriet-Litardière, *de l'Anesthésie mixte*, etc.; ibid., 1878, n° 336.

rique, quand on le fait respirer; il ne faut en donner d'abord que très peu et mêlé avec une très grande quantité d'air, afin d'étudier le degré de sensibilité des malades : on évitera ainsi toute surprise et tout accident.

Les précautions que nous indiquons sont celles que conseillent maintenant la plupart des praticiens. Pour mon compte, je suis convaincu que bien des accidents ont été causés, ou par la trop longue durée des inhalations, ou par le défaut d'attention, la légèreté même avec laquelle on y a souvent eu recours. Cette légèreté était justifiable, sans doute, à l'époque où les agents anesthésiques n'avaient amené aucun résultat funeste, et semblaient ne pouvoir en amener jamais; aujourd'hui il n'en est plus de même: le devoir de tous les praticiens est d'apporter une grande prudence et la plus scrupuleuse attention, d'observer eux-mêmes ce qui se passe, et de ne pas s'en rapporter exclusivement au soin des aides, qui redoutent d'autant moins les dangers de l'anesthésie, que la plus grande part de responsabilité ne pèse pas sur eux.

Maintenant, si les explorations que nous recommandons font reconnaître que la figure pâlit ou que le pouls a perdu de sa force; si surtout la suspension des mouvements respiratoires fait présager un danger imminent; d'abord, et avant tout, il faut retirer l'appareil et faire cesser l'inhalation; en outre, on doit se hâter de réveiller la sensibilité et l'action cérébrale par des secousses, des excitations violentes. On a conseillé aussi d'exercer sur le thorax des pressions latérales, de faire respirer l'ammoniaque, de cautériser le pharynx avec cette substance.

M. Escalier préconise l'attouchement de l'ouverture supérieure du larynx avec le doigt indicateur porté profondément dans la gorge. Pour peu qu'il reste de sensibilité sur cette partie si facilement impressionnable dans l'état normal, le toucher réagit sur les centres nerveux, et réveille, par le mécanisme de l'action réflexe, les mouvements respiratoires.

Ce moyen et les pressions exercées sur le thorax, de manière à provoquer la respiration artificielle, sont ceux auxquels il faudrait donner la préférence; on peut même y ajouter la trachéotomie, afin de faciliter l'insufflation pulmonaire faite à l'aide d'une sonde.

Chez les vieillards, et souvent même chez les adultes à qui l'on donne le chloroforme, il se produit parfois un phénomène singulier qui avait été entrevu déjà par les chirurgiens anglais, mais que Després, chirurgien de Bicêtre, a parfaitement étudié et décrit.

La période d'excitation peut être presque nulle et le collapsus arrive promptement; or, quand on donne le chloroforme, le malade est couché horizontalement sur le dos; dans cette position, la base de la langue tend à se porter en arrière sur l'orifice supérieur des voies aériennes. Quand l'anesthésie est obtenue, la myotilité se supprime, et la langue, tombant en arrière par son propre poids, vient boucher l'entrée du larynx. Il faut donc surveiller avec soin la respiration, et dès qu'elle s'embarrasse, saisir la langue avec des pinces, l'attirer au dehors et l'y maintenir pendant le temps que dure l'opération.

Dans le but d'éviter la contusion et même les blessures de la langue, qui résultent de l'emploi des pinces à pansement ordinaires, ou des pinces hémostatiques à arrêt, beaucoup de chirurgiens et de constructeurs d'instruments ont préconisé l'usage de pinces dont les mors sont plats et garnis de caoutchouc.

Nous avouons n'avoir pas été très satisfaits jusqu'ici de celles que nous avons pu utiliser.

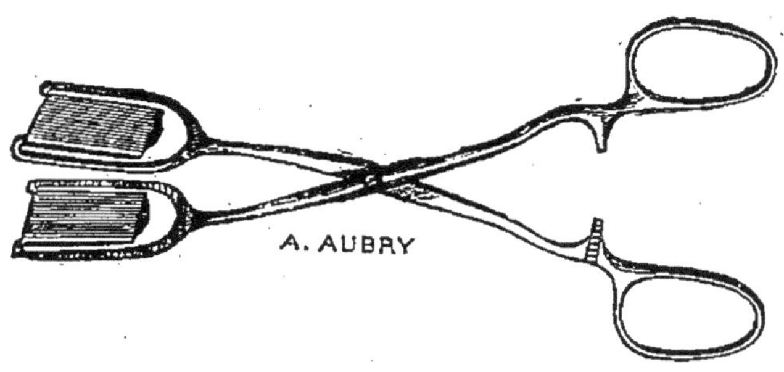

FIG. 521. — Pince de M. Aubry.

M. le professeur Rigaud, dans un cas où des accidents se manifestèrent après quelques inspirations de chloroforme, put rappeler sa malade à la vie par le procédé suivant : il introduisit le doigt dans la bouche et le fit glisser le long de la base de la langue; il accrocha l'épiglotte qu'il releva, puis il tira la langue hors de la bouche. Ce mouvement rapide fut suivi d'une inspiration dont il profita pour faire respirer de l'ammoniaque; mais aussitôt qu'il eut abandonné la langue, la respiration cessa de nouveau; cette fois, il maintint la langue hors de la bouche et la respiration continua. Bientôt elle s'établit normalement et toutes les fonctions reprirent leur activité.

Nélaton donne, dans sa thèse sur la *position dans les affections chirurgicales*, un moyen qui lui a parfaitement réussi. Il a renversé son malade de telle sorte que la tête était en bas et les pieds en haut. Ce procédé, facile et presque toujours applicable, ne devrait jamais être négligé.

D'ailleurs, nous devons ajouter que Chassaignac attache une grande importance à la position déclive de la tête pendant et après l'anesthésie. On empêche ainsi toute tendance à la syncope et on prévient un accident qui peut devenir rapidement mortel.

L'oxygène a été aussi conseillé en insufflation comme antidote de l'éther et du chloroforme; mais sa préparation et surtout sa conservation difficiles, en rendent l'usage presque impossible.

Dans un cas, M. Frieldberg a employé la faradisation des nerfs diaphragmatiques; il produisit ainsi des contractions du diaphragme, et à l'aide de mouvements rythmés du thorax et de l'abdomen, il parvint à rétablir la respiration. M. Giraldès conseille beaucoup d'imiter cette pratique[1].

Signalons enfin les recherches intéressantes de MM. Abeille, Legros et Onimus, et Liégeois, qui à la suite d'expériences faites sur les animaux, ont conseillé d'une façon peut-être trop exclusive, soit l'emploi des courants continus, soit celui des courants intermittents.

D'ailleurs, toutes les fois que cela est possible, nous conseillons de n'anesthésier un malade que muni d'un appareil électrique, à courants intermittents.

On a pu voir dans les paragraphes précédents que les agents anesthésiques n'étaient pas sans danger. Aussi conseillons-nous de ne pas les employer sans nécessité; ils doivent être administrés avec la plus grande réserve quand l'opération doit être longue, et quand, pour supprimer la douleur pendant toute la durée de l'opération, on sera obligé de revenir à plusieurs inhalations successives.

Ainsi l'ouverture des abcès, l'arrachement des dents, n'indiquent pas absolument l'emploi des anesthésiques, car la douleur est de trop courte durée. L'opération de la lithotritie ne cause pas assez de douleur pour qu'il soit nécessaire de faire courir au malade les chances de plusieurs inhalations successives. D'ailleurs, dans cette opération, on peut saisir la mem-

1. *Nouveau Dictionnaire de médecine et de chirurgie pratiques*, t. II, p. 250, 1865.

brane muqueuse de la vessie, et comment serait-on averti de cet accident si, entre autres moyens, on ne se guidait sur la douleur qu'éprouve le malade [1] ?

Les agents anesthésiques ont été employés avec succès dans les cas où l'on se proposait d'obtenir le relâchement des fibres musculaires pour remédier à certains déplacements : c'est ainsi qu'ils ont été utiles dans la réduction des luxations, dans celles des hernies par le taxis ; enfin, on a cité des observations de tétanos guéri par les inhalations de chloroforme. Mais ce sont surtout dans les grandes opérations que les agents anesthésiques rendent les services les plus signalés, aussi leur emploi est-il aujourd'hui tout à fait généralisé.

1. Il est bon de faire remarquer que beaucoup de chirurgiens emploient l'anesthésie dans cette opération (Giraldès).

FIN.

TABLE DES MATIÈRES

PREMIÈRE PARTIE

DES PANSEMENTS

SECONDE PARTIE

DES OPÉRATIONS DE PETITE CHIRURGIE

Pages.

FIN DE LA TABLE DES MATIÈRES.

TABLE ALPHABÉTIQUE

DES MATIÈRES

A

D

E

F

P

Q

R

S

T

FIN DE LA TABLE ALPHABÉTIQUE.

PARIS. — IMPRIMERIE ÉMILE MARTINET, RUE MIGNON, 2.

[illegible]

www.ingramcontent.com/pod-product-compliance
Lightning Source LLC
Chambersburg PA
CBHW060707220326
41598CB00020B/2014

* 9 7 8 2 0 1 2 1 6 7 6 4 3 *